LEÇONS

DE

CLINIQUE THÉRAPEUTIQUE

PARIS. — TYPOGRAPHIE A. HENNUYER, RUE D'ARCET, 7.

LEÇONS

DE

CLINIQUE THÉRAPEUTIQUE

PROFESSÉES A L'HOPITAL SAINT-ANTOINE

PAR

LE DOCTEUR DUJARDIN-BEAUMETZ

Médecin de l'hôpital Saint-Antoine.

RECUEILLIES

PAR

LE DOCTEUR EUG. CARPENTIER-MÉRICOURT

ET REVUES PAR L'AUTEUR

TRAITEMENT DES MALADIES DU COEUR ET DE L'AORTE
DE L'ESTOMAC ET DE L'INTESTIN

Avec une planche chromo-lithographique.

PARIS
OCTAVE DOIN, ÉDITEUR
8, PLACE DE L'ODÉON, 8

1880

SOMMAIRES

DES LEÇONS DU PREMIER VOLUME

TRAITEMENT DES MALADIES DU CŒUR ET DE L'AORTE

PREMIÈRE LEÇON.

DE LA CLINIQUE THÉRAPEUTIQUE.

Pages.

Qu'est-ce que la clinique thérapeutique? — Clinique médicale et clinique thérapeutique. — De l'utilité de la thérapeutique. — Du scepticisme et de l'enthousiasme en thérapeutique. — Des illusions en thérapeutique. — La médecine est-elle un art ou une science? — De l'empirisme et de la thérapeutique expérimentale. — De la thérapeutique complexe. — De la thérapeutique des symptômes. — De la constance en thérapeutique. — Du sang-froid en thérapeutique. — De l'accumulation des doses. — De l'art de formuler 1

DEUXIÈME LEÇON.

TRAITEMENT DES AFFECTIONS MITRALES COMPENSÉES.

Des maladies du cœur. — Leur division. — Des maladies mitrales. — De l'enchaînement des symptômes dans les maladies mitrales. — De l'hypertrophie compensatrice. — Règles de thérapeutique générale. — Histoire de la thérapeutique des maladies du cœur. — Des maladies mitrales compensées. — Traitement hygiénique. — De l'exercice. — De l'alimentation. — De l'alcool et du tabac. — De l'influence des climats et de l'air comprimé. — Hygiène morale. — De l'hydrothérapie et des bains. — De la grossesse. — Du traumatisme. — Des médicaments proprement dits. — Des dangers de la digitale. — Du bromure de potassium.. 10

TROISIÈME LEÇON.

DES TONIQUES DU CŒUR.

Pages.

Des maladies du cœur non compensées. — Des toniques du cœur. — Action directe sur le cœur. — Digitale. — Son action physiologique. — Ses avantages et ses dangers. — De la digitaline et de la digitale. — Des préparations et dose de digitale. — Des indications et contre-indications de la digitale. — Du bromure de potassium. — Du café et de la caféine. — De la strychnine.. 33

QUATRIÈME LEÇON.

DU TRAITEMENT DES HYDROPISIES DUES AUX MALADIES DU CŒUR.

Des diurétiques. — Leur action physiologique. — Classification. — De la dialyse et de l'urination. — De la digitale. — Du lait. — Des eaux minérales. — Des tisanes diurétiques. — Du nitrate de potasse. — Vins et électuaires diurétiques. — Des purgatifs. — Purgatifs drastiques. — Leurs avantages et leurs inconvénients. — Des teintures, électuaires et pilules purgatives. — Des sudorifiques. — Du jaborandi et de la pilocarpine............. 59

CINQUIÈME LEÇON.

DU TRAITEMENT LOCAL DES HYDROPISIES.

De l'œdème des membres inférieurs. — Ses dangers. — Piqûres avec les aiguilles. — Incisions. — Trocarts à demeure. — Huile de croton. — Epanchement dans les cavités pleurales. — Indications de la ponction aspiratrice dans ces cas. — De l'ascite. — De la cirrhose vraie comparée à la cirrhose cardiaque. — Indications de la paracentèse abdominale.................................. 85

SIXIÈME LEÇON.

TRAITEMENT DES CONGESTIONS PASSIVES DES DIFFÉRENTS VISCÈRES.

Congestion de l'encéphale. — Dangers de l'opium. — Bromure de potassium et chloral. — Congestion pulmonaire. — Des révulsifs, ventouses, vésicatoires. — Vomitifs. — Aconit. — De l'expectoration et des expectorants. — Des balsamiques. — De la toux. — Pilules de cynoglosse. — Hémoptysies. — Ergot de seigle. — Des émissions sanguines. — De la saignée dans les maladies du cœur. — Ses indications. — Des saignées locales. — Des congestions du foie. — Des congestions du rein.. 94

SEPTIÈME LEÇON.

TRAITEMENT DES LÉSIONS DE L'ORIFICE AORTIQUE.

Pages.

Des lésions aortiques. — Division des lésions aortiques. — Rétrécissement, son pronostic relativement favorable. — De l'insuffisance aortique. — Enchaînement des symptômes. — Dilatation du cœur. — Dilatation de l'aorte. — Troubles du plexus cardiaque. — Angine de poitrine. — Anémie cérébrale. — Ses causes. — Ses résultats. — Son traitement. — De la thérapeutique des affections aortiques. — De l'indication de l'opium. — Moyen d'administrer l'opium. — De l'antagonisme de l'opium et de la belladone...... 125

HUITIÈME LEÇON

TRAITEMENT DES TROUBLES SECONDAIRES DUS AUX AFFECTIONS AORTIQUES.

Du nitrite d'amyle. — Son action physiologique. — Son application aux maladies du cœur. — Son emploi thérapeutique. — Des contre-indications du nitrite d'amyle. — De l'angine de poitrine. — De son traitement. — De l'électricité. — Son action sur le cœur. — Des courants continus. — De la névrite du plexus cardiaque. — Des révulsifs. — Du bromure de potassium. — De l'iodure de potassium. — De l'iodure d'éthyle... 151

NEUVIÈME LEÇON.

TRAITEMENT DES ANÉVRYSMES DE L'AORTE.

Des maladies de l'aorte. — De la thérapeutique des anévrysmes. — Nécessité d'un diagnostic exact. — Cause d'erreur. — Moyens thérapeutiques proposés. — Méthode de Valsalva et d'Albertini. — Inopexie. — De la compression. — Appareils et enduits protecteurs. — Rupture de l'anévrysme. — Dangers de la compression dans l'anévrysme thoracique. — Ses bons effets dans l'anévrysme de l'aorte abdominale. — Méthode anglaise et méthode de Broca. — Injections sous-cutanées d'ergotine. — Application de la glace. — Ses avantages et ses inconvénients. — Médicaments internes. — Sels de plomb. — Alun. — Digitale. — Iodure de potassium............... 176

DIXIEME LEÇON.

TRAITEMENT DES ANÉVRYSMES DE L'AORTE PAR L'ÉLECTROPUNCTURE.

Introduction de corps étrangers dans la poche anévrysmale. — De l'acupuncture. — De l'introduction d'aiguilles, de fils de fer doux, de crins de cheval. — Méthode de Baccelli. — Introduction de ressorts

Pages.

d'horlogerie. — Électrolyse. — Méthode de Ciniselli. — Indications et contre-indications de cette méthode. — Du manuel opératoire.... 203

ONZIÈME LEÇON

TRAITEMENT DES ANÉVRYSMES DE L'AORTE PAR L'ÉLECTROLYSE.

Observations de malades traités par l'électrolyse. — Résultats donnés par cette méthode. — Perfectionnements et modifications apportés au manuel opératoire.. 222

TRAITEMENT DES MALADIES DE L'ESTOMAC

PREMIÈRE LEÇON.

DIVISION DES DYSPEPSIES.

Des maladies de l'estomac. — Des dyspepsies. — Définition. — Classification des dyspepsies. — Dyspepsie buccale. — Dyspepsie stomacale. — Dyspepsie intestinale. — Variétés des dyspepsies stomacales. — Bases de la classification. — Troubles de la tunique musculeuse. — Dyspepsie atonique ou flatulente. — Vomissement. — Troubles de la tunique muqueuse. — Dyspepsie putride, acide, pituiteuse. — Troubles du système nerveux. — Sens de la faim et de la soif. — Dyspepsie gastralgique. — Anorexie. — Dysorexie. — Hétérophagie. — Variétés suivant la marche des symptômes. — Dyspepsie accidentelle. — Variétés suivant l'âge. — Dyspepsie des enfants et des vieillards. — Dyspepsies symptomatiques. — Affections consécutives aux dyspepsies......... 241

DEUXIÈME LEÇON.

DES PRINCIPES ALIMENTAIRES PRIMORDIAUX.

Thérapeutique générale des dyspepsies. — De l'hygiène thérapeutique. — De l'étiologie thérapeutique. — Divisions. — Des ingesta. — De l'aliment et de l'alimentation. — Définition de l'aliment. — De la nutritibilité et de la digestibilité des aliments. — Expériences faites sur l'homme. — Fistules gastriques. — Anus contre nature. — Aliments lourds et légers. — Division des principes alimentaires. — Digestion des matières albuminoïdes. — Du suc gastrique. — Des matières albuminoïdes. — Des peptones, leurs caractères, leurs variétés, leur nature. — Valeur nutritive des principes albuminoïdes. — Digestion des fécules, des sucres et des graisses. — Des principes salins................ 255

TROISIÈME LEÇON.

DES ALIMENTS COMPLETS ET COMPLEXES.

Pages.

Aliments complets. — Du lait, sa composition. — De la digestion du lait. — De la diète lactée. — Du petit-lait, sa composition. — Cure de petit-lait; avantages et inconvénients de cette cure. — Du koumys, sa composition. — Des œufs. — Des aliments complexes, leur division. — Des viandes, leur division. — Leur digestion. — Leur valeur nutritive. — Leurs variétés. — Aliments azymes et aliments métazymes. — Comparaison entre la chair des mammifères, des poissons, des crustacés et des mollusques.................................... 280

QUATRIÈME LEÇON.

ALIMENTS COMPLEXES.

Avantages des viandes rôties. — De l'appétence. — Des viandes crues. Leur mode d'administration. — Du bouillon. — Des substances peptogènes. — Du thé de bœuf. — Du jus de viande. — Du bouillon américain. — Des extraits de viande. — Du bouilli. — Des aliments d'origine végétale. — Du pain. — De la cure de raisin. — Des aliments liquides. — Des vins et boissons alcooliques. — Du thé et du café. — Des eaux. — Des eaux de table naturelles et artificielles. — Des condiments. — Du tabac.............................. 301

CINQUIÈME LEÇON.

DE L'ALIMENTATION.

Du régime et de l'alimentation. — Des aliments plastiques et respiratoires. — Théorie de Liebig. — Base de l'alimentation. — Régimes exclusifs. — Régime herbacé. — Régime azoté. — Inconvénients des régimes exclusifs. — Régime mixte. — Équivalents nutritifs. — Quantité des aliments. — Alimentation insuffisante. — Alimentation excessive. — Matières peptogènes. — Indigestion. — Dyspepsie des gros mangeurs. — Qualité des aliments. — Digestion du suc gastrique. — Sens digestif de Blondlot. — Falsification des aliments. — Intervalle des repas. — Durée de la digestion stomacale. — Régularité des repas. — Des aliments indigestes. — De la rigueur dans les prescriptions diététiques.. 332

SIXIÈME LEÇON.

DU RÉGIME.

De l'exercice. — Son utilité. — La gymnastique. — Ses variétés. — Gymnastique suédoise. — Gymnastique abdominale. — De l'entraî-

Pages.

nement. — De la pratique des œuvres de charité. — De l'influence de l'air. — Air de la ville et de la campagne. — Air marin. — Des influences morales. — De l'inaction. — Du coït et de la masturbation. — Des vêtements. — Du corset et des bretelles. — De l'hydrothérapie. — Des bains de mer. — Des bains. — Des excreta....... 347

SEPTIÈME LEÇON.

DE LA DYSPEPSIE PUTRIDE.

De la dyspepsie putride. — Ses symptômes. — Indications thérapeutiques. — De la pepsine. — Mode de préparation. — Pepsine amylacée. — Élixir de pepsine. — Glycérolé de pepsine. — Des substances peptogènes. — Médication acide. — Des tisanes. — Des plantes carnivores. — Règles diététiques de l'alimentation. — Du régime. — Traitement hydrothermal.................................... 367

HUITIÈME LEÇON.

DE LA DYSPEPSIE ACIDE ET DE LA DYSPEPSIE PITUITEUSE.

Dyspepsie acide. — Dyspepsie pituiteuse. — Traitement de la dyspepsie acide. — Emploi des alcalins. — Eaux de Vichy. — Eaux de Vals. — Influence de la sudation sur l'acidité du suc gastrique. — Emploi des poudres inertes. — Poudre de Patterson. — Poudre et pilules de Trousseau, de Radius, de Gendrin. — Traitement hygiénique. — Vins. — Traitement de la dyspepsie pituiteuse. — Diète lactée. — Koumys. — Traitement thermal.................................... 389

NEUVIÈME LEÇON.

TRAITEMENT DE LA DYSPEPSIE ATONIQUE ET FLATULENTE.

Troubles fonctionnels de la couche musculaire. — Dyspepsie atonique. — Dyspepsie flatulente. — Dilatation de l'estomac. — Cathétérisme stomacal. — Moyens pharmaceutiques : Médicaments tétanisants. — Gouttes amères de Baumé. — Amers. — Quassia amara. — Colombo. — Tisanes amères. — Poudres absorbantes. — Moyens mécaniques. — Curage et lavage de l'estomac. — Pompe stomacale. — Électricité. — Moyens diététiques. — Hydrothérapie. — Gymnastique. — Traitement thermal.................................... 403

DIXIÈME LEÇON.

TRAITEMENT DU VOMISSEMENT.

Pages.

Du vomissement. — Définition du vomissement. — Causes du vomissement. — Traitement diététique. — Moyens généraux. — Potions de Rivière. — Emplâtres de diachylon, de thériaque, d'opium. — Hydrate de chloral dans le mal de mer, dans le mal de terre. — Injections de morphine. — Vomissements de la grossesse. — Emploi des alcools, de la pepsine, de la teinture d'iode, de la créosote — Pulvérisations d'éther. — Fumée de tabac. — Vomissements nerveux. — Hydrothérapie. — Bromure de potassium. — Vomissements tenant à une lésion des reins, des poumons. — Vomissements des phthisiques... 421

ONZIÈME LEÇON.

TRAITEMENT DES NÉVROSES DE L'ESTOMAC.

De la cardialgie. — Dyspepsie gastralgique et gastralgie. — Traitement par les opiacés; opium, vins et vinaigres d'opium. — Morphine, chloral. — Traitement des troubles apportés aux sens de la faim et de la soif. — Dysorexie. — Anorexie. — Boulimie. — Anémie essentielle. — Traitement hygiénique. — Traitement pharmaceutique. — Préparations arsenicales. — Traitement thermal............... 441

DOUZIÈME LEÇON.

DE LA DYSPEPSIE BUCCALE ET DE LA DYSPEPSIE INTESTINALE.

De la salive. — Dyspepsie amylacée. — Traitement diététique. — Traitement pharmaceutique. — Diastase. — Extrait de malt. — Dyspepsie intestinale. — Du suc intestinal. — De la bile. — Du suc pancréatique. — Pancréatine. — Dyspepsie iléo-cæcale. — Préparations de pancréatine. — Préparations eupeptiques...................... 457

TREIZIÈME LEÇON.

DES DYSPEPSIES SECONDAIRES.

Dyspepsies secondaires. — Dyspepsies cardiaque, hépatique, tabétique. — Dyspepsie chlorotique. — Inconvénient de la médication ferrugineuse. — Dyspepsies diathésique, scrofuleuse, herpétique, arthritique. — Des désordres consécutifs aux dyspepsies. — Formes multiples des dyspepsies. — Conclusions................................ 475

QUATORZIÈME LEÇON.

LA DYSPEPSIE DES NOUVEAU-NÉS.

Pages.

Dyspepsie des nouveau-nés. — Athrepsie. — Du lait de femme. — Sa composition. — Ses variations. — Moyens de reconnaître la valeur du lait. — Méthode des pesées. — Examen de la nourrice. — État de santé ou de maladie de la nourrice. — Son influence sur le lait. — Nombre de tetées. — Allaitement artificiel. — Laits de chèvre et de vache. — Biberon. — Farine d'avoine. — Sevrage. — Règles hygiéniques du nouveau-né. — Constipation. — Diarrhée. — De l'emploi du phosphate de chaux 485

QUINZIÈME LEÇON.

TRAITEMENT DE L'ULCÈRE ET DU CANCER DE L'ESTOMAC.

De l'ulcère de l'estomac. — Symptômes. — Thérapeutique. — Traitement pharmaceutique. — Du nitrate d'argent. — Du perchlorure de fer. — Du sous-nitrate de bismuth. — Du chloral. — Ses applications externes. — Des préparations opiacées. — Du traitement diététique. — De la cure de lait. — Du cancer de l'estomac. — Difficultés du diagnostic. — Thérapeutique. — Des préparations opiacées. — Siége du cancer. — Entérostomie. — Lavements nutritifs.............. 511

TRAITEMENT DES MALADIES DE L'INTESTIN

PREMIÈRE LEÇON.

CONSIDÉRATIONS GÉNÉRALES.

De l'anatomie et de la physiologie de l'intestin. — De la muqueuse intestinale. — Des glandes intestinales. — Des fonctions de la muqueuse de l'intestin. — Absorption, sécrétion, élimination. — Des fonctions de la muqueuse du gros intestin. — Recherches expérimentales. — Des lavements alimentaires. — Leur inefficacité. — De l'administration des médicaments par le rectum. — Des lavements médicamenteux. — Des suppositoires. — De la couche musculeuse de l'intestin. — Des mouvements de l'intestin. — Influence du système nerveux......... 531

DEUXIÈME LEÇON,

DU TRAITEMENT HYGIÉNIQUE DE LA CONSTIPATION.

Pages.

De la constipation, définition. — Marche du bol alimentaire. — Calculs intestinaux. — Défécation. — Des matières fécales, leur composition. — Dangers de la constipation. — Traitement hygiénique de la constipation. — Influence de l'alimentation. — Du régime herbacé. — Des fruits. — Des boissons. — De l'eau. — Du climat. — De l'exercice. — De la gymnastique. — De l'habitude. — Des influences morales. — De l'hydrothérapie. — Des applications d'eau froide. — Des douches. — Du lavement, son histoire, son origine. — Modifications dans l'instrument. — Siècle des lavements. — Action des lavements, leurs avantages, leurs inconvénients........................... 347

TROISIÈME LEÇON.

DES PURGATIFS SALINS.

Des purgatifs. — Classification des purgatifs. — Par leur effet. — Par leur action physiologique. — Expériences physiologiques sur les purgatifs. — Procédés d'expérimentation. — Recherches sur les purgatifs salins. — Expériences de Colin, Moreau, Vulpian. — Interprétation des faits. — Action sur la tunique musculeuse. — Division physiologique des purgatifs. — Des purgatifs salins. — Actions toxiques différentes des sels de soude, de magnésie et de potasse. — Sels de soude. — Sulfate de soude. — Sels de magnésie. — Sulfate de magnésie et citrate de magnésie. — Sels de potasse. — Eaux purgatives. — Eaux chlorurées sodiques, sulfatées sodiques, sulfatées magnésiennes. 367

QUATRIÈME LEÇON.

DES PURGATIFS SUCRÉS, DRASTIQUES ET CHOLAGOGUES.

Des purgatifs sucrés. — Manne. — Miel. — Des purgatifs végétaux non drastiques. — Casse. — Tamarin. — Pruneaux. — Des purgatifs cholagogues. — Calomel. — Rhubarbe. — Podophyllin. — Aloès. — Des purgatifs drastiques. — Séné. — Jalap. — Scammonée. — Turbith. — Huile de croton. — Des purgatifs musculaires. — Belladone. — Atropine. — Hyoscyamine. — Électricité. — Des purgatifs par action locale. — Graine de moutarde blanche. — Purgatifs huileux. — Huile de ricin. — Applications thérapeutiques. — Des purgatifs appliqués à la cure de la constipation. — Résumé du traitement.............. 391

CINQUIÈME LEÇON.

DU TRAITEMENT DE L'OCCLUSION INTESTINALE.

Pages.

De l'occlusion intestinale. — Pathogénie. — Symptômes. — Diagnostic de la cause : certain, probable, incertain. — Diagnostic du siège. — Traitement. — Purgatifs. — Moyens mécaniques. — Mercure. — Lavements. — Irrigations forcées. — Injections d'air, d'acide carbonique. — Lavements d'eau de Seltz. — Lavements de tabac. — Ponctions intestinales. — Café. — Belladone. — Massage. — Electricité. — Traitement chirurgical. — Terminaison des étranglements. — Choix de l'opération. — Laparotomie. — Entérostomie. — Moment de l'opération.. 619

SIXIÈME LEÇON.

TRAITEMENT DE LA DIARRHÉE.

De la diarrhée : causes et pathogénie de la diarrhée. — Diarrhée alimentaire, diarrhée vaso-motrice, diarrhée par contractilité exagérée, diarrhée diathésique. — Indications thérapeutiques. — On ne doit pas guérir toutes les diarrhées. — Du traitement hygiénique de la diarrhée. — Du lait et de la viande crue. — De l'influence du froid. — Traitement pharmaceutique. — Des poudres dites *inertes*. — Du sous-nitrate de bismuth, de la craie. — Des poudres calcaires. — De l'oxyde de zinc. — Des astringents. — Du tannin, du ratanhia. — Des substances anexosmotiques. De l'opium, de la morphine. — De l'association de ces différentes substances. — Des lavements d'ipéca. — De la diarrhée des enfants. — Du choléra infantile. — Traitement de la diarrhée chez les enfants. — De la diarrhée paludéenne. — De la diarrhée des pays chauds. — De la diarrhée de Cochinchine. — Des eaux thermales dans la diarrhée........................ 635

SEPTIÈME LEÇON.

DU TRAITEMENT DE LA DYSENTERIE.

De la dysenterie : aspect des matières fécales aux diverses périodes. — Traitement pharmaceutique. — Emissions sanguines. — Calmants. — Astringents. — Calomel. — Ipéca. — Méthode brésilienne. — Pilules Segond. — Ailante glanduleux. — Cataplasmes. — Traitement hygiénique.. 659

HUITIÈME LEÇON.

DU TRAITEMENT DES HÉMORRHOÏDES.

Pages.

Des hémorrhoïdes. — Des veines hémorrhoïdales. — Leur trajet. — Etiologie des hémorrhoïdes. — Causes mécaniques. — Spasme anal. — Causes actives. — Causes diathésiques. — Symptomatologie. — Flux hémorrhoïdaires. — Indications thérapeutiques. — Faut-il guérir les hémorrhoïdaires? — Traitement hygiénique. — Traitement pharmaceutique. — Des purgatifs. — Des médicaments antihémorrhoïdaires. — Traitement local. — De la dilatation forcée de l'anus. — Mode opératoire. — Traitement chirurgical. — Procédés divers. — Du bourrelet hémorrhoïdal. — Du prolapsus de l'anus. — De la nature des hémorrhoïdes 675

NEUVIÈME LEÇON.

TRAITEMENT DES VERS INTESTINAUX.

Des vers intestinaux : leur traitement. — Des oxyures. — Lavements antihelminthiques. — Lavements de glycérine. — Onguent napolitain en suppositoire. — Du lombric : migration des lombrics. — Du Calomel. — De le mousse de Corse. — Du semen contra. — De la santonine. — Des tænias : leur fréquence. — Du tænia inerme et du tænia armé. — Développement des tænias. — Des tænifuges et des tænicides. — Des semences de la courge, du kousso, du kamala, de la fougère mâle, de l'écorce de grenadier. — Des pelletiérines; leur action physiologique ; leur mode d'administration. — Du tannate de pelletiérine. — Du bothriocéphale 695

DIXIÈME LEÇON.

DU TRAITEMENT DES KYSTES HYDATIQUES.

Du tænia echinococcus. — Du développement des kystes hydatiques. — Marche des kystes hydatiques. — Traitement prophylactique. — Fréquence des kystes hydatiques en Islande. — Diagnostic des kystes hydatiques. — Traitement médical des kystes hydatiques. — De l'iodure de potassium. — De l'électropuncture. — De la ponction capillaire. — De la ponction aspiratrice. — Des résultats qu'elle peut donner. — De l'ouverture large de la poche. — Procédé de Bégin.— Méthode de Récamier. — Méthode de Jobert. — Résumé du traitement. — Des lavages de la poche 719

LEÇONS

DE

CLINIQUE THÉRAPEUTIQUE

PARIS. — TYPOGRAPHIE A. HENNUYER, RUE D'ARCET, 7.

LEÇONS

DE

CLINIQUE THÉRAPEUTIQUE

PROFESSÉES A L'HOPITAL SAINT-ANTOINE

PAR

LE DOCTEUR DUJARDIN-BEAUMETZ

Médecin de l'hôpital Saint-Antoine.

RECUEILLIES

PAR

LE DOCTEUR EUG. CARPENTIER-MÉRICOURT

ET REVUES PAR LE PROFESSEUR

PREMIER FASCICULE

TRAITEMENT DES MALADIES DU COEUR ET DE L'AORTE

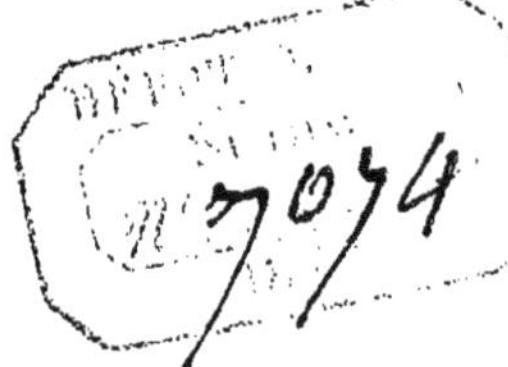

PARIS

OCTAVE DOIN, ÉDITEUR

8, PLACE DE L'ODÉON, 8

1878

La Thérapeutique n'a pas subi au même degré que les autres branches de l'art de guérir l'influence vivifiante de l'esprit scientifique moderne, et, tandis que la Physique et la Chimie médicales, l'Anatomie normale et pathologique, la Physiologie animale et végétale voyaient, sous le souffle puissant du progrès, leurs études se modifier et se perfectionner chaque jour, la Thérapeutique, au contraire, entraînée en avant par ceux qui veulent lui donner pour base exclusive la méthode expérimentale, ramenée en arrière par les fervents adorateurs du passé, n'a pu se frayer une nouvelle voie à travers les débris des médications surannées qui l'encombrent.

En présence de cette incertitude dans la direction à donner à la Thérapeutique moderne, j'ai pensé que, tout en respectant les anciennes traditions et tout en acceptant les données récentes fournies par l'expérimentation, il fallaït, sans abandonner le laboratoire, revenir au lit du malade et s'adresser à l'observation et à la clinique. C'est dans cet esprit que j'ai entrepris ces Leçons de clinique thérapeutique, que je publie aujourd'hui, cédant en cela au désir manifesté par plusieurs de mes élèves.

Lorsque ces Leçons seront complètes, elles constitueront par leur ensemble un véritable *Traité de thérapeutique pratique et journalière,* et les nombreuses notes qui y ont été ajoutées fixeront pour chaque médicament l'état actuel de la science. Si le lecteur ne trouve pas dans cet ouvrage des découvertes bien nouvelles dans l'art de guérir, il y rencontrera, en revanche, la description des médications les plus usuelles pour la cure des maladies. C'est donc là, je crois, une œuvre modeste, mais utile, qui rendra, je l'espère, quelques services aux praticiens comme aux élèves.

Je ne puis terminer sans remercier mon ami et élève le docteur Eug. Carpentier-Méricourt, qui a bien voulu consacrer son zèle et son activité à la rédaction et à l'annotation de ces leçons, et je ne saurais trop lui en exprimer ici toute ma gratitude.

DUJARDIN-BEAUMETZ.

1er août 1878.

SOMMAIRES

DES LEÇONS DU PREMIER FASCICULE

TRAITEMENT DES MALADIES DU CŒUR ET DE L'AORTE

PREMIÈRE LEÇON

DE LA CLINIQUE THÉRAPEUTIQUE.

Pages.

Qu'est-ce que la clinique thérapeutique? — Clinique médicale et clinique thérapeutique. — De l'utilité de la thérapeutique. — Du scepticisme et de l'enthousiasme en thérapeutique. — Des illusions en thérapeutique. — La médecine est-elle un art ou une science? — De l'empirisme et de la thérapeutique expérimentale. — De la thérapeutique expérimentale. — De la thérapeutique complexe. — De la thérapeutique des symptômes. — De la constance en thérapeutique. — Du sang-froid en thérapeutique. — De l'accumulation des doses. — De l'art de formuler... 1

DEUXIÈME LEÇON

TRAITEMENT DES AFFECTIONS MITRALES COMPENSÉES.

Des maladies du cœur. — Leur division. — Des maladies mitrales. — De l'enchaînement des symptômes dans les maladies mitrales. — De l'hypertrophie compensatrice. — Règles de thérapeutique générale. — Histoire de la thérapeutique des maladies du cœur. — Des maladies mitrales compensées. — Traitement hygiénique. — De l'exercice. — De l'alimentation. — De l'alcool et du tabac. — De l'influence des climats et de l'air comprimé. — Hygiène morale. — De l'hydrothérapie et des bains. — De la grossesse. — Du traumatisme. — Des médicaments proprement dits. — Des dangers de la digitale. — Du bromure de potassium..................................... 10

TROISIÈME LEÇON

DES TONIQUES DU CŒUR.

Pages.

Des maladies du cœur non compensées. — Des toniques du cœur. — Digitale. — Son action physiologique. — Ses avantages et ses dangers. — De la digitaline et de la digitale. — Des indications et contre-indications de la digitale. — Du bromure de potassium. — Du café et de la caféine. — De la strychnine.. 33

QUATRIÈME LEÇON

DU TRAITEMENT DES HYDROPISIES DUES AUX MALADIES DU CŒUR.

Des diurétiques. — Leur action physiologique. — Classification. — De la dialyse et de l'urination. — De la digitale. — Du lait. — Des eaux minérales. — Des tisanes diurétiques. — Du nitrate de potasse. — Vins et électuaires diurétiques. — Des purgatifs. — Purgatifs drastiques. — Leurs avantages et leurs inconvénients. — Des teintures, électuaires et pilules purgatives. — Des sudorifiques. — Du jaborandi et de la pilocarpine.. 59

CINQUIÈME LEÇON

DU TRAITEMENT LOCAL DES HYDROPISIES.

De l'œdème des membres inférieurs. — Ses dangers. — Piqûres avec les aiguilles. — Incisions. — Trocarts à demeure. — Huile de croton. — Épanchement dans les cavités pleurales. — Indications de la ponction aspiratrice dans ces cas. — De l'ascite. — De la cirrhose vraie comparée à la cirrhose cardiaque. — Indication de la paracentèse abdominale. 85

SIXIÈME LEÇON

DES CONGESTIONS PASSIVES DES DIFFÉRENTS VISCÈRES.

Congestion de l'encéphale. — Dangers de l'opium. — Bromure de potassium et chloral. — Congestion pulmonaire. — Des résulsifs, ventouses, vésicatoires. — Vomitifs. — Aconit. — De l'expectoration et des expectorants. — Des balsamiques. — De la toux. — Pilules de cynoglosse. — Hémoptysies. — Ergot de seigle. — Des émissions sanguines. — De la saignée dans les maladies du cœur. — Ses indications. — Des saignées locales. — Des congestions du foie. — Des congestions du rein.. 94

SEPTIÈME LEÇON

TRAITEMENT DES LÉSIONS DE L'ORIFICE AORTIQUE.

Pages.

Des lésions aortiques. — Division des lésions aortiques. — Rétrécissement, son pronostic relativement favorable. — De l'insuffisance aortique. — Enchaînement des symptômes. — Dilatation du cœur. — Dilatation de l'aorte. — Troubles du plexus cardiaque. — Angine de poitrine. — Anémie cérébrale. — Ses causes. — Ses résultats. — Son traitement. — De la thérapeutique des affections aortiques. — De l'indication de l'opium. — Moyen d'administrer l'opium. — De l'antagonisme de l'opium et de la belladone.......................... 125

HUITIÈME LEÇON

TRAITEMENT DES TROUBLES SECONDAIRES DUS AUX AFFECTIONS AORTIQUES.

Du nitrite d'amyle. — Son action physiologique. — Son application aux maladies du cœur. — Son emploi thérapeutique. — Des contre-indications du nitrite d'amyle. — De l'angine de poitrine. — De son traitement. — De l'électricité. — Son action sur le cœur. — Des courants continus. — De la névrite du plexus cardiaque. — Des révulsifs. — Du bromure de potassium. — De l'iodure de potassium. — De l'iodure d'éthyle... 151

NEUVIÈME LEÇON

TRAITEMENT DES ANÉVRYSMES DE L'AORTE.

Des maladies de l'aorte. — De la thérapeutique des anévrysmes. — Nécessité d'un diagnostic exact. — Cause d'erreur. — Moyens thérapeutiques proposés. — Méthode de Valsalva et d'Albertini. — Inopexie. — De la compression. — Appareils et enduits protecteurs. — Rupture de l'anévrysme. — Dangers de la compression dans l'anévrysme thoracique. — Ses bons effets dans l'anévrysme de l'aorte abdominale. — Méthode anglaise et méthode de Broca. — Injections sous-cutanées d'ergotine. — Application de la glace. — Ses avantages et ses inconvénients. — Médicaments internes. — Sels de plomb. — Alun. — Digitale. — Iodure de potassium............................. 176

DIXIÈME LEÇON

TRAITEMENT DES ANÉVRYSMES DE L'AORTE PAR L'ÉLECTROPUNCTURE.

Introduction de corps étrangers dans la poche anévrysmale. — De l'acupuncture. — De l'introduction d'aiguilles, de fils de fer doux, de crins

Pages.

de cheval. — Méthode de Baccelli. — Introduction de ressorts d'horlogerie. — Électrolyse. — Méthode de Ciniselli. — Indications et contre-indications de cette méthode. — Du manuel opératoire....... 203

ONZIÈME LEÇON

TRAITEMENT DES ANÉVRYSMES DE L'AORTE PAR L'ÉLECTROLYSE.

Observations de malades traités par l'électrolyse. — Résultats donnés par cette méthode. — Perfectionnements et modifications apportés au manuel opératoire.. 222

TABLE DES MATIÈRES

DU PREMIER FASCICULE

A

Acétate de plomb dans le traitement des anévrysmes, 199.

Aconit et aconitine dans les congestions passives du poumon, 106, 107, 108.

Acupuncture dans les anévrysmes de l'aorte, 203.

Aérothérapie dans les affections mitrales, 23.

Aiguilles à électropuncture, 217.

Alcool, ses dangers dans les affections cardiaques, 20.

Alimentation dans les maladies du cœur, 19.

Alun, son emploi dans les anévrysmes aortiques, 195.

Amyle (Nitrite d'), action physiologique, 154 ; — mode d'administration, 157.

Anémie cérébrale dans les affections aortiques, 130.

Anévrysmes de l'aorte, 177 ; — cause d'erreur de diagnostic, 181 ; — diverses méthodes de traitement, Albertini et Valsalva, 182 ; Bellingham, 183 ; — compression dans les anévrysmes, 187 ; ses dangers, 189 ; ses avantages dans les anévrysmes abdominaux, 190 ; — acupuncture, 203 ; — galvanopuncture, 206.

Angine de poitrine, 129 ; — traitée par le nitrite d'amyle, 157 ; par l'électricité, 162.

Antagonisme de l'opium et de la belladone, 140.

Aorte, lésion de l'orifice aortique, 125 ; — anévrysmes, 177.

Arsenic, son action sur le cœur, 29 ; — préparations, 30

Ascite et cirrhose cardiaque, 89.

Asperge, 31.

Association de l'opium et de la belladone, 143.

Asthme cardiaque, 166.

B

Baccelli. Méthodes de traitement dans les anévrysmes, 103.

Bagnols, action de ses eaux dans les affections cardiaques, 25.

Bains dans les maladies du cœur, 24.

Balsamiques dans la congestion du poumon, 110.

Baumé (Teinture amère de), 57.

Belladone, association avec l'opium, 139 ; — antagonisme avec l'opium, 140.

Bellingham. Traitement des anévrysmes de l'aorte, 183.

Blatte orientale, 77.

Bourgeons de sapin, 111.

Bromhydrate de caféine, 73.

Bromure de potassium dans les affections mitrales, 30 ; — tonique du cœur, 51 ; — dans la congestion encéphalique, 96, 103.

C

Café et caféine, 53 ; — citrate de caféine, 73.

Caillots actifs et passifs, 185.

Cavernes pulmonaire et anévrysmes, 181.

Chaudes-Aigues (Emploi des eaux de) dans les affections cardiaques, 25.

Chloral dans les congestions passives du cerveau, 97 ; — mode d'administration, 98.

Ciguë et cicutine dans la dyspnée cardiaque, 166 ; — mode d'administration, 171.
CINISELLI. Traitement des anévrysmes de l'aorte, 208 ; — manuel opératoire, 213 ; — piles, 214 ; — modifications apportées à la méthode, 228, 234.
Cirrhose cardiaque, 89 ; — cirrhose vraie, 91.
Climats (Des) dans les maladies du cœur, 22.
Clinique thérapeutique, son utilité, 1.
Cœur, division des maladies du cœur, 11 ; — historique, 14 ; — cœur graisseux, 49.
Coing dans l'anévrysme de l'aorte, 196.
Compression dans les anévrysmes, 187 ; — ses dangers dans l'anévrysme de la crosse de l'aorte, 189 ; — ses avantages dans les anévrysmes abdominaux, 190.
Congestions passives des différents viscères, 94 ; — de l'encéphale, 95 ; — du poumon, 104 ; — du foie, 121 ; — du rein, 122.
Consoude (Grande) dans l'anévrysme de l'aorte, 196.
Courants intermittents et courants continus dans l'angine de poitrine, 161, 163 ; — de leur emploi dans les anévrysmes, 208 ; — action sur le sang, 209 ; sur les solutions albumineuses, 212 ; — inconvénients du courant négatif, 213, 238.
Crins de cheval introduits dans les anévrysmes, 204.
Croton (Huile de), son emploi dans l'œdème, 86.
CRUVEILHIER (Electuaire de), 79.
Cynoglosse (Pilules de), 112.

D

Dangers des médicaments actifs dans les altérations des reins, 144.
DEBREYNE (Médication de), 76 ; — vin majeur et vin mineur, 80.
Dialyse, 60 ; — diurétiques dialyseurs, 68.
Diète lactée, 71.
Digitale, 29 ; — action physiologique, 36 ; — dangers, 37 ; — administration de la digitale, 38 ; — préparations, 40 ; — macération, 43 ; — doses, 47 ; — digitale dans l'anévrysme de l'aorte, 197.
Digitaline, 39.
Diurétiques, 59 ; — tisanes et plantes, 66 ; — eaux minérales, 68 ; — vins, 75.
Dyspnée cardiaque, 165.

E

Eau de laurier-cerise, 113 ; — de Rabel, 196 ; — eau-de-vie allemande, 79 ; — eaux minérales dans les affections du cœur, 25.
Électricité, son action sur le cœur, 161 ; — dans l'angine de poitrine, 162 ; — dans le traitement des anévrysmes, 207.
Électropuncture, 203.
Électuaires purgatifs, 80.
Élixir de Guillié, 79.
Empirisme et thérapeutique expérimentale, 5.
Encéphale (Congestion passive de l'), 95.
Épanchement dans les cavités splanchniques, 88.
Ergot de seigle et ergotine dans l'hémoptysie, 113 ; — dans l'anévrysme de l'aorte, 191.
Ergotinine, 116.
Exercice, dans les maladies du cœur, 16.
Expectorants dans la congestion passive du poumon, 106.
Extrait thébaïque, 143.

F

Fer et préparations ferrugineuses, 29.
Fils de fer introduits dans la poche anévrysmale, 203.
Foie, foie muscade, 90 ; — congestions passives du foie, 121.

G

Gaz du sang, 213.
Glace, dans les anévrysmes, inconvénients de son application, 193.
Goudron, 111.
Gouttes noires, 143.
Grossesse, son influence sur la marche des maladies du cœur, 26.
GUBLER. Vin ou oxymel de Beaujon, 75.
GUILLIÉ (Elixir de), 79.

H

Hémoptysie dans les congestions passives du poumon, 113.
Hémospasie dans les congestions passives du poumon, 105.
Huile de croton, 86.
Hydropisies dues aux maladies du cœur. Traitement général, 59; — traitement local, 84.
Hydrothérapie dans les affections cardiaques, 25.
Hygiène dans les maladies du cœur, 16, 21.
Hypertrophie compensatrice, 13.

I

Inconvénients des purgatifs drastiques, 80.
Injections sous-cutanées, 135 ; — de morphine, 136; — d'ergotine, 115; —d'ergotinine, 117;—d'ergotine dans l'anévrysme de l'aorte, 193.
Insuffisance aortique, 126; — mitrale, 12.
Introduction de morphine dans les veines, 139.
Iodure d'éthyle, 172.
Iodure de potassium dans l'asthme, 172; dans l'anévrysme de l'aorte, 197; — préparations diverses, 201.
Ipéca dans les congestions passives du poumon, 106.

J

Jaborandi, 82.
Jalap, 78.
Junod. (Voyez *Hémospasie*).

K

Kermès, 110.

L

Lactée (Diète), 71.
Laurier-cerise (Eau de), 113.
Leroy (Médecine), 79.

M

Macération de digitale, 44.
Médecine Leroy, 79.
Médicaments en général dans les maladies du cœur, 28; — actifs dans les maladies des reins, 144 ; — médicaments dialyseurs, 68.
Médications complexes dans les hydropisies, 76.
Morphine dans les lésions aortiques, 135; — en injections sous-cutanées, 136; — ses inconvénients, 139; — antagonisme avec la belladone, 140.

N

Nitrate de potasse et plantes nitrées, 69.
Nitrite d'amyle, 151;—action physiologique, 154; — chez les hystériques, 159.
Noix vomique, teinture, extraits, sirops, 57.

O

Œdème des membres inférieurs, traitement général, 83; — local, 85.
Opium, ses dangers dans la congestion de l'encéphale, 95 ; — ses avantages dans les lésions aortiques, 133; — antagonisme avec la belladone, 140.

P

Passerage, 31.
Piles de Ciniselli, 214; — de Gaiffe, 215.
Pilocarpine, 82.
Pilules de digitale, 43; — de cynoglosse, 112; — purgatives de Trousseau, 80.
Piqûres dans l'œdème, 85; — piqûre de veinule dans les injections hypodermiques, 139.
Plantes diurétiques, 66 ; — nitrées, 68.
Polygala, 31.
Potasse (Sels de), 73.
Professions (Influence des) dans les affections cardiaques, 17.
Purgatifs, 77; — inconvénients des purgatifs drastiques, 80.

Q

Quinine (Sulfate de) dans l'hémoptysie, 118.

R

Rabel (Eau de), 196.
Racines (Sirop des cinq), 75.

Rein (Action de la digitale sur le), 63 ; — division des diurétiques, 64 ; — dangers des médicaments actifs dans les affections des reins, 144.
Ressorts d'horlogerie (Introduction de) dans les poches anévrysmales, 204.
Rétrécissement aortique, 126.
Révulsifs dans les congestions passives, 104 ; — dans l'angine de poitrine, 165.
Rhéostat, 216.

S

Saignée dans les maladies du cœur, 119.
Scammonée, 78.
Scille, 70.
Sirop de digitale, 44 ; — des cinq racines, 75 ; — de chloral, 99 ; — de bourgeons de sapin, térébenthine, Tolu, goudron, 111.
Strychnine, son action sur le muscle cardiaque, 56 ; — préparations, 57.
Sudorifiques, 81.
Sulfate de quinine dans l'hémoptysie, 118.
Syphilis (Influence de la) sur le développement des anévrysmes de l'aorte, 199.

T

Tabac, son influence sur les maladies du cœur, 20.
Tableau des anévrysmes traités par l'électropuncture, 234.
Tartre stibié, 106.
Térébenthine dans les congestions passives du poumon, 111.
Thérapeutique (Règles générales de), 14.
Tisane de digitale, 43 ; — de café, 55 ; — diurétiques, 66 ; — pectorales, 111.
Tolu (Sirop de), 111.
Toniques du cœur, 33.
Toux dans les congestions passives du poumon, 112.
Traumatisme, son influence dans les maladies du cœur, 28.
Trocarts capillaires employés dans l'œdème des membres inférieurs, 88.
TROUSSEAU. Vin diurétique, 75 ; — pilules purgatives, 80.

U

Ulmaire, 67, 137.
Urination, 61.

V

Ventouses, 104 ; — ventouses Junod, 105.
Vin diurétique de Trousseau ou de l'Hôtel-Dieu, de Gubler ou de Beaujon, 75 ; — vin majeur et vin mineur, 80.
Voltamètre, 216.

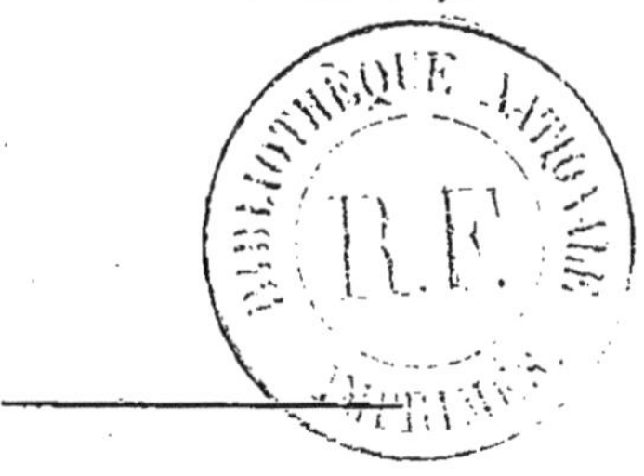

LEÇONS

DE

CLINIQUE THÉRAPEUTIQUE

PARIS. — TYPOGRAPHIE A. HENNUYER, RUE D'ARCET, 7.

LEÇONS

DE

CLINIQUE THÉRAPEUTIQUE

PROFESSÉES A L'HOPITAL SAINT-ANTOINE

PAR

LE DOCTEUR DUJARDIN-BEAUMETZ

Médecin de l'hôpital Saint-Antoine.

RECUEILLIES

PAR

LE DOCTEUR EUG. CARPENTIER-MÉRICOURT

ET REVUES PAR L'AUTEUR

DEUXIÈME FASCICULE

TRAITEMENT DES MALADIES DE L'ESTOMAC

Avec une planche en chromo-lithographie.

PARIS

OCTAVE DOIN, ÉDITEUR

8, PLACE DE L'ODÉON, 8

1879

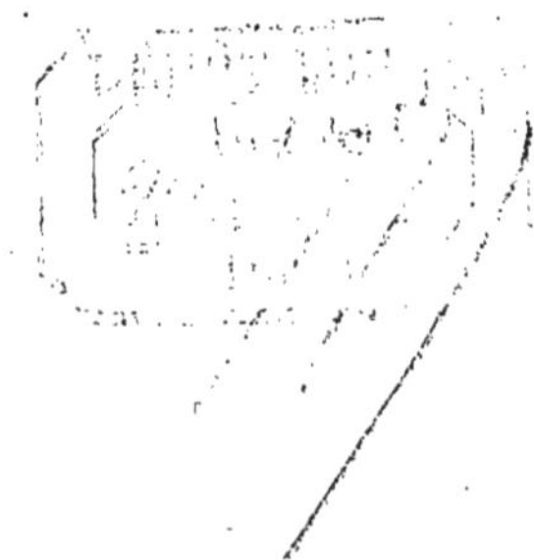

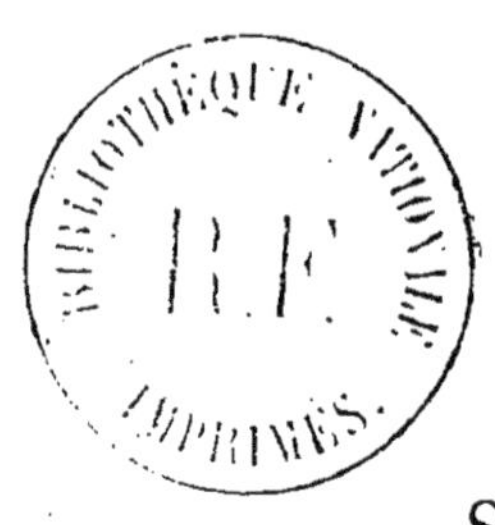

SOMMAIRES

DES LEÇONS DU DEUXIÈME FASCICULE

TRAITEMENT DES MALADIES DE L'ESTOMAC

PREMIÈRE LEÇON.

DIVISION DES DYSPEPSIES.

Pages.

Des maladies de l'estomac. — Des dyspepsies. — Définition. — Classification des dyspepsies. — Dyspepsie buccale. — Dyspepsie stomacale. — Dyspepsie intestinale. — Variétés des dyspepsies stomacales. — Bases de la classification. — Troubles de la tunique musculeuse. — Dyspepsie atonique ou flatulente. — Vomissement. — Troubles de la tunique musculeuse. — Dyspepsie putride, acide, pituiteuse. — Troubles du système nerveux. — Sens de la faim et de la soif. — Dyspepsie gastralgique. — Anorexie. — Dysorexie. — Hétérophagie. — Variétés suivant la marche des symptômes. — Dyspepsie accidentelle. — Variétés suivant l'âge. — Dyspepsie des enfants et des vieillards. — Dyspepsies symptomatiques. — Affections consécutives aux dyspepsies... 241

DEUXIÈME LEÇON.

DES PRINCIPES ALIMENTAIRES PRIMORDIAUX.

Thérapeutique générale des dyspepsies. — De l'hygiène thérapeutique. — De l'étiologie thérapeutique. — Divisions. — Des ingesta. — De l'aliment et de l'alimentation. — Définition de l'aliment. — De la nutribilité et de la digestibilité des aliments. — Expériences faites sur l'homme. — Fistules gastriques. — Anus contre nature. — Aliments lourds et légers. — Division des principes alimentaires. — Digestion

Pages.

des matières albuminoïdes. — Des peptones, leurs caractères, leurs variétés, leur nature. — Valeur nutritive des principes albuminoïdes. — Digestion des fécules, des sucres et des graisses. — Des principes salins.. 255

TROISIÈME LEÇON.

DES ALIMENTS COMPLETS ET COMPLEXES

Aliments complets — Du lait, sa composition. — De la digestion du lait. — De la diète lactée. — Du petit-lait, sa composition. — Cure de petit-lait; avantages et inconvénients de cette cure. — Du koumys, sa composition. — Des œufs. — Des aliments complexes, leur division. — Des viandes, leur division. — Leur digestion. — Leur valeur nutritive. — Leurs variétés. — Aliments azymes et aliments métazymes. — Comparaison entre la chair des mammifères, des poissons, des crustacés et des mollusques.............................. 280

QUATRIÈME LEÇON.

ALIMENTS COMPLEXES.

Avantages des viandes rôties. — De l'appétence. — Des viandes crues. — Leur mode d'administration. — Du bouillon. — Des substances peptogènes. — Du thé de bœuf. — Du jus de viande. — Du bouillon américain. — Des extraits de viande. — Du bouilli. — Des aliments d'origine végétale. — Du pain. — De la cure de raisin. — Des aliments liquides. — Des vins et boissons alcooliques. — Du thé et du café. — Des eaux. — Des eaux de table naturelles et artificielles. — Des condiments. — Du tabac.. 301

CINQUIÈME LEÇON.

DE L'ALIMENTATION.

Du régime et de l'alimentation. — Des aliments plastiques et respiratoires. — Théorie de Liebig. — Base de l'alimentation. — Régimes exclusifs. — Régime herbacé. — Régime azoté. — Inconvénients des régimes exclusifs. — Régime mixte. — Équivalents nutritifs. — Quantité des aliments. — Alimentation insuffisante. — Alimentation excessive. — Matières peptogènes. — Indigestion. — Dyspepsie des gros mangeurs. — Qualité des aliments. — Digestion du suc gastrique. — Sens digestif de Blondlot. — Falsification des aliments. — Intervalle des repas. — Durée de la digestion stomacale. — Régularité des repas. — Des aliments indigestes. — De la rigueur dans les prescriptions diététiques.................................. 332

SIXIÈME LEÇON.

DU RÉGIME.

Pages.

De l'exercice. — Son utilité. — La gymnastique. — Ses variétés. — Gymnastique suédoise. — Gymnastique abdominale. — De l'entraînement. — De la pratique des œuvres de charité. — De l'influence de l'air. — Air de la ville et de la campagne. — Air marin. — Des influences morales. — De l'inaction. — Du coït et de la masturbation. — Des vêtements. — Du corset et des bretelles. — De l'hydrothérapie. — Des bains de mer. — Des bains. — Des excreta.......... 347

SEPTIÈME LEÇON.

DE LA DYSPEPSIE PUTRIDE.

De la dyspepsie putride. — Ses symptômes. — Indications thérapeutiques. — De la pepsine. — Mode de préparation. — Pepsine amylacée. — Elixir de pepsine. — Glycérolé de pepsine. — Des substances peptogènes. — Médication acide. — Des tisanes. — Des plantes carnivores. — Règles diététiques de l'alimentation. — Du régime. — Traitement hydrothermal.......................... 367

HUITIÈME LEÇON.

DE LA DYSPEPSIE ACIDE ET DE LA DYSPEPSIE PITUITEUSE.

Dyspepsie acide. — Dyspepsie pituiteuse. —Traitement de la dyspepsie acide. — Emploi des alcalins. — Eaux de Vichy. — Eaux de Vals. — Influence de la sudation sur l'acidité du suc gastrique. — Emploi des poudres inertes. — Poudre de Patterson. — Poudre et pilules de Trousseau, de Radius, de Gendrin. — Traitement hygiénique. — Vins. — Traitement de la dyspepsie pituiteuse. — Diète lactée. — Koumys. — Traitement thermal.......................... 389

NEUVIÈME LEÇON.

TRAITEMENT DE LA DYSPEPSIE ATONIQUE ET FLATULENTE.

Troubles fonctionnels de la couche musculaire. — Dyspepsie atonique. — Dyspepsie flatulente. — Dilatation de l'estomac. — Cathétérisme stomacal. — Moyens pharmaceutiques : Médicaments tétanisants. — Gouttes amères de Baumé. — Amers. — Quassia amara. — Colombo. — Tisanes amères. — Poudres absorbantes. — Moyens mécaniques. — Curage et lavage de l'estomac. — Pompe stomacale. — Électricité. — Moyens diététiques. — Hydrothérapie. — Gymnastique. — Traitement thermal.......................... 403

DIXIÈME LEÇON.

TRAITEMENT DU VOMISSEMENT.

Pages.

Du vomissement. — Définition du vomissement. — Causes du vomissement. — Traitement diététique. — Moyens généraux. — Potions de Rivière. — Emplâtres de diachylon, de thériaque, d'opium. — Hydrate de chloral dans le mal de mer, dans le mal de terre. — Injections de morphine. — Vomissements de la grossesse. — Emploi des alcools, de la pepsine, de la teinture d'iode, de la créosote. — Pulvérisations d'éther. — Fumée de tabac. — Vomissements nerveux. — Hydrothérapie. — Bromure de potassium. — Vomissements tenant à une lésion des reins, des poumons. — Vomissements des phthisiques.. 421

ONZIÈME LEÇON.

TRAITEMENT DES NÉVROSES DE L'ESTOMAC.

De la cardialgie. — Dyspepsie gastralgique et gastralgie. — Traitement par les opiacés ; opium, vins et vinaigres d'opium. — Morphine, chloral. — Traitement des troubles apportés aux sens de la faim et de la soif. — Dysorexie. — Anorexie. — Boulimie. — Anémie essentielle. — Traitement hygiénique. — Traitement pharmaceutique. — Préparations arsenicales. — Traitement thermal.............. 441

DOUZIÈME LEÇON.

DE LA DYSPEPSIE BUCCALE ET DE LA DYSPEPSIE INTESTINALE.

De la salive. — Dyspepsie amylacée. — Traitement diététique. — Traitement pharmaceutique. — Diastase. — Extrait de Malt. — Dyspepsie intestinale. — Du suc intestinal. — De la bile. — Du suc pancréatique. — Pancréatine. — Dyspepsie iléo-cæcale. — Préparations de pancréatine. — Préparations eupeptiques.............................. 457

TREIZIÈME LEÇON.

DES DYSPEPSIES SECONDAIRES.

Dyspepsies secondaires. — Dyspepsies cardiaque, hépatique, tabétique. — Dyspepsie chlorotique. — Inconvénient de la médication ferrugineuse. — Dyspepsies diathésique, scrofuleuse, herpétique, arthritique. — Des désordres consécutifs aux dyspepsies. — Formes multiples des dyspepsies. — Conclusions.............................. 475

QUATORZIÈME LEÇON.

DE LA DYSPEPSIE DES NOUVEAU-NÉS.

Pages.

Dyspepsie des nouveau-nés. — Athrepsie. — Du lait de femme. — Sa composition — Ses variations. — Moyens de reconnaître la valeur du lait. — Méthode des pesées. — Examen de la nourrice. — Etat de santé ou de maladie de la nourrice. — Son influence sur le lait. — Nombre de tetées. — Allaitement artificiel. — Laits de chèvre et de vache. — Biberon. — Farine d'avoine. — Sevrage. — Règles hygiéniques du nouveau-né. — Constipation. — Diarrhée. — De l'emploi du phosphate de chaux.. 485

QUINZIÈME LEÇON.

TRAITEMENT DE L'ULCÈRE ET DU CANCER DE L'ESTOMAC.

De l'ulcère de l'estomac. — Symptômes. — Thérapeutique. — Traitement pharmaceutique. — Du nitrate d'argent. — Du perchlorure de fer. — Du sous-nitrate de bismuth. — Du chloral. — Ses applications externes. — Des préparations opiacées. — Du traitement diététique. — De la cure du lait. — Du cancer d'estomac. — Difficultés du diagnostic. — Thérapeutique. — Des préparations opiacées. — Siége du cancer. — Entérostomie. — Lavements nutritifs.................. 511

LEÇONS

DE

CLINIQUE THÉRAPEUTIQUE

PREMIÈRE LEÇON

DE LA CLINIQUE THÉRAPEUTIQUE.

SOMMAIRE. — Qu'est-ce que la clinique thérapeutique? — Clinique médicale et clinique thérapeutique. — De l'utilité de la thérapeutique. — Du scepticisme et de l'enthousiasme en thérapeutique. — Des illusions en thérapeutique. — La médecine est-elle un art ou une science? — De l'empirisme et de la thérapeutique expérimentale. — De la thérapeutique complexe. — De la thérapeutique des symptômes. — De la constance en thérapeutique. — Du sang-froid en thérapeutique. — De l'accumulation des doses. — De l'art de formuler.

Messieurs, je vous dois tout d'abord l'explication de ces mots : *clinique thérapeutique*, placés en tête de ces leçons. Qu'est-ce que la clinique thérapeutique? Quelles sont ses limites? Quelle part prend-t-elle à chacune des branches de la médecine dont est constitué son nom, à la clinique et à la thérapeutique? C'est ce que je vais exposer devant vous.

Clinique médicale et clinique thérapeutique.

Lorsque vous étudiez la thérapeutique proprement dite, vous passez en revue les différents médicaments qui constituent la matière médicale; vous apprenez leur histoire naturelle, leurs propriétés physiologiques, leur posologie, et les différentes applications conseillées dans la cure des maladies.

C'est là un travail absolument théorique, très-analogue à ce qui se fait pour la clinique, où vous commencez d'abord à apprendre dans vos traités de pathologie interne ou externe les maladies, leur marche et leurs symptômes. Mais, pour que la thérapeutique, comme la pathologie, devienne une science pratique, utile, féconde, il faut que les notions théoriques apprises soient appliquées sur le malade ; et, de même que la clinique médicale est l'étude des modifications qu'apportent les différents organismes à la marche des affections morbides, de même aussi la clinique thérapeutique vous fera connaître les irrégularités que fait subir l'être vivant aux lois précises formulées par la thérapeutique proprement dite.

Examiner et surveiller les effets des différents médicaments appliqués à l'individu malade, étudier leurs indications constituera donc, pour nous, la clinique thérapeutique. C'est là que vous pourrez apprendre non-seulement à manier les médicaments, mais encore à les associer de manière à constituer ce qu'on décrit sous le nom de *médication*. Aucune étude n'est plus pratique ; aucune étude ne paraît plus nécessaire.

De l'utilité de la thérapeutique.

Vous vanter ici la nécessité de la thérapeutique serait chose banale; la médecine sans thérapeutique n'existe pas, vous le savez; car tout ce que vous enseignent la médecine proprement dite et les sciences qui viennent se grouper autour d'elle, n'a qu'un seul et même but, soulager et guérir le patient.

Lorsque vous êtes en présence d'un malade, après avoir appliqué toutes vos connaissances acquises pour énoncer un diagnostic aussi minutieux et aussi exact que possible; après avoir discuté soigneusement le pronostic, il vous faudra fatalement arriver à cette question que vous posera d'une manière inéluctable votre conscience, et aussi le malade et son entourage : Que faire ? Votre réponse ne peut être fournie que par la thérapeutique, et le monde vous jugera bien plus sur le talent que vous mettrez à combattre la maladie que sur la science, quelque élevée que vous la supposiez, qui vous a permis de reconnaître la maladie et d'en préciser les caractères.

Loin de nous la pensée de dire qu'on peut être un bon praticien sans posséder exactement la pathologie et la clinique; pour instituer un traitement, pour en discuter les termes, il faut, et c'est là une condition absolument nécessaire, connaître, d'une façon aussi précise que possible, les symptômes et la marche naturelle de l'affection que l'on a sous les yeux. Tout, en effet, en thérapeutique sera hésitant, mal dirigé, incohérent, si vous ne commencez pas tout d'abord à établir la médication sur une base solide qui est la connaissance exacte de la maladie que vous avez à soigner.

Lorsqu'on s'occupe de thérapeutique, il faut éviter surtout deux écueils : le scepticisme d'une part, l'enthousiasme exagéré de l'autre; croire trop ou ne pas croire sont deux termes opposés, mais moins éloignés qu'on ne le pense. L'un enfante l'autre et l'extrême crédulité amène l'incrédulité.

Gardez-vous surtout du scepticisme. Un médecin sceptique ne peut pas plus exister qu'un prêtre qui ne croirait pas à la religion qu'il enseigne, qu'un soldat qui n'admettrait ni l'idée de patrie, ni l'idée de drapeau. Il répugne à l'esprit, il répugne à la conscience qu'on puisse être un bon médecin lorsqu'on juge inutiles tous les remèdes que l'on conseille et administre.

Mais, d'ailleurs, tel qui paraît sceptique à l'hôpital, devient thérapeute fougueux lorsqu'il est aux prises avec la clientèle. Croyez donc à votre art; mais que cette croyance soit sage, raisonnée, qu'elle ne vous permette pas un entraînement trop facile; en thérapeutique, les illusions sont, en effet, très-fréquentes; et cela résulte de bien des circonstances, surtout de la tendance de l'esprit humain, qui veut que tout ce qui survient de favorable dans le cours de la maladie résulte de la mé-

Des illusions en thérapeutique.

dication employée, alors que, bien souvent, c'est la marche naturelle de l'affection que le médecin a seulement observée.

C'est particulièrement dans les constitutions épidémiques que vous devrez, avant de conclure, faire preuve d'une grande prudence et d'une extrême réserve; le génie de ces épidémies est variable, et, selon qu'il est bénin ou grave, les résultats thérapeutiques sont différents. Et ceci vous explique comment des esprits sérieux ont vanté certains remèdes comme produisant dans les maladies épidémiques et contagieuses des résultats favorables, tandis que ces mêmes remèdes, appliqués à d'autres époques, n'ont donné que des échecs. Ce sont ces illusions thérapeutiques qui encombrent cette science de tant de médicaments qui ont brillé à leur temps, à leur heure, d'un certain éclat, pour retomber ensuite dans l'oubli jusqu'à ce qu'un autre expérimentateur, reprenant les expériences d'autrefois, redonne une vie passagère à ces médicaments.

Cette grandeur et décadence des remèdes est, en thérapeutique, un fait malheureusement trop fréquent. Aussi, après avoir élagué toutes les substances inutiles et encombrantes, si vous ne conservez que celles que la pratique a consacrées par un long usage, vous verrez que les médicaments utiles sont bien moins nombreux qu'on ne le pense, et que la thérapeutique journalière n'en renferme qu'un nombre restreint.

La médecine est-elle un art ou une science?

On a discuté longtemps pour savoir si la médecine est un art ou une science; c'est l'un et l'autre. La médecine est une science par les connaissances qu'elle exige; la médecine est un art par son application à l'être malade, et surtout par la thérapeutique. C'est dans cet art que consistera le talent du médecin; c'est par la forme donnée à sa préparation, par un heureux choix des médicaments, par leur association favorable, que le médecin est un véritable artiste. Et quand Trousseau prononçait ces mots, il était la personnification vivante de ce fait, car personne plus que lui n'a porté plus haut l'art de la thérapeutique.

De l'empirisme.

Ne soyez jamais exclusifs dans une méthode; puisez à toutes les sources. Ne soyez pas exigeant pour les explications physiologiques; ne demandez pas pour chaque médicament une expérimentation absolue qui explique son action thérapeutique. De ce qu'on ne connaît pas l'action de la quinine, croyez-vous qu'elle en agisse moins dans la fièvre intermittente? De ce que nous ignorons comment agit le mercure, n'en guérit-il pas moins la syphilis?

Je sais bien qu'en parlant ainsi, on me dira que je suis un empirique grossier et que j'écarte la thérapeutique de la voie nouvelle et scientifique qu'elle doit parcourir. Mais cette voie est à peine tracée; à peine y a-t-il quelques jalons de placés, et, malheureusement, ces jalons ne sont pas immuables.

De la thérapeutique expérimentale

La thérapeutique expérimentale, en effet, n'existe que de nom. Ne pouvant créer chez les animaux des maladies artificielles, nous ne pouvons étudier sur eux l'action thérapeutique des médicaments. C'est à peine si nous arrivons à connaître leur action thérapeutique; car, le plus souvent, nous sommes forcés, pour obtenir des effets appréciables, de produire des désordres très-graves et d'appliquer ainsi le médicament à l'état de poison plutôt qu'à l'état de médicament. De sorte qu'on peut dire que, si on n'a pas créé une véritable thérapeutique expérimentale, on a fait, au contraire, une toxicologie expérimentale.

Ne croyez pas cependant, messieurs, que je repousse ces recherches; vous savez, au contraire, combien je les aime, vous m'avez vu bien souvent, dans notre laboratoire, étudier sur des animaux les effets des médicaments; vous m'avez vu examiner attentivement les symptômes produits. C'est là une étude excellente qui vient fournir des données précieuses; mais, ne l'oubliez pas, ce n'est qu'une étude complémentaire.

Elle permet de donner une explication plus ou moins plausible de l'action du médicament; elle permet surtout de savoir à quelles limites vous pouvez vous arrêter et à quel moment, de médicament qu'elle était, la substance devient poison. Mais, ce n'est pas la thérapeutique expérimentale qui décide du sort du médicament ou de la médication; c'est l'action sur l'homme malade et son influence sur la marche de la maladie qui peuvent seules faire juger de la valeur du remède.

L'histoire de la thérapeutique dans ces dernières années, montre que c'est en procédant ainsi que se fait le progrès de cette science. Croyez-vous que ce soit à la suite de l'expérimentation sur les animaux que le chloral, le bromure de potassium, l'alcool, etc., ont été introduits en thérapeutique? Non, le médecin a constaté d'abord avec soin les résultats favorables obtenus dans la cure de certaines affections, puis l'expérience se généralisant, a confirmé les faits avancés, et un expérimentateur, prenant à son tour le médicament, en a étudié le mécanisme intime et l'action physiologique.

C'est donc toujours à l'observation que vous devez avoir recours, c'est à l'examen attentif de l'homme malade qu'il faut toujours revenir. C'est cette observation qui vous permettra d'étudier l'action du médicament, d'atténuer ou de modifier les doses suivant les besoins, et de juger la forme que vous devrez donner à votre préparation.

De la thérapeutique complexe.

N'employez jamais trop de médicaments à la fois; ne faites pas de cette thérapeutique tapageuse qui consiste à accumuler, pour un même état, les médicaments ou les médications les plus opposés. Étudiez avec soin le malade qui est sous vos yeux, remontez à l'origine du mal, précisez les grandes indications qui découlent de cet état, jugez les diathèses qui ont influé sur la marche de la maladie, instituez une médication et tâchez d'y répondre, au point de vue thérapeutique, le plus sobrement possible.

De la thérapeutique des symptômes.

Dans ces derniers temps, on a conseillé d'appliquer à toutes les maladies la médication des symptômes, c'est-à-dire de combattre chacun des phénomènes morbides par un médicament particulier; c'est là, je crois, dans bien des cas du moins, une voie funeste et peu médicale. Au lieu de disperser ainsi tous vos remèdes, au lieu d'introduire dans l'économie des substances multiples et souvent contraires, suivez une marche inverse, c'est-à-dire efforcez-vous de chercher le point de départ de tous ces symptômes multiples, et c'est contre cette cause unique que vous dirigerez votre médication.

De la constance en thérapeutique.

Ne soyez pas trop changeants, ne vous laissez pas aller au caprice du malade, qui veut obtenir de suite le bénéfice de la médication; sachez être patients et attendez que le médicament ait eu le temps de produire tous ses effets.

Du sang-froid en thérapeutique.

Soyez ménagers de vos forces thérapeutiques, ne réunissez pas tous vos efforts en une seule fois, suivez la tactique du général d'armée, et pour décider de la victoire, gardez toujours de fortes réserves. Malheureusement le médecin, dans certains cas dits *d'urgence,* se laisse entraîner et, poussé par la famille qui l'entoure, effrayé par les rapides progrès du mal, il accumule souvent en peu d'instants les médicaments les plus opposés. Au milieu de ce désordre général, soyez calmes, au contraire, ne précipitez pas les applications des remèdes, agissez rapidement, énergiquement, mais allez droit au but que vous vous proposez, sans vous attarder à combattre les symptômes secondaires.

De l'accumulation des doses.

N'oubliez pas, surtout si vous établissez une médication qui doit être prolongée, qu'un grand nombre de substances, données pendant quelque temps, ou bien perdent leur action, ou bien voient leurs effets s'accumuler dans l'économie. Il faut, messieurs, dans ces cas, savoir suspendre et interrompre à temps le médicament, il faut aussi savoir varier son administration afin que le malade ne se fatigue pas d'une substance prise pendant longtemps.

De l'art de formuler.

Ce n'est pas tout, il faut que le médecin mette les plus grands soins à prescrire ses remèdes. La pratique hospitalière ne se prête malheureusement pas à cette étude spéciale ; nous nous trouvons sur un terrain particulier qui nous oblige à formuler trop rapidement et trop incomplétement, de telle sorte qu'après avoir suivi, pendant bien des années, nos services, la plupart d'entre vous ignorent presque complétement l'art de formuler.

Cette ignorance, messieurs, a des conséquences plus graves que vous ne le pensez, et si nous voyons de nos jours les spécialités pharmaceutiques prendre une importance toujours croissante, cela dépend le plus souvent de ce que le médecin, malhabile à prescrire une formule, préfère s'en rapporter à une préparation spécialisée de tel ou tel inventeur.

Mais si, en agissant ainsi, le praticien peut faire la fortune de quelque officine, il se dépouille lui-même à ce jeu dangereux, car le client, trompé par les prospectus qui entourent la préparation, s'empresse de s'adresser directement, non plus à son médecin, mais au débitant de la drogue brevetée.

Habituez-vous donc à bien formuler, et, en parlant ainsi, je vous conseille non-seulement d'écrire, dans l'ordre et avec la méthode voulue, les substances qui composent la préparation ordonnée, mais encore de rendre celle-ci le plus agréable possible. Repoussez donc, d'une façon générale, toutes ces préparations spécialisées qui inondent la thérapeutique.

Apportez aussi le plus grand soin dans les prescriptions que vous ferez au malade ; ne craignez pas d'entrer jusque dans les plus petits détails ; indiquez comment on doit procéder pour l'application des médicaments externes, précisez l'heure et l'époque où doit être pris le remède ; réglez minutieusement les moindres instants de la journée, et à cet égard un médecin ne saurait être trop méticuleux.

Pardonnez-moi, messieurs, toutes ces redites; mais, en abordant la clientèle, vous constaterez combien tous ces détails, combien ces petits riens jouent un rôle considérable dans la faveur dont jouit un médecin. Le malade ne peut, en effet, juger votre science; il n'apprécie que les soins que vous lui donnez, le dévouement et le talent que vous déployez en pareil cas; il vous juge et vous apprécie par les petits côtés de notre art. Ne dédaignez donc pas ces détails, sur lesquels, du reste, vous me verrez, à chaque instant, revenir en traitant nos malades.

J'espère vous avoir démontré l'utilité de la clinique thérapeutique, et plus nous entrerons dans l'étude que j'entreprends aujourd'hui, plus vous pourrez apprécier, à leur juste valeur, les résultats que j'entends obtenir de la voie féconde que je veux parcourir avec vous.

DEUXIÈME LEÇON

TRAITEMENT DES AFFECTIONS MITRALES COMPENSÉES.

SOMMAIRE. — Des maladies du cœur. — Leur division. — Des maladies mitrales. — De l'enchaînement des symptômes dans les maladies mitrales. — De l'hypertrophie compensatrice. — Règles de thérapeutique générale. — Histoire de la thérapeutique des maladies du cœur. — Des maladies mitrales compensées. — Traitement hygiénique. — De l'exercice. — De l'alimentation. — De l'alcool et du tabac. — De l'influence des climats et de l'air comprimé. — Hygiène morale. — De l'hydrothérapie et des bains. — De la grossesse. — Du traumatisme. — Des médicaments proprement dits. — Des dangers de la digitale. — Du bromure de potassium.

Messieurs, l'étude du traitement des maladies du cœur me paraît une heureuse entrée en matière pour l'application de la clinique thérapeutique, telle que je la comprends. Le plus souvent, en effet, nous sommes en présence d'une maladie chronique incurable par elle-même et considérée comme telle; cependant, malgré toutes ces conditions défavorables, je vous montrerai, par de nombreux exemples, que le médecin, loin d'être impuissant, peut, grâce à une thérapeutique bien dirigée, avoir une influence favorable et dominante sur la marche de ces affections.

Division des maladies du cœur.

Mais, avant d'étudier les divers moyens que nous possédons pour soulager les cardiaques et améliorer leur état, il me paraît important de nous mettre d'accord sur l'évolution des maladies du cœur.

Ces affections, comme vous le savez, se divisent en deux grands groupes :

1° Celles qui sont aiguës et qui s'accompagnent de fièvre;

2° Celles qui, au contraire, ont une marche lente et progressive.

Des maladies organiques du cœur.

Dans ces leçons de clinique thérapeutique, nous étudierons plus spécialement ces dernières ; ce sont celles, en effet, qui constituent, à proprement parler, les véritables maladies du cœur, celles que vous observerez le plus souvent; celles aussi qui réclameront de votre part la thérapeutique la plus intelligente. En effet, dans l'immense majorité des cas, et nos services hospitaliers en sont une preuve évidente, lorsque nous examinons un malade atteint d'affection du cœur, nous trouvons une lésion qui porte sur les différents orifices; et, le plus souvent, pour ne pas dire toujours, c'est le côté gauche qui est touché; aussi traiterons-nous, presque exclusivement, des altérations des orifices du cœur et des troubles qu'elles produisent dans le mécanisme cardiaque.

Au point de vue de la pathologie interne, on a multiplié les divisions des maladies du cœur, et on a successivement étudié, comme maladie spéciale, non-seulement chacune des altérations de chaque orifice, mais encore les troubles qui en sont la conséquence.

Au point de vue de la thérapeutique, nous pouvons simplifier grandement les choses, et vous verrez que tout se résume à étudier : d'une part, les lésions qui portent sur l'orifice mitral, et d'autre part, celles qui portent sur l'orifice aortique.

Cette division est importante, et c'est pour ne pas l'avoir bien observée que certains auteurs ont apporté une grande confusion dans l'étude du traitement des affections cardiaques.

Des maladies mitrales.

Nous allons donc nous occuper successivement des lésions mitrales et des lésions aortiques. Mais, avant d'exposer les moyens dont le médecin peut disposer dans le traitement de l'une et de l'autre de ces lésions, nous ferons précéder chacun de ces chapitres d'un court exposé sur l'enchaînement des différents phénomènes morbides qui ont pour point de départ ces lésions et qui constituent par leur ensemble les maladies du cœur. Michel Peter (*a*), dans ses leçons, a exposé d'une façon magistrale la marche de ces altérations, et il nous a indiqué comment, d'affections locales qu'elles étaient au début, elles deviennent bientôt maladies générales. Commençons donc par les lésions mitrales, et prenons pour exemple un malade qui, à la suite d'une endocardite rhumatismale, a vu se développer des lésions du côté de cette valvule. Nous n'avons pas à distinguer, au point de vue clinique, l'insuffisance du rétrécissement, car l'un entraîne toujours la manifestation de l'autre, et l'on est encore à chercher des cas isolés de l'une ou de l'autre de ces affections.

De l'enchainement des symptômes.

Le premier effet de cette double altération sera de produire une distension de l'oreillette gauche; d'une part, parce que le liquide sanguin, passant lentement de cette dernière dans le ventricule, s'y accumulera; d'autre part, parce que, à chaque systole du ventricule, une partie du sang refluera dans cette oreillette. Au bout d'un certain temps, cette distension atteindra les veines pulmonaires (Rigal (*b*) nous a bien montré cette altération des parois des vaisseaux dans les affections du cœur); puis, de proche en proche, il se fera une stase sanguine dans la petite circulation. Pour vaincre l'obstacle qui est ainsi apporté à ses fonctions, le ventricule droit, chargé de régler cette petite circulation pulmonaire, augmentera son action musculaire et s'hypertrophiera en même temps qu'il se dilatera. Ce trouble réagira bientôt sur l'oreillette correspondante et tout le système veineux, qui y aboutit, partagera à son tour cette distension.

(*a*) Michel Peter, *Leçons de clinique médicale*, Paris, 1873.

(*b*) Rigal, *De l'affaiblissement du cœur et des vaisseaux dans les maladies chroniques* (Th., Paris, 1866).

Alors le ventricule gauche commencera à modifier son mécanisme, parce que, la grande circulation étant atteinte à son tour, il devra s'efforcer de compenser et de lutter contre l'obstacle apporté à son fonctionnement. Il s'hypertrophiera et se dilatera.

Mais, dans le cours du système veineux, des organes importants sont compris, organes qui ont une influence prépondérante dans la formation du liquide sanguin : le foie et les reins ; aussi, aux troubles mécaniques de la circulation, verrons-nous succéder peu à peu des altérations profondes du sang, et nous passerons alors à cet état particulier décrit sous le nom de *cachexie cardiaque.*

De l'hypertrophie compensatrice.

Si je me suis bien fait comprendre, je vous ai montré, messieurs, que le rôle du cœur était un rôle compensateur, et à cet égard j'adopte complétement les idées lumineuses de Beau sur l'hypertrophie compensatrice (1).

Il a montré ce fait que, si un obstacle se produit au fonctionnement régulier du cœur, celui-ci, pour le surmonter, se contracte plus énergiquement, et ce surcroît de travail entraîne une augmentation physiologique de la masse du cœur. Aussi ne devons-nous pas, comme le voulaient les auteurs anciens, nous opposer à cette hypertrophie, mais, au contraire, la favoriser, et toute la thérapeutique des maladies chroniques du cœur se résume à mettre cet organe au niveau de sa tâche (*a*).

(1) Lorsqu'il existe un rétrécissement d'orifice, l'ondée sanguine a de la difficulté à franchir le passage rétréci ; mais la nature prévoyante renforce et hypertrophie les parois cardiaques à un point suffisant pour que la force d'expulsion de l'ondée soit proportionnée à la grandeur de l'obstacle qu'elle doit vaincre. De cette manière, le cœur fonctionne comme à l'ordinaire, sans enrayement de la circulation. (Beau.)

(*a*) Beau, *Quelques considérations sur l'hypertrophie du cœur.* — Barjaud de Lafont, *Etiologie de l'hypertrophie du cœur* (Th. 1855). — Coustin, *De l'hypertrophie du cœur* (Th. 1856). — Desmons, *Etudes sur les bronchites répétées, l'emphysème pulmonaire et l'hypertrophie du cœur* (Th. 1857). — Imbert Gourbeyre,

Mais, tout travail musculaire physiologique exagéré, s'il amène une augmentation de volume du muscle, produit aussi des phénomènes de combustions chimiques modifiant rapidement la structure de la fibrille musculaire, qui perd ses propriétés contractiles. Le muscle cardiaque n'échappe pas à cette grande loi ; à l'augmentation physiologique de ses éléments musculaires succède bientôt une altération granulo-graisseuse, et alors surviennent les troubles locaux du cœur, puis des perturbations générales de la circulation, puis enfin, la cachexie cardiaque, parce que le cœur est devenu impuis-puissant à compenser les lésions dont l'hypertrophie avait été le point de départ.

Règles générales de thérapeutique.

Ainsi donc, messieurs, à la première règle que nous avons établie de la thérapeutique du cœur, et qui se traduit par ces mots : *Mettre le cœur au niveau de sa tâche,* il faut joindre un deuxième : *S'opposer, autant que possible, à la dégénérescence granulo-graisseuse de cet organe.*

Cette formule résume toute la thérapeutique des affections mitrales. Mais, pour y arriver, nous avons dû passer par des phases successives qu'il est bon de résumer ici.

Aperçu historique.

La thérapeutique des affections du cœur est relativement de date récente, et ce n'est qu'à la fin du siècle dernier que nous trouvons les premiers éléments d'un traitement raisonné. Jusque-là, et malgré l'immortelle découverte de Harvey (1619-1628), les connaissances cliniques étaient des plus obscures et la thérapeutique presque nulle. Senac, le premier (1749), nous trace un tableau méthodique de ces affec-

Mémoire sur l'hypertrophie aiguë du cœur (*Gaz. méd.*, 1858). — Filaudeau, *Des causes de l'hypertrophie du cœur* (Th. 1860). — Ortiguier, *Des causes de l'hypertrophie du cœur* (Th. 1860). — Campana, *Hypertrophie et dilatation du cœur* (Th. 1861). Vazquez, *Hypertrophie du cœur*, 1863. —Hardy (A.), *Considérations sur les lésions athéromateuses des grosses artères dans leurs rapports avec l'hypertrophie du cœur*, 1870. Pour les indications bibliographiques, voir : Parrot, Potain et Rendu, article CŒUR (*Dict. encyclopédique des sciences médicales*). — Raynaud (Maurice), CŒUR (*Dict. de médecine et de chirurgie pratiques*).

tions, et nous donne les moyens de les traiter. Corvisart (1811) complète cette étude et ce furent, pendant de longues années, ces deux auteurs qui fournirent les indications thérapeutiques applicables aux cardiaques. Mais déjà Avrenbrugger (1760), puis Laennec (1819), par leurs découvertes, permettaient d'étudier d'une façon plus précise les maladies du cœur; ils isolaient les affections des orifices, de l'augmentation de volume qui seul avait frappé les médecins précédents et qui, sous le nom d'*anévrysme actif* ou *passif du cœur*, constituait la maladie dominante contre laquelle devaient être dirigés les efforts de la thérapeutique (*a*).

Bouillaud, par ses mémorables recherches, nous montrait, d'autre part, l'étiologie de ces affections, et, peu à peu, grâce aux méthodes graphiques dont Marey (*b*) a poursuivi si loin l'étude; grâce aux progrès constants de la physiologie, on connut d'une façon plus complète la mécanique du cœur, la clinique étudia chacun des mouvements cardiaques et en suivit l'enchaînement.

Tandis que les physiologistes et les cliniciens analysaient ainsi les affections cardiaques, l'anatomie pathologique faisait aussi des progrès considérables; elle nous montrait les lésions intimes du myocarde; elle nous expliquait par ses altérations l'erreur commise par nos devanciers, qui, voyant se produire les troubles mécaniques de la circulation avec des

(*a*) Sénac, *Traité de la structure du cœur et de ses maladies*, Paris, 1749. — Corvisart, *Essai sur les maladies et sur les lésions du cœur et des gros vaisseaux*. Paris, 1806. — Avrenbrugger ou Auenbrugger : *Leopoldi Auenbrugger, medicinæ doctoris, in Cæsareo regio noso comio nationum Hispanico medici ordinarii, inventum novum est percussionne thoracis humani ut signo abstrusos interni, pectoris morbos detegendi*. Vienne, 1761. — Laennec, *De l'auscultation médiate ou traité du diagnostic des maladies du poumon et du cœur*. Paris, 1819. — Bouillaud, *Traité clinique des maladies du cœur*. Paris, 1841. *Leçons cliniques sur les maladies du cœur et des gros vaisseaux*, reç. et réd. par V. Racle, 1853.

(*b*) Marey, *Physiologie médicale de la circulation du sang*, 1863. — Beau, *Quelques considérations sur l'hypertrophie du cœur* (*Bulletin de la Société médicale des hôpitaux*, 1853). *Traité expérimental et clinique d'auscultation appliquée à l'étude des maladies du poumon et du cœur*, 1856. — Gavarret, *Sur la théorie des mouvements du cœur* (*Acad. de médecine*, 1864).

cœurs volumineux, avaient confondu dans une même affection ces deux périodes si différentes de l'augmentation du volume du cœur : l'hypertrophie d'une part et la dégénérescence granulo-graisseuse de l'autre.

Des maladies du cœur compensées.

Nous ferons donc jouer aux modifications que présente le muscle cardiaque, sous l'influence des altérations des orifices, un rôle primordial dans la thérapeutique. Nous diviserons les affections de l'orifice mitral, qui nous occupent plus particulièrement en ce moment, en deux périodes : dans la première, le cœur, comme on dit, compensera la lésion, c'est-à-dire qu'il s'opposera à la production, soit de troubles locaux, soit de troubles généraux ; dans la deuxième période, au contraire, le cœur ne compensera plus. C'est alors que nous verrons se dérouler successivement tous les phénomènes caractérisant la maladie confirmée ; maladie qui, débutant par des troubles locaux du cœur, aboutit, par phases successives, à cet état général qu'on décrit sous le nom de *cachexie cardiaque*.

Les moyens dont dispose le médecin varieront selon ces différentes périodes ; et, tout d'abord, nous allons commencer par l'exposition de la thérapeutique des maladies de l'orifice mitral lorsqu'elles sont compensées.

Hygiène thérapeutique.

L'hygiène a dans cette thérapeutique la plus grande part, aussi insisterons-nous beaucoup sur les principales indications hygiéniques que le médecin devra remplir ; elles ont trait principalement à l'exercice et à l'alimentation.

Influence de l'exercice.

Exercice. — L'exercice a une importance considérable dans le développement des affections du cœur. Vous savez, en effet, que, à l'état physiologique, sous l'influence des efforts prolongés et soutenus, le cœur subit une asystolie passagère ; cet état, qu'on a décrit sous le nom de *cœur forcé, surmené*, disparaît rapidement chez les individus qui ont un cœur sain, mais présente, au contraire, une certaine gravité chez les malades porteurs d'une lésion mitrale; et l'on comprend facilement comment les exercices prolongés viennent augmenter le trouble mécanique de la circulation. Aussi ne devrez-vous, à tout malade atteint d'affection mitrale, permettre qu'un exercice régulier, mais peu prolongé, et si vous avez affaire à des enfants, interdisez la gymnastique, les excursions, les ascensions et les courses trop rapides.

Des professions.

Souvent même, vous serez, à cet égard, consultés par une famille pour savoir quelle profession pourrait embrasser un jeune homme atteint dans son enfance d'un rhumatisme articulaire aigu ayant laissé à sa suite une lésion mitrale. Votre réponse sera facile, et, parmi les professions, vous tâcherez de choisir celles qui demanderont le moins d'efforts musculaires et celles qui réclameront un travail le plus souvent assis.

Mais, à coup sûr, ce que vous devez proscrire, presque absolument, c'est la pratique de notre art, qui, outre les émotions de chaque jour, réclame de la part du praticien une fatigue corporelle notable, soit pour franchir des distances éloignées, s'il exerce à la campagne, soit pour monter aux divers étages, s'il habite une grande ville (1).

(1) *Exercice.* — Les efforts, les marches, les courses longtemps prolongées paraissent être cause de certaines affections du cœur. Ainsi, on a noté l'hypertrophie fréquente du cœur chez les soldats des bataillons de chasseurs à pied (Beau); et, pour citer des faits récents, les médecins allemands prétendent avoir observé, après la dernière guerre, des hypertrophies du cœur qu'ils attribuent aux exercices et aux fatigues de la campagne.

D'autres causes peuvent aussi être invoquées; ainsi, un médecin anglais, A. Meyers, appelant l'attention sur la fréquence des affections cardiaques dans l'armée anglaise, signale comme ayant une grande influence sur la circulation : la forme des habits, l'équipement, l'étroitesse des uniformes qui, serrant le cou, empêchent la circulation, et cette cause pourrait être invoquée surtout pour le jeune soldat, dont le thorax non encore ossifié est comprimé par l'uniforme qui empêche la poitrine de se dilater complétement.

A ce propos, il est bon de rappeler à toute femme, spécialement à celle qui est atteinte d'affection du cœur, que se serrer trop, dans un corset qui rétrécit la capacité thoracique, c'est troubler le libre fonctionnement du cœur et des poumons, et risquer sinon de développer une maladie cardia-

Influence du travail manuel.

Cette influence de l'exercice et du travail manuel est tellement prépondérante dans les affections mitrales, qu'elle établit, au point de vue du pronostic, une différence considérable entre l'homme riche, qui peut disposer de son temps à sa guise, et l'ouvrier forcé de demander son salaire journalier à un travail incessant.

Jamais inégalité sociale ne fut plus grande; tandis que le premier peut atténuer et retarder à des périodes plus ou moins lointaines toutes les phases de sa maladie du cœur, l'autre, au contraire, dès qu'il reprendra son travail, verra reparaître les troubles mécaniques de la circulation.

C'est ce que nous observons chaque jour dans nos salles; vous voyez des hommes, jeunes encore et vigoureux, qui, porteurs d'affection mitrale, viennent à l'hôpital pour combattre le premier symptôme local de leur maladie. Grâce au repos, grâce à quelques soins hygiéniques bien entendus, ces symptômes locaux disparaissent, l'homme reprend sa vigueur; mais, dès qu'il voudra se livrer à ses travaux habituels, les mêmes symptômes se reproduiront sous l'influence de la fatigue, et le forceront à rentrer de nou-

que, tout au moins d'aggraver celle-ci, si elle existe déjà.

Professions. — Parmi les professions que le médecin devra interdire aux cardiaques, on peut ajouter :

1° Celles qui exposent au froid, à l'humidité (blanchisseuses) et qui peuvent causer des rhumatismes ;

2° Celles qui exigent de grands efforts (forgerons, porteurs aux halles, boulangers);

3e Celles dans lesquelles on respire un air impur, ou chargé de principes nuisibles, tels que le plomb (accidents saturnins, lésions cardiaques indiquées par Durozier);

4° La profession de mineur, qui prédispose à l'anémie ;

5° Celle de marin ou de soldat (*a*).

(*a*) A Myers, *On the Etiology and Prevalence of Diseases of the Heart among Soldiers*, 1870. — Fothergill (Milner), *l'Effort dans ses rapports avec les organes circulatoires* (*British Med. Journ.*, 1873). — Spillmann (P.), *Du rôle de la fatigue et de l'effort dans le développement des affections du cœur* (*Arch. gén. de médecine*, 1876). — Levy, *Du cœur forcé ou de l'asystolie sans lésions*. Nancy, 1875 (Thèse). — Fraenzel, *Hypertrophie et dilatation du cœur, causées par les fatigues de la guerre* (*Arch. für Pathol.*, ann. 1873).

veau à l'hôpital. De sorte que cet ouvrier, qui paraîtrait devoir donner encore une somme suffisante de travail, devient, par le fait de sa maladie de cœur, un homme incapable de travailler et par cela même inutile.

Alimentation. — A côté de l'exercice, il vous faut placer l'alimentation (*a*), qui joue, elle aussi, un rôle important dans le traitement diététique des affections cardiaques. Alimentation.

A l'époque où l'on considérait qu'il fallait traiter l'hypertrophie du cœur, Senac, Morgagni, Scarpa, Valsalva, Albertini, Corvisart et autres firent entrer la diète comme un des éléments principaux de leur thérapeutique, et cette erreur a été prolongée jusqu'au commencement de ce siècle. Du régime alimentaire.

Jamais, messieurs, la diète n'a eu une influence favorable dans la marche d'une lésion mitrale ou aortique. Elle n'a pu que favoriser l'affaiblissement du muscle cardiaque et, par cela même, le développement des troubles mécaniques de la circulation. Aussi a-t-on abandonné ces errements et conseillé, tout au contraire, aux malades un régime tonique et réparateur.

Il ne faut pas cependant que ce régime dépasse certaines limites; il est nécessaire que les aliments introduits soient digérés rapidement et qu'ils ne déterminent pas dans l'estomac une distension qui gêne et trouble les fonctions du cœur et celles du poumon; en un mot, il est nécessaire que cette nourriture soit substantielle et tonique, mais sous un petit volume.

Il faut aussi que les fonctions abdominales se fassent d'une façon régulière; vous devez donc éviter la constipation, et, si elle se produit, la combattre, soit par de légers drastiques (aloès par exemple), soit par des eaux purgatives naturelles (Pullna, Birmenstorff et Hunyadi Janos).

Mais, si vous pouvez être larges dans la variété des aliments et des boissons que vous permettrez aux cardiaques, De l'usage des alcools.

(*a*) Pigeaux, *Du régime alimentaire dans les maladies du cœur.*

il est cependant un point sur lequel vous devez faire des réserves absolues : c'est sur l'usage des alcools (1).

Limités à un verre à liqueur après les repas, les alcools n'ont pas d'effets fâcheux, ils stimulent et activent les digestions ; mais il n'en est pas de même, lorsque, dépassant cette limite, on arrive à l'abus d'alcool ou de boissons alcooliques. Ces abus sont des plus préjudiciables aux porteurs d'affections cardiaques, et ils ne peuvent que favoriser et activer cette altération granulo-graisseuse dont nous devons retarder le plus possible l'apparition.

Du tabac. Le tabac, comme l'alcool, doit attirer votre attention et vous devez repousser absolument son usage chez les individus atteints d'affection du cœur. En effet, si nous laissons de côté les quelques troubles passagers et même cette

(1) Dans leurs recherches expérimentales sur l'action toxique des alcools, Dujardin-Beaumetz et Audigé ont montré que, pour les alcools par fermentation, l'action nocive suivait, d'une façon pour ainsi dire mathématique, la composition atomique de ces alcools ; plus la formule est élevée, plus le corps est toxique et cela dans des proportions qui se traduisent par les chiffres suivants : 8 grammes, par kilogramme du poids du corps, d'alcool éthylique C^2H^6O entraînent la mort d'un chien en vingt-quatre heures, et il suffit de 1 gramme d'alcool amylique $C^5H^{12}O$ pour obtenir le même résultat.

Cette loi ne serait pas constante dans toute la série des alcools monoatomiques, elle ne se vérifierait que dans des séries parallèles ; de telle sorte que l'alcool méthylique CH^4O, qui est le moins élevé de la série, serait cependant plus toxique que l'alcool éthylique. De même aussi les alcools caprylique $C^8H^{18}O$ et œnanthylique $C^7H^{16}O$, qui ont une formule très-élevée, ne seraient pas plus toxiques que l'alcool vinique (C^2H^6O).

Pour les alcools commerciaux, ces expérimentateurs ont montré que plus on s'éloigne de l'alcool de vin, plus les eaux-de-vie commerciales sont toxiques, et que l'on peut les grouper à cet égard dans l'ordre suivant :

Alcool de vin, alcool de marc, alcool de cidre, alcool de mélasse, alcool de betteraves, alcool de grains, alcool de pommes de terre ; le dernier terme de l'échelle, c'est-à-dire l'alcool le plus toxique, serait celui que l'on vend à Paris dans les débits de dernier ordre.

Les deux extrêmes de ce groupement des alcools commerciaux, au point de vue toxique, seraient représentés par les chiffres suivants : la bonne eau-de-vie de vin amène la mort chez un chien, en vingt-quatre heures, à la dose de 7 à 8 grammes par kilogramme du poids du corps ; 4 à 5 grammes d'eau-de-vie de pommes de terre non purifiée produisent le même résultat.

sorte d'empoisonnement chronique que détermine chez l'homme l'abus du tabac, nous voyons que le tabac, ou, si l'on veut mieux, son alcaloïde, la nicotine, a une action toute spéciale sur la moelle et le système nerveux. A doses élevées, comme l'a montré Cl. Bernard (1), il amène le ralentissement du cœur et produit des intermittences, et ceci vous explique combien sont désastreux ses effets sur les cardiopathes. Graves, Beau, Jolly, Decaisne, Bertillon (2), ont depuis longtemps appelé l'attention sur ces faits, et tout le monde connaît aujourd'hui cet état angineux particulier, développé par l'usage du tabac. Défendez donc, messieurs, à vos malades non-seulement de fumer, mais encore de vivre dans une atmosphère où se trouvent réunis un grand nombre de fumeurs. Efforcez-vous de montrer à vos clients les graves conséquences qui en résulteraient pour eux, s'ils ne mettaient pas fin à une habitude vicieuse et dangereuse et qui ne peut qu'aggraver leur maladie du cœur.

Hygiène morale.

A côté de ces grands préceptes d'hygiène, il faut signaler l'hygiène morale et ne jamais oublier cette parole si juste de

(1) Cet alcaloïde est un des poisons les plus violents que l'on connaisse ; quelques gouttes tombant sur la cornée d'un animal le tuent presque instantanément. La nicotine, par l'apparence symptomatique de ses effets, et par son activité, se rapproche beaucoup de l'acide prussique. (Cl. Bernard, *Leçons sur les effets des substances toxiques et médicamenteuses.*)

(2) Decaisne a observé vingt et un cas d'intermittences du pouls, indépendamment de toute lésion organique du cœur, sur quatre-vingt-huit fumeurs incorrigibles. D'après lui, l'abus du tabac peut produire un état pathologique qu'il appelle *narcotisme* du cœur, et qui se traduit par des intermittences dans les battements de cet organe et dans les pulsations de la radiale (*Académie des sciences*, 1864). MM. Jolly et Bertillon ont confirmé ces faits (*a*).

(*a*) Vulpian, *Comptes rendus de la Société de biologie* (*Nicotine*, 1859).—Rouget, *Journal de physiologie*, 1860. — Tardieu, *Empoisonnements*. — Graves (*Clinique médicale*, 3e édit., t. II. — Decaisne, *Intermittences des battements du cœur et du pouls par suite de l'abus du tabac à fumer* (*Gazette des hôp.*, 1864).—Beau, *De la fumée de tabac considérée comme cause de l'angine de poitrine* (*Acad. des sciences*, 1862). — Bertillon (*Union médicale*, 1866). — Math. Fagéret, *Du Tabac, son influence sur la circulation et l'innervation* (Thèse de Paris, 1867).— *Mémoires de la Société contre l'abus du tabac.*

Michel Peter : « Le cœur physique est doublé d'un cœur moral. » En effet, toutes les passions, politiques ou autres, toutes les émotions vives, auront leur retentissement du côté du cœur ; elles augmenteront le travail de ce dernier et par cela même seront causes aggravantes. Il faut donc que le cardiaque évite tous les mouvements passionnels, qu'il renonce au jeu, à la politique, aux affaires, à la spéculation ; en un mot, qu'il se couvre, pour ainsi dire, d'une épaisse cuirasse contre laquelle viendront mourir toutes ces émotions dont l'atteinte ne pourrait qu'aggraver son état et accélérer la marche des accidents.

Mais ces préceptes d'hygiène morale et générale ne suffisent pas toujours, et il est d'autres points sur lesquels nous devons insister.

Climats. Quel climat conseillerez-vous à un cardiaque ? Aux malades du cœur conviennent surtout les climats doux et tempérés ; à température fraîche plutôt que chaude. Rejetez tout à fait les climats excessifs : dans les pays froids, les accidents fréquents du côté du poumon entraînent le trouble des fonctions du cœur ; dans les régions trop chaudes, le malade aura à redouter la fréquente anémie des pays chauds, les troubles intestinaux, diarrhées, dysenteries, et de plus les intoxications palustres, toutes causes de débilitation générale.

De l'habitation. Recommandez à vos malades d'éviter les brusques variations de température, ou l'air trop chargé d'humidité. Que le malade se choisisse une habitation bien aérée, peu exposée aux violents courants d'air et, par conséquent, plutôt dans une vallée abritée des vents et de l'humidité que sur le sommet d'une côte ou d'une montagne élevée.

Voyons maintenant ce qu'on doit penser, ce qu'on peut attendre des bains et de l'hydrothérapie en général.

Aérothérapie. Nous n'aurions que quelques mots à dire sur les bains d'air comprimé ; cette question est à l'étude et les résultats obtenus sont encore trop certains pour que nous puissions fournir à leur égard des données précises (1).

(1) *Air comprimé.* — Les appareils à air comprimé ont été employés d'abord dans l'industrie (scaphandres, nautilus, caissons à air, etc.). Le premier employé a été la cloche à plongeur. Mais c'est à un médecin anglais, Henshan, qu'est dû le premier essai de ces appareils pour la cure des maladies (1664); après lui vinrent Junod (1834), Tabarié (1838), Pravaz (1840), Hauck (Vienne), Waldenburg (Berlin), Schnitzler (Vienne).

Deux méthodes sont en présence : dans l'une, la respiration s'effectue dans un espace clos sous des pressions variables; dans l'autre, un des mouvements respiratoires se passe toujours à l'air libre et le malade peut alternativement inspirer ou expirer dans de l'air comprimé ou raréfié (appareil de Waldenburg).

Au point de vue des avantages à retirer de cette méthode dans le traitement des affections du cœur, deux opinions opposées sont en présence. Pour les uns, comme Ducrocq, l'air comprimé est inefficace dans les maladies du cœur, il est même contraire dans le traitement des affections organiques de cet organe ; Fontaine partage en partie cette manière de voir, puisqu'il considère que l'hypertrophie du cœur et les affections cardiaques, caractérisées par des lésions des valvules sygmoïdes ou tricuspides, sont des contre-indications à l'emploi de la pneumothérapie. Le professeur Schnitzler, de Vienne, est du même avis, et dit n'avoir jamais tiré grand profit de cette méthode dans le traitement des cardiaques.

D'autres auteurs ont vanté les effets de l'air comprimé, et Waldenburg, par exemple, pense que les inspirations d'air comprimé sont indiquées dans les affections du cœur gauche, insuffisance mitrale et aortique et dans les sténoses des orifices veineux et artériels gauches. Les expirations dans l'air raréfié sont indiquées dans les maladies du cœur droit (insuffisance tricuspide, de la valvule pulmonaire et sténose du cœur droit).

Lambert, qui a repris les expériences de Waldenburg, croit aussi à l'efficacité de l'air comprimé qu'il compare, comme action, à la digitale. Comme avec ce médicament, le pouls se régularise sous l'action de l'air comprimé , mais le processus est différent : la digitale augmente d'abord la force contractile du cœur, et ce n'est que consécutivement que les divers phénomènes morbides et la congestion disparaissent; avec l'air comprimé, la congestion disparaît d'abord et la régularisation de la circulation vient ensuite.

D'après Lambert, les bains d'air comprimé rendent la systole plus facile. Il y a diminution du travail du cœur gauche et augmentation du travail du cœur droit; disparition de la congestion pulmonaire et de la dyspnée ; augmentation de la capacité vitale, oxygénation et décarbonisation du sang plus énergique.

Dans l'hypertrophie du ventricule gauche, on obtiendrait de bons résultats du traitement : abaissement de la tension artérielle, diminution de la congestion pulmonaire.

Enfin, Lambert conseille les inspirations d'air comprimé dans les affections valvulaires (*a*).

(*a*) Junod (*A. des sc.*, 1834). — Pravaz (*A. des sc.*, 1840). — Tabarié (*A. des sc.*,

Des bains.

Quant aux bains tièdes, vous pourrez les permettre à vos malades; pris avec prudence, sans être trop prolongés ou trop souvent répétés, ils sont sans inconvénients. Mais il n'en est pas de même des bains trop chauds ou des bains froids de mer ou de rivière. Les bains de vapeur ne peuvent qu'être nuisibles; rejettez-les; de même défendez les bains de mer.

Des bains froids.

L'eau froide, en effet, et l'eau de mer en particulier, peut provoquer des accidents multiples, entre autres des congestions locales vives, principalement des congestions pulmonaires; or, vous le savez, celles-ci ne peuvent qu'augmenter le trouble de la petite circulation, qui survient l'un des premiers, du reste, dans l'ensemble des lésions mitrales. Surveillez donc vos malades, recommandez-leur la prudence, et rappelez-vous que bien souvent on a vu survenir des accidents graves après des bains de mer pris inconsidérément par des cardiaques.

1840). — Ch. Pravaz, *Essai sur l'emploi médical de l'air comprimé*. Lyon, 1850. — Von Vivenot, *De l'influence que l'air comprimé et l'air raréfié exercent sur les phénomènes mécaniques et chimiques de la respiration* (*Gaz. hebd. de méd. et de chirurg.*, 1865). — Lortet, *Perturbations de la respiration, de la circulation et surtout de la calorification à de grandes hauteurs sur le mont Blanc* (*Gaz. hebd. de méd. et de chirurg.*, 1869). — Gal, *Du danger du travail dans l'air comprimé*. — Foley, *Du travail dans l'air comprimé*. — Franchet, *Des effets physiologiques et des applications thérapeutiques du bain d'air comprimé* (Th. de Paris, 1863). — Rousseaux, *Aérothérapie*. Paris, 1868. — P. Bert, *Recherches expérimentales sur l'influence que les modifications de la pression barométrique exercent sur les phénomènes de la vie*. Paris, 1874. — Jourdanet, *Influence de la pression de l'air sur la vie de l'homme. Climats d'altitude et climats de montagnes*. Paris, 1875. — Pravaz, *Recherches expérimentales sur les effets physiologiques de l'augmentation de la pression atmosphérique*. Lyon, 1875. — Küss, *Pneumométrie et pneumothérapie* (Th. 1875). — Drosdorf et Botschetschkaroff, *Influence de la respiration d'air comprimé dans l'appareil de Waldenburg, sur la pression artérielle* (*Centralblat*, 1875). — Ducrocq, *Etude expérimentale sur la respiration d'air comprimé* (Th. Paris, 1875). — Torreille, *Considérations sur les effets physiologiques et l'emploi médical de l'air comprimé*. Montpellier, 1875. — Fontaine, *Effets physiologiques et applications thérapeutiques de l'air comprimé*. Paris, 1877. — Lambert, *Etude clinique et expérimentale sur l'action de l'air comprimé et raréfié* (Th. Paris, 1877). — Liebig, *Effets thérapeutiques produits par l'air comprimé* (*London Med. Record*, 1874). — Sieffermann, *Aérothérapie et pneumothérapie*. — C. Fontanini, *Annali univ. di medicina*, 1876. *Utilité et indication des bains d'air comprimé*. — Bordier (A.), *Emploi médical de l'air comprimé* (*Journal de Thérapeutique*, 1876). — Grand (A.), *Considérations physiologiques et thérapeutiques sur l'air condensé* (Th. Paris, 1877).

On a cependant été plus loin, et l'on a pensé que l'hydrothérapie pourrait donner de bons résultats. Malgré les faits de Fleury, Bouillaud, Hirtz, Michel Peter (a) et d'autres observateurs, je crois que vous devez proscrire de pareils moyens; et, lorsqu'on parcourt les observations citées à l'appui de l'emploi des douches froides dans les affections mitrales, on se demande s'il ne s'agissait pas plutôt de lésions anémiques que de véritables lésions du cœur. Pour ma part, je crois, avec Beni-Barde, contre-indiquée l'hydrothérapie dans les maladies compensées.

De l'hydrothérapie.

Ceci nous amène à vous parler de l'emploi des eaux minérales, et nous devons nous demander s'il existe des eaux ayant une influence curative sur les affections du cœur. Non, à notre avis, ces eaux n'existent pas. Citons cependant le travail de M. le docteur Dufresse de Chassaigne (1), qui soutient

Des eaux minérales.

(1) Expérimentant avec les eaux de Chaudesaigues, rangées parmi les sources alcalines chaudes, et avec les eaux de Bagnols, classées parmi les eaux sodiques sulfureuses chaudes, Dufresse de Chassaigne dit avoir constaté souvent la guérison de l'anévrysme rhumatismal du cœur.

Bien que, dit l'auteur, rigoureusement ces eaux thermales puissent être appliquées à tous les cas, en général cependant il ne faut pas que l'affection soit trop ancienne, que l'induration des valvules soit arrivée à l'état cartilagineux, ni que les rétrécissements soient trop multipliés, trop anciens et tapissés de végétations. — La durée du traitement est de dix-huit à vingt jours (à la source); l'eau est employée en boisson, en bains et en étuves; la douche ne s'administre que si la maladie s'accompagne de douleurs ou de roideurs articulaires.

Lorsque le malade ne peut venir prendre les eaux, Dufresse de Chassaigne le traite par le sulfure de potasse, seul ou additionné de fer réduit par l'hydrogène ou d'acétate de plomb cristallisé; le sulfure de potasse est prescrit à la dose de 5, 10, 15 centigrammes le matin à jeun, soit en pilules, soit en solution dans de l'eau distillée filtrée. Voici les pilules :

Sulfure de potasse......	5 gr.
Gomme arab. en poudre.	7

M. S. A. et faites 100 pilules.

Une le matin pendant trois jours; puis deux, le matin à jeun, pendant le reste du traitement, qui dure quatre à cinq semaines.

(a) Beni-Barde, *Traité théorique et pratique d'hydrothérapie*, 1874. — Suffermann, *De l'emploi de l'hydrothérapie dans les maladies du cœur* (*Gaz. méd. de Strasbourg*, 1871). — Dufresse de Chassaigne, *Du traitement et de la guérison de l'anévrysme du cœur*. Paris, 1877. — Fleury, *Traité thérapeutique et clinique d'hydrothérapie*, 1866). — Hirtz, *Gazette médicale de Strasbourg*, 1872.

que les eaux de Chaudesaigues (Cantal) et celles de Bagnols (Lozère) ont une action curative sur l'hypertrophie du cœur; il a rassemblé de nombreuses observations dans lesquelles il prétend avoir obtenu la guérison de l'anévrysme du cœur par l'emploi de ces eaux. Cet auteur a même été plus loin, et il a localisé, dans les sulfures communs à ces deux eaux, l'élément spécial de ces cures. Nous craignons que Dufresse de Chassaigne ne se soit illusionné. Guérir l'hypertrophie chez un malade atteint d'affection mitrale serait lui rendre un triste service; il faudrait donc que ces eaux eussent une action spéciale sur l'altération des orifices, ce qui, jusqu'à preuve contraire, est bien difficile à admettre.

Nous pensons au contraire avec Bordeu, Durand-Fardel, Candellé, que les eaux minérales et en particulier les eaux sulfureuses ont une action nuisible sur la marche des affections du cœur, et que ces maladies constituent une contre-indication dans l'usage de ces eaux (1).

Ces chapitres sur l'hygiène, messieurs, seraient incomplets si nous ne parlions pas de l'influence de la grossesse sur la marche des affections du cœur, circonstance dominante au point de vue de l'hygiène des femmes atteintes d'affection mitrale.

Influence de la Grossesse.

Depuis que Larcher a montré l'hypertrophie du cœur se produisant à chaque grossesse, et depuis surtout que Du-

(1) Bordeu dit à ce sujet : « Senac annonce et prouve que les affections de la poitrine dépendant d'un vice intérieur dans le cœur, sont incurables, et je ne doute pas que l'usage de nos eaux ne la rendît bientôt mortelle. » Durand-Fardel ajoute : « On redoute la stimulation produite par les eaux thermales, et ne peut-on mieux les redouter que dans une station sulfureuse? » Candellé a montré que l'usage des eaux sulfureuses provoquait des palpitations et augmentait l'intensité des bruits de souffle. Il considère ces eaux comme devant être proscrites dans le cas des maladies organiques du cœur (a).

(a) Candellé, *De quelques contre-indications dans l'emploi des eaux sulfureuses tirées de leur action sur le cœur* (*Bulletin de Thérapeutique*, t. LXXXVIII, 203, 244, 346, 421).

rozier, Peter, Sée, Budin, Marty nous ont tracé, d'une façon si nette, l'influence de la grossesse sur les affections du cœur et réciproquement, le médecin doit avoir son attention éveillée sur ces points, et rappeler à toute femme atteinte de cette maladie que la grossesse est, pour elle, une situation aggravante.

Cette influence est double, en effet, et elle nous montre, d'une part, que si la grossesse augmente l'hypertrophie du cœur, et hâte l'évolution granulo-graisseuse de l'organe, d'autre part, elle nous montre aussi que les fausses couches sont des accidents fréquents chez les malades atteintes d'affection cardiaque (1).

(1) La grossesse fait subir des transformations au sang, dont elle modifie la composition chimique, et au cœur, qu'elle hypertrophie. D'après Larcher et Ducrest, l'épaisseur du ventricule gauche peut augmenter d'un tiers ou des trois quarts, Blot a établi que le poids du cœur, pendant la gestation, s'élève de 220 ou 230 grammes à 291g,95, et Durozier, par une percussion bien faite, a pu démontrer aussi cette augmentation de volume (*Bulletins de la Société de médecine de Paris*, 1868).

Ces nouvelles conditions du sang et du cœur sont temporaires, et cessent après l'accouchement ; elles ne sont donc pas très-importantes pour la femme bien portante, qu'on voit cependant être quelquefois atteinte d'endocardite puerpérale ; mais il n'en est pas de même pour la cardiaque.

La maladie de cœur et la grossesse réagissent, en effet, l'une sur l'autre. La santé de la femme, sa vie même, comme celle de son enfant, sont gravement compromises par le fait de l'affection cardiaque, et les accidents peuvent survenir, pendant le cours de la gestation, au moment de l'accouchement, au moment de la délivrance et même quelque temps après. Outre les faits de catarrhe suffocant (signalés par M. Peter) qui surviennent vers le cinquième mois, on peut voir se manifester une aggravation immédiate de la maladie du cœur, et, s'il est quelques femmes qui traversent impunément une série plus ou moins longue de grossesses, il en est malheureusement d'autres chez lesquelles on constate, après l'accouchement, que la lésion a fait de grands progrès.

La cardiaque aura à redouter des fausses couches (sur quarante et une femmes, Durozier a trouvé vingt et une fausses couches ou accouchements à six mois), des hémorrhagies avant ou après l'accouchement, au moment de la délivrance ou quelque temps après ; des syncopes, des ruptures du cœur, la mort subite même, quelques heures, quelques jours après la délivrance (Durozier).

Les cas de mort pour la mère sont moins fréquents cependant que pour l'enfant : les fœtus naissent à sept mois et demi ; l'enfant arrive mort-né, meurt peu de temps après sa naissance, ou ne vit souvent que quelques années

Influence du traumatisme.

Le professeur Verneuil, qui a appliqué, avec tant de succès, à l'étude de la chirurgie les données de la pathologie générale, et qui nous a fait voir successivement l'influence des grandes diathèses sur le traumatisme et réciproquement, n'a eu garde d'oublier les affections du cœur ; il nous a montré aussi l'influence mauvaise du traumatisme sur les maladies cardiaques et de ces dernières sur les accidents qui résultent des causes extérieures.

Médicaments proprement dits.

Les médicaments proprement dits ne jouent qu'un rôle absolument secondaire dans le traitement des maladies compensées.

(pour quarante femmes, trente-sept enfants sont morts de bonne heure, avant six ans ; Durozier) ; il en est cependant un certain nombre qui échappent à la mort.

Toutes les lésions cardiaques ne paraissent pas comporter le même pronostic fâcheux ; au point de vue de l'avortement, la plus grave serait l'insuffisance mitrale, la plus bénigne l'insuffisance aortique. D'après G. Sée, le rétrécissement mitral est moins dangereux au point de vue de l'accouchement que l'insuffisance mitrale.

Les plus sérieux accidents et le danger de mort apparaissent pour la mère vers le huitième mois, à sept mois et demi. — En présence de ce fait, le médecin est-il autorisé à provoquer l'accouchement prématuré ? Durozier répond par l'affirmative, et beaucoup d'accoucheurs partagent le même avis.

Après l'accouchement, il est bien entendu qu'on devra empêcher la mère d'allaiter son enfant (*a*).

(*a*) Devilliers et Regnault, *Sur les anasarques de la grossesse* (*Arch. de méd.*, 1848). — Larcher, *De l'hypertrophie normale du cœur pendant la grossesse et de son importance pathogénétique* (*Arch. de méd.*, 5e série, 1859, t. XIII). — Debout, *Essai sur les morts subites pendant la grossesse, l'accouchement, l'état puerpéral*, 1854. — Putégnat, *Quelques faits d'obstétricie*. Paris, 1871. — Colnenne, *Influence de la grossesse sur les maladies du cœur*. Paris, 1872 — Peter, *Leçons de clinique médicale* (*Union médicale*, 1873) ; *Grossesse et maladie du cœur*. — Budin, *Progrès médical*, 1873 — Sée (G.), *Influence des maladies du cœur sur la grossesse* (*Union médicale*, 1874). — Durozier (P.), *De l'influence des maladies du cœur sur la menstruation, la grossesse et son produit* (*Gazette des hôpitaux*, 1874 et 1876 ; *Archives de tocologie*, 1875). — Berthiot, *Grossesse et maladie du cœur* (Th. 1876). — Marty, *Des accidents gravido-cardiaques* (Th. 1876). — Meynier, *Des morts subites des femmes enceintes ou récemment accouchées*. — De Lotz, *De l'état puerpéral considéré comme cause d'endocardite* (*Bulletins de l'Acad. de médecine*, 1857). — Westphal, *Endocardites ulcerosa in puerperium unter dem Schein von Puerperalmanie auftretend* (*Virchow's Arch*, 1861). — Ollivier, *Note sur une cause peu connue des maladies organiques du cœur* (*Gaz. méd.*, 1870). — Verneuil, *Influence des maladies du cœur sur le traumatisme* (*Acad. de méd.*, 1877).

La digitale ne doit pas être employée; et, lorsque nous nous occuperons des maladies non compensées, je vous montrerai que c'est à ces seuls cas que s'applique l'emploi de la digitale. Médicament merveilleux, lorsqu'il est manié comme il convient, il ne peut donner que des résultats déplorables, s'il est employé sans ménagement et sans indication. Si on s'est plaint de l'emploi des préparations de digitale, si on a signalé ses dangers, si même certains médecins ont abandonné l'emploi de ce précieux agent thérapeutique, c'est qu'on n'avait pas mis à son usage toutes les précautions nécessaires. Lorsque la maladie du cœur est compensée, la digitale est tout à fait contre-indiquée, et son administration, en pareil cas, ne peut être que mauvaise et désastreuse. Digitale.

On a vanté le fer et, en particulier, les médecins anglais (*a*) Scott Alison, Jones ont signalé les avantages qu'on peut tirer d'une préparation martiale. Malgré l'autorité de ces auteurs, nous craignons qu'il n'y ait eu erreur commise et que si le fer et les préparations martiales ont amené la guérison des troubles cardiaques, il ne se soit pas agi de lésions valvulaires proprement dites, mais de troubles anémiques. Du fer.

Aussi, même comme élément tonique, en présence des congestions que déterminent souvent les préparations ferrugineuses, sommes-nous plutôt portés à les proscrire qu'à les ordonner, même si l'affection mitrale est accompagnée d'anémie. Nous leur préférons de beaucoup le quinquina, et surtout les préparations arsenicales.

L'arsenic, en effet, dans l'anémie de certaines affections du cœur vous donnera tous les avantages des préparations ferrugineuses sans en avoir les inconvénients; outre une action tonique sur le cœur, il stimulera les fonctions géné- Arsenic.

(*a*) Scott Alison, *De l'emploi des ferrugineux dans le traitement des affections organiques du cœur* (*Bulletin de thérap.*, t. XLI, p. 625. 1851).

rales, activera l'appétit et, par cela même, combattra les désordres anémiques (1).

Bromure de potassium.

A côté de ces médicaments, il faut placer le bromure de potassium, dont l'action sera beaucoup mieux indiquée lorsque nous traiterons des affections mitrales non compensées, mais qui peut, même dans cette première phase de la maladie, rendre de grands services. En effet, chez beaucoup de malades et surtout chez beaucoup de femmes nerveuses, au début d'affections mitrales, on voit survenir parfois des douleurs, des sensations d'oppression, de l'insomnie, phénomènes tous purement nerveux, et qui sont grandement améliorés par l'emploi du bromure de potassium.

Vous le prescrirez, soit en solution :

Bromure de potassium.................	15	grammes.
Eau..............................	250	—

(1) *Arsenic.* — Les préparations arsenicales les plus employées sont :

1° La liqueur de Fowler (arsénite de potasse), qui se prend à la dose de 5 à 10 gouttes dans un verre d'eau sucrée ;

2° La solution de Pearson (arséniate de soude cristallisé, 5 centigrammes; eau, 30 grammes), 10 à 20 gouttes par jour ; dans un julep gommeux, ou dans un petit verre d'eau d'Orezza, de Spa, de Vals, etc.

On prescrit aussi l'arséniate de soude sous la forme de granules, de 1 milligramme chacun : on en donne de 2 à 6 par jour ;

3° Les granules de Dioscoride (acide arsénieux), qui sont à 1 milligramme, se donnent à la dose de 4 à 10 par jour au commencement du repas.

A propos du rapport fait par Barth, à l'Académie de médecine, sur l'action curative de l'arséniate d'antimoine dans les maladies du cœur, une discussion s'est élevée sur l'action physiologique de l'arsenic sur la circulation. G. Sée a soutenu que l'arsenic accélérait plutôt qu'il ne ralentissait les battements du cœur ; il a invoqué l'action paralysante de l'arsenic sur les artérioles de la partie supérieure du corps. Cette opinion a été combattue par Hardy, Briquet, Gubler, Béhier, Hérard, etc. Ces médecins pensent que la thérapeutique expérimentale n'a pas encore donné l'explication exacte de l'action de l'arsenic ; ils sont d'avis qu'au lieu d'augmenter les battements du cœur, l'arsenic diminue et peut faire disparaître les palpitations.

Quant à l'arséniate d'antimoine conseillé par M. Papillaud, Gobley a montré que ce sel n'existait pas au point de vue chimique, et qu'avant de démontrer l'action thérapeutique de ce corps, il fallait en prouver l'existence. Aussi, dans les cas de guérison ou d'amélioration d'affections du cœur, cités par Papillaud, faut-il croire que l'arsenic joue le rôle unique (Académie de médecine, 1870-71).

Une cuillerée dans de la tisane ou dans du lait.

Soit en potion :

Bromure de potassium................	15	grammes.
Sirop d'écorces d'oranges amères........	250	—

Quant aux tisanes, elles ont bien peu d'importance, et, si je vous les signale ici, c'est parce que certains auteurs en ont vanté l'usage. Tisanes.

Ainsi, Williams et Sylvestre ont préconisé le passerage (1), en poudre à la dose de 15 à 20 centigrammes. Lombart (de Genève) signale les effets du polygala sénéga (2), et Andral recommande le sirop de pointes d'asperges (3). Mais, disons-le bien haut, ces tisanes n'ont qu'un rôle hypothétique, aussi ne nous y arrêterons-nous pas plus longtemps.

Tel est, messieurs, l'ensemble des moyens thérapeutiques dont le médecin dispose dans la cure des affections mitrales compensées, et, comme nous le disions dès le début, on voit que le rôle prépondérant appartient à l'hygiène. C'est grâce à

(1) *Passerage.* — Crucifères. Il y a quatre passerages : 1° la grande passerage (*lepidium latifolium*) ; 2° la petite passerage (*lepidium iberis*) ; 3° la passerage des décombres (*lepidium ruderale*) ; 4° le cresson alénois, cresson des jardins (*lepidium sativum*). C'est la passerage ibéride, qu'employaient Williams et Sylvestre.

(2) *Polygala.* — Polygalacées ; diadelphie, octandrie. Deux espèces sont employées en thérapeutique : le polygala vulgaire (*polygala vulgaris*) ; le polygala amer (*polygala amara*), qui croissent en France, et le polygala sénéga, polygala de Virginie, qui se trouve en Amérique. Cette dernière plante est employée, actuellement surtout, comme expectorant à petite dose ; à haute dose elle est purgative et émétique.

(3) *Asperge.* — *Asparagus officinalis.* Liliacées ; asparagées, hexandrie, monogynie. Les parties employées sont les turions (jeunes pousses) et les rhizomes.

Le sirop de pointes d'asperges, dont la vertu est fortement contestée du reste, entre dans la composition du sirop dit *des cinq racines*, qui sert à édulcorer les tisanes diurétiques (ache, fenouil, persil, petit houx, asperge).

Le sirop préparé avec des pointes d'asperges de la plante sauvage passe pour être le meilleur.

l'hygiène qu'on peut retarder l'apparition des désordres qui vont caractériser la deuxième période de ces affections : deuxième période, mieux connue, qui réclame une thérapeutique plus active, et à laquelle nous consacrerons la leçon suivante.

TROISIÈME LEÇON

DES TONIQUES DU CŒUR.

SOMMAIRE. — Des maladies du cœur non compensées. — Action directe sur le cœur. — Digitale. — Son action physiologique. — Ses avantages et ses dangers. — De la digitaline et de la digitale. — Des préparations et dose de digitale. — Des indications et contre-indications de la digitale. — Du bromure de potassium. — Du café et de la caféine. — De la strychnine.

Des maladies du cœur non compensées.

Messieurs, vous avez vu, dans la précédente leçon, que c'était surtout à l'hygiène que le médecin devait recourir pour s'opposer au progrès des affections mitrales, quand elles sont compensées; mais cette dernière est insuffisante lorsque, le muscle cardiaque se trouvant au-dessous de sa tâche, on voit apparaître les premiers symptômes des troubles mécaniques de la circulation. La thérapeutique devient alors plus active et s'efforce d'obvier aux différents symptômes qui se produisent; ceux-ci sont nombreux en effet : aux désordres du côté du cœur, à l'intermittence du pouls, aux palpitations, se joignent bientôt les troubles du côté de la petite circulation; la dyspnée apparaît, les perturbations mécaniques augmentent et bientôt le malade présente les signes manifestes de l'affection cardiaque à son apogée.

Des toniques du cœur.

Pour lutter contre ces accidents, le médecin possède des moyens thérapeutiques qui remplissent surtout les indications suivantes : élever et augmenter la force tonique du cœur, favoriser la disparition de la sérosité qui tend à s'accumuler dans le tissu cellulaire, et combattre les différentes congestions locales qui se produisent. Nous allons étudier chacun de ces points, et nous commencerons par l'un des plus importants : celui qui concerne les toniques du cœur.

Vous savez quelle importance j'attache à l'état du muscle cardiaque. Je vous ai montré que c'était là le point capital et dominant de la thérapeutique des maladies du cœur, et que le rôle du médecin était non de détruire la lésion produite du côté de l'endocarde (ce qui, d'ailleurs, est impossible), mais bien de s'efforcer de mettre le muscle cardiaque en mesure de lutter avec avantage contre les obstacles, tout en s'opposant à la dégénérescence granulo-graisseuse, conséquence souvent inévitable de ce surcroît de travail.

De la digitale.

Les médicaments qui ont pour fonction d'augmenter les contractions du cœur, doivent donc occuper la place la plus importante dans l'exposé de la thérapeutique des affections de cet organe. En première ligne, au premier rang, nous devons mettre la digitale, ce quinquina du cœur, comme disait Beau. C'est, à coup sûr, le plus puissant tonique du cœur, et les expériences sur les animaux avec l'hémodynamomètre ou bien les tracés sphygmographiques obtenus chez l'homme par Bordier et par Ferrand, nous montrent bien que la digitale augmente la pression dans le système circulatoire, et que cette action est obtenue par une plus grande force de la systole ventriculaire (1). Que cette action tonique soit due à

(1) La digitale, employée d'abord comme éméto-cathartique, n'est entrée réellement dans la thérapeutique que depuis les travaux de Withering et Cullen, qui signalent ses effets sur le ralentissement du pouls et la diurèse. De cette époque (1775) datent les recherches sur l'action physiologique de ce médicament.

Entre les observateurs qui se sont occupés de cette étude il y a bien des divergences d'opinion, mais elles paraissent tenir à ce fait, que tous ne se sont pas mis dans les mêmes conditions expérimentales, et que tous aussi ne se sont pas servis de la même substance médicamenteuse.

Les expériences sur les animaux ont montré que la digitaline (que Cl. Bernard range parmi les poisons du cœur) a une action spéciale sur le cœur. Une dose fortement toxique foudroie un animal; les battements du cœur sont anéantis, mais la sensibilité, la myotilité et la respiration persistent pendant un temps variable. D'après

une influence directe sur la fibre musculaire du cœur, ou sur les nerfs de cet organe, à une sorte de galvanisation du cœur, comme dit le professeur Gubler, le fait n'en est pas moins admis aujourd'hui par tous les thérapeutes. On peut même dire que cette action ne s'arrête pas au cœur lui-même,

Sée, le cœur s'arrête en systole chez les animaux à sang froid, et en diastole chez les animaux à sang chaud. Bouchardat et Sandras ont vu que chez les chiens, la mort pouvait arriver par l'injection de 1 centigramme de digitaline, dans les veines. L'extinction de vitalité du cœur s'expliquerait pour Traube, par l'action de la digitale sur les nerfs régulateurs ; pour Stannius, sur les nerfs musculo-moteurs.

Appliquée sur le derme dénudé, la digitale provoque une inflammation vive et douloureuse, aussi chez l'homme ne pourra-t-on l'employer en injections hypodermiques qu'avec grandes réserves.

Pour les uns, la digitale est un *régulateur et ralentisseur* de la circulation (Withering, Cullen, Beddoes, Kinglade, Crawfort et Macdonald, Clutterbruck, Schwilgué, Vassal, Bidault (de Villiers), Wittfield).

Pour les autres, cette même substance est un *régulateur et accélérateur* (Joerg, Sanders, Hutchinson).

Actuellement, d'après les recherches les plus récentes, on admet que, *à doses modérées*, les pulsations sont ralenties, le pouls augmente de force, de plénitude, de régularité. L'augmentation de tension vasculaire est bien démontrée du reste, par les tracés sphygmographiques de Chauveau et Marey, Siredey, Legroux, Gubler et par l'hémodynamomètre de Briquet.

Il est aussi démontré que le summum d'action du médicament, à condition toutefois que la médication ait été assez prolongée, s'observe après qu'on a cessé l'ingestion de la digitale (Sanders, Hutchinson, Homolle et Quevenne, Sandras, Hirtz, Strohl) et que le calme circulatoire se fait sentir encore pendant une semaine à peu près.

Pour quelques auteurs, Germain (Château-Thierry), Bouillaud, Gubler et autres, on obtiendrait *d'emblée*, avec les doses thérapeutiques, un ralentissement plus ou moins marqué du pouls ; d'autres observateurs, au contraire (Baydon, Boehr, Hirtz, Pfaff, C. Paul), admettent une accélération au début. Sanders dit même que la digitale accélère le pouls et cause la fièvre.

A doses trop longtemps continuées : accumulation d'action ; le pouls devient lent, irrégulier, intermittent et les phénomènes d'intoxication apparaissent. Il se fait une sorte de paralysie circulatoire qui, primitive pour Stannius, serait au contraire pour Bouley et Reynal, Gubler, secondaire et consécutive à un effort trop longtemps soutenu.

Dans des expériences sur les grenouilles, Ch. Legros et Legroux ont remarqué qu'à la suite d'injection sous-cutanée de 1 centigramme de digitaline de Merk, dissoute dans de l'eau, une accélération se produisait presque immédiatement ; le cœur, mis à nu, battait fréquemment, brusquement ; au bout de quelques minutes il se ralentissait ; puis, les ventricules cessaient de battre, et quelque temps après les oreillettes s'arrêtaient à leur tour.

Résumant l'action de la digitale sur le cœur, le professeur Gubler dit : La digitale n'est pas un hyposthénisant

et qu'elle paraît aussi atteindre le système circulatoire général.

Action physiologique de la digitale.

Mais, avant d'aborder l'étude du maniement de la digitale et de ses préparations, il est bon de vous rappeler certains points de l'action physiologique de ce médicament. Je passerai rapidement sur le pouvoir éméto-cathartique de cette substance. Vous savez tous, en effet, que la tolérance de ce

de la circulation centrale, elle en est plutôt le régulateur et le tonique, elle est moins l'opium du cœur (Bouillaud) qu'elle n'en est le quinquina (Beau).

Respiration. — A doses thérapeutiques, la respiration est bien peu influencée (Bouillaud, Durozier, Gubler), mais à doses exagérées on note une augmentation de fréquence (Bouley et Raynal, Dubuc).

Température. — Pour Dumeril, Demarquay, Lecointe, la digitale élèverait la température de 1 à 2 degrés (expériences sur les chiens); pour Traube, Hirtz, Coblentz, Wunderlich, Oulmont, Gubler, etc., à doses modérées elle diminue la température fébrile en même temps que les congestions vasculaires.

Centres nerveux. — A doses faibles, peu d'action; quelquefois un peu de pesanteur de tête; à doses excessives, céphalalgies, vertiges, douleurs vives le long de la colonne vertébrale (Tardieu), faiblesse musculaire, prostration des forces, vertiges, bourdonnements d'oreille, hallucinations, délire digitalique (Bouillaud, Andral, Durozier), troubles oculaires, mydriase (Stannius, Hervieux), diminution de la contractilité de l'iris (Homolle et Quevenne). Chez les animaux, à doses toxiques : stupeur, insensibilité générale, état comateux, marche chancelante, affaiblissement musculaire (Bouley et Raynal).

Organes génitaux. — La digitale paraît avoir une action hyposthénisante manifeste sur les organes génitaux; elle a été donnée à la dose de 30 à 40 centigrammes dans les pollutions nocturnes, la spermatorrhée (Corvisart, Laroche, Braghmans, Giacomini, Bouchardat, Legroux).

Elle agit aussi sur l'utérus, dont elle exciterait les contractions (Piédagnel), conseillée de concert avec l'ergot de seigle pour stimuler l'utérus (Dickinson, Delpech); a été employée comme abortive (Tardieu).

(Pour son action sur les reins, voir plus loin.)

Tube digestif. — A faibles doses, la digitale (ou la digitaline) peut provoquer un peu d'anorexie, de pesanteur d'estomac; *à doses élevées*, elle irrite fortement la muqueuse gastro-intestinale, provoque des nausées, des vomissements quelquefois incoercibles, quelquefois aussi de la diarrhée. Il ne faut pas oublier qu'autrefois on employait ce médicament comme éméto-cathartique, et que, en contact avec la muqueuse, il peut amener des ulcérations (expériences sur les animaux).

L'action de la digitale sur les diverses glandes de l'économie est peu connue, mise en doute; pour quelques médecins cependant, la digitale aurait une action sur les glandes salivaires, sudoripares, et Jœger Schmitz dit avoir vu survenir des plaques érythémateuses après l'emploi de ce médicament.

médicament est fort courte, et que la médication trop prolongée amène de la diarrhée et des vomissements. J'insisterai seulement sur ce fait : c'est que la digitale s'élimine lentement de l'économie et qu'elle prolonge longtemps son action physiologique, de sorte que, chez l'homme, par exemple, huit jours après avoir cessé la médication, on peut encore constater une diminution dans les battements du cœur.

Des dangers de la digitale.

Cette accumulation d'action, selon l'expression du professeur Gubler, produit chez les individus trop longtemps soumis à la digitale des troubles du côté du cœur, une fatigue exagérée de cet organe, qui amène une véritable asystolie thérapeutique. Le traitement mal fait, loin de soulager le malade, comme vous le voyez, aggrave son état. Pour ma part, messieurs, j'ai pu observer, soit en ville, soit à l'hôpital, des individus pour lesquels il suffisait de faire interrompre l'emploi trop prolongé de ce médicament pour produire une amélioration immédiate et des plus notables.

Cela se comprend facilement, lorsqu'on se reporte aux expériences faites par Rabuteau et Mégerand (*a*), qui ont démontré que, chez les animaux auxquels on administre longtemps la digitale, on voit se produire une dégénérescence granulo-graisseuse du muscle cardiaque. Il y a même plus, Durozier et récemment Cloetta ont fait voir qu'il existait un vrai délire produit par la digitale, lorsqu'elle est donnée d'une manière trop prolongée (1).

Frappés par ces faits, certains observateurs ont été amenés

(1) Cloetta a signalé quatre exemples des effets accumulés de la digitale, qui produirait un délire analogue au délire alcoolique.—Simon et Berg avaient déjà observé des cas analogues (*b*).

(*a*) Mégerand, Thèse de Paris, 1872. — Rabuteau, Société de biologie. — Durozier, *Gazette hebd.*, 1874.

(*b*) Duroziez, *Du délire digitalique.* — Cloetta, *Délire de la digitale* (*Soc. de méd. de Zurich*, 1875), et *Corresp. bl. f. Schweiz*, Aerzte 1875, n° 10. — Simon, *Casper's Wochenschrift*, 1842. — Berg, *Wurtemberg. Corresp. Blatt*, 1868.

à considérer la digitale comme un médicament dangereux et souvent inefficace. Oui, la digitale est dangereuse, lorsqu'elle est maniée par des mains inhabiles et inexpérimentées; mais je vous montrerai qu'en surveillant avec soin son emploi, en suivant certaines règles, on peut tirer des résultats merveilleux de ce médicament véritablement héroïque.

De l'administration de la digitale.

Ces règles, messieurs, découlent des faits cités : la digitale, ai-je dit, a, dans certaines circonstances, un effet émétocathartique; pour obvier à cet inconvénient, tâchez d'obtenir la tolérance en donnant des doses décroissantes; commencez par une dose élevée que vous baisserez les jours suivants. N'oubliez pas surtout d'interrompre le traitement pendant quelque temps; ainsi, faites prendre, pendant quatre, cinq, six jours, la digitale à doses décroissantes, puis cessez pour recommencer ensuite. Par ce moyen, vous éviterez l'accumulation d'action et l'effet éméto-cathartique, tout en obtenant à son maximum l'action tonique sur le cœur.

Ne laissez jamais le malade libre de continuer lui-même sa médication; surveillez attentivement les effets obtenus et ne dites pas, comme certains médecins : « Prenez de la digitale », sans indiquer quand, comment et pendant combien de temps; en un mot, sans surveiller vous-mêmes votre thérapeutique.

Des préparations de digitale.

Mais ce n'est pas tout de savoir les règles générales d'administration de la digitale, règles que Pfaff (*a*), du reste, a tracées de main de maître, il faut encore que j'entre dans les détails et que je vous indique tout d'abord les préparations que vous devrez choisir.

Des digitalines.

Prendrez-vous la digitale ou la digitaline ? Cette question, messieurs, nous fait aborder un des problèmes de thérapeu-

(*a*) Pfaff, *De l'emploi et de la valeur de la digitale et de ses diverses préparations dans le traitement des affections organiques du cœur* (*Bulletin de thérap.*, t. LX).

tique récemment agité, à savoir la substitution des alcaloïdes aux médicaments d'origine végétale (1). Remplacer une plante dont la puissance est variable selon le lieu, le moment de la récolte, suivant les variétés, les espèces végétales, suivant les moyens de conservation employés, substituer, dis-je, à ces plantes un corps réunissant les propriétés thérapeutiques de ces dernières, ayant, grâce à la composition identique, toujours une même puissance et une même action, est un fait qui a dû séduire bien des esprits, et nous voyons, de nos

(1) Ce n'est qu'après les premiers travaux de Pelletier et Caventou (1816-1820) sur les alcaloïdes organiques que fut recherché le principe actif de la digitale, et malgré les travaux de Pauquy (d'Amiens), 1824; Leroyer (de Genève), 1824; Dulong d'Astafort, Watson, Welding (1834). Rollier (1834), Lancelot (1834), Morel (1844), Walz (1846-1858), Kosmann (1845-46-1860), Homolle et Quevenne (1845-1861), Nativelle (1872), Schmiedeberg (1874), Baudrimont (1877), ce principe n'est pás encore très-nettement défini, c'est-à-dire qu'on n'est pas fixé sur sa composition élémentaire, ni sur sa constitution chimique, et que peut-être on découvrira encore d'autres digitalines. Outre l'alcaloïde on trouverait dans la digitale les principes suivants : digitalose, digitalin, digitalide, acide digitalique (Morin), acide antirrhinique, acide digitaléique (Kosmann), acide tannique, amidon, sucre, pectine, matière azotée albuminoïde, matière colorante rouge orangée cristallisable, chlorophylle, huile volatile, sels, ligneux (Homolle et Quevenne). Schmiedeberg (Strasbourg), étudiant les semences et les feuilles de digitale, a distingué quatre corps principaux : 1° la digitosine, corps amorphe dont les dérivés sont : la digito-résine, la digitonéine, digito-genine, paradigitogénine; 2° la digitaline; 3° la digitaléine; 4° la digitoxine.

Walz (1846-1858) a extrait une substance amorphe, la digitasoline, soluble dans l'alcool, peu dans l'eau froide, un peu plus dans l'eau chaude et qui est décomposée par les acides dilués en digitalirésine, paradigitalésine et en sucre.

Marmé a retiré des feuilles de digitale, l'énosite, et dans ses dernières recherches (*Bordeaux médical*), E. Baudrimont a trouvé dans la digitale de la métylamine. A ce propos, notons que l'amyle et la métylamine auraient une action notable sur la circulation (Dujardin-Beaumetz).

Les digitalines les plus connues sont : 1° la digitaline amorphe, Française, ou d'Homolle et Quevenne; 2° la digitaline cristallisée, digitaline de Nativelle; 3° la digitaline allemande, de Kosmann, de Merk.

La digitaline d'Homolle et Quevenne est une poudre blanche, amorphe, d'apparence résineuse, inodore, d'une amertume excessive, à peine soluble dans l'eau froide, un peu dans l'eau chaude, soluble en toutes proportions dans l'alcool et le chloroforme, mais à peine dans l'éther. L'acide chlorhydrique lui donne une couleur vert-émeraude, l'acide sulfurique concentré la colore en rouge-hyacinthe et

jours, Burggraeve (a) baser sur cette substitution un nouveau mode de traitement.

En thérapeutique, comme en bien d'autres choses, les méthodes exclusives sont toujours mauvaises. A coup sûr, la connaissance de nouveaux alcaloïdes et leur introduction en médecine ont été un grand progrès; mais, vouloir les substituer, en toutes circonstances, aux plantes dont ils sont tirés, est une erreur. En effet, dans la plante employée, il n'y a pas que l'alcaloïde, il y a d'autres corps qui ont une action importante; et, le plus souvent, lorsque nous donnons cette plante, nous obtenons une résultante thérapeutique de tous ses principes constituants. Ainsi, par exemple, l'opium n'a pas la même action absolue que la morphine; et les autres alcaloïdes contenus dans cette substance expliquent bien ce fait. De même, la quinine n'a pas la même action que le quinquina, l'atropine, la même action que la belladone. Si, dans certains cas, on recherche un effet

l'acide azotique la jaunit. Cette digitaline est fournie par les feuilles de la plante, tandis que la digitaline allemande est extraite des semences.

La digitaline de Nativelle se présente en masses d'apparence cristalline, et possède les mêmes réactions chimiques que celle d'Homolle et Quevenne; par le chloral anhydre, qui la dissout, elle prend une teinte rosée, puis vineuse, puis vert foncé. Plus puissant que la digitaline amorphe, cet alcaloïde doit être manié avec une très-grande circonspection. Gubler l'a vu, à la dose de 1 milligramme et demi, en trois prises dans les vingt-quatre heures, donner lieu à des symptômes d'intolérance et à des phénomènes toxiques qui ont ensuite persisté pendant une semaine.

Roucher a trouvé une digitaline pour ainsi dire intermédiaire entre la digilatine amorphe et la cristallisée. Ce nouveau produit, dit *digitaline globulaire*, encore peu connu, se rapprocherait du corps découvert par Homolle et Quevenne.

La digitaline allemande de Kesmann, de Merk, soluble dans l'eau, ne verdit pas par l'acide chlorhydrique, est colorée en brun foncé par l'acide chlorhydrique gazeux, et est aussi moins active que la digitaline amorphe.

La digitaline cristallisée est sans action sur la lumière polarisée, tandis que la digitaline amorphe possède le pouvoir rotatoire (G. Bouchardat).

(a) Burggraeve, *Médecine dosimétrique.*

de l'alcaloïde, dans d'autres, on doit chercher celui de la plante tout entière.

Ce que je viens de vous dire de ces substances, s'applique absolument à la digitale. L'analyse nous montre, en effet, qu'au milieu des divers principes contenus dans les feuilles de ces plantes, il existe des alcaloïdes. Or, malgré les recherches si nombreuses faites sur ce sujet, nous n'avons pas encore une solution complète du problème. Les découvertes chimiques nous ont permis, il est vrai, de reconnaître un corps paraissant réunir les propriétés caractéristiques de la digitale: la digitaline; mais successivement sont nées des digitalines différentes, tant au point de vue chimique qu'au point de vue de leur énergie thérapeutique. La digitaline allemande n'est pas la digitaline amorphe de Homolle et Quevenne, et cette dernière n'est pas la digitaline cristallisée. Malgré la découverte de Nativelle, qui a fait faire un réel progrès à la question, il n'est pas dit qu'il n'y a pas d'autre digitaline se séparant encore des précédentes.

En présence de cette confusion, et malgré les résultats favorables qu'on peut obtenir par cet alcaloïde, je suis d'avis de repousser, non tout à fait, mais dans une certaine mesure, la ou les digitalines du traitement des maladies du cœur, et de m'en tenir à la feuille de digitale et à ses diverses préparations. Je sais bien que ces feuilles peuvent ne pas avoir toujours la même énergie d'action; mais ce défaut, que Hepp (1) a d'ailleurs limité en indiquant d'une façon précise

(1) *Digitale, scrofulariacées, digitalées*, f. n. *Didynamie, angiospermie*. — Outre la digitale pourprée qui seule nous occupe ici, le genre digitale comprend les variétés suivantes : 1° *digitalis lutea* (Linn.); 2° *digitalis grandiflora* (Lam.); 3° *digitalis purpurescens* (Roth.); 4° *digitalis epiglottis* (Scannag).

Digitalis purpurea (Tourn.). C'est Fuschius qui le premier a donné à cette plante le nom de *digitale*, et en a exposé les véritables caractères.

La digitale (dé de Notre-Dame, gant de Notre-Dame) est une plante herbacée bisannuelle, elle croît dans les terrains secs, sablonneux, élevés; on la trouve souvent aussi sur les bords

les règles qui doivent présider à la récolte et à la conservation des feuilles, est largement compensé par l'action physiologique, et surtout l'action diurétique qu'on obtient très-facilement par la digitale et si difficilement, au contraire, par la digitaline.

Vous verrez, messieurs, quel rôle puissant joue cette action diurétique dans la thérapeutique des affections mitrales non compensées.

des routes; elle paraît manquer ordinairement dans les terrains calcaires; elle croît en France, dans les environs de Paris, en Normandie, en Bretagne, en Picardie, en Allemagne, en Suisse, etc.

Description : racines fusiformes, fibreuses, tige droite, herbacée, d'un vert grisâtre, velue, cylindrique, haute de 60 centimètres à 1 mètre. Feuilles alternes, oblongues, lancéolées, crenelées sur les bords, blanchâtres et poilues en dessous, avec forte saillie des nervures, vertes et ridées en dessus avec dépressions répondant aux nervures. Fleurs, grandes, purpurines, pédonculées, avec bractées à la base; nombreuses et pendantes d'un seul côté: épi terminal. — Corolle campanulée, ventrue, ressemblant à un doigt de gant (d'où le nom de *digitale*), tachetée de points gris noirâtres avec une aréole blanche, tigrée à l'intérieur, à 4 ou 5 lobes inégaux. — Calice quinquelobé, irrégulier; 4 étamines didynames, plus courtes que la corolle; anthères rapprochées par paires, style à stigmate bifide. — Fruit, capsule ovoïde, acuminée, bivalve, entourée à sa base par le calice persistant.

Parties usitées. — Les feuilles et les semences.

Récolte. — Hepp, pharmacien à Strasbourg, s'est beaucoup occupé de la digitale et procède, d'après Hirtz, de la façon suivante pour la récolte de cette plante. « Hepp ne prend que les feuilles de la deuxième année, récoltées un peu avant la floraison; il exclut avec soin les feuilles de la première année, qui sont plus belles et que le commerce admet de préférence, mais qui contiennent moins de principes actifs..... Chaque année Hepp renouvelle sa provision, de sorte qu'il n'emploie jamais les feuilles ayant plus d'une année de conservation. Les feuilles sont d'abord séchées à l'ombre, puis la dessiccation est achevée dans une étuve dont la température ne dépasse pas 40 degrés. Loin de prendre la plante tout entière, on se borne à la feuille, dont le triage se fait à la main, en rejetant toutes les feuilles altérées. La partie parenchymateuse est seule utilisée, on enlève avec soin les nervures médianes. Les feuilles ainsi préparées sont conservées dans des boîtes de fer-blanc ou dans des flacons de verre, à l'abri de la lumière et de l'humidité. Les feuilles sont ensuite réduites en poudre au fur et à mesure des besoins de la consommation. Hepp a évalué le titre de la digitale qu'il emploie à 5 grammes de digitaline par 1000 grammes de feuilles; 1 gramme de poudre représenterait environ 5 milligrammes de principes actifs, sans vouloir affirmer l'identité d'action. »

A quelles préparations donnerez-vous la préférence? Prendrez-vous les pilules, les tisanes, les sirops, les teintures? C'est là une question importante et qui doit nous arrêter quelques instants.

De toutes les préparations de feuilles de digitale, la plus mauvaise, à coup sûr, c'est la pilule. Des pilules.

En effet, comme l'a démontré le professeur Gubler, la poudre de feuilles de digitale est irritante par elle-même, et, lorsqu'elle se trouve en contact avec la muqueuse stomacale, elle l'irrite, et par cela même favorise l'action éméto-cathartique du médicament; or c'est, vous le savez, ce qu'il faut éviter à tout prix. Eh bien, si vous donnez la pilule: ou celle-ci est bien faite, et alors elle s'ouvre dans l'estomac qu'elle irrite; ou elle est mal faite, trop résistante, et passe alors comme un corps étranger à travers le tube digestif.

Si cependant, malgré ces considérations, vous ordonnez les pilules, que chacune contienne de 5 à 10 centigrammes de poudre de feuilles.

Les tisanes sont de beaucoup préférables, et on peut dire que ce sont les meilleures préparations de digitale. Des tisanes.

Les tisanes sont de deux sortes: l'infusion et la macération.

Hirtz, qui était un des médecins maniant le mieux la digitale et qui, se fondant sur l'action antiphlogistique de cette substance, a généralisé son emploi à toutes les pyrexies, Hirtz préférait l'infusion, qu'il formulait ainsi :

Poudre de feuilles de digitale........ 0g,50
Faire infuser pendant 30 minutes, dans :
Eau.......................... 100 ,00 à 70 degrés.

Jaccoud (*a*) a modifié cette formule en ajoutant le sirop de digitale :

Poudre de feuilles de digitale..... 0g,50
Eau chaude.................... 120 ,00
Sirop de digitale, pour édulcorer .. 30 ,00

(*a*) S. Jaccoud, *Leçons de clinique médicale*, t. I.

Quant à moi, messieurs, je préfère la macération à l'infusion et je me range à l'avis de Hérard, qui considère, à juste titre selon moi, la macération comme une des meilleures préparations, surtout si l'on veut des effets diurétiques.

Cette macération se fait ainsi :

Eau froide......................	120g,00
Poudre de feuilles de digitale.....	0 ,50
ou 25 ou 10 centigrammes.	

Faire macérer pendant 6 à 12 heures (filtrez).

Il est important que la macération soit non-seulement passée, mais encore filtrée avec soin; en effet, s'il restait quelque trace de poudre de feuilles, cette poudre, étant irritante, déterminerait sur la muqueuse de l'estomac une action locale favorisant le vomissement (1).

Des sirops. Le sirop de digitale est une préparation s'adressant beau-

(1) *Macération*. — Hérard emploie la macération de digitale (25 centigrammes de feuilles en poudre pour 200 grammes d'eau) qu'il fait prendre en 5 à 7 fois par jour, pendant 8 à 15 jours.

Moutard-Martin use de la même dose; mais fait prendre cette macération plus souvent : par petites gorgées toutes les heures, sauf au moment des repas.

Blondeau et Labbé pensent cependant que, dans certains cas, il est bon de faire prendre cette macération en même temps que les aliments.

C. Paul donne 30 à 50 centigrammes de feuilles dans un litre d'eau, à prendre dans la journée.

Bucquoy administre, pendant 5 à 6 jours, de 50 à 75 centigrammes de poudre de feuilles dans 200 grammes d'eau.

Tous ces médecins considèrent la macération comme la préparation qui donne à son summum d'intensité l'action diurétique de ce médicament, et, sans nier toutefois l'action diurétique de la digitaline, pensent que cet alcaloïde donne des résultats incomplets dans la diurèse; ils considèrent aussi les teintures et l'infusion de digitale comme des préparations inférieures, au point de vue diurétique, à la macération.

Pour le professeur Gubler, au contraire, toutes les préparations de digitale, même la digitaline, possèdent une action diurétique; il se sert de la macération et de la teinture de digitale à la dose de 30 gouttes dans les vingt-quatre heures (Société de thérapeutique, 1877-78).

coup plus à l'hydropisie; nous y reviendrons en nous occupant de l'action des diurétiques.

Deux sirops sont principalement employés, celui du Codex et celui de Labélonye (1).

Des teintures

La teinture est une bonne préparation, administrée sous forme de gouttes, au nombre de 10 à 40 et même davantage.

On se sert de deux teintures de digitale, la teinture alcoolique ou alcoolé de digitale, et la teinture éthérée ou éthérolé de digitale (2).

Comme pour les sirops, nous aurons occasion de revenir sur cette préparation.

Des voies d'introduction de la digitale.

Jusqu'ici, nous n'avons parlé que de la voie stomacale, celle qui est universellement adoptée; on a fait cependant des tentatives pour se servir des autres modes d'introduction; mais, à cause de l'action irritante de la digitale ou de la digitaline, on a reculé devant l'emploi du plus important : l'in-

(1) Préparation du sirop de digitale (Codex français) :

Alcoolé de digitale......	1g,00
Sirop de sucre...	40g,00

20 grammes de ce sirop représentent 5 décigrammes d'alcoolé ou 33 milligrammes d'extrait alcoolique de digitale. On le donne à la dose de 20 à 120 grammes par doses progressives.

Préparation du sirop de digitale de Labélonye (Dorvault) :

Extrait hydro-alcoolique de digitale...........	5g,00
Sirop de sucre.....	30g,00

30 grammes de ce sirop représentent 2 décigrammes de poudre de digitale. On le donne à la dose de 30 à 60 grammes.

(2) Préparation de la teinture alcoolique (Codex) :

Feuilles de digitale pulvérisées (*digitalis purpurea*)...............	1g,00
Alcool à 80 degrés	5g,00

Faire macérer dix jours et filtrez.

Se donne à la dose de 1 à 4 grammes dans une potion.

Préparation de la teinture éthérée de digitale, ou éthérolé de digitale (Codex) :

Feuilles de digitale pulvérisées (*digitalis purpurea*)..............	1g,00
Ether alcoolisé.	5g,00

C'est une préparation infidèle ; on la donne à la dose de 1 à 2 grammes en potion.

Des injections hypodermiques. jection sous-cutanée. On a peu employé la méthode hypodermique (1). Restent la peau et les muqueuses; on a essayé les lavements, mais les résultats ont été à peu près négatifs (2).

Des cataplasmes. Brown et Reynols (*a*) ont vanté les cataplasmes (3), mais les expériences que j'ai faites dans mon service n'ont pas fourni de renseignements favorables, trop incertains pour faire adopter cette méthode. Je dois dire cependant que notre

(1) Elles ont été employées par Otto et Witkowski (*b*). Le premier se servait de la solution suivante :

Digitaline de Merck....	1
Glycérine.............	1
Eau...................	10 à 20

Il introduisait un trentième de grain de digitaline, chez les aliénés. Witkowski employait la solution suivante :

Digitaline de Merck..	0g,10
Eau................	0 ,29 cubes.
Glycérine...........	0 ,50 —

A la suite des injections, ce dernier a constaté des accidents locaux graves ; en particulier un phlegmon du bras qui a nécessité de nombreuses incisions.

Plus récemment, le professeur Gubler, après de nombreuses tentatives, est parvenu à obtenir tous les effets de la digitale sans produire d'accidents locaux, en administrant la digitaline en injections sous-cutanées. Il emploie la solution suivante : solution au cinq-centième de digitaline amorphe (Homolle et Quevenne) dans un mélange à parties égales d'eau et d'alcool; 1 gramme de la solution contient 2 milligrammes de digitaline. Il en injecte 1 milligramme, c'est-à-dire la moitié de la seringue.

(2) Cazin dit avoir employé avec succès la digitale en lavement, et Chrestien (de Montpellier) cite une observation du docteur Mejean, qui fit prendre, en trois fois, dans la journée, un lavement de digitale; la première dose était de 8 grammes pour 125 grammes d'eau, la seconde de 12 grammes et la troisième de 15 grammes, toujours pour 125 grammes d'eau. Le malade atteint d'anasarque et d'ascite fut guéri momentanément par ce traitement.

(3) Brown se sert de cataplasmes de digitale comme diurétiques; ces cataplasmes sont faits soit avec des feuilles fraîches et de l'eau bouillante, soit avec de la farine de graine de lin et la teinture concentrée incorporée au cataplasme. Brown applique ces cataplasmes sur l'abdomen et il a toujours observé, par ce moyen, un abaissement considérable du pouls, qui en une heure baisserait de 109 à 75 pulsations.

Le docteur Reynols a confirmé ces expériences.

(*a*) Brown (*Medical Times and Gaz.*, 1868). — Reynols (*The Lancet*, 1869).

(*b*) Otto, *Deutsch Arch. für klin. Med.*, t. XVI, p. 340, 1875. — Witkowski, *Id.* (*Deutsch Arch. für Klin.*, t. XVII, p. 313, 1876).

confrère le docteur Tourangin (de Paris) m'a assuré avoir, par ces cataplasmes, obtenu des effets sédatifs très-marqués sur le cœur (1).

Restent les frictions (avec la teinture), dont l'action sur la circulation est des plus problématiques, et qui le plus souvent n'agissent que comme moyen local. Frictions.

Je vous ai dit, en parlant de l'action physiologique de la digitale, quelles étaient les conséquences thérapeutiques qui en découlaient, je vous ai montré combien il était nécessaire d'interrompre la médication, et combien il est important de donner des doses décroissantes. Il me reste à fixer ces doses.

Lorsque vous employez les tisanes, macération ou infusion, vous pouvez commencer par donner 50 centigrammes de poudre de feuilles; cette dose qui, prolongée quelques Doses.

(2) Dujardin-Beaumetz a fait une série d'expériences sur l'emploi de la digitale en cataplasmes, et voici les observations les plus importantes qu'il a recueillies à cet égard :

Observation I. — Chez un homme de cinquante-sept ans, dont le pouls battait 95 pulsations à 11 heures, on applique le soir, à 5 heures, un cataplasme de feuilles de digitale qu'on enlève le lendemain matin à 5 heures; à 8 heures, le sujet, après avoir mangé, avait 108 pulsations; à 11 heures, 96 pulsations.

Observation II. — Chez un enfant de quatorze ans et demi, le pouls, à 9 heures et demie du matin, donne 72 pulsations. A 11 heures, après avoir mangé, le pouls s'élève à 100 pulsations (cet enfant était convalescent d'une fièvre typhoïde); à 7 heures du soir, on applique le cataplasme de feuilles de digitale, on l'enlève le lendemain matin à 5 heures; à 8 heures, le malade, après avoir mangé, avait 100 pulsations; à 9 heures et demie, à jeun, on trouve 64 pulsations.

Observation III. — Garçon de seize ans. A 10 heures et demie, pouls à 72 pulsations. Application à 7 heures du soir d'un cataplasme de feuilles de digitale qui reste appliqué jusqu'à 4 heures du matin. A 10 heures et demie du matin, pouls, 60 pulsations. Le lendemain matin, à la même heure, le pouls est à 73 pulsations.

Comme on le voit par ces observations, l'âge a une influence notable sur l'action de ces cataplasmes de digitale. En effet, tandis que dans la première observation, où il s'agit d'un homme de cinquante-sept ans, ces cataplasmes n'ont aucune influence sur le pouls; au contraire, dans les observations II et III, où on a affaire à des jeunes gens dont la peau est fine et délicate, on observe une action réelle de la digitale, action qui se traduit dans l'observation II par une diminution de 8 pulsations, et dans l'observation III, de 12 pulsations.

jours, amènerait des vomissements, est le plus souvent bien supportée dans les premières vingt-quatre heures et ne détermine pas de troubles stomacaux ou intestinaux. Le lendemain vous baisserez la dose à 40 centigrammes; le surlendemain à 25 centigrammes, et vous continuerez encore pendant un ou deux jours avec 10 centigrammes ou 15 centigrammes; puis vous cessez pour recommencer de nouveau la médication.

Veus agirez de même avec les teintures, c'est-à-dire que vous pourrez ordonner d'abord vingt à trente gouttes, puis diminuer graduellement pour prescrire, le quatrième ou cinquième jour, cinq à dix gouttes du médicament.

La digitale ainsi employée vous donnera des effets souvent merveilleux. Mais il ne suffit pas de savoir manier ce médicament, il faut encore savoir à quels signes on reconnaîtra l'utilité de son emploi.

Des indications de la digitale.

Je vous ai dit, dans la leçon précédente, que si le cœur suffit à sa tâche, la digitale est nuisible, dangereuse même, tandis que, si le cœur n'est pas suffisant, l'indication du médicament apparaît et les résultats thérapeutiques sont des plus favorables. Or, à quels caractères reconnaître, dans la longue évolution des maladies mitrales, le moment où le cœur devient insuffisant?

Du pouls.

Pour vous guider dans cette étude, n'oubliez jamais, comme l'a montré Peter (*a*), que le pouls traduit à la main de l'observateur, d'une façon fort fidèle, l'état du muscle cardiaque. L'irrégularité du pouls ne dépend pas de la lésion, mais de l'état du cœur, et cela est si vrai, que, la lésion restant toujours la même, nous pouvons par des agents thérapeutiques ramener le pouls à son type normal.

Donc, messieurs, examinez attentivement le pouls, exa-

(*a*) Peter, *Leçons cliniques*, t. I.

minez aussi les battements du cœur, interrogez les fonctions respiratoires, voyez s'il se produit de la dyspnée cardiaque, recherchez l'œdème aux malléoles, percutez la région du foie; et, en poussant ainsi vos investigations de tous côtés, vous saisirez les signes vous indiquant que le cœur est insuffisant à sa tâche et qu'il est nécessaire au médecin d'intervenir pour augmenter la force contractile de l'organe.

Mais, cette puissance sur la fibre musculaire est limitée, bien entendu, à l'intégrité de cette dernière, et lorsque, dans certaines affections, la fibre a subi la dégénérescence granulo-graisseuse, vous comprendrez facilement que la digitale ne peut avoir d'action. Or, lorsque la digitale n'est pas nécessaire, elle est, vous le savez, toujours dangereuse. Bernheim (*a*) a même montré que cette dégénérescence graisseuse était une contre-indication formelle à l'emploi de la digitale. Mais, me direz-vous, comment reconnaître que le cœur est graisseux? Je vous le montrerai, messieurs, par la non-efficacité même de la digitale, qui agit là comme un véritable réactif thérapeutique.

Contre-indications.

Du cœur graisseux.

Lorsque, chez un malade, la digitale administrée méthodiquement, maniée avec soin, ne produira aucune amélioration du côté du cœur ou du pouls; lorsque surtout la quantité d'urine n'aura pas été augmentée — et ce fait a été mis en lumière par Jaccoud et Bucquoy — soyez persuadés qu'il existe une altération graisseuse du cœur, et cessez de suite l'emploi du médicament.

Vous vous rappelez cet homme couché au numéro 5 de la salle Saint-Charles. Il entrait avec tous les signes d'une affection cardiaque : cœur volumineux, dyspnée très-intense, œdème manifeste des extrémités, urines rares (200 grammes à peine); nous lui administrons la digitale, et malgré nos

(*b*) Bernheim, *Revue médicale de l'Est*, 1875.

soins dans l'emploi du médicament, nous n'avons pas obtenu d'effets, ni d'amélioration. Le malade meurt et l'autopsie nous révèle nettement la cause de l'insuccès. Cet homme présentait un beau type d'aortite aiguë, et avait aussi une dégénérescence presque complète du muscle cardiaque.

Ainsi donc, examinez avec attention l'action sur le pouls; examinez les urines, voyez si elles augmentent par l'administration de la digitale. Si vous n'observez ni amélioration du côté du cœur, ni augmentation des urines, cessez cette médication, elle est inutile, elle peut être dangereuse.

Telles sont, messieurs, les principales règles applicables à l'emploi de la digitale, dans les affections mitrales non compensées. Elles vous montrent que ce médicament, comme du reste presque tous les agents thérapeutiques, demande, pour donner de bons effets, à être manié d'une façon habile, et qu'il ne suffit pas de connaître les effets physiologiques et thérapeutiques d'un médicament, d'en posséder les indications et les contre-indications, il faut encore, pour en obtenir les résultats favorables, savoir : quelles sont les préparations les plus favorables, les moyens de les administrer et le moment qu'il faut choisir pour en commencer et en cesser l'usage.

La digitale, messieurs, n'est pas le seul tonique du cœur; il existe, en effet, d'autres médicaments qui, s'ils ont une action moindre, n'en sont pas moins aptes, dans une certaine mesure, à augmenter les contractions du muscle cardiaque.

Bromure de potassium.

Nous citerons, en première ligne, le bromure de potassium. Déjà, dans une précédente leçon, vous avez vu les avantages que le médecin pouvait tirer de ce médicament, pour calmer l'angoisse et les perturbations nerveuses des maladies du cœur au début. Ici, l'action est différente, le bromure de potassium agit directement sur le cœur et sur la circulation, et pour certains thérapeutes : Binz (de Bonn) et G. Sée, cette action serait la dominante du bromure de potassium, qu'ils classeraient non dans les médicaments nervins, mais dans les médicaments cardio-vasculaires.

En effet, le bromure de potassium a pour action de régulariser la circulation, et si on y joint ses propriétés sédatives sur l'axe cérébro-spinal et en particulier sur le bulbe, vous comprendrez les grands services qu'il peut rendre dans les affections du cœur et surtout dans les affections mitrales (1).

(1) Le bromure de potassium, qui se trouve à l'état naturel dans l'eau de mer et dans quelques eaux minérales, s'obtient en traitant par le brome une solution hydratée de potasse ; il cristallise en cubes solubles dans l'eau ; il est d'une saveur salée et possède un arrière-goût désagréable.

Action locale. — Employé en 1838 par Andral, en badigeonnage sur les articulations malades, dans le rhumatisme. Réduit en poudre, il a été employé comme caustique dans certaines formes de cancroïdes (Peyraud), de lupus (Besnier), d'ulcérations du col de l'utérus (Dujardin-Beaumetz). En contact avec les muscles, il produit une irritation névro-musculaire. Son action caustique empêche son usage en injections hypodermiques.

A l'intérieur, s'il est donné en solution trop concentrée, il cause l'irritation de l'estomac. A la dose de 3 à 6 grammes, il amène la disparition de la nausée réflexe, et l'insensibilité du pharynx ; on obtient aussi ce résultat en badigeonnant le fond de la gorge avec une solution contenant 10 grammes de bromure pour 30 grammes d'eau. Le médicament paraît s'absorber par les muqueuses.

Cœur. — Tous les observateurs qui ont étudié l'action du bromure de potassium sur la circulation, s'ils ne sont pas d'accord pour expliquer la cause des effets de ce médicament, reconnaissent tous qu'il a une influence non douteuse pour diminuer et régulariser la circulation. Ainsi Gubler a observé que chez les individus atteints d'affection organique du cœur, le bromure de potassium avait une action sédative très-marquée et faisait disparaître non-seulement l'intermittence, mais pouvait encore abaisser les pulsations de 108 à 78 pulsations. Laborde, Eulenburg et Guttman ont montré son action paralysante sur le cœur. Martin-Damourette et Pelvet ont soutenu, au contraire, que le bromure de potassium était un agent nervo-musculaire et non un poison du cœur (*Bulletin de thérapeutique,* 1867). Pletzer a vu l'énergie du cœur s'affaisser et la fréquence du pouls descendre à 50 pulsations (*Deutsch Klin.*, 1868). Peyraud, de Libourne, a démontré dans un travail, qu'une solution concentrée de ce sel appliquée sur la peau arrête la circulation locale ; aussi a-t-il conseillé de l'appliquer localement pour arrêter les hémorrhagies. Geneuil a mis avec succès ce procédé en pratique dans certains cas d'épistaxis. G. Sée a constaté que si l'on injecte dans l'aorte une solution de bromure de potassium, on note une diminution du pouls ; il attribue son action sur la moelle, à l'anémie qu'il produirait dans la circulation de cet organe ; l'action vaso-constrictive du bromure serait ainsi démontrée (*Société médicale de*

Bien supérieur à l'opium, qui ne peut qu'augmenter la congestion déjà si vive de l'encéphale, le bromure procurera le calme et le repos, il régularisera les battements du cœur, diminuera l'irritation nerveuse si fréquente chez les cardiaques, et pourra ainsi combattre ces insomnies fatigantes qui épuisent les malades.

Je vous ai déjà indiqué la manière d'administrer ce médicament et à quelles doses vous devez le donner; je n'y reviendrai pas, vous disant seulement que le plus souvent une dose de 1 à 2 grammes suffit pour procurer le sommeil et le calme.

Du café.

A côté du bromure de potassium prend place le café et son alcaloïde la caféine. Le café est manifestement un tonique et un excitant du cœur. A l'état physiologique même, il produit, chez certaines personnes, un véritable état d'angoisse du cœur, dû à une exagération des contractions cardiaques, et

Jonzac, 1875. — *Union médicale*, n° 130, 1875).

Rein. La sécrétion est augmentée, dans quelques cas, incontinence d'urine; à doses massives, on note quelquefois une inflammation du rein, diurèse moindre (Gubler), albuminurie (Pletzer).

Système nerveux. — Pour G. Sée, Gubler, Martin-Damourette et Pelvet, Binz, Bidd, etc., le bromure de potassium serait un médicament cardio-vasculaire; pour Cl. Bernard, Voisin, Laborde, Tessier, Gubler, il diminuerait le pouvoir excito-moteur de la moelle; agirait sur les extrémités périphériques des nerfs (Bidd); agit simultanément sur la circulation et les centres nerveux (Gubler), serait donc sédatif de tout le système sensitivo-moteur et de la circulation.

Le bromure de potassium s'élimine par les bronches (haleine fétide), par les glandes, par la peau (boutons d'acné), par les urines.

Son action sur le système nerveux a fait employer ce médicament dans tous les cas où on recherche un apaisement : névralgie, migraine, nervosisme, épilepsie (Wilks, Ramskell, Brown-Sequard, Bazin, Gubler, Voisin, Bernutz, Legrand du Saulle, Saint-Martin, etc.) ; contre les érections (Puche, 1850), etc.

A doses élevées, toxiques, il provoque les accidents de l'ivresse bromique ou du bromisme (qui peut affecter deux formes : lente et rapide). Bromisme : affaiblissement de la mémoire et de l'intelligence, céphalalgie, vertiges, résolution musculaire, impossibilité locomotrice, troubles respiratoires, oculaires (mydriase), circulatoires, quelquefois ralentissement très-notable du pouls (46 puls.), abaissement de la température, etc.

chez les animaux, Leven a remarqué que, sous l'influence de la caféine, il y a augmentation réelle des contractions cardiaques. Mais, d'après Aubert et Dehn (de Rostock) (*a*), la caféine ne serait pas absolument nécessaire pour donner au café ses propriétés toniques, et ces observateurs prétendent que le café, sans son alcaloïde, conserverait cette même action. Ce fait s'expliquerait, pour eux, par la présence d'une grande quantité de chlorure de potassium dans le café, les sels de potasse ayant une action très-grande sur les contractions du cœur.

Quoi qu'il en soit, vous pouvez donner le café et la caféine. Et ici encore, comme pour la digitale, je préfère l'administration de la graine à celle de l'alcaloïde (1).

(1) Café (*coffea*, L.), famille des rubiacées. Cette plante, transportée à Moka (Arabie) de Coffa (Abyssinie), au qüinzième siècle, a été importée en France sous Louis XIV. Arbrisseau de 4 à 5 mètres ; rameaux opposés ; feuilles ovalaires simples, opposées, à stipules entières, lancéolées, caduques. Fleurs rosées, pentamères, corolle en patère, avec étamines insérées sur son tube ; style court.

Le fruit est une drupe. Les graines sont plano-convexes avec sillon longitudinal profond sur la face plane.

Composition. — Les graines contiennent, d'après Payen : cellulose, eau hygroscopique, substances grasses, glycose, dextrine, acide végétal indéterminé, légumine, caféine, glutine, chlorogïnate double de potasse et de caféine, organisme azoté, caféine libre, huile essentielle concrète, insoluble, essence aromatique fluide à odeur suave et essence aromatique âcre, substances minérales (phosphates, sulfates, silicates de potasse et de magnésie). Le principe actif est la caféine découverte en 1819 par Runge.

La torréfaction du café détruit une partie de la caféine, et produit une huile volatile, la caféone, par transformation pyrogénée de l'acide cafétannique (Rochleder).

La caféone possède l'action des huiles volatiles ; elle serait même toxique pour les organismes inférieurs (Rabuteau). Elle excite l'estomac, la circulation, élève la température, est diurétique et s'élimine par l'urine.

La caféine cristallise en aiguilles blanches, a une amère saveur ; fusible à 178 degrés, volatile à 300 degrés ; se dissout dans : eau, éther et alcool. Sa dissolution aqueuse est précipitée par le tannin. La caféine est ordinairement prescrite sous forme de sels : citrate de caféine, citrate double de caféine et de fer, lactate et malate de caféine, etc. Cet alcaloïde du café est rapidement absorbé et rapidement

(*a*) Leven, *Journal de physiologie*, 1870. — Aubert et Dehn, de Rostock. *Pflug, Arch*, IX.

Si vous prescrivez ce dernier, que ce soit en granules contenant 1 centigramme de caféine, et vous pourrez administrer 15, 20 centigrammes et jusqu'à 1 gramme de cette substance. Leven a fait observer que l'élimination est très-rapide; aussi, pour obtenir des effets durables du médicament, vous devrez répéter souvent les doses.

éliminé. Pour Méplain, son absorption produirait un léger assoupissement. Cet auteur a constaté sur lui-même que son pouls augmentait de 5 à 10 pulsations, restait stationnaire pendant 4 à 10 minutes et revenait ensuite à son rhythme primitif. Il a noté en même temps, au sphygmographe, une diminution de la pression artérielle.

Gubler considère le bromhydrate de caféine, à la dose de 30 à 50 centigrammes en potion, comme très-diurétique, surtout si on l'associe à l'emploi de la digitale.

Diffusée, la caféine produit l'excitation des centres nerveux, de l'insomnie, des palpitations, augmente la diurèse (Lehmann), diminuerait l'urée (Leven), l'acide urique et les urates; mais, à hautes doses, le café, considéré comme stimulant, serait plutôt un dépresseur de l'activité cérébrale; il donne des tremblements musculaires et déprime l'activité génitale (Trousseau, L. Marchand, Martin-Damourette, Macé, Chicou, Méplain, etc.). A doses toxiques : convulsions.

D'après le professeur Gubler, le café torréfié possède une action stimulante supérieure à celle du café vert (*a*).

(*a*) Chevallier, *Du café* (*Annales d'hyg. publ.*, 2e série, 1862). — Magendie, *Remarques à l'occasion d'une communication de M. de Gasparin sur le régime alimentaire des mineurs belges*, in *Comptes rendus de l'Acad. des sciences*, 1859. — Charpentier (de Valenciennes), *Comptes rendus de l'Acad. des sciences*, 1850. — D'Abbadie, *Comptes rendus de l'Acad. des sciences*, 1850. — Tissot, *De la santé des gens de lettres.* — Hahnemann, *Etudes de médecine homœopathique*, 1865. — Fonssagrives, *Traité d'hygiène navale*, 1856. — Brillat-Savarin, *Physiologie du goût.* — Zimmermann, *Traité de l'expérience.* — Chomel, *Des dyspepsies*, 1857. — Payen, *Comptes rendus Acad. des sc.*, 1846. — Payen, *Mémoire sur le café* (*Annales de phys. et de chimie*, 1848. — Fonssagrives, *Des stupéfiants diffusibles et de la nécessité de faire entrer dans ce groupe toutes les substances dites* antispasmodiques (*Arch. gén. de méd.*, 1857). — Meplain, *le Café, étude de thérap. physiol.* Paris, 1868. — Trousseau et Pidoux, *Traité de thérap. et de mat. médicale.* — Eulenburg, *Gaz. médicale*, 1854. — Foy, *Notes sur les propriétés médicales du café* (*Bull. thérap.*, 1835). — Chrestien (de Montpellier), *Gaz. méd.*, 1836. — Landarrabilco, *Du café vert au point de vue de ses applications thérapeutiques*, etc. (Thèse de Montpellier, 1866). — Triger, *Gaz. des hôpitaux*, 1857. — Lamare-Picquot, *De l'action dynamique du café et de son emploi dans les hernies étranglées* (*Bulletin gén. de Thérap.*, 1861). — Marchand, *Recherches sur le* coffea arabica, 1864. — Gubler, *Commentaires thérapeutiques du Codex.* — Daupley, *Etudes sur le café*, 1867. — Meplain, *Etude thérapeutique et physiologique*, 1868. — Sabarthez, *Etude sur le café*, 1870. — Marvaud, *Aliments d'épargne*, 1874. — Fonssagrives, *Dictionnaire encyclopédique des sciences médicales.* — Bennet, *Edinburg Med. Journ.*, 1875. — Leven, *Journal de physiologie*, 1870. — Eustratiadès, *Etudes expérimentales sur les propriétés physiologiques de la caféine et du café*, 1870.

Ordonnez-vous le café (et c'est ce que nous faisons pour notre part), formulez ainsi :

Tisane de café :
Café torréfié .... 20 grammes.
Eau bouillante .... 1 litre.

Mais, si l'usage du café noir peut donner et donne des résultats avantageux dans la cure des affections mitrales, n'oubliez pas que, comme pour la digitale, il ne faut pas dépasser les doses thérapeutiques. En effet, les toniques du cœur, comme les autres médicaments, présentent deux faces distinctes : la dose est-elle mesurée, bons effets thérapeutiques; est-elle dépassée, la scène change, l'action toxique apparaît.

Et, notez bien ce fait important, c'est que cette action toxique est, dans ses manifestations, tout à fait opposée à l'action thérapeutique. Voyez la digitale : à doses thérapeutiques, elle ralentit le pouls, augmente la pression artérielle, régularise et tonifie les contractions du cœur; à doses toxiques, comme l'a montré Constantin Paul (1), les battements du cœur deviennent très-précipités, la pression diminue, et l'irrégularité du pouls est à son comble. Il en est de même pour le café et la caféine : si on élève trop la dose, on produit un effet contraire à celui qu'on recherchait.

Jusqu'ici, nous n'avons parlé que du café torréfié; certains médecins ont vanté les propriétés du café vert, non-seulement contre la goutte et ses manifestations, mais encore pour améliorer l'hypertrophie cardiaque. Pelletan, qui préconisait beaucoup ce médicament, le donnait de la façon suivante : Café vert.

Café vert........ .... 20 graines.

sur lesquelles on versait une première tasse d'eau bouillante, qu'on rejetait, puis une deuxième tasse que le malade devait boire.

(a) C. Paul, *Traité de thérap. de Trousseau et Pidoux*. — Pelletan.

Strychnine.

Reste enfin la strychnine, dont vous connaissez l'action spéciale sur les muscles de l'économie. On a essayé d'utiliser, dans le traitement des maladies du cœur, les propriétés de ce médicament convulsivant et tétanisant. Muller a fait, sur des grenouilles, des expériences qui démontrent que la strychnine provoque la diminution des battements du cœur, comme la digitale, mais augmente la contraction musculaire de l'organe (1).

(1) Cet alcaloïde $C^{21}H^{22}Az^{2}O^{2}$, découvert en 1818 par Pelletier et Caventou, dans la fève de Saint-Ignace et la noix vomique, ne se trouve que dans les végétaux vénéneux de la tribu des Strychnées. Loganiacées : Noix vomique (graine du vomiquier), fève de Saint-Ignace (graine du Strychnos Ignatia), strychnos tiente (liane dont les sauvages font un extrait pour empoisonner leurs flèches). Outre la strychnine, ces plantes contiennent aussi la brucine (Pelletier et Caventou, 1819), l'igasurine (Desnoix, 1853), combinée comme la première avec l'acide strychnique ou igasurique.

La strychnine, d'une amertume excessive, cristallise en prismes anhydres du système orthorhombique ; soluble dans : eau, alcool, chloroforme; peu dans : alcool absolu, benzine, alcool méthylique et éther. La solution dévie la lumière polarisée à gauche. D'après Schutzenberger, la strychnine serait un mélange de trois bases différentes, et non une substance définie. C'est un médicament qui a une action pour ainsi dire spécifique sur les organes contractiles. Il augmente le pouvoir excito-moteur de la moelle. Pour Cl. Bernard, il n'agit ni sur les muscles, ni sur les nerfs moteurs, ni sur la moelle, mais sur les nerfs sensitifs. Pour Van Deen, Marshall-Hall, Brown-Sequard, Martin Magron et Buisson, Vulpian, la strychnine concentre son action sur la substance grise de la moelle.

Effets physiologiques : locaux. — Provoque la contraction des muscles de la peau, horripilation, chair de poule; du côté de l'estomac, excitation de la sensibilité, de la contractilité ; augmentation des sécrétions gastrique et intestinale.

Diffusés. — Variables. C'est un médicament qui s'accumule, s'élimine moins vite qu'il ne s'absorbe, et amène facilement des accidents. *A très-faible dose,* il agit comme tonique et diurétique. Tessier (de Lyon) a signalé son action favorable dans les hydropisies asthéniques (*a*). *A la dose de* 15 à 20 centigrammes de poudre de noix vomique : chair de poule, roideurs musculaires; *à doses plus fortes :* secousses musculaires, douleurs fulgurantes, démangeaisons à la peau, surtout au cuir chevelu, éblouissements, fourmillements ; *à doses très-élevées :* convulsions tétaniques ou avec roideur intermittente, puis roideur tétanique générale, immobilité du thorax ; mort par asphyxie, par arrêt spasmodique

(*a*) Tessier, *du Traitement des hydropisies asthéniques par les preparations de noix vomiques* (*Bull. de Thérap.*, p. 529, t. XL, 1851).

Quelques médecins ont donné ce médicament à des cardiaques et en ont obtenu de bons effets. Je vous citerai, par exemple, les résultats de la pratique de mon ami et collègue Desnos, qui prescrit la poudre de noix vomique à 0,05 ou 0,10 et a observé, dans quelques cas, une grande amélioration dans les affections du cœur.

L'amertume de cette poudre rend parfois, il est vrai, son administration assez difficile; mais vous pourrez vous servir avec avantage d'une excellente préparation de strychnine : les gouttes amères de Baumé dont vous donnerez de cinq à dix gouttes et même davantage (1). On peut aussi user soit de la teinture, soit de l'extrait, soit encore du sirop de strychnine.

Tels sont, messieurs, les principaux toniques du cœur. Souvent pour obtenir des effets bien appréciables chez les malades porteurs d'affection mitrale, vous devrez avoir recours à tous ces toniques, que vous emploierez non pas

de la respiration. Jusqu'à la fin, intelligence intacte.

La brucine et l'igasurine ont une action semblable à la strychnine, mais moindre. Ces alcaloïdes s'éliminent par les urines.

(1) Les préparations de strychnos les plus employées sont : la poudre de noix vomique, l'extrait alcoolique, et la teinture de noix vomique, la teinture de Saint-Ignace ou gouttes amères de Baumé et le sirop de sulfate de strychnine.

Gouttes amères de Baumé.

Fève de Saint-Ignace râpée (*Ignatia amara*)........	500
Carbonate de potasse.....	5
Suie.....................	1
Alcool à 60 degrés........	1000

Donner les gouttes dans une tasse d'infusion de camomille, ou toute autre espèce amère.

Teinture de noix vomique.

℞ Noix vomique râpée (*Strychnos nux vomica*)......	1
Alcoolé à 80 degrés.......	5

Dose, 5 à 10 gouttes dans un verre d'eau, au commencement du repas.

Extrait alcoolique de noix vomique.

℞ Noix vomique gross. pulv. (*Strych. nux vomica*)....	1
Alcool à 80 degrés........	5

Se donne à doses croissantes, de 5 à 20 centigrammes par jour; en pilules de 25 milligrammes (excito-moteur); de 1 à 2 centigrammes (tonique amer).

Sirop de sulfate de strychnine.

℞ Sulfate de strychnine....	0g,05
Eaux distillée...........	4 ,00
Sirop de sucre..........	196 ,00

20 grammes de ce sirop représentent 5 milligr. de sulfate de strychnine.

On peut aussi donner le sulfate de strychnine en *granules* de 1 milligramme.

ensemble, mais de la façon suivante : Je vous ai dit, en parlant de la digitale, combien il était important d'interrompre la médication pendant quelques jours. Eh bien, pendant cette interruption, usez du bromure de potassium ou de la strychnine. Formulez, par exemple, le traitement comme il suit :

Pendant six jours, macération de digitale à doses décroissantes ; commencez par 0,50 le premier jour, abaissez successivement et graduellement jusqu'à 10 centigrammes de poudre de digitale. — Pendant six autres jours, le malade cessera la médication digitalée et prendra du bromure de potassium, à la dose de 1 à 2 grammes par jour, en solution dans un verre de lait. — Entre ces deux périodes, laissez un jour de repos, puis, de nouveau recommencez en laissant encore un jour de repos entre la période pendant laquelle le malade prend la digitale et celle pendant laquelle il prend le bromure de potassium.

Quant au café, vous pourrez le donner dans les deux périodes, non-seulement comme tonique du cœur, mais encore comme médicament eupeptique, facilitant les digestions. Chez les personnes trop nerveuses, trop irritables, il est bien entendu que vous en surveillerez et modérerez l'emploi.

Je vous ai décrit, messieurs, les règles thérapeutiques qui doivent présider à l'administration des toniques du cœur ; mais ce n'est là qu'un point du traitement, point important, il est vrai. Dans la prochaine leçon, nous verrons que le médecin, pour combattre les nombreux symptômes qui se produisent, a encore entre les mains de précieux adjuvants de cette médication : je veux parler des diurétiques, des purgatifs et des sudorifiques.

QUATRIÈME LEÇON

DU TRAITEMENT DES HYDROPISIES DUES AUX MALADIES DU CŒUR.

Sommaire. — Des diurétiques. — Leur action physiologique. — Classification. — De la dialyse et de l'urination. — De la digitale. — Du lait. — Des eaux minérales. — Des tisanes diurétiques. — Du nitrate de potasse. — Vins et électuaires diurétiques. — Des purgatifs. — Purgatifs drastiques. — Leurs avantages et leurs inconvénients. — Des teintures, électuaires et pilules purgatives. — Des sudorifiques. — Du jaborandi et de la pilocarpine.

Messieurs, vous savez qu'un des premiers symptômes des troubles mécaniques apportés à la circulation par les affections mitrales non compensées, c'est l'apparition de la sérosité dans le tissu cellulaire et dans les différents organes. Pour combattre l'œdème et ces hydropisies, qui prennent quelquefois d'énormes proportions, le médecin peut user de différents moyens; tantôt il s'efforcera d'augmenter la quantité d'urine; tantôt, s'adressant au tube digestif, il tentera de faire disparaître par cette voie le liquide accumulé dans le tissu cellulaire; tantôt, enfin, il se servira de la peau elle-même en activant ses fonctions.

A chacune de ces indications thérapeutiques répond un groupe de médicaments spéciaux : les diurétiques, les purgatifs, les sudorifiques. Nous allons les étudier successivement.

Commençons par les diurétiques, et, à ce propos, laissez-moi vous dire comment on doit comprendre, en thérapeutique, ce groupe de médicaments. On a donné ce nom à des substances douées de la propriété d'augmenter la quantité d'urine émise journellement; vu leur nombre, on s'est efforcé de les grouper en classes distinctes, et généralement on a

Diurétiques.

basé cette division sur l'action physiologique de chacun de ces médicaments.

De l'urination et de la dialyse.

Le rein (1), vous le savez, a été souvent comparé à un filtre; je crois cette comparaison inexacte, et il me semble, surtout

(1) Le rein, coupé parallèlement à ses faces, offre à considérer deux parties : l'une extérieure, grenue, foncée, parsemée de points rouges (corpuscules de Malpighi), d'aspect fibreux, c'est la substance corticale ; l'autre, ou substance médullaire, plus pâle, présente une réunion de faisceaux coniques (pyramides de Malpighi), dont les sommets (papilles) regardent le hile du rein, et les bases vont se perdre dans la substance corticale, qui envoie entre ces faisceaux des prolongements constituant les colonnes de Bertin. La réunion des prolongements des pyramides de Malpighi dans la substance corticale, concourt à former les pyramides de Ferrein.

Chaque pyramide de Malpighi représente un lobule du rein. Elle est formée par la réunion d'un certain nombre de canalicules urinifères, de vaisseaux, de nerfs et de matière interstitielle.

Les canaux urinifères partent d'une dilatation ampullaire (capsule de Bowmaun, corpuscule de Malpighi), qui contient un glomérule vasculaire. A sa naissance, le tube urinifère est volumineux, contourné, affecte un trajet sinueux (*canaux contournés*) dans la substance corticale, descend ensuite directement, en diminuant de volume, dans la substance médullaire, à hauteur variable, puis décrit une anse et augmentant de volume, remonte plus ou moins haut dans la substance corticale (*tubes en anse de Henle*), s'infléchit alors, se jette dans un canal (*canal d'union*) à diamètre irrégulier, qui à son tour se jette dans un des *canaux droits*, qui par leur réunion forment le canal *collecteur*.

Le canal collecteur, ou tube de Bellini, naît du sommet de la papille, se divise bientôt en rameaux dont les subdivisions, se détachant à angle aigu, montent presque parallèlement et reçoivent à diverses hauteurs les canaux d'union.

L'épithélium diffère dans les divers points des canalicules. Il est pavimenteux dans le corpuscule de Malpighi, grenu et trouble dans les canaux contournés et dans la branche ascendante plus large du tube en anse de Henle, clair et transparent dans le reste des tubes (canaux d'union, canaux droits et tube de Henle, portion descendante).

Artères. — Venues de la rénale ; les rameaux pénètrent dans le rein, décrivent des arcades d'où partent des branches qui se rendent dans la substance corticale et la substance médullaire. De la convexité des arcades part une branche qui pénètre dans le corpuscule de Malpighi, dans le point opposé à l'embouchure du tube urinifère, se divise, se ramifie, se pelotonne, puis ressort en formant un seul tronc (canal efférent).

Ce canal efférent, plus petit que le canal afférent, et sortant près du point d'entrée de celui-ci, constitue un véritable vaisseau-porte ; il se divise dès sa sortie et forme un réseau vasculaire entourant les canaux urinifères.

Les veines se jettent dans des arcades veineuses analogues aux arcades artérielles; dans la substance corti-

si l'on se fonde sur les dernières recherches dont il a été l'objet, que cet organe, réduit à sa plus simple expression, rappelle assez bien, comme l'a montré Darroze, les appareils dialyseurs sur lesquels Graham a attiré l'attention (1).

cale, elles s'unissent en groupes étoilés (étoiles de Vereyen) à 5 à 6 branches.

Les lymphatiques sont nombreux; superficiels et profonds; les profonds sont larges, facilement injectables dans la partie glomérulaire de la substance corticale, fins au contraire dans les pyramides de Ferrein et dans la substance médullaire (Ludwig et Zawarykin).

Sécrétion urinaire. Trois théories sont en présence: celles de Bowmann, de Ludwig et de Küss.

Pour Bowmann, au niveau du glomérule, il y a filtration, seulement de la partie aqueuse de l'urine; les principes solides sont sécrétés par les cellules glandulaires des canalicules.

Pour Ludwig, c'est de l'urine complète, mais trop diluée, que laissent filtrer les glomérules. L'eau en excès et les sels sont résorbés par les lymphatiques et les capillaires qui entourent les canalicules.

Pour Küss, ce n'est pas de l'eau pure qui passe à travers le glomérule; c'est le sérum du sang qui filtre en totalité, sans distinction de ses éléments. Une résorption aqueuse est effectuée par les parois des tubes urinifères qui résorbent aussi l'albumine. Si l'épithélium du canalicule devient malade, il ne fonctionne plus, l'albumine n'est plus résorbée et elle apparaît dans les urines (mal de Bright).

Pour Küss, la sécrétion urinaire se compose donc de deux phases bien distinctes: dans la première, filtration du sérum du sang au niveau du glomérule; dans la seconde, résorption de l'albumine par les éléments globulaires de l'épithélium des tubes urinifères (Küss, *Cours de physiologie* publié par M. Duval).

(1) Quand deux liquides de composition chimique différente se trouvent séparés seulement par une membrane ou même par une cloison d'argile cuite, de terre de pipe, le phénomène d'osmose se produit, c'est-à-dire qu'il y a transmission réciproque des deux liquides à travers le diaphragme qui les sépare. C'est sur ce principe que Dubrunfaut s'était basé pour inventer un procédé d'épuration des liquides sucrés, et, en 1854, il fit une communication à l'Académie des sciences sur sa méthode d'analyse par osmose.

Graham, qui s'est aussi occupé de cette question, donne à la méthode le nom de *dialyse*. La dialyse consiste, en effet, dans la séparation de substances en dissolution, par diffusion à travers une cloison, ou diaphragme de matière colloïde.

L'instrument qui sert pour ces expériences et auquel l'auteur a donné le nom de *dialyseur*, n'est qu'un endosmomètre modifié.

Graham préfère comme diaphragme dialytique le parchemin végétal ou papier parchemin. (On le prépare en plongeant pendant quelques instants du papier Joseph dans de l'acide sulfurique ou dans une solution de chlorure de zinc; on lave ensuite le de papier à grande eau.)

Ce papier est appliqué mouillé, sur un cercle de bois mince, ou mieux sur un cercle fait d'une lame de gutta-percha, de 5 centimètres de

Vous savez tous en quoi consiste la dialyse, et quels résultats curieux ont été obtenus par cette nouvelle méthode de recherches. Vous connaissez bien ce phénomène du passage à travers une membrane animale ou végétale, placée entre deux liquide de composition différente, des éléments d'un de ces

hauteur sur 20 ou 25 centimètres de diamètre, de manière à former une sorte de tamis; les bords du disque de papier, dont le diamètre doit être plus grand que celui du cercle, sont relevés autour de celui-ci et fixés par une ligature.

Pour empêcher que le diaphragme ne soit poreux, on le recouvre d'une couche d'albumine liquide qu'on fait ensuite coaguler par la chaleur.

Les liquides sur lesquels on doit opérer sont versés dans cette espèce de tamis, de façon à ne former, autant que possible, qu'une couche de 12 millimètres d'épaisseur.

Le dialyseur est ensuite mis flotter dans un vase plus grand, contenant de l'eau en assez grande quantité pour que la diffusion puisse se produire à travers le papier parchemin. Au bout de vingt-quatre à quarante-huit heures, le cristalloïde se sépare complétement des matières auxquelles il est mélangé.

Expérimentant sur l'urine, Graham a vu qu'un demi-litre d'urine soumis pendant vingt-quatre heures à la dialyse avait abandonné tous ses éléments cristalloïdes à l'eau extérieure, et celle-ci, évaporée au bain-marie, laissa déposer une masse saline blanche dont l'urée put être extraite par l'alcool dans un tel état de pureté, qu'on l'obtint en touffes cristallines par l'évaporation de l'alcool.

Graham désigne sous le nom de *cristalloïdes* les substances qui se dialysent, qui sont d'un fort pouvoir de diffusion; les autres, tels que la dextrine, l'amidon, les gommes, le caramel, l'albumine, le tannin et en général tous les corps de consistance gélatineuse, et dépourvus de la propriété de cristalliser, sont d'un pouvoir de diffusion très-faible et ont reçu le nom de *colloïdes*. Mais, chose importante, si ces dernières substances sont rebelles à la diffusion, par contre, elles se laissent très-facilement traverser par l'eau et les cristalloïdes (*a*).

(*a*) Nollet, *l'Art des expériences*, 1770. — Dutrochet, *l'Agent immédiat du mouvement vital, dévoilé dans sa nature et son mode d'action chez les végétaux et les animaux*, 1826; *De l'endosmose*, 1837. — Graham, *On the diffusion of liquids* (*Philos. trans.*, 1849). — Becquerel, *Traité de physique considérée dans ses rapports avec la chimie et les sciences naturelles*, 1844. — Matteuci, *Leçons sur les phénomènes physiques des corps vivants*, 1847. — Liebig, *Recherches sur quelques-unes des causes du mouvement des liquides dans l'organisme animal* (*Ann. de physique et de chimie*, 1849. — J. Béclard, *Mémoire sur la théorie de l'endosmose* (*Gaz. des hôp.*, 1851). — Graham, *On osmotic force* (*Philos. trans.*, 1854). — Beilstein, *Ueber die Diffusion von Flüssigkeiten* (*Liebig's an.*, 1856).— Dubrunfaut, *Comptes rendus de l'Académie des sciences*, 1855. — Milne-Edwards, *Leçons de physiologie*, 1859. — Mialhe, *Chimie appliquée à la physiologie et à la thérapeutique*. Paris, 1856. — Graham, *Mémoire sur la diffusion moléculaire* (*Ann. de physique et de chimie*, 1862). — Béclard, *Traité de physiologie*, 1866. — Longet, *Traité de physiologie*, 1868. — Darroze, *Etudes sur les diurétiques*, 1871. — Verdun, *Etude sur la diurèse et les diurétiques*, 1872.

liquides vers l'autre. Eh bien, examinez ce qui se passe dans le glomérule de Malpighi et dans la terminaison du tube de Henle qui vient s'aboucher autour de ce glomérule; vous voyez une membrane, la capsule Bowmann, qui sépare deux liquides: l'un contenu dans les réseaux capillaires du glomérule, c'est le sang chargé de produits excrémentitiels; l'autre, contenu dans le tube de Henle, c'est le sérum albumineux du sang. C'est à travers cette membrane, entre ces deux liquides de composition différente, qu'il se fait des échanges constants, permettant aux composés de l'urine de passer dans les extrémités du tube rénal qui conduira celle-ci au dehors.

Cette comparaison du rein avec un appareil dialyseur, nous pouvons la poursuivre plus loin, et montrer que les lois qui régissent la dialyse régissent aussi les fonctions d'urination. Que nous apprennent, en effet, ces lois? C'est qu'on peut modifier la dialyse en augmentant la pression d'un des liquides, ou en modifiant soit le liquide lui-même, soit la membrane dialysante.

Division des diurétiques

Eh bien, en appliquant ces trois conditions à l'étude des médicaments destinés à augmenter l'urination, nous verrons que ceux-ci peuvent être rangés dans les quatre classes suivantes :

Première classe.

Dans la *première classe* se trouvent les médicaments modifiant la pression, soit en activant la systole cardiaque, soit en agissant sur l'élément musculaire du système circulatoire, et en augmentant ainsi la pression.

C'est dans ce premier groupe que rentre la digitale, dont on a si longtemps discuté les propriétés diurétiques, les uns les affirmant, les autres les niant, au contraire.

Ces contradictions, messieurs, dépendent de ce fait, que les différents observateurs ne se sont pas mis dans les mêmes conditions d'expérimentation (1).

(1) *Action de la digitale sur les reins.* — Ici encore les opinions sont diverses, et reconnaissent les mêmes causes que pour le cœur; elles dé-

Il n'est pas douteux, en effet, que, dans les affections cardiaques, certaines préparations de digitale augmentent, dans des proportions quelquefois considérables, la quantité d'urine. Je vous ai même dit, dans la leçon précédente, que cette diurèse était, pour les médecins, un moyen de vérifier si ce médicament avait une action efficace dans les maladies du cœur, et je vous ai montré l'importance que Bucquoy et Jaccoud attachent à ce fait tout particulier.

pendent du mode d'expérimentation.

Pour les uns, la sécrétion urinaire est augmentée, pour les autres, elle est diminuée. Joerg, Hutchinson admettent une action vive sur les reins, une augmentation de l'urine; à doses excessives, on noterait une inflammation de l'organe.

Sanders, Hupland, Bouley et Reynal, Alberts, Murray, Trousseau, admettent l'augmentation de la sécrétion urinaire, en donnant la digitale à petites doses.

D'autres auteurs contestent ces faits; pour Traube, Wunderlich, Hirtz, Coblentz, Lœderich, Stadion, Winogradoff (de Saint-Pétersbourg), Siegmund (Vienne), (et autrefois Lettsom et Alibert), la digitale n'a pas d'action directe sur la sécrétion rénale. Mais, si la digitale n'est pas diurétique à l'état physiologique, elle le devient à l'état pathologique (hydropisies) (Neumann, Vassal, Kluyskens, Strohl), et dans ces cas la diurèse est une conséquence de l'action de la digitale sur le cœur. En régularisant le cœur, elle régularise la circulation capillaire générale et par cela même empêche la stase sanguine, ramène le fonctionnement régulier de l'organe et par conséquent une augmentation de la sécrétion (Hirtz, Vulpian).

On note, en même temps que cette diurèse, l'abaissement de la densité de l'urine; le chiffre de l'urée s'abaisse (de 9 à 20 pour 100 d'après Miégevend.)

D'après des expériences plus récentes, il faudrait admettre comme démontrée l'action diurétique de la digitale, surtout si elle est donnée en macération. Lorain, qui, lui, faisait prendre à ses malades atteints d'hydropisie, la poudre de digitale, a vu souvent ceux-ci décroître de 45 livres et au delà en huit ou dix jours, grâce à l'action diurétique de la digitale. L'effet diurétique est en rapport du reste avec l'épanchement de sérosité, et lorsque le malade se sera pour ainsi dire vidé, il est certain qu'on n'obtiendra pas alors une quantité aussi grande d'urine qu'au début de la médication. Quelquefois même on n'obtient pas l'action diurétique, dans ces cas; d'après Gubler, cet insuccès dépend d'un véritable degré d'imbécillité du rein qui ne réagit plus et ne présente plus les conditions de vitalité nécessaires pour produire une diurèse abondante.

Le docteur Lozes, élève de Lorain, a recherché, sur les conseils de son maître, les propriétés diurétiques de la digitale; il s'est servi pour cette constatation de la balance et du bocal gradué, et a pesé comparativement les malades hydropiques et les urines qu'ils rendaient. Lozes, par ses observations, affirme que la digitale a une action diurétique plus généralisée que le disait Hirtz, et s'étendant à des hydropisies

A côté de la digitale, vous pouvez placer la strychnine et l'ergot de seigle; les expériences de Gubler montrent, en effet, que ces derniers agissent en augmentant la pression dans la circulation rénale; c'est ce qu'on appelle les *diurétiques* d'origines diverses. (Les malades prenaient la poudre de digitale à la dose de 25 ou 30 centigrammes dans du pain à chanter) (*a*).

Contre l'opinion qui veut que l'action diurétique de la digitale soit en rapport avec l'augmentation de pression, Lauder Brunton et H. Power, de Londres, prétendent que la digitaline agit en produisant un spasme du système artériel suivi bientôt d'un relâchement des vaisseaux (*Centralblatt*, 1878, n° 32).

(*a*) Fuschius, *De historia stirpium commentarii*, 1535 (trad. de l'Ecluse). — Withering, *On Account of the Fox-glove and some of its medicinal uses with practical remarks on Dropsy*, Birmingham, 1775. — Schwilgué, *Traité de matière médicale*, 1805. — Trousset, *Digitale contre l'hydrothorax*, 1806. — Mavré, *Digitale contre les hydropisies*, 1807. — J.-B. Comte, *Bons Effets de la digitale pourprée dans l'hydrothorax*, 1808 (*Journal gén. de méd.*). — Chrestien, *Digitale employée en frictions contre les hydropisies. De la méthode iatralétique*, 1811. — Bidault de Villiers, *Essai sur les propriétés médicinales de la digitale* (Th. 1812). — Sanders, *Observations sur les effets primitifs de la digitale pourprée* (*Etude sur la digitale pourprée*, trad. par Murat, 1812). — W. Hutchinson, *Expériences sur les effets physiologiques de la digitale pourprée* (*Journ. du progrès*, 1827). — Sandras, *Effets physiologiques et thérapeutiques de la digitale* (*Bull. de Thérap.*, 1833). — Piédaguel, *De l'influence de la digitale sur les contractions de l'utérus* (*Bull. gén. de Thérap.*, 1840). — Bouillaud, *Traité des maladies du cœur*, 1846. — Guibourt, *Histoire naturelle des drogues simples*, 1849. — Bouchardat, *Recherches sur la digitaline* (*Bull. gén. de Thérap.*, 1851). — Stannius, *Arch. für phys. Heilkunde von Wieroth.*, Tubinge, 1851.— Homolle et Quevenne, *Mém. sur la digitaline*, 1851. — Vulpian, *De l'action de la digitaline sur les batraciens* (*Société de biologie*, 1855). — Germain, *De la digitale. Nouvelles considérations sur l'action et les propriétés thérap. de ce médicament* (*Gaz. heb.*, 1860). — Kosmann, *Recherches sur la digitale et les produits de sa décomposition* (*Bull. de Thérap.*, 1860). — W. Dybkowsky et E. Pelikan, *Recherches physiologiques sur l'action de différents poisons du cœur* (*Gaz. hebd.*, 1861). — Homolle, Mémoires. *La digitaline au point de vue chimique, physiologique et toxicologique* (*Moniteur scientifique*, 1864); *Travail sur l'action physiologique de la digitale*, 1851. — Pfaff, *De l'emploi et de la valeur de la digitale et de ses diverses préparations dans le traitement des affections organiques du cœur* (*Bull. de Thérap.*, 1861). — Galan, *Considérations physiologiques sur l'action de la digitale* (Th. Paris, 1862). — Coblentz, *De l'emploi de la digitale comme agent antipyrétique* (Th. Strasbourg, 1862). — Hirtz, *Etude clinique sur la digitale* (*Bull. gén. de Thérap.*, 1862). — Goethals, *Histoire chimique de la digitaline, ses caractères, sa composition.* Gand, 1864. — Lœderich, *Digitale dans la fièvre typhoïde* (Th. Strasbourg, 1865). — Tardieu et Roussin, *Relation médico-légale de l'affaire C. de la Pommerais* (*Annales d'hygiène et de médecine légale*). — Vulpian, *Mode d'action des poisons, dits* poisons du cœur, *sur les grenouilles* (*Bull. de la Société philomatique*, 1864). — A.-C. Legroux, *Essai sur la digitale et son mode d'action*, 1867. — Leliou, *Etude sur la digitale*, 1867. — C. Paul,

tenseurs. Massini a reconnu aussi les bons résultats de l'emploi du seigle ergoté, dans l'hypertrophie du cœur, alors que la digitale ne produit plus d'effets (1).

Deuxième classe.

Dans la *seconde classe,* ou classe mixte, vous rangerez les médicaments qui produisent la diurèse, en augmentant la pression et en modifiant les liquides.

C'est le fait de l'eau que Bouchardat considère comme le meilleur diurétique. L'eau introduite dans l'économie en grande quantité augmente la masse du liquide sanguin et par suite la pression du sang, tout en modifiant en même temps sa composition.

Tisanes diurétiques.

A coup sûr, la plupart des tisanes dites *diurétiques* (2), et

(1) Massini se sert de l'ergotine de Bonjean, de l'infusion de seigle à la dose de 6 à 12 grammes pour 200 grammes de véhicule ; il emploie aussi la macération d'ergot, qu'il semble préférer (*a*).

(2) Si presque toutes les plantes dites diurétiques agissent principalement par l'eau qui sert à confectionner la tisane, quelques-unes cependant doivent peut-être leur action sur le rein aux principes qu'elles contiennent, sels, huile essentielle, résine, etc. Nous citons ici, avec le nom de la famille, les principales matières reconnues par l'analyse, quelques-unes des plantes les plus employées.

Pariétaire, famille des urticées : nitrate de potasse, soufre ; donnée en infusion, 10 grammes de feuilles pour un litre d'eau. — *Genévrier,* famille des conifères : sels de chaux et de potasse ; infusion vineuse des fruits ou des cendres dans le vin blanc. —

De l'influence de la digitale sur le pouls (*Bulletin et Mémoires de la Société de thérapeutique,* 1868). — Cazin, *Plantes médicinales indigènes,* 1868.— Durozier, *Du délire et du coma digitaliques* (*Gaz. hebd.*, 1874). — Hirtz, article DIGITALE, in *Dictionnaire de médecine* (Jaccoud). — Bernheim, *Etude sur le mécanisme de l'action de la digitale sur le cœur* (*Revue médicale de l'Est,* 1875). — Soula, *Sur la digitale pourprée,* 1870. — Gourvat, *Etude sur l'action de la digitale* (Th. Paris, 1875). — Schmiedeberg, *Sur la digitaline et les divers principes de la digitale pourprée* (Analyses, in *Bull. de Thérap.*, 1875). — Baudrimont, *Recherches sur le principe actif de la digitale* (*Bordeaux médical*). — Gerber, *Digitaline* (*Deutsche Arch. f. klin. Med.*, XVIII, p. 23, 1876). — Wiskowski, *Injection sous-cutanée* (*Deutsche Arch. f. klin. Med.*, p. 313, 1876. vol. XVII). — A. Patton, *Valeur thérapeutique de la digitale* (*Cincennate Lancet and Observer Feiver*, 1875). — G. Sée, *Digitale, action physiologique* (*Tribune médicale,* 410, 412, 414, 1878).— A. Lombart, *Digitale, son action sur la température du pouls, la tension artérielle et la respiration.* Nancy, 1875. — De Lanessan, *Histoire des drogues*, par Fluckiger et Hanbury, 1878. — Pour les autres indications bibliographiques, consultez l'excellente thèse de A.-C. Legroux, *Essai sur la digitale et son mode d'action,* 1867.

(*a*) Massini, *Ueber die Anwendang der Preparate des Secale cornutum bei Hezgkrankeiten* (*Soc. méd. de Bâle,* 1870.— *Corresp. Blatt für Schweizer Aerste,* 1877).

le plus grand nombre des eaux minérales, regardées comme telles, agissent bien plus par la quantité d'eau que par

Eaux minérales.

Petit houx, famille des asparaginées : acétate de potasse; décoction de la racine, 30 grammes par litre (fait partie des racines dites apéritives mineures). — *Sureau*, famille des sambucées : sels de potasse et de chaux, résine, huile volatile; seconde écorce, 15 grammes par litre. — *Bardane*, famille des synanthérées : nitrate de potasse; infusion vineuse de la semence. — *Chardon Roland ou Panicaut*, famille des ombellifères : infusion, 15 grammes pour 750 grammes d'eau. — *Busserole, arbutus uva ursi*, famille des éricées : arbutine, acide gallique, résine; décoction, 30 grammes par litre. — *Fenouil*, famille des ombellifères : huile essentielle (sa racine est une des cinq racines apéritives majeures); décoction, 30 grammes par litre. — *Ache*, famille des ombellifères : nitrate de potasse, hydrochlorate de potasse, mannite (une des cinq racines apéritives majeures); infusion, 30 grammes. — *Asperge*, famille des asparagées : acétate de potasse, phosphate de potasse, de chaux, mannite, asparagine; décoction (racine), 15 grammes. — *Genet*, famille des légumineuses : scoparine (diurétique) et sparteine (narcotique); on donne la scoparine à la dose de 25 à 30 centigrammes pour un adulte; infusion des semences, 2 grammes pour 250 grammes de vin blanc; des cendres, 250 grammes pour un litre de vin blanc. — *Iris fétide*, famille de iridacées : huile volatile et matière résineuse; infusion, 15 grammes. — *Ballote cotonneuse*, famille des labiées : huile volatile, acide gallique; infusion, 30 grammes. — *Chausse-trape*, famille des synanthérées : acétate de potasse, hydrochlorate et sulfate de potasse, de chaux; on donne les semences en poudre, dans du vin blanc. — *Chiendent*, famille des graminées : dans les rhizomes on trouve un suc (lévulose) et une gomme, triticine, silicate de potasse; décoction, 20 grammes de racines coupées, parlitre. — *Scille*, famille des labiées : scillitine (toxique à la dose de 5 centigrammes), résine, citrate, tartrate et phosphate de chaux; donné en poudre à la dose de 10 à 30 centigrammes. — *Maïs*, famille des graminées : on emploie les stigmates qui contiennent de la mannite; infusion, 30 grammes. — *Reine des prés, ulmaire*, famille des rosacées : tannin, huile essentielle; infusion (fleurs), 6 à 10 grammes. — *Persil*, famille des ombellifères : huile volatile (semences), apiol, huile essentielle, tannin, sels, etc. (une des cinq racines apéritives majeures); décoction, 10 grammes. — *Cerisier*, famille des rosacées : on emploie les queues de cerises qui contiennent du tannin, en décoction, 20 grammes. — *Bourrache*, famille des borraginées : nitrate de potasse, acétate de potasse, sels de chaux; infusion de fleurs, 20 grammes par litre. — *Canne de Provence ou roseau à quenouille*, famille des graminées : matière résineuse, silicate de soude; 20 grammes par litre. — *Gaultherie couchée*, famille des éricacées : essence dite Wintergreen; infusion (feuilles). — *Pyrole ombellée*, ou Wintergreen, famille des pyrolacées : résine, tannin, acide gallique, huile essentielle; décoction, 30 grammes pour 750 grammes d'eau. — *Caïnça*, famille des rubiacées : acide caïncique; infusion, 8 grammes. — *Pareira-Brava*, famille des méni-

les substances salines qu'elles renferment (1). Dans ce même groupe, vous placerez le lait et le vin, surtout le vin blanc.

Troisième classe.

A la *troisième classe* répondent les médicaments décrits sous le nom de *dialyseurs*. Ils produisent leur action en modifiant le liquide sanguin et en y introduisant des éléments salins. Ainsi le nitrate de potasse, le nitrate de soude, l'acétate de soude et l'acétate de potasse sont autant de médicaments diurétiques, et c'est aussi parce que certaines plantes, ainsi que l'a montré Chatin, contiennent ces différents sels (comme la pariétaire, par exemple), qu'on a vanté leurs effets sur la fonction rénale (2).

spermées : résine, surmalate de chaux, nitrate de potasse; infusion (poudre), 20 grammes pour un litre d'eau. — *Tomate* (Lycopersicum, Tournefort), familles des solanées; infusion 15 grammes pour un litre d'eau. — *Amarantus olitum* (pied-rouge), famille des amarantacées, contenant, à l'état sec, 12 pour 100 d'azotate de potasse.

(1) Les eaux minérales alcalines bicarbonatées agissent presque toutes sur la diurèse; ainsi : Contrexéville, Vittel, Evian, Vichy, Pougues, etc.

Contrexéville (Vosges). O. Henry a analysé ces eaux et a trouvé par litre 2g,871 de principes fixes : sulfates et carbonates à base de chaux, de soude et de magnésie (sources alcalines froides).

Vittel (Vosges). Analogue de Contrexéville. L'eau de la grande source donne à l'analyse 1g,739 de principes fixes : bicarbonates de magnésie et de fer (sources alcalines et sources ferrugineuses froides).

Evian (Haute-Savoie). Très-peu minéralisée; 225 milligrammes de sels alcalins par litre (sources alcalines froides).

Vichy (Allier). Une des eaux qui contiennent le plus de bicarbonates de soude. Cette eau agit surtout dans la gravelle rouge (sources alcalines chaudes).

Pougues (Nièvre). Contient 3g,834 de sels alcalins dont 1g,326 de bicarbonate de chaux (sources alcalines froides).

(2) Les recherches de Chatin lui ont montré que la présence des nitrates dans les plantes est un fait général, mais variable suivant les milieux, les feuilles et les espèces végétales.

Outre le pastel (crucifères), la vulvaire (chénopodiacées), la bourrache (borraginées), les orties (urticées), la betterave (chénopodiacées), la pariétaire (urticinées), Chatin a constaté que toutes les plantes qui appartiennent directement ou par des proches congénères à la catégorie des plantes rudérales, sont riches en nitrate et en contiennent plusieurs centièmes de leur poids sec. Les espèces des rochers, celles surtout des roches calcaires poreuses, sont nitrifères comme celles des murs. Les espèces des prés (ulmaire), des bois (belladone), des champs (fumeterre, renouée), sont riches en nitrates comme la généralité

La *quatrième classe* comprend les médicaments qui ont la propriété de modifier la membrane dialysante. Ce sont certaines substances qui congestionnent le rein d'une façon active. C'est ainsi que les résines et les baumes pourraient entrer dans la classe des diurétiques; je dis *pourraient*, car je fais une réserve pour admettre les médicaments irritants du rein dans le groupe des diurétiques proprement dits. Ces substances, je le reconnais, peuvent augmenter la diurèse, mais là ne s'arrête pas leur action : l'urine est augmentée, mais elle est aussi modifiée. Ainsi l'urine, provoquée par le baume de copahu, n'est pas normale; elle contient, comme vous le savez, une plus grande quantité d'urée. Jusqu'à nouvel ordre, permettez-moi donc de maintenir mes réserves, à l'égard de ce groupe de médicaments.

Quatrième classe.

Dans les hydropisies dues aux maladies du cœur, le médecin s'adressera à tous ces groupes, et nous allons maintenant préciser les médicaments à employer dans cette cure de l'œdème cardiaque.

En première ligne, nous plaçons la digitale. Je vous ai montré, dans une autre leçon, les bons effets de ce quinquina du cœur, je ne puis que compléter ce tableau en vous faisant voir son utilité non moins grande comme agent diurétique.

De la digitale.

C'est ici que la macération de digitale donne les meilleurs

De la macération de digitale.

de celles des murs et des rochers.

Le blé, l'avoine, l'orge et le seigle sont pauvres en nitrates; il n'en est pas de même pour le sarrasin et le maïs.

Parmi les familles les plus nitrifères, on trouve : les chénopodiacées, amarantacées, caryophyllées, polygonées, solanées, papavéracées, fumariacées.

Les dicotylédones contiennent, d'une façon générale, plus de plantes nitrifères que les monocotylédones, et parmi les acotylédones les mousses sont au premier rang; les lichens, les champignons et les algues, au dernier.

Les plantes cultivées dites épuisantes (graminées) sont dans leur ensemble plus pauvres en nitrates que les espèces améliorantes (légumineuses).

Les nitrates sont accumulés dans les parties herbacées, parfois aussi dans les racines ; ils sont moins abondants vers l'époque de la maturation des fruits (Académie de médecine, 1873).

résultats. En effet, avez-vous à traiter un de ces malheureux cardiaques à la face bouffie, aux jambes enflées, avec œdème et hydropisie générale, respirant difficilement, haletant et tellement oppressé que vous pouvez craindre une asphyxie imminente? Donnez-lui la macération de digitale, et vous assisterez à une sorte de résurrection ; la diurèse augmentera, et bientôt, quelquefois avec une rapidité surprenante, disparaîtra l'épanchement de sérosité. C'est à peine si, dans ces mêmes cas, la digitaline eût produit quelque effet sur la diurèse.

Pour préparer la macération vous suivrez les règles que je vous ai déjà prescrites dans une précédente leçon (*a*) ; quant au mode d'emploi, il diffère selon les médecins. Les uns, en effet, donnent des doses progressives; les autres, des doses stationnaires ; d'autres, enfin, des doses décroissantes. La première méthode est mauvaise, messieurs, l'accumulation du médicament amène, en effet, très-rapidement dans ce cas l'intolérance; la méthode des doses stationnaires permet, il est vrai, de prolonger la médication, mais il faut alors n'employer que de faibles doses, 0,30 au plus : c'est ce que fait Hérard. Le procédé des doses décroissantes est celui que je préfère; avec lui on obtient un effet immédiat, assez intense et sans intolérance.

De la scille. Chez les enfants vous pourrez suivre la pratique de Jules Simon et associer la scille à la digitale; mon collègue de l'hôpital des Enfants se sert souvent de la teinture de scille, qu'il donne à la dose de 5 à 10 gouttes toutes les vingt-quatre heures (1).

(1) *Scille.* — *Scilla maritima*, famille des liliacées, hexandrie monogynie, L. Il y a deux variétés de scille, la rouge (scille mâle, scille d'Espagne) et la blanche (scille femelle, scille d'Italie). La première, plus active, est seule employée en France. — Les parties usitées de la plante sont les écailles ou squames du bulbe, qui est pyriforme, atteint le volume du poing

(*a*) Voir page 43.

Du lait.

A côté de la digitale et de sa macération je placerai, comme un des meilleurs diurétiques, le lait. Depuis longtemps déjà on a insisté sur la valeur de ce médicament dans les hydropisies. Chrestien, de Montpellier, Serres d'Alais, Guinier et surtout Pechollier, de Montpellier, ont montré les résultats avantageux obtenus par la diète lactée dans la cure des affections du cœur (1). Je n'ai pas à insister ici sur les règles

ou davantage et pèse parfois plus de 2 kilogrammes.

On recueille les bulbes au mois d'août. Les squames les plus extérieures et les plus intérieures sont rejetées ; les intermédiaires sont coupées en lanières, séchées à l'étuve ou au soleil, puis conservées dans des vases bien secs.

D'après Marais, le bulbe de scille contient ; mucilage, 30 ; suc, 15 ; tannin, 8 ; matières colorantes, 12 ; matière grasse, 1 ; scillitine, 1 ; sels, 5, citrate, tartrate et phosphate de chaux et des traces d'iode. La scillitine, principe actif de la plante, est cristallisable, déliquescente et insoluble dans l'eau (Bouchardat), soluble dans l'alcool, l'éther et l'acide acétique ; d'une saveur amère et âcre.

D'après Marais et Gosselin, elle est toxique à la dose de 5 centigrammes. A doses moindres, elle produit de l'inflammation du tube digestif, agit comme vomitif et purgatif violent.

La scille, à haute dose, agit à la manière des poisons narcotico-âcres ; à petites doses, elle excite la sécrétion urinaire et accroît la sécrétion des muqueuses bronchique et gastro-intestinale. D'après Giacomini, la scille serait douée d'une vertu hyposthénisante cardio-vasculaire, et ses propriétés diurétiques et expectorantes ne sont que des effets secondaires et subordonnés à son action primitive (Cazin).

On emploie la scille associée à la digitale, au calomel, à l'oxyde noir de fer (Bertrand) ; en fonctions (teinture de scille et de digitale), en lavements (Schmucker), en cataplasmes (Larrey).

La scille entre dans un grand nombre de préparations : poudre de scille, 10 à 30 centigrammes ; teinture, 20 à 30 gouttes ; pilules scillitiques, vin, vinaigre et oxymel scillitiques, vins diurétiques ; extrait de scille.

(1) Peu connu en tant que médicament, par les anciens, le lait n'est entré dans la thérapeutique que depuis les travaux de Petit-Radel, et plus tard de Chrestien (de Montpellier). Aujourd'hui la galactothérapie est admise par tous, et même des établissements nombreux, surtout en Allemagne, ont été créés pour les cures de lait.

On doit donner le lait aussi pur que possible, écrémé ; à petites gorgées, pour ainsi dire, et à la dose de 2 à 3 litres au moins par jour. Quelques médecins préfèrent au lait de vache celui d'ânesse ou celui de chèvre.

Quelques jours après que le traitement est institué, deux, trois ou quatre jours, on note ordinairement une augmentation de la diurèse ; si au bout de huit jours on n'avait rien constaté, il faudrait cesser la médication ; elle serait inutile, puisque ce qu'on recherche, c'est de provoquer,

d'administration de la diète lactée. Vous savez qu'elle consiste à ne donner que du lait et des aliments préparés au lait.

pour que le traitement agisse, une diurèse proportionnelle à la quantité de lait ingérée.

Au début, on note chez quelques malades de la constipation; chez d'autres, au contraire, surtout s'ils ont pris le lait en trop grande quantité à la fois, on constate de la diarrhée, diarrhée qui du reste s'arrête bientôt d'elle-même.

Comment expliquer l'action du lait sur le rein? Comme pour bien d'autres médicaments, l'explication véritable n'est pas encore trouvée.

Comment instituer la médication? La diète lactée varie selon les médecins, et le régime est institué de trois façons différentes. Les uns prescrivent la diète lactée absolue, c'est-à-dire que le malade ne doit prendre que du lait et rien que du lait, à l'exclusion de tout autre aliment (Serres d'Alais y ajoutait l'oignon); les autres établissent un régime mitigé, pour ainsi dire, ils permettent le lait avec du pain et des potages; les derniers enfin admettent un régime mixte, c'est-à-dire l'alimentation ordinaire et le lait à la dose minima de 2 litres par jour.

Lorsqu'on veut cesser la diète lactée, il ne faut pas le faire brusquement, surtout si le malade a été soumis au régime absolu; on donnera un peu moins de lait, en y ajoutant des aliments solides, et peu à peu, graduellement, on reviendra à l'alimentation ordinaire.

La galactothérapie a été préconisée contre les maladies de l'estomac, et surtout contre les hydropisies, soit idiopathiques, soit symptomatiques d'affections des reins, ou d'affections cardiaques (l'asystolie est une contre-indication), et dans ces derniers temps, contre les épanchements pleuraux et les dysenteries chroniques des pays chauds (*a*).

(*a*) Hoffmann, *De mirabili lactis asini in medendi usu.* Halæ, 1725.—Petit-Radel, *Essai sur le lait considéré médicalement sous ses différents aspects.* Paris, 1786. — Chrestien, *De l'utilité du lait administré comme remède et comme aliment dans l'hydropisie ascite* (*Arch. gén. de méd.*, 1831). — Marrotte, *Du régime dans les maladies aiguës* (*Mém. de l'Acad. de méd. de Belgique*). — Serre (d'Alais), *Sur le traitement de l'anasarque par la diète lactée et l'oignon* (*Bull. de Thérap.*, 1853). — Guinier, *Des indications et des contre-indications du lait dans les hydropisies* (*Bull. de Thérap.*, 1857). — Karell, *Archives générales de médecine*, 1860. — Pecholier, *Indication de l'emploi de la diète lactée dans diverses maladies* (*Montpellier médical*, 1866).— Dejost, *Des applications thérap. du lait* (Th. Paris, 1866). — Leclerc, *De l'alimentation lactée* (Th. Strasbourg, 1868). — Wier-Mitchell, *On the use of Skimmel Milk as an exclusive diet in Diseases* (*Philad. Medic. Times*, 1870). — Cordier, *Des modifications imprimées aux hydropisies dyscrasiques par le lait* (Th. Paris, 1871).— Dechambre, *Dict. encyclopédique des sc. méd*, 1872. — Siredey, *Traitement de l'anasarque, de l'ascite et des épanchements pleurétiques rebelles par le lait* (*Journal de médecine et de chirurgie pratiques*, 1872. — Fonssagrives, *Hygiène alimentaire.* — Lemoyne, *Diète lactée contre les hydropisies*, 1873. — Jaccoud, *Leçons de clinique médicale faites à Lariboisière*, 1873. — Clarel, *Traitement de la dyssenterie chronique des pays chauds par la diète lactée* (Th. Paris, 1873). — Salachas, *Sur les usages du lait.* Paris, 1873. — Strauss, article LAIT, *Dict. de médecine et de chirurgie pratiques*, 1875.

Ce lait ne doit pas être cuit, et, le plus souvent, on augmente les propriétés diurétiques de ce liquide en y ajoutant des eaux alcalines : l'eau de Vichy, par exemple, donnée à la dose d'un grand verre par litre. Dans la suite de ces leçons, nous verrons que le lait a ici une double action diurétique, et combat surtout un des phénomènes les plus constants de la congestion du rein : l'albuminurie.

Des sels de potasse.

Digitale d'une part, lait de l'autre, voilà les médicaments principaux auxquels vous aurez recours. Vous pourrez y joindre les sels de nitre, le nitrate de potasse, dont vous connaissez tous les propriétés diurétiques, ou même encore l'acétate de potasse, dont Marrotte a montré les heureux effets. Ces différents sels sont toujours administrés mélangés à des tisanes diverses, en particulier à la tisane de chiendent. Mais n'oubliez pas que, si le nitre jouit de propriétés diurétiques incontestables, il possède aussi la faculté d'irriter le tube digestif, de provoquer de la diarrhée et même des vomissements. Aussi devez-vous interrompre la médication ou diminuer les doses.

Ne dépassez jamais 2 à 4 grammes par litre de tisane. Je sais bien qu'on a donné plus, mais je crois que c'est sans profit pour les malades, et sans action marquée sur la quantité d'urine. Presque toujours on a provoqué des troubles du tube digestif.

De la caféine.

Le professeur Gubler a montré les bons effets diurétiques qu'on peut obtenir du bromhydrate ou du citrate de caféine. On peut administrer ces médicaments, dans une potion, à la dose de 30 ou 50 centigrammes (1).

(1) Le professeur Gubler a appelé l'attention sur les propriétés diurétiques de la caféine et du bromhydrate de caféine. A la Société de thérapeutique, dans la séance du 27 novembre 1877, il citait l'observation importante d'un homme atteint d'affection organique du cœur, avec cirrhose et œdème des membres inférieurs et de l'abdomen. La digitale ne donnait que peu de résultats; après l'administration de la caféine, la diurèse fut abondante dès

Je vous ai parlé jusqu'ici d'un médicament employé seul; mais fréquemment le médecin, pour obtenir une action plus complète, a mélangé ou réuni ensemble plusieurs diuré-

le deuxième jour et arriva peu à peu jusqu'à 4 litres et demi. A propos de cette observation, Gubler signalait ce fait important ; c'est que, par la caféine, la diurèse est abondante et presque instantanée, tandis que par la digitale l'augmentation de l'urine ne survient que le deuxième ou le troisième jour.

Poursuivant ses recherches, le professeur Gubler a constaté que la caféine et ses sels ne jouissaient pas seuls de la propriété diurétique et que certains alcaloïdes isomères de la caféine : théine, menthine, guaranine, étaient doués de propriétés analogues. La guaranine paraît même tenir le premier rang parmi ces alcaloïdes; son action diurétique est puissante et prompte : un malade qui rendait à peine 800 centimètres cubes d'urine, rendait le lendemain, sous l'influence de la guaranine, 2 800 centimètres cubes.

Au point de vue physiologique, il y a un fait important à noter, c'est qu'en même temps que l'urine augmente de quantité il y a abaissement de la courbe du pouls : le pouls et l'urine vont donc en sens inverse. La diurèse se produit le jour même ou parfois le lendemain ; on peut donc dire que l'action est instantanée : fait important lorsqu'on a besoin de provoquer une diurèse rapide; la courbe du pouls s'abaisse le lendemain seulement. A la faveur de la diurèse aqueuse, on voit augmenter la tension sanguine, l'effet est donc contraire à celui que produit la digitale, puisque sous l'influence de cette substance on voit d'abord le pouls augmenter de fréquence, puis souvent la diurèse. Cette substance est donc utile, principalement chez les malades qui ne peuvent plus rien tolérer; elle doit être prescrite à la dose de 25 à 50 centigrammes dans les vingt-quatre heures.

Pour M. Gubler, le citrate de caféine n'existe pour ainsi dire pas dans le commerce : la caféine qui est un alcaloïde, se combine en effet d'une façon très-instable avec les acides; et il importe peu qu'on ait du citrate de caféine ou tout simplement de la caféine diluée dans une alcoolature quelconque. Quant au bromhydrate de caféine, il est un peu moins soluble que la caféine.

Tous ces alcaloïdes différents (théine, menthine, guaranine) se prescrivent à la dose de 50 centigrammes par jour suivant cette formule typique :

℞	Caféine (menthine, etc.)	0g,50
	Sirop de menthe.......	30 ,00
	Hydrolat de mélisse....	80 ,00

A la suite de l'administration de la caféine, le professeur Gubler n'a pas observé la diminution du sommeil, ni l'excitation intellectuelle signalés par plusieurs auteurs. Le malade dort un peu plus qu'à l'ordinaire, mais le sommeil est déterminé, non pas par suite de l'action directe du médicament, mais parce que l'état général se modifie rapidement en bien. On n'observe pas en un mot tous les phénomènes d'excitation qui suivent l'administration du café; ces propriétés excitantes sont probablement dues, en effet, à une substance volatile, la caféone, qui n'existe pas dans l'alcaloïde, la caféine. D'après le médecin de Beaujon, ces alcaloïdes divers agi-

tiques. Déjà vous avez vu les sels de nitre réunis à des tisanes qui, par elles-mêmes, sont considérées comme facilitant la diurèse, la pariétaire, le chiendent, etc.; on a même été plus loin, et on a inventé des vins, des sirops, des oxymels diurétiques.

Vins diurétiques.

Les vins sont très-répandus, et un des plus employés est celui dont Trousseau a donné la formule et qu'il administrait à la dose de 15 à 60 grammes par jour, en plusieurs fois (1).

Oxymel diurétique.

Le professeur Gubler a composé aussi un oxymel dit *oxymel diurétique de Beaujon*, et dont le malade prend une cuillerée par jour (2).

Sirop des cinq racines.

Enfin on a fait aussi un sirop, dit *sirop des cinq racines*, que Bouchardat (3) a modifié très-heureusement en y intro-

raient en stimulant la fonction rénale ; le professeur Gubler range en effet les diurétiques sous trois classes :

1° Ceux qui irritent le parenchyme des reins, comme le nitrate de potasse et l'urée, qui doit être rangée parmi les plus utiles de tous ceux de cette classe ;

2° Les diurétiques tenseurs, c'est-à-dire ceux qui modifient la circulation en accroissant la tension active et non la tension passive, car celle-ci est au contraire défavorable à la diurèse ;

3° Les diurétiques qui excitent les nerfs du rein et le provoquent à l'action : l'action est donc analogue à celle qu'on a décrite pour les glandes salivaires. Ces diurétiques sont donc des stimulants du système nerveux du rein (Société de thérapeutique, avril 1878 — *Bulletin de Thérapeutique*, mai 1878).

(1) Vin de Trousseau ou vin diurétique de l'Hôtel-Dieu :

Feuilles sèches de digitale	10 gr.
Squammes de scille	5
Baies de genièvre	50
Vin blanc	750 gr.

Faites macérer quatre jours ; ajoutez :

Acétate de potasse	15 gr.

Filtrez. — 15 à 60 grammes par jour, en plusieurs fois.

(2) Oxymel diurétique de Beaujon — de Gubler :

Teinture alcoolique de digitale	ãã 10 gr.
Extrait aqueux d'ergot de seigle	(ãã 10 gr.)
Acide gallique	5
Bromure de potassium	30
Eau de laurier-cerise	30
Sirop de cerises	400
Oxymel scillitique	515

Une cuillerée par jour.

(3) Sirop des cinq racines :

Racine d'ache (*apium graveolens*)	1
— d'asperges (*asparagus officinalis*)	1
— de fenouil (*fœniculum dulce*)	1
— de persil (*petroselinum sativum*)	1
— de petit houx (*ruscus aculeatus*)	1
Eau bouillante	3
Sucre blanc	1

Dose : de 50 à 100 grammes.

duisant l'acétate de potasse (50 grammes pour 1000 de sirop).

Vous pouvez donc, comme vous le voyez, varier les médicaments et éviter la fatigue de l'estomac et le dégoût du patient, en changeant et usant alternativement des vins, du nitre, du sirop des cinq racines. Vous reviendrez le plus souvent possible au lait, qui augmente la diurèse, calme par son action locale, et combat l'irritation stomacale résultant des médicaments employés, et surtout de la digitale.

Des médications complexes.

Debreyne (*a*), le révérend père trappiste, qui a donné, pour les maladies du cœur, des formules thérapeutiques précieuses, avait associé la digitale avec le nitrate de potasse de la façon suivante : il prescrivait la teinture de digitale à doses croissantes, et exigeait surtout que l'administration des médicaments se fît à des heures toujours les mêmes. On donnait la teinture, d'abord à la dose de 4 gouttes, le matin, à midi et le soir ; puis on augmentait progressivement jusqu'à 20 gouttes par dose (c'est-à-dire 60 gouttes dans les vingt-quatre heures). Ces doses étaient prises dans un verre d'eau dans lequel on avait soin de faire dissoudre 4 grammes de nitrate de potasse.

Telle était la formule de Debreyne. Pour moi, je vous conseille, si vous adoptez l'association qu'a faite ce médecin de la digitale et du nitrate de potasse, d'ordonner, non des doses croissantes, mais des doses décroissantes ; commencez par administrer la quantité la plus forte, puis diminuez chaque jour.

C'est en suivant les règles que je viens de vous donner que vous pourrez, messieurs, prolonger longtemps l'emploi de ces divers diurétiques.

Quels effets obtiendrez-vous de cette médication ? Des résultats souvent merveilleux. En effet, trois ou quatre jours après l'administration de la digitale, par exemple, vous verrez l'urine augmenter dans des proportions quelquefois considérables,

(*a*) Debreyne, *Bulletin de Thérapeutique*, 1843. — Bouchardat, *Bulletin de Thérapeutique*, t. LXXXIX.

l'œdème et les épanchements disparaître comme par enchantement. Puis, quand le malade se sera pour ainsi dire vidé, vous constaterez que la quantité d'urine reviendra à son chiffre normal.

Malheureusement, il est vrai, on n'obtient pas dans tous les cas une réussite aussi complète, un résultat aussi heureux; tout, en effet, dépend de l'état des reins, qui, s'ils sont intacts, répondent énergiquement à la stimulation des diurétiques. Rappelez-vous, par exemple, ce malade couché dans nos salles, et entré pour un œdème généralisé, lié à une affection mitrale. Déjà, les années précédentes, il était entré trois fois dans cet hôpital, pour les mêmes phénomènes, dans le service de notre excellent ami et collègue Mesnet, et trois fois, sous l'influence des diurétiques, son œdème avait disparu. Aujourd'hui encore la médication a eu un résultat heureux, et le malade a quitté l'hôpital dans un état satisfaisant. Mais il n'en est plus de même lorsque le rein est altéré dans sa structure, ou lorsqu'il est frappé d'imbécillité, comme dit le professeur Gubler, il ne réagit plus sous l'action des diurétiques, et la médication reste impuissante.

Sans nous arrêter aux autres médications (1) diurétiques étranges et bizarres qu'on a proposées dans la cure des affections au cœur, nous allons maintenant passer à un autre groupe de médicaments, et vous verrez que, grâce à la tolérance du

Purgatifs.

(1) A la Société médicale de Saint-Pétersbourg, le docteur Bogomoloff a préconisé comme diurétique la blatte orientale (*blatta orientalis*), la bête des boulangers, dont il aurait extrait un alcaloïde, l'*antihydropine*. Il donne les blattes desséchées (*blatta orientalis* ou *blatta germanica*) à l'état de poudre, à la dose de 18 centigrammes trois fois par jour; cette poudre, qui est brunâtre, n'a ni goût ni odeur; elle agirait surtout dans les cas d'hydropisie compliquée d'albuminurie.

Le docteur Untterberger a aussi employé la même médication. Mais il y ajoutait la digitale et le régime lacté, et même l'ergotine.

On a aussi vanté l'urine fraîche de vache. Certains médecins affirment avoir obtenu par ce moyen des effets diurétiques très-marqués à la dose de deux à trois grands verres par jour. La présence de l'urée expliquerait facilement cette action diurétique.

tube digestif chez les cardiaques, vous trouverez un adjuvant important dans les purgatifs pour combattre ces hydropisies.

De même que les diurétiques, les purgatifs se divisent en plusieurs groupes : les uns sont des purgatifs doux, les autres, au contraire, déterminent une hypersécrétion très-grande du tube digestif. Les premiers sont les purgatifs huileux et salins ; les seconds, les drastiques.

Comme, dans les affections du cœur, vous recherchez un effet actif et prolongé, comme vous désirez, par une pluie séreuse produite dans le tube digestif tout entier, amener une diminution de la sérosité accumulée dans le tissu cellulaire, vous devez vous adresser à ce dernier groupe de purgatifs.

Scammonée et jalap.

L'un des plus vantés est la scammonée qui, mélangée au lait à la dose de 50 centigrammes à 1 gramme, produit des garde-robes abondantes (1). Le jalap jouit de la même propriété, et il est une préparation de cette substance, très-employée (2), c'est l'eau-de-vie allemande, ou teinture de jalap compo-

(1) *Scammonée d'Alep.* — Gomme résine extraite du Convolvulus Scammonia (famille des convolvulacées). On l'obtient soit en recueillant le suc qui s'écoule d'incisions faites au collet de la racine et qu'on reçoit dans des coquilles (Scam. en coquilles), soit en exprimant le suc de la racine arrachée et lavée. D'après Bouillon-Lagrange, Vogel et Marquart, la scammonée contiendrait : résine, extractif, gomme, amidon, bassorine, gluten, albumine, cellulose et sels. D'après Spirgalis, la résine serait identique à celle du jalap mâle ; elle a reçu le nom de *Jalapine* et c'est à elle que la scammonée doit ses propriétés médicamenteuses.

Cette résine est un purgatif puissant, drastique, mais quelquefois inégal : on la donne à la dose de 0,40 à 0,60 en potion ou dans du lait sucré.

En poudre, la scammonée peut être donnée à la dose de 50 centigr. à 2 grammes. D'après Rayer et Villemin, des doses faibles de scammonée ou de sa résine agissent mieux que des doses élevées.

(2) *Jalap.* — Convolvulus Jalapa (famille des convolvulacées). La racine seule est employée ; on en a extrait une résine qui contient, d'après Buchner et Herberger : la jalapine et l'acide jalapique.

Comme la scammonée, le jalap est inégal dans son action. La racine peut se donner en poudre à la dose de 1, 2 ou 3 grammes et plus.

La résine se prend à la dose de 20, 50, 60 centigrammes.

sée, qui s'administre à la dose de 10, 15, 20 grammes (1). La célèbre médecine Leroy (2), qui fut en si grande faveur, n'était autre que cette teinture, édulcorée avec du sirop de séné. Guillié (3) composa aussi un sirop dit *antiglaireux*, analogue à la teinture de jalap, et dans lequel entre le nitrate de potasse. Vous pourrez aussi vous servir de l'électuaire de Cruveilhier (4), dont vous avez vu les bons effets sur un malade de notre service.

(1) Eau-de-vie allemande ou teinture de jalap composée, dans laquelle entrent aussi le turbith et la scammonée :

Racine de jalap (*exogonium purga*)	8
Racine de turbith (*ipomæa turpethum*)	1
Scammonée d'Alep (*convolvulus scammonia*)	2
Alcool à 60 degrés	96

Faites macérer 10 jours. Filtrez.

Doses : 15 à 30 grammes.

(2) Formule de la médecine Leroy :

	1er degré.	2e degré.	3e degré.	4e degré.
Scammonée	48	64	95	125
Turbith végétal	24	32	48	64
Jalap	190	250	375	500
Alcool à 50 degrés	6000	6000	6000	6000

Faites digérer pendant 12 heures à + 50 degrés; passez et ajoutez :

Séné	190	250	375	500
Eau	750	1000	1250	1500

Faites infuser; passez; exprimez; ajoutez :

Cassonade	1000	1250	1590	1750

Le 2e degré est le plus employé. Doses : 10 à 50 grammes par jour.

(3) Formule de l'élixir de Guillié :

Colombo pulv. (*cocculus palmatus*)	90 gr.
Iris pulv. (*iris florentina*)	60
Gentiane pulv. (*gent. lutea*)	8
Jalap. pulv. (*exogonium purga*)	1500
Aloès pulv. (*aloe socotrina*)	12
Safran pulv. (*crocus sativus*)	60
Santal pulv. (*santalum album*)	30
Sulfate de quinine	15
Emétique	12
Azotate de potasse	15
Sp. de sucre très-cuit et caramélisé	11000
Alcool de Montpellier à 28 degrés B.	22 litr.
Eau distillée	22

Doses : 15 à 45 grammes.

(4) Formule de l'électuaire de Cruveilhier :

Poudre de séné	4g,00
Scammonée	1 ,00
Gomme-gutte	0 ,30
Jalap	4 ,00
Sp. de nerprun	30 ,00
Miel	30 ,00

Dose : 1 cuillerée à café le matin.

On a aussi vanté le podophyllin ; voici une formule de pilule de Trousseau et Blondeau :

Podophyllin	0g,02
Extrait de belladone	0 ,01
Racine de belladone	0 ,01

Pour une pilule.

Doses : 1 à 2 pilules par jour.

Des pilules et des électuaires purgatifs.

Quelques malades ne voulant prendre ni sirops ni électuaires, et préférant les pilules, vous donnerez, en ces cas, les pilules purgatives, principalement celles que prescrivait Trousseau, et qui produisent des résultats excellents (1).

Lorsque je vous ai parlé des diurétiques, je vous ai montré que Debreyne associait la digitale au nitrate de potasse; il complétait le traitement par l'administration de deux vins, l'un dit *majeur* (2), l'autre appelé *vin mineur*.

Du premier, il donnait, le matin, à midi et le soir, d'abord 3 cuillerées par jour, puis augmentait la dose jusqu'à 3 cuillerées par fois, c'est-à-dire 9 cuillerées en vingt-quatre heures. Quant au vin mineur, il le donnait à plus haute dose, et on pouvait le boire par verres, trois fois par jour (3).

J'ai repris la formule de Debreyne, et j'ai constaté que ces médicaments, pris volontiers par les malades, donnaient de bons résultats, mais provoquaient rapidement une irritation du côté du tube digestif. Ceci me conduit à vous parler de l'action de ces purgatifs drastiques sur l'économie.

Des inconvénients des purgatifs drastiques.

Vous avez, à coup sûr, dans bien des cas, été frappés de la tolérance que présente le tube digestif chez les cardiaques qui peuvent, pendant des mois, pendant des années, prendre les purgatifs les plus violents sans grands dommages. Mais, à côté de ces faits, il faut dire que, dans bien des cas,

(1) Formule des pilules de Trousseau :

Extrait de coloquinte	1g,00
— de rhubarbe	1 ,00
Gomme-gutte	1 ,00
Extrait de jusquiame	0 ,25
Huile essentielle d'anis	2 ,90

F. s. a. 20 pilules.

(2) Formule du vin majeur (Debreyne) :

Jalap concassé (*exogonium purga*)	ãã 8 gr.
Scille sèche *incis* (*scilla maritima*)	8
Azotate de potasse	15
Vin blanc	1000

Faites macérer 24 heures et filtrez.

(3) Formule du vin mineur (Debreyne) :

Baies de genièvre	30 gr.
Azotate de potasse	6
Vin blanc	500

Faites macérer les baies pendant cinq jours, passez, exprimez; faites dissoudre l'azotate de potasse; filtrez.

au contraire, ces purgatifs amènent rapidement une inflammation des plus vives de tout le tube digestif. Ces inconvénients furent surtout manifestes quand on administrait, pendant sa vogue, la médecine Leroy, et vous constaterez souvent ces accidents dans votre clientèle.

En effet, cette croyance dans les purgatifs drastiques est une croyance populaire, et quand nous voyons des pharmaciens vanter les propriétés antiglaireuses de ce médicament, ils s'adressent à cette idée, fortement enracinée dans le public, que ces glaires sont les causes des maladies qui se produisent, et que, celles-ci expulsées au dehors, on guérit la plupart des affections. Erreur profonde ! ces glaires ne sont que le résultat de l'inflammation du tube digestif, par l'absorption du médicament irritant.

Vous verrez, soit en ville, soit à la campagne, un grand nombre de malades, cardiaques ou autres, se traiter presque exclusivement avec ces préparations drastiques. Combattez ces tendances, montrez le danger de ces préparations, et si, dans les maladies du cœur, vous pouvez tirer souvent un excellent parti des drastiques, n'oubliez pas qu'il faut être ménagé dans leur emploi. Surveillez, modérez l'action, et, lorsque les symptômes d'inflammation apparaîtront, rejetez ce groupe de médicaments, et adressez-vous à une autre préparation. N'oubliez pas, non plus, que ces drastiques déterminent souvent des coliques violentes ; aussi, pour éviter ces accidents, les combattre ou les diminuer, tâchez d'associer ces médicaments les uns aux autres.

Diurétiques d'une part, purgatifs de l'autre, voilà deux grandes armes thérapeutiques dont le médecin obtiendra d'heureux résultats.

Des sudorifiques.

Vous pourrez leur adjoindre les sudorifiques. Je serai bref sur ce sujet, car il n'existe, à proprement parler, qu'une seule substance jouissant véritablement de cette propriété : c'est le

Du jaborandi et de la pilocarpine.

jaborandi (1). Mais il faut reconnaître que, malgré des expériences physiologiques intéressantes, cette plante n'a pu en-

(1) *Jaborandi.* — *Policarpus pennatifolius* Lemaire, famille des rutacées, tribu des zanthoxylées. Originaire du Brésil.

Les feuilles sont les parties de la plante employées jusqu'ici; elles contiennent une huile essentielle jaunâtre.

L'écorce jouirait des mêmes propriétés thérapeutiques que les feuilles, d'après Galippe et Bochefontaine. L'écorce des jeunes rameaux contient aussi une huile essentielle.

Byasson a retiré des feuilles la jaborandine, liquide aromatique, visqueux, d'une saveur âcre et amère, soluble dans le chloroforme, l'éther, l'alcool absolu, l'eau ammoniacale, les liqueurs acidulées; on ne donne plus ce nom de jaborandine à l'alcaloïde du pilocarpus; il est appliqué à celui d'une autre sorte de jaborandi représenté par une espèce de piper.

E. Hardy, après de nombreuses et patientes recherches, a trouvé deux alcaloïdes et un acide volatil; la pilocarpine a pu seule être obtenue dans un état parfait, cristallisée. A. W. Gerrard l'a obtenue en cristaux prismatiques et a préparé un nitrate de pilocarpine.

D'un autre jaborandi, du *piper reticulatum*, E. Hardy a retiré aussi un alcaloïde à aspect cristallin qui serait toxique d'après Bochefontaine et non diaphorétique (Gubler).

La pilocarpine a été donnée en injections sous-cutanées. Ortille (de Lille) a donné le chlorhydrate de pilocarpine à la dose de 2 centigrammes et demi et à 3 centigrammes, dans un gramme d'eau distillée; Siredey a fait aussi ces injections à l'hôpital Lariboisière.

Dujardin-Beaumetz prescrit les injections à la dose de 2 centigrammes.

Physiologie du jaborandi. — Il est sudorifique et sialagogue. Pris en tisane à la dose de 4 à 6 grammes de feuilles pour une tasse d'eau bouillante, il amène la transpiration en quinze minutes à peu près, en même temps qu'il excite la salivation. Cette salivation est quelquefois extrêmement abondante et fatigue le patient.

D'après Gubler, on note en même temps l'hypersécrétion de presque toutes les glandes. Après l'administration du jaborandi, les malades sont quelquefois pris de nausées, vomissements, vertiges, étourdissements, pesanteur de tête, contraction de la pupille (A. Robin, Martindale, Twedy).

La température est abaissée, d'après Ringer; élevée, au contraire, d'après Rabuteau, Gubler, Robin, Reegel.

Le pouls augmente de fréquence au début de la sudation; les battements du cœur deviennent irréguliers; on note même quelquefois chez les cardiopathes une sorte d'asystolie. La sécrétion urinaire est diminuée, mais faiblement.

La pilocarpine paraît avoir une action presque identique à celle du jaborandi; cependant elle donne moins de salivation et provoque moins de vomissements.

Bien des médecins hésitent à prescrire la pilocarpine dans les affections du cœur, et considèrent même son emploi comme contre-indiqué lorsque l'impulsion cardiaque est affaiblie.

Pour le docteur Leyden, la pilocarpine n'affaiblit pas les contractions du muscle cardiaque, et n'aggrave pas non plus les maladies du rein, comme le veulent ceux qui admettent que cet alcaloïde augmente la quantité d'albumine contenue dans les urines. La pilocarpine, en effet,

core entrer complétement dans le domaine thérapeutique journalier, à cause du dégoût et des vomissements qui accompagnent son administration. Ajoutons à cela une fatigue notable produite par les sudations prolongées, et on comprendra comment, dans la cure des hydropisies cardiaques, l'emploi du jaborandi a dû être abandonné.

On a tenté de lui substituer son alcaloïde, la pilocarpine et ses sels. Ici encore, les effets obtenus par les injections hypodermiques, tout en montrant un progrès sur le jaborandi, ne peuvent cependant faire conseiller l'emploi de la pilocarpine dans les affections du cœur. En effet, si on se rapporte aux expériences de Hardy et de Gallois, cet alcaloïde a une action paralysante sur le cœur (*a*).

Abandonnez donc à peu près complétement les sudorifiques, et tenez-vous-en aux purgatifs et aux diurétiques.

en provoquant une sudation abondante, supplée à l'insuffisance de la sécrétion urinaire, et conjure le danger en provoquant l'issue d'une grande quantité de liquide, et en diminuant les épanchements séreux.

Le docteur Leyden emploie le médicament à la dose de 25 milligrammes pour une injection sous-cutanée, et, suivant les cas, donne une ou deux injections par vingt-quatre heures.

Malgré l'opinion optimiste de Leyden, nous pensons qu'il est prudent d'être, jusqu'à nouvel ordre, réservé dans l'application de ce médicament chez les cardiopathes.

(*a*) P. Dumas, *Du chlorhydrate de pilocarpine* (Th. Paris, 1874). — Coutinho, *Journal de thérapeutique*, 1874. — Gubler, *Journ. de thérap.*, 1874, 1875, 1876. — Dujardin-Beaumetz, *Société de thérapeutique*, 1874. — Galippe et Bochefontaine, *Journal de thérap.*, 1875. — Byasson, *Journal de thérap*, 1875. — H. Baillon, *Journal de pharmacie et de chimie*, 1875. — Domengo Parodi, *Revista pharmaceutica*. République argentine, 1875. — Féréol, *Note sur le jaborandi* (*Journ. de thérap.*, 1875). — E. Hardy, *Sur la pilocarpine et sur l'essence de* pilocarpus pinnatus (*jaborandi*) (*Bull. de thérap.*, 1875). — A. Robert, *Etude sur le jaborandi* (*Journ. de thérap.*, 1875). — Gerrard, *Journal de pharmacie et de chimie*, 1876). — Ortille, *Des injections hypodermiques de chlorhydrate de pilocarpine* (*Bull. de thérap.*, t. XCII, 1877, p. 226). — A. Petit, *Préparation du nitrate de pilocarpine* (*Soc. de thérap.*, 1877). — Trousseau et Pidoux, *Traité de thérapeutique*, 1877. — Sydney-Ringer et Bury, *the Practioner* et *Bull. de thérap.*, 1877. — Leyden, *Des effets thérapeutiques du chlorhydrate de pilocarpine* (*Bull. de thérap.*, trad. par Renault Alex., 1878). — De Lanessan, *Histoire des drogues d'origine végétale* (trad. de l'ouvrage de Fluckiger et Hanbury, 1878).

CINQUIÈME LEÇON

DU TRAITEMENT LOCAL DES HYDROPISIES.

SOMMAIRE. — De l'œdème des membres inférieurs. — Ses dangers. — Piqûres avec les aiguilles. — Incisions. — Trocarts à demeure. — Huile de croton. — Epanchement dans les cavités pleurales. — Indications de la ponction aspiratrice dans ces cas. — De l'ascite. — De la cirrhose vraie comparée à la cirrhose cardiaque. — Indications de la paracentèse abdominale.

Dans la leçon précédente, nous ne nous sommes occupé que des médicaments ayant une action générale sur les différents symptômes qui se produisent dans le cours des maladies mitrales non compensées; mais ce n'est là qu'une face du problème posé, et je vais vous montrer que le médecin, par des moyens locaux appropriés, peut combattre les différents phénomènes qui se localisent dans les divers points de l'économie. Vous verrez que ces phénomènes, tout en constituant par leur ensemble l'affection mitrale tout entière, n'en forment pas moins des complications nécessitant une médication spéciale.

De l'œdème et des épanchements séreux.

Vous avez vu que, par les diurétiques et les purgatifs, on peut combattre les hydropisies résultant des affections du cœur, mais, dans certains cas, ces hydropisies offrent un caractère spécial : soit qu'elles distendent d'une façon souvent effrayante le tissu cellulaire des membres inférieurs ou des organes génitaux, soit que, s'accumulant dans une des grandes cavités séreuses, elles viennent s'opposer au fonctionnement régulier des différents viscères.

Œdème des membres inférieurs.

Examinons ces deux cas et étudions la conduite que tiendra le médecin dans ces circonstances. Lorsque la peau luisante, distendue est prête à se rompre sous l'effort qui la tend de plus en plus, lorsque le malade ne peut plus faire un mouvement, à cause du gonflement de ses membres, il est du devoir du praticien d'intervenir et de favoriser l'évacuation de la sérosité.

Des piqûres.

Deux procédés permettent d'arriver à ce résultat : le premier, de beaucoup le plus employé, est celui des piqûres; procédé simple et usité dans nos salles ; vous m'avez vu, en effet, assez souvent, avec une aiguille fine et huilée, piquer les membres inférieurs en différents points, et par cette opération, exempte de douleur, provoquer l'écoulement très-abondant de la sérosité qui s'échappe par ces ouvertures ainsi pratiquées. Vous espacerez ces piqûres; vous limiterez leur nombre à vingt ou trente pour chaque membre et vous pourrez en faire même quelques-unes sur les organes génitaux.

Le grand inconvénient de cette méthode, c'est l'écoulement incessant de sérosité qui baigne et souille les linges, les draps sur lesquels repose le malade, ce qui entretient ainsi une humidité constante autour de ces membres œdématiés.

Vous devrez, autant que possible, éviter le contact permanent de ce liquide, et vous y arriverez en enveloppant les membres avec ces toiles de caoutchouc qui rendent de si grands services dans le traitement des maladies de la peau. Recommandez aussi, tout particulièrement, d'asseoir les malades dans leurs lits, ou de les tenir à demi couchés dans un fauteuil.

Ici, à l'hôpital, on obtient ce résultat, en pliant en deux le matelas et transformant ainsi le lit en un véritable siége, dans lequel le malade a les jambes demi-pendantes, ce qui permet le libre écoulement de la sérosité. En ville, usez de ces fauteuils mécaniques si perfectionnés aujourd'hui, et avec lesquels vous obtenez toutes les positions désirables.

Incisions. Évitez de faire de longues incisions, avec la lancette ou le bistouri, elles sont dangereuses et peuvent s'accompagner de phlegmons d'autant plus graves que la peau distendue a perdu beaucoup de sa vitalité. De plus, les plaies se compliquent facilement de sphacèle; souvent même après avoir pris toutes les précautions voulues et vous être servis d'un instrument très-acéré, vous n'éviterez pas toujours l'inflammation gangréneuse ou érysipélateuse des membres inférieurs.

Inconvénients. C'est là un des plus graves reproches à faire à cette méthode, que, pour ce motif, vous limiterez aux cas dans lesquels tous les efforts thérapeutiques n'ont pu aboutir à débarrasser le malade de cet œdème local considérable. Cependant, malgré tous ces inconvénients, je ne vous cacherai pas que cette petite opération peut donner des résultats excellents, et vous avez vu dans notre service, comme je l'ai vu souvent moi-même, alors que j'étais interne du docteur Moissenet, de véritables résurrections apparaître sous l'influence de ce traitement local, joint à un traitement général approprié.

Huile de croton. Pour éviter l'emploi des instruments piquants, on a proposé une autre méthode destinée à donner, elle aussi, issue à la sérosité. Elle consiste à frictionner les membres inférieurs du malade avec quelques gouttes d'huile de croton (1), d'où

(1) Huile de croton, retirée par expression des graines du croton tiglium, famille des euphorbiacées. L'huile est transparente, visqueuse, d'odeur un peu rance, et d'une saveur âcre; elle contient des acides gras (acide stéarique, palmétique, myristique et laurique) et des acides volatils (acide acétique, butyrique et valérianique). L'huile est soluble en totalité dans l'éther et l'essence de térébenthine. D'après Schlippe, l'action vésicante est due à une petite quantité d'huile brune, foncée, qu'il a pu extraire et à laquelle il a donné le nom de *crotonol*.

Le principe drastique de l'huile n'a pas été isolé. Nous ne nous occuperons que de l'action vésicante.

Appliquée sur la peau saine (10 à 40 gouttes), l'huile produit quelques heures après : de la douleur, de la rougeur, de la chaleur et de la tuméfaction, puis, après vingt-quatre heures ordinairement, paraissent des vésicules dont le contenu, transparent d'abord,

naissance de nombreuses vésicules dont la rupture laisse échapper la sérosité. Trousseau, qui a trouvé cette méthode, l'a beaucoup vantée; cependant, pour ma part, je préfère les piqûres. L'huile de croton, en effet, détermine soit une inflammation trop vive, et dépassant le but, soit une action incertaine à cause du peu de vitalité de la peau; enfin il n'est pas non plus démontré que ces ouvertures dues au croton soient moins sujettes à l'inflammation que celles pratiquées avec l'aiguille.

Il y a quelque temps, à l'un des derniers congrès médicaux, au congrès du Havre, le docteur Southey (de Londres) (1),

se trouble rapidement et devient purulent. Sur la peau malade, d'après Trousseau, il y a deux effets différents. Si la peau (dans l'affection cardiaque) est œdémateuse, mais dure, la friction ne produit qu'une éruption insignifiante. Si la peau est distendue, lisse, transparente, l'éruption se fait avec violence, rapidement, et de nombreuses vésicules apparaissent. Ces vésicules se rompent presque immédiatement, et amènent une énorme déperdition de liquide. La plaie qui résulte de cette opération, des ruptures des vésicules, est d'abord d'un assez vilain aspect, mais tout se répare bientôt.

Trousseau recommande de ne faire ces frictions que sur les jambes, et de se garder de laisser l'huile toucher le scrotum qui s'ulcère très-rapidement. Le malade doit être assis dans un fauteuil, les jambes enveloppées de draps et de couvertures après la friction; si les effets ne se produisent pas, l'opération est recommencée le jour suivant; on peut faire ainsi plusieurs applications successives, si l'huile de croton ne donne pas au début les résultats attendus (*a*).

(1) Ce petit trocart, presque capillaire, a un tube de caoutchouc adapté à sa canule, percée de 6 à 9 trous latéraux pour donner issue au liquide. L'écoulement serait assez abondant pour qu'en vingt-quatre heures une canule, fixée à chacun des deux membres inférieurs, donne issue à 2 litres de liquide. D'après le docteur Southey, par ce procédé la douleur est moindre qu'avec les piqûres; l'écoulement est plus abondant et plus rapide; la propreté est parfaite, on évite les ulcérations, les érysipèles. Il faut, c'est évident, que les canules soient toujours entretenues dans un minutieux état de propreté et que l'instrument soit appli-

(*a*) Trousseau, *Leçons cliniques*. — Trousseau et Pidoux, *Traité de thérapeutique*. — Moreau, *Traitement de l'anasarque par l'huile de croton tiglium en topique*, 1864. — Vautherin, *De la graine du croton*, 1864. — Marchand, *Croton tiglium, recherches botaniques et thérapeutiques*. — Fabre, *De l'anasarque et de son traitement par l'acupuncture*, 1852.

a présenté un autre moyen, qui consiste à introduire dans la peau des petits trocarts capillaires dont l'extrémité libre serait revêtue d'un tube de caoutchouc pouvant communiquer avec des vases placés hors du lit du malade; cette manière de conduire la sérosité dans des vases extérieurs permettrait ainsi d'éviter le grand inconvénient que je vous signalais tout à l'heure, c'est-à-dire le contact incessant de la sérosité avec les membres œdématiés. Je n'ai pas expérimenté ce mode de traitement, je ne puis donc pas le juger; je vous ferai cependant remarquer qu'il est à craindre que la présence d'un corps étranger, à demeure dans une peau œdématiée et mal nourrie, ne détermine une inflammation vive des tissus. Je vous conseille donc d'attendre, pour l'adopter dans votre pratique médicale, que ce procédé ait donné des preuves de son innocuité.

Epanchement dans les cavités splanchniques.

Dans d'autres circonstances, ce n'est plus dans le tissu cellulaire que s'accumule la sérosité, c'est dans les cavités splanchniques. En effet, sous l'influence des maladies mitrales non compensées, on voit apparaître des épanchements non inflammatoires, du côté de la plèvre ou du péritoine. Ces épanchements deviennent quelquefois tellement abondants qu'ils gênent le fonctionnement régulier des organes les plus importants à la vie.

qué avec précaution (Association pour l'avancement des sciences, VI, session au Havre, 1877).

A ce propos, il est bon de rappeler les différents traitements préconisés pour donner issue à la sérosité; d'après Boerhaave, les Egyptiens, lorsqu'ils avaient à traiter des œdèmes considérables, pratiquaient des petits trous dans la peau des membres inférieurs et y passaient ensuite des fils, pour empêcher les plaies de se refermer; Celse prescrivait de faire sur les membres des incisions longues de quatre doigts; Galien ordonnait des mouchetures et Willis des piqûres. D'autres médecins ont préconisé les vésicatoires, mais on a dû y renoncer à cause des désordres effrayants, des plaies gangréneuses, qui survenaient souvent après cette application; il en est de même pour le cautère potentiel qui agit lentement et qui laisse, après la chute de l'eschare, une plaie longue à guérir.

Permettez-moi d'étudier ici séparément ces deux questions, pour la plèvre et le péritoine.

Epanchement pleural.

Dans certaines maladies du cœur, au trouble de la circulation, et surtout à l'albuminurie concomitante se joint de l'œdème pulmonaire et un épanchement pleural double, peu considérable. Il est cependant d'autres cas dans lesquels on note un épanchement d'un seul côté, formant ainsi un hydrothorax qui vient compliquer sérieusement la gêne respiratoire déjà produite par la maladie du cœur elle-même. Dans ces cas, malgré la persistance de la cause de l'hydrothorax, malgré la crainte d'une rechute presque certaine, s'il y a asphyxie imminente, n'hésitez pas, faites la ponction aspiratrice.

Cette opération peut ainsi rendre des services signalés, elle permet à la circulation, à la respiration de reprendre leur jeu normal ; et surtout, elle permet à une médication active d'intervenir. On a pu, de cette façon, non pas seulement soulager le malade, mais encore retarder sa fin et prolonger la vie quelquefois pendant longtemps encore. Siredey a cité de ces faits, et, pour ma part, en présence de cas analogues, je n'hésite jamais à faire la ponction aspiratrice.

Ascite.

Pour l'ascite, c'est une question plus délicate, et qui demande de plus longs développements. Les affections du cœur, vous le savez, s'accompagnent souvent d'une cirrhose spéciale, dite *cirrhose cardiaque*, caractérisée par ce fait que le réseau veineux de la veine porte est étouffé par le développement des veines sushépatiques, distendues, par la stase mécanique apportée à la circulation du sang dans la veine cave inférieure. A l'inverse de la cirrhose vraie, dans laquelle le travail compressif des radicules de la veine porte se fait à la périphérie du lobule, on le voit ici se produire au centre même de ce lobule et agir ainsi du

Cirrhose cardiaque.

centre à la périphérie, ce qui se traduit, à l'examen du foie, par cet aspect décrit sous le nom de *foie muscade* (1). Dans ces cas, de cirrhose vraie ou de cirrhose cardiaque, le trouble circulatoire apporté dans les veines portes hépatiques, se

(1) *Foie muscade.* — C'est à l'aspect tacheté que prend le foie, à une certaine période de la cirrhose cardiaque, qu'est due la dénomination de foie muscade; et comme l'a démontré Kiernan, la coloration tient au mode de répartition du sang.

Au début de la lésion, la glande hépatique ne présente presque rien d'anormal ; mais à une période plus avancée le tissu devient plus dense, plus ferme, le parenchyme est gorgé de sang et, la stase sanguine persistant, les veines hépatiques se dilatent bientôt de proche en proche jusqu'à leurs capillaires. Si à ce moment on fait une coupe de la glande, on voit ce tacheté ressemblant à celui de la noix muscade ; on distingue des points sombres qui répondent aux veines intralobulaires dilatées, des places plus claires, répondant aux veines peri et interlobulaires comprimées, et des points verdâtres dus à la stase biliaire.

Le tissu du foie est plus résistant, mais les lésions du tissu ne sont pas encore bien grandes, les cellules ont encore une nutrition à peu près normale; mais bientôt, resserrées de plus en plus, emprisonnées entre les mailles du réseau capillaire formé par les veines lobulaires, elles s'atrophient et sont remplacées par un tissu très-vasculaire, par de la substance conjonctive et des granulations.

La maladie continuant, le tissu conjonctif se rétracte, le foie diminue de volume (phase atrophique du foie muscade), et c'est alors que l'organe prend un aspect granuleux. C'est à cette période de la maladie que la lésion a été confondue avec la cirrhose vraie, bien différente cependant. La cirrhose cardiaque, en effet, est une sorte d'atrophie molle; la cirrhose vraie est une sorte d'atrophie dure; et en effet, jamais le foie cardiaque n'acquiert une consistance aussi grande que dans la sclérose; de plus, dans ce dernier cas, la maladie débute par la périphérie, dans le premier cas, au contraire, ce sont les cellules centrales qui sont les premières atteintes, les périphériques ne le sont que tout à fait tardivement.

La cirrhose cardiaque au début est constituée surtout par un trouble circulatoire, sans lésion; la sclérose est caractérisée par le développement du tissu conjonctif qui s'épaissit et prolifère, contracte des adhérences, se rétracte plus en certains points et donne au foie un aspect lobé qu'il a bien rarement dans la cirrhose cardiaque.

A la coupe, on constate que le parenchyme est devenu dur, résistant, quelquefois même lardacé, criant sous le couteau; il y a de nombreuses granulations saillantes entre les prolongements épaissis de la capsule de Glisson; le tissu a une coloration fauve (due d'après Gubler à l'ioïdine); quelquefois même la coupe est nette, luisante.

Les cellules hépatiques, intactes en certains endroits, sont détruites ou graisseuses en d'autres points.

Peu à peu, par la rétraction du tissu conjonctif, la glande est pour ainsi dire étouffée.

traduit toujours par un épanchement de sérosité plus ou moins abondant dans la cavité abdominale ; aussi vous ne devez pas vous étonner de voir, dans des cirrhoses cardiaques, des épanchements, des ascites tout aussi intenses, tout aussi considérables que dans les cirrhoses vraies.

De la cirrhose vraie et de la cirrhose cardiaque.

Quelle conduite tenir en pareil cas ? *A priori* et je suis très-ferme dans cette manière de voir, je pense que la ponction, dans l'ascite cirrhotique, est une opération plus nuisible qu'utile, et ici, dans le service, vous me voyez ordinairement refuser de ponctionner dans les cas de cirrhose.

J'ai constaté, en effet, que toujours les malades s'affaiblissent rapidement sous l'influence de cette opération, et comme l'obstacle du côté du foie reste le même, obstacle insurmontable du reste dans la cirrhose vraie, après la ponction la sérosité se reproduit rapidement dans le péritoine, et cette saignée blanche faite à l'économie ne fait qu'épuiser le malade et abréger ses jours. Aussi, sourd aux désirs du patient, je résiste le plus longtemps possible et ne pratique la ponction que si le malade asphyxie.

Cette conduite, que je crois bonne dans les cas de cirrhose vraie, est-elle applicable à la cirrhose cardiaque? On serait tenté de répondre oui, quand on songe à la lésion du cœur et à la lésion du foie consécutive; la ponction, en effet, est un moyen palliatif n'agissant pas sur la cause première et déterminante.

Cependant ici ma rigueur est moindre, et je suis plus disposé à la paracentèse abdominale chez les cirrhotiques cardiaques que chez les cirrhotiques vrais. Expliquons-nous : la cirrhose cardiaque due, en résumé, à la congestion mécanique des veines sushépatiques, n'est pas comparable par sa ténacité à la cirrhose due au développement graduel et progressif des éléments cellulaires.

Il est facile, en effet, de comprendre que, si l'on parvient à modifier la circulation de la veine cave, on pourra diminuer le développement variqueux de l'origine des veines sushépatiques, et modifier ainsi la circulation porte d'une façon favorable. Aussi, lorsque vous êtes en présence d'un malade atteint d'affection cardiaque, si l'état cachectique n'est pas trop avancé, si l'œdème des membres inférieurs n'est pas trop considérable, tandis que, au contraire, l'épanchement ascitique est très-abondant, vous pourrez pratiquer la ponction, surtout si cet épanchement gêne les fonctions du diaphragme et augmente ainsi le trouble de la circulation cardiaque.

Ces cas sont moins rares que vous ne le pensez et vous verrez, vous avez même certainement vu des malades qui, porteurs d'une affection mitrale, présentent cette curieuse particularité, que, tout en ayant peu d'œdème des membres inférieurs, ils ont cependant une ascite très-considérable. Il est vrai qu'ici le diagnostic est souvent douteux et qu'on peut se demander s'il ne s'agit pas d'une maladie du cœur coexistant avec une cirrhose vraie.

La cirrhose, vous le savez, est une affection dépendant d'une inflammation chronique du foie, inflammation ayant souvent pour point de départ le passage, à travers la glande hépatique, d'alcool ingéré en trop grande quantité. Eh bien, votre malade peut être un buveur, et l'on comprend dans ce cas que l'une de ces affections puisse marcher avec l'autre, et que l'individu atteint de lésion mitrale puisse aussi avoir en même temps une cirrhose vraie. Dans ce cas, le diagnostic est fort difficile, la marche de la maladie, et les signes tirés de l'examen attentif du patient peuvent être d'un grand secours ; mais l'embarras est cependant assez grand. En présence de ces faits, dussiez-vous vous tromper, ponctionnez, dégagez le cœur. Si vous avez affaire à une cirrhose vraie, sa marche sera peu modifiée ; mais si, au contraire, il y a une cirrhose cardiaque, l'opération pourra permettre à une médication active de produire son effet, et d'éviter ainsi le retour de pareils accidents.

Telles sont, messieurs, les règles que je vous engage à suivre dans le traitement local des hydropisies.

SIXIÈME LEÇON

TRAITEMENT DES CONGESTIONS PASSIVES DES DIFFÉRENTS VISCÈRES.

SOMMAIRE. — Congestion de l'encéphale. — Dangers de l'opium. — Bromure de potassium et chloral. — Congestion pulmonaire. — Des révulsifs, ventouses, vésicatoires. — Vomitifs. — Aconit. — De l'expectoration et des expectorants. — Des balsamiques. — De la toux. — Pilules de cynoglosse. — Hémoptysies. — Ergot des eigle. — Des émissions sanguines. — De la saignée dans les maladies du cœur. — Ses indications. — Des saignées locales. — Des congestions du foie. — Des congestions des reins.

Des congestions passives.

Nous allons nous occuper maintenant de la thérapeutique des différentes congestions locales qui se produisent, et des symptômes qui en résultent. Lorsque j'ai exposé devant vous le cycle par courudans les affections du cœur, et que je vous ai montré que de locales qu'elles étaient primitivement ces maladies devenaient générales, je vous ai fait voir que les différents viscères subissaient peu à peu la stase sanguine due au trouble mécanique apporté à la circulation. Poumons, cerveau, foie, reins se congestionnent passivement, et ce nouvel état amène bien vite une perturbation plus ou moins profonde dans leur fonctionnement régulier.

Congestion de l'encéphale.

Pour combattre ces hyperémies, le médecin doit s'adresser à une médication appropriée. La congestion du cerveau est une des plus fréquentes, et il suffit de voir la face bleuâtre, cyanosée, bouffie des malades atteints de lésions mitrales pour comprendre que cette congestion de la face n'est pas isolée, mais qu'elle doit frapper aussi l'encéphale.

Cette stase sanguine amène le plus souvent de l'assoupissement, un demi-sommeil, de la torpeur, des insomnies et quelquefois même un état demi-comateux qui se montre à la période ultime des maladies du cœur. Cependant, quelque intense que soit cet état, les facultés intellectuelles paraissent intactes et rien n'est plus fréquent que de voir les cardiaques conserver toute leur lucidité d'esprit pendant leur longue et pénible agonie.

Ici, messieurs, je localiserai le traitement au simple phénomène congestif, vous signalant toutefois que d'autres phénomènes peuvent déterminer des troubles du côté de l'encéphale; je vous citerai, par exemple, les accidents urémiques qui surviennent après la perturbation profonde des fonctions rénales; ou bien encore ce délire maniaque, véritable folie qui survient, comme l'a observé notre excellent ami le docteur Mottet, dans le cours des affections mitrales, et qui guérit sous l'influence d'un traitement dirigé exclusivement contre la perturbation des fonctions du cœur.

Que faire contre la congestion de l'encéphale? Que faire surtout pour combattre les insomnies persistantes et douloureuses pour lesquelles le malade réclame, avec instance, un soulagement à ses souffrances. Contre l'insomnie, employez le bromure de potassium et le chloral (1), mais

Des dangers de l'opium.

(1) *Chloral.* — Le chloral (hydrure de trichloracétyle, Wurtz) a été obtenu pour la première fois par Liebig, en dirigeant un courant de chlore sec sur l'alcool absolu (1831); il a été étudié ensuite par bien des chimistes, et surtout par Dumas (1834), Regnault, Stœdeler, Kekulé, H. Koop, Wurtz, Roussin, Personne et Byasson.

C'est en 1869 que ce corps commença à entrer dans la thérapeutique, préconisé par Liebreich.

Il y a deux espèces de chloral, l'anhydre et le chloral hydraté seul employé.

Le chloral anhydre est un liquide très-fluide, incolore, gras au toucher, d'une odeur vive, pénétrante, d'une saveur amère et piquante; en contact avec l'eau, il se combine, avec une forte élévation de température, et donne naissance à un hydrate solide; traité par les alcalis, il se dédouble en chloroforme et en formiate alcalin; chauffé dans un tube scellé à la lampe, il devient gélatineux, solide, insoluble, et donne naissance au *Métachloral,* qui, chauffé vers 200 degrés ou 220 degrés, redevient chloral anhydre (Regnault).

L'hydrate de chloral $C^4HCl^3O^2 2HO$, composé, d'après Dumas, par un

repoussez de votre thérapeutique les préparations opiacées.

La suite de ces leçons vous montrera que l'emploi même de l'opium dans les maladies du cœur permet de diviser celles-ci d'une façon très-nette en thérapeutique, et de les ranger sous deux groupes : les maladies mitrales d'une part, les maladies aortiques de l'autre. Dans le premier groupe, l'opium est dangereux, dans le second, il est utile.

Rappelez-vous, en effet, l'action physiologique de l'opium, rappelez-vous l'état congestif, déterminé du côté de l'axe cérébro-spinal, et vous comprendrez facilement comment est encore augmentée par son usage la congestion due aux troubles des lésions mitrales. Vous le voyez, dans ces cas, l'opium est dangereux ; mais, par contre, le bromure de potassium et le chloral vous donneront d'excellents résultats.

Du bromure de potassium et du chloral.

Vous savez combien la découverte de Liebreich s'est répandue rapidement, et comme l'application du chloral s'est généralisée ; permettez-moi d'ajouter que souvent on a dépassé le but et qu'on a abusé de ce nouveau médicament.

Ce corps est un caustique très-énergique, et dans les travaux que j'ai entrepris avec le docteur Hirne (*a*) pour montrer tout le parti qu'on peut tirer du chloral en applications externes, nous avons fait voir que ce corps était irritant et que

De l'action irritante du chloral.

volume de chloral anhydre et un volume d'eau, est solide, blanc, cristallisé (prismes rhomboïdaux obliques), onctueux, gras au toucher, d'une odeur de melon, d'une saveur âcre et brûlante, déliquescent.

Soluble dans l'eau, l'alcool, la glycérine, l'éther, le chloroforme ; se liquéfiant en présence d'une trace de camphre. Densité, 1,57 ; fond à 46 degrés, bout à 97 degrés. Comme le chloral anhydre, il se dédouble en chloroforme et formiate alcalin, en présence des alcalis, soude et potasse caustique ; la même réaction, mais plus lente, se produit avec les bicarbonates alcalins.

Préparation. — De nombreux procédés de préparations du chloral ont été employés ; ils ne sont que des modifications successives de celui de Liebig. Ainsi ceux de Dumas, 1834, de Stœdeler, Personne, Roussin, Byasson et Follet.

(*a*) Dujardin-Beaumetz et Hirne, *Applicat. externes du chloral* (*Union médicale*, 1873).

son application sur la peau déterminait des eschares (1).

Il faut ne pas oublier ce point important, surtout si on use immodérément de ce médicament par la voie stomacale. En effet, cette irritation vive, constatée sur la peau, sur les plaies, est facilement déterminée sur l'estomac, et la sensation de brûlure à l'arrière-gorge, de chaleur à l'œsophage, de cuisson à l'estomac, tous ces signes sont en rapport avec l'inflammation que provoque l'action caustique du médicament. Et, messieurs, ceci n'est pas une simple vue de l'esprit, les preuves cliniques et expérimentales sont là convaincantes.

J'ai observé et vous observerez aussi des malades qui, à la suite de l'emploi prolongé de ce médicament, éprouvent du côté de l'estomac des symptômes analogues à ceux qui résultent de l'usage prolongé des alcools, c'est-à-dire les symptômes de catarrhe plus ou moins aigu de la muqueuse stomacale. Chez des animaux sacrifiés peu après l'ingestion

(1) Appliqué sur la peau, le chloral exerce une action caustique, provoque de la douleur, de la rougeur; on a conseillé, à cause même de cette action, de s'en servir comme vésicant (Peyraud de Libourne); mais, comme l'a montré Yvon, si dans certaines conditions le chloral peut produire de la vésication, on ne peut régulariser son action et la limiter au temps strictement nécessaire pour obtenir la vésication, et rien de plus. Yvon, en effet, qui a expérimenté ces vésicatoires sur lui-même, a constaté après ces applications la formation d'eschares plus ou moins longues à se détacher.

L'action caustique du chloral n'a pas empêché cependant de l'employer en injections sous-cutanées, mais bien souvent aussi on a eu des abcès et des phlegmons gangréneux. En contact avec les muqueuses, le chloral agit comme un violent caustique, et provoque la désorganisation du tissu. Dissous dans une certaine quantité d'eau, il perd un peu de sa causticité; cependant on cite des cas où on a eu à constater des désordres profonds du côté de la muqueuse gastrique. Le docteur Lande, dans la *Gazette médicale de Bordeaux*, 1875, relate l'autopsie d'un tétanique dont l'estomac présentait de graves lésions dues à la médication chloralée. Le docteur Léo Testu a montré ces mêmes accidents, par ses expériences sur les animaux, et dans certains cas il a constaté de la congestion, des ecchymoses, des hémorrhagies, des eschares, des ulcérations. Pour diminuer cette action caustique, il conseille l'addition de quelques gouttes d'une solution de carbonate de soude, et de plus de ne pas administrer le chloral à jeun.

du chloral, on a pu constater sur la muqueuse de la congestion, des ulcérations, des hémorrhagies. Lande (de Bordeaux) a aussi remarqué ces mêmes désordres chez un homme mort peu de temps après avoir pris du chloral.

Préparations de chloral.

Ainsi donc, malgré la tolérance si grande que présente la muqueuse de l'estomac pour les médicaments irritants, il n'est pas douteux que l'usage immodéré de cette substance ne détermine des affections graves de la muqueuse. Aussi, autant que possible, usez d'une autre voie pour l'introduction du chloral. Servez-vous du rectum et suivez la pratique que conseille G. de Gorrequer Griffith, et que j'ai introduite en France. Unissez le chloral au lait et à un jaune d'œuf.

Voici comment je procède :

Dans un verre de lait, additionné d'un jaune d'œuf, je fais mettre une à trois cuillerées de la solution suivante :

Chloral	10 grammes.
Eau	100 —

puis le tout est donné en un lavement, qu'on devra garder.

Certains malades répugnent à prendre ces remèdes, et vous serez obligés d'employer la voie stomacale. Eh bien ! ne donnez jamais le chloral pur, en dragées par exemple. Dissolvez le médicament dans une grande quantité d'eau; donnez le sirop de chloral, qui est à la dose de 1 gramme pour 25 (1), dans de l'eau édulcorée, comme le conseille Bourdon, avec

(1) Dans le rapport sur les médicaments nouveaux (1877), la commission donne la formule suivante pour le sirop de chloral :

Sirop de fleurs d'oranger..	950 gr.
Chloral hydraté cristallisé.	50

Faites dissoudre le chloral hydraté dans le sirop de fleurs d'oranger et filtrez. Une cuillerée à bouche de 20 grammes contient 1 gramme d'hydrate de chloral.

M. P. Carles propose la formule suivante, qui donnerait un sirop plus agréable que celui de Follet :

Hydrate de chloral pur.	4 gr.
Eau bouillante	2
Carbonate de soude (en dissolution concentrée).	Q.S.
Essence de menthe anglaise	1 gout.
Sirop simple incolore à 35 degrés	94 gr.
Chloroforme pur	1 gout.
	100

du sirop de groseilles. Vous pourrez aussi faire prendre le médicament dans du lait ou dans une émulsion.

Ce chloral ainsi absorbé agit à la façon du chloroforme, et, sans entrer dans la discussion de savoir s'il a une action identique ou différente (1), discussion qui nous entraînerait hors de notre sujet, notez seulement ce fait constant : le sommeil arrive par anémie cérébrale, et vous comprendrez comment cette action peut être utilisée dans les congestions mécaniques.

Broyez finement l'hydrate de chloral dans un mortier de porcelaine et arrosez-le avec l'eau bouillante. Dès qu'il s'y sera dissous, ajoutez d'abord la dissolution de carbonate sodique goutte à goutte, jusqu'à ce que le papier de tournesol indique une parfaite neutralisation, puis l'essence de menthe; agitez pour faciliter sa dissolution et mélangez rapidement au sirop. Filtrez au papier, si c'est nécessaire, et mêlez après le chloroforme par violente agitation.

Ce sirop de chloral contient 1 gramme de chloral par cuillerée à bouche, et 25 centigrammes par cuillerée à café. Il se conserve indéfiniment. (*Alger médical*, février 1877, p. 46.)

(1) *Action du chloral.* — Administré par la bouche à la dose de 1 à 3 grammes chez l'adulte (doses variables du reste selon les sujets), l'hydrate de chloral amène bientôt le sommeil; on constate d'abord un peu de salivation, d'excitation de la muqueuse stomacale, un peu d'engourdissement, quelquefois de la somnolence, puis le sommeil au bout de 15 à 20 minutes. Dans certains cas le sommeil vient brusquement, dans d'autres cas il est précédé d'excitation, d'une sorte d'ivresse, parfois même d'un véritable délire, assez violent même. L'excitation paraît tenir à la dose; les petites doses la produisent, les grosses la font disparaître; pour quelques auteurs, ces faits sont dus à l'impureté du médicament employé.

Le sommeil est calme, paisible, sans rêvasseries, peut durer pendant quelques heures, puis le réveil se fait graduellement et le malade ne ressent pas après la lourdeur de tête et l'hébétude qui suivent si souvent l'administration des narcotiques.

Si on donne des doses excessives, le sommeil fait place à la stupeur, avec pâleur des téguments, mydriase, affaiblissement des contractions du cœur, ralentissement de la respiration, abaissement de la température; si la dose est toxique, les battements du cœur s'affaiblissent de plus en plus et la mort arrive (Gubler). Pendant le sommeil chloralique, Hammon (New-York) admet qu'il y a d'abord congestion, puis anémie cérébrale.

Le cœur et la respiration sont peu influencés à doses faibles : chez l'enfant, selon Bouchut, le pouls devient petit, fréquent, serré; à doses fortes, il y a accélération, puis ralentissement; à doses massives, excitation violente ou arrêt brusque; le chloral agirait alors comme poison du cœur.

Dans la première période du sommeil, la sensibilité est à peine émoussée, mais peu à peu la résolution

Vous donnerez donc 1 à 2 grammes de chloral, mais vous ne laisserez pas le malade libre de l'administration de son médicament ; il ne saurait se limiter, et cette pratique pourrait

musculaire arrive, et on constate l'anesthésie (on obtient ce résultat avec des doses un peu fortes, 6 à 12 grammes).

Tous les auteurs n'admettent pas que le chloral soit un anesthésique. Demarquay niait le pouvoir anesthésique, et accordait au contraire une puissance hyperesthésique. Pour le professeur Gubler, le chloral n'est qu'un anesthésique insuffisant et dangereux ; il ne fait cesser la douleur que parce qu'il endort, et il n'est anesthésique qu'à des doses élevées qui peuvent compromettre la vie du malade. Pour Personne, suivant les doses, on obtient une anesthésie légère ou complète ; pour Ranvier, l'anesthésie succède à l'hypnotisme, mais a une courte durée. Pour Oré, le chloral employé en injections intraveineuses (à la dose de 4 à 6 grammes, solutions à parties égales d'eau et de chloral) est le plus puissant des anesthésiques.

Mode d'action du chloral. — C'est en constatant le dédoublement en chloroforme et en formiate alcalin du chloral en présence des alcalis, que Liebreich fut conduit à employer l'hydrate de chloral ; il supposa que, le sang étant alcalin, la même réaction se produirait dans l'économie et que le chloroforme agirait alors sur le malade. Il administra alors le médicament avec succès à des aliénés, et considéra le chloral comme n'agissant que par le chloroforme produit au contact du sang, et dit qu'on peut comparer son action à la *chloroformisation la plus lente qu'on puisse imaginer*.

Cette théorie de l'action du médicament a été vigoureusement attaquée et non moins vigoureusement soutenue.

Richardson, Personne, Roussin, Byasson, Horand et Peuch, Willième, Napieralski, Lissonde, etc., sont pour le dédoublement du chloral dans l'économie ; Demarquay, Vulpian, Labbé et Goujon, Gubler, Dieulafoy et Krishaber, Giraldès, Giovanni et Ranzoli, Rajeski, Heidenheim, etc., combattent cette théorie.

Le professeur Gubler nie ce dédoublement ; il ne pense pas que les bicarbonates alcalins puissent l'opérer et il refuse surtout ce pouvoir au sang, à cause même de sa faible alcalinité. Pour lui, le chloral agit directement par lui-même, et non parce qu'il se transforme en acide formique et en chloroforme ; le sang ne peut, en présence du chloral, que déterminer la production de 25 à 30 centigrammes de chloroforme par heure, et la petite proportion formée ne sert qu'en qualité d'anesthésique pour compléter les effets sédatifs et hypnotiques du chloral. Pour Byasson, le chloral possède une action à lui propre, distincte de celle du chloroforme : elle serait la résultante des actions du chloroforme et de l'acide formique, mais il agit surtout par le chloroforme.

Le docteur Lissonde, qui a fait de nombreuses expériences et publié un important travail sur ce sujet, partage la même manière de voir que Byasson ; il a démontré par l'analyse chimique le dédoublement du chloral dans l'organisme, et a constaté qu'on retrouvait, dans les produits d'expiration de l'animal chloralisé, du chloroforme en nature.

amener des accidents graves même du côté du cœur; Franck et Troquart ont démontré, en effet, que lorsque ce médicament est introduit dans les veines chez les animaux, il détermine un état paralytique du cœur. C'est donc une médication qu'il faut surveiller avec grand soin, et qu'on ne doit pas prolonger trop longtemps (1).

(1) D'après ses expériences sur les animaux, Troquart conclut que l'injection de chloral dans les veines amène des troubles cardiaques variables : 1° simple ralentissement des pulsations avec abaissement de pression; 2° ralentissement suivi d'un arrêt plus ou moins prolongé ; la période de réparation fait rarement défaut; 3° arrêt brusque du cœur, avec chute profonde de la pression ; la période de rétablissement des pulsations peut encore survenir, mais il n'est pas rare qu'elle fasse défaut. L'arrêt du cœur est alors définitif.

Les troubles respiratoires sont analogues aux troubles cardiaques. Cependant le simple ralentissement est rare; le plus souvent c'est un arrêt absolu qui suit presque immédiatement l'injection intra-veineuse. L'arrêt respiratoire survient toujours avant les troubles cardiaques, et ne cesse que lorsque ceux-ci sont en partie réparés. L'arrêt respiratoire peut être définitif, et les battements du cœur persistent encore durant plusieurs minutes.

Outre les troubles ou lésions plus ou moins graves observés du côté de l'estomac, chez les animaux et chez l'homme, dyspepsie, gastralgie, congestions, hémorrhagies, eschares, ulcérations plus ou moins étendues, on a eu à constater des accidents sérieux, quelquefois mortels. En Angleterre et en Amérique, plusieurs malades ont succombé, soit brusquement, soit quelque temps après avoir pris le chloral; il est vrai que, le plus souvent, l'autopsie a permis de constater dans ces cas des lésions déjà anciennes du côté du cœur, dégénérescence graisseuse des reins ou du cerveau, lésions qui pouvaient contre-indiquer l'emploi du médicament. Chez certains malades, on a vu survenir des éruptions cutanées, rubéoliques, scarlatiniformes, avec ou sans fièvre, de l'anesthésie cutanée, des fourmillements; on a noté la paraplégie (Anstie). Jugles (*Edinburgh Med. J.*, 1877) rapporte le fait d'un homme qui prenait, depuis sept ans, 2 grammes de chloral et 2 grammes de bromure de potassium par jour; son intelligence avait beaucoup baissé, il avait des tremblements dans les membres supérieurs et inférieurs, la parole difficile, de l'hyperesthésie générale, de l'insomnie, etc. La guérison ne fut obtenue que trois mois après la cessation du chloral. Frantz (*Bull. de Thérap.*, 1877) cite deux cas d'empoisonnement observés à l'hôpital de Cologne, par le chloral à faible dose, et, pour lui, la mort est due à une syncope causée elle-même par une paralysie brusque du muscle cardiaque.

Enfin, on a vu survenir chez des malades, longtemps soumis à la médication chloralée, des accidents analogues à ceux de l'ergotisme; ces accidents disparurent après la cessation du chloral.

Bromure de potassium.

Dans la plupart des cas, préférez le bromure de potassium. Je vous ai montré, dans une leçon précédente, comment le bromure de potassium comptait parmi les toniques du cœur; je vous ai fait voir son action régularisatrice et tonique sur ce viscère, je n'y reviendrai pas. J'insisterai simplement sur l'action hypnotique de ce corps. Qu'il soit d'abord médica-

Pour O. Liebreich, les impuretés du chloral sont la cause des accidents ou de sa non-efficacité comme hypnotique. L'irritation gastrique et l'excitation générale, observées dans certains cas, seraient dues à ce que l'hydrate de chloral est devenu acide, par la décomposition d'un corps étranger, de l'acide chloro-carbonique, qui donne lieu à de l'acide chlorhydrique. Lorsque le chloral, donné à trop hautes doses, produit les effets toxiques, le pouls et la respiration sont ralentis; lorsque, au contraire, les accidents dépendent du chloral impur (qui irrite facilement l'estomac et produit la céphalalgie et les nausées), le pouls est bondissant, et on note plus ou moins d'excitation nerveuse (Liebreich).

Pour O. Liebreich, « les cristaux de chloral qui ne sont pas secs et transparents ne doivent pas inspirer de confiance, non plus que les cristaux en aiguille (*a*). » (*The Practitioner.*)

(*a*) J. Liebig, *Combinaisons produites par l'action du chlore sur l'alcool, l'éther, le gaz oléfiant, l'esprit acétique*, 1831. — Dumas, *Annales de chimie et de pharmacie*, 1834. — Regnault, *Annales de chimie et de pharmacie*, 1834. — O. Liebreich, *Action du chloral sur l'économie* (*Rev. thérap.*, 1869); *La strychnine comme antidote du chloral* (*Allgem. medic. central Zeitung*, 1870). — Bouchut, *Notes sur les effets physiol. et thérap. du chloral* (*Acad. des sciences*, 1869). — Carville, *Soc. de biologie*, 1869. — Demarquay, *Action physiol. du chloral sur l'homme et les animaux* (*Acad. des sciences*, t. LXIX). — Personne, *Sur la transformation du chloral en chloroforme dans l'économie animale* (*Comptes rendus de l'Acad. des sciences*, 1869). — Dieulafoy et Krishaber, *Expériences nouvelles sur le chloral hydraté* (*Gaz. des hôpitaux*, 1869). — Léon Labbé et Goujon, *Gaz. des hôpitaux*, 1869. — Laborde, *Danger de l'administration du chloral*. — Namias, *Gaz. des hôpitaux*, 1869. — Richardson, *Association britannique* (section de biologie, 1869). — Drasche et Benedikt, *Wiener med. Wochenbl.*, 1869. — Giraldès, *Discussion sur le chloral* (*Soc. de chirurgie*, 1869). — Kastus, *Le chloral* (*Lyon médical*, 1860). — Nidercorn, *Observations sur l'hydrate de chloral* (*Mouvement méd.*, 1869). — Personne, *Sur la préparation et les propriétés de l'hydrate de chloral* (*Répertoire de pharmacie*, 1870). — Faure, *Propriétés physiolog. et thérap. du chloral* (Th. Paris, 1870). — Grignon, *Recherches cliniq. et expérimentales sur l'action du chloral* (Th. Strasbourg, 1870). — Hammon, *New-York Med. Journal*, 1870. — Ladévi-Roche, *Histoire des injections dans les veines*, 1870. — Limousin, *Bulletin de Thérap.*, 1870. — Napieralski, *Propriétés chimiques, physiol. et thérapeutiques du chloral* (Th. Paris, 1870). — Rougeot, Thèse Paris, 1870. — Verneuil, *Chloral dans le tétanos* (*Acad. des sciences*, 1870). — Camboulives, *Etude sur le chloral* (Th. Paris, 1871). — Maxwel Adams, *The Lancet*, 1870. — A. Ferrand, *Chloral et coqueluche* (*Bull. de Thérap.*, 1870). — Guyon, *Comptes rendus de l'Acad. des sciences*, 1870. — Lecacheur, *Le chloral dans les*

ment vasculaire, puis nervin, ou bien d'abord nervin, puis vasculaire, la question importe peu; il suffit de savoir qu'il procure le repos et le calme lorsqu'on prolonge son emploi, et qu'il peut, par des doses élevées et croissantes, diminuer dans une énorme proportion les facultés intellectuelles des malades soumis à ce régime.

Vous donnerez le bromure en solution; mais rappelez-vous que ce médicament n'agit pas de suite, que ses effets sont tardifs et que le sommeil n'apparaît qu'après quatre à cinq jours. Prévenez le malade, dites-lui bien que le repos qu'il

accouchements (Th. 1870). — Voisin et Couyba, *Contribution à l'hist. thérapeutique du chloral* (*Bulletin de Thérap.*, 1870). — Magnaud, *Propriétés physiol. du chloral* (Th. 1871). — Zuber, *Du chloral* (Th. de Strasb., 1871). — Byasson et Follet, *Hydrate de chloral, trichloracétate de soude*, 1871. — Bonnemaison, *De l'abus du chloral*, Toulouse, 1872. — Horand et Puech, *Société de méd. de Lyon*, 1872. — Offret, *Quelques considérations sur le chloral* (Th. 1872). — Oré, *Soc. de chirurgie*, 1872. — Rodolph Arndt, *Arch. für Psych. und Herverkrank.*, Berlin, 1872. — Byasson, *Note sur le sulfhydrate de chloral* (*Ac. des sc.*, 1872; *Dédoublement du chloral sous l'influence combinée de la glycérine et de la chaleur* (*Ac. des sc.*, 1872). — Gubler, *Chloral et chloralisme.* — Manning, *The Lancet*, 1872. — Mauriac, *Chloral dans la syphilis.* — Gubler, *Du chloral en thérapeutique* (*Journ. de pharmacie et de chimie*). — Oré, *Injections intra-veineuses de chloral*, 1873. — Pellissier, *Chloral* (Th. Paris, 1873). — Kirkpatrick Murphy, *Action du chloral hydraté*, 1873. — Bouchut, *Gaz. des hôpitaux*, 1873. — Alvarez Crespo, *Chloral contre la colique néphrétique* (*Courrier médical*, 1873). — Dujardin-Beaumetz et Hirne, *Des propriétés antiputrides et antifermentescibles du chloral* (*Union médicale*, 1873). — Meyer et Haffter, *Répertoire de pharmacie*, 1873. — Gubler, *Commentaires de thérapeutique*, 1874. — Ern. Labbé, *Chloral* (*Dict. encyclopédique des sciences médicales*, 1874). — Lissonde, *Du chloral hydraté*, 1874. — Byasson, *De l'action comparée du chloral et du chloroforme* (*Arch. gén. de médecine*, 1874). — Mering, *Recherches sur les effets des hydrates de chloral et de croton-chloral* (*Arch. für experim. Pathologie*, 1874). — Miquel, *Du chloral* (Th. Paris, 1874). — G. M'Kendrich, *De l'action physiol. comparée des hydrates de chloral, de bromal et d'iodoforme* (*Edinburgh med. Journ.*, 1874). — Vulpian, journal *l'Ecole de médecine*, 1874.—Dujardin-Beaumetz, *Applications externes du chloral* (*Soc. de thérap.*, 1874). — Vulpian, *Bull. de l'Acad. de médecine*, 1874. —Crichton-Brown, *Antagonisme du chloral et de la picrotoxine* (*Brit. Med. Journ.*, 1875. — Musculus et de Mering, *Sur un nouveau corps découvert dans l'urine après l'ingestion de chloral* (*Acad. des sciences*, 1875). — Cl. Bernard, *Leçons sur les anesthésiques et sur l'asphyxie*, 1875. — L. Lefèvre, *Chloral* (Th. de Paris, 1875). — Sée, *Journal de Thérapeutique*, 1875. — Trousseau et Pidoux, *Traité de thérapeutique.* — Lomüller, *Des usages externes du chloral* (Th. de 1876). — A. Frantz, *Empoisonnements par le chloral à faible dose* (*Bull. de Thérap.*, 1877). — F. Franck, *Société de biologie*, 1877. — Troquart, *Contribution à l'étude de l'action physiologique du chloral sur la circulation et la respiration* (Th. de Paris, 1877).

réclame avec tant d'instance, il ne l'obtiendra que par une médication prolongée pendant des semaines, et même des mois entiers. Tels sont les moyens à employer pour combattre l'insomnie. Pour lutter contre les autres symptômes qui résultent de la congestion vive de l'encéphale, adressez-vous au cœur lui-même, c'est-à-dire aux toniques de cet organe. Favorisez les garde-robes et, dans quelques cas enfin, recourez aux émissions sanguines; mais ce point doit être traité entièrement, et je reviendrai sur ce sujet après vous avoir exposé la thérapeutique des troubles locaux, de la poitrine et de l'abdomen.

Congestion du poumon.

Le poumon est un des organes dont la circulation est troublée le plus souvent par les affections mitrales, et dans l'enchaînement des symptômes constituant la maladie du cœur, je vous ai déjà fait voir que la petite circulation était frappée une des premières. C'est là ce qui explique cette fréquence des congestions et des bronchites qui en résultent. Les congestions sont le plus souvent passives, quelquefois cependant elles ont un grand caractère d'acuïté et se compliquent de phénomènes inflammatoires.

Ici, je me propose de ne vous parler que des congestions passives du poumon, qui, vous le savez, et vous le voyez dans votre service, se traduisent par de la gêne respiratoire, par des râles sibilants plus ou moins fins, plus ou moins nombreux, plus ou moins étendus, par une expectoration d'intensité variable, par une toux opiniâtre, et quelquefois par des hémoptysies. Vous devrez diriger votre thérapeutique contre tous ces symptômes, et l'un des moyens les plus actifs que nous

Des révulsifs.

possédions est à coup sûr la méthode révulsive : vésicatoires plus ou moins étendus sur la poitrine ou ventouses sèches en nombre variable sur le thorax, tels sont les moyens dont vous pourrez user.

A propos des ventouses, Junod a inventé un appareil puissant, dont il a vanté l'usage; ce sont ces ventouses qui font un appel si énergique du sang vers la peau, et que vous m'avez vu utiliser dans mon service (1). Malgré les avantages fort réels de ce procédé, je le crois appelé à des applications fort restreintes, et cela résulte principalement de la difficulté de se procurer ces appareils, si on est loin d'une grande ville, et aussi de la douleur vive que déterminent ces mêmes ventouses sur les membres inférieurs. Dans certains cas, après une application prolongée de ces bottes Junod, on a observé des ruptures sanguines dans les masses musculaires ou le tissu cellulaire sous-cutané, et le sang épanché détermine dans ces cas des suppurations et des abcès plus ou moins étendus. Nous avons eu un cas semblable dans notre service. Usez donc simplement des ventouses sèches.

Hémospasie.

(1) La méthode du docteur Junod consiste dans l'application sur les membres de ventouses très-volumineuses; ces ventouses se composent d'un récipient de métal ou de cristal, enveloppant la partie du corps sur laquelle on veut agir, et communiquant par un tube de caoutchouc avec une pompe aspirante munie d'un manomètre. Junod a donné à cette méthode le nom d'*hémospasie* (αἷμα, sang; σπάω, j'attire), et par hémospase il entend l'application d'un appareil hémospasique pendant un temps donné. Suivant leurs degrés, on peut distinguer des hémospases simples ou doubles, des hyperhémospases, des hémospases lipothymiques ou anesthésiques.

Les appareils les plus connus sont ceux qu'on applique sur les jambes, les bottes Junod; mais, grâce à une grande variété dans la forme et la capacité des appareils, l'auteur est parvenu à pratiquer l'hémospasie, soit générale sur tout le corps, sauf la tête (appareil somatique), soit partielle d'un membre, de deux membres, d'une région (hémospasie brachiale, hémospasies scelique, méroscelique, mérique, pelvienne, hémisomatique, péridérique, céphalique, etc.). L'hémospasie brachiale aurait, pour le docteur Junod, beaucoup d'efficacité dans le traitement de certaines affections du cœur et des organes pulmonaires.

Quand on pratique une première hémospasie, il faut que le malade soit couché, et que l'opération ait peu de durée, afin d'éviter les défaillances et les syncopes qui peuvent quelquefois survenir. On renouvelle l'opération dans un temps plus ou moins rapproché. Pour la jambe, l'hémospasie est pratiquée à un quart d'atmosphère (*a*).

(*a*) T. Junod, *Traité théorique et pratique de l'hémospasie*. Paris, 1875.

A côté des moyens locaux qui ont une réelle action dans les congestions passives, prennent place des médicaments qui agissent aussi dans ces cas. Certains d'entre eux ont une double action : ils aident l'expectoration et, par les efforts musculaires qu'ils provoquent, compriment le parenchyme pulmonaire, le pressent, comme on ferait d'une éponge, et chassent ainsi le sang. Les vomitifs, par exemple, donnent ce résultat. L'ipéca agit de cette façon, et je reconnais que, dans certains cas, on peut tirer de bons effets de ce médicament; mais soyez prudents ! les vieillards vomissent avec peine, et chez les cardiaques ces vomissements, pénibles d'ailleurs, entraînent de telles congestions de la face et de l'encéphale, qu'il ne faut pas recourir trop souvent aux vomitifs, de crainte de provoquer des ruptures vasculaires dans le cerveau.

Des expectorants et des vomitifs.

Ipéca.

Tartre stibié.

On a conseillé aussi le tartre stibié. Il s'adresse surtout aux congestions aiguës et aux inflammations du poumon. Je crois que vous devrez être ménagers de ce moyen dans le traitement des maladies du cœur. Mais il est un médicament qui, lui, a une action marquée sur l'élément congestif, médicament dont on fait grand usage à l'étranger, mais qui est peu employé en France : c'est l'aconit (1).

(1) *Aconit*, famille des renonculacées, tribu des helléborées. Variétés nombreuses, parmi lesquelles on remarque : 1° l'*aconitum napellus* (A. napel), à fleurs bleues ; quelques variétés ont des fleurs blanches, roses ou panachées ; 2° l'*aconitum ferox*, découvert par Wallich dans l'Inde, appelé *bish* par les indigènes (fleurs bleues); 3° l'*aconitum lycoctonum* (aconit tue-loup), fleurs jaunes et jamais bleues ; 4° l'*aconitum anthora* (aconit solitaire), fleurs jaunes ; 5° l'*aconitum paniculatum*, fleurs bleu pâle.

Le genre aconit a pour caractères principaux : calice irrégulier, cinq sépales pétaloïdes inégaux, le supérieur en capuchon ; huit pétales dont deux seulement sont développés ; fruit à trois ou cinq follicules acuminés.

L'aconit le plus employé est l'aconit napel (aconit tue-chien), plante vivace, indigène, croissant dans presque toute l'Europe. Les parties dont on fait le plus usage sont les feuilles et les racines.

Racine : épaisse (2 centimètres à peu près), fibreuse, allongée, conique, de 5 à 10 centimètres de long, à radicules nombreuses ; à son côté on trouve

L'oubli ou le dédain dans lequel est tombé l'aconit résulte surtout des mauvaises préparations pharmaceutiques de ce médicament. Le plus souvent, nous employons l'alcoolature de feuilles d'aconit (1), préparation infidèle et qui, même à doses très-élevées, donne des résultats à peine sensibles. Comme l'a montré le docteur Oulmont, dans ses remarquables études sur l'aconit, cette plante possède des propriétés toxiques et thérapeutiques fort différentes selon le lieu où elle a été récoltée et surtout suivant la partie employée. Aconit.

souvent une ou deux racines plus grêles fixées par un pédicule court. Tige : droite, cylindrique, herbacée, de 80 centimètres à 1 mètre. Feuilles : alternes, glabres, déprimées sur la face supérieure, portées par un pétiole long creusé en gouttière ; découpées jusqu'à leur base en cinq lobes subdivisés eux-mêmes en lanières étroites pointues. Fleurs : bleues, disposées en épi terminal ; calice irrégulier; cinq sépales : deux latéraux recouverts par le supérieur disposé en capuchon, deux inférieurs, dont l'un est plus large que l'autre. Corolle : huit pétales, dont six réduits en languettes très-petites. Etamines nombreuses. Ovaire à trois carpelles. Fruit à trois ou cinq follicules acuminés.

L'aconit napel vient dans tous les terrains ; on préfère celui des Vosges à ceux de Suisse, des Pyrénées, du Dauphiné. On doit le récolter peu avant la floraison (Schroff) ou au mois d'octobre (Hepp). On fait sécher, à une douce chaleur et à l'obscurité, les feuilles et les racines, et on les conserve à l'abri de l'humidité. On ne doit employer que les plantes sauvages, et rejeter l'aconit des jardins. La racine contient plusieurs principes chimiques, dont le plus connu est l'aconitine, qu'on en retire dans la proportion de 3 à 4 pour 1 000 ; les feuilles renferment une très-petite proportion d'aconitine et de l'acide aconitique.

(1) *Alcoolature de feuilles d'aconit.* — Feuilles fraîches et sommités d'aconit napel, cueillies au commencement de la floraison, et alcool à 90 degrés, parties égales.

Alcoolature de racines d'aconit. — Racines fraîches d'aconit, 100 grammes, et alcool à 40 degrés, 100 grammes.

L'alcoolature de feuilles est à peu près inerte. On peut la donner à l'homme à la dose de 15 à 20 grammes, sans effets appréciables. L'alcoolature de racine, au contraire, est très-active ; elle ne doit être donnée qu'à doses faibles. Son action, du reste, est quelquefois inégale, irrégulière, à cause de la présence plus ou moins abondante de l'eau de végétation dans les racines.

Pour M. Oulmont, la préparation officinale la plus régulièrement active est l'extrait alcoolique de racines sèches des Vosges ou du Dauphiné. On peut le donner à la dose de 2 à 3 centigrammes par jour et la porter graduellement à 10 et 15 centigrammes. Hirtz préférait aussi l'extrait alcoolique à l'aconitine.

Les Vosges et le Dauphiné paraissent donner l'aconit le plus actif, et la racine semble être la partie qui contient le plus d'alcaloïde.

Si vous administrez ce médicament, ne prenez donc pas l'alcoolature de nos pharmacopées, mais l'alcoolature de racines d'aconit des Vosges, et, tandis que vous prescrirez la première par grammes, la seconde sera donnée par gouttes : vous administrerez l'alcoolature de racines d'aconit à la dose de dix gouttes par vingt-quatre heures, une goutte toutes les heures.

Aconitine. Nous pourrions employer l'aconitine (1) que Duquesnel a ob-

(1) L'aconitine, principe actif de l'aconit, a été découverte par Brandes, étudiée par Geiger et Hesse en 1853, par Von Planta en 1850, qui l'ont obtenue à l'état de masse amorphe brillante, pulvérulente et incolore ; en 1852, Morson a pu la présenter en cristaux, et Groves a obtenu un chlorhydrate, un iodhydrate et un nitrate cristallisés. En 1857, Hübschmann a découvert dans l'aconit napel une substance, dite *napelline*, amorphe, pulvérulente, blanche, soluble dans l'eau, le chloroforme et l'alcool, insoluble dans l'éther et la benzine. Th. et H. Smith ont trouvé un corps qu'ils ont appelé *aconilline*.

L'aconitine la plus usitée est retirée de l'aconit napel ; celle qui est extraite de l'aconit de l'Inde est dite pseudo-aconitine ; toutes deux peuvent être obtenues amorphes ou cristallisées (Groves).

D'après Oulmont, Laborde, l'aconitine varie d'intensité selon la provenance de la racine dont elle a été extraite. Pour le docteur Oulmont, l'aconit des Vosges est le plus régulier dans son action, et on doit le préférer aux aconits de Suisse, des Pyrénées et du Dauphiné, qui sont très-toxiques. Pour le professeur Gubler, ces variétés d'action pourraient dépendre des conditions climatériques différentes qui peut-être amènent des variations dans les principes immédiats et donnent naissance à des alcaloïdes différents.

On trouve dans le commerce diverses aconitines : l'aconitine cristallisée de Duquesnel, les aconitines amorphes de Morson et Hottot (celle que préparait Hepp, à Strasbourg, avait la même égalité d'action), l'aconitine ordinaire du commerce et l'aconitine allemande, qui est vingt ou cinquante fois moins active que les aconitines amorphes.

L'aconitine extraite par Duquesnel, en 1871, de l'aconit napel, est anhydre, et presque insoluble dans l'eau, même à la température de 100 degrés; sa formule est $C^{54}H^{40}AzO^{20}$; elle est inodore, d'une saveur amère, cristallisée en plaques rhombiques et hexagonales ; son action physiologique se traduit par une sensation de picotement et de fourmillement qui se développe principalement au pourtour de la langue (Duquesnel). Elle est de beaucoup la plus active des aconitines ; ainsi Duquesnel, expérimentant sur

tenue cristallisée; mais ce médicament est tellement actif (on ne peut quelquefois en donner au maximum que 2 milligrammes), que je crois qu'il est préférable de se servir des préparations de la plante, tout en reconnaissant les irrégularités qui peuvent résulter du mode préparatoire employé..

Dans certaines circonstances, il faut non pas tant calmer la congestion que les conséquences de ce trouble vasculaire entraînant à sa suite une expectoration plus ou moins abon-

un animal, sur un moineau, a vu que, en injectant sous la peau un demi-milligramme de substance dissoute dans deux gouttes d'eau très-peu acidulée, la mort arrivait : par l'aconitine cristallisée, en une minute ; par l'aconitine du Codex (Hottot), en quinze minutes ; par l'aconitine allemande (de Merck), en une heure quinze minutes ; par l'aconitine française (du commerce), en deux heures ; et par la napelline (Hübschmann), on obtient un sommeil profond, non suivi de mort.

Duquesnel conseille d'employer l'azotate d'aconitine, sel bien cristallisé et facile à préparer. M. Oulmont en a fait usage en pilules ou granules d'un quart ou d'un demi-milligramme ; Gubler l'a donné en injections sous-cutanées, en débutant par un demi-milligramme.

Gubler recommande, si on donne l'aconitine par la voie stomacale, de l'administrer à jeun, afin que, l'absorption se faisant rapidement, la substance médicamenteuse, éminemment altérable, n'ait pas le temps de se détruire.

L'aconitine du Codex se donne à la dose de 5 décimilligrammes et on peut aller, en quelques jours, graduellement, avec prudence, à la dose de 2 à 3 milligrammes ; les granules d'aconitine de Hottot sont à 5 décimilligrammes ; les granules de nitrate d'aconitine de Duquesnel sont à un demi-milligramme (*a*).

(*a*) Steinacher, *Sur l'aconit napel* (*Journ. gén. de méd*, 1800). — Pereira (Jon.), *Sur les effets physiologiques de l'aconitum ferox* (*Bull. des sciences méd.*, 1831). — Flemming, *An inquiry into the phys. and med. properties of the aconit*, London, 1843. — Degland, *Observ. sur des empoisonnements par la teinture d'aconit napel* (*Journ. gén. de méd.*, 1830). — Tessier, *Gazette médicale de Lyon*, 1850. — Hirtz, *Etudes cliniques sur la valeur des extraits les plus usités. Extraits d'aconit, de belladone*, etc. (*Bull. de Thérap.*, 1861). — Liégois et Hottot, *Action de l'aconitine sur l'économie animale* (*Journal de Brown-Séquard*), 1861. — Marrotte, *Note sur l'alcoolature d'aconit contre la métrorrhagie* (*Bull. de Thérap.*, 1862). — Hottot (E.), *De l'aconitine et de ses effets physiologiques* (Th. de Paris, 1863). — Hahn, *Essai sur l'aconit* (Th. de Strasbourg, 1864). — Gubler, *Recherches sur l'action thérapeutique de l'aconitine* (*Bull. de thérap*, 1864). — Reveil, *Des préparations d'aconit et de son influence fâcheuse sur la pratique médicale* (*Bull. de Thérap.*, 1864). — Hirtz, *Aconit* (*Dictionn. de médecine et de chirurgie pratiques*, 1864). — Gréhant et Duquesnel, *Revue scientifique*. — Leven, *Société de biologie*. — Baillon, *Histoire des plantes*. — Duquesnel, *De l'aconitine cristallisée*, 1872. — Guillaud, *De l'aconit et de l'aconi-*

dante. Or, en agissant sur la muqueuse pulmonaire et en modifiant sa sécrétion, on soulage le cardiaque qui présente des complications pulmonaires.

Les modificateurs de la sécrétion bronchique sont de deux ordres : les expectorants proprement dits et les balsamiques.

Du kermès. J'ai déjà parlé de l'ipéca et du tartre stibié, je n'y reviendrai pas. Le kermès a été conseillé en pareil cas. Malgré les avantages attribués au kermès, c'est un médicament dont j'use rarement, suivant en cela la pratique de mon maître Béhier. J'ai vu souvent, en effet, le kermès, même à petites doses, produire des fatigues d'estomac et de la diarrhée, sans effets favorables du côté du poumon. Vous ferez bien de vous limiter dans l'usage de ce médicament, dont on use et abuse, et je crois que vous tirerez un meilleur parti des balsamiques.

Des balsamiques. Le bourgeon de sapin, la térébenthine, le tolu, voilà les moyens auxquels vous aurez recours. Cependant, à ces baumes et résines, je préfère de beaucoup le baume de copahu, qui, pour moi, est l'un des plus puissants modificateurs de la sécrétion bronchique. En ville, dans votre clientèle, vous rencontrerez contre ce médicament des préjugés faciles à comprendre ; aussi serez-vous obligés de dissimuler ce baume, surtout chez les dames, sous un nom spécial.

Voici comment je procède : je prescris des capsules balsamiques, constituées par du goudron et du copahu, de sorte qu'il y ait 0,50 de copahu pour 0,25 de goudron dans une capsule. Le goudron a l'avantage de pallier efficacement les rapports nidoreux spéciaux que provoque le copahu. De plus, il rend ce

tine (Th. de Montpellier, 1874). — J. de Molènes, *De l'aconitine cristallisée et de son azotate* (Th. de Paris, 1874). — Franceschini, *Action physiologique et thérapeutique de l'aconitine* (Th. de Paris, 1875). — Duquesnel, *Etude clinique et pharmacologique sur l'aconitine cristallisée et les préparations d'aconit.* — Oulmont, *De l'aconit, de ses préparations et de l'aconitine* (*Académie de médecine* et *Gazette hebdomadaire,* 1877). — Laborde, *Société de biologie.* — Flückiger, D. Hanbury et de Lanessan, *Histoire des drogues d'origine végétale,* 1878 (traduction par de Lanessan).

médicament plus tolérable pour l'estomac, s'oppose, dans une certaine limite, à la diarrhée souvent provoquée par le baume de copahu, et, de plus, permet de le formuler sans inconvénient.

Usez donc de ces capsules balsamiques, donnez-les à la dose de 4 à 8 par jour. Sous leur influence, vous verrez se modifier heureusement l'expectoration; les crachats seront moins abondants et se détacheront plus facilement; ces résultats, vous avez pu, du reste, les constater maintes fois dans nos salles.

Les sirops (1) qui ont pour base les baumes et les résines pourront vous être utiles; ces sirops de goudron, de térébenthine, de tolu, de bourgeon de sapin... vous serviront, du reste, surtout à édulcorer les tisanes usitées, les tisanes dites pectorales. Elles sont nombreuses, et je ne puis vous les indiquer toutes.

Vous vous servirez indistinctement de l'hysope, du lierre terrestre, du polygala, de la capillaire, etc., etc. Vous savez mon opinion sur les tisanes; elles n'ont, d'après moi, qu'une

Tisanes pectorales.

(1) Les bourgeons de sapin (*gemmæ abietis*) proviennent ordinairement du *pinus picea* (conifères, abiétinées); leurs propriétés médicinales sont dues à la matière résineuse et à la térébenthine que contiennent leurs écailles.

On les prescrit, comme expectorant, en infusion, à la dose de 20 grammes pour un litre d'eau; et en sirop, pour édulcorer les tisanes. Voici la formule des sirops employés dans le même but : sirop de bourgeons de sapin, sirop de térébenthine, sirop de goudron, sirop de Tolu.

Sirop de bourgeons de sapin :

Bourgeons de sapin.....	100
Alcool à 60 degrés.......	100
Eau....................	1000
Sucre..................	Q.S.

Sirop de térébenthine :

Térébenthine des Vosges (*abies pectinata*).......	1
Sirop de sucre..........	10

Dose de 20 à 100 grammes.

Sirop de goudron :

Eau de goudron du Codex.	525
Sucre blanc.............	1000

Préparation peu active. Doses: *ad libitum.*

Sirop de Tolu (Codex) :

Baume de tolu sec (*myrospermum toluiferum*)....	1
Eau commune..........	10
Sucre blanc (*saccharum officinarum*)...........	Q.S.

Doses : *ad libitum.*

valeur bien secondaire ; mais leur usage ne présente pas d'inconvénient, et en les prescrivant vous pourrez céder, sans préjudice pour le malade, aux préjugés qu'il a le plus souvent sur l'action curative énergique des simples et des tisanes; croyance profondément enracinée dans le monde, et qui fait que tel médecin, en effet, a établi sa réputation par la connaissance et le choix des tisanes ordinaires, tandis que tel autre est dit incapable parce qu'il n'a pas su prescrire ou varier ces préparations inoffensives.

De la toux.

La toux est souvent une complication pénible de cette congestion passive du poumon, surtout si à la congestion se joint de l'œdème. Vous devrez traiter cette toux, en diminuer l'intensité, et là encore les moyens thérapeutiques sont nombreux et puissants.

Je vous ai déjà parlé de la réserve que vous devez avoir pour l'opium, chez les malades porteurs d'affection mitrale; je vous ai montré le danger de ce médicament; mais cette exclusion n'est pas complète, et en l'associant à un autre médicament, en le donnant à doses faibles, vous pourrez employer l'opium et ses dérivés contre la toux.

Des pilules de cynoglosse.

Parmi les préparations opiacées, celle que je considère comme la meilleure pour obtenir le calme de la toux, ce sont les pilules de cynoglosse (1). On dirait, en effet, que la multi-

(1) Pilules de cynoglosse. Elles ont la formule suivante (Codex fr.) :

Extrait d'opium..........	0g,020
Semences de jusquiame (*hyoscyamus niger*).......	0 ,020
Ecorce de racine de cynoglosse (*cynoglossum officinale*)..................	0 ,020
Myrrhe (*balsamodendron myrrha*)................	0 ,030
Oliban (*boswellia serrata*).	0 ,024
Safran (*crocus sativus*)....	0 ,006
Castoreum (*castor fiber*)..	0 ,006
Mellite simple............	0 ,070

Pour une pilule. Doses : 2 à 4 pilules.

Bouchardat a proposé les pilules suivantes :

Sulfate de morphine..	1 gr.
Essence d'eucalyptus.	10 gouttes.
Atropine............	5 centigr.
Miel................	Q.S.

Pour 100 pilules.

Chaque pilule contient 1 centigramme de morphine et un demi-milligramme d'atropine.

plicité des éléments qui entrent dans ce remède modifie d'une façon heureuse l'opium et calme ses effets du côté du cerveau. Vous userez soit de la formule du Codex, soit de la modification qu'y a apportée Bouchardat. Vous donnerez une ou deux pilules de 0,10 à 0,20.

Eau de laurier-cerise.

N'oubliez pas non plus que l'eau de laurier-cerise (1) peut calmer la toux avec avantage, surtout si vous donnez cet hydrolat dans du lait. Vous prescrirez, par exemple, une à trois cuillerées à café d'eau de laurier-cerise par jour, dans une à trois tasses de lait chaud et sucré. Vous pourrez aussi vous servir du sirop de morphine ou du sirop de belladone pour calmer la toux.

De l'hémoptysie.

Il est enfin un accident fréquent dans les maladies mitrales, et qui accompagne souvent es congestions passives du poumon : c'est l'hémoptysie, symptôme très-effrayant pour le malade et qui nécessite souvent un traitement fort actif. Je ne puis pas ici vous exposer le traitement complet de l'hémoptysie ; lorsque j'aborderai devant vous la thérapeutique des maladies du poumon, je m' occuperai de ce sujet

(1) Laurier-cerise (*prunus laurocerasus*), rosacées - amygdalées. On emploie les feuilles, qui contiennent de l'acide cyanhydrique et une huile volatile. C'est à l'époque de la floraison qu'on doit récolter ces feuilles, car c'est à ce moment qu'elles sont le plus riches en principes actifs.

L'eau de laurier-cerise se prépare de la façon suivante :

Feuilles de laurier-cerise, fraîchement incisées et contuses	10
Eau	40

Distillez pour obtenir 15 de produit ; agitez fortement l'eau distillée pour favoriser la dissolution de l'huile ; filtrez.

Cette eau est d'autant plus forte qu'elle est plus récente. Elle diffère aussi selon qu'elle est filtrée, c'est-à-dire débarrassée de son huile essentielle, ou selon qu'elle n'a pas été filtrée. Dans le premier cas, on peut la prescrire à haute dose, par onces ; dans le second cas, elle est vénéneuse à la dose de 4 à 8 grammes. Le Codex recommande de filtrer l'eau préparée, elle contient 0,055 pour 100 d'acide cyanhydrique, mais elle perd beaucoup de sa force surtout si on la laisse dans un flacon mal bouché.

On évitera de prescrire, en même temps que cette eau distillée, un sel de mercure, le calomel, par exemple, qui formerait un sel, un cyanure de mercure, très-vénéneux.

et je le traiterai en entier. Je dois cependant vous donner quelques indications importantes. A côté des médicaments acides, à côté des astringents et au-dessus d'eux, vous placerez un corps donnant dans les hémorrhagies d'heureux résultats : c'est l'ergot de seigle (1). Vous vous servirez plus

Ergot de seigle

(1) *Ergot de seigle.*—L'ergot est un champignon du groupe des pyrénomycètes, qui se développe sur un grand nombre de graminées ; mais l'ergot employé en pharmacie est recueilli presque exclusivement sur le seigle (*secale cornutum*).

D'après Wiggers, l'ergot de seigle contient : huile fixe particulière, matière grasse cristallisable, cérine, fougine, osmazôme végétale, matière sucrée, extractif gommeux avec matière colorante rouge, albumine, perphosphate de potasse, phosphate de chaux avec traces de fer et silice, et ergotine, qui serait une substance résinoïde, d'un brun rouge, d'un goût amer, beaucoup plus puissante que l'ergot ; d'après Winckler, il y a aussi du formiate de propylamine.

D'après Wenzell (1864), l'ergot de seigle contient deux alcaloïdes particuliers, solubles dans l'eau, à réaction alcaline, l'*ecboline* et l'*ergotine*. L'ecboline, plus active que l'ergotine, donne un composé insoluble avec un chlorure mercurique. Les deux bases de l'ergot (Wenzell) sont combinées avec l'acide ergotique, corps volatil donnant des sels cristallisables.

On a retiré de l'ergot : un sucre nommé mycose, dextrogyre, cristallisant en octaèdres rhombiques (Mitscherlich) 0,1/100 ; de la mannite (Mitscherlich et Friedler), de la cholestérine (Schoonbroodt, 1866, et Ludwig, 1869), de l'acide lactique (Schoonbroodt).

L'huile d'ergot, regardée par Wright et Hooker comme vénéneuse, est d'un goût un peu âcre, soluble dans l'alcool, l'éther et les alcalis ; elle agit sur l'utérus comme l'ergot lui-même, d'après Wright, Pereira et Bonjean.

Pour le professeur Gubler, c'est à cette huile, à la propylamine ou secaline (Winckler) et à l'ergotine (Wiggers) que l'ergot doit ses propriétés convulsivantes.

Traité par un alcali, l'ergot ou son extrait alcoolique donne des matières albuminoïdes, de l'ammoniaque et des bases ammoniacales, de la méthylamine (Ludwig et Stahl), de la triméthylamine (Manassewitz et Wendel) ; la présence de ce dernier corps expliquerait les quelques succès obtenus avec ce médicament dans les rhumatismes articulaires aigus (Dujardin-Beaumetz).

Bonjean, pharmacien à Chambéry, a préparé en 1840 un extrait de seigle ergoté, qu'il a appelé *ergotine*, mais qui diffère complétement de l'ergotine de Wiggers.

Cette préparation, qui est un extrait par l'eau repris par l'alcool, est moins active que l'ergot lui-même, mais a l'avantage d'être soluble dans l'eau et l'alcool.

L'ergotine malheureusement n'est pas un agent auquel on puisse toujours se fier ; il est infidèle et incertain. Comme l'a montré P. Carles dans un travail publié dans le *Répertoire de pharmacie*, avril 1878, cela tient à ce que ce médicament n'est pas préparé de la même façon dans toutes les officines et qu'il n'a pas une composition toujours uniforme. Expé-

particulièrement de l'extrait hydro-alcoolique auquel on a donné le nom impropre d'*ergotine*, nom qui ferait croire à la présence d'un alcaloïde, qui n'existe pas; car, à l'inverse des alcaloïdes, il faut donner deux fois plus d'ergotine que d'ergot pour obtenir le même résultat. Ergotine.

Mais, une autre remarque importante au point de vue de l'administration de ce médicament, c'est que le suc gastrique paraît neutraliser, dans de notables proportions, l'action de l'ergotine; de sorte que si, par exemple, on donne par l'estomac jusqu'à 4 à 6 grammes par jour, il suffit de quelques centigrammes, injectés sous la peau, pour obtenir des effets tout aussi intenses. Vous préférerez donc la voie hypodermique. Vous injecterez, par exemple, 1 gramme de la solution conseillée par Moutard-Martin, et qu'il formule ainsi :

℞ Ergotine	2	grammes.
Glycérine neutre	15	—
Eau	15	—

Ces injections sont quelquefois suivies d'irritation légère, et, à coup sûr, la préparation hydro-alcoolique d'Yvon (1) me paraît préférable à l'ergotine dite de Bonjean. Dans les essais de ces deux substances faits dans le service, nous avons tou-

rimentant sur diverses ergotines prises chez des fabricants et chez des pharmaciens de Bordeaux, Carles a dressé le tableau suivant, qui permet de bien constater cette variabilité du médicament :

Nos	Eau d'hydratation.	Cendres.
1	17,30	10,30
2	19,00	5,80
3	18,05	10,80
4	12,50	12,10
5	»	11,37
6	11,50	16,60
7	15,10	indéterminé.
8	18,35	Id.
9	9,50	5,25

	Solubilité dans l'alcool (à 70 pour 100) d'ergotines également hydratées.	Solubilité dans l'eau distillée (pour 100).
1	77,45	97,45
2	95,00	92,00
3	63,50	99,70
4	74,10	98,75
5	88,80	98,00
6	68,25	99,30
7	98,30	99,00
8	84,20	98,45
9	99,80	98,10

Les six premiers numéros ont été pris chez des fabricants, le reste chez des pharmaciens de Bordeaux.

(1) L'extrait hydro-alcoolique

jours constaté que, tandis que l'ergotine d'Yvon n'a jamais amené d'accidents locaux en injection, celle des hôpitaux détermine souvent des indurations plus ou moins volumineuses et plus ou moins persistantes.

Ergotinine. Vous me voyez aussi, dans le service, user dans ces cas, avec succès, du nouvel alcaloïde que Tanret a tiré de l'ergot de seigle, l'ergotinine (1). Nous administrons cette

d'Yvon est un liquide d'une couleur ambrée, précipitant abondamment par les réactifs des alcaloïdes et représentant un poids égal à celui de l'ergot. On l'obtient de la façon suivante : « On commence par pulvériser grossièrement le seigle ergoté et par le priver de son huile fixe au moyen du sulfure de carbone; on fait ensuite sécher, à air libre et à l'abri de la lumière, jusqu'à disparition totale de l'odeur du dissolvant; on introduit cette poudre dans un appareil à déplacement et on l'épuise à froid par l'eau distillée, renfermant 4 millièmes d'acide tartrique. On chauffe ce liquide de façon à coaguler les matières albuminoïdes et on le réduit, au bain-marie, au tiers de son volume environ; on laisse refroidir et on filtre. On met alors digérer avec un léger excès de carbonate de chaux précipité, de façon à saturer l'excès d'acide tartrique; on évapore en consistance sirupeuse et l'on précipite par l'alcool à 90 degrés. On filtre de nouveau, après refroidissement, on décolore au moyen du noir animal lavé; on filtre de nouveau, on fait dissoudre dans le liquide 15 centigrammes de salicylate de soude par 100 grammes de seigle; on complète avec de l'eau distillée, renfermant un quart de son poids d'eau de laurier-cerise, de façon à obtenir un liquide de poids égal à celui du seigle employé; on laisse déposer quelques jours dans un endroit frais et tranquille, on décante et l'on répartit la liqueur dans de petits flacons. » Telle est la manière de procéder de M. Yvon. Le liquide peut être concentré de façon à ce que 1 gramme représente 2 grammes et plus d'ergot.

M. Dujardin-Beaumetz s'est souvent servi, pour injections hypodermiques, de la solution suivante :

Extrait d'ergot d'Yvon.....	$1^{g},20$
Eau	8 ,80

D'autres solutions sont employées en injections sous-cutanées. Ainsi, Moutard-Martin use de la suivante, pour combattre les métrorrhagies :

Extrait hydro-alcoolique d'ergot des hôpitaux.........	2 gr.
Eau.....................	15
Glycérine.................	15

On injecte 1 gramme à $1^{g},50$, c'est-à-dire de 6 à 10 centigrammes de l'extrait d'ergot du Codex.

Bucquoy emploie celle-ci :

Extrait d'ergot de Bonjean.	2 gr.
Glycérine	30

Luton (de Reims) a conseillé la teinture alcoolique, au cinquième, d'ergot, qu'il administre en injection hypodermique à la dose de 1 à 4 grammes.

(1) Tanret, de Troyes, a retiré de l'ergot de seigle l'*ergotinine* $C^{70}H^{40}Az^{2}O^{12}$, alcaloïde incolore et cristallisable, et une substance volatile à la tempéra-

ergotinine soit en sirop par la bouche, soit en solution par la voie hypodermique. Les résultats obtenus par Molé et Solmon (de Troyes) et par moi-même dans la cure des hé-

ture ordinaire, ressemblant au camphre. Il a, dans une communication à l'Académie des sciences (avril 1878), décrit son nouveau procédé d'extraction, qui lui permet de tirer, de 1 kilogramme d'ergot récent, 1g,20 de produit, dont un tiers d'ergotinine cristallisée.

Voici le procédé : l'ergot de seigle finement pulvérisé est épuré par l'alcool à 95 degrés et l'alcoolature additionnée de soude caustique jusqu'à réaction franchement alcaline. On distille au bain-marie. Le résidu est agité avec une grande quantité d'éther, puis la liqueur éthérée est privée par l'eau d'un savon qu'elle avait dissous. Après séparation de la partie aqueuse fortement colorée, l'éther chargé d'alcaloïde est agité avec une solution d'acide citrique, et la solution de citrate d'ergotinine lavée à l'éther est décomposée par le carbonate de potasse en présence d'éther, qui s'empare de l'alcaloïde mis en liberté. On décolore au charbon animal bien lavé la solution éthérée d'ergotinine, puis on la met à distiller. Quand la liqueur commence à se troubler, on la verse dans une éprouvette bouchée et placée à l'obscurité dans un lieu frais ; le lendemain le vase est tapissé de cristaux d'ergotinine. Une nouvelle concentration donne encore quelques cristaux. Enfin on distille à siccité et on obtient un résidu spongieux légèrement coloré en jaune.

La quantité d'ergotinine qui ne cristallise pas, l'ergotinine amorphe, ne serait pour l'auteur qu'une modification moléculaire de l'ergotinine cristallisée, dans laquelle elle se transforme avec la plus grande facilité. Si on expose au soleil, même sur le mercure, une solution alcoolique incolore d'ergotinine cristallisée, elle se colore très-rapidement. La quantité d'ergotinine cristallisée qu'on en peut retirer s'affaiblit ; puis, la coloration augmentant, l'ergotinine amorphe disparaît à son tour et la liqueur passe du jaune clair au vert de plus en plus foncé et devient enfin brune : alors tout l'alcaloïde s'est résinifié.

Pour l'auteur, 1 milligramme d'ergotinine correspond à 1 gramme d'ergot.

Tanret a préparé un sirop d'ergotinine et une solution pour injections sous-cutanées, dont voici les formules:

1° Sirop :

Ergotinine...............	0g,10
Acide lactique............	0 ,10
Alcool....................	1 cc.
Sirop de fleur d'orange, q. s. pour..................	1 kilog.

Une cuiller à café contient un demi-milligramme d'ergotinine.

2° Solution pour injections hypodermiques :

Ergotinine...............	0g,20
Acide lactique..........	0 ,20
Alcool..................	2 cc.
Eau de laurier-cerise....	20 cc.
Eau distillée, q. s. pour.	100 cc.

1 centimètre cube (ou 1 gramme environ) contient 2 milligrammes d'ergotinine.

Dujardin-Beaumetz a expérimenté ces injections, et a constaté que l'alcaloïde, si on dépasse la dose de 5 milligrammes, détermine des coliques et des vomissements ; il diminue les hémorrhagies, mais l'action n'est pas immédiate ; elle se produit

morrhagies, tout en étant très-favorables, ont encore besoin de se généraliser pour que nous sachions si nous devons désormais substituer cet alcaloïde au seigle ergoté.

On peut encore donner le perchlorure de fer en potion, ou, comme Duboué (1), employer le sulfate de quinine. Dans quelques cas, enfin, vous conseillerez l'ipéca et même des émissions sanguines. Ce dernier point nous arrêtera quelques instants, et je vais aborder devant vous l'étude des saignées locales ou générales dans la thérapeutique des maladies du cœur.

Des émissions sanguines.

Les émissions sanguines ont été très-vantées dans le traitement des affections cardiaques ; on espérait par là, ou bien dégager, comme on le disait, le ventricule du sang trop abondant qu'il contenait, et favoriser ainsi les contractions

dans les douze ou vingt-quatre heures qui suivent l'injection (*Soc. de Thérap.*, février 1878).

Laborde (*Soc. de Biol.*, mars 1878) a fait des expériences sur les diverses ergotines et sur l'ergotinine Tanret ; il a remarqué qu'après l'injection dans l'oreille d'un lapin de 1 centigramme d'ergotinine ou 1 gramme d'ergotine Bonjean, on voit se produire dans cette oreille un commencement d'anémie réduisant les vaisseaux à leur minimum, et en même temps un abaissement de la température d'au moins 4 degrés. Les mêmes phénomènes se produisent si on fait l'injection après la section du grand sympathique. Laborde conclut de ses expériences que c'est plutôt sur la fibre musculaire que sur le système nerveux qu'agit l'ergot de seigle.

Budin et Galippe ont fait aussi des expériences avec le sirop et l'ergotinine Tanret, et ils ont remarqué que 8 milligrammes d'ergotinine Tanret administrés en sirop, à des chiens, n'ont eu aucun effet apparent ; 30 milligrammes en injection sous-cutanée ont été aussi sans résultats ; avec 80 milligrammes, il y a eu abaissement de la température (de 39 degrés à 38°,6), des vomissements, des coliques ; 105 milligrammes (en sirop) ont amené la mort après un certain nombre d'heures, avec abaissement considérable de la température. Sur le lapin, avec 4 milligrammes en injection sous-cutanée, léger abaissement de la température ; avec 60 milligrammes, mouvements convulsifs, puis paralysie et abaissement très-grand de la température (39 degrés à 31°,3) et mort au bout de quatre heures (*Soc. de Biologie*, 9 mars 1878).

(1) Sur vingt malades atteints d'hémoptysie, un seul cas aurait résisté au sulfate de quinine, et sur dix malades ayant des hémorrhagies diverses, un seul cas de métrorrhagie n'a pas cédé à ce traitement. (Duboué, *De quelques principes fondamentaux de la thérapeutique.*)

du muscle cardiaque, ou bien encore on comptait sur ce moyen pour s'opposer à une hypertrophie graduelle du ventricule; mais l'examen attentif des faits a bien vite démontré que la saignée n'avait, au point de vue du relèvement des fonctions du cœur, qu'une action passagère.

Influence de la saignée sur les maladies du cœur.

On sait bien aujourd'hui qu'à mesure qu'une certaine quantité de sang est retirée de la masse sanguine, elle se reproduit presque immédiatement, non pas en qualité, c'est vrai, mais en quantité; c'est-à-dire que de l'eau vient compenser la perte de sang. Quant à avoir une action sur l'hypertrophie, c'est encore là une grande erreur que les recherches de Valsalva ont introduite en thérapeutique, et déjà je vous ai dit que traiter l'hypertrophie serait une chose des plus nuisibles, puisque c'est grâce à elle que se maintient la circulation.

Mais si la saignée n'a pas d'action directe sur l'hypertrophie, elle produit, à coup sûr, une modification du liquide sanguin, de l'anémie et de l'hydrémie. Ces altérations du sang amènent des battements de cœur, des troubles cardiaques manifestes, et je n'ai qu'à vous signaler, à cet égard, les palpitations des anémiques après des pertes de sang prolongées, pour que vous compreniez facilement que ces nouvelles conditions locales du cœur sont défavorables; vous les éviterez donc dans les maladies mitrales comme augmentant le travail inutile du cœur. Aussi, dans ces cas, malgré les succès d'Albertini, Valsalva, Corvisart, Broussais, Andral, repoussez presque formellement la saignée de la thérapeutique des maladies organiques du cœur, comme présentant plus d'inconvénients que d'avantages réels; je dis, dans les affections organiques seules, car, dans les maladies inflammatoires, on peut tirer de ce moyen certains avantages.

Cette exclusion des émissions sanguines dans le traitement des affections cardiaques n'est cependant pas absolue, et, malgré ma répugnance à ouvrir la veine d'un cardiaque, je reconnais qu'il y a certaines conditions dans lesquelles on doit pratiquer cette opération : c'est lorsqu'il y a asphyxie imminente.

Indications de la saignée.

Dans les cas de congestion pulmonaire intense, lorsque le malade a la face cyanosée, bleuâtre, le pouls à peine perceptible, lorsque vous comprenez que, si cet état se prolonge, la mort va arriver, et arriver rapidement, dans ces cas, dis-je, en présence d'un homme jeune, et chez lequel ces accidents paraissent être, non la phase ultime de la maladie du cœur, mais un événement imprévu, n'hésitez pas : saignez.

Sous l'influence de la phlébotomie, l'amélioration se montre vite, le pouls reprend de la force, la circulation se rétablit dans le poumon engoué, et le lendemain vous constatez un mieux notable. Mais ce nouvel état est trompeur, et si vous n'instituez pas une médication énergique pour empêcher le retour des accidents, bientôt l'amélioration fera place à une aggravation, tenant aux nouvelles conditions dans lesquelles se trouve le malade après l'émission sanguine.

Dans d'autres cas, il y a une congestion céphalique intense; pratiquez encore la saignée, soit du bras, soit d'une des veines de la face, la temporale ou la jugulaire ; quelquefois vous dégagerez ainsi le cerveau. Mais là encore soyez réservés, et en présence de cas semblables n'oubliez pas que la saignée doit être gardée pour les cas graves, ultimes, et que souvent le malade paye bien cher cette amélioration factice qui fait place au bout de quelques jours à une aggravation des symptômes généraux.

Les saignées locales sont moins dangereuses. On a conseillé d'appliquer des ventouses scarifiées sur la poitrine pour combattre la congestion due aux maladies du cœur et de poser des sangsues aux mastoïdes pour atténuer les effets de la congestion encéphalique. On a employé aussi les mêmes moyens du côté de l'anus, dans le but de parer à la congestion mécanique de la veine porte; mais cette méthode est peu usitée aujourd'hui, et s'adresse plus aux phénomènes inflammatoires proprement dits qu'aux congestions mécaniques et passives.

Au point de vue des maladies chroniques, et surtout des maladies du cœur, n'oubliez jamais que la saignée n'est qu'un moyen palliatif, pouvant donner quelquefois d'excellents résultats immédiats, mais en affaiblissant le malade. Chez nos pères, il est vrai, c'était assez l'usage de voir les cardiaques réclamer tous les ans une saignée, mais c'était là une pratique mauvaise. Vous ne devrez, en effet, saigner que dans certains cas spéciaux et vous réserver, même dans les circonstances les plus favorables, pour des faits exceptionnels.

Congestion du foie.

Le foie, comme le poumon, comme le rein, peut se congestionner. Déjà, à l'occasion des épanchements abdominaux, je vous ai parlé de la congestion passive du foie et de cette altération particulière décrite sous le nom de *cirrhose cardiaque*. Je vous ai rapidement tracé la différence qui sépare cet état particulier de la cirrhose vraie et je vous ai montré, au point de vue anatomo-pathologique, le peu d'analogie qui existe entre le foie pigmenté et le foie scléreux.

Cette congestion hépatique, phénomène très-fréquent dans les affections cardiaques, est un des signes les plus manifestes de la non-compensation. On voit, avec l'œdème des extrémités, le malade se plaindre de douleurs plus ou moins vives dans la région hépatique; la percussion démontre une augmentation de volume de l'organe; les matières colorantes de la bile ou du sérum s'accumulent dans le sang et on peut alors constater la présence de l'ictère par la coloration jaune des conjonctives et la présence du pigment biliaire dans les urines.

Que ferez-vous pour combattre cette congestion souvent pénible et douloureuse ? Vous userez de moyens analogues à ceux employés contre les hypérémies du poumon, c'est-à-dire des révulsifs, des vésicatoires. Monneret vantait, avec raison, les révulsifs dans la congestion du foie, et j'ai toujours tiré bon parti de ce moyen thérapeutique. Mais, pour obtenir ces résultats, il faut que le vésicatoire soit d'une grande dimension et, dans ce cas, vous n'oublierez pas de le faire couvrir de camphre pour éviter les accidents du côté de la vessie.

A l'intérieur, vous prescrirez en même temps certains médicaments qui ont la propriété de décongestionner le foie : les purgatifs salins (eau de Pullna, Birmenstorff, Hunyadi-Janos, etc.), ou bien encore le calomel, comme agissant directement sur l'organe malade.

Congestion du rein.

Nous allons voir maintenant que, de même que le foie, le rein se congestionne passivement sous l'influence des troubles mécaniques circulatoires dus à l'altération mitrale.

Mais les symptômes sont tout différents ; tandis que dans le premier cas nous constations de l'ictère et les lésions plus ou moins profondes qui caractérisent la cirrhose, ici, au contraire, nous observons deux périodes dans la congestion des reins : d'abord la distension passive des veines rénales, d'où gêne au libre fonctionnement des glomérules et diminution plus ou moins grande de la sécrétion urinaire ; puis, si la congestion continue ses progrès, il se produit une altération plus ou moins notable dans la structure du rein, altération qui se traduit par le passage de l'albumine dans les urines.

Nous avons vu que la première période, c'est-à-dire la diminution de la sécrétion urinaire, était surtout combattue par la digitale ; nous avons montré aussi que c'était par la quantité même d'urine rendue qu'on pouvait juger de l'action de ce médicament sur la circulation, et que lorsque la digitale agit, elle provoque toujours une diurèse plus abondante. Vous le savez, c'est là le triomphe de l'action diurétique de la digitale ; je n'y reviendrai pas, vous priant de vous reporter à ce que nous avons dit déjà sur les diurétiques.

Abordons le second point : altération profonde du rein, se traduisant par la présence de l'albumine dans les urines. Comme le démontrent les divers travaux sur la diète lactée et principalement les travaux de Jaccoud, on sait que le lait est non-seulement un des meilleurs diurétiques, mais encore un des médicaments agissant le mieux dans la cure de l'albuminurie. Aussi ne serez-vous pas étonnés de me le voir conseiller ici. C'est, en effet, un moyen thérapeutique précieux, qui remplit les trois conditions suivantes : il s'oppose aux pertes incessantes d'albumine ; il est diurétique ; enfin, il soutient le malade.

Il existe d'autres moyens de combattre l'albuminurie, mais je ne puis les exposer entièrement ici, sans aborder la question générale du traitement de cette affection ; or, c'est là un sujet très-vaste, et qui exigera plus d'une leçon, quand nous l'exposerons ; permettez-moi donc de ne pas insister davantage sur cette partie du traitement.

Comme vous le voyez, messieurs, j'ai passé en revue, devant vous, successivement les différentes médications que nécessite la cure des troubles locaux apportés par les maladies mitrales ; je vous ai montré les moyens propres à combattre la paresse du cœur, si l'affection n'est pas compensée, et je vous ai exposé les règles diététiques présidant au traitement de ces affections, lorsque le muscle suffit à sa tâche.

Par cet ensemble, vous pouvez constater que l'arsenal du médecin est vaste et riche, que ses armes sont puissantes, mais aussi que, pour obtenir les effets désirables, il faut savoir surtout manier ces divers médicaments à leur temps et à leur heure. En suivant ces préceptes, vous verrez que dans ces redoutables affections, malgré l'implacabilité même des lésions mitrales, les efforts du thérapeute sont souvent couronnés de succès ; vous verrez aussi que le praticien peut quelquefois produire une sorte de résurrection et que, dans les cas mêmes où l'affection est au-dessus des ressources de l'art, il parvient encore à soulager le malade.

Dans la prochaine leçon, messieurs, je vous exposerai comment doit être dirigé le traitement des affections aortiques.

SEPTIÈME LEÇON

TRAITEMENT DES LÉSIONS DE L'ORIFICE AORTIQUE.

Sommaire. — Des lésions aortiques. — Division des lésions aortiques. — Rétrécissement, son pronostic relativement favorable. — De l'insuffisance aortique. — Enchaînement des symptômes. — Dilatation du cœur. — Dilatation de l'aorte. — Troubles du plexus cardiaque. — Angine de poitrine. — Anémie cérébrale. — Ses causes. — Ses résultats. — Son traitement. — De la thérapeutique des affections aortiques. — De l'indication de l'opium. — Moyen d'administrer l'opium. — De l'antagonisme de l'opium et de la belladone.

Messieurs, je vous ai dit, dans mes premières leçons, que si, pour le thérapeutiste, il n'était pas utile de conserver toutes les divisions établies dans l'étude des maladies du cœur par les auteurs des Traités de pathologie interne, il était cependant important de séparer nettement les affections mitrales des affections aortiques ; je vous ai fait voir que c'est pour ne pas avoir suivi cette règle que certains médecins ont amené une confusion regrettable dans la thérapeutique de ces lésions.

Plusieurs leçons ont été consacrées au traitement des lésions mitrales; je vais aborder celui des lésions aortiques, et, comme pour les premières, j'exposerai brièvement devant vous l'enchaînement symptomatique et pathologique qui les caractérise.

Tandis que dans le premier cas vous pouviez, à cause de leur fréquence, qui devient une règle pathologique, réunir le rétrécissement et l'insuffisance mitrale, dans le second cas, au contraire, il est nécessaire de séparer l'insuffisance du rétrécissement, car bien souvent ces deux lésions existent l'une sans l'autre.

Du rétrécissement aortique.

De toutes les lésions organiques du cœur, le rétrécissement aortique est celle qui s'accompagne des désordres les moins graves, et aussi celle qui peut persister toute la vie sans se manifester par des troubles bien appréciables. Cette affection, vous le savez, est déterminée par l'induration des valvules sigmoïdes ou du pourtour de l'origine de l'aorte, induration qui amène une diminution de la lumière du vaisseau.

Pour combattre cet accident, il suffit quelquefois d'une légère hypertrophie du ventricule gauche, qui par ce surcroît de force vient lutter contre l'obstacle qui s'oppose au passage du sang du ventricule dans l'intérieur de l'aorte. Vous comprenez alors que si le rétrécissement n'est pas très-considérable, si la lésion est unique, et non compliquée d'altération d'une autre valvule, la compensation sera facile, et, souvent même, vous serez tout étonnés de voir, dans votre clientèle, des personnes qui présentent toutes les apparences d'une bonne santé, et sont atteintes cependant depuis longtemps d'une lésion, caractérisée par un bruit de souffle intense, existant au premier temps et à la base ; atteintes, en un mot, d'un rétrécissement aortique. Vous n'aurez le plus souvent qu'à constater la lésion, et devrez attendre, pour établir un traitement convenable, que des désordres apparaissent dans la circulation.

Ces faits vous démontrent bien la vérité de ce que j'avançais : c'est que, de toutes les maladies organiques du cœur, la moins grave est assurément le rétrécissement aortique.

De l'insuffisance aortique.

Il n'en est pas de même de l'insuffisance, qui, bien au contraire, est une affection s'accompagnant de troubles graves de la circulation, troubles qui diffèrent essentiellement, par leur ensemble, de ce que vous avez vu dans les lésions mitrales, même quand elles sont arrivées à leur summum d'intensité.

Mécanisme des symptômes.

Que se passe-t-il donc dans l'insuffisance aortique ? Au moment où le ventricule gauche, après une contraction vigoureuse, a lancé son contenu dans l'arbre artériel, au moment où les valvules sigmoïdes vont se tendre pour empêcher le reflux du sang dans le ventricule, pendant la diastole, l'insuffisance des valvules ne permet pas le fonctionnement régulier de ces dernières, il n'y a plus fermeture hermétique de la lumière du vaisseau ; il se fait une fuite dans ce système artériel distendu, et le ventricule gauche reçoit alors, au moment de la diastole, deux courants sanguins, l'un normal de l'oreillette qui s'y vide, l'autre en quantité anormale, de l'aorte qui commence à son tour sa contraction. Sous l'influence de cette double irrigation, le ventricule distendu augmente de capacité; puis, comme celle-ci exige un surcroît de travail, à la distension correspond bientôt l'hypertrophie (1); mais en même temps sont modifiées les conditions mécaniques de fermeture de l'orifice mitral, qui à son tour devient insuffisant, et peu à peu on voit se dérouler les phénomènes qui accompagnent les affections mitrales.

Mais les faits dominants, ceux qui doivent spécialement fixer l'attention, ce sont : la dilatation du cœur et de l'oreille, celle de l'aorte, et les troubles locaux et généraux qui surviennent après cette sorte de saignée faite, pour ainsi dire, à chaque contraction ventriculaire.

(1) La dilatation de l'oreillette gauche et l'hypertrophie de ses parois, bien plus que l'hypertrophie du ventricule gauche, sont considérés par Franck et Debord comme les causes véritables de la compensation dans l'insuffisance aortique. L'hypertrophie des parois de l'oreillette, en effet, permet à celle-ci de se contracter plus énergiquement et de lancer le sang dans le ventricule avec une force suffisante pour surmonter la pression du sang contenu dans la cavité ventriculo-aortique. La dilatation de la cavité auriculaire est importante aussi, en ce qu'elle permet, à chaque contraction, la projection d'une plus grande quantité de sang qui débarrasse le circuit pulmonaire. S'il n'en était pas ainsi, dit Franck, on verrait plus souvent se produire des accidents congestifs du côté du poumon, des apoplexies pulmonaires, de l'œdème, etc.

L'insuffisance aortique est de toutes les maladies du cœur celle qui détermine le plus considérable développement de cet organe, auquel on a alors donné le nom de cœur de bœuf, *cor bovinum*.

De plus, cette distension exagérée du ventricule amène les conséquences suivantes : à chaque contraction ventriculaire, une quantité de sang considérable est lancée dans l'aorte, et distend tout le système aortique, principalement les points les plus proches du cœur. On a d'ailleurs la sensation de cette diastole énergique, sous l'influence du ventricule dilaté, lorsqu'on tâte le pouls d'un malade porteur d'insuffisance aortique : le pouls est bondissant et offre tous les caractères de celui que l'on décrit sous le nom de *pouls de Corrigan* (pouls bondissant et dépressible) ; le sphygmographe, du reste, traduit bien cette dilatation artérielle par l'ascension verticale et considérable de l'aiguille, comme vous le voyez par le dessin ci-joint :

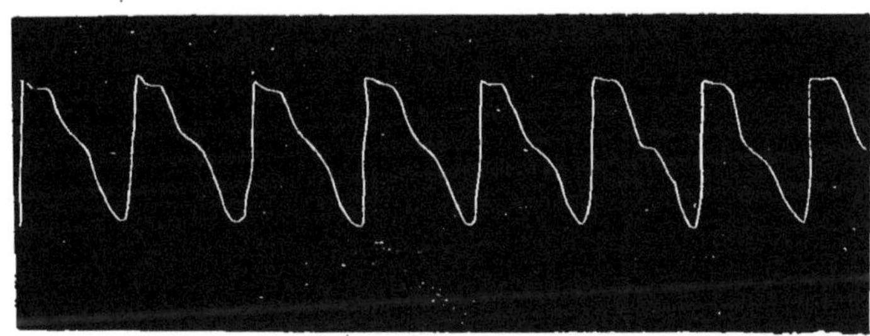

Cette dilatation de l'aorte, conséquence mécanique de l'insuffisance et dépendant d'une lésion antérieure, de la distension du ventricule, qui elle-même dépend de l'insuffisance des valvules aortiques, produit des effets importants à connaître : elle détermine autour des nerfs qui embrassent la base du cœur, c'est-à-dire dans les plexus cardiaques, des phénomènes nerveux, tenant soit, comme le veut Peter, à une inflammation de ce plexus, à une névrite, soit à une irritation spéciale, à une névralgie de ce même plexus.

Névralgie ou névrite, cet accident donne naissance à l'apparition d'un ensemble symptomatique décrit sous le nom d'*angine de poitrine* (1).

Dans d'autres cas, la connexion du plexus cardiaque avec le plexus pulmonaire, explique comment il peut y avoir un retentissement du côté du poumon et pourquoi la dyspnée peut être, elle aussi, une conséquence mécanique de cette dilatation particulière de l'aorte. Enfin, il ne faut pas oublier non plus l'importance des nerfs qui traversent le médiastin et qui peuvent être plus ou moins lésés par la distension du cœur et de l'origine de l'aorte.

Ce n'est pas tout, vous verrez que cette occlusion incom-

(1) La maladie appelée par Heberden *angine de poitrine* a été considérée différemment par les auteurs; pour les uns, elle serait une manifestation de la diathèse goutteuse (Elsner, Schäfler, Schmidt, Stöller, Bergius, Butler, Mac Queen et Johnston, Blackall); pour les autres, elle est une manifestation de la diathèse rhumatismale; enfin, elle pourrait dépendre d'une dyspepsie (dyspepsie goutteuse) ou être même quelquefois une épilepsie larvée, une névralgie épileptiforme. (Trousseau.)

On admet généralement, aujourd'hui, que l'angine de poitrine est une névralgie; elle peut être primitive ou essentielle, secondaire ou symptomatique. Dans quelques cas, on l'a considérée comme une simple névrose, et l'autopsie n'a pas montré d'altérations capables d'expliquer les accidents observés.

Parmi les nombreuses causes anatomo-pathologiques de l'angine de poitrine, on a rangé : l'ossification des cartilages costaux (Rougnon et Baumes), l'inflammation du médiastin (Haygarth), le squirrhe de l'œsophage (Wall), l'état graisseux du péricarde ou du cœur (Fothergill, Black), l'altération du cœur ou des gros vaisseaux (Heberden, Wall, Fothergill, Smith, Hamilton, Mac Bride), l'ossification des artères coronaires (Jenner, Parry, Kreysig, J. Franck, Dance, etc.), la compression mécanique du cœur (Brera, Averardi, Zecchinelli) par suite de la tuméfaction d'un des organes abdominaux.

Desportes, Jurine, Laennec, Piorry et Lartigue considérèrent la maladie comme une névralgie thoraco-brachiale (Piorry), des nerfs cardiaques (Romberg, Galasso e Rosa, Pasquali, Bamberger, Duchek, Freidreich, Latham, Stokes). Pour Jaccoud, l'angine de poitrine, névralgie plus souvent symptomatique que spontanée, consiste essentiellement dans une hypéresthésie de la portion cardiaque du pneumo-gastrique; pour Peter, la maladie est due, soit à une névrite du plexus cardiaque, compliquée le plus habituellement d'une névrite diaphragmatique, soit à une névralgie du plexus cardiaque.

plète du système artériel, quand il vient d'être distendu par l'ondée sanguine lancée par le ventricule contracté, aura aussi des conséquences graves : c'est une véritable saignée qui se fait, et je maintiens ma comparaison, au moment où commence la systole artérielle, systole qui s'opère en deux temps bien démontrés par le sphygmographe : d'abord chute rapide, puis marche graduelle. La chute rapide est due à la fuite qui se produit dans le système aortique, puis, l'équilibre étant rétabli, le vaisseau se contracte lentement comme il le fait à l'état normal (1).

De l'anémie cérébrale.

Dans les départements éloignés du centre, un organe, l'encéphale, sera particulièrement affecté et subira une fâcheuse influence, et cela pour bien des raisons : d'une part, parce qu'il reçoit des artères volumineuses et considérables ; d'autre part, parce que la substance parcourue par ces vaisseaux présente une extrême délicatesse ; mais de plus, et c'est le point le plus important, parce que, comme l'ont dit Hammon et Cl. Bernard, et comme l'ont démontré les curieuses expériences de Mosso (*a*), l'activité cérébrale est en rapport avec la circulation artérielle. Il est donc facile de comprendre que les modifications qui surviennent amèneront un changement, une perturbation notable et profonde dans les facultés intellectuelles et les fonctions cérébrales.

Aussi ne serez-vous pas étonnés d'apprendre que chez les malades atteints d'insuffisance aortique le travail intellectuel

(1) Tous les auteurs ne sont pas d'accord pour expliquer le crochet qui se produit dans le tracé sphygmographique du pouls de l'insuffisance aortique. Les uns y voient la conséquence de la brusque déplétion du système artériel par suite du non-fonctionnement des valvules sigmoïdes. Les autres, au contraire (Lorain, Marey, Franck), considèrent ce crochet comme un phénomène mécanique dû au brusque soulèvement du levier, qui retombe ensuite de lui-même par l'effet de l'inertie.

(*a*) Giacomini et Mosso, *Etude graphique des mouvements du cerveau de l'homme* (*Acad. des sciences*, 1876, et *Bulletin de Thérap.*, 1877).

devient difficile et que, s'ils conservent leur intelligence à peu près intacte, ces malades reconnaissent cependant eux-mêmes qu'ils ne peuvent plus s'adonner à un travail exigeant une contention d'esprit considérable et longtemps soutenue. Ils se fatiguent rapidement. Pour ma part j'ai pu observer des hommes occupant une haute situation politique, qui ont constaté nettement que depuis que leur insuffisance aortique avait pris un caractère plus accusé, ils ne pouvaient plus se livrer, comme autrefois, au travail de cabinet. De plus, ces malades ont des vertiges, des éblouissements, des lipothymies, le tout dépendant de l'anémie cérébrale; anémie qui, du reste, peut être telle, que pour certains auteurs elle produirait des syncopes mortelles.

De la mort subite.

Je ne puis pas entrer ici dans les détails des causes de la mort subite (1) dans cette dangereuse maladie. Ces causes

(1) La mort subite est assez fréquente dans les maladies du cœur, mais c'est principalement dans les affections aortiques qu'on l'observe. Cette terminaison fatale a été étudiée et signalée par Cœlius Aurelianus, Lancisi, Sénac (1778), Morgagni, Burns (1809), Testa (1811), Kreysig (1816), qui a donné comme cause de la mort subite l'amincissement des parois du cœur et les altérations d'orifices; plus tard vinrent les travaux de Gendrin (1842), d'Aran (1849), de Briquet (1856) et de Mauriac (1860).

La mort subite a été diversement expliquée; pour les uns cet accident ultime arrive par syncope, pour les autres par rupture du cœur, par fractures d'une des valvules semi-lunaires; pour les uns le malade meurt par le cerveau, pour les autres il meurt par le cœur.

Quelques auteurs ont admis que dans l'insuffisance aortique le reflux du sang dans le ventricule pouvait par ces chocs répétés dilater la paroi, lui faire perdre son élasticité, faire subir une sorte de stupéfaction progressive du cœur et amener l'arrêt des battements.

Pour Mauriac, c'est à une myocardite qu'est due la syncope finale: les artères coronaires recevant moins de sang, la pression diminue dans ces vaisseaux, d'où gêne correspondante dans les veines coronaires, et tendance à la stase sanguine. Cette congestion passive nuit à la nutrition des fibres musculaires, qui s'affaiblissent et peu à peu s'infiltrent de granulations graisseuses. Que, dans ces conditions, le malade éprouve une émotion vive, un accès de colère etc., et il pourra y avoir mort subite.

Pour d'autres auteurs, la mort arrive par anémie cérébrale, anémie bulbaire; pour d'autres (Potain et Rendu), par ischémie des parois cardiaques, ischémie due à l'oblitération plus ou moins complète des artères coronai-

sont multiples ; mais, quelle que soit l'explication donnée, que cet accident résulte soit de l'anémie du cerveau et du bulbe, soit de la distension exagérée du ventricule, le fait n'en est pas moins vrai : la mort subite termine fréquemment la vie des individus atteints d'insuffisance aortique.

Comme vous le voyez, ce tableau diffère de celui qui a trait aux affections mitrales et pourrait à première vue permettre de reconnaître le malade porteur de lésion aortique.

Je ne vous referai pas ce tableau ; je vous signalerai seulement ce fait que tout, chez le malade aortique, paraît résulter de l'anémie. La figure est pâle, le pouls régulier mais bondissant, comme je vous l'ai montré ; les ascensions, la station debout, les efforts, un vent un peu violent déterminent soit des syncopes, soit des vertiges, soit des lipothymies : le malade accuse des battements dans les oreilles, de la douleur au niveau du sternum ; il a la respiration gênée, la dyspnée est intermittente, accompagnée d'accès avec propagation douloureuse plus ou moins vive vers les membres supérieurs ; d'ailleurs peu ou

res. Pour ces médecins, il demeure acquis que la syncope par insuffisance d'apport sanguin aux parois du cœur, est la grande raison de la fréquence des morts subites dans l'insuffisance.

Pour M. Peter, ce n'est ni le reflux du sang de l'aorte dans le ventricule, ni la gêne circulatoire, mais la névrose du plexus cardiaque malade qui provoque l'accident ultime. Pour Debord (*a*), les troubles d'innervation centrale, insomnies, céphalalgies, vertiges, syncope même, fréquents dans l'insuffisance aortique, sont dus aux grandes variations de pression et aux grands changements de calibre que subissent les vaisseaux artériels, et principalement à l'irrégularité de la circulation artérielle dans les centres nerveux.

Normalement, après un effort, on constate un abaissement dans la pression artérielle ; cette modification circulatoire, sans inconvénient chez l'homme à cœur sain, peut être désastreuse au contraire chez l'individu porteur d'insuffisance aortique. Chez celui-ci, en effet, comme on le sait, la pression artérielle est ordinairement moindre ; or, elle devient tout à coup plus faible encore, et on comprend que cette nouvelle condition de la circulation puisse donner naissance aux accidents de l'anémie cérébrale rapide, à une syncope qui peut être mortelle.

(*a*) Debord (G.), *Sur quelques modifications de la circulation intracardiaque et artérielle dans l'insuffisance aortique* (Th. Paris, 1878).

point d'œdème, ni gonflement du foie, ni congestion pulmonaire, enfin aucun des troubles locaux des affections mitrales.

A ces symptômes différents, thérapeutique différente, et, comme vous le verrez, le traitement doit se modifier et être approprié à toutes ces circonstances. Au début vous aurez rarement à augmenter la force du cœur, ordinairement suffisante ; dans le cas contraire, vous recourrez aux toniques de cet organe.

Dans l'insuffisance aortique, ce n'est pas la faute du cœur s'il y a anémie du système artériel, c'est la faute des valvules, et vous ne pouvez rien sur cette lésion. Vos efforts tendront à combattre l'anémie par une médication destinée à augmenter la circulation locale dans certains organes, et vous le savez déjà, de tous le plus important c'est le cerveau. Ainsi donc, presque toujours c'est contre l'anémie cérébrale et contre ses conséquences, que vous devez lutter, par des moyens appropriés.

De l'opium dans les maladies aiguës.

Je vous ai fait voir que dans le traitement des affections mitrales compensées, il y avait un médicament héroïque : la digitale ; vous verrez de même que dans l'insuffisance aortique, l'opium et ses dérivés tiennent le premier rang. L'opium s'adresse aux deux grands symptômes qui découlent des lésions des valvules sygmoïdes : d'une part, il combat, dans une certaine mesure, l'anémie cérébrale (1) et, d'autre part, il s'op-

(1) Dans une note lue à la Société médicale des hôpitaux en 1858, le professeur Gubler disait : « Porté dans la circulation, l'opium détermine une excitation particulière, donne de la plénitude au pouls, élève la température, augmente l'injection des téguments et pousse à la diaphorèse. Le visage s'enlumine, les yeux deviennent brillants et comme humides, les pupilles punctiformes, la peau s'humecte ou même se couvre d'une abondante sueur, puis le sommeil s'empare du sujet. Tous ces phénomènes sont des phénomènes de congestion, et l'opium semble produire dans tout l'organisme ce que produit dans la face la section du cordon cervical du grand sympathique. » Dans les commentaires du Codex, le professeur énonce la même opinion. Pour lui, en effet, les phénomènes hypnotiques s'expliquent par la congestion statique des méninges et de

pose soit à la dyspnée, soit aux névralgies des plexus aortiques et pulmonaires.

Si la thérapeutique expérimentale a bien démontré, en effet, l'action congestionnante de ce médicament, action qui vous permettra de remédier, dans certains cas, à la tendance anémique de l'insuffisance aortique, la clinique a mis en lumière l'action excitante de l'opium et de ses dérivés, et le professeur Gubler, Thaon (de Nice), L. Renault (*a*) ont fait voir, par de nombreux exemples, comment la morphine, en stimulant les fonctions cérébrales, devait rentrer dans le groupe des médicaments toniques. Al. Renault a montré aussi l'action de la morphine sur la dyspnée, quelle qu'en soit la cause, et il a constaté que de tous les moyens usités, dans ces cas, le plus actif était sans contredit l'emploi de cet alcaloïde.

Ces résultats, qui semblent bien acquis, trouveront place dans le traitement de l'insuffisance aortique; dernièrement, du reste, Gubler et Huchard ont appelé l'attention sur les heureux résultats de l'emploi de la morphine dans certaines affections du cœur.

Ainsi donc, lorsque vous serez en présence d'un rétrécissement ou d'une insuffisance aortique, lorsque vous constaterez de la dyspnée ou des accès angineux, lorsque vous noterez les symptômes de l'anémie cérébrale, des vertiges, des

la substance cérébrale... La congestion cérébrale se reflète dans les yeux, dont les iris, appareils érectiles, sont tellement épanouis, que la pupille est presque effacée.

Les observations publiées dans le mémoire de Huchard nous paraissent une confirmation évidente de l'opinion émise par le professeur Gubler; et elles montrent bien les bons effets de l'action congestionnante de l'opium dans des cas manifestes d'anémie cérébrale due à l'insuffisance aortique.

(*a*) L. Renault, *De l'opium dans la médication tonique* (Thèse de Paris, 1876). — H. Huchard, *De la médication opiacée dans l'anémie cérébrale due aux affections du cœur* (*Journ. de thérap.*, 1877). — A. Gubler, *Indications comparées de la morphine et de la digitale dans le cours des affections organiques du cœur* (*Journ. de thérap.*, 1877). — A. Renault, *Influence des injections sous-cutanées de chlorhydrate de morphine contre la dyspnée* (*Union médicale*, 1874).

lipothymies, recourez, sans hésiter, à la médication opiacée.

Quelles préparations vous seront utiles? De quels moyens userez-vous pour faire pénétrer l'opium dans l'économie? Voilà des questions qui doivent nous arrêter quelques instants.

Le meilleur mode d'introduction de l'opium, c'est l'injection sous-cutanée; quant à la préparation, c'est le chlorhydrate de morphine qui présente le plus d'avantages. Ici, dans nos salles, vous me voyez à chaque instant appliquer cette méthode, et, sans entrer dans des détails, qui seraient trop longs, sur la pratique de ce mode de traitement, permettez-moi de vous dire, en peu de mots, comment vous devrez formuler et pratiquer ces injections, et à quelles doses vous devez les administrer.

Des injections de morphine.

Que votre solution soit très-concentrée, au vingt-cinquième, par exemple : c'est la limite de solubilité de la morphine (1).

(1) La découverte de la morphine, $C^{34}H^{19}AzO^{6}$, 2 aq, due (1816) à Sertürner, qui en 1806 avait fait connaître l'acide méconique, a été aussi attribuée à Ch. Derosne, pharmacien à Paris (1803), et à Seguin (1804).

Tous les opiums ne sont pas aussi riches en morphine ; les bons opiums de Smyrne en renferment 12 à 15 pour 100, et certains opiums indigènes en renferment jusqu'à 18 et 20 pour 100. Guibourt a même pu retirer d'un opium français 22,88 pour 100 de morphine cristallisée; d'un deuxième échantillon provenant aussi des environs d'Amiens, il a extrait 21,23 pour 100, et d'un troisième 20,67 pour 100. Les opiums venant d'Egypte et de l'Inde surtout, sont moins riches en morphine.

La morphine cristallise en prismes rhombiques, elle est inodore et très-amère si elle est dissoute ; à peine soluble dans l'eau froide, soluble dans l'alcool froid, plus dans l'alcool bouillant, plus aussi dans l'alcool à 80 degrés que dans l'alcool absolu, elle est insoluble dans l'éther et dans les huiles essentielles, à peine soluble dans l'ammoniaque. Les solutions de cet alcaloïde dans les acides et les alcalis, dévient le plan de polarisation à gauche.

Les sels de morphine, presque tous cristallisables, sont obtenus en traitant la morphine réduite en poudre, par les acides dilués ; solubles dans l'eau et l'alcool, ils sont insolubles dans l'éther. Les plus employés sont l'acétate, le sulfate et le chlorhydrate de morphine, mais de ces trois, celui à qui on donne la préférence, c'est le chlorhydrate, qui est plus soluble que le sulfate et plus stable que l'acétate : celui-ci, en effet, se décompose facilement par l'évaporation, et si on fait

Si vous redoutez une concentration aussi forte, usez d'une solution au cinquantième. Mais n'oubliez pas que, si elles sont faites dans l'eau simple, ces solutions se troublent rapidement, s'altèrent; les mucidinées s'y développent, le médicament perd son efficacité et devient irritant. On a même pu trouver, dans ces produits altérés, un des dérivés de la morphine, l'apomorphine (1).

une solution, il faut, pour aider la dissolution, ajouter quelques gouttes d'acide acétique.

Le chlorhydrate,

$$C^{34}H^{29}AzO^6,HCl,6HO,$$

cristallise en aiguilles soyeuses ; il est incolore, inodore, amer, soluble dans 20 parties d'eau, soluble aussi dans l'alcool. Il s'emploie en sirop (1 cent. pour 20 gr. de sirop) en pilules de 0,01, en pommade (1 décigr. pour 10 gr. d'axonge), en suppositoires (0,01 pour 5 grammes d'axonge), en injections sous-cutanées et en applications sur la surface dénudée par un vésicatoire (0,01 deux fois par jour).

Lorsqu'on traite les sels de morphine par les carbonates alcalins et l'ammoniaque, toute la morphine se précipite.

Le chlorure de platine donne, avec la solution de chlorhydrate de morphine, un précipité jaune d'un chlorure double.

Le perchlorure de fer colore le chlorhydrate de morphine en bleu, l'acide azotique le colore en jaune rouge, et l'acide iodique en rouge brun ; si on ajoute de l'amidon à la liqueur, on obtient une coloration bleue.

On a tenté de falsifier le chlorhydrate de morphine par le chlorhydrate d'ammoniaque. Selon A. Petit (Soc. de thérap., 1877), pour déceler cette falsification, il suffit de délayer le sel de morphine dans une solution concentrée de potasse, qui met l'ammoniaque en liberté. Le chlorhydrate de morphine pur, contenant six équivalents d'eau, doit renfermer 9,45 pour 100 de chlore. Une solution à un trentième doit donner 6°,5 au polarimètre ou 30 degrés saccharimétriques pour un tube de 20 centimètres de longueur.

(1) Ce corps a été découvert en 1845 par Arppe, qui l'a obtenu en traitant la morphine par l'acide sulfurique ; étudié au point de vue chimique par Laurent et Gerhardt, en 1848, il n'a été employé, comme vomitif, qu'en 1871 par Mathiessen et Wright, qui lui donnèrent le nom d'apomorphine.

On l'obtient par l'action prolongée de l'acide chlorhydrique sur la morphine à la température de 150 degrés. C'est une poudre amorphe, grisâtre, soluble dans l'eau, l'éther, le chloroforme, la benzine. Rougit par l'acide nitrique et brunit par l'acide iodique.

L'apomorphine provoque le vomissement à la dose d'un demi-centigramme ; on l'emploie pour l'adulte à la dose de 10 à 15 milligrammes. Les vomissements provoqués sont rapides (cinq à six minutes), d'une intensité modérée, quelquefois suivis d'un peu de sommeil. D'après Dujardin-Beaumetz, l'apomorphine se transformerait en morphine dans le tissu cellulaire, en prenant un équivalent d'eau.

On emploie en injections sous-cu-

Dans le but d'éviter ces altérations, servez-vous, comme excipient, de l'eau de laurier-cerise, qui permet de conserver les solutions longtemps intactes (1).

Quoi qu'en ait dit Delioux de Savignac, je vous affirme, messieurs, en me basant sur les résultats de ma pratique particulière, que ces préparations ne sont pas irritantes, et je pourrais invoquer à l'appui les opinions de Lailler, qui, à l'asile de Quatre-Mares, n'a jamais observé d'accidents avec l'eau de laurier-cerise en injections hypodermiques.

Formulez donc ainsi :

℞ Chlorhydrate de morphine	1	gramme.
Eau de laurier-cerise	50	—

Les seringues contenant presque toutes un gramme de liquide (2), si on injecte la totalité de la seringue on a 2 centi-

tanées le chlorhydrate d'apomorphine, ordinairement à la dose de 1 centigramme pour un adulte.

Les solutions doivent être préparées au moment où on veut faire l'injection ; en effet, l'apomorphine, qui ne diffère de la morphine que par deux équivalents d'eau en moins, tend à reprendre cette eau et à redevenir morphine.

(1) On a reproché à l'eau distillée de laurier-cerise de s'oxyder au contact de l'air, de sorte qu'une solution, d'abord neutre, devient ensuite acide et provoque plus de douleur. Mais il n'y a qu'une irritation passagère et sans le moindre effet fâcheux. Les autres véhicules proposés pour les solutions sont : l'eau distillée, l'eau distillée d'eucalyptus globulus (Gubler), de menthe et de cannelle (Delioux de Savignac), la glycérine, l'alcool. On a reproché à la glycérine d'être très-douloureuse si elle n'est pas d'une pureté parfaite, et il est rare qu'on l'obtienne bien pure. Adrian et Constantin Paul proposent un mélange de glycérine, d'alcool et d'eau. Patrouillard dit que, même dans ce mélange, comme avec l'eau distillée d'eucalyptus, de menthe poivrée et même avec la glycérine pure, on voit se former des algues, des conferves ; aussi donne-t-il, quant à lui, la préférence à l'eau distillée d'ulmaire (reine des prés). Limousin ne croit pas que cette solution empêche le développement d'algues ou de conferves, et a songé à lui substituer une solution d'acide salicylique aux deux millièmes. Vidal a conseillé le chloral, mais ce médicament qui s'oppose, il est vrai, à la fermentation a dû être abandonné à cause de l'irritation locale qu'il détermine dans le tissu cellulaire.

(2) Il est toujours important, vu les capacités différentes des diverses seringues à injections sous-cutanées, de connaître le calibre réel de celle dont on se sert habituellement. On arrive à ce résultat par un procédé très-simple que voici : il suffit de peser bien exactement la seringue contenant une cer-

grammes de morphine, et 1 centigramme seulement si on n'en injecte que la moitié.

On pratique ces injections au point d'élection, c'est-à-dire soit à la face dorsale de l'avant-bras, soit dans les parois de l'abdomen, ou bien encore, s'il y a de la dyspnée, et de la douleur cardiaque, vous pourrez vous rapprocher et les pratiquer au niveau de la douleur. Mais n'oubliez pas, comme le disent E. Besnier et Vibert (1), de faire ces injections en

taine quantité d'eau, puis d'abaisser ce piston d'un certain nombre de tours ou de degrés, de peser de nouveau et la différence de poids divisé par le nombre de tours ou de degrés vous donnera exactement la quantité de liquide fourni par la seringue à chaque tour du degré de l'instrument.

(1) Le docteur Vibert regarde le ventre comme le point du corps le plus favorable pour l'application des injections de morphine ; s'il y rencontre une cicatrice, il n'hésite pas à la traverser avec l'aiguille, enfoncée perpendiculairement à la peau et poussée d'un coup sec, afin qu'elle entre brusquement dans le derme.

Le docteur Vibert considère l'iris comme le manomètre de la morphine ; c'est sur le degré de resserrement de cet organe qu'il se règle pour l'application de cette méthode de traitement. Il a remarqué, en effet, que ce resserrement était proportionné à la quantité de morphine injectée, c'est-à-dire, dit-il, que si « chez un sujet peu impressionnable, par exemple, et dont les pupilles sont très-dilatées, on fait une injection de 1 centigramme de morphine, on verra le diamètre des pupilles diminuer, au bout de vingt minutes environ, de 2 millimètres ; ce resserrement périphérique de l'iris ne *s'effacera plus dans l'obscurité* ; mais, tout en perdant ainsi la faculté de se *dilater entièrement*, l'iris n'en conserve pas moins celle de se contracter sous l'influence de la lumière, ce dont il est facile de s'assurer en approchant des yeux la flamme d'une bougie. Cette situation persistera tant que durera l'action du médicament sur l'économie.

Si, dans cet état de choses, on fait une deuxième injection de 1 centigramme, on verra se *resserrer encore le champ de la dilatabilité de l'iris*, mais *sa portion centrale* conservera un certain degré de mobilité, c'est-à-dire la faculté de se contracter sous l'influence de la lumière et de se dilater dans l'ombre.

Une troisième injection de 1 centigramme de morphine complétera l'atrésie de l'iris ; le diamètre de la pupille sera réduit à 2 ou 3 millimètres ; mais, cette fois, *le cercle pupillaire sera immobilisé* et indifférent à la présence ou à l'absence de la lumière. A ce moment le remède aura atteint un summum d'action qu'il serait inutile et peut-être dangereux de dépasser. » Le docteur Vibert ajoute que, depuis dix ans qu'il se sert de la pupille comme guide dans la graduation des doses de la morphine, ses indications ne l'ont jamais trompé (*a*). (*Journ. de thérap.*, 1878).

(*a*) E. Besnier, *Société de thérapeutique*, 15 novembre 1877. — E. Vibert, *Injections de morphine* (*Journ. de Thérap.*, 1876).

deux temps, c'est-à-dire de prendre d'abord l'aiguille perforée, l'enfoncer seule sous la peau, puis ensuite d'adapter la seringue et de pousser le liquide dans le tissu sous-dermique. Ce procédé permet d'éviter un accident, rare il est vrai, mais enfin possible, l'introduction de la solution dans les veines (1). Je dis : permet d'éviter, car, si vous avez, par hasard, piqué une veine, vous verrez le sang couler par l'aiguille, et vous saurez ainsi qu'il faut recommencer l'opération en un autre point.

Je passe rapidement sur les autres détails de cette petite opération, ils consistent à faire un pli à la peau et à enfoncer l'aiguille horizontalement entre les deux doigts serrant la peau ; puis à avoir soin de faire pénétrer assez profondément dans le tissu cellulaire le liquide qu'il faut éviter de laisser écouler lorsque vous retirez l'aiguille, etc.

La dose administrée devra être d'abord modérée; pour la première fois, vous injecterez de 5 à 10 milligrammes. Vous pourrez répéter, selon les besoins, ces injections; mais, et j'insiste sur ce fait, faites-les toujours vous-mêmes, ne laissez pas, comme certains médecins, les malades pratiquer cette opération. Lewinstein (2) a montré, en effet, les dangers résultant de cette liberté laissée au patient; il

(1) Le docteur Hofrath von Pitha a constaté des accidents à la suite de piqûre de veinule ; il raconte même ce qui lui arriva à lui-même, quelques secondes après une injection intra-veineuse (involontaire) de morphine. Tout d'abord il ressentit des douleurs fulgurantes vers le front, les yeux, les bras, les doigts et les orteils ; puis des élancements douloureux dans la tête et les membres avec sensation de chaleur brûlante au front et sur les orbites. L'intelligence resta intacte ; le pouls devint lent et petit, et les mouvements volontaires presque impossibles. Après trois jours de maladie, les accidents ne cédèrent qu'à une sudation abondante (*a*).

(2) D'après le docteur Lewinstein, l'abus de la morphine conduit à un état d'intoxication chronique comparable à l'empoisonnement par l'alcool. Lewinstein relate plusieurs faits de morphinisme observés dans sa clientèle et à l'asile de Schoeneberg ; il cite entre autres l'histoire d'un ménage.

(*a*) Hofrath von Hitha, *Allgem. Wiener med. Zeitung*, 1875.

abuse de la morphine, et bientôt survient une série de symptômes bien décrits par ce médecin sous le nom de *morphiomanie.*

Certains malades ne peuvent supporter la morphine, soit disposition individuelle, soit que les moindres doses déterminent des vomissements; dans ces cas, tentez d'associer la morphine à l'atropine.

De l'antagonisme de l'opium et de la belladone

Je sais que bien des médecins et des plus autorisés ont affirmé qu'il existait, entre ces deux alcaloïdes, un antagonisme complet et absolu (1); mais je ne puis partager cette opinion, et, sans entrer devant vous dans la discussion générale de cette importante question de l'antidotisme, je vous dirai, messieurs, que, pour la morphine et l'atropine, je n'admets ni leur antagonisme toxique ni leur antagonisme thérapeutique, et cela pour les raisons suivantes :

Le mari, âgée de trente ans, prenait depuis longtemps de la morphine, et depuis cinq ans il absorbait quotidiennement 1 gramme d'acétate de morphine : il fut pris d'insomnie, d'accroissement de l'excitabilité réflexe, d'hyperesthésie, de douleurs névralgiques, de contractures musculaires, de sécheresse de la langue ; la sécrétion sudorale était extraordinairement augmentée. En même temps inaptitude à tout travail.

La femme était arrivée, peu à peu, à prendre chaque jour 80 centigrammes de morphine. Elle fut atteinte aussi de morphinisme. Menstruation nulle depuis quatre ans, face plombée, hyperesthésie, tremblements, inappétence, dégoût. Chez ces deux malades, la mémoire et le jugement restèrent intacts.

Lewinstein supprima brusquement la morphine chez l'homme, graduellement chez la femme. Après des alternations de mal et de mieux, les malades guérirent et reprirent de l'embonpoint.

Les choses ne se terminent malheureusement pas toujours ainsi. Il y a récidive chez les trois quarts des malades à peu près (*a*).

(1) Les effets opposés produits par l'emploi de l'opium et de la belladone, l'antagonisme entre ces deux substances ont été l'objet de nombreux travaux. Dès 1570, Prosper Alpin a publié quelques observations démontrant que l'opium combiné à la belladone affaiblissait l'action de cette dernière. Plus tard, sont venus sur le même sujet les travaux de Giacomini, Graves, Corregais, Cazin, Anderson, qui en 1854

(*a*) Levinstein, *Tribune médicale*, 1876. — Calvet, *Du morphinisme aigu et chronique* (Th. de Paris, 1876). — Dalbanne, *Essai sur quelques accidents produits par la morphine* (Thèse de Paris, 1877).

Les expériences de Fraser et de Bennet, faites au nom de l'Association médicale britannique, permettent d'affirmer que, au point de vue de l'empoisonnement, la morphine et l'atropine, loin de se contre-balancer, ajoutent leurs effets; ces

affirma l'antagonisme de l'opium et de la belladone, puis ceux de B. Bell, Béhier, Cl. Bernard, L. Blondeau, Dodeuil, Camus, C. Paul, etc.

En France, l'antagonisme entre les deux substances a eu surtout pour champion Béhier, qui a publié sur ce sujet plusieurs observations. Dans une entre autres (1863), il insiste sur cette particularité qu'il faut une forte dose d'opium pour faire antagonisme à une faible dose de belladone. Trousseau et Pidoux, dans leur *Traité de thérapeutique*, soutiennent aussi l'antagonisme ; ils admettent que la belladone fait cesser le narcotisme, et, réciproquement, que l'opium fait cesser les symptômes de l'intoxication belladonée ; ils admettent de plus que, à condition que les doses ne soient pas massives, l'économie reste indifférente à l'action d'un mélange d'atropine et d'opium.

Cet antagonisme entre les deux substances, admis par beaucoup de médecins, a aussi beaucoup d'adversaires : Camus (expériences faites en 1865), Brown-Sequard, Harley, Fraigniaud, etc.

Dans les commentaires du *Codex medicamentarius*, le professeur Gubler range l'opium parmi les substances synergiques auxiliaires de la belladone. L'opium, dit-il, bien qu'il atteigne ce but par d'autres voies, ajoute son action stupéfiante à celle de la belladone. Et plus loin, Gubler ajoute : En fait, et toute spéculation théorique mise à part, les effets sédatifs de l'opium et de la belladone se superposent et se complètent souvent, et les doses toxiques de l'un ne parviennent pas toujours, tant s'en faut, à neutraliser les symptômes dominants de l'autre.

Gubler admet que, si l'administration de la belladone n'empêche pas la mort d'un sujet empoisonné par l'opium, cela tient à ce que les actions opposées des deux agents ne se font pas équilibre partout, celui-ci portant son principal effort sur un point, celui-là sur un autre, et les résultats définitifs s'ajoutant en partie au lieu de s'annuler, comme feraient deux quantités égales, précédées de signes de nom contraire (*a*).

(*a*) Anderson, *Emploi de la belladone dans l'empoisonnement par l'opium* (*Union médicale*, 1856). — B. Bell, *The Therapeutic relations of Opium and Belladona to each other* (*Edinb. Journ.*, 1858). — Béhier, *De l'antagonisme réciproque de l'opium et de la belladone* (*Union médicale*, 1859). — Macnamara, *Poisoning with belladona successfully treated with opium* (*Dublin Journ.*, 1863). — Camus, *Etudes sur l'antagonisme* (*Gaz. hebd.*, Paris, 1865 ; *Archives de médecine*, 1865). — Bois (d'Aurillac), *Gazette des hôpitaux*, 1865. — C. Paul, *De l'antagonisme en pathologie et en thérapeutique* (Thèse d'agrégation, 1866). — J. Hughes Bennet, *Rapport of the Commitee of British Medical Association to investigate the action of Medicines* (*British Med. Journ*, 1874). — Hirtz, *Dict. de médecine et de chirurgie pratiques*. — Gubler, *Commentaires du Codex medicamentarius*. — Buignet, article ATROPINE (*Dict. de méd. et de chirurg. pratiques*). — Trousseau

expériences donnent ainsi complète satisfaction à celles que fit Bois (d'Aurillac) en 1865 (1). Voilà pour l'antagonisme toxique.

Quant à l'antagonisme thérapeutique il n'existe pas davantage, et, depuis longtemps déjà, on a montré les heureux

(1) Voici les conclusions de J. Hughes Bennet, basées sur 81 expériences faites sur des lapins et des chiens :

1° Le sulfate d'atropine est, au point de vue physiologique et dans certaines limites, l'antagonisme du méconate de morphine;

2° Le méconate de morphine est nuisible après une forte dose de sulfate d'atropine ; car, dans ces cas, si l'on administrait la morphine, la mort arriverait plus rapidement que si une forte dose de l'une ou de l'autre de ces substances avait été donnée seule;

3° Le méconate de morphine n'est pas l'antagoniste spécifique de l'action du sulfate d'atropine sur les nerfs vaso-moteurs du cœur;

4° L'action favorable du sulfate d'atropine, après l'administration de fortes doses de méconate de morphine, est probablement due à l'action que le sulfate d'atropine exerce sur les vaisseaux sanguins. Elle produit leur contraction et diminue ainsi le danger de mort causé par la congestion cérébrale et spinale, congestion qui survient, comme on sait, après l'introduction dans l'économie de doses toxiques de méconate de morphine. On peut, par conséquent, agir jusqu'à un certain point que ces expériences n'indiquent pas d'une manière précise, en stimulant l'action du cœur par le nerf sympathique, et en s'opposant à cette tendance à mourir, causée par le manque de respiration observé après les fortes doses de morphine.

D'après ces conclusions, on peut voir que l'opium n'est plus, comme on l'a cru longtemps, l'antagoniste de la belladone, et celle-ci ne s'oppose que bien peu (within limited area) à l'action nocive de l'opium administré à doses toxiques. En France, M. Gubler est le premier qui ait constaté ce fait, les travaux anglais n'ont pu que confirmer ce qu'il enseignait déjà depuis plusieurs années (*Bull. de Thér.*, 1875, t. LXXXVIII). — *British Medical Journ.*, oct. et déc. 1874, janv. 1875).

De son côté, le docteur Heaton a publié, dans le *Medical Times* de 1875, l'observation d'un charretier qui, empoisonné par le laudanum, dut sa guérison à des injections d'atropine. Théoriquement, le docteur Heaton conclut que l'opium n'a chance d'être l'antidote de la belladone qu'autant que celle-ci n'a pas été prise à doses massives. Il admet que le délire causé par la belladone peut être calmé par l'opium, mais, si l'atropine a atteint la période de stupeur, les effets de l'opium s'ajouteront aux effets de la belladone, et ne feront qu'augmenter le coma.

et Pidoux, *Traité de thérapeutique et de matière médicale.* — Fonssagrives, MORPHINE (*Dict. encycloped. des sciences médicales*). — Vulpian, *Leçons sur les vaso-moteurs.* — Cazin, *Plantes médicinales indigènes.* — Becquerel, *Injections sous-cutanées d'atropine* (*Un. méd.*, 1859). — Blondeau (*Arch. de méd.*, 1865). — Morrès et Lée, *Archives*, 1864. — Dodeuil, *Bull. de thérap.*

effets de l'association de ces deux médicaments. Gros (d'Alger) et de Fourcault, en France, Oliver (*a*), en Angleterre, ont fait voir combien il était avantageux, dans certains cas, de se servir en injections hypodermiques d'un mélange d'atropine et de morphine. J'use donc de ces deux alcaloïdes, et voici la formule que je vous conseille :

℞ Chlorhydrate de morphine........	10	centigrammes.
Sulfate neutre d'atropine	1	—
Eau de laurier-cerise.............	20	grammes.

Un gramme de cette solution contient 1 demi-centigramme de morphine et 1 demi-milligramme d'atropine. Vous injecterez la totalité de la seringue et vous obtiendrez souvent, grâce à cette heureuse association, des résultats plus actifs que par la morphine employée seule, et cela chez les malades les plus susceptibles à cet alcaloïde.

Lorsque vous ne vous servirez pas de la morphine en injections sous-cutanées, employez les préparations opiacées, donnez soit des pilules d'extrait thébaïque (1) de 1 à 5 centigrammes, soit les gouttes noires anglaises. Ce vinaigre d'opium, excellente préparation, sera prescrit à la dose de 2, 3, 4 gouttes dans de l'eau sucrée ou de la tisane de valériane (2).

(1) Extrait thébaïque, extrait d'opium, extrait gommeux, extrait aqueux (Cod. Fr.) :

Opium de Smyrne coupé (*papaver somniferum*)........	1
Eau distillée...............	12

S'administre en pilules (0,02 à 0,15) ou dans une potion ; en applications externes (emplâtres, pommades, glycérés).

L'extrait d'opium renferme de la morphine et de la codéine, à l'état de méconates ; mais il est privé en partie de la narcéine, méconine, narcotine, thébaïne et de la matière grasse et résineuse.

(2) Gouttes noires anglaises (Black draps) :

Opium de Smyrne divisé..	100
Muscades grosses pulv. (*myristica moscheta*)........	25
Safran incisé (*crocus sativus*)....................	8
Sucre blanc	50
Vinaigre distillé...........	600

Une goutte noire représente un

(*a*) Gros (C.), *Alger médical*, 1875. — De Fourcauld, *Mouv. médical*, 1875.— Olivier, *The Practitioner*, 1876.

Ainsi donc, comme vous le voyez, contre la dyspnée et l'anémie cérébrale, vous pourrez vous servir de l'opium et en tirer d'excellents effets. Je ne connais à ce traitement qu'une seule contre-indication importante, mais elle est capitale : c'est l'altération des reins.

De l'élimination par les reins.

L'élimination des médicaments joue, comme vous le savez, un rôle considérable au point de vue de leur action thérapeutique et lorsque, par une circonstance ou par une autre, la voie rénale est fermée à cette élimination, on voit se produire, sous l'influence de très-faibles doses d'alcaloïdes introduites dans l'économie par la voie hypodermique, des accidents toxiques graves et même souvent promptement mortels. Bouchard a signalé ces faits l'un des premiers et, plus récemment, Chauvet les a rassemblés dans sa thèse inaugurale (1). C'est pour ne pas avoir pris garde à cela,

quart de son poids d'extrait d'opium ; elle correspond à 2 gouttes de laudanum de Rousseau, et à 4 gouttes de laudanum de Sydenham.

(1) Les modifications que subit l'élimination des médicaments dans les maladies des reins ont été signalées depuis longtemps. Hahn, Rayer, Corlieu ont rapporté des faits d'imperméabilité du rein par les odeurs (térébenthine, asperge) dans l'albuminurie ; et de Beauvais, témoin de faits analogues, en a même conclu que le défaut d'élimination des substances par les urines est un signe exclusif, pathognomonique de la maladie de Bright, et peut même faire connaître le degré et la nature de la lésion anatomique ; il va même plus loin et dit que, « à défaut de l'albuminurie, symptôme capital, ou de l'hydropisie caractéristique, la suppression absolue, incurable du passage des odeurs dans les urines, impose à la fois le diagnostic, le pronostic et le traitement. Des médecins anglais, des médecins français ont rapporté des observations qui démontrent l'intolérance de l'opium chez certains brightiques. Todd, Dickinson, Cornil, Charcot ont relaté des faits bien probants. Mais c'est Bouchard surtout qui a appelé l'attention sur le danger que peut avoir l'administration des médicaments actifs dans les lésions rénales. Dès 1873 il publie deux observations d'intoxication mercurielle terminées par la mort, chez deux sujets atteints l'un de néphrite interstitielle, l'autre de néphrite parenchymateuse et qui n'avaient absorbé que de faibles doses du médicament. De ces faits et d'autres analogues, Bouchard a tiré cette conclusion que « les maladies du rein rendent toxiques les médicaments actifs administrés même à petite dose ». Cette conclusion paraît du reste bien en rapport avec les expériences physiologiques. Cl. Bernard, en effet, a démontré que si chez un animal cu-

que certains médecins ont déterminé, chez les sujets atteints de maladies de Bright, des accidents de la plus haute gravité en leur pratiquant des injections sous-cutanées de morphine.

Vous avez vu dernièrement, dans notre service, la pilocarpine produire les mêmes effets désastreux; vous vous rappelez ce malade, couché au n° 1 de la salle Saint-Lazare, et qui a présenté à l'autopsie cette lésion si rare et presque unique d'endocardite végétante des valvuves sigmoïdes de l'artère pulmonaire (1). C'était un albuminurique arrivé aux

rarisé on fait une double néphrotomie, l'élimination du poison ne se faisant plus, l'animal succombe rapidement, même si on pratique la respiration artificielle.

Chauvet, élève de Bouchard, a rassemblé ces faits, et a entrepris des rrecherches sur l'élimination de certains médicaments par les reins normaux et par les reins malades; il est arrivé aux mêmes conclusions que le médecin de Bicêtre.

Chauvet étudie le sulfate de quinine, le bromure de potassium, l'iodure de potassium, le mercure, l'acide salicylique, et rapporte l'observation si intéressante, au point de vue médico-légal surtout, publiée par le docteur Keen (de Philadelphie). Il s'agissait d'un homme de quarante-cinq à cinquante ans, à qui une prostituée fit prendre de l'opium pour l'endormir et le voler ensuite. Tombé rapidement dans un état comateux, l'homme mourut vingt-quatre heures après, et l'autopsie a démontré l'existence d'une néphrite interstitielle chronique à un état avancé.

Chauvet a remarqué que le sulfate de quinine s'éliminait bien plus lentement par les reins malades, et dans les cas où il a pu faire la somme de l'alcaloïde retrouvé chaque jour de l'élimination, il a constaté toujours une quantité bien inférieure à la normale. Pour le bromure et l'iodure de potassium, l'élimination est aussi plus longue et plus difficile. Pour le mercure, il rappelle les deux observations de Bouchard et montre les effets désastreux amenés par de faibles doses du médicament. Chez huit malades traités par l'acide salicylique, l'élimination a été très-prolongée; de plus, chez deux, on a pu noter un accablement très-manifeste, et chez un qui prit seulement 4 grammes de salicylate de soude, il y eut des phénomènes toxiques assez longs à disparaître.

(1) Voici l'observation de ce malade recueillie et rédigée par M. Paul Boncourt, interne du service :

Observation. — *Albuminurie.* — *Troubles du côté du cœur.* — *Urémie.* — *Mort.* — *Autopsie. Dégénérescence des reins (gros reins blancs).* — *Endocardite végétante des valvules sigmoïdes de l'artère pulmonaire.* —Le nommé C..., sculpteur, vingt et un ans, entre à l'hôpital Saint-Antoine, salle Saint-Lazare, n° 1 (service de M. Dujardin-Beaumetz), le 5 mai 1877, dans un état de faiblesse très-grande, se plaignant de palpitations et de douleurs à la région précordiale.

Antécédents. — Sa mère est morte

périodes ultimes de sa maladie; en présence de l'urémie dont il présentait tous les symptômes, en présence surtout

d'épuisement après avoir eu quinze enfants. Son père est encore bien portant. Il a un frère qui a vingt-neuf ans, et qui est malade de la poitrine; trois autres se portent bien.

Ce malade, quoique n'ayant jamais fait aucune maladie dans son enfance, n'a jamais été très-fort. Il était porté aux plaisirs sexuels, et assez souvent se livrait à des excès de boisson.

Début.—Il y a trois mois, un dimanche, après avoir fait un de ses excès habituels, en rentrant chez lui il fut mouillé par une pluie torrentielle. Le lendemain, il fut pris de céphalalgie, de vomissements et de fièvre. Malgré cela, il put continuer son travail les jours suivants, conservant cependant une céphalalgie constante et une courbature générale. Cet état dura trois jours, au bout desquels il fut pris de douleurs constrictives à la poitrine, de gêne respiratoire grande et de palpitations facilement augmentées. En même temps, la couleur rosée de sa figure, qu'il disait avoir, disparut rapidement pour faire place à une pâleur extrême.

Alors il vint à la consultation de Saint-Antoine, où on lui dit qu'il avait des palpitations pour lesquelles on lui donna un vésicatoire et de la teinture de digitale. Il éprouva un grand soulagement. Pendant une semaine, il alla bien. Puis, de nouveau, il fut repris de ses douleurs à la poitrine, et surtout du côté droit; en outre, de la gêne pour respirer et de fièvre.

Il revint de nouveau à la consultation, où on lui trouva un bruit de souffle au cœur. On lui donna du vin de quinquina, des pilules de Vallette et de la tisane de houblon. Aucun soulagement. Il s'amaigrit de plus en plus, s'affaiblit à tel point qu'il fut forcé de garder la chambre. Pendant quinze jours il resta dans cet état; puis de l'œdème se montra à ses jambes. Enfin, le 6 mai, il entra à l'hôpital.

État actuel. — Ce jeune homme, presque imberbe, paraît un enfant par la figure; il est d'une pâleur extrême, et un peu bouffi, surtout au niveau des paupières. On constate un peu d'œdème des bourses et des extrémités inférieures. La faiblesse est très-grande; la marche impossible.

Appétit nul; assez souvent, vomissements alimentaires et diarrhée depuis trois jours. Il se plaint de bourdonnements d'oreille, et de douleurs aux cuisses et aux mollets. La pointe du cœur bat dans le cinquième espace intercostal et sur la ligne mamelonnaire. La main, appliquée sur la région précordiale, perçoit les battements du cœur et en même temps du frémissement vibratoire. Des battements sont très-visibles à la fossette sus-sternale et au niveau des artères du cou.

A l'auscultation, on constate que les bruits du cœur sont soufflants; mais il est assez difficile de dire à quel temps correspond le souffle le plus fort. Cependant il paraît être au premier temps à la base du cœur, s'étendant surtout à droite du sternum, dans le troisième espace intercostal; pas de souffle à la pointe du cœur.

Ce qu'il faut noter avec soin, c'est qu'on entend dans les vaisseaux du cou les bruits du cœur, mais on ne perçoit plus les souffles.

Le pouls est fréquent, sans être irrégulier.

L'auscultation des poumons ne présente rien de particulier.

de l'anurie dont il était atteint, nous avions pensé que la pilocarpine, en injections sous-cutanées, permettrait à l'urée

Le foie déborde un peu les fausses côtes. La palpation du ventre est un peu douloureuse à l'ombilic et à l'hypogastre.

Les urines sont rares et rouges. Après les avoir filtrées, on constate qu'elles contiennent de l'albumine. Au microscope, on y découvre des globules rouges altérés.

A cause de l'état de faiblesse et d'anémie dans lequel se trouve le malade, on lui donne un traitement tonique : vin et extrait de quinquina.

8 mai. Le malade a vomi une partie de son repas; il a de la diarrhée. Dans les vingt-quatre heures, il a rendu un litre d'urine. Sang et albumine.

9 mai. Urine, 600 grammes. Sang et albumine. Il nous dit que les reins lui ont fait mal dès le début de sa maladie, et que son urine a présenté sa couleur actuelle.

On constate chez notre malade de la surdité, surtout à gauche.

10 mai. 450 grammes d'urine.

11 mai. 350 grammes d'urine à odeur ammoniacale.

13 mai. 420 grammes d'urine à odeur ammoniacale. Sang et albumine.

14 mai. 400 grammes d'urine.

15 mai. Il y a à peine 200 grammes d'urine. Le soir nous constatons chez notre malade une fièvre vive. La figure est rosée et animée.

16 mai. Ce matin, il y a encore de la fièvre. La face est tuméfiée. Au niveau du nez, la peau est tendue, luisante et douloureuse à la pression. Sur les parties voisines, on limite avec le doigt un bourrelet d'induration. Les ganglions sous-maxillaires sont engorgés et douloureux. Il y a de la gêne dans la déglutition. Nous constatons donc tous les signes de l'érysipèle, moins la rougeur. 123 grammes d'urine.

17 mai. Le malade est très-oppressé et fatigué. Le pouls est petit, un peu inégal. On constate de l'œdème sur le dos des mains.

Le malade n'a pas uriné depuis hier matin. La respiration a une odeur urineuse un peu ammoniacale. L'abdomen est douloureux, surtout à la région vésicale. Temp. axill., 36°,7.

Pour exciter les sueurs, on fait une injection sous-cutanée de 2 centigrammes de pilocarpine. Immédiatement après cette injection, le malade est pris d'un délire bruyant. La transpiration ne se produit pas.

La mort arrive à deux heures de l'après-midi.

Autopsie. — A l'ouverture de la cavité thoracique, on constate dans les deux plèvres une certaine quantité d'un liquide citrin et transparent.

Du côté gauche, un court pédicule, formé par des adhérences, unit le poumon vers sa partie moyenne aux parois du thorax.

Du côté droit, il y a aussi quelques petites adhérences.

Les poumons sont sains, mais très-anémiés. Dans le poumon gauche, au niveau des adhérences signalées ci-dessus, on trouve deux infarctus de couleur blanc grisâtre, l'un dur, l'autre en voie de ramollissement.

A l'ouverture du péricarde, il s'en écoule une certaine quantité d'un liquide citrin et transparent. Le cœur présente un volume à peu près normal. On ne trouve rien de particulier au niveau de l'orifice aortique et de l'orifice mitral. Les parois du ventricule gauche présentent un certain de-

de trouver une voie d'élimination par les sueurs abondantes que provoque ce médicament. Le résultat n'a pas répondu à notre attente, la sudation n'a pas eu lieu et le malade a succombé une heure après l'injection hypodermique. Ici encore le mauvais état des reins nous expliquait cette action toxique.

Ainsi donc, messieurs, examinez avec attention les urines de vos malades et ne pratiquez les injections de morphine ou

gré d'hypertrophie. Les deux cavités de ce côté sont absolument exsangues.

Au niveau de l'artère pulmonaire, nous trouvons une série de végétations dont les caractères sont les suivants :

Leur couleur est d'un blanc grisâtre ; la surface est granuleuse, et la consistance assez ferme ; il y en a quatre. La première, grosse comme une petite noix, est située dans la cavité de l'artère pulmonaire, immédiatement au-dessus des valvules sigmoïdes ; elle est si peu adhérente, qu'à la moindre traction elle se détache ; sa surface d'implantation est érodée. La paroi de l'artère pulmonaire, à ce niveau, paraît altérée dans toute son épaisseur. A la coupe, on constate que cette végétation est ramollie à son centre.

Sur chacune des valvules de l'artère pulmonaire nous trouvons une végétation ; leur volume varie de celui d'un haricot à celui d'une olive ; elles sont très-adhérentes et situées sur le bord libre des valvules.

La cavité ventriculaire droite semble dilatée outre mesure. Pas de sang dans les cavités de ce côté.

Les deux reins sont volumineux, d'une coloration blanc rosé et d'une consistance molle. La capsule se détache très-facilement. A la coupe, on trouve la substance corticale anémiée, d'une coloration jaunâtre et hypertrophiée. A sa surface, on aperçoit une quantité de petites saillies formées sur les glomérules de Malpighi. Les pyramides de Malpighi paraissent saines.

Le foie est volumineux et gras.

La rate est volumineuse et diffluente.

Les ganglions mésentériques sont pâles, mais légèrement augmentés de volume. On ne trouve pas d'ulcérations à la surface du tube digestif.

Le cerveau n'a pu être examiné (a).

(a) Rayer, *Traité des maladies des reins*. — Corlieu, *Caractère différentiel des urines des albuminuriques* (*Gaz. des hôpitaux*, 1856). — Todd, *Clinical Lecture on certain Deseases of Urinary Organs*, London, 1857. — De Beauvais, *Comptes rendus de l'Acad. de méd.*, 1858. — Cornil, *Mémoires sur les coïncidences du rhumatisme articulaire chronique* (*Gaz. méd*, 1864). — Dice Duchworth, *Observations on the passages of certain substances into the Urine of Healty and Diseased states of the Kidney* (*Saint-Bartholomews Hospital Reports*, t. III, 1867). — Dickinson, *On the Pathology and Treatment of Albuminaria*, 1868. — Bouchard, *Particularités que présente l'élimination des alcaloïdes dans les maladies des reins* (Soc. de biologie, 1876, *Gazette médicale*, 1876). — Keen (*Philadelphia Med. Times*, janv. 1877, p. 145). — Chauvet, *Du danger des médicaments actifs dans le cas de lésions rénales* (Thèse de Paris, 1877).

de tout autre alcaloïde que lorsque vous serez sûrs que les glandes rénales fonctionnent normalement et que le médicament trouvera une élimination rapide par cette voie.

Mais revenons au traitement des affections aortiques : je vous ai montré que, contre la dyspnée et l'anémie cérébrale, les préparations opiacées pouvaient vous donner d'excellents résultats ; ce n'est pas tout, vous pourrez utiliser ces mêmes préparations contre l'une des complications les plus fréquentes et les plus pénibles des affections aortiques, je veux parler de l'angine de poitrine. Pour cela, pratiquez des injections de morphine au moment où le malade ressent les prodromes de son angine. Vous savez en effet, et vous l'avez déjà vu dans le service, que les malades atteints d'angine de poitrine ressentent toujours avant l'accès quelques prodromes; ainsi, chez un client de la ville, auquel je donnais mes soins avec Peter, la douleur commençait par la main gauche, arrivait à l'épaule, et enfin gagnait le cœur. Eh bien, si, au moment où apparaissait la douleur de la main, nous pouvions faire une injection de morphine, l'accès avortait.

La médication opiacée peut donc vous rendre d'importants services dans le traitement des maladies aortiques, et je ne vous trompais pas lorsque je donnais à l'opium le premier rang dans la thérapeutique de ces affections ; mais, à côté de ces avantages, n'oubliez pas l'accoutumance qui survient lorsqu'on prolonge l'administration de l'opium ; aux doses d'abord raisonnables et qui amenaient les effets désirés, succèdent bientôt des doses toujours croissantes ; sur cette pente rapide, il est difficile de s'arrêter, et il arrive un moment où, même en administrant des quantités considérables de morphine, vous n'obtenez plus les résultats si favorables que les doses faibles vous procuraient facilement au début de la médication. C'est là l'écueil et le danger de la médication opiacée. Soyez donc ménagers dans l'administration de ce médicament et, pour combattre les divers accidents que déterminent les lésions aortiques, usez de médications qui, sans être aussi héroïques dans leur action que l'opium et ses dérivés, peuvent vous rendre cependant de grands services en vous permettant surtout de suspendre, pendant quelque temps et sans trop d'inconvénient, la médication opiacée. C'est à la description de ces médications que je consacrerai la prochaine leçon.

HUITIÈME LEÇON

TRAITEMENT DES TROUBLES SECONDAIRES DUS AUX AFFECTIONS AORTIQUES.

SOMMAIRE. — Du nitrite d'amyle. — Son action physiologique. — Son application aux maladies du cœur. — Son emploi thérapeutique. — Des contre-indications du nitrite d'amyle. — De l'angine de poitrine. — De son traitement. — De l'électricité. — Son action sur le cœur. — Des courants continus. — De la névrite du plexus cardiaque. — Des révulsifs. — Du bromure de potassium. — De l'iodure de potassium. — De l'iodure d'éthyle.

Messieurs, dans la leçon précédente nous avons vu que, dans les affections aortiques, la morphine ou les opiacés avaient pour but non-seulement de combattre l'anémie résultant du trouble apporté à la circulation artérielle par la lésion des valvules sigmoïdes, mais encore que ces préparations pouvaient combattre aussi et la dyspnée, si fréquente dans ces affections, et les phénomènes angineux qui les accompagnent. Je vais vous montrer, messieurs, que d'autres médicaments peuvent atteindre le même but, et je commencerai tout d'abord par l'étude d'une substance encore peu connue en France, mais qui, je l'espère du moins, est appelée à prendre rang dans la thérapeutique des affections aortiques : je veux parler du nitrite d'amyle (1).

(1) Découvert en 1844 par Balard, le nitrite d'amyle s'obtient par l'action de l'acide nitreux sur l'hydrate d'amyle $C^{10}H^{11}O,HO$, et sur l'amylamine $NH^2(C^{10}H^{11})$; du nitrite de potasse sur une solution chaude de chlorhydrate d'amylamine $C^5H^{11}NHCl$; de l'acide nitrique sur l'alcool amylique (Wurtz).

Le nitrite d'amyle, qui a pour formule $C^5H^{11}AzO^4$, est un liquide jaune verdâtre d'une densité de 0,877 ; sa vapeur est légèrement rutilante ; il est volatil, bout vers 99 degrés quand il est complétement anhydre ; détonne vers 260 degrés. S'il est récemment préparé, sa réaction est neutre, mais, au contact de l'air et de l'eau, il s'acidifie par la formation d'acides valérianique, nitri-

Du nitrite d'amyle.

Bien que découvert en France par Balard, en 1844, c'est cependant surtout aux médecins anglais qu'on doit la con-

que et nitreux, et perd ses propriétés physiologiques.

Pour lui enlever son acidité et lui rendre sa pureté, O. Berger conseille d'y ajouter un fragment de chlorure de calcium sec et une petite quantité de magnésie calcinée.

Le nitrite d'amyle est insoluble dans l'eau, mais soluble dans l'alcool rectifié.

Il faut être prévenu que dans le nitrite impur on peut trouver une plus ou moins grande quantité d'acide cyanhydrique.

Effets locaux. — Appliqué sur la peau saine, intacte, il ne produit rien; sur les muqueuses, il provoque de la vésication.

Injecté sous la peau, il ne cause pas d'irritation ; mais, appliqué sur le tissu musculaire, il en détruit le pouvoir fonctionnel. Il peut être considéré comme un poison musculaire (Pick, Brunton). Appliqué sur le cœur d'une grenouille, il amène le ralentissement graduel des contractions, puis la paralysie de l'organe. Chez les lapins, au contraire, il provoque une augmentation de fréquence du pouls.

Ingéré par la bouche ou exhalé, il n'a que peu d'action sur le tube digestif; quelques malades ont eu cependant des nausées et des vomissements.

Circulation. — Il donne naissance à quatre ordres de phénomènes : accélération du pouls, dilatation des dernières ramifications artérielles, diminution de la pression vasculaire, et abaissement de la température centrale. Quelques gouttes versées sur un mouchoir et inhalées amènent un raptus congestif du côté de la tête ; sensation de plénitude vasculaire, lourdeur de tête, battement des carotides et des temporales ; accélération du pouls (120-180), augmentation et quelquefois irrégularité des battements du cœur.

Le visage devient rouge vermillon, légèrement cyanosé ; les conjonctives oculo-palpébrales, les lèvres, la langue et les muqueuses buccales sont injectées. Quelquefois on note des éblouissements, des vertiges, du trouble dans les idées, une ivresse passagère. Dans quelques cas exceptionnels, on a constaté la pâleur de la face, de violents vertiges, la perte de connaissance même (S. Ringer). D'après Goodhart et T. Jones, la rougeur de la face n'arrive que 20 ou 30 secondes après l'inhalation, tandis que l'accélération du pouls se montre après 2 ou 3 secondes. Donné à haute dose d'emblée : le pouls tombe brusquement et remonte ensuite à un chiffre très-élevé (Bourneville, Marsat, van Ermangen).

Respiration : elle est d'abord accélérée, puis elle diminue.

Les sécrétions sont parfois augmentées : sueurs profuses (Pick), glycosurie (Hoffmann), diurèse plus abondante (Hoffmann, Rutherfort, Guttmann).

Sur les animaux, le nitrite d'amyle provoque d'abord les mêmes phénomènes que chez l'homme; mais, si on force la dose, on note de la titubation, des tremblements, quelques contractions tétaniques attribuées par Wood à l'excitation du bulbe par le sang altéré sous l'influence du poison, puis la résolution musculaire et le relâchement des sphincters. En même temps, gêne de la respiration, pâleur de la peau et des muqueuses. Poussé à doses excessives, le nitrite tue par arrêt des mouvements respiratoires.

Bourneville, dans ses expériences

naissance des propriétés physiologiques et thérapeutiques du nitrite d'amyle. Guthrie ouvre la marche en 1859; il est bientôt suivi par Benjamin Richardson (1863), Gamgee, L. Brunton, Haddon, Forster, Farquarhson, Horatio Wood, etc., qui montrent le parti qu'on peut tirer du médicament; en Allemagne, R. Pick, Guttmann et Eulenberg, Bernheim, Filehne, etc., étudient aussi les propriétés de ce corps.

En France (1873), c'est-à-dire depuis le travail de Amez-Droz, publié dans les *Archives de physiologie*, quelques études furent faites, et nous devons citer le mémoire de Bourneville, les thèses de Marsat, de Veyrières, et récemment, à l'université de Louvain, la monographie publiée sur ce sujet par le docteur van Ermangen.

sur les chats et les lapins, a constaté que la température baisse généralement, et si les inhalations sont faites d'une manière progressive, avec des intervalles pendant lesquels on laisse l'animal respirer librement, il peut y avoir abaissement de 8 à 9 degrés au-dessous du chiffre normal. La respiration diminue de fréquence chez l'animal soumis à l'influence du nitrite d'amyle.

D'après H. Wood, l'inhalation du nitrite d'amyle amène un abaissement de la température (1 à 2 degrés); pour Goodhart et Ladendorf, il y a au contraire élévation ; chez l'homme, elle serait constante et pourrait persister pendant plus d'une heure.

Action sur le sang. Rabuteau range ce corps parmi les poisons hématiques; le sang d'un animal empoisonné ne présente plus le spectre de l'hémoglobine, et est devenu acide. Ladendorf et Wolf disent avoir constaté que les vapeurs de nitrite d'amyle produisent une vive agitation des globules ; le contact direct du nitrite les dissout et leur donne une teinte de laque ; les vapeurs elles-mêmes finissent par les dissocier (*a*).

(*a*) Balard, *Ann. de ch. et de phys.*, t. XII. — Personne, *J. de pharm.*, t. XXVI et XXVII. — Guthrie, *Journ. of the chem. Soc.*, vol. XI. — B. Richardson, *Med. Times and Gaz.*, vol. II, 1863; *id.*, 1864 ; *Brit. and for. Rev.*, LXXXI, 1868; *Med Times and. Gaz* 1870. — Gamgee, *Phil Transactions*, 1868.— L. Brunton, *Berichte u. die Verhandl. der k. Sach. ges. der W. Z.* Leipzig, 1868-1870. — Goodhart, *The Practitioner*, 1871.— Wood, *Amer. Journ. of Med. Sc.*, 1871.— Hoffmann, *Reichkerts Arch.*, 1872.— R. Pick, *Uber das Amyl nitrit u. s. ther. anwen.* Bonn, 1874. — Guttmann et Eulenberg, *Reichkerts Arch.*, 1873. — Bernheim, *Pfluger's Arch. for Phys.*, VIII.— Filehne, *Arch. f. die ges. Phys.* H. 8, U. 9. — Ladendorf, *Berlin klin. Wochenschrift*, 1875.— Bourneville, *Soc. biolog*, 1875, et *Progrès médical*, 1874. — Veyrières, *De l'action thérap. et physiol. du nitrite d'amyle.* Thèse de Paris, 1874.— Rabuteau, *Soc. biolog.*, 1875.— A. Marsat, *Des usages thérap. du nitrite d'amyle.* Paris, 1875. — C. Paul, *Soc. de thérap.*, 1875. — E. van Ermangen, *Etude sur le nitrite d'amyle.* Louvain, 1876.

Action physiologique du nitrite d'amyle.

Le nitrite d'amyle, ou éther amyl nitreux, possède la singulière propriété de provoquer une congestion très-marquée de la face; et ce phénomène, ainsi que bien souvent vous en avez été témoins dans nos salles, il nous suffit, pour le provoquer, de répandre sur un mouchoir quelques gouttes de ce nitrite, liquide très-odorant, qui rappelle assez bien l'odeur de certaines poires, puis de le faire respirer immédiatement au malade pour voir, au bout de quelques secondes, la face se congestionner, l'œil devenir brillant, le malade accuser même des vertiges, la peau augmenter de chaleur et le pouls de fréquence; en quelques minutes, l'action du médicament est à son apogée, puis bientôt tout rentre dans l'ordre, et il ne reste plus trace, au bout de quelques minutes, de ce qui s'est passé. Ces phénomènes, si marqués du côté de l'encéphale, à la dose de 5 à 10 gouttes, deviennent beaucoup plus accusés à dose plus forte : dans ces cas, la face prend une teinte violette, et la congestion est si violente, que le sang paraît prêt à sortir à travers la peau et les muqueuses.

Cette congestion si prononcée de la face est commune à toute la tête; pour s'en rendre compte, il suffit d'expérimenter sur un animal trépané; on voit manifestement à chaque inhalation se produire une congestion très-vive de l'encéphale; le cerveau, turgescent, fait saillie par la solution de continuité de la voûte crânienne (1).

(1) C. Bader, oculiste à Guy's Hospital, dit avoir constaté, à l'ophthalmoscope, l'augmentation de volume des artères et des veines rétiniennes ainsi que des vaisseaux de la papille. Engelmann, Steketee, Mac Bride, Schüller, etc., ont constaté, chez des animaux trépanés, l'injection vive des vaisseaux des méninges et la turgescence du cerveau lui-même; d'après Schuller, la dilatation des vaisseaux de la pie-mère serait très-apparente, après 3 à 5 inspirations de nitrite d'amyle (*a*).

(*a*) Bader, *The Lancet*, 1875. — Steketee, Thèse d'Utrecht, 1873. — Mac Bride, *The Chicago Journ*,, 1875. — Schüller, *Berlin. klin. Wochenschrift*, 1875.

En même temps qu'il y a congestion cérébrale, il y a modification du pouls; il augmente de fréquence, sa tension diminue, et, si l'effet est trop prononcé, il devient irrégulier.

Je ne veux pas vous faire ici l'histoire physiologique du nitrite d'amyle (1); ce serait, je l'avoue, une étude extrêmement intéressante, et donnant lieu à des discussions physiologiques importantes, mais cela nous éloignerait trop de notre sujet. Sans discuter ici les diverses explications physiologiques que l'on a proposées pour rendre compte de cette congestion si vive de la face, soit que l'on adopte l'idée de Richardson, qui veut que le nitrite d'amyle ait une action directe et immédiate sur le cœur, dont il augmenterait les contractions, soit qu'on admette qu'il agisse particulièrement en paralysant les nerfs contracteurs des petits vaisseaux, soit enfin qu'on invoque son action particulière sur le sang, le phénomène n'en existe pas moins, et, au point de vue de l'action physiologique du nitrite d'amyle, il faut surtout faire ressortir les deux points suivants : tension artérielle moindre, fré-

(1) Pour Richardson, le nitrite d'amyle est un stimulant du cœur, et la dilatation des vaisseaux est due à la suractivité du muscle cardiaque. Pour Bernheim et Filehne, la dilatation des vaisseaux et la diminution de tension artérielle sont d'origine centrale, et s'expliquent par une diminution de la tonicité vasculaire; pour Steketee et Engelmann, ce phénomène dépend d'une action réflexe suspensive exercée sur les centres vaso-moteurs rachidiens. L. Brunton, Pick et d'autres observateurs admettent que le nitrite d'amyle agit directement sur les fibres lisses des vaisseaux, comme sur les fibres contractiles en général, en les paralysant.

Amez-Droz, O. Berger, Schram, Mayer et Friedrich attribuent à la dilatation vasculaire une origine périphérique, tandis que Huizinga, d'après ses expériences sur la membrane interdigitale des grenouilles, l'explique par la diminution d'activité tonique des cellules nerveuses existant dans la paroi des vaisseaux; d'autres invoquent l'irritation des fibres musculaires dilatatrices par un sang chargé d'acide carbonique ou une vive stimulation musculaire, à laquelle succède promptement un état de paralysie et de dilatation (Amez-Droz).

Pour d'autres, enfin, on pourrait rapporter les divers phénomènes que produit le nitrite d'amyle à l'action du médicament sur les centres nerveux et sur les éléments anatomiques de la paroi vasculaire, et aussi, à la modification plus ou moins grande que subit le sang, à l'accumulation de l'acide carbonique.

quence des battements du cœur et congestion vive des vaisseaux de la face et des rameaux sanguins de la tête.

On comprend facilement que la tension soit moindre; cette congestion si vive permet, en effet, un passage plus facile au sang et diminue le travail actif du cœur. Mais il n'en est pas moins vrai que, soit directement par action sur le cœur, soit indirectement par action sur les nerfs du bulbe, le nitrite excite les contractions du muscle cardiaque et agit comme tonique de la circulation.

Cette action tonique de la circulation, surtout à faible dose, est, je le reconnais, très-fugace et fait place, si les doses sont plus élevées, à des phénomènes tout opposés, c'est-à-dire à une véritable paralysie du côté du cœur. C'est là, messieurs, un fait bien fréquent dans l'étude des médicaments; je vous l'ai montré pour la digitale; vous avez vu que ce merveilleux tonique du cœur devenait à haute dose un paralysant de cet organe; il en est de même pour le nitrite d'amyle, selon les doses, les résultats sont différents.

Ces données acquises, il paraît logique d'appliquer ses propriétés incontestables d'excitation du cœur et de congestion encéphalique au traitement des affections cardiaques; et, je l'avoue, je suis étonné qu'on ne l'ait pas fait plus tôt (1).

(1) Guthrie, en 1859, a proposé de l'employer pour « ranimer les défaillants », et depuis, bien des médecins se sont servis de ce corps pour combattre avec succès les syncopes brusques et les pertes de connaissance liées à l'anémie cérébrale. Les travaux de W. C. Dabney, T. A. Burral, Bordier, Schüller, Goodhart, Bader, Munro montrent quels résultats excellents on peut tirer du nitrite d'amyle pour lutter contre l'anémie cérébrale due au chloroforme. Et aujourd'hui l'action antidotique de l'éther amyl nitreux et du chloroforme paraît assez bien établie. Il n'en est pas de même de l'antidotisme qui, pour Richardson, existerait entre le nitrite et la strychnine (a).

(a) Dabney, *The Richmond and Louis. Med. Journ.*, 1874. — Burral, *New-York Med. Gaz.*, 1870. — Bordier, *Journal de thérap.*, 1874. — Schüller, *Berlin. klin. Wochenschrift*, 1874. — Bader, *The Dangers of Chloroform*, etc., *and Nitrite of Amyl* (*The Lancet*, 1875).

Comme tout corps nouveau, l'éther amyl nitreux a été appliqué à la cure de nombreuses affections, depuis le choléra jusqu'à l'épilepsie, en passant par le tétanos, etc., maladies contre lesquelles le médecin a si peu d'action. Mais aucune application réelle aux maladies cardiaques n'a été faite, sauf cependant à l'angine de poitrine (1). C'est contre cette angine, dépendant le plus souvent d'une maladie du cœur, que Brunton a conseillé le nitrite d'amyle; mais, en dehors de ces cas, on paraît ne pas avoir fait usage de ce médicament. Pour moi, je pense qu'on peut trouver, qu'on trouve même dans le nitrite d'amyle un puissant moyen pour le traitement des affections aortiques, moyen venant après l'opium, et qui, dans bien des cas, combattra heureusement non-seulement l'angine, mais encore et surtout la tendance aux syncopes des individus porteurs de lésions aortiques.

Mode d'administration.

Comment devez-vous employer ce médicament? Il faut que le nitrite d'amyle soit pur, et, à ce propos, sachez que,

(1) Le docteur Lauder Brunton, médecin de Saint-Bartholomew's Hospital, fit son premier essai sur un jeune homme de vingt-six ans, atteint d'insuffisance aortique, avec hypertrophie du ventricule gauche. Les accès revenaient toutes les nuits et duraient une heure. Après avoir, sans succès, ordonné la digitale, l'aconit, la lobélie, l'eau-de-vie, les stimulants, les ventouses, etc., L. Brunton pratiqua de petites saignées qui produisirent d'assez bons résultats, puis s'adressa au nitrite d'amyle, comme à un médicament destiné à diminuer la tension vasculaire. On versa 5 à 10 gouttes de nitrite d'amyle sur un mouchoir, et, après une inhalation de 30 à 60 secondes, les douleurs disparurent. Ces inhalations furent renouvelées toujours avec succès, et l'on remarqua que l'accès de la nuit suivante était généralement supprimé.

L. Brunton dit avoir vu, dans tous les cas, la maladie guérir après l'usage d'une once de nitrite d'amyle. Dans les cas d'anévrysme, où la douleur était continue, elle ne cédait pas au médicament.

D'autres médecins ont employé aussi le nitrite d'amyle avec succès; le docteur Madden, atteint d'insuffisance mitrale et sujet à des accès d'angine de poitrine, s'est guéri par des inhalations de 5 gouttes de nitrite. En 1873, Amez-Droz a publié dans les *Archives de physiologie* une observation très-intéressante d'angine de poitrine, très-améliorée par le nitrite. Bourneville (Société de biologie) et d'autres observateurs ont relaté des faits analogues.

s'il est exposé à l'air, ce médicament s'altère et subit une transformation importante à connaître : il s'y développe de l'acide cyanhydrique. Conservez-le donc dans un flacon bien bouché, à l'abri des rayons lumineux, et assurez-vous que la réaction ne devient pas acide.

Il y a deux et même trois modes d'introduction de ce médicament : la voie pulmonaire ou les inhalations, la voie buccale et la voie hypodermique (1).

De tous ces moyens, le plus certain, celui qui donne les meilleurs résultats, c'est l'inhalation. Procédé d'ailleurs très-facile, puisqu'il suffit de répandre 5, 6, 7 et même 10 gouttes sur un mouchoir qu'on fait ensuite respirer doucement au malade, pour produire en quelques instants les phénomènes congestifs que l'on recherche. L'évaporation du nitrite d'amyle est tellement rapide, que, en Angleterre, les médecins usent d'un moyen plus commode. On prend un tube capillaire de verre, on y verse 10 gouttes de la substance, puis on ferme le tube à la lampe ; il suffit ensuite, au moment voulu, de briser le tube et de respirer son contenu.

On administre aussi le médicament par la voie buccale ; j'ai expérimenté, dans le service, ce moyen, employé en Angleterre, et je l'ai trouvé bien inférieur à la méthode des inhalations. Enfin, comme il est peu irritant, le nitrite d'amyle a été employé en injections hypodermiques ; je n'ai pas, je l'avoue, essayé cette méthode, trouvant que le premier procédé donne les meilleurs résultats à attendre.

(1) Les injections sous-cutanées sont employées dans les expériences sur les animaux, mais l'ont été rarement chez l'homme ; elles ont été conseillées par H. Wood, mais elles sont infidèles. Les injections intra-veineuses ne sont pas usitées ; d'après Amez-Droz, elles donnent des résultats moins rapides que les inhalations.

S. Ringer fait prendre aux épileptiques le nitrite par la voie buccale ; il le donne à la dose de 3 à 5 gouttes dans un mucilage.

Indications et contre-indications.

En présence des effets congestifs si prompts et si fugaces cependant de ce médicament, si vous avez affaire à des malades atteints d'affection aortique, présentant soit des phénomènes angineux, ou même sans angine de poitrine, soit des tendances à la syncope, soit les vertiges de l'anémie cérébrale, soit la paresse cérébrale commune à ces affections, employez le nitrite d'amyle, recourez à de fréquentes inhalations, et comme votre présence ne peut être continue auprès de votre malade, autorisez le patient à se servir du médicament, en cas de nécessité. Que le malade suive la méthode anglaise, c'est-à-dire que, comme les dames qui respirent un flacon de vinaigre, il respire aussi son médicament renfermé dans un tube de verre, ou bien qu'il répande quelques gouttes sur un mouchoir pour faire des inhalations. Mais, en laissant cette liberté au malade, il faut, messieurs, lui bien rappeler que si de faibles doses donnent de bons résultats, les doses trop fortes présentent de sérieux inconvénients. Montrez-lui que ces doses paralysent ou affaiblissent le cœur ; qu'il sache bien qu'une congestion extrême de l'encéphale peut amener une rupture vasculaire et avoir des conséquences très-graves.

Mais, je vous l'assure, manié avec prudence, surtout pour répondre aux indications ci-dessus, c'est-à-dire contre l'anémie et ses manifestations, le nitrite d'amyle vous donnera, comme à moi, de bons résultats.

Je vous signalerai cependant une contre-indication absolue. Ne l'employez pas pour des femmes hystériques ou des épileptiques; chez ces malades, en effet, ce corps présente la propriété remarquable de provoquer une attaque violente au moment même où on l'administre. Ce serait donc là, pour ainsi dire, le véritable réactif de l'hystérie, et pour moi jamais cette réaction ne m'a fait défaut ; dans ces cas, ici même à l'hôpital, vous avez vu maintes fois des attaques des plus marquées se développer après quelques inhalations.

Il est à craindre aussi que la congestion, si elle est intense, n'amène des ruptures vasculaires dans l'encéphale, aussi devrez-vous interroger l'hérédité pathologique de vos malades, et si vous avez devant vous des individus prédisposés aux attaques apoplectiques, si l'examen des vaisseaux vous permet de constater des altérations profondes de tout le système artériel, abstenez-vous; on pourrait, en effet, accuser les inhalations d'avoir provoqué des apoplexies plus ou moins redoutables.

Telles sont, messieurs, les indications et contre-indications du nitrite d'amyle. Je crois que, désormais, ce médicament doit entrer dans la pratique, dans la thérapeutique des lésions de l'aorte, et que, surveillé, manié avec prudence, son emploi peut rendre de grands services.

Je terminerai en appelant votre attention sur les heureux résultats donnés dans l'angine de poitrine liée aux affections aortiques par l'éther amyl nitreux; il paraît arrêter les attaques et le docteur Lauder Brunton a signalé de nombreuses observations qui montrent que l'inhalation de quelques gouttes, au début des attaques les plus violentes, a suffi pour les faire cesser. Recourez donc à ce médicament, qui vous permettra dans beaucoup de cas d'arrêter ces accès si douloureux et si fatigants qui déterminent un ensemble symptomatique des plus pénibles.

Et puisque, messieurs, je vous parle du traitement de l'angine de poitrine, qui est liée si souvent aux affections cardiaques, permettez-moi de compléter cette partie de la thérapeutique des maladies du cœur.

Je vous ai déjà montré les résultats que vous pouvez obtenir avec les injections hypodermiques faites au commencement des accès douloureux; tout à l'heure, vous avez vu les avantages que les médecins anglais retirent du nitrite d'amyle dans le traitement de cette névrose cardiaque; je vais maintenant vous montrer que l'électricité et quelques moyens locaux peuvent compléter votre arsenal thérapeutique.

L'application de l'électricité à la cure des affections cardiaques est de date récente. Durozier (1) a pensé que, par l'électricité, il était possible de favoriser les contractions du cœur, et que, de même qu'on voit se produire des mouvements musculaires énergiques sous l'influence de courants interrompus, de même on pouvait espérer que l'application de ces courants, faite à la région précordiale, amène-

(1) Voici une note de l'auteur que nous extrayons du traité d'Onimus et Legros :

« Je pense, dit le docteur Durozier, qu'on peut électriser le cœur comme tout autre muscle, mais le cœur ne se laisse pas influencer de la même manière que les muscles de la vie animale : « Je place une des armatures à la pointe et l'autre à l'endroit où les deux poumons se séparent pour laisser le cœur affleurer. Dans un certain nombre de cas, je remarque un effet produit. On me dira que c'est une action réflexe. J'agis sur un muscle profond, pourquoi n'agirais-je pas sur le cœur.

J'ai observé une femme de vingt-sept ans, atteinte d'abord d'étourdissement, de deux syncopes, puis de paralysie et d'aliénation passagère. Lorsque je l'examinai, le premier claquement ne s'entendait pas sous le sternum, et je ne pouvais produire aucun souffle par la compression de la crurale. L'électrisation, pratiquée comme je l'ai indiqué, ramenait le premier claquement et le souffle pour un temps d'autant plus long que nous avancions dans le nombre des séances.

Cette femme présentait, suivant nous, un cas de dégénérescence graisseuse du cœur.

Dans un autre cas, au contraire, l'électrisation rendait le pouls plus filiforme qu'il n'était, il fallait interrompre l'expérience ; le cœur était comme tétanisé. Ici, le plus faible courant produisait des accidents. Dans le premier cas, il fallait employer les plus forts courants de l'appareil de Legendre.

Dans un troisième cas, où nous notions un étouffement considérable, des irrégularités nombreuses, la faiblesse des battements de cœur et l'absence de claquements, l'électrisation diminua le volume du cœur d'une manière manifeste et permit de produire, par la compression, un souffle dans la crurale droite et un double souffle intermittent dans la crurale gauche.

L'électrisation du cœur, ainsi que nous l'avons pratiquée, ne présente aucun danger ; elle ne peut pas tuer, ainsi que pourrait le faire l'électrisation du pneumogastrique, pratiquée dans le pharynx ; elle peut troubler le cœur, mais le pouls nous fait immédiatement toucher du doigt le danger et nous arrête.

L'électrisation peut être utile dans la syncope, dans la congestion des cavités cardiaques, dans l'asystolie, enfin dans la dégénérescence graisseuse du cœur. »

rait les contractions du muscle cardiaque, et combattrait l'asystolie. Les résultats n'ont pas confirmé cette manière de voir, et l'on est encore à se demander si l'application, sur la paroi thoracique, de courants interrompus et d'une grande intensité, a une action réelle et efficace sur le muscle cardiaque.

Mais si l'action de l'électricité sur le cœur n'a pas produit tous les effets désirés, elle a donné, dans le traitement de l'angine de poitrine, certains résultats.

Courants intermittents.

C'est Duchenne (de Boulogne) qui, le premier, a traité l'angine de poitrine par l'emploi des courants intermittents (1). Il se servait d'un pinceau métallique, en rapport avec la machine électrique qui porte son nom, le promenait autour du mamelon, et, dans quelques cas, il obtint la disparition complète des accès et des guérisons véritables. Mais, à côté de certains

(1) Le premier fait relaté par Duchenne (de Boulogne) remonte à 1853. Le malade était un homme de cinquante ans, corroyeur, atteint d'angine de poitrine depuis six mois, les accès étaient fréquents, et le malade pouvait même les produire à volonté en faisant un effort, un mouvement brusque, ou en montant un escalier. Un accès angineux étant provoqué, Duchenne appliqua sur le mamelon l'extrémité de deux fils métalliques excitateurs qui communiquaient avec les conducteurs de son appareil d'induction, gradué au maximum et marchant avec des intermittences très-rapides. A l'instant où l'excitation du mamelon fut produite, le malade ressentit une douleur atroce, mais instantanée, instantanément aussi disparurent la douleur de l'angine, ainsi que l'engourdissement et les fourmillements du membre supérieur gauche qui l'accompagnaient.

Cette électrisation fut répétée à diverses reprises, et, après chaque séance, le malade éprouvait une plus grande difficulté à reproduire son accès. Après quinze jours de traitement, le malade fut guéri et reprit son métier de corroyeur.

Vers la même époque, Aran obtint aussi un succès chez une dame de trente-deux ans, atteinte depuis deux ans d'angine de poitrine.

A propos des applications de l'électricité au cœur, rappelons une communication faite par Onimus à la Société de biologie en janvier 1875. Il a constaté que, lorsqu'on place les rhéophores d'une machine d'induction sur les ventricules du cœur, chez un chien ou chez un chat, on arrête les mouvements de contraction de l'organe instantanément et d'une façon définitive. Le résultat, du reste, n'est pas tout à fait en rapport avec l'intensité du courant, mais dépend du nombre des interruptions. En effet, un appareil électrique, ne donnant qu'une seule interruption par seconde, quel-

cas favorables, il en faut citer d'autres bien désavantageux. Sous l'influence des courants, on voit, en effet, quelquefois, non pas disparaître, mais se produire de violentes attaques d'angine de poitrine, et c'est même ce qui a fait abandonner à Duchenne, dans les derniers temps de sa vie, l'emploi de ce mode de traitement.

Un jour, en effet, un malade se présente dans son cabinet, et réclame, contre une angine de poitrine, l'application des courants électriques; Duchenne commence, avec grande prudence, à appliquer les électrodes, et, presque instantanément, le malade est pris d'une violente attaque d'angine, et c'est à grand'peine qu'on put le rappeler à la vie. Le docteur Crisaphis, qui m'a rapporté ce fait et qui aidait Duchenne dans cette circonstance, m'a dit que l'opérateur fut tellement impressionné par cet accident, qu'il se promit bien de n'avoir plus recours à cette méthode de traitement.

Courants continus.

Mais, si les courants interrompus sont dangereux, il n'en est pas de même des courants continus. Fliess (*a*) a déjà proposé, pour la cure des affections cardiaques, l'application de courants continus descendants sur le pneumogastrique; on a de plus signalé, depuis longtemps, les avantages qu'on peut retirer de l'application de ces courants continus au traitement des névralgies, et je vous citerai à ce propos les observations de Niemeyer, Benedikt, Dally, Onimus, Bouchod, Lewandowski, et plus récemment le travail du docteur Ouspenski (de Saint-Pétersbourg).

que fort que soit le courant, n'arrête pas le cœur, même si on place les rhéophores directement sur les ventricules. Avec cet appareil, on n'arrête pas non plus le cœur en électrisant les nerfs vagues. D'où ce précepte de ne pas se servir, pour électriser le cœur, des machines électriques ordinaires, qui donnent au moins 15 interruptions par seconde, mais d'appareils modifiés ne donnant que 1, 2, 3 ou 4 interruptions par seconde; ainsi on évitera le danger déjà signalé par Vulpian et d'autres physiologistes : l'arrêt instantané des contractions rhythmiques du cœur.

(*a*) Fliess, *Berliner klinische Wochenschrift*, 1865, n° 26.

C'est sur ces deux données qu'on a basé l'emploi de ces courants à la cure des angines de poitrine. Hubener, Cordes, Fluebuch (a) ont déjà cité plusieurs cas de cette affection guéris par ce procédé, et j'ai vu, dans un fait intéressant d'angine, avec insuffisance aortique, les excellents résultats qu'on peut obtenir par ces courants continus.

Chez le malade dont je vous parle, les attaques se produisaient ainsi : la main était d'abord envahie, puis le bras, puis l'épaule, et, de ce point, la douleur descendait rapidement au cœur, et produisait tous les symptômes caractéristiques de l'angine. Pour arrêter la marche de la douleur, nous avons songé, Peter et moi, qui soignions ensemble ce malade, à appliquer les courants continus, et voici comment nous avons procédé :

L'appareil employé était une pile de Gaiffe, appareil que je ne saurais trop vous recommander, et qui se compose de 2, 4 ou 6 éléments avec boussole, pour juger du passage du courant; les fils communiquent avec des plaques d'étain très-souples, recouvertes de peau de chamois, maintenue humide pour empêcher l'action destructive que produiraient les courants sur la peau. Nous nous servions de courants descendants et, mettant le pôle positif à la partie supérieure du membre et le pôle négatif à la partie inférieure, nous faisions ainsi le long du bras une série d'applications consistant à placer les deux pôles sur l'avant-bras, le bras, l'épaule, applications que nous renouvelions ainsi chaque fois que le malade ressentait les douleurs prodromiques des attaques. Par ce moyen, nous arrêtions la marche envahissante de la névralgie, et, chaque fois que le malade avait recours à ce moyen, il voyait, par une application du courant, d'une demi-heure, avorter à son début la véritable attaque angineuse.

(a) Hubener, *Deutsch. Arch. f. klin. Med.*, XII, 5; Cordes, *D. Arch.*, VIII, 1. — Fluebuch, *Deutsch. Arch.*, 1873.

Un fait curieux et qui avait bien frappé le patient, c'est que, lorsque nous appliquions le courant continu autour de l'épaule, nous coupions pour ainsi dire la névralgie brachiale dans sa marche ascendante, en formant une sorte de barrière qui s'opposait au développement des accès douloureux du côté du cœur et de la poitrine. Vous pourrez répéter ce mode de traitement, qui ne présente pas de danger et donne quelquefois d'heureux résultats.

Des révulsifs.

Outre ces accès d'angine, vous observez chez les malades atteints d'affections aortiques, comme l'a montré Peter, des points douloureux à l'origine de l'aorte. Ces points douloureux seraient, pour le médecin de la Pitié, une preuve de la névrite qui accompagne presque toujours le développement exagéré de l'aorte; il importe de les combattre, et vous arriverez à ce résultat par les révulsifs, soit des vésicatoires souvent répétés, soit des cautères. En pareils cas, les cautères produisent les meilleurs effets; vous les appliquerez sur les points douloureux, tout en évitant de les mettre au niveau des cartilages costaux et de leur donner trop de profondeur. En un mot, vous devrez surveiller l'emploi de la pâte de Vienne, et en limiter l'action.

Tels sont les différents moyens dont peut user le médecin dans la thérapeutique des affections aortiques accompagnées ou non d'accès angineux.

Dyspnée cardiaque.

Jusqu'ici, nous ne nous sommes occupé que du traitement des troubles résultant, soit de l'anémie cérébrale, soit des phénomènes douloureux qui accompagnent si fréquemment l'insuffisance aortique; pour compléter cette question, il me reste à vous parler des moyens thérapeutiques dont vous pouvez user pour combattre la dyspnée à forme intermittente, véritable asthme cardiaque, qui est un compagnon si fréquent des affections aortiques. Un des meilleurs médicaments dans ces cas, c'est le bromure de potassium, cet excellent tonique du cœur, qui, agissant sur le bulbe, diminue son irritabilité et combat ainsi efficacement les phénomènes dyspnéiques et angineux. Je vous ai déjà indiqué le mode d'administration de ce médicament; je n'y reviendrai pas. Vous pourrez aussi associer pour combattre cet asthme cardiaque, la cicutine au bromure de potassium.

De la cicutine. La cicutine ou conine, ou conicine, est, comme vous le savez, messieurs, l'alcaloïde de la grande ciguë du *conium maculatum* (1); malgré les nombreuses recherches qui ont été faites sur ce corps, nous ne connaissons pas encore d'une façon complète son action physiologique, et cela ré-

(1) *Ciguë.* — Plusieurs plantes de la famille des ombellifères portent ce nom. La petite ciguë, *æthusa cynapium* L. (éthuse, ciguë des jardins, faux persil, ache des chiens), Ombellifères-Séselinées — la ciguë vireuse; *cicuta virosa* L. (ciguë d'eau, cicutaire aquatique), Ombellifères-Amminées, et la grande ciguë, qui seule doit vous occuper ici.

Grande ciguë, *conium maculatum* L. (ciguë commune, ciguë tachetée, ciguë officinale), Ombellifères-Smyrnées-Pentandrie digynie L. Herbe bisannuelle, à tige haute de 80 centimètres à 1 et 2 mètres, droite, cylindrique et creuse, épaisse, glabre, légèrement striée, d'un vert clair avec quelques taches rougeâtres à la base. Feuilles : alternes, grandes (quelques-unes peuvent atteindre 30 centimètres), d'un vert sombre, engaînantes à la base, ayant une odeur spéciale (odeur de souris). Fleurs : en ombelles terminales, blanches, petites, involucre à quatre ou cinq folioles; calice court, quinquelobé, cinq pétales inégaux, cinq étamines alternes avec les pétales; ovaire simple. Fruit largement ovoïde, un peu comprimé latéralement, formé de deux akènes à côtes saillantes, ondulées, crénelées. La racine est épaisse, blanche, pivotante, peu ramifiée.

Parties employées : les feuilles et les fruits. Les feuilles sèches ne contiennent souvent pas de conine (Geiger, Pereira, Halley); les fruits pour être actifs doivent être recueillis avant la maturité sur un arbre de deux ans.

Composition : huile volatile, résine, matière colorante, albumine, ligneux, sels et cicutine ou conicine; par la distillation des fleurs fraîches, Wertheim a retiré un principe cristallisable, la conhydrine, soluble dans l'eau, l'éther et l'alcool.

Le principe actif de la grande ciguë, la cicutine, se retire de toutes les parties de la plante, mais en particulier des fruits; il a été entrevu par Brandes (1826), qui lui a donné le nom de coniin, séparé l'année suivante pour la première fois par Giesecke (1827), appelé conéine par Geiger (1834), conicine par Boutron-Charlard et O. Henry (1834).

La cicutine peut s'obtenir (Hugo Schiff) en faisant agir sur l'aldéhyde butyrique de l'ammoniaque alcoolique. Le liquide ainsi obtenu, quoique ayant

sulte, non pas de l'inexpérience des expérimentateurs, mais des impuretés que présente cet alcaloïde; ce n'est, en effet, que depuis les travaux de Mourrut, qui a fourni à la thérapeutique une combinaison stable de cet alcaloïde, le bromhydrate

de grandes analogies avec la cicutine vraie, n'a pas été cependant expérimenté au point de vue physiologique.

La cicutine se présente sous l'aspect d'un liquide oléagineux, incolore, plus léger que l'eau, d'une saveur âcre, d'odeur vireuse très-prononcée. On la trouve dans le commerce sous deux aspects différents : celle qui vient d'Allemagne, de Darmstadt, est blanche, ambrée; celle qui est d'origine française a une coloration rouge noirâtre. Ces différences tiennent à la plus ou moins grande pureté de la cicutine qui doit être incolore lorsqu'elle est débarrassée des matières étrangères qu'elle renferme. Sa densité est égale à 0,89 à + 15 degrés; elle bout à 212 degrés (Wurtz), 172 degrés (Pellissard), 146°,5 (Wertheim).

Pour A. Petit, la conicine pure présente les propriétés suivantes : elle bout à 170 degrés, à la pression de 760 millimètres. Sa densité est 0,846 à 12 degrés. Son pouvoir polarimétrique est égal à + 11 degrés quand elle vient d'être préparée, et diminue pour devenir à peu près constant à + 10°,36. Ce dernier nombre correspond à 81 degrés saccharimétriques, pour un tube de 2 centimètres de longueur rempli de conicine pure.

Un centigramme de conicine pure doit donner 1,093 de chlorhydrate anhydre, contenant 21,9 pour 100 de chlore, et doit saturer exactement 6cc,65 d'une solution d'acide sulfurique monohydraté contenant 50 gr. par litre. L'éther, l'huile, la benzine sont sans action sur le pouvoir rotatoire; le chloroforme le diminue, mais beaucoup moins que l'alcool, qui l'abaisse à + 7°,42.

D'après von Planta et Kékulé, la conicine est composée de deux bases ternaires : la conicine, $C^8H^{15}Az$, et la méthylconine, $C^9H^{17}Az$.

La composition atomique de la cicutine, $C^8H^{15}Az$, peut faire considérer cet alcaloïde comme une ammoniaque dans laquelle deux atomes d'hydrogène sont remplacés par un corps hydrocarboné auquel Wertheim (1864) a donné le nom de conylène (C^8H^{14}).

$$\left.\begin{matrix}H\\H\\H\end{matrix}\right\}Az = \underset{\text{Ammoniaque.}}{AzH^3} \qquad \left.\begin{matrix}\underset{\text{Conylène.}}{C^8H^{14}}\\ H\end{matrix}\right\} Az = C^8H^{15}Az.$$

Si on remplace dans cette formule l'atome d'hydrogène par un radical alcoolique, le méthyle, l'éthyle, etc., on obtient la méthylconicine, l'éthylconicine.

La cicutine se combine avec les acides pour former des sels : l'acétate, l'azotate, le sulfate, le tartrate sont à peu près incristallisables ; le chlorhydrate cristallise en aiguilles, mais il est déliquescent et s'altère rapidement. Le bromhydrate, au contraire, étudié par Blythe en 1835, et récemment d'une façon bien plus complète par Mourrut, cristallise en prismes rhomboïdaux incolores; il est stable, fixe, non déliquescent, et se conserve bien à l'air. Il est soluble, à proportions variables, dans l'eau, l'alcool et l'éther. Mourrut obtient ce sel en faisant agir directement l'acide bromhydrique sur la cicutine. Le bromhydrate de cicutine ne contient pas

de cicutine, que nous possédons un sel pur et cristallisable de cicutine.

On rangeait, il y a peu de temps encore, l'alcaloïde de la ciguë, au point de vue de son action toxique, à côté de ces

trace de méthylconicine ; il a, d'après Portes, la formule suivante :

$$C^8H^{15}AzHBr,$$

ce qui correspond en poids à 0,405 d'acide bromhydrique et 0,595 de cicutine pure ; de telle sorte que, lorsqu'on administre ce sel, on donne plus de moitié en poids de cicutine pure.

Pour A. Petit, le bromhydrate et le chlorhydrate sont de beaux sels anhydres très-stables, même à 120 degrés, très-solubles dans l'eau et l'alcool, ayant un pouvoir rotatoire six fois plus élevé en solution alcoolique qu'en solution aqueuse.

Le meilleur procédé pour les préparer consiste (Petit) à saturer par l'acide chlorhydrique ou bromhydrique de la conicine pure distillée dans un courant d'hydrogène. On emploie seulement ce qui passe à la température fixe de 170 degrés. Par évaporation lente au bain-marie, on obtient ces sels en beaux cristaux incolores.

Action physiologique de la conine ou cicutine. — Cette action, caractérisée par Gubler du nom de cicutisme, se manifeste par des troubles apportés dans le système nerveux et en particulier dans les fonctions des nerfs moteurs et par des modifications dans le liquide sanguin, ce qui explique comment, selon qu'ils ont vu prédominer tel ou tel phénomène, les différents physiologistes ont rangé la cicutine ou dans les paralysants du système nervo-moteur (G. Sée) ou dans les modificateurs du sang (Casaubon, Pelvet et Martin-Damourette).

On a rapproché, au point de vue de l'action sur le système nerveux, la cicutine et ses sels du curare ; d'après Bochefontaine et Tiryakian, la similitude d'action serait due à une matière résinoïde que Mourrut a pu séparer de la conine, et qui possède, comme le curare, la propriété d'empêcher les nerfs moteurs d'agir sur les muscles, ainsi que Vulpian l'a démontré. D'après Jolyet, Cahours et Pelissard, le curare et la cicutine n'agissent pas de même sur le pneumogastrique : ainsi chez un chien curarisé l'intégrité ou la neurilité du pneumogastrique (Vulpian) reste intacte, tandis que chez un chien, empoisonné par la cicutine, elle est atteinte : le pneumogastrique ne conserve pas sa conductibilité, et les excitations électriques ne déterminent plus l'arrêt du cœur. Cette différence entre la cicutine et le curare est encore plus marquée lorsqu'on se sert des autres composés extraits de la cicutine.

Les premiers effets que produit l'absorption de la cicutine, sont : un affaissement général, sensation de vertige, difficulté au travail intellectuel et une diminution considérable du pouvoir musculaire, la marche devient incertaine, vacillante, impossible, les mouvements spontanés sont abolis. En même temps il y a des troubles oculaires, lourdeur dans les yeux, dilatation des pupilles, et impossibilité de maintenir les paupières ouvertes. A petites doses l'intelligence

combinaisons méthyliques si curieuses (méthyle brucium, méthyle morphium, etc.), étudiées par Brown et Fraser et qui constituent une classe de poisons ayant des propriétés identiques à celles du curare; d'après les dernières recherches de

reste intacte et le sujet revient assez rapidement à lui.

La paralysie déterminée par la cicutine peut quelquefois être précédée de phénomènes convulsifs : cela tient à deux causes : la dose administrée et la pureté du produit. Ainsi, chez un animal, lorsque la dose est considérable et donnée en une fois, l'animal est pour ainsi dire foudroyé, et les phénomènes paralytiques se produisent immédiatement sans convulsions. Ces convulsions, du reste, sont rares si la cicutine est pure, fréquentes au contraire, lorsque la conine renferme de la méthylconicine, d'après Fraser, et surtout de l'éthylconicine, d'après Pélissard.

La sensibilité est atteinte aussi dans le cicutisme, mais d'une manière lente et progressive. Quelques observations permettent d'admettre que des applications locales de la substance amènent la perte de la sensibilité (Pelissard, Gubler).

L'action sur la circulation est peu marquée. D'après Casaubon, Pelvet et Martin-Damourette, la cicutine agirait sur le sang en perturbant l'organisation et le fonctionnement des hématies.

Le bromhydrate de cicutine détermine à peu près les mêmes symptômes chez l'homme; et les effets physiologiques se font sentir à la dose de 15 centigrammes.

Chez les animaux : si, à un chien de 7 à 8 kilogrammes, on administre par la voie stomacale 0,05 de cicutine, on observe un peu de somnolence; avec 0,10, paralysie du train postérieur; avec 0,40, la paralysie se généralise; mais, au bout de quatre heures, ces phénomènes disparaissent et l'animal revient à la vie; avec 0,50, administrés d'un seul coup, paralysie généralisée, et mort sans qu'il se produise de convulsions très-accusées (*a*).

La ciguë a été préconisée pour le traitement d'une foule de maladies :

(*a*) Orfila, *Traité de médecine légale*, t. III, p. 430. Paris, 1832; *Annales d'hygiène publique et de méd. lég.*, t. XLVI, p. 224. — Christison, *Treatise in Poisons*, 1836, 3e édit., p. 776.—Poehlmann, *Physiologische, toxicologische Untersuchungen über das Conin*, Erlangen, 1838. — Nega (von D. Julius), *Das Consin als Arzneimittel., Gunsb. Inschr.*, t. I, in *Schmitt's Jahrbucher*, t. LXVI, p. 164, 1850. — Wertheim, *Pharmacologische Studien über Alcaloïde* (*Canstatt's Jahresbericht*, t. V, p. 82, 1852). — Albers (J. et D.), *Wirkung des Conins auf das Herz und physiologische Wirkung des Conin* (*Deutsche Klin.*, t. XXXIV, 1853). — Murawjew, *Praktische Bemerkungen über Gebrauch des Conins* (*Med. Zeitung Russlands*, n° 17, 1855; *Canstatt's Jahresb.*, n° 125. — Schroff, *Ueber Conin maculatum* (*Med. das daraus darstellte Canstatt's*, 1856, p. 30-329). — Kœlliker, *Physiologische Untersuchungen über die Wirkung einiger* (*Giften Virchow's Archiv für Path.*, 235). — Praag, *Uebers Conin* (*Canstatt's Jahresbericht*, t. V, p. 315). — Claude Bernard, *Leçons sur les effets des substances toxiques et médicamenteuses*. — Lematre, *Du mode d'action physiologique des alcaloïdes* (Thèse de doctorat, p. 27, 1865). — Gutmann, *Undersuchungen über die Wirkung des Conins* (*Berliner klin. Wochenschrift*, nos 5 et 8, 1866). — Roussel (Edmond), *De la grande ciguë et de quelques-unes de ses préparations* (Thèse de doctorat,

Bochefontaine et Tiryakan, ce serait non pas à la cicutine, mais bien à une matière résinoïde qu'elle renferme à l'état

cancer et tumeurs malignes (Stœrck, Devay), tumeurs lymphatiques, scrofule,(Baudelocque, M. Simon, Laboulbène), ulcères atoniques (Bayle), affections vénériennes (Zeller), excitations génésiques (Arétée), phthisie pulmonaire (Quarin), affections du cœur (Parola, Battini), péritonite chronique (Trousseau), épilepsie (Sauvage), névralgies (Fothergill), maladies de peau (Wier), gale (Giovanni Pellegrini), helminthes (Mattucci), etc., etc. C'est surtout contre les phénomènes convulsifs, et en particulier contre les symptômes réflexes qui ont pour point de départ le pneumogastrique, que la ciguë et ses sels paraissent donner de bons résultats (*a*).

20 juillet 1868). — Casaubon, *De la conicine* (Thèse de doctorat, 1868). — André Cahours, Pelissart et Jolyet, *Sur l'action physiologique de l'éthylconine et de l'iodure de diéthylconine comparée à celle de la conine* (*Société de thérapeutique*, séance du 19 février 1869, *Comptes rendus*, 1868-1869, p. 80). — Pelissart, *Des effets physiologiques de la conine, de l'éthylconine et de l'iodure de diéthylconine* (Thèse de doctorat, 17 mars 1869). — Martin-Damourette et Pelvet, *Etude de physiologie expérimentale sur la ciguë et son alcaloïde* (*Société de thérapeutique*, 16 juin 1869, *Bulletin* et *Mémoires*, 1870, p. 104). — Kennedy (Henry), *Sur l'emploi de la ciguë en thérapeutique* (*the Dublin Journal of Med. Sc.*, janvier 1873). — Gubler, *Commentaires thérapeutiques*, 2e édit., 1874, p. 783. — Brandes, *Philosophical Magazine*, *Arch. pharm.*, vol. XX, 1817. — Giesecke, *Journal de pharm.*, vol. XIII, p. 366; *Arch. de pharm.*, voir Brandes, vol. XX, p. 97, 1825. — Geiger, *Magazin für Pharm.*, t. XXX, p. 72 et 159, et t. XXXV et XXXVI, 1834. — Boutron-Charlard et O. Henry, *Ann. de chim. et de phys.*, t. LXI, p. 337, 1834. — Ortigosa, *Ann. de chim. et de pharm.*, t. LXII, p. 113, 1834. — Blyth, *Ann. de chim. et de pharm.*, t. LXX, p. 73, 1835. — Gerhardt, *Compte rendu des travaux de chimie*, p. 373, 1849, et *Traité de chim. org.*, t. IV, p. 1, 1856. — Wertheim, *Journ. für prakt. Chim.*, t. LXXXVI, p. 263, 1862, et t. XC, p. 264, 1864. — Kékulé et Planta, *Compte rendu méd. de chim.*, t. LXXXIX, p. 130, 1852, et *Ann. de chim. et phys.*, t. XLI, p. 182. — Wurtz, *Traité de chimie élémentaire*, p. 653, 1865, et *Dictionnaire de chimie*, article Conicine, 1870. — Hugo Schiff, *Bull. de Thérap.*, t. LXXXI, p. 356, 1871. — Mourrut, *Bull. de Thérap.*, t. XC, p. 446, mai 1876.

(*a*) Stœrck, *Libellus quo demonstratur cicutam*, etc., 1760-1761. — Baudelocque, *Bull. de Thérap.*, t. XIII, p. 165. — Max Simon, *Bull. de Thérap.*, t. XXVII, p. 341. — Devay, *Bull. de Thérap.*, t. LXII, p. 529. — Trousseau, *Bull. de Thérap.*, t. XXXII, p. 517. — Parola, *Bull. de Thérap.*, t. XLIV, p. 84. — Bottini, *Bull. de Thérap.*, p. 339. — Laboulbène, *Bull. de Thérap.*, t. LXIII, p. 289. — Harley, *Bull. de Thérap.*, t. LXXX, p. 232. — Welch, *Lancet*, 6 mars 1869, et *Bull. de Thérap.*, t. LXXVIII, p. 333. — Fothergill, *Med. obs.*, t. III, p. 400. — Bazin, *Leçons théoriques et cliniques sur la scrofule*, 2e édit., p. 340. — Meyr, Mauthner, Murawjew, *Canstatt's Jahresb.*, t. III et V, p. 136, 104 et 125. — Mattuci, *Bull. de Thérap.*, t. XXX, p. 70. — Schlesinger, *Bibl. méd.*, t. LVIII, p. 379. — Hufeland, *Traité des scrofules*, p. 236. — Corry, *Bull. de Thérap.*, t. LX, p. 180. — Bayle, *Bibliothèque de thérapeutique*. — Cazin, *Traité des plantes médicales*, 4e édit., 1876, p. 304. — Dujardin-Beaumetz, *Sur les propriétés physiol. et thérap. des sels de cicutine et en particulier du bromhydrate de cicutine* (*Bull. de la Soc. de Thérap.*, 1876). — A. Petit, *Société de thérapeutique*, avril 1877. — Bochefontaine et Tiryakian (*Ac. des Sc.*, séance du 20 mai 1878).

impur, que l'on devrait cette propriété spéciale paralysante des nerfs moteurs. La cicutine à l'état pur agirait cependant d'une façon élective sur le centre respiratoire bulbaire.

Je ne saurais trop insister sur le fait précédent, il vous montrera, messieurs, pourquoi la cicutine n'a jamais pris droit de cité dans la pratique journalière ; il vous montrera aussi la cause des résultats contradictoires obtenus par les thérapeutes et les physiologistes ; enfin, il vous fera toucher du doigt les difficultés de la thérapeutique expérimentale qui résultent, non pas seulement du mode expérimental, mais encore de la pureté et de la fixité du corps chimique employé.

Toujours est-il que la cicutine, que l'on considérait comme un alcaloïde très-toxique, peut, à l'état pur, être donné par la voie stomacale à la dose de 10 centigrammes dans les vingt-quatre heures; vous pourrez placer cette dose dans une solution bromurée. On a aussi conseillé les injections hypodermiques de cicutine, et malgré les expériences de Bochefontaine, qui prétend que chez les animaux cet alcaloïde est moins toxique par la peau que par l'estomac, je fais à cet égard de grandes réserves et je crois que chez l'homme il faut, au contraire, n'employer en injections hypodermiques les sels de cicutine et le bromhydrate en particulier qu'à doses faibles, de 1 à 2 centigrammes, dans les vingt-quatre heures. Quoi qu'il en soit, que vous vous serviez de la voie stomacale ou de la voie hypodermique, ayez soin de formuler la cicutine à l'état de sel pur et cristallisé, soit sous forme de bromhydrate, soit sous celle de chlorhydrate, comme le conseille Petit, en vous rappelant quel rôle considérable jouent au point de vue toxique les impuretés que peut renfermer cet alcaloïde (1).

(1) *Voies et modes d'introduction de la cicutine.* — La voie hypodermique est préférable à la voie stomacale ; les sucs intestinaux paraissent avoir une action destructive sur les propriétés physiologiques et toxiques de la cicu-

Iodure de potassium.

Vous pourrez employer aussi l'iodure de potassium, qui a été vanté contre l'asthme, en France, par Trousseau, l'un des premiers, en Angleterre, par Hyde Salter, en Allemagne, par Leyden, et plus récemment par le professeur G. Sée qui en a généralisé l'emploi. Cet iodure de potassium peut, en effet, non-seulement combattre efficacement les accès d'asthme qui accompagnent les affections aortiques, mais peut aussi avoir, comme je le montrerai à propos des anévrysmes, une action sur la dilatation même de l'aorte. La médication aura donc ici quelques avantages, et vous pourrez administrer de 1 à 4 grammes de ce médicament (1).

tine, comme le suc gastrique du reste, en a sur le curare ; dans une expérience faite sur un chat de 3 kilogrammes, il a été constaté que, tandis que 20 centigrammes de bromhydrate de cicutine ont amené une paralysie qui a duré quatre heures, 10 centigrammes seulement, introduits sous la peau, ont produit des phénomènes bien plus intenses, et pendant plus de seize heures on a pu constater des traces de cicutisme.

On pourrait employer pour injections sous-cutanées la formule suivante :

Bromhydrate de cicutine cristallisé............	0g,50
Alcool.................	1 ,50
Eau de laurier-cerise....	23 ,00

1 gramme de liquide contient 2 centigrammes de sel cristallisé, la goutte en contient 1 milligramme.

Par la voie stomacale on pourra se servir soit de granules, soit de sirop, soit de solution.

1° *Sirop de bromhydrate de cicutine* :

Sirop simple ou aromatisé à volonté.........	900 gr.
Bromhydrate de cicutine cristallisé, blanc et pur.	1

10 grammes de sirop contiennent 1 centigramme de sel ou 6 milligrammes de cicutine pure.

2° *Granules de bromhydrate de cicutine :*

Bromhydrate de cicutine cristallisé.....	2 grammes.
Sucre de lait........ } Sirop de gomme..... }	Q. S. pour 1 000 gr.

Chaque granule contient 2 milligrammes de sel, ou 1 milligramme d'alcaloïde.

3° *Solution de bromhydrate de cicutine :*

Bromhydrate de cicutine cristallisé.............	0g,30
Eau de menthe..........	50 ,00
Eau distillée............	250 ,00

La cuillerée à bouche contiendra 1 centigramme de sel.

(1) Pour le traitement de l'asthme par l'iodure de potassium, plusieurs formules ont été proposées. En 1860, un médecin américain a préconisé un remède qu'on supposait contenir : décoction de polygala, 100 grammes; teinture de lobélie, 25 grammes ; teinture d'opium camphrée, 25 grammes,

G. Sée a proposé aussi l'emploi de l'iodure d'éthyle dont Huette, un des premiers (1850), a signalé les propriétés antidyspnéiques. Ce médicament se donne par gouttes qu'on fait respirer aux malades; suivant la pratique du professeur Sée, prescrivez six à huit fois par jour de 5 à 10 gouttes à respirer (1). Enfin n'oubliez pas ce que je vous ai dit à propos

Iodure d'éthyle.

et iodure de potassium, 8 grammes.

En France, Aubrée, pharmacien médecin, a préparé un remède dont voici la formule (*Bull. de Thérapeut.* t. LXVII p. 289) :

Racine de polygala.....	15 gr.
Eau..................	125 gr.

Pour réduire par la coction à 60 grammes. Passer la décoction à travers une étamine, et ajoutez :

Iodure de potassium....	15 gr.
Sirop d'opium..........	120
Eau-de-vie............	60

Colorez la liqueur avec :

Teinture de cochenille.. Q. S.

Filtrez.

Le professeur G. Sée propose de donner au début du traitement 1g,25 d'iodure et d'augmenter ensuite graduellement jusqu'à 2 et 3 grammes.

Voici la manière de procéder. Le médicament est mis dans du sirop d'écorces d'oranges amères, ou bien on fait, dans de l'eau ou du vin, une solution de 10 grammes sur 200; le malade prend, à chaque repas, une cuillerée à dessert, soit 8 à 9 grammes de solution, c'est-à-dire 16 à 18 grammes de solution par jour ou 1,80 d'iodure. Au bout de quelques jours, on donne deux cuillerées à bouche, c'est-à-dire 3 grammes par jour.

La durée du traitement est pour ainsi dire indéfinie, mais ordinairement, au bout de deux à trois semaines, quand les accès sont atténués ou enrayés, le malade pourra diminuer la dose et prendre 1g,50 par jour.

Si l'on ne veut pas craindre le retour des accidents, la médication ne doit pas être interrompue plus d'une journée.

Le professeur G. Sée, pour éviter les inconvénients de l'iodure, associe chaque jour 10 centigrammes d'extrait thébaïque ou 40 grammes de sirop diacode à 40 grammes de sirop iodurés ; ce qui a pour avantage de faire cesser ou diminuer la toux ; et, lorsque la toux et le catarrhe sont peu marqués, il fait prendre au malade, avec l'iodure ou séparément, 2 à 3 grammes de chloral mêlé avec du sirop de gomme.

L'usage prolongé de l'iodure pouvant amener de véritables hémoptysies, G. Sée dit qu'il faut le proscrire absolument chez les tuberculeux ou chez ceux mêmes dont le diagnostic est incertain (*a*).

(1) L'iodure d'éthyle ou éther iodhydrique, C^2H^5I, a été découvert en 1825 par Gay-Lussac. C'est un liquide incolore, mais qui se colore en brun lorsqu'on le conserve, surtout à la lumière ; d'une odeur éthérée très-forte, d'une densité de 1°,97. Il est

(*a*) G. Sée (*Bulletin de Thérap.*, février 1878). — Gougeon, *Traitement de l'asthme par l'iodure de potassium et l'iodure d'éthyle* (Thèse de Paris, 1878, n. 210). — Rabuteau (*Gaz. des hôpitaux*, 1878).

des injections de morphine et de leur action si efficace dans la dyspnée, vous pouvez encore user avec avantage de ce moyen (1).

Tels sont les conseils que je crois devoir vous donner pour le traitement des affections du cœur, soit lésions mitrales, soit lésions aortiques. Il me resterait, pour compléter cette question, à vous parler de la thérapeutique des affections aiguës du cœur et de ses enveloppes. L'endocardite, la péricardite

volatil, et bout vers 72 degrés sous la pression ordinaire ; il est difficilement inflammable.

Wurtz prépare ce corps en faisant réagir l'alcool sur l'iode en présence du phosphore amorphe. Il se forme de l'iodure de phosphore qui, réagissant sur l'alcool, forme un acide, du phosphore et de l'iodure d'éthyle. Celui-ci distille dans le récipient avec de l'alcool qui échappe à la réaction. On ajoute de l'eau, on recueille la couche inférieure, ou la déshydrate sur du chlorure de calcium et on la rectifie au bain-marie (Wurtz).

Personne se sert du phosphore rouge, et emploie les proportions suivantes :

30 grammes de phosphore rouge, 120 grammes d'alcool absolu et 100 grammes d'iode. On introduit dans une cornue tubulée l'alcool et le phosphore d'abord, puis l'iode en deux fois, à quelques minutes d'intervalle ; on distille alors et l'on condense le produit distillé.

On pourrait ainsi obtenir, en moins d'une heure, 1 kilogramme d'iodure d'éthyle. (*Rép. de pharm.*)

Action physiologique. — Sée a remarqué que lorsqu'on fait respirer quelques gouttes d'iodure d'éthyle, on constate une plus grande facilité de la respiration, et ce phénomène persiste pendant quelques heures. Il n'existe aucun effet anesthésiant ni soporifique. Très-fréquemment il survient un accès de toux au début de l'inhalation.

D'après Rabuteau, l'iodure d'éthyle est un anesthésique dont l'action est moins rapide que celle du chloroforme, mais se prolonge plus longtemps. Il se décompose dans l'économie en iodure de sodium et en alcool.

(1) MM. Picard et Rebatel viennent de faire des épreuves intéressantes sur l'action des sels de morphine sur le cœur. Ils ont constaté que chez le chien, après une injection de chlorhydrate de morphine, deux phénomènes importants se montrent du côté de la circulation : 1° abaissement souvent considérable de la pression moyenne ; 2° ralentissement des battements du cœur, qui coïncide avec cet abaissement.

Des recherches instituées pour rechercher la cause de ce phénomène, abaissement de la pression moyenne et ralentissement des battements du cœur, on peut conclure que la morphine porte son action sur le cœur lui-même : elle agit sur le système nerveux excitateur du cœur et affaiblit son action. Si, en effet, après avoir coupé les deux pneumogastriques à un chien, on lui pratique une injection de morphine, le cœur, malgré cela, ralentit ses battements. (Société de biologie.)

réclament, en effet, une médication active, mais vous la connaissez bien ; elle réside presque uniquement dans l'emploi des révulsifs appliqués sur la région cardiaque. Ce sont là les raisons qui m'ont conduit à insister surtout sur les maladies à longue durée, qui réclament du médecin un traitement varié et une thérapeutique pouvant se modifier suivant les circonstances, et suivant les accidents qui se produisent.

Les maladies du cœur sont très-fréquentes, et, dès vos premiers pas dans la clientèle, vous aurez à soigner ces affections ; vous pourrez même, pendant de longues années, suivre ces mêmes malades ; il faut donc que vous soyez prêts à combattre les accidents qui surviennent, et c'est pour cela que j'ai pensé qu'il vous serait plus profitable d'insister presque exclusivement sur les affections chroniques, c'est-à-dire sur les lésions mitrales et aortiques.

Dans la prochaine leçon, j'aborderai le traitement des anévrysmes de l'aorte, qui, bien que plus rares cependant, méritent toute votre attention.

NEUVIÈME LEÇON

TRAITEMENT DES ANÉVRYSMES DE L'AORTE.

SOMMAIRE. — Des maladies de l'aorte. — De la thérapeutique des anévrysmes. — Nécessité d'un diagnostic exact. — Cause d'erreur. — Moyens thérapeutiques proposés. — Méthode de Valsava et d'Albertini. — Inopexie. — De la compression. — Appareils et enduits protecteurs. — Rupture de l'anévrysme. — Dangers de la compression dans l'anévrysme thoracique. — Ses bons effets dans l'anévrysme de l'aorte abdominale. — Méthode anglaise et méthode de Broca. — Injections sous-cutanées d'ergotine. — Application de la glace. — Ses avantages et ses inconvénients. — Médicaments internes. — Sels de plomb. — Alun. — Digitale. — Iodure de potassium.

Messieurs, les affections chroniques de l'aorte offrent peu de prise à la thérapeutique et lorsqu'il s'agit d'aortite aiguë ou chronique, le traitement institué est dirigé plus contre les symptômes présentés par le malade que contre la maladie elle-même, et comme ces symptômes, presque tous de voisinage, sont très-analogues à ceux que déterminent les affections des orifices de l'aorte et surtout l'insuffisance, on comprend facilement que la thérapeutique soit à peu près identique dans les deux cas.

Aussi, je ne m'occuperai ici que du traitement d'une maladie de l'aorte, rare il est vrai, mais qui mérite cependant toute votre attention; car, ainsi que vous le verrez, le médecin peut, par des moyens appropriés, arrêter quelquefois la marche de l'affection : je veux parler de l'anévrysme de l'aorte. Et ce qui m'enhardit, messieurs, à traiter cette question, c'est que nous avons justement en ce moment, dans nos salles, un homme atteint d'anévrysme aortique et sur lequel je me propose d'appliquer un mode de traitement jusqu'ici inusité en France. Un autre malade, également dans notre service, et qui m'a été adressé par mon confrère le docteur Malfilâtre (1), peut vous donner une idée du dévelop-

(1) Ce malade, âgé de cinquante ans, adressé par le docteur Malfilâtre (de Coulonces), portait à la région dorsale et à la partie postérieure et latérale du côté gauche de la poitrine une énorme tumeur pulsative mesurant 12 centimètres de hauteur ; cette tumeur ne donnait aucun bruit de souffle à l'auscultation, mais des bruits de battements.

Le cœur paraissait sain ; cet homme avait un œdème très-considérable des membres inférieurs.

M. Dujardin-Beaumetz, vu l'état du malade, qui était cachectique, vu surtout le développement énorme de la tumeur, repoussa dans ce cas l'application de l'électrolyse, et le malade succomba, trois mois après son entrée, au progrès de la cachexie.

L'autopsie permit de constater les points principaux qui avaient été observés pendant la vie. Il existait dans le thorax, au niveau de l'insertion du diaphragme, une poche anévrysmatique énorme entourant complétement la colonne vertébrale, et présentant une circonférence de 57 centimètres. Cette poche présentait deux portions ; l'une, de beaucoup la plus considérable, occupait tout le côté gauche du thorax, refoulant le poumon à la partie supérieure de la cavité thoracique et le réduisant à l'état d'une simple lamelle. L'autre partie, beaucoup moins volumineuse, débordait un peu le côté droit de la colonne vertébrale et faisait une saillie dans la cavité thoracique droite. Cette tumeur repoussait les côtes dans le côté gauche, et avait détruit les huitième, neuvième et dixième côtes. Le cœur, légèrement repoussé vers la partie médiane, reposait sur la tumeur ; ce cœur, peu volumineux, ne présentait aucune altération. L'aorte n'était pas altérée, et c'était à la partie descendante et postérieure que se trouvait l'ouverture de la poche, ouverture qui avait 7 centimètres d'étendue. La poche anévrysmatique contenait un énorme caillot qui était composé de deux parties. La partie médiane, correspondant à l'aorte et à la colonne vertébrale, présentait un caillot de nouvelle formation, tandis qu'au contraire les parties latérales, constituant les parties droite et gauche de la tumeur, renfermaient des caillots fibrineux et résistants de date ancienne. La colonne vertébrale, qui était à nu dans la tumeur dans une étendue de 18 centimètres, présentait une altération profonde et très-curieuse des six vertèbres dorsales. Les espaces intervertébraux seuls sont conservés, tandis qu'au contraire les corps vertébraux sont profondément fouillés et altérés.

M. Dujardin-Beaumetz, en communiquant cette observation à la Société des hôpitaux dans la séance du 28 décembre 1877, montra une pièce sèche de cette poche anévrysmale remarquablement préparée par son collègue M. Benjamin Anger, sur laquelle on peut constater les particularités signalées précédemment ; puis M. Dujardin-Beaumetz termina sa communication en mettant en lumière les points suivants : d'abord la précision du diagnostic, qui avait été fait pendant la vie par M. Constantin Paul ; d'autre part, l'absence de troubles paraplégiques, malgré l'altération profonde de la colonne vertébrale ; enfin, la présence de caillots fibrineux énormes qui s'étaient formés spontanément dans cette tumeur.

pement quelquefois énorme que peuvent prendre ces poches anévrysmales.

Comme pour les affections de l'orifice aortique, je passerai brièvement sur la classification et la symptomatologie des anévrysmes; vous faisant observer, toutefois, que je ne veux parler que de l'anévrysme faux consécutif (1), constitué par

(1) Les anévrysmes de l'aorte, plus fréquents chez l'homme que chez la femme, dans la proportion de 10 à 3, d'après Lebert, plus fréquents aussi en Angleterre qu'en France, siégent principalement sur l'aorte ascendante, au niveau des sinus de Valsalva, puis, par ordre de fréquence, on les observe sur la crosse de l'aorte, l'aorte thoracique et l'aorte abdominale. On les divise en :

1° *Anévrysme vrai :* dilatation des trois tuniques de l'artère ;

2° *Anévrysme mixte externe;* destruction des tuniques interne et moyenne, l'externe seule persiste;

3° *Anévrysme mixte interne;* deux cas peuvent se présenter : 1° ou bien les deux tuniques externes sont rompues et l'interne fait hernie à travers celle-ci; ou bien 2° la tunique moyenne seule est rompue ; la tunique interne fait hernie à travers et se soude à la tunique externe ;

4° *Anévrysme faux consécutif :* la poche anévrysmale s'est rompue et le sang s'est répandu dans le tissu cellulaire voisin, qui forme alors seul la paroi de la nouvelle cavité ;

5° *Anévrysme variqueux ou artério-so-véneux :* communication entre la poche et une veine voisine, aorte et artère pulmonaire (Laennec), aorte et veine cave (Syme, d'Edimbourg), aorte et veine cave supérieure (Goupil). Les plus fréquents sont ceux qui communiquent avec l'arbre pulmonaire, Les moins communs sont ceux entre la crosse de l'aorte et la veine cave supérieure ;

6° *Anévrysme disséquant ;* s'observe surtout chez les sujets avancés en âge, mais il est bien rare ; le sang s'est collecté entre la tunique externe d'une part et les tuniques moyenne et interne d'autre part. Deux cas peuvent se présenter : ou bien le canal artificiel n'a qu'une ouverture par laquelle le sang s'introduit, ou bien il a une deuxième ouverture par laquelle ce liquide peut rentrer dans l'aorte. Ces cas ont été signalés par Nicholls (1760), Laennec, Guthrie, Shekelton, Hop, Peacock, Rokitansky, etc.;

7° *Anévrysme diffus :* rupture de l'anévrysme circonscrit sous la peau et les muscles, dans l'anévrysme thoracique par exemple, ou rupture dans le tissu cellulaire sous-péritonéal dans le cas d'anévrysme de l'aorte abdominale.

Les variétés les plus fréquentes sont : l'anévrysme vrai et l'anévrysme mixte externe.

Les formes sont variables : fusiforme ou cylindroïde, sacciforme, et en poche à collet. Cylindroïde, c'est ordinairement l'anévrysme vrai avec ses trois tuniques ; sacciforme, c'est celui qui acquiert le plus grand volume ; dans ces cas il y a ordinairement anévrysme mixte interne avec adhérences des tuniques interne et externe à travers la tunique moyenne déchirée. L'anévrysme en poche à collet, c'est une variété de la forme précé-

une poche plus ou moins étendue et attenant au vaisseau. Ici, plus que jamais, le diagnostic de l'affection doit présenter la plus grande précision. Au début de ces leçons, je vous disais que, sans diagnose précise, le traitement devenait incertain et hésitant; jamais axiome ne fut plus vrai, lorsqu'on observe l'histoire thérapeutique des anévrysmes de l'aorte, et c'est parce que ce diagnostic n'a pas été toujours exactement fait qu'on a attribué à certains médicaments le pouvoir d'amener la guérison de cette maladie.

De découverte relativement récente, nié par les uns, affirmé par les autres, l'anévrysme de l'aorte n'est véritablement connu que depuis le commencement de ce siècle (1); et, si nous pou-

dente, constituée, d'après Rokitansky, par une hernie de la tunique interne à travers la moyenne (*a*).

(1) Inconnus des anciens, les anévrysmes internes n'ont été signalés que depuis la fin du seizième siècle. Vésale le premier, en 1557, relate le fait d'un anévrysme diagnostiqué pendant la vie et vérifié par l'autopsie. Après lui, Baillou rapporte le cas d'une tumeur anévrysmale rencontrée à l'autopsie. Puis viennent les travaux de Lancisi, Valsalva, Albertini, Malpighi, Morgagni (1761), qui jettent un nouveau jour sur la question ; Morgagni surtout, qui résume les travaux de ses devanciers, étudie la formation des anévrysmes, les altérations des vaisseaux, les phénomènes auxquels donne lieu la présence de la poche, et le traitement à opposer à la maladie. Mais ce n'est véritablement que depuis Scarpa (1804), qui étudie les anévrysmes en général et ceux de l'aorte en particulier, Corvisart (1806), Hodgson (1815), et surtout après la découverte de l'auscultation, depuis Laennec (1819) et Bouillaud (1823), qu'on connaît bien l'anévrysme de l'aorte, qui a donné lieu depuis cette époque à tant de remarquables travaux. Parmi les nombreux auteurs qui s'en sont occupés, et qu'il serait trop long d'énumérer tous, on peut citer les noms de Stokes, Greene, Gendrin, Bellingham, Thurnam, Guthrie, Hope, Shekelton, Peacock, Rokitansky, Lebert, etc., etc. (*b*).

(*a*) Nicholls, *Philosophical Transactions*, vol. LII. — Maunoir, *Mémoire sur l'anévrysme et la ligature des artères*. Genève, 1802. — Laennec, *Traité d'auscultation médiate*. — Guthrie, *On the diseases and injuries of Arteries*. London, 1830. — Shekelton, *Dublin Hosp. Reports*, vol. III. — Peacock (T.-B.), *Edinb. med. and surg. Journ.*, 1843, april. — Thurnam, *On aneurism*, in *London Med.-Chir. Trans.*, 2e série, vol. XXIII, 1840. — Smith, *Spontaneous varicose aneurism* (*Dublin med. Journ.*, vol. XVII, 1840). — Goupil, *De l'anévrisme artérioso-veineux spontané de l'aorte et de la veine cave inférieure* (Thèse de Paris, 1855).

(*b*) Vésale, in *the Bonet sepulchretum anat.*, lib. IV, sect. 2, obs. 21. — Baillou, *Epidémies et éphémérides* (trad. par Yvaren. Paris, 1858). — Lancisi, *De motu*

vons aujourd'hui établir, dans la plupart des cas, un diagnostic certain, nous le devons aux progrès considérables qu'ont faits nos moyens d'investigation. C'est grâce à la percussion, à l'auscultation et à la méthode graphique qui permet d'étudier simultanément les battements produits dans la tumeur artérielle et les battements du cœur, et de comparer les tracés obtenus, que nous pouvons limiter l'étendue de la poche, préciser ses dimensions et connaître la grandeur de l'ouverture qui la fait communiquer avec l'aorte.

Malgré tous ces moyens, vous avez vu cependant des erreurs de diagnostic, même par les médecins les plus distingués et les plus experts en pareil examen. Vous comprendrez donc bien facilement que si nos maîtres se trompent aujourd'hui, combien étaient grandes les chances d'erreurs, lorsqu'il y a quelques années les médecins ne possédaient pas tous ces moyens d'investigation. Il faut donc, au point de vue thérapeutique, et surtout au point de vue des résultats obtenus, tenir compte de l'époque à laquelle ont été recueillies les observations pour attribuer à ces faits leur juste valeur.

Bien que dans ces leçons je ne puisse pas m'étendre

cordis et aneurysmatibus. Romæ, 1728. — Albertini, *Animadversiones super quibusdam respirationis vitiis* (Bonon., *Comm.*, t. I, 1751). — Morgagni, *De sedibus et causis morborum*. — Hunter (W.), *History of Aneurism of the Aorta* (*Med. obs. and inquiries*, t. I). — Scarpa, *Sull' aneurysma*. Pavia, 1804. — Corvisart. *Essai sur les maladies du cœur*, 1818. — Hodgson, *Traité des maladies des artères et des veines* (trad. Breschet, 1819). — Bouillaud, *Diagnostic des anévrysmes de l'aorte* (Thèse, 1823). — Laennec, *De l'auscultation médiate*, 2e édit., Paris, 1826. — Greene, *On the symptomes and Diagnosis of Aneurism and other Tumours in the cavity of the thorax* (*Dublin Journ. of med. sc.*, 1836). — Stokes, *Aneurism of the Abdomin. Aorta* (*Dublin Journ. of med. sc.*, 1844). — Gendrin, *Mémoire sur le diagnostic des anévrysmes des grosses artères* (*Revue médic.*, 1844). — Lebert, *Physiologie pathologique*, 1845. — Bellingham, *Dublin medical Press*, t. XIX, 1848. — Rokitansky, *Ueber die wichtigsten krankheiten der arterien*, Wien, 1852. — Guthrie, *On the diseases and injuries of Arteries*. London, 1830. — Shekelton, *Dublin hosp. reports*, vol III. — Pour les autres indications bibliographiques, voir les articles du *Dictionnaire de médecine et de chirurgie pratiques* et du *Dictionnaire encyclopédique des sciences médicales*, et le Traité de Broca sur les anévrysmes.

sur le diagnostic des anévrysmes, je désire cependant vous signaler une cause d'erreur. C'est de beaucoup la plus fréquente, et c'est elle qui a produit et produit encore aujourd'hui des illusions dans le diagnostic. Je veux parler de la présence d'une caverne pulmonaire plus ou moins étendue, en rapport avec la crosse de l'aorte. Chez certains phthisiques, en effet, on observe, grâce au voisinage des vaisseaux et du cœur, non-seulement des bruits de battements et des pulsations plus ou moins vives simulant les anévrysmes, mais encore de véritables mouvements expansifs, qui sont regardés comme le signe pathognomonique des poches anévrysmales.

Difficultés du diagnostic

Pour ma part, j'ai observé à l'hôpital de la Charité un malade qui présentait ces battements et ces mouvements expansifs à leur summum d'intensité. Tous ceux qui l'avaient examiné affirmaient l'existence de l'anévrysme de l'aorte, mais l'autopsie est venue dissiper cette croyance et nous montrer, non pas une poche anévrysmale, mais bien une simple caverne à la partie supérieure du poumon droit et en rapport avec la crosse de l'aorte.

Il me semble qu'on n'a pas encore donné des explications suffisantes de ces battements expansifs, et je suis porté à admettre qu'ils se produisent de la façon suivante : la poche pulmonaire en contact avec l'aorte, surtout si cette caverne est étendue et ne communique avec les bronches que par une ouverture très-étroite, représente à l'observateur l'appareil dont se sert Marey pour enregistrer les pulsations du cœur. Le cardiographe, en effet, est, vous le savez, constitué par une poche plus ou moins tendue, et dont les moindres mouvements, transmis par l'air qu'elle renferme, viennent influencer un tambour qui met en mouvement l'index chargé d'inscrire les pulsations. Or, ici, chaque pulsation de l'aorte produit, dans l'air de la caverne, un mouvement analogue à celui du cardiographe, ce qui amène des mouvements expansifs correspondant aux battements de l'aorte.

Mais revenons à notre sujet, et étudions les moyens thérapeutiques proposés pour guérir ces anévrysmes.

Méthode d'Albertini et de Valsava.

Jusque dans ces derniers temps, la seule méthode usitée a été celle d'Albertini et de Valsalva. Elle consistait à soumettre le malade à la diète et à un repos prolongé; pour rendre l'émaciation plus grande, on y joignait les saignées souvent répétées, et, avant d'instituer un traitement réparateur, ces médecins attendaient que le malade affaibli, épuisé, pût à peine soulever le bras, du lit sur lequel il était couché. Pelletan, Hopes, Hodgson, Chomel pratiquaient cette méthode légèrement modifiée : les modifications portaient en effet exclusivement sur la quantité de sang à retirer en une fois. Fallait-il ouvrir largement la veine et tirer assez de sang pour entraîner des lipothymies ? Fallait-il, au contraire, éviter ces accidents ? C'étaient là les points en litige, aussi la saignée paraissait-elle s'imposer comme une nécessité du traitement des anévrysmes de l'aorte, et vous ne serez donc pas étonnés d'apprendre que Hopes retirait, dans ces cas, pendant seize jours consécutifs, 300 grammes de sang chaque jour à son malade (1).

A une époque plus proche de nous, cependant, un médecin

(1) Le docteur Waters, de Liverpool, relate un succès obtenu par la méthode de Valsalva.

Un homme de quarante ans avait une tumeur pulsatile sans la clavicule droite ; on lui donne sans succès l'iodure de potassium et l'acétate de plomb à l'intérieur et la glace à l'extérieur. Puis on le condamne au repos le plus absolu, lui faisant garder jour et nuit le décubitus dorsal et la position horizontale pendant un mois et demi.

Comme nourriture, le patient ne prenait que 7 onces de pain, 3 de viande et 8 de liquide ; on lui permettait d'avaler quelques morceaux de glace et de fumer une pipe de tabac.

La guérison fut obtenue par ce régime (*British Med. Times*, 1866) (*a*).

(*a*) Pelletan, *Cliniq. chirurgicale*. Paris, 1810. — Hodgson, *Maladies des artères*, 1819. — J.-C. Gérard (Lyon), *Essai physiolog. et thérap. sur la coagulation du sang* (Thèse, 18‘8).

de Dublin, le docteur Bellingham, a repris la méthode d'Albertini et de Valsalva, et l'a de nouveau appliquée en la modifiant : il supprimait les saignées et maintenait le malade à une diète sévère et rigoureuse; il ne permettait que 60 grammes de liquide et 60 grammes d'aliments solides par jour; de plus, il exigeait du patient le décubitus dorsal prolongé pendant toute la durée du traitement. Au bout d'un certain temps, lorsque les battements étaient diminués, il revenait graduellement à un régime réparateur.

Comment expliquer les guérisons obtenues dans ces cas et signalées dans de nombreuses observations? Faut-il penser que tous les observateurs se sont trompés et que tous ont fait des erreurs de diagnostic? Cela me paraît bien exagéré, et, tout en admettant que dans bien des cas on a pu commettre des erreurs, nous ne pouvons cependant généraliser le fait, et nous sommes forcés d'invoquer une autre explication.

Vous savez, messieurs, que, sous certaines influences, le sang voit ses matériaux liquides se coaguler dans l'intérieur des vaisseaux, formant ainsi des caillots plus ou moins volumineux, surtout dans le système veineux : cet état particulier a reçu le nom d'*inopexie*. C'est l'état cachectique qui amène cette altération de la fibrine, et il est possible que chez les malades traités par la méthode d'Albertini et de Valsalva on ait obtenu, par cette médication, une cachexie artificielle et amené la production de caillots dans la poche anévrysmale. Si on joint à cela cet autre fait, démontré par des expériences physiologiques, qu'il existe toujours entre le nombre des globules et la fibrine du sang un antagonisme tel que plus le nombre des globules diminue, plus le chiffre de la fibrine augmente, on comprendra que cette double influence, les saignées produisant une aglobulie plus ou moins notable d'une part, l'état cachectique amené par la rigueur du régime d'autre part, ait pu provoquer la production, dans la poche, de caillots plus ou moins volumineux (1).

(1) D'après Becquerel et Rodier, la composition moyenne du sang serait, sur 1000 grammes, de :

Globules	155,00
Albumine	70,00
Fibrine	2,00
Eau	781,50
Sels, matières grasses et extractives	11,00

Pour Denis, la moyenne serait : globules, 145 ; fibrine, 2,5 ; albumine, 57,5 ; eau, 758.

Mais il y a de nombreuses variations dans ces chiffres moyens, variations dépendant : des individus eux-mêmes, du sexe, de l'état de santé, de l'alimentation, etc. Pour ne nous occuper que des globules et de la fibrine, on voit que certains états déterminent une augmentation et une diminution de ces principes ; mais les nombreux auteurs qui se sont occupés de la question ont nettement constaté que ces variations se font en sens inverse ; plus les globules deviennent rares, plus la quantité de fibrine augmente. Ainsi, pendant la grossesse, on note dès le début une augmentation des globules, et Andral et Gavarret ont remarqué que dans les trois derniers mois de la gestation, où il y a alors diminution des globules, l'augmentation de la fibrine était constante et pouvait atteindre un maximum de 4,8.

De même, à la suite des inflammations, quantité plus grande de la fibrine et moindre des globules. Becquerel et Rodier ont montré de plus que l'augmentation de la fibrine était accompagnée d'une diminution correspondante dans la proportion de l'albumine contenue dans le plasma.

A la suite des saignées répétées, le nombre des globules diminue, ainsi que le montrent les expériences sur les animaux par Prevost et Dumas, Andral, Gavarret et Delafond, Zimmermann ; Andral, Gavarret et Delafond ont constaté que, chez un animal soumis pendant huit jours à une saignée quotidienne copieuse, la proportion de fibrine s'était élevée de 3,1 à 7,6, tandis que la proportion des globules tombait de 104 à 38. Vierordt a de plus remarqué, en analysant le sang de la marmotte en léthargie, que l'abstinence prolongée amène une décroissance dans le nombre des globules hématiques (*a*).

(*a*) Prévost et Dumas, *Examen du sang et de son action dans les divers phénomènes de la vie* (*Ann. de chim. et de phys.*, 1823, t. XXIII). — Collard de Martigny, *Recherches expérimentales sur les effets de l'abstinence complète* (*Journ. de physiolog. de Magendie*, 1828). — Lecanu, *Etudes chimiques sur la composition du sang* (Thèse de Paris, 1837) ; *Nouvelles recherches sur le sang* (*Journ. de pharmacie*, 1851). — Denis, *Recherches de physiol. sur le sang* (*Journ. de physiol. de Magendie*, 1829), et *Essai sur l'application de la chimie à l'étude du sang de l'homme*, 1838. — Andral et Gavarret, *Recherches sur les modifications de proportion de quelques principes du sang, fibrine, globules, matériaux solides du sérum et eau, dans les maladies* (*Annales de chimie*, 1840). — Andral, *Essai d'hématologie*, 1843. — Becquerel et Rodier, *Recherches sur la composition du sang dans l'état de santé et dans l'état de maladie*, 1844 ; *Nouvelles recherches d'hématologie* (*Compt rend.*, 1852, t. XXXIV). — Andral, Gavarret et Delafond, *Recherches sur la composition du sang de quelques animaux domestiques* (*Ann.*

Mais, ce qui se comprend plus difficilement, c'est que ces caillots aient pu être des caillots actifs. Vous vous rappelez en effet les travaux remarquables de Broca, qui ont jeté sur le traitement des anévrysmes une lumière si éclatante, en montrant l'influence des caillots actifs et passifs, les uns amenant une guérison définitive, les autres seulement une amélioration passagère (1).

(1) Lorsqu'on examine une poche anévrysmale, on voit qu'elle contient deux sortes de caillots : les uns durs, plus ou moins blanchâtres, les autres mous, colorés, friables ; ces derniers occupent le centre du sac, les autres sont sur les parois. C'est Bellingham le premier qui en 1847 a montré la différence qui existe entre les caillots mous et les caillots durs, les premiers se formant lorsque le sang est stagnant, complétement arrêté, tandis que les autres naissent lorsque, la circulation artérielle n'étant pas interrompue, la fibrine se dépose lentement sur les parois du sac anévrysmal. Broca, qui, dans son magnifique Traité, a adopté et développé la théorie de Bellingham, dit : « Les caillots actifs (ou durs) ou fibrineux sont ceux qui se forment sous une influence vitale, les caillots passifs (ou mous) sont ceux qui se forment lorsque le sang cesse d'obéir aux lois de la vie. »

Les caillots actifs peuvent seuls amener la guérison de l'anévrysme ; ils sont stratifiés, formés de plusieurs couches minces, blanchâtres, superposées, et dont la fermeté augmente peu à peu ; ils renforcent la paroi de l'anévrysme, provoquent par leur présence le dépôt de nouvelles couches de fibrine, et peuvent ainsi amener l'oblitération de la tumeur. D'après Broca, ils seraient susceptibles d'un certain degré d'organisation, tandis que les caillots passifs constituent une masse inerte, non susceptible de se transformer en tissu vivant, peuvent être ramollis, dissociés par le courant sanguin et disparaître par dissolution ; il ne faut donc pas compter sur eux pour amener la guérison de la poche ; bien plus, leur présence même pourrait quelquefois provoquer l'inflammation et la suppuration du sac.

Pour Broca, les caillots sont primitivement actifs ou passifs et un caillot passif ne peut se transformer ultérieu-

de chim. et de phys., 1842, 3e série, t. V, p. 323). — Robert-Latour et Colliguon, *Comptes rendus de l'Acad. des sciences*, 1844, t. XIX. — Wunderlich, *Patholog. Physiologie des Blutes*. Stuttg., 1845. — J. Regnauld, *Des modifications de quelques fluides de l'économie pendant la gestation* (Thèse de Paris, 1847). — Zimmermann, *Arch. für physiol. Heilkunde*, 1848, t. VII. — Hattin, *Etudes chimiques et physiol. sur le sang de l'homme* (Thèse de Paris, 1853). — Béraud et Robin, *Eléments de physiologie*, 1856. — Vierordt, *Beiträge zür Physiol. des Blutes* (*Arch. f. phys. Heilk.*, 1854). — Parchappe, *De l'analyse quantitative des principes constituants du sang* (*Moniteur des hôpitaux*, 1856, t. IV). — Milne Edwards, *Leçons sur la physiol. et l'anatomie comparée*, 1857. — Longet, *Traité de physiologie*, 1868. — Béclard, *Traité de physiologie*.

La méthode barbare et cruelle de Valsalva est abandonnée depuis longtemps, et, de nos jours, personne n'oserait proposer un traitement et une diététique pareils. Tout au contraire, désirant augmenter la fibrine dans le sang, nous nourrissons, nous alimentons le malade en lui donnant des substances azotées, fibrineuses, permettant d'obtenir, lorsque la coagulation se produira, des caillots fibreux actifs amenant une oblitération durable.

De la compression

Vous savez, messieurs, que la compression a donné dans le traitement des anévrysmes chirurgicaux de très-beaux résultats, et Vanzetti (*a*), par sa belle méthode de compression digitale, a rendu ce traitement encore plus efficace; on a pensé à appliquer le même procédé à l'anévrysme de l'aorte. Mais ici la difficulté est grande; située profondément dans la cage thoracique, l'aorte arrive dans l'abdomen en longeant la colonne vertébrale, et se trouve séparée des parois abdominales par toute l'épaisseur du paquet intestinal; la compression des anévrysmes de l'aorte thoracique est impossible à leur début; on ne peut la faire que si la tumeur, ayant détruit les espaces intercostaux ou les côtes, fait une saillie plus ou moins volumineuse à l'extérieur.

rement en caillot actif; Richet admet que les caillots fibrineux sont d'abord fibrino-globulaires et que cette transformation peut s'opérer par inflammation, que ces caillots soient ou non séparés de la circulation; Lefort pense, comme Richet, que le caillot peut se transformer; pour lui, le caillot qui se forme sur la paroi d'un anévrysme n'est pas, comme le veut Broca, primitivement fibrineux; il est composé à la fois de fibrine, des globules et du sérum; mais, contrairement à l'opinion de Richet, il pense que la transformation ne peut avoir lieu que si la communication persiste entre l'artère et la poche anévrysmale (*b*).

(*a*) Vanzetti, *Annali universali di medicina*. Milano, 1858 (*Bull. de la Soc. de chirurg.*, septembre 1857).

(*b*) O'Bryen Bellingham, *Observ. on Aneurism and his treatment by compression*, 1847. — Broca, *Traité des anévrysmes*, 1856. — Richet, article ANÉVRYSME, *Dict. de méd. et de chir. pratiques*, 1865. — Lefort, article ANÉVRYSME, *Dict. encyclop. des sciences médicales*, 1866.

Dans ce cas, on a conseillé d'appliquer soit un appareil compressif, soit des enduits plus ou moins élastiques exerçant sur la paroi de la poche une pression douce et prolongée. Broca (1) montrait dernièrement deux malades qui devaient à l'emploi de cette méthode une amélioration notable. Il s'agissait de poches anévrysmales extra-thoraciques sur lesquelles on avait appliqué des couches successives de collodion.

Malgré ces heureux résultats, je n'oserais, messieurs, préconiser cette thérapeutique. Remarquez, en effet, que les anévrysmes même les plus volumineux, ceux qui forment des poches les plus considérables, ne s'ouvrent pas à l'extérieur; c'est du moins une terminaison exceptionnelle; ordinairement l'ouverture se fait en dedans, amenant une hémorrhagie interne rapidement mortelle. J'ai vu pour ma part, dans le service de Béhier, un malade porteur d'une poche anévrysmale énorme; la peau bleuâtre, amincie, faisait craindre à chaque instant la rupture extérieure; il n'en fut rien, et ce fut par

(1) Dans l'un de ces cas, il s'agissait d'une femme de cinquante ans environ, chez laquelle on constatait l'existence d'un anévrysme de la crosse de l'aorte faisant saillie au niveau du sternum, avec pulsations et bruits de souffle bien manifestes.

La malade fut soumise à un régime très-modéré et à un repos absolu ; puis, espérant, dit M. Broca, en repoussant légèrement la fibrine dans le sac, la faire servir ainsi de noyau à de nouvelles couches fibrineuses, on appliqua sur la tumeur du collodion ordinaire, non élastique, et par conséquent rétractile. Le lendemain la tumeur était réduite des deux tiers. Le surlendemain il n'y avait plus de bruits de souffle, les battements avaient diminué considérablement : le pouls, égal des deux côtés jusque-là, quoique très-faible, était moins déformé à gauche qu'à droite, où il était presque insensible. Les deux pouls cependant sont redevenus égaux un peu plus tard.

M. Broca explique ce fait ainsi : la tumeur siége sur la paroi antérieure de la crosse de l'aorte au niveau du tronc brachio-céphalique ; avant l'application du collodion, le pouls était très-faible des deux côtés, à cause de l'interposition dans le courant sanguin d'une vaste poche de dérivation ; puis le collodion, en repoussant la tumeur, a déterminé la compression du tronc brachio-céphalique, et, par suite, l'affaiblissement notable du pouls droit ; enfin, des caillots s'étant formés dans la tumeur, et ceux-ci s'étant rétractés, ce vaisseau est redevenu perméable et la disparition de la poche a rendu au pouls toute sa force des deux côtés. (*Gaz. des hôp.*, 1878.)

hémorrhagie dans le poumon que le malade succomba. On a même vu, chose bien remarquable, des malades présentant une rupture à peine appréciable à la peau d'une tumeur thoracique volumineuse, pouvoir vivre longtemps encore par suite de l'application de bandage métallique, qui empêchait la solution de continuité d'augmenter, et succomber enfin à une hémorrhagie interne.

Le danger, vous le voyez donc, n'est pas du côté de la peau, mais du côté des viscères. Lorsque vous faites la compression extérieure, quelque modérée qu'elle soit, vous favorisez le développement de la poche du côté des viscères et par cela même la rupture; il y a plus, cette compression pourra détacher des caillots déjà formés et les faire passer dans la circulation. Et ce que je vous dis là, messieurs, n'est pas une simple vue de l'esprit, Tillaux a signalé un cas où une compression même modérée de la tumeur a produit des accidents graves (1). Evitez donc la compression, du moins pour les anévrysmes de l'aorte thoracique.

(1) Il s'agissait d'un malade âgé de cinquante-quatre ans, porteur d'une tumeur anévrysmale de l'aorte occupant le bord droit du sternum au niveau des deuxième et troisième côtes. Le docteur Tillaux fit une première compression avec les doigts et réduisit complétement la tumeur, qui reparut à mesure que la pression diminuait. Le malade n'en éprouva pas la moindre incommodité. « Ne songeant nullement que cette expérience fût dangereuse, nous eûmes, dit le chirurgien, la malheureuse idée de la renouveler pour permettre aux élèves de se rendre compte de l'ouverture sternale; mais à peine la réduction était-elle de nouveau obtenue que le malade, auquel nous demandions : *Souffrez-vous ?* répondit : Je ne... et brusquement interrompit la phrase; nous vîmes alors une transformation immédiate du facies : la bouche resta entr'ouverte, les yeux sans expression, comme vitreux, les traits immobiles; la face, reflétant quelques secondes auparavant une vive intelligence, était devenue très-pâle et représentait un masque inerte; le corps était immobile et paraissait en complète résolution.

« Nous soulevâmes immédiatement les deux bras du malade, le gauche seul retomba inerte. Quelques secondes après, la paralysie passa de gauche à droite. L'accident était arrivé à dix heures dix minutes. Déjà une demi-heure après l'intelligence avait reparu assez pour que le malade comprît les questions et essayât d'y répondre. A deux heures, l'hémiplégie droite commençait à diminuer; à

Il n'en est plus de même pour l'aorte abdominale, et ici, au point de vue thérapeutique, la différence entre l'anévrysme abdominal et l'anévrysme thoracique est des plus grandes. La compression, en effet, dans ces cas, a produit d'excellents résultats, et dans une thèse récente Woirhaye a donné une statistique qui montre que, sur neuf cas ainsi traités, il y a eu six guérisons, proportion relativement considérable (1).

trois heures, il se levait à grand'-peine, il est vrai, et urinait volontairement. Le lendemain l'hémiplégie avait à peu près complétement disparu, mais il restait une aphasie complète. L'aphasie diminuait elle-même les jours suivants, pour disparaître complétement vers le septième jour après l'accident. » (Tillaux, *Bull. de Thérap.*, t. LXXXV, p. 232.) Le malade est mort un mois après cet accident, emporté par une hémorrhagie.

Le caillot qui s'était détaché de la poche, sous l'influence de la pression, devait être un caillot passif, et il a été résorbé. L'autopsie en effet n'a pas permis de constater le moindre caillot dans les artères cérébrales, qui étaient parfaitement normales.

(1) Les chirurgiens anglais pratiquent la compression totale et continue de l'aorte abdominale, à l'aide de l'anesthésie ; voici quelle serait, d'après la thèse de Woirhaye, leur façon d'opérer :

Après avoir soumis pendant plusieurs jours le malade au repos et à un régime et une diète sévères, on lui administre la veille de l'opération un purgatif pour laver et débarrasser l'intestin qui va supporter une pression vigoureuse pendant plusieurs heures consécutives.

Avant d'appliquer le compresseur, le patient est chloroformé ou anesthésié pour le soustraire aux douleurs provoquées par l'instrument. La chloroformisation est continuée pendant toute la durée de l'opération. Puis on adapte, au-dessus de la tumeur, la pelote de l'instrument, on visse lentement et graduellement la tige écrou qui la supporte et on aplatit l'aorte sur les vertèbres lombaires. On serre jusqu'à ce que la tumeur ne présente plus ni battements ni souffle, jusqu'à ce que les fémorales n'offrent plus le phénomène du pouls.

Pendant toute la durée de l'opération, les membres inférieurs du malade sont entourés de ouate et de bandes de flanelle, et on lui met des bouteilles d'eau chaude aux pieds pour lutter contre le refroidissement parfois très-considérable qui survient.

La compression est prolongée en moyenne six heures ; quelques chirurgiens l'ont cependant continuée pendant dix à quinze heures. Paget, contrairement à ses compatriotes, fait l'opération en trois séances, avec intervalle de quatre, six, sept jours, et chaque fois la compression ne dure pas plus de deux heures vingt minutes.

Si des accidents apparaissent, vomissements incoercibles, troubles circulatoires graves, état général menaçant, on desserre peu à peu l'instrument ou même on l'enlève complétement.

Quand tout a bien marché, à la fin de la séance, on dévisse lentement le tourniquet ; on laisse le malade se

Cette méthode, qui n'a pas été pratiquée en France, est en grand honneur au contraire chez nos voisins; c'est en Angleterre, en effet, que tous ces faits ont été recueillis.

Employée d'abord par William (de Newcastle), mise en usage ensuite par Murray, Bryant, Wheelhouse, Greenhow, Moxon, Durham, Paget et autres, cette compression se pratique, le malade étant chloroformé, avec un appareil spécial qui comprime l'aorte au-dessus de la tumeur. Pour être complète, cette compression exige une pression énergique; aussi ne serez-vous pas étonnés que dans les insuccès les malades aient succombé à une péritonite consécutive à la brutalité de l'opération ou à la rupture d'anses intestinales. Woirhaye, pour obvier à ces accidents, conseille, dans cette opération, la méthode de Broca, qui consiste à faire des séances de com-

réveiller de lui-même, et on lui fait prendre soit du bouillon ou un potage léger, soit du lait avec du vin de champagne ou de la potion de Todd. En même temps, pour parer aux complications intestinales, on immobilise l'intestin en administrant à l'intérieur un peu d'opium.

Quelques chirurgiens ont obtenu la guérison de l'anévrysme après une seule séance. Si les battements reparaissent dans l'anévrysme, avec vigueur et fréquence, on renouvelle dans d'autres séances la compression de l'aorte.

Dès que la pelote est appliquée, on constate que les battements du cœur deviennent précipités : pouls serré, fréquent, intermittent, sueurs profuses, face vultueuse, respiration haletante. — Quelquefois on note des hématémèses, des vomissements incoercibles, urines sanguinolentes, albumineuses, selles abondantes. Les jambes du patient s'œdématient, présentent une teinte livide, quelquefois noirâtre, la température baisse considérablement. En même temps il y a de l'engourdissement, des fourmillements, de l'anesthésie et une paralysie plus ou moins avancée.

Ces accidents se dissipent assez rapidement, dès que la compression cesse. Mais cependant la longueur de l'opération et sa brutalité même peuvent provoquer une péritonite mortelle. — Dans les trois cas de mort signalés dans la thèse de Woirhaye, l'autopsie a fait nettement constater des ecchymoses, avec ruptures des viscères et péritonite consécutive (*a*).

(*a*) Bryant, *Medico-chirur. Transactions*, 1872. — Moxon et Durham, *Med. Times*, 1773, t. II.— Greenhow, *Med. Times*, 1873, t. II, p. 78. — Wheelhouse, *Med. Times*, 1874, t. I, p. 25. — Woirhaye, *De la compression de l'aorte à l'aide de l'anesthésie dans le traitement des anévrysmes intra-abdominaux* (Thèse de Paris, 1876).

pression incomplète d'abord, puis de plus en plus complète, au lieu de pratiquer, comme les médecins anglais, une compression totale et immédiate. C'est là un point très-important de thérapeutique, et si vous êtes en présence d'un anévrysme sacciforme, permettant par sa position de faire cette opération au-dessus de la poche, n'hésitez pas à recourir à cette méthode avec les modifications que conseille Woirhaye.

Injections sous-cutanées d'ergotine.

Dans d'autres circonstances, on agit sur la tumeur par une voie détournée. On a pensé qu'en augmentant la contractilité de la poche, on pourrait la resserrer et la ramener à un volume peu considérable. C'est ce que Langenbeck a réalisé par la méthode des injections sous-cutanées d'ergotine. Connaissant la propriété particulière de l'ergot de produire la contraction des éléments musculaires des parois des vaisseaux, Langenbeck pensait, en pratiquant ces injections au niveau de la poche, obtenir le retrait graduel de l'anévrysme (1).

(1) Langenbeck a pratiqué ces injections sur deux malades. Le premier, âgé de quarante-cinq ans, portait depuis plusieurs années un anévrysme de la sous-clavière droite, présentant des pulsations violentes qui pouvaient faire craindre la rupture. Il lui fit une première injection sous la peau, recouvrant la tumeur, avec 3 centigrammes du mélange suivant :

Ergotine de Bonjean......	2,5
Esprit de vin } ãã.	7,5
Glycérine... }	

Dès le deuxième jour on constate un résultat notable ; la douleur que le malade ressentait dans le bras droit et qui empêchait tout sommeil fut calmée. Tous les trois jours, on fit une nouvelle injection en augmentant la dose du médicament jusqu'à 18 centigrammes. Du 6 janvier, date de la première opération, jusqu'au 17 février, 2 grammes furent employés. Il y eut grande amélioration et diminution très-manifeste des battements.

Le deuxième malade fut guéri après une seule injection sous-cutanée de 15 centigrammes de la solution, faite au niveau de la tumeur. Il s'agissait d'un homme de quarante-deux ans, porteur depuis vingt ans d'un anévrysme de la radiale droite ; la tumeur avait à peu près le volume d'une noisette.

Le docteur Schneider a communiqué à la Société de médecine de Kœnigsberg un cas d'anévrysme de la fémorale, guéri par la même injection. (*Berl. Klin. Wochenschr.*, n° 36, 1868).

Le docteur Albanès (de Palerme) a été encore plus loin que Langenbeck, il a fait des injections dans la tumeur elle-même.

Il s'agissait d'une femme de trente-six ans qui portait une tumeur du tronc brachio-céphalique, grosse

Malgré les heureux résultats obtenus par le médecin allemand, je ne puis vous recommander cette pratique. Quoique partisan des injections d'extrait alcoolique d'ergot de seigle, que je pratique souvent, vous le savez, dans le service, je n'oserais les employer pour la cure des anévrysmes, surtout s'il me fallait les pratiquer près de la poche pulsatile. A la suite des injections, en effet, on observe quelquefois des indurations et des inflammations du tissu cellulaire, voire même des abcès, et je craindrais de provoquer de pareils accidents à proximité de l'anévrysme (1).

A côté de ces moyens qui agissent sur la poche soit par compression directe, soit en amenant la contraction des parois, il faut placer l'usage de la glace, qui a été très-vantée et a donné, entre certaines mains, et particulièrement entre celles de Goupil, des améliorations et de véritables guérisons.

comme une mandarine, siégeant à la fourchette sternale et s'élevant à 4 centimètres au-dessus de la clavicule; les battements étaient isochrones à ceux de la radiale droite. Le bras droit était œdématié, les doigts bleuâtres, les mouvements difficiles; la malade ne pouvait rester couchée, ressentait des douleurs dans l'épaule et avait des syncopes fréquentes.

Le docteur Albanèse fit une première injection de 18 centigrammes, le lendemain une seconde de 20 centigrammes, mais la malade fut prise de dyspnée, avec refroidissement, pouls imperceptible; des fomentations chaudes et une émission sanguine de 140 grammes calment ces accidents. Le troisième jour, injection de 30 centigrammes; les battements de la tumeur sont plus faibles, et dès le lendemain on constate une amélioration dans les mouvements et dans la respiration.

Les quatrième et cinquième jours, injection matin et soir; on emploie 1g,10 de la solution. Amélioration notable, diminution de la tumeur. Pour obvier à l'induration des piqûres, on remplace l'alcool rectifié par de l'eau distillée, et on fait six nouvelles injections pour lesquelles on use 3g,50 de la solution.

La malade quitte alors l'hôpital, non pas guérie, mais dans un état meilleur qu'à son entrée (*Gazz. clinica di Palermo*. — *Dict. de Garnier*, 1870-71).

(1) Burggraeve a relaté un succès qu'il a obtenu dans un cas d'anévrysme du tronc brachio-céphalique : il badigeonna la surface avec l'hémostatique ferro-sodique (parties égales de perchlorure de fer neutre et de chlorure de sodium à 150) et administra en même temps 10 gouttes, trois fois par jour, à l'intérieur (*Bull. de l'Ac. de méd. de Bruxelles*, 1864. — *Dict. de Garnier*, 1865).

Applications réfrigérantes.

On applique, vous le savez, sur la partie du thorax correspondant à l'anévrysme ou sur la poche pulsatile, si elle fait saillie à l'extérieur, des vessies pleines de glace ou d'un mélange réfrigérant, et pendant des semaines, pendant des mois, on les laisse en contact avec la tumeur.

Comment agit ce moyen? Les auteurs invoquent d'abord la production du coagulum par le froid. C'est là, messieurs, une erreur profonde que des expériences physiologiques, et surtout celles de Cl. Bernard, ont bien démontrée. Le froid, au lieu de favoriser la coagulation, la retarde, et lorsque, après avoir saigné un animal, on recueille le sang dans deux vases, l'un à une température au-dessous de zéro, l'autre à une température supérieure à celle du sang, on voit toujours la coagulation se faire tardivement dans le premier vase, rapidement, au contraire, dans le second (1). Et, s'il fallait appliquer une méthode pour la coagulation du sang à la cure des anévrysmes par la modification de la température, ce n'est pas le froid, mais le chaud, dont il faudrait user. Si donc la glace donne des résultats, c'est d'une autre manière; peut-être en amenant une rétraction de la poche, rétraction produite par la basse température, ou plus probablement par inflammation déterminée par ce froid constant. C'est là, je pense, l'action de la glace dans la cure des anévrysmes de l'aorte.

Aussi, messieurs, sans m'opposer entièrement à l'application de ce moyen, je crois qu'il faut être réservé dans son

(1) John Davy a constaté qu'à 0 degré la coagulation du sang était retardée d'une heure, et au contraire accélérée par une élévation de la température : elle serait plus rapide à 30 degrés Réaumur qu'à 20 ou 25 degrés ; il y aurait cependant des irrégularités et la coagulation aurait été moins rapide à 38 degrés Réaumur qu'à 25 degrés.

D'après Scudamore, le froid retarde la coagulation spontanée à peu près dans la même proportion que la chaleur l'accélère (*a*).

(*a*) John Davy, *Edinburg Med. and Surg. Journ.*, t. XXX. — Scudamore, *An essay on the Blood.* London, 1834.

emploi, surtout en présence des résultats incertains obtenus. Il y a du reste aussi de graves inconvénients ; la vitalité de la peau, en effet, est diminuée, ce qui est bien grave, si la poche tend à venir au dehors et n'est plus séparée de l'extérieur que par un derme aminci et violacé. Le froid, de plus, détermine souvent des congestions plus ou moins fortes du poumon et provoque des bronchites parfois d'une grande intensité ; complications défavorables qu'on doit chercher à éviter à tout prix.

Médicaments internes.

Enfin, pour obtenir cette guérison des anévrysmes de l'aorte, on a usé de médicaments internes, les uns destinés à amener la coagulation du sang par leur présence même, les autres ayant pour but de modifier l'état de la circulation du cœur, d'autres enfin possédant une action générale obscure et qui nous échappe encore aujourd'hui.

Astringents.

Le premier groupe de ces médicaments est représenté par les sels de plomb ; employé par Dupuytren, Laennec, Bertin, l'acétate de plomb (1) aurait donné des résultats favorables.

(1) C'est l'acétate neutre de plomb, sel ou sucre de Saturne

$$(C^4H^3PbO^4+3\,HO),$$

qui était employé: C'est un sel blanc, d'une saveur douceâtre, astringente, soluble dans l'eau. Il parait devoir, comme les sels de plomb, agir sur la circulation, diminuer le nombre des globules, abaisser le pouls et la température. Localement, l'acétate de plomb est astringent, exerce une action styptique sur les tissus. Ingéré à dose forte, il provoque de l'irritation gastrique, avec sensation de brûlure, douleur et quelquefois vomissements ; à hautes doses, il provoque des crampes, de l'engourdissement, des accidents cholériformes ; à doses excessives, 30 à 60 grammes, il peut causer la mort (Gubler). S'il est pris en petite quantité, mais pendant longtemps, on voit apparaître le liséré caractéristique, en même temps la constipation opiniâtre, l'amaigrissement, la décoloration des tissus, l'intoxication plombique et quelquefois tous les accidents du saturnisme, colique, paralysies, etc. Il faut donc ne donner ce sel qu'avec les plus grandes réserves. En parcourant, en effet, les observations d'anévrysmes de l'aorte traités par l'acétate de plomb, on voit que très-souvent le médecin a dû, en présence des accidents, interrompre le traitement pendant quelque temps.

Dupuytren administrait l'acétate de plomb en pilules avec un peu d'opium ; il commençait d'abord par deux pilules, une le matin et une le soir, et allait progressivement jusqu'à 1 et 2 grammes ; il faisait appliquer,

On le prescrivait à la dose d'un demi-grain, puis les doses étaient portées graduellement à 1 gramme.

L'alun (1), qui a été conseillé par Sabatier, et la grande con-

s'il y avait saillie extérieure, des compresses d'eau de Goulard (sous-acétate de plomb), pratiquait quelques saignées et prescrivait le repos et la diète.

Brachet, de Lyon, a aussi employé contre l'hypertrophie du cœur l'acétate de plomb associé à la digitale (acétate de plomb, 2 grammes ; extrait de digitale, 1 gramme, pour vingt pilules).

(1) L'*alun*, sulfate double d'aluminium et de potassium,

$$(SO^4)^3Al^2,SO^4K^2+24H^2O,$$

est un sel incolore, inodore, cristallisant en octaèdres réguliers ; il a une saveur douceâtre, astringente et acide ; soluble dans l'eau, insoluble dans l'alcool absolu. Chauffé à 90 degrés, il fond et, si on le laisse refroidir, il constitue l'alun de roche ; chauffé plus fort, il perd son eau, et forme l'alun calciné, qui est moins soluble dans l'eau que l'alun cristallisé, et est employé surtout comme caustique (végétations, fongosités, granulations, bourgeons charnus). Vidal (de Cassis) s'en servait, mélangé à parties égales de poudre de sabine, contre les végétations vénériennes.

Au lieu de l'alun de potasse, on emploie quelquefois l'alun d'ammoniaque.

Dans le commerce, on distingue plusieurs variétés d'alun : 1° alun de Roche, tiré de Rocca, en Syrie ; 2° alun de Rome, préparé à Civita-Vecchia ; 3° alun de Naples, qui existe près de Pouzzoles ; 4° alun de Liége ; 5° alun du Levant ; 6° alun d'Angleterre ; 7° alun de Paris.

Action physiologique de l'alun non calciné. — Comme topique, c'est un astringent ; mais, si on l'applique en grande quantité et si on le laisse longtemps sur la partie, il devient irritant.

On l'emploie : contre les hémorrhagies légères (épistaxis légères, piqûres de sangsues), contre certains flux hémorrhoïdaux, soit en lavement, soit en suppositoires, contre les sueurs (aisselles, aines, pieds), contre certaines dartres sécrétantes et les affections prurigineuses (en lotions). Il est administré aussi contre la stomatite érythémateuse, mercurielle, les angines tonsillaires, pharyngiennes ; il réussit surtout dans les angines chroniques. Il entre dans la confection des collyres (soit en poudre, soit dissous), des injections, etc. ; il entre aussi dans la composition de certaines eaux hémostatiques (eau de Pagliari).

A l'intérieur. — Il est peu employé. Il est irritant, et ingéré à haute dose, à 2 grammes et au delà par exemple, il détermine de la pesanteur d'estomac, des nausées, des vomissements ; presque toujours, même à faible dose, il donne lieu à des troubles d'estomac pour peu qu'on en prolonge l'emploi.

Il a été donné cependant comme hémostatique et a été un moment préconisé contre la colique de plomb et contre la fièvre typhoïde.

Dans l'anévrysme de l'aorte, il a été administré à la dose de 1 à 2 grammes par jour.

Il faut éviter d'associer l'alun aux alcalis et aux carbonates alcalins ; de même aux sels de plomb, de baryte et de mercure : ceux-ci en effet formeraient avec lui des sulfates insolubles.

soude (1) que Pelletan administrait avec le sirop de coings (2) et l'eau de Rabel (3) remplissaient le même but. Aujourd'hui, messieurs, ces médicaments sont abandonnés et ils n'ont, je crois, jamais donné de véritables résultats curatifs.

(1) Grande consoude (*symphytum major*) (consoude officinale, oreille-d'âne, langue de vache, herbes aux charpentiers, herbes aux coupures), famille des borraginées. Pentandrie monogynie L. Plante commune, herbacée, croît dans les prairies humides; tige : haute de 30 à 60 centimètres, hérissée de poils rudes; feuilles : alternes, grandes, ovales, lancéolées; les inférieures sont pétiolées, tandis que les supérieures sont presque sessiles et plus étroites; fleurs : blanches disposées en grappes; racine : épaisse, allongée, pivotante, noire en dehors, blanche en dedans.

Les parties employées sont les feuilles et la racine, qui contient : mucilage abondant, acide gallique et, d'après Blondeau et Plisson, une substance cristalline, qu'ils considèrent comme du malate acide d'althéine, qui n'est, du reste, rien autre que l'asparagine.

La grande consoude a été administrée comme astringent, antihémorrhagique dans les hémoptysies (décoction, 8 grammes pour 1 litre d'eau), la dysentérie, la diarrhée; en tisane, gargarismes, sirop et applications externes. Le sirop, qui entre dans certaines potions hémostatiques (de 50 à 100 grammes), a la composition suivante :

Racine de grande consoude sèche et coupée menu...	50 gr.
Eau froide..............	400
Sirop de sucre...........	1500

(2) *Coignassier*. — Pyrus cydonia. — Rosacées-pomacées. — Icosandrie pentagynie L. Originaire de Cydon, ville de l'île de Crète. On connaît plusieurs variétés de coings : le coing commun (*c. vulgaris*), le coing de Portugal (*c. vulgaris lusitanica*), le coing à fruits maliformes (*c. vulgaris maliformis*), le coing de la Chine (*c. senensis*), le coing du Japon (*japonica*).

Les parties usitées sont : les fruits et les semences. L'analyse a fait reconnaître dans les fruits : sucre, tannin, acide malique, pectine, matière azotée, eau, ligneux et probablement une huile volatile (Gubler). — Les semences contiennent : amygdaline, émulsine, amidon, huile fixe, et une matière blanche, gommeuse, appelée *cydonin* par Pereira.

On se sert des semences (macération, 10 à 30 grammes pour 1 litre d'eau) pour faire des lavements, des collyres; on emploie aussi quelquefois les cataplasmes de pulpe de coings.

Avec le suc du coing, on fait de la gelée, de la pâte et un sirop légèrement astringent qui sert à édulcorer les boissons, les tisanes (dose, de 50 à 100 grammes).

(3) L'eau de Rabel, ou acide sulfurique alcoolisé, a pour formule (Cod. Fr.) :

Acide sulfurique pur, D. 1,84 (66° B.).................	25
Alcool à 90 degrés........ ...	75
Pétales de coquelicot........	1

Le Formulaire des hôpitaux militaires donne la composition suivante :

Acide sulfurique à 1,842 (66° B.)...............	100 gr.
Alcool à 90 degrés cent...	300

On administre l'eau de Rabel en potion (1 à 4 grammes,) en boisson (2 à 8 grammes).

La digitale aussi a été vantée, on pensait, par ce moyen, diminuer les battements de la poche et favoriser la coagulation du sang. Je ne puis partager cette croyance, et, pour ma part, je crois que la digitale, comme tout médicament augmentant la tension artérielle, ne peut donner que de mauvais résultats dans la cure des anévrysmes, et récemment le docteur Mahomed insistait, avec juste raison, sur ce point (1). Digitale.

Jusqu'ici, comme vous le voyez, les médicaments employés ont eu peu d'action sur la cure de l'anévrysme de l'aorte. Il n'en est pas de même de l'iodure de potassium (2), qui a à son actit Iodure de potassium.

(1) La première condition, dans le traitement de l'anévrysme de l'aorte, dit le docteur Mahomed, c'est de chercher à diminuer autant que possible la tension artérielle, et on arrivera à ce résultat par : le régime réglé avec soin et légèrement azoté seulement, les purgations répétées, les transpirations, provoquées par les bains d'air chaud ou autres moyens, les diurétiques et surtout par le repos. On pourra employer le jaborandi, le nitrite d'amyle et le chloroforme, mais l'action de ces médicaments est temporaire ; ils agissent en effet en relâchant la tunique musculaire des artères et diminuant leur plénitude en donnant plus d'espace pour le sang qu'elles contiennent. Ils sont indiqués lorsqu'on cherche à obtenir un soulagement momentané à la douleur.

L'aconitine, la vératrine peuvent être employées pour diminuer la force des battements du cœur, mais on doit proscrire la digitale et l'ergot de seigle, qui augmentent la tension artérielle. Pour amener la contraction du sac et la coagulation de son contenu, on donnera l'iodure de potassium. Enfin, si aucun de ces moyens ne réussit, le docteur Mahomed conseille de recourir à la galvanopuncture (*a*).

(2) L'iodure de potassium, KI, s'obtient en traitant la potasse caustique par l'iode en poudre. Il cristallise en cubes ; blanc, d'une saveur piquante, salée, âcre, désagréable, il fond au rouge sans décomposition ; anhydre, un peu déliquescent, jaunit à l'air ; soluble dans l'eau et l'alcool à 90 degrés. La solution aqueuse, additionnée de quelques gouttes d'acide azotique, bleuit par l'amidon. L'iodure de potassium est souvent mélangé avec du carbonate et de l'iodate de potasse, avec du chlorure de sodium ou de potassium, et avec du bromure.

D'après Woodmann, Meymot Tidy, l'iodure de potassium forme avec le sous-nitrate de bismuth un iodure rouge foncé très-insoluble.

Action. — En friction, sur la peau, l'iodure de potassium produit une irri-

(*a*) J.-A. Mahomed, *Quelques indications relatives au diagnostic et au traitement des anévrysmes de l'aorte* (*Brit. med. Journ.*, 8 et 15 juin 1878, p. 816 et 859).

de nombreuses guérisons. C'est le docteur Chuckerbutty (a), médecin à l'hôpital du collége de Calcutta, qui a fait connaître en 1862 cette médication, et si les premières obser-

tation légère, de la cuisson, de l'érythème et quelquefois une éruption acnéiforme; en contact avec les muqueuses, il provoque aussi une excitation légère, un peu d'angine, de la douleur d'estomac. Ingéré à petites doses : excitation légère de l'appétit, souvent de la constipation. On note en même temps une accélération de la circulation, le pouls est plus rapide, plus plein; un peu de congestion céphalique, du larmoiement et un coryza léger.

Donné à hautes doses, ou même à doses faibles, chez des personnes très-susceptibles, ces symptômes acquièrent une grande intensité : congestion céphalique vive, avec pesanteur de tête, douleur plus ou moins vive à la racine du nez, au niveau des sinus frontaux, céphalalgie parfois intense, avec névralgies (Kuss), gonflement des paupières et élancements dans les yeux, éblouissements passagers, larmoiement, écoulement très-abondant d'un liquide séro-muqueux par le nez, enfin tous les symptômes constituant l'*ivresse iodique* (Lugol). Coindet, Rilliet ont signalé aussi une sorte de cachexie ou d'iodisme constitutionnel, survenant même le sel étant donné à petites doses, et caractérisé par un amaigrissement rapide, un appétit exagéré et des palpitations nerveuses.

La médication iodurée augmente presque constamment le flux menstruel; aussi a-t-elle été proposée parfois contre l'aménorrhée (Bréra, Coindet, de Sablairolles, Trousseau et Pidoux); elle peut aussi favoriser l'hémoptysie chez les tuberculeux; et amener la fonte des seins et de testicules (Moïsisowitz).

L'iodure de potassium s'élimine par les reins (diurèse plus abondante, et quelquefois inflammation des reins et albuminurie consécutive), par les glandes salivaires (ptyalisme), par la muqueuse pituitaire (coryza), par les glandes de la peau (éruptions diverses), etc.

Pour Gubler, l'effet le plus important de l'iodure de potassium, c'est d'accélérer le mouvement de dénutrition; il pense que, « à la faveur de la fluidité qu'il communique au sang et aux autres liquides de l'économie ou par tout autre moyen, l'iodure de potassium favorise la résorption des liquides ou des produits plastiques interstitiels, en même temps que celle de tous les résidus de l'usure organique, et accélère directement la désassimilation. Les effets secondaires seraient l'accroissement du besoin de réparation, une rénovation organique plus rapide et, le cas échéant, une modification avantageuse dans un état diathésique morbide. »

On administre l'iodure de potassium en potion, en sirop, en pommade et en glycéré (8 gr. pour 35). A l'intérieur, il se donne à la dose de 0g,50 à 2 grammes (Gubler) et plus, 4 grammes (Trousseau).

Se fondant sur l'élimination du médicament par le lait, quelques médecins ont proposé d'administrer à des animaux l'iodure de potassium,

(a) Chuckerbutty, *De l'iodure de potassium dans le traitement des anévrysmes* (*Bull. de thérap.*, t. LXIII, p. 433).

vations qu'il a rapportées ne sont pas très-convaincantes, il n'en est pas de même des faits observés depuis. G.-W. Balfour (a) a publié en 1868 et en 1872 douze cas d'anévrysme où l'iodure de potassium a fourni des résultats avantageux. Il a toujours observé, sous l'influence du traitement, une diminution non-seulement du volume de la tumeur, mais encore des battements; la poche devenait plus dure et quelquefois même il a noté la disparition presque complète de l'anévrysme. Depuis, et dans ces derniers temps, le professeur Potain a obtenu aussi, par l'iodure de potassium, la disparition presque totale d'un anévrysme très-volumineux de la crosse de l'aorte; C. Paul a signalé deux faits, et Bucquoy a aussi relaté un cas où l'iodure a beaucoup amendé la maladie.

Comment expliquer l'action du traitement ioduré? La réponse est bien embarrassante, je l'avoue. Il faut peut-être faire entrer en ligne de compte l'influence de l'affection syphilitique sur le développement des anévrysmes, influence mise en lumière par le docteur Welch (1). Quoi qu'il en soit, les

dans des proportions déterminées, et de faire prendre ce lait, devenu ainsi médicamenteux, aux personnes qui ne peuvent tolérer ce médicament pris en nature, même à doses très-minimes.

(1) Pour le docteur Francis Welch, professeur adjoint de pathologie à l'École militaire de Nesley, le virus syphilitique doit être considéré comme une cause puissante de l'anévrysme aortique, bien plus fréquente que le rhumatisme et l'alcool. C'est à la compression du thorax par l'uniforme, qui rend ces causes d'autant plus actives, que serait due la plus grande fréquence de l'anévrysme dans l'armée anglaise.

Analysant 34 cas d'anévrysme de l'aorte, avec autopsie, chez des hommes âgés de trente-deux ans en moyenne, après douze ans de service et treize mois de maladie, il a remarqué que la moitié des sujets étaient manifestement syphilitiques, et présentaient diverses lésions : accidents primitifs avec éruption cutanée, affections glandulaires, nodules périostiques, gommes, etc.

De plus, pour le docteur Welch,

(a) W. Balfour, *Lancet*, septembre 1878. *Du traitement médical des anévrysmes par l'iodure de potassium* (*Edinb. Med. Journ.*, 1872; *Bull. de thérap.*, t. LXXV, p. 373, et t. LXXXIII, p. 278).

faits sont probants, et avant de tenter d'autres moyens, vous devrez avoir recours à la médication iodurée, médication peu dangereuse, et que vous guiderez de la façon suivante : Chuckerbutty donnait 0g,25 d'iodure de potassium trois fois par jour; Balfour administrait ce sel à la dose de 2 grammes par jour. Vous pourrez augmenter ces doses et agir ainsi : administrer d'abord 0g,50 d'iodure de potassium par jour, puis augmenter progressivement, de façon à atteindre 1 gramme, puis 2, puis 3, et même, si le malade supporte bien le traitement, aller jusqu'à 6 grammes par jour.

Vous connaissez tous les inconvénients de la médication iodée : l'élimination de l'iode par les muqueuses respiratoires, et principalement par la muqueuse pituitaire, détermine un coryza quelquefois très-abondant, qui fait croire même à un érysipèle, tellement le gonflement du nez et des paupières est considérable ; si vous joignez à cela l'excitation bronchique déterminée par l'iode du côté du poumon et le catarrhe qui en résulte, vous aurez sous les yeux le tableau des inconvénients de l'iodisme aigu.

Vous surveillerez donc attentivement la médication, et cela avec d'autant plus de raison que certains sujets sont extrêmement susceptibles au médicament et voient ces accidents se développer avec une grande intensité, même

les lésions anatomo-pathologiques confirmeraient son interprétation, car, outre les simples taches ou la dégénérescence graisseuse de la paroi interne du vaisseau, il y a une lésion active, une endartérite proliférante ayant pour terme la formation du sac anévrysmal ; or, cette dernière lésion coïncide le plus souvent avec la syphilis et quelquefois avec le rhumatisme et l'alcoolisme.

Sur 117 cas de ces diverses lésions, l'auteur anglais établit que 46,1 fois sur 100 les sujets étaient syphilitiques ; sur 56 cas de syphilis mortelle, il a trouvé, dans plus de la moitié des cas, des nodules dans l'aorte, et 18 fois le vaisseau avait subi une dilatation plus ou moins prononcée. Sur 106 autopsies de sujets exempts de syphilis, le docteur Welch n'a trouvé que cinq cas d'anévrysme de l'aorte, qui se rapportaient au rhumatisme ou à l'intempérance. (*Roy. Med. and Chir. Society*, 23 novembre 1865, et *Dict. de Garnier*, 1877.)

avec des doses relativement très-faibles. Mais ce qui cependant doit vous rassurer, c'est que l'économie s'habitue rapidement et que tel malade qui présentait des signes d'iodisme aigu avec 1 gramme d'iodure de potassium voit ces accidents ne pas se renouveler si on augmente les doses graduellement.

Aussi, lorsque de pareils phénomènes se produisent, cessez pendant quelques jours, puis revenez de nouveau à la médication iodée, mais cette fois donnez une dose plus élevée que celle qui avait forcé d'interrompre le traitement, puis continuez à élever progressivement le médicament, jusqu'à ce que des symptômes graves vous arrêtent.

N'oubliez pas, messieurs, si vous devez donner longtemps le médicament à haute dose, de mélanger l'iodure de potassium à du lait; c'est le meilleur véhicule que vous ayez, et c'est grâce à lui que vous ferez supporter au malade des doses relativement considérables.

N'abandonnez la médication par l'iodure que lorsqu'elle a produit tous ses effets, c'est-à-dire lorsqu'elle aura été prolongée pendant plusieurs mois (Balfour compte six mois). Vous userez de la solution suivante :

℞ Iodure de potassium	15	grammes.
Eau	250	—

Chaque cuillerée contient 1 gramme du médicament.

Il faut avoir la précaution d'interrompre de temps en temps la médication (1).

(1) On peut administrer le médicament, dans une potion :

Iodure de potassium	15 gr.
Eau distillée	250
Sirop d'écorces d'oranges amères	35

Chaque cuillerée à soupe contient 1 gramme d'iodure de potassium.

Leclerc, pour déguiser le goût du médicament, a proposé la formule suivante :

Iodure de potassium	10 gr.
Eau distillée	10
Rhum	80

Par cuillerée à soupe dans une

Tels sont, messieurs, les médicaments conseillés dans la cure de l'anévrysme de l'aorte. Jusqu'ici nous ne nous sommes occupés que du traitement par les moyens locaux et généraux; dans la prochaine leçon nous étudierons les procédés proposés pour la cure de l'anévrysme, non plus par des médicaments internes ou des moyens extérieurs, mais bien en pénétrant dans la poche elle-même pour y déterminer la formation directe des caillots.

tasse de tisane ou mieux dans du thé.

D'autres préparations ont été aussi proposées :

1° Des pastilles, mais elle ne se conservent pas ;

2° Des granules à la dose de 1 centigramme ;

3° Des dragées, avec 10 ou 20 centigrammes d'iodure de potassium;

4° Enfin des biscuits (Dorvault) ;

Iodure de potassium......	10
Pâte à biscuits...........	q. s.

Pour cent biscuits, de 10 grammes chacun.

Le biscuit contient 10 centigrammes d'iodure de potassium.

DIXIÈME LEÇON

TRAITEMENT DES ANÉVRYSMES DE L'AORTE PAR L'ÉLECTROPUNCTURE.

SOMMAIRE. — Introduction de corps étrangers dans la poche anévrysmale. — De l'acupuncture. — De l'introduction d'aiguilles, de fils de fer doux, de crins de cheval. — Méthode de Baccelli. — Introduction de ressorts d'horlogerie. — Electrolyse. — Méthode de Ciniselli. — Indications et contre-indications de cette méthode. — Du manuel opératoire.

Dans la leçon précédente, je vous ai exposé les différents moyens employés pour combattre l'anévrysme de l'aorte et vous avez vu que, sauf la compression pour les anévrysmes abdominaux, il ne restait, comme médications ayant fait leurs preuves, que l'iodure de potassium et la glace. Je me propose aujourd'hui d'exposer devant vous d'autres moyens qui consistent dans l'introduction de corps étrangers dans la tumeur sanguine.

En 1830, Velpeau (1), le premier, conseille et pratique l'in-

(1) Velpeau pratiqua l'acupuncture aidée du galvanisme pour un anévrysme poplité : il enfonça dans la tumeur des aiguilles qui furent laissées en place pendant huit jours. Cette opération se termina malheureusement ; une hémorrhagie obligea le chirurgien à lier la crurale ; il y eut gangrène du membre et mort du malade.

Benj. Philipps dit avoir, par l'acupuncture, guéri, en 1831, un anévrysme de la région parotidienne.

A propos de l'acupuncture, il est bon de rappeler la tentative de Ev. Home, qui eut l'idée d'appliquer la chaleur à la coagulation du sang. Son procédé, que, du reste, il n'a employé qu'une fois, consistait à faire pénétrer dans la poche anévrysmale une aiguille à acupuncture, dont on chauffait ensuite l'extrémité saillante au dehors. Ev. Home traita un malade atteint d'anévrysme de l'iliaque externe. On fit trois tentatives de calopuncture ; à la troisième, les pulsations cessèrent complétement et ne reparurent plus. Le malade, après avoir présenté quelques accidents et des menaces de gangrène du mem- rut quarante-six jours après la der- bre, mounière opération ; la cause de la mort n'a pas été indiquée.

Acupuncture. troduction d'aiguilles fines dans les anévrysmes chirurgicaux; plus tard Moore, au lieu d'aiguilles, fit pénétrer dans la poche un certain nombre de fils de fer doux (1). Lewis (de Philadelphie) (2) modifie encore le procédé et remplace le fer doux par des crins; dans un vaste anévrysme de la sous-clavière, il fit pénétrer 24 pieds (américains) de crins. Bryant suivit la même méthode pour un anévrysme de la poplitée. Sauf pour le malade de Moore, qui avait un anévrysme de l'aorte, il s'agissait dans tous ces cas d'anévrysmes externes. C'est à Baccelli, l'éminent professeur de Rome, qu'est due la première application de ces méthodes à la cure des anévrysmes de l'aorte. Baccelli avait d'abord suivi la pratique de Moore, il s'était servi d'un fil de fer doux, puis il adopta la modification apportée par Montenovesi (3), en rempla-

(1) Moore introduisit dans un anévrysme de l'aorte, proéminant à travers les espaces intercostaux, une petite canule pointue et fit passer par son canal 26 yards de fer doux (23m,92). Immédiatement le pouls tomba de 116 à 92, les battements de la tumeur disparurent en grande partie, et le volume diminua. Le soir, le pouls était à 78. Mais le lendemain, douleur vive, battements de cœur violents, frissons, mort cent trente-deux heures après l'opération.

A l'autopsie, on constate que l'intérieur de la poche est en grande partie rempli par un coagulum fibrineux adhérent aux parois et entourant les fils de fer. (*British Med. Journ.*, 1864.)

(2) R.-J. Lévis pense que les crins, qu'il introduit les uns après les autres dans la tumeur, ne subissent que lentement la décomposition et ne provoquent ni irritation ni suppuration, et qu'ils sont capables d'opposer au courant sanguin un obstacle suffisant pour donner lieu à la formation des caillots.

Dans un cas d'anévrysme de la sous-clavière, il introduisit 24 pieds 9 pouces de crins et constata que les battements dans la tumeur avaient diminué en même temps que le pouls radial devenait plus faible; la tumeur prit plus de consistance. Un mois après, sans que rien de fâcheux fût arrivé, sans qu'il y eût eu inflammation de voisinage, les battements avaient cessé dans la poche, dans l'axillaire et la radiale, et la tumeur avait encore durci. (*Philadelph. Med. Times*, octobre 1873.)

(3) Montenovesi, dans un cas d'anévrysme thoracique, fit dans le sac une ponction capillaire qui lui permit d'introduire un ressort de montre. La solidification de la tumeur s'annonça par une diminution des battements et du volume de la tumeur, mais une extrémité du corps étranger fit bientôt saillie, et malgré les tentatives d'extraction et de refoulement, la mort arriva le vingt-cinquième jour après l'opération. (*Gazz. Med. Venete*, 1873, et *Dict. de Garnier*, 1874.)

çant le fer par un ressort de montre, et dans une récente communication au Congrès de Genève il a montré le parti qu'on pouvait tirer de l'application de cette méthode. Voici comment procède Baccelli :

Procédé de Baccelli.

Ayant remarqué, chez les animaux, qu'il est moins dangereux qu'on ne le croit de faire pénétrer des trocarts de petit volume dans l'intérieur des artères, Baccelli a plongé dans un anévrysme de l'aorte des trocarts fins et a fait pénétrer par cette voie des ressorts de montre de très-petit volume qu'il a ensuite abandonnés dans la poche. Dans un cas en particulier, il a fait entrer une longueur totale de 1m,10 de ces ressorts. Les deux malades ayant succombé plus ou moins longtemps après l'opération, on a constaté à l'autopsie que des caillots s'étaient formés autour de ces spirales (1).

(5) Nous empruntons au docteur Bacchi (Revue critique sur le traitement des anévrysmes de l'aorte) les deux observations suivantes de Baccelli :

Observation I. — L. Z., âgé de quarante-trois ans, de Rome, cordonnier, adonné aux spiritueux, un an avant d'entrer dans la clinique de Rome commença à ressentir des douleurs au côté droit du thorax en rapport avec l'articulation sterno-claviculaire et de l'omoplate du même côté. Il ne pouvait se fatiguer ni marcher rapidement. A l'examen, on constata une asymétrie dans les régions sous-claviculaires ; en effet, à droite, tout près de l'articulation sterno-claviculaire on voit une tumeur arrondie, recouverte par la peau saine. Cette tumeur est pulsatile, élastique, résistante ; à l'auscultation, on entend un double battement, aucun bruit ; les bruits du cœur sont normaux, mais le bruit aortique est un peu renforcé. Avec le plessimètre on constate que le diamètre longitudinal de la tumeur mesure 7 centimètres, le transverse 6. — Rien d'important dans les autres organes. Diagnostic : anévrysme ampullaire à la région supérieure et à la partie antérieure de l'aorte ascendante et extra-péricardique.

Le 27 mars 1873, on introduit le ressort d'horlogerie dans la tumeur. Le malade ne souffre pas, une vessie de glace fut maintenue constamment sur la tumeur. Le 29, les pulsations de la tumeur étaient moins intenses. Le 4 avril, la tumeur avait baissé, les pulsations sont toujours moins violentes, moins visibles, les douleurs aux bras disparues, lorsque, peu de jours après, l'état du malade commença à empirer, et il mourut le 26 mai après avoir présenté du coma et de la dyspnée.

Baccelli attribue la mort à un accident de l'opération ; il n'aurait pu faire pénétrer toute la spirale dans la poche anévrysmale, et pour cela la coagulation du sang ne se serait faite que très-lentement.

A l'autopsie : œdème étendu à toute

Baccelli a limité à certains cas l'application de cette méthode hardie, et le professeur de Rome a longuement insisté sur les phénomènes cliniques permettant de reconnaître les anévrysmes auxquels l'opération est applicable. Il faut, dit-il, que l'anévrysme de l'aorte soit ampullaire, pas trop rapproché du cœur, et que l'orifice de communication soit peu considérable.

Je n'insisterai pas plus longtemps sur la méthode de Baccelli ; pour entrer dans la pratique, il faut qu'elle ait fourni d'autres résultats que ceux connus jusqu'ici, et pour

la face antérieure, latérale, du thorax droit, et une tache ecchymotique sur la région de la tumeur. Sternum très-aminci ; en le détachant de la tumeur celle-ci creva et il en sortit du sang moitié liquide, moitié coagulé ; l'anévrysme occupe une grande partie de la cavité thoracique droite, et présente à sa face antérieure une érosion correspondant au point d'introduction de la spirale, d'où on voit sortir un petit morceau de ressort entouré d'un gros caillot sanguin ; en ouvrant le sac on voit que la spirale était brisée en six morceaux dont chacun formait le centre d'un caillot gros et résistant. Les parois du sac étaient recouvertes par des couches denses de fibrine, mais ne présentaient aucune trace d'inflammation ; les bords de l'orifice de la poche présentent de l'endartérite chronique ; l'aorte descendante est athéromateuse. Le cœur est normal. Athérome des artères cérébrales ; pas d'embolies...

Poumon droit comprimé en grande partie, charnu, sans air, écrasé contre la colonne vertébrale et les côtes. Poumon gauche congestionné, œdémateux : cette compression s'exerce aussi en partie sur la grande veine azygos, sur la bronche droite, sur la chaîne ganglionnaire du grand sympathique, qu'on trouve atteinte en plusieurs points par la dégénérescence graisseuse. Foie congestionné. Rate presque réduite en bouillie.

Observation II. — Dans la seconde observation que nous rapporterons brièvement, il s'agissait d'une femme de quarante-six ans ; le diagnostic porté était : « anévrysme ampullaire de l'aorte ascendante, s'élevant au-dessus du péricarde dans la surface antéro-supérieure et interne de la grande artère, en face de l'embouchure du tronc innominé, et se manifestant à l'extérieur dans la région de l'articulation sterno-claviculaire, au-dessous et à l'intérieur du muscle sterno-cléido-mastoïdien, au-dessous et à l'extérieur de l'articulation sterno - claviculaire et sterno - costale des première et deuxième côtes. »

Le 23 avril, on introduisit trois spirales de la longueur totale de $1^m,10$.

La malade ne souffrit pas, n'eut pas de fièvre ; la tumeur baissa les jours suivants, les pulsations diminuèrent : le souffle rude qu'on entendait devint plus doux. La malade continuait à aller mieux, lorsqu'elle fut examinée un peu brutalement par plusieurs médecins et étudiants ; un

que vous osiez pénétrer ainsi sans hésitation dans la poche anévrysmale, il est nécessaire que de nombreux faits viennent affirmer les avantages de cette méthode et montrer son peu de danger. Mais, jusqu'à nouvel ordre, c'est une opération extraordinaire et il faudra bien du temps pour la voir se généraliser.

Il n'en est pas de même d'une méthode qui vient aussi d'Italie ; c'est celle que préconise Ciniselli et qui consiste dans l'application de l'électrolyse à la cure des anévrysmes (1).

stéthoscope fut appliqué avec tant de force sur la tumeur que la malade poussa un cri douloureux. Dès ce jour tout change de face : fièvre, douleurs ; augmentation des pulsations, dyspnée, vomissements, état extrêmement grave. La malade meurt le 3 mai et Baccelli attribua la mort à l'accident survenu pendant l'exploration.

L'autopsie montra que la compression par le stéthoscope avait amené la séparation d'une partie du caillot des parois de la poche. On constate la présence d'une grande quantité de caillots entre la paroi antérieure du sac et une couche fibrineuse résistante, stratifiée, qui se trouvait presque au milieu de la poche. Il n'y avait pas trace d'inflammation des parois du sac. Parmi les caillots on trouva dix morceaux de la spirale. L'aorte ascendante dilatée était atteinte d'endartérite chronique déformante. Dans la cavité crânienne : veines des méninges gorgées de sang ; léger œdème sous-arachnoïdien, substance cérébrale très-ponctuée ; les vaisseaux du cercle de Willis ne sont pas obstrués...

(1) L'action de l'électricité sur la coagulation du sang a été étudiée par bien des auteurs. Brugnatelli et Brandes, Prévost et Dumas, Moson, Scudamore, Ev. Home et Davy, Schuebler, Médici, Gandolphi, Aldini ont constaté les effets de l'électricité, et ont vu que la coagulation s'effectuait au pôle positif. Mais c'est Pravaz (de Lyon) et Guérard (de Paris) qui les premiers eurent l'idée d'appliquer le galvanisme à la cure des anévrysmes (1831). A cette époque un chirurgien anglais, Philipps, traita aussi des tumeurs anévrysmales par la galvanopuncture et l'acupuncture. En 1837 paraît à Paris la thèse de Clavel, et en 1838 celle de Gérard (de Lyon) sur ce même sujet ; elles donnent les résultats obtenus jusque-là ; en 1848, en Angleterre, on fit sans succès une tentative de galvanisme pour un anévrysme de la sous-clavière ; une autre tentative infructueuse fut faite par O'Shaughnessy à Calcutta, pour un anévrysme du cou (anévrysme de l'aorte). Bellingham, en 1846, voulut adjoindre le galvanisme à la compression indirecte et fit passer, sans succès, dans le sac des décharges électriques.

En 1845, Pétrequin (de Lyon) publie trois observations d'anévrysmes traités par la galvanopuncture ; il avait obtenu un succès pour l'artère temporale. L'année suivante, en 1846, Ciniselli (de Crémone) applique cette

C'est à un médecin français qu'est due la première application de l'électricité au traitement des anévrysmes ; elle a été entrevue par Pravaz, essayée par Liston et Gérard en 1838, mais c'est Pétrequin (de Lyon) qui le premier dans un cas d'anévrysme de l'artère temporale songea à obtenir la coagulation du sang en faisant passer un courant électrique par une aiguille plongée dans la tumeur.

De 1845 à 1849, Pétrequin multiplia ses recherches, et pendant quelque temps cette méthode jouit d'une certaine

méthode à un anévrysme poplité. Ce n'est que le lendemain de l'opération que la coagulation se fit, et la tumeur diminua peu à peu. Le malade guérit.

Debout, Vial (de Saint-Etienne) traitèrent avec succès, l'un et l'autre, un anévrysme traumatique du cou ; Hamilton (de Richemond) employa la galvanopuncture pour un anévrysme carotidien ; tout d'abord l'opération parut avoir réussi, mais quelques jours après la tumeur augmenta considérablement de volume et les battements qui avaient cessé reparurent. A l'autopsie du malade, mort d'épuisement quelque temps après, on trouva que le sac était rempli de caillots fibrineux solides.

En 1847, Bossé, traitant un anévrysme de l'aorte, introduisit six épingles de 6 centimètres de longueur ; « une seule fut mise en rapport avec le pôle négatif, les autres furent alternativement liées avec le pôle zinc, pour obtenir un plus grand nombre de caillots sanguins. » Il admettait, en effet, que les caillots formés autour des aiguilles positives se dissolvaient lorsque celles-ci étaient mises en communication avec le pôle cuivre ou négatif.

Depuis cette époque bien des tentatives ont été faites, et les nombreuses thèses, les mémoires, notamment celui de Ciniselli en 1857 et le rapport de la commission de Turin en 1861 ont montré les résultats qu'on peut attendre aujourd'hui de l'application de l'électricité à la cure des anévrysmes (*a*).

Citons enfin deux cas dans lesquels on a employé à Naples l'électrisation externe.

Le docteur Vizioli, ayant à soigner un anévrysme spontané, sacciforme, du tronc brachio-céphalique, datant de trois ans, chez un portefaix de cinquante et un ans, ivrogne et syphilitique, ordonna d'abord sans succès l'iodure de potassium, puis se décida à employer l'électricité. Ce médecin conseilla un courant de soixante à soixante-cinq degrés au galvanomè-

(*a*) Ev. Home, *Hints on the Subject of animal secretions* (*Philosoph. Transactions*, 1809). — Schuebler, *Dissert. sistens experimenta quædam, influxum electricitatis in sanguinem et respirationem spectantia*. Tubinge, 1810. — Velpeau, *Piqûre ou acupuncture des artères dans le traitement des anévrysmes* (*Gaz. méd.*, 1831; *Médecine opérat.*, 1839). — Benj. Philipps, *Experiments showing that Arteries may be obliterated without Ligature*. Londres, 1832. — Leroy (d'Etiolles), *Sur les moyens de suspendre le cours du sang dans les artères* (*Gaz. méd.*, 1835,

faveur ; mais elle était exclusivement limitée aux anévrysmes externes, et c'est à Ciniselli que revient l'honneur d'avoir le premier fixé les règles de l'application de l'électrolyse au traitement des anévrysmes de l'aorte.

Le professeur de Crémone avait été précédé dans la voie qu'il voulait suivre, par le remarquable travail de Strambio, qui concluait au nom d'une commission nommée en Italie en 1846. Cette commission ayant pour but d'étudier l'action coagulante des courants continus, était composée des doc-

tre ; les rhéophores furent appliqués sur la tumeur, pendant onze minutes, tous les huit jours. Au début, sensation de brûlure et de fourmillement. Après cinq ou six séances, induration et retrait sensible de la tumeur et, après vingt-cinq séances, la tumeur, primitivement très-volumineuse, n'avait plus qu'un léger relief sur une étendue de 5 centimètres, avec pulsations faibles, sans expansion appréciable.

L'homme put alors reprendre ses occupations, sans qu'il y eût augmentation de la tumeur.

Le professeur Martino opéra de même chez un homme de trente ans un anévrysme de la sous-clavière droite, datant de cinq ans, formant une tumeur arrondie de six pouces de circonférence et s'étendant à un travers de doigt de la clavicule. Après la première opération, comme après les suivantes, retrait sensible de la tumeur, mais la dilatation se reproduisait ensuite. Les séances, rares, furent prolongées pendant cinquante minutes et ne provoquèrent qu'un léger érythème cutané et quelques fourmillements. Après six mois, la tumeur fut trouvée considérablement diminuée, devenue dure, avec légères pulsations, sans expansion. Le malade reprit ses travaux. (*Acad. de méd. de Naples* et *il Morgagni*, 1876. — *Dict. de Garnier.*)

t. III). — Clavel, *De l'électropuncture* (Thèse de Paris, 1837). — Liston, *The Lancet*, 1838. — Pétrequin, *Comptes rendus de l'Acad. des sciences*, 1845, t. XXI (*Gaz. méd. de Paris*, juillet 1846 ; *Bull. de Thérap.*, t. XXXI, p. 65 ; *Gaz. méd. de Montpellier*, 1846 ; *Bull. de Thérap.*, t. XXXI, p. 294 ; *Bull. de l'Acad. de médecine*, 1849 ; *Bull. de Thérap.*, t. XXXII, p. 123). — Ciniselli, *Gazz. med. italiana*. Milano, 1846. — J.-A. Gérard, *Essai physiol. et thérap. sur la coagulation du sang* (Thèse de Lyon, 1838). — Reynaud (de Toulouse), *Essai physiol. et thérap. sur la coagul. du sang* (*Gaz. méd. de Paris*, 1837). — Rognetta, *Ann. de thérap. de Paris*, 1846-47, t. IV. — Strambio (G.), *Sperimenti di galvano ago punctura instituti sulle arterie e sulle vene*. Milan, 1847. — C. Roux, Thèse de Paris, 1848. — Debout, *Bull. de Thérap.*, 1847, t. XXXII. — Bossé, *Gaz. méd.*, 1850. — A. Meige, *De l'applic. de la galvanopuncture au trait. des anévrysmes* (Thèse de Paris, 1851). — Lapanne, *Trait. des anévrys. par l'électro-puncture* (Thèse de Paris, 1851). — Boinet, *Rapport sur le trait. des anévrys. par la galvanopuncture*, 1851 (*Mém. Soc. de chirurg.*, 1853). — G. Strambio, *Bull. de la Soc. de chirurgie*, 1852-53, t. III. — Werner Steilin, *De la galvanopuncture dans le trait. des anévrys. et des varices* (*Union médicale*, 1853). — Broca et Regnault, in Broca, *Des anévrys. et de leur traitement*, 1856.

teurs G. Strambio, Quaglio, Tizzoni et Restelli, et les conclusions ont été données dans la *Gazzetta medica di Milano*. Par de nombreuses expériences scientifiquement dirigées et fort bien observées, Stambio montrait que les courants avaient une action manifeste sur la formation des caillots, mais qu'à cet égard il était important de distinguer les courants positifs des courants négatifs ; tandis que les premiers amènent la coagulation rapide, les seconds, au contraire, ne la déterminent pas. L'expérimentation montre que chez les animaux vivants on peut obtenir d'une façon rapide l'oblitération des artères les plus volumineuses par l'électropuncture, mais que cette coagulation n'est pas toujours immédiate et qu'il faut attendre au lendemain ou au surlendemain pour la voir se produire. C'est en se basant sur ces recherches que Ciniselli appliqua le premier l'électrolyse à la cure des anévrysmes : il plongea dans le sac anévrysmal des aiguilles fines au moyen desquelles il fit passer le courant électrique à l'intérieur de la poche anévrysmale.

Longtemps, cette méthode ne fut pratiquée qu'en Italie, puis elle se répandit en Europe et en Amérique; et nous la voyons appliquée successivement, en Angleterre, par Anderson (1870), Charlton Bastian (1873), Brown (1873) ; en Amérique, par Bowditch (1876), et en Allemagne, par Frantz Fisher (1875) (*a*).

Mais, avant d'aller plus loin et de montrer les résultats qu'on peut attendre de l'électrolyse, il importe de discuter

(*a*) Ciniselli, *Sulla elettro puntura, nella cura degli aneurismi*. Cremona, 1856; *Sul processo operativo dell' elettro puntura nella cura degli aneurismi dell' aorta* (*Annali universali di medicina*, novembre 1870); *Aneurisma dell' aorta trattato coll' elettro*, *Giornale della R. Academia di Torino*, 1873); *Sopra alcuni aneurismi dell' aorta toracica osservati dosso*, 1870 (*Galvani*, 1873, Gennaio); *Sulla elettroliti considerata negli esseri organizzati*, ecc. (*Galvani*, 1874, fasc. 4 et 5); *Dimostrazione di alcuni coaguli elettrici trovati in aneurismi trattati coll' elettro puntura e presentazione dei relativi pezzi del dottor Ciniselli* (*Estratto dal retocouto degli argomenti scientifico pratici dal trattati Comitato medico cremonette*, nel 1876. — Cristoforis, *Annali universali di med. e chir.*, avril 1875. — Fran-

longuement ici le manuel opératoire, d'une part, et les indications et contre-indications de la méthode, d'autre part.

Action des courants sur les solutions albumineuses.

Avant d'aborder ces questions, je veux vous montrer, par une expérience, l'action particulière de l'électricité dans les liquides albumineux. Vous voyez cette éprouvette : elle contient des blancs d'œufs; par le bouchon qui ferme l'éprouvette, nous faisons passer deux aiguilles qui plongent dans la solution albumineuse; l'une des aiguilles est en rapport avec le pôle positif, l'autre avec le pôle négatif d'une pile de Gaiffe de vingt-six éléments.

Au moment où passe le courant, vous voyez, au niveau de l'aiguille négative, apparaître un nuage blanchâtre; ce sont des bulles de gaz enveloppées par l'albumine; quelques minutes après, cette masse floconneuse remonte à la surface du liquide; à l'aiguille positive il y a un coagulum coloré d'une teinte ocreuse, qui s'épaissit et forme bientôt une traînée plus ou moins dense qui va tomber au fond du vase.

Que s'est-il donc passé? Ceci : au pôle négatif, dégagement des gaz contenus dans l'albumine; au pôle positif, appelé aussi acide, au contraire, il s'est produit une combinaison d'oxygène avec l'albumine et la coloration du coagulum est due probablement à la combinaison du chlore avec le fer dont est constituée l'aiguille. Si vous examinez les aiguilles, vous verrez, en effet, que celle qui correspond au pôle positif est rouillée et présente des aspérités résultant de l'action oxydante qui s'y est produite.

zolini, *Giornale venete di sc. med.*, janvier 1877, p. 3. — Guido Bini, *l'Imparziale*, 15 mai 1877, p. 257. — Ferdinando Verardini (de Bologne), *Alger médical*, novembre 1877, p. 340. — Anderson, *Lancet*, 13 juin 1870 (*British Med. Journ.*, 1875; *British Med. Assoc.*, 1875; *Journ. de thérap.*, 1875, p. 728). — Charlton Bastian, *British Med. Journ.*, 22 et 29 novembre 1873, p. 594 et 620; *Rev. des sciences méd.*, t. III, p. 695. — Brown, *The Lancet*, 23 avril 1873, p. 264; *Rev. des sciences méd.*, t. III, p. 697. — Henry Bowditch, *Philadelph. Med. Times*, février 1876; *Journ. de thérap.*, 1876, p. 681; *The Boston. Med. and Surg. Journ.*, janvier 1876. — Franz Fischer (de Pforzheim), *Berl. klin. Wochenschr.*, nos 45 et 46, novembre 1875, et *Revue des sc. méd.*, t. VII, p. 559.

Manuel opératoire.

Cette expérience, messieurs, nous permettra de juger nettement le manuel opératoire à employer. Nous avons ici à étudier plusieurs points : la nature et l'intensité du courant, le nombre des aiguilles à employer et la composition de ces dernières.

Procédé de Ciniselli.

Ciniselli faisait passer le courant de la façon suivante : il plaçait le pôle positif sur une des aiguilles, puis appliquait le pôle négatif sur une plaque plus ou moins étendue, placée près de l'anévrysme. Au bout de cinq minutes, il déplaçait le courant, et tandis qu'il appliquait le pôle positif sur une autre aiguille, il mettait au contraire le pôle négatif sur la première aiguille, et répétait ainsi l'opération sur chaque aiguille enfoncée, de telle sorte que chacune d'elles reçût pendant cinq minutes, d'abord le courant positif, puis le courant négatif. Ciniselli attache une grande importance à cette double application du courant, et pense rendre ainsi la coagulation plus active; il pense aussi éviter par ce moyen l'action caustique que détermine autour de l'aiguille le passage du courant positif.

La pratique de Ciniselli a été suivie en Italie, et presque tous les opérateurs ont appliqué ponctuellement la méthode du maître. A l'étranger, on a émis des doutes sur l'utilité du passage du courant négatif dans l'intérieur de la tumeur, et Anderson, qui a résumé les travaux anglais, s'élève avec force contre le danger de ce passage. Il prétend que le courant négatif ne joue aucun rôle dans la formation du coagulum et que son action ne peut qu'être nuisible. Je partage entièrement cette manière de voir, et dans l'application que je me propose de faire de cette méthode, tout en suivant la plupart des règles de Ciniselli, je l'abandonnerai sur ce point et me rangerai du côté du médecin anglais. Il suffit, en effet, de regarder ce qui se passe dans l'éprouvette, pour voir le danger qui peut résulter de l'application du courant négatif. Vous avez remarqué le développement abondant de gaz à l'extrémité de l'aiguille; il s'en dégage assez pour faire éclater un œuf, si on fait pénétrer à travers sa coquille les deux aiguilles à électropuncture. Eh bien! ce même phénomène se reproduira dans le sang, et avec une grande intensité, vu la quantité de gaz que contient déjà ce liquide (1), et leur présence pourra amener deux ordres d'accidents : ou bien ces gaz passeront dans la circulation et formeront des embolies mortelles, ou bien,

(1) Longet, dans son *Traité de physiologie* (1868), donne les résultats suivants obtenus par quelques expérimentateurs relativement aux *quantités de gaz* dissous et faiblement combinés contenus dans le sang. Les volumes des gaz extraits ont été ramenés à 0 degré et à la température de 76 centimètres de mercure. Les expériences de Fernet, de Lothar Meyer, ont été faites d'après le même procédé, c'est-à-dire en faisant bouillir dans le vide du sang artériel de chien additionné de 10 ou 20 fois son volume d'eau exempte de gaz.

D'après Fernet, la moyenne serait en chiffres ronds : 235 centimètres cubes de gaz dissous dans 1000 centimètres cubes de sang, c'est-à-dire 174 centimètres cubes d'oxygène, 4 d'azote et 54 d'acide carbonique. La portion d'acide carbonique combiné et obtenu avec l'acide tartrique a été en moyenne de 185 centimètres cubes. La totalité des gaz dissous et combinés s'est donc élevée à 420 centimètres cubes.

D'après les expériences de Lothar Meyer, il y avait en moyenne (chiffres ronds) : 249 centimètres cubes de gaz dissous dans 1 000 centimètres cubes de sang artériel : 150 centimètres cubes d'oxygène, 42 d'azote et 57 d'acide carbonique. Quant à la portion d'acide carbonique combiné et obtenu avec l'acide tartrique, sa moyenne a été de 160 centimètres cubes. La totalité des gaz dissous et combinés s'est élevée à 409 centimètres cubes.

D'après les expériences de Setschenow (gaz obtenus à l'aide de la machine pneumatique à mercure et de l'ébullition dans le vide, à 40 degrés, sans addition d'eau exempte de gaz), la moyenne en chiffres ronds a été de 608 centimètres cubes de gaz dissous dans 1000 grammes de sang artériel : 205 centimètres cubes d'oxygène, 15 d'azote et 387 d'acide carbonique dissous. La moyenne de la portion d'acide carbonique combiné et obtenu par l'acide tartrique a été de 33 centimètres cubes. La totalité des gaz dissous et combinés s'est élevée à 641 centimètres cubes.

D'après les expériences de Schöffer, ayant pour but de rechercher les quantités relatives de gaz dans le sang artériel et dans le sang veineux (gaz ramenés par Longet à 0 degré et à la pression de 76 centimètres), il y avait :

Sang artériel : acide carbonique dissous, 374,6 centimètres cubes; combiné, 13 centimètres cubes; oxygène, 203 centimètres cubes ; azote, 16 centimètres cubes.

Sang veineux : acide carbonique dissous, 415,5 centimètres cubes;

s'accumulant dans la poche, ils la feront se rompre sous leur pression. Je sais bien que, formés dans le sang, ces gaz peuvent se résorber; mais, comme au point de vue de la coagulation il est démontré que le pôle négatif ne joue aucun rôle, en présence de ces dangers probables, je laisserai le pôle négatif en dehors de la tumeur.

Déjà, Tripier (*a*), en 1861, avait montré les avantages qu'il y a à appliquer le pôle négatif à l'extérieur; il recommandait de faire passer par l'aiguille le courant positif seul, tandis que le pôle négatif, correspondant à une plaque métallique plus ou moins large, était appliqué à proximité de la tumeur. Nous suivrons cette méthode et notre pôle négatif sera constitué par une plaque métallique souple, recouverte d'une peau de chamois toujours humide, et qu'on placera ensuite sur le côté droit de la poitrine.

Ciniselli a de plus insisté avec raison sur l'intensité du courant et surtout sur son action chimique; il a fixé exactement le nombre des piles et la forme des appareils qui portent le nom de leur inventeur : piles de Ciniselli (1).

Tous les expérimentateurs se sont servis exclusivement

combiné, 34,6 centimètres cubes; oxygène, 135; azote, 15.

Le sang veineux contient donc sensiblement plus d'acide carbonique que le sang artériel, et le sang artériel contient plus d'oxygène que le sang veineux (*b*).

(1) La pile dont se sert Ciniselli est une pile à courant constant, composée de vingt-quatre éléments placés sur deux rangs. Les éléments sont formés par deux lames, cuivre et zinc, séparées par une double feuille de papier destinée à s'imprégner du liquide excitateur, qui est une solution d'acide sulfurique au trentième. Un récipient placé au-dessus des éléments est destiné, par l'intermédiaire de

(*a*) Tripier, *Manuel de l'électrothérapie*, 1861.

(*b*) E. Fernet, *Note sur la solubilité des gaz dans les dissolutions salines, pour servir à la théorie de la respiration* (*Compt. rendus de l'Ac. des sc. de Paris*, 1855, t. XLI; thèse de la Faculté des sc. de Paris, 1858). — Lothar Meyer, *Die gase des Blutes. Inauguraldissertation der hohen medicinischen Fakultat Würzburg*. Gottingen, 1857. — Setschenow, *Beitrage zur Pneumatologie des Blutes* (*Sitzungsber. d. Wien. Akad. Mat. Naturw.*, Cl. 1859, Bd. XXXVI; *Zeitschr. für rat. Med.*, III Reihe, Bd. X, S. 101, 285. — Schoffer, *Uber die Kohlensuere des Blutes und ihre Ausscheidung* (*Sitzungsber. d. Wien. Akad.*, 1860, Bd. XLI, S. 519). — Longet, *Traité de physiologie*, 1858, t. I, p. 597.

de piles à courants constants, en nombre variable, sauf cependant dans la tentative hardie que mon maître le docteur Bernutz m'a signalée et qu'il a vu pratiquer par Piédagnel en 1849, avant, comme vous le voyez, les travaux de Ciniselli et au moment où Pétrequin appliquait l'électro-puncture au traitement des anévrysmes externes. Il s'agissait d'un ouvrier de Charrière, porteur d'un anévrysme aortique volumineux, dans lequel Piédagnel plongea deux aiguilles par lesquelles il fit passer le courant interrompu d'une machine Breton. Des piles.

Nous nous servirons ici de la pile de Gaiffe que vous connaissez bien, et qui présente ce grand avantage que, grâce au manipulateur, on peut augmenter à volonté la force du courant et ramener celui-ci à zéro si cela est nécessaire. Vous saisissez facilement l'utilité de ce manipulateur ou collecteur, qui vous permettra, grâce à la graduation, de faire passer successivement le courant sur chaque aiguille sans faire éprouver au malade le choc qui résulterait d'une rupture brusque du courant (1).

plusieurs siphons de verre, à mouiller continuellement les éléments et à maintenir ainsi l'intensité constante du courant. Un autre récipient, placé au-dessous des éléments, reçoit le liquide qui s'écoule.

Pour l'anévrysme de l'aorte, Ciniselli ne se sert habituellement que de quinze à vingt éléments, de façon à produire 2 centimètres cubes et demi de gaz par cinq minutes.

(1) La batterie de Gaiffe se compose : 1° de couples d'un nombre variant de vingt-quatre à soixante, au bioxyde de manganèse et chlorure de zinc enfermés dans une boîte ; 2° d'un collecteur double, qui forme le dessus du compartiment réservé aux couples ; 3° d'un galvanomètre ; 4° d'un rhéostat ; et 5° des conducteurs excitateurs et accessoires.

Le collecteur est un appareil qui permet de mettre en action le nombre que l'on désire des éléments d'une batterie. Le collecteur double, imaginé par Gaiffe, permet de mettre dans le circuit tout ou partie des couples, de faire travailler tour à tour toutes les parties de la batterie et d'user ainsi les couples régulièrement ; de renverser le courant sans choc voltaïque, c'est-à-dire graduellement, sans secousse électrique ; il permet aussi de vérifier la batterie sans rien démonter et de reconnaître quels sont les couples en défaut lorsqu'une cause accidentelle en a mis quelques-uns hors de service.

Mais le service le plus considérable rendu par Ciniselli, c'est d'avoir fixé d'une manière précise la force chimique du courant. Il nous a dit, en effet, que pour obtenir un résultat favorable, il fallait que la pile à courants constants donnât 25 millimètres cubes de gaz en cinq minutes, en décomposant l'eau acidulée avec un trentième de son poids d'acide sulfurique du commerce. Ici, le voltamètre (1), que Gaiffe a construit d'une façon si ingénieuse, permettra de se mettre dans des conditions identiques à celles que prescrit Ciniselli.

Voltamètre.

Cet appareil, comme vous le voyez, se compose d'un tube de verre contenant de l'eau acidulée : les deux pôles de la pile arrivent au fond du tube, qui présente à la partie supérieure une graduation permettant de juger la quantité de gaz produite dans un laps de temps donné. On pourra donc, soit en augmentant le nombre des piles, soit, en se servant de cet appareil décrit en physique sous le nom de rhéostat (2), et qui permet d'accroître ou de diminuer la

(1) Le voltamètre est formé d'un vase de verre qu'on remplit d'eau acidulée, et par la partie inférieure duquel pénètrent deux fils de platine qu'on met en communication avec la batterie. L'action du courant, en décomposant l'eau plus ou moins vite, produit des gaz qu'on recueille séparés ou mélangés à l'aide de cloches divisées.

Le voltamètre, qui montre directement l'action chimique du courant, serait un instrument très-commode, s'il ne nécessitait pas une suite d'observations assez longues pour en faire connaître et régler l'intensité, et s'il ne fallait pas faire à ses indications des corrections de température et de pression atmosphérique.

Pour le rendre aussi commode que possible, Gaiffe a surmonté les cloches divisées de ses voltamètres de robinets et d'aspirateurs à l'aide desquels on fait remonter facilement le liquide au 0 de la division avant chaque opération.

(2) Jusqu'à présent les batteries n'étaient munies, comme appareil de graduation, que de collecteurs plus ou moins ingénieux à l'aide desquels on pouvait seulement faire varier la tension et l'intensité du courant simultanément et proportionnellement.

Pour permettre de faire varier la tension et l'intensité du courant séparément, Gaiffe a ajouté à son collecteur double un rhéostat de 40 000 unités, qui est placé, non en dérivation comme cela se fait en Allemagne, attendu qu'avec cette disposition le rhéostat sert simplement de vernier au collecteur et ne permet pas d'atteindre le but indiqué plus haut, mais en résistance dans le circuit même.

force du courant, on pourra, dis-je, régler la marche de l'électricité de façon à obtenir bien exactement les conditions signalées par le médecin de Crémone.

Des aiguilles.

Messieurs, nous avons passé en revue la nature du courant, son intensité et la pile qui doit le fournir; il nous reste à nous occuper d'une question importante : celle des aiguilles. Elles doivent être fines, et Ciniselli et Anderson insistent avec raison sur ce point; de plus, pour éviter autant que possible l'action caustique du courant positif, on doit les envelopper dans leur partie supérieure d'un enduit protecteur. Tout le monde paraît d'accord sur cette nécessité, le même accord règne sur la nature du métal dont est constituée l'aiguille; elle est en fer doux, ce qui lui permet de ne pas se briser en pénétrant à travers la tumeur.

Pour le métal, la petite expérience faite au début de cette

La tension étant proportionnelle au nombre des couples et l'intensité étant le produit de la tension du courant divisé par la résistance, on comprend facilement que, si on fait varier, à l'aide du rhéostat, la résistance du circuit sans changer le nombre des couples, on modifiera seulement l'intensité en conservant la même tension; on comprend ainsi qu'il suffira, lorsqu'on voudra changer la tension, de faire varier l'intensité, de changer le nombre des couples, et de maintenir l'intensité à la valeur voulue, encore à l'aide du rhéostat dont on changera la résistance jusqu'à ce que le galvanomètre indique cette intensité.

Pour réaliser un rhéostat qui remplit les conditions de résistance, de poids et de volume convenables pour les besoins médicaux, Gaiffe a remplacé les fils ordinairement employés, qui sont chers, lourds et prennent beaucoup de place lorsqu'on arrive à de grandes résistances, par de petits bâtons d'une matière demi-conductrice qui n'est affectée sensiblement ni par le passage du courant ni par la température.

Le *galvanomètre* de la batterie de Gaiffe, au lieu de porter une échelle divisée en degrés du cercle, échelle qui prend des valeurs différentes avec chaque instrument et ne permet pas de faire des expériences comparatives, est divisée expérimentalement en fractions d'unités de l'Association britannique. Il donne par simple lecture l'intensité du courant et permet par conséquent de doser aussi facilement son action chimique qu'on dose, à l'aide de la balance, les produits qui entrent dans la composition des médicaments.

Un courant qui dévie l'aiguille du galvanomètre de 1 degré donne, à très-peu de chose près, par électrolyse de l'eau, 1 millimètre cube de gaz mélangés par minute, à la température de 0 et à la pression de 760 millimètres.

leçon montre l'utilité de la présence du fer. Vous avez vu, en effet, le nuage produit dans la solution albumineuse à l'extrémité de l'aiguille positive présenter une coloration brune qui dépend de la présence d'un sel de fer, probablement d'un chlorure de fer; or, ces chlorures, comme tous les sels de fer, peuvent avoir une certaine action sur la coagulation et nous ne devons pas repousser cet élément de succès.

Lorsque les aiguilles sont plongées dans la poche, elles doivent subir des mouvements correspondant à ceux produits dans l'anévrysme, et nous avons là ce qui se passe dans les expériences physiologiques, lorsque, en vue de mesurer les battements du cœur, on se sert d'aiguilles à acupuncture introduites dans les parois du cœur. Il faudra donc que le fil métallique destiné à faire communiquer l'aiguille avec l'appareil soit assez élastique et assez léger pour ne pas déterminer des tractions trop violentes sur ces aiguilles. Gaiffe a réalisé d'une façon ingénieuse les conditions que doivent remplir ces conducteurs. Voyez, en effet, ce fil conducteur si ténu et recouvert cependant d'une enveloppe de soie; il est tourné en spirale présentant une légèreté extrême unie à une élasticité considérable.

Une fois cet appareil instrumental réglé, il nous importe de savoir quel nombre d'aiguilles on introduira et en quel point se feront ces piqûres. Le nombre est variable; il dépend de l'étendue de la poche et de la facilité de pénétration. Mais vous comprendrez facilement qu'il importe que les aiguilles ne soient pas trop rapprochées de l'aorte, et que ce qu'il faut éviter à tout prix, c'est qu'il ne se fasse pas un coagulum qui soit trop proche du courant sanguin général, qui pourrait l'entraîner dans la circulation et causer des embolies mortelles. Le plus souvent et la première fois surtout, on ne place que deux ou trois aiguilles et on augmente le nombre aux séances suivantes; je dis : aux séances suivantes, car ordinairement l'opération ne donne pas de résultats complets la première fois et on est forcé de revenir à l'électropuncture dans des séances plus ou moins nombreuses qu'on espace de trois semaines à un mois.

Indications et contre-indications.

Une fois cet arsenal opératoire prêt, voyons quelles conditions doit remplir le malade pour retirer de l'électropuncture le meilleur parti possible. En un mot, voyons quelles sont les indications et contre-indications de la méthode. C'est encore Ciniselli qui, grâce à sa grande pratique, a pu le mieux les indiquer.

Il faut, et c'est une condition importante, que l'anévrysme soit ampullaire, et forme une poche distincte appendue à l'aorte avec laquelle elle communique par un orifice de volume variable ; plus il sera étroit, plus on aura de chances de coagulation. Il faut aussi que la poche anévrysmale ne donne pas naissance à une artère volumineuse, car ce qu'on doit redouter, c'est le passage d'embolies dans un autre organe, ou bien l'arrêt brusque de la circulation dans une région très-étendue.

Ajoutons que, plus l'anévrysme sera récent et moins il sera volumineux, plus les chances de guérison seront considérables. A mesure, au contraire, qu'il présentera des dimensions plus considérables, et que, sortant du thorax, il formera une poche secondaire, les chances seront moindres.

L'intégrité du cœur est aussi une importante condition de succès ; lorsqu'il existe une insuffisance aortique, lésion fréquente et pour ainsi dire obligatoire dans l'anévrysme, lorsque celui-ci siége dans la première portion de la crosse de l'aorte, cette insuffisance vient dans une certaine mesure comprometre les chances de guérison, puisque, en admettant même la possibilité de la cure de l'anévrysme, l'individu est encore atteint d'une affection qui par elle-même peut causer la mort. L'intégrité du reste du système artériel n'est pas moins importante ; plus il sera intact, plus le sujet aura de chances de guérison. Enfin, le bon état du malade, son âge peu avancé sont autant de conditions favorables dont il faudra tenir compte.

Ainsi, messieurs, avant de songer à appliquer l'électricité, il faudra toujours vous livrer à un examen attentif du malade et multiplier autant que possible vos recherches, de façon à pouvoir, d'une façon presque mathématique, préciser les limites et l'étendue de la poche. Grâce à nos moyens actuels d'investigation, nous pouvons arriver à cette précision désirée du diagnostic. Outre la percussion, vous avez l'auscultation, faite surtout avec ces stéthoscopes biauriculaires dont C. Paul a vulgarisé l'usage, et qui permettent de limiter exactement le siége et l'intensité des bruits, et c'est au point où vous trouverez le maximum des bruits que vous placerez l'ouverture de l'anévrysme ; l'examen du cœur vous permettra de juger le diamètre de cet orifice. Baccelli, en effet, a établi cette loi qui veut que toutes les fois que l'ouverture est étroite, le cœur ne soit pas augmenté de volume, tandis qu'au contraire cet organe se développe beaucoup si l'orifice est considérable.

Quant au point où s'est développé l'anévrysme, pour le connaître, servez-vous des appareils enregistreurs de Marey ; appareils qui permettent d'avoir simultanément les battements du cœur, ceux de la poche et ceux des différentes artères qui partent de la crosse aortique. En comparant les tracés, vous pourrez apprécier les modifications que la circulation apporte au cours des artères et juger ainsi le point où siége l'anévrysme. Enfin, les symptômes de voisinage seront aussi d'un grand secours, et, en vous montrant les organes comprimés par la poche anévrysmale, ils vous indiquent aussi le siége et l'étendue de cette dernière.

Tels sont, messieurs, le manuel opératoire et les indications de l'électropuncture. Je vous ai dit que je me propose d'appliquer cette opération sur un malade du service ; dans la prochaine leçon, j'examinerai devant vous les conditions que présente cet homme et les chances que nous avons d'améliorer son état.

ONZIÈME LEÇON

TRAITEMENT DES ANÉVRYSMES DE L'AORTE PAR L'ÉLECTROLYSE.

SOMMAIRE. — Observations de malades traités par l'électrolyse. — Résultats donnés par cette méthode. — Perfectionnements et modifications apportés au manuel opératoire.

Messieurs, dans la dernière leçon, je vous ai énuméré les règles qu'il faut suivre dans l'application de l'électrolyse au traitement des anévrysmes de l'aorte, et je vous disais en terminant que je me proposais d'appliquer cette méthode sur un malade du service. C'est l'exposé de ce fait que je veux mettre aujourd'hui sous vos yeux avec les considérations qui résultent de cette opération.

Histoire d'un cas d'anévrysme.

Le malade que j'avais à opérer était couché salle Saint-Lazare, lit n° 9 ; c'était un homme de trente-six ans, arrivé depuis peu de Montevideo, qu'il avait habité dix ans; il y a deux ans, cet homme avait été atteint, sans cause appréciable, d'une douleur au côté droit de la poitrine, puis avait remarqué en ce point une voussure très-prononcée; en même temps, la voix devint sourde et il y eut de la difficulté à avaler. En présence de ces symptômes, les médecins de Montevideo diagnostiquèrent un anévrysme de l'aorte, et le 12 janvier 1877 notre homme quitta cette ville pour arriver le 4 février à Bordeaux, où il entrait dans le service du docteur Burguet, qui constate l'exactitude du diagnostic porté par les médecins de Montevideo et traite le malade par la glace et l'iodure de potassium. Sous l'influence du traitement, il se produisit une légère amélioration; mais il survint un de ces accidents que je vous signalais dans la précédente leçon, à propos des applications réfrigérantes sur la poche anévrysmale, c'est-à-dire une bronchite assez intense pour faire cesser l'emploi de la glace. Le malade quitte alors Bordeaux, vient à Paris, et entre dans notre service, le 17 mars 1877.

Nous constatons une poche anévrysmale non douteuse, existant du côté droit de la poitrine, au niveau des deuxième, troisième et quatrième espaces intercostaux de ce côté; en ce point la tumeur faisait une saillie évidente où l'on percevait des battements expansifs isochrones à ceux du cœur. Les trois tracés suivants pris sur la tumeur, soit avec le cardiographe, soit avec le sphygmographe, vous montrent l'étendue de ces battements.

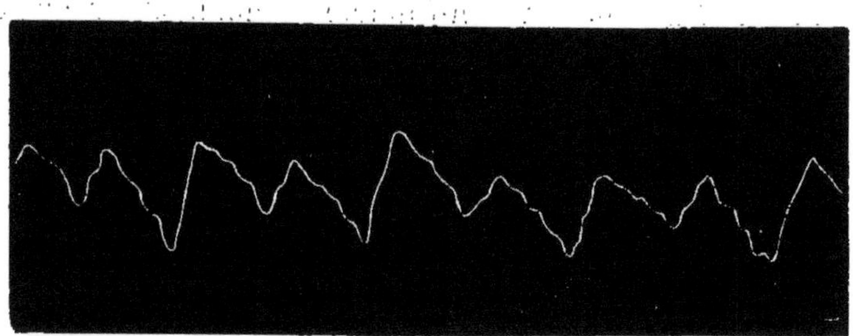

Fig. 1 — Tracé pris sur la tumeur, avec le sphygmographe, dans le quatrième espace intercostal.

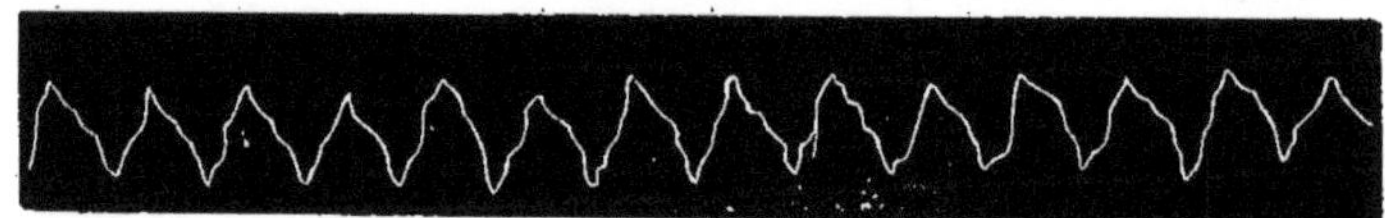

Fig. 2. — Tracé pris sur la tumeur, avec le cardiographe, dans le troisième espace intercostal.

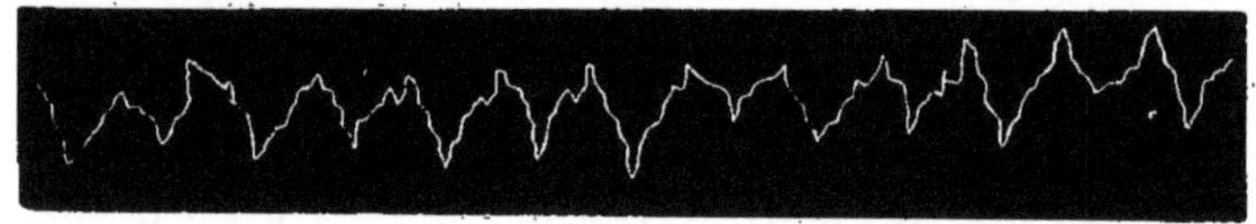

Fig. 3. — Tracé pris sur la tumeur, avec le cardiographe, dans le quatrième espace intercostal.

A la percussion cette tumeur présentait une matité qui se continuait avec celle du foie; à l'auscultation on percevait un bruit de souffle double paraissant avoir son maximum d'intensité à un centimètre du bord droit du sternum. Du côté du cœur et de l'aorte, un bruit de souffle net au deuxième temps indiquait l'existence d'une insuffisance aortique, et ce fait était confirmé par le tracé du pouls, qui révélait les caractères assignés à l'insuffisance.

Dans la leçon précédente, j'ai insisté pour vous montrer la nécessité d'un diagnostic exact avant de procéder à l'application de l'électrolyse; aussi, bien qu'il n'y eût pas d'hésitation pour moi, ai-je eu recours aux lumières de mon collègue et ami Constantin Paul, qui apporte, comme vous le savez, une précision si minutieuse dans la technique des maladies du cœur, pour m'aider à délimiter d'une façon très-précise cette poche anévrysmale.

Grâce à l'emploi du stéthoscope double, grâce aussi à l'emploi du sphygmomètre à colonne liquide, qui permit de

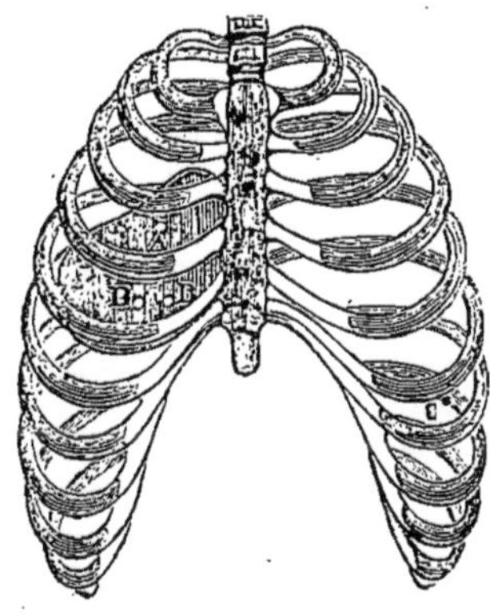

constater que les battements de la tumeur et ceux du cœur alternaient entre eux, grâce à la percussion faite méthodiquement, nous avons admis que chez notre malade il existait une tumeur anévrysmale de l'aorte ascendante, ayant probablement son point de départ au niveau de la portion extrapéricardiaque. La poche pyriforme constituant l'anévrysme devait avoir son sommet au deuxième espace intercostal, tandisque sa base, au contraire, siégeait au niveau de la face convexe du foie, qu'elle déprimait un peu. Cet anévrysme devait occuper le côté droit de l'aorte et s'étendre dans les troisième, quatrième et cinquième espaces intercostaux; il devait communiquer avec l'aorte par un orifice proche des valvules sigmoïdes, et que nous placions au niveau du troisième espace intercostal, à 1 centimètre du sternum. Le schéma que je mets sous vos yeux reproduit la configuration attribuée à cet anévrysme (1). Sur ce schéma vous voyez les lettres A, D,

(1) Voici l'observation de ce malade, recueillie par M. Paul Boncourt, interne du service :

Anévrysme de la portion ascendante de l'aorte. Insuffisance aortique. — Le nommé Guilley, âgé de trente-six ans, cuisinier, entre le 17 mars 1877 dans le service de M. Dujardin-Beaumetz, salle Saint-Lazare, n° 9. Voici les renseignements que fournit le malade sur les circonstances qui nécessitent son entrée à l'hôpital :

Cet homme a joui jusqu'ici d'une bonne santé, il n'a jamais eu de rhumatismes, pas de syphilis et, suivant son dire, il n'aurait jamais fait d'excès alcooliques. Du côté de ses parents, sa mère est encore bien portante; quant à son père, il est mort d'une apoplexie cérébrale.

A quatorze ans, il aurait éprouvé tous les symptômes qui caractérisent une néphrite parenchymateuse, les urines étaient rares, il aurait eu un œdème généralisé ; pendant près de six mois, le malade serait resté alité.

Il y a quatre ans, cet homme, qui habitait Montevideo depuis plus de dix ans, fit une chute violente sur le côté droit de la poitrine au niveau de la région mammaire ; il n'y eut pas d'ecchymose et la douleur disparut au bout de quelques jours. Il y a deux ans, sans cause appréciable, il survint une douleur sourde dans le côté droit de la poitrine, et qui s'irradiait dans les bras et surtout dans celui du côté droit; à ces douleurs se joignirent bientôt des palpitations assez intenses pour faire osciller le siége sur lequel il était assis ; ces palpitations augmentaient sous l'influence des émotions ou des efforts. Bientôt il ne lui fut plus possible de se livrer à aucun travail pénible, et lorsqu'il était couché sur le côté gauche il éprouvait immédiatement une dyspnée des plus intenses. Puis, il y a à peu près un an, le malade observa une voussure plus marquée du côté droit de la poitrine, au niveau des quatrième et cinquième côtes. La voix devint sourde, il eut de la difficulté à avaler et les douleurs névralgiques augmentèrent d'intensité ; tous ces symptômes, que les médecins de Montevideo attribuèrent à un anévrysme de l'aorte, forcèrent le malade à quitter cette dernière ville le 12 janvier 1877, et il arrivait à Bordeaux le 4 février. A peine débarqué dans cette ville, il entrait à l'hôpital, dans le service du docteur Burguet, salle 14, n° 4. On appliqua de la glace sur la tumeur de la poitrine et l'on donna l'iodure de potassium ; ce traitement amena une amélioration notable dans le volume de la tumeur, mais détermina une bronchite assez forte pour faire cesser l'emploi de la

R, C : la lettre C indique le point où battait la pointe du cœur dans le sixième espace intercostal, en dehors de la ligne verticale, abaissée du mamelon; les lettres A, D, R, indiquent

glace. Il quitta Bordeaux pour venir à Paris, et voici dans quel état nous le trouvons lors de son entrée à l'hôpital :

C'est un homme de taille moyenne, portant toute sa barbe et ayant la pâleur des individus atteints d'affection aortique ; la respiration est fréquente, précipitée, et l'on voit que le moindre effort augmente chez lui cette dyspnée. Le thorax est soulevé par les battements, et on constate, à première vue, l'existence d'une voussure manifeste à droite du sternum au niveau des troisième, quatrième et cinquième côtes, et qui s'étend jusqu'à la région mammaire ; dans toute l'étendue de cette voussure on observe des battements expansifs très-visibles à l'œil nu et qui sont surtout marqués dans le troisième espace intercostal.

Si l'on vient à appliquer la main sur la tumeur, on la voit soulevée par des battements énergiques et rhythmés comme ceux du cœur. La percussion donne une matité qui s'étend dans toute la tumeur et qui se confond par sa partie inférieure avec la matité du foie ; l'auscultation permet d'entendre un bruit de souffle double et beaucoup plus marqué au second bruit qu'au premier ; ce bruit a son maximum de densité au niveau du troisième espace intercostal, à 1 centimètre du bord droit du sternum, et il se prolonge d'ailleurs dans toute l'étendue de la tumeur. Enfin, pour compléter ces renseignements, disons que la pression est douloureuse surtout au niveau du quatrième espace intercostal.

La pointe du cœur bat dans le sixième espace intercostal et au dehors de la ligne abaissée du mamelon ; le volume de cet organe est augmenté, et lorsqu'on l'ausculte on constate qu'il existe à la base du cœur et le long de l'aorte un bruit de souffle au second temps, des plus marqués. La percussion ne permet pas de reconnaître le degré de dilatation de l'aorte ; le pouls est rebondissant; il est égal des deux côtés et présente tous les caractères que l'on a assignés au pouls de Corrigan.

En dehors de ces symptômes locaux, le malade ne présente aucun trouble du côté de la poitrine ; à l'auscultation, on perçoit en arrière, du côté droit, les bruits de souffle que l'on a notés à la partie antérieure de la poitrine. Le foie n'est pas augmenté de volume et les fonctions du tube digestif s'accomplissent avec une régularité parfaite. Pas d'œdème du côté des extrémités.

La tumeur anévrysmatique, en dehors de la dyspnée qu'elle provoque et des battements douloureux dont elle est le siége, détermine des symptômes de voisinage qu'il est important de noter. La douleur sternale se prolonge dans les bras et, en particulier, dans le bras droit; la raucité de la voix et la dysphagie sont intermittentes et apparaissent à des époques indéterminées.

Tous ces symptômes mettent le malade dans l'impossibilité de faire le moindre effort ; c'est à peine s'il peut descendre pour aller dans le jardin faire quelques pas ; il reste le plus souvent immobile, étendu sur son lit et dans le décubitus dorsal.

d'une façon précise les points où ont pénétré les aiguilles à électropuncture.

En présence de ce diagnostic, nous avions à nous demander si c'était le cas d'appliquer l'électropuncture. Vous vous rappelez que dans la précédente leçon je vous ai tracé les indications et contre-indications de la méthode. Notre homme présentait-il les conditions favorables à la réussite de l'opération ? Le malade était jeune, avait un état général excellent, et, si j'ajoute qu'il désirait ardemment l'opération, je vous aurai montré que, quant au patient, il présentait au moral et au physique des conditions les meilleures pour la réussite de l'électrolyse.

L'anévrysme était sacciforme, appendu à l'aorte, ne formait pas une tumeur secondaire volumineuse, et la saillie externe n'indiquait pas une altération très-profonde des cartilages et des côtes; le système artériel était en bon état; une condition, une seule, était défavorable : l'existence de l'insuffisance aortique, et on pouvait prévoir, que, quels que fussent les avantages obtenus par l'électropuncture, il resterait toujours du côté des valvules sigmoïdes une lésion que nous serions impuissants à traiter. Aussi, faisant la balance du pour et du contre, en présence de la marche rapide de la tumeur, de la douleur incessante éprouvée par le malade, douleur qui l'empêchait de dormir et de garder une position possible dans le lit, en présence aussi des battements de la tumeur et de son siége, nous nous sommes décidés, vous le savez, à pratiquer l'électrolyse le 14 juin.

Vous vous rappelez l'opération et comment elle fut pratiquée. Je suivis les préceptes indiqués dans la dernière leçon, c'est-à-dire que je plongeai dans la tumeur trois aiguilles à électro-puncture, aiguilles de fer doux et recouvertes à leur partie supérieure d'un enduit protecteur. Ces aiguilles furent appliquées, une dans le troisième espace intercostal du côté droit, à 3 centimètres du bord du sternum; les deux autres furent placées dans le quatrième espace intercostal, l'une à 3 centimètres du bord du sternum, l'autre 1 centimètre plus loin. Nous fîmes passer le courant d'une pile de Gaiffe à travers ces aiguilles; nous ne nous servions, bien entendu, que du courant positif; le pôle négatif, représenté par une plaque métallique recouverte de peau de chamois maintenue humide, était appliquée sur le côté droit du thorax.

La pénétration des aiguilles fut pénible, et, lors du passage du courant, le malade éprouva une douleur assez vive au niveau des piqûres. Pendant cinq minutes le pôle positif fut appliqué à chaque aiguille et on renouvela cette opération une seconde fois, de façon que chacune reçût le passage du courant pendant dix minutes; puis les aiguilles furent retirées.

J'avoue que cette partie de l'opération ne se fit pas sans une certaine émotion que vous devez comprendre; je redoutais, en effet, qu'une hémorrhagie ne se produisît par ces ouvertures; il n'en fut rien; aucun écoulement de sang ne se fit, et il ne resta plus de l'opération qu'une très-fine eschare au niveau des piqûres. De la glace fut appliquée sur la tumeur et, dès le lendemain, notre malade éprouvait un réel soulagement, les battements étaient moins forts, la douleur était moindre, et il avait pu rester couché sans éprouver ces phénomènes douloureux qui empêchaient autrefois tout décubitus dorsal. Dans les jours suivants, le mieux s'accentua davantage; à la main, on percevait moins nettement les pulsations de la tumeur, et tout faisait prévoir qu'un caillot s'était formé dans la poche anévrysmale.

Nous avons alors, toujours d'après les principes de Ciniselli, renouvelé l'opération le mercredi 11 juillet, près d'un mois après la première tentative. Cette fois nous avons plongé les trois aiguilles dans le quatrième espace intercostal; la première à 1 centimètre du sternum, et les autres à la distance de 1 centimètre l'une de l'autre, le courant positif toujours seul appliqué pendant dix minutes en deux fois sur chaque aiguille, et le pôle négatif placé sur la paroi du thorax.

Le malade supporta fort bien cette opération, et, les jours suivants, nous trouvâmes de nouveau une diminution plus notable dans les battements. Mais déjà, lors de cette dernière opération, on pouvait constater certains signes qui montraient que le cœur, qui jusque-là avait suffi à sa tâche, commençait à ne plus compenser les troubles mécaniques déterminés par l'insuffisance aortique. Le foie était augmenté de volume et il existait un léger état subictérique des conjonctives, de l'œdème aux malléoles. Ces symptômes ne firent que s'aggraver, et nous vîmes se dérouler rapidement les symptômes caractérisant l'insuffisance du muscle cardiaque.

Du côté de la tumeur, l'amélioration ne se ralentit pas, et, malgré l'asystolie graduelle qui se produisait, jamais on ne constata d'augmentation dans les battements de l'anévrysme. L'état de cachexie cardiaque s'aggrava, et, malgré les toniques du cœur et un traitement énergique, le malade succomba le 27 août (1).

(1) Voici les résultats de l'autopsie. On constate un œdème considérable de toute la partie inférieure du tronc; l'ouverture des différentes cavités montre du côté de l'abdomen un épanchement notable de sérosité, et une augmentation très-considérable du volume du foie, qui présente une congestion très-marquée; les reins sont augmentés de volume et congestionnés; du côté du thorax, on trouve un léger épanchement dans le côté gauche de la poitrine; à droite, le poumon est très-adhérent à la paroi costale et présente une congestion intense. La dissection de l'aorte et du cœur, faite par sa partie postérieure et en conservant intacte toute la surface antérieure du thorax, montre qu'il existe d'abord une hypertrophie considérable du cœur avec dilatation des orifices ; puis, au moment où l'aorte sort du péricarde, et sans pouvoir préciser exactement, à cause des adhérences produites, si l'anévrysme est au-dessus ou au-dessous de l'attache du péricarde, on constate qu'il existe, dans la première portion ascendante de l'aorte, une poche qui occupe le côté droit du sternum, recouvrant les troisième, quatrième et cinquième espaces intercostaux. Cette tumeur est pyriforme, sa

L'autopsie, vous le pensez bien, présentait un haut intérêt, et nous avons conservé par des dessins spéciaux et par une pièce sèche, remarquablement préparée par notre collègue B. Anger, les dispositions particulières de cette poche anévrysmale. Lorsque l'on compare cette pièce et ces dessins au schéma tracé par C. Paul, on voit qu'il y a concordance absolue, pour ainsi dire mathématique, entre les lésions nécroscopiques constatées et les limites que nous avions, pendant la vie, assignées à la poche anévrysmale. Jamais diagnostic ne fut plus exact et plus précis, et on ne saurait trop insister sur ce point pour montrer combien, avec les moyens d'investigation modernes, nous pouvons limiter ces poches et en connaître l'étendue.

Mais cette confirmation du diagnostic, qui montrait que nous avions bien affaire à une poche anévrysmale pyriforme, dont l'ouverture correspondait au troisième espace intercostal, à proximité de l'orifice aortique, et avait déterminé, comme c'est la règle, une insuffisance de ce dernier, qui montrait aussi la dilatation du cœur et sa dégénérescence graisseuse, ne suffisait pas, il fallait encore savoir ce qu'avait produit l'électrolyse dans ce cas.

On remarqua alors que cette tumeur, qui n'avait d'autre

base repose sur le diaphragme : elle présente les dimensions suivantes : elle a, dans son diamètre antéro-postérieur, 0,075 ; le diamètre transversal, à la base, est de 0,105 ; son diamètre transversal, au sommet, est de 0,075 ; sa hauteur est de 0,100. Cette poche, lorsqu'elle est ouverte à sa partie postérieure, montre qu'elle communique par un orifice circulaire et régulier, placé au-dessus des valvules sigmoïdes, avec l'aorte ; que de plus cette poche n'a de paroi propre qu'à sa partie postérieure, la face antérieure étant constituée par la paroi thoracique elle-même. Du sang liquide occupe la tumeur, sauf à la partie antérieure, où existe un caillot résistant de 1 centimètre d'épaisseur adhérent à la partie antérieure du thorax, et protégeant ainsi les espaces intercostaux et les cartilages qui commencent à subir une altération très-notable. Le poumon droit est adhérent à cette poche et double cette paroi.

L'examen de l'orifice aortique montre qu'il est dilaté et que ses valvules sont complétement insuffisantes. L'examen des nerfs en rapport avec la tumeur n'a pu être fait.

paroi antérieure que la paroi thoracique elle-même, contenait un caillot résistant, ayant 1 centimètre d'épaisseur, adhérent à la partie antérieure du thorax et protégeant ainsi les espaces intercostaux et les cartilages, qui commençaient à subir une altération très-notable.

Ces résultats méritent de fixer notre attention, et, malgré la mort du malade et l'insuccès relatif de la méthode, nous avons pensé que l'électrolyse devait cependant entrer dans la pratique courante de la cure des anévrysmes de l'aorte. Ce caillot ainsi formé, et que nous retrouvions protégeant la paroi antérieure de la poitrine, montrait la cause de l'amélioration constatée pendant la vie et qu'il était possible de protéger ainsi les parties avoisinantes du choc incessant du sang et d'arrêter la poche dans son développement. Ces caillots montraient encore que, dans une poche moins volumineuse, il serait possible d'obtenir par ce moyen une coagulation complète et durable de l'anévrysme.

Je sais bien que, même en admettant la transformation du sac liquide en sac solide, on n'a pas absolument guéri le malade, et que cette tumeur, même solide, appendue à l'aorte, doit modifier dans une certaine mesure les conditions hydrauliques du vaisseau; mais le résultat obtenu est cependant considérable et peut permettre à un individu de vivre longtemps, en diminuant les chances d'une rupture vasculaire pour ainsi dire fatale.

Il me paraît intéressant de comparer le résultat obtenu avec ceux que mes prédécesseurs dans cette voie ont déjà recueillis par cette méthode, et je ne saurais mieux faire que de mettre sous vos yeux la statistique que m'a fournie le docteur Bacchi, que je ne puis trop remercier de sa complaisance à me tenir au courant de la pratique italienne dans le traitement des anévrysmes de l'aorte. Ce tableau comprend le résumé

Anévrysmes de l'aorte opérés

Nos	OBSERVATIONS.	ANÉVRYSMES.	NOMBRE D'APPLICATIONS.	APPAREILS.	NOMBRE D'AIGUILLES.
1	Ciniselli.	Secondaire externe de médiocre volume.	2. 1re. 11 jours après, 2e.	Colonne de 30 éléments avec eau salée. Pile Wollaston, 10 éléments en 2 sér.	2 d'acier. 4 d'acier.
2	Bossi.	Id.	2	Colonne de 32 éléments.	6 d'acier.
3	Id.	Primitif externe volumineux.	11.	Pile à colonnes.	5 à 6 d'acier.
4		Secondaire externe volumineux.	7.	Pile Daniell, 30 éléments.	7 d'acier.
5	Id.	Id.	1.	Pile Wollaston de 6 à 28 éléments.	8 d'acier.
6	Diuccani.	Id. avec hémorrhagie.	2. 1re. 24 heures après, 2e.	Pile Bunsen de 4 éléments. Id.	2 d'acier.
7	Id.	Id.	2. 1re. 24 heures après, 2e.	Pile Bunsen de 4 éléments. Id. de 6 éléments.	»
				Du mois de juillet 1868	
8	Ciniselli.	Intra-thoracique de volume médiocre.	1.	Colonne de 30 éléments avec de l'eau salée.	3 en acier, isol par le courant sitif.
9	Pinali-Vanzetti.	Secondaire externe volumineux.	2. 1re. 54 jours après, 2e.	Id.	Id.
10	Pinali-Vanzetti.	Id.	1.	Id.	Id.
11	Rougé.	Id.	2. 1re. 20 jours après, 2e.	Id.	6 Id.
12	De Cristoforis.	Intra-thoracique de volume médiocre.	1.	Id.	3 Id.
13	Id.	Secondaire externe volumineux.	1.	Id.	4 Id.
14	Ciniselli.	Id.	1.	Id.	4 Id.
15	De Cristoforis.	Intra-thoracique volumineux.	1.	Pile Daniell, 21 éléments, par Bargano.	3 Id.
16	Machiavelli.	Id. de volume médiocre.	1.	Pile de 30 éléments avec eau acidulée.	3 Id.
17	Gamberini, Forri.	Id. volumineux.	2. 1re. 60 jours après, 2e.	Id. avec eau acidulée.	4 Id. 3 Id.
18	De Cristoforis.	Id. de volume médiocre.	1.	Pile Daniell, 21 éléments, modifiée par Barzano.	3 Id.
19	Ciniselli.	Secondaire externe volumineux.	1.	Pile Ciniselli, 24 éléments.	3 Id.
20	Mazzuchelli, Porto.	Id. de volume médiocre.	4. 1re. 1 jour après, 2e. 3 — 3e. 3 — 4e.	Pile Bunsen, 1 élément. Id. 2 éléments.	1 en acier, 4-3 dées, 1 non o 4 implantées les eschares.
21	Baccelli, Brunelli.	Intra-thoracique de volume médiocre.	1.	Bisulfate et chlorure de plomb, et bisulfate de mercure.	3 isolées courant posit

par l'électro-puncture de 1846 à 1866.

DURÉE DU COURANT.	RÉSULTAT.		
Continu, 32 minutes. Changé sur les aiguilles, 30 minutes.	Ulcération superficielle. Progrès du mal.	Mort par rupture interne.	Mort 4 mois après la dernière opération.
Positif sur 5 éléments. — Négatif sur .30 minutes.	Amélioration progressive.	»	»
De 12 à 20 minutes.	Amélioration.	Mort par rupture interne.	Mort 2 mois après la première opération.
Positif, 18 minutes.	Amélioration.	Mort par rupture interne.	Hémorrhagie par la chute des eschares.
Positif, 15 minutes.	Eschares.	Mort par hémorrhagie externe.	Mort 1 mois après la dernière opération.
Continu pendant 45 minutes. Change sur les aiguilles, 85 minutes. Total, 130 min.	»	Mort par hémorrhagie externe.	Mort 7 jours après la dernière opération. — Hémorrhagie produite par caillot central probablement électrique.
Continu, 17 minutes. Continu, 20 minutes.	Réaction générale et locale, phlegmoneuse. Gangrène.	Mort par hémorrhagie externe.	Mort 34 jours après la dernière opération. — Caillot central probablement électrique.

au mois de juillet 1870.

DURÉE DU COURANT.	RÉSULTAT.		
Changé sur les aiguilles toutes les 6 (10 minutes. En tout 0 minutes.	Eschares superficielles. Amélioration progressive.	Guérison.	Récidive 17 mois après (voir observation 2(e.)
Id. toutes les 5 à 6 minutes. Id. 25 minutes. Id. 40 minutes.	Amélioration. Progrès du mal.	Mort par rupture interne.	Mort 22 jours après la dernière application. Caillot probablement électrique dans la tumeur opérée.
Id. 40 minutes.	Amélioration.	Mort par rupture interne.	Mort 100 jours après.
Id. 40 minutes. Id. 25 minutes.	Courte amélioration. Progrès du mal.	Mort par asphyxie.	Mort 2 mois après la deuxième opération, par asphyxie causée par le volume énorme de l'anévrysme interne.
Id. 46 minutes.	Amélioration, progrès.	Guérison.	Récidive 3 mois après (voir observation 20.)
Id. 56 minutes.	Amélioration. Progrès du mal.	Mort par hémorrhagie externe.	Mort 52 jours après. Hémorrhagie produite par l'excessive distension. Caillot central probablement électrique.
Id. 35 minutes.	Progrès du mal.	Mort par rupture interne.	Mort 13 jours après. Caillot électrique volumineux.
Id. 30 minutes.	Prompte amélioration.	Mort par rupture interne.	Mort 13 jours après. Anévrysme périphérique.
Id. 36 minutes.	Eschares superficielles. Amélioration progressive.	Guérison.	Guérison constatée et durable après 9 mois.
Id. 40 minutes. Id. 45 minutes.	Amélioration progressive.	Guérison.	Guérison constatée et qui dure depuis 8 mois 1/2.
Id. 30 minutes.	Amélioration prompte et progressive.	Guérison.	Récidive (voir obs. 14). Guérison constatée 8 mois après la deuxième opération, 1 an après la première.
Id. 30 minutes.	Eschares superficielles. La tumeur durcit après avoir subi une augmentation de volume.	Mort par hémorrhagie externe.	Récidive (voir observation 10), 20 mois après la première opération. Mort par gangrène produite par la distension, 42 jours après. Caillot électrique.
Continu négatif. — 15 minutes. — 15 minutes. — 15 minutes.	Eschares pénétrant dans la tumeur. Réaction générale et locale, phlegmoneuse. Hémorrhagie.	Mort par hémorrhagie externe.	Hémorrhagie causée par la chute des eschares. Mort 10 jours après la dernière opération. Caillot central dont les caractères manquent.
Changé toutes les minutes. Id. 30 minutes.	Amélioration prompte et progressive.	Guérison.	Guérison constatée 4 mois après.

des différentes opérations pratiquées en Italie et montre le résultat qu'on peut attendre de cette méthode.

A ce tableau joignez les renseignements fournis par Ciniselli : sur 38 cas d'opération d'électropuncture, 11 fois il y eut guérison temporaire pendant 4 ans, 27, 23, 21, 17, 16, 7, 7, 6, 4, 1 mois; dans 7 cas, amélioration, persistant encore aujourd'hui, et qui dure depuis 28, 16, 12, 8, 6, 3, 3 mois; enfin, dans 11 cas, l'opération n'a pas donné de résultats.

Ces faits vous font voir que, si on n'a pas encore obtenu la guérison absolue des anévrysmes de l'aorte, on a cependant, grâce à ce moyen, prolongé pendant des mois et des années la vie des malades atteints de cette affection.

Il me reste maintenant à vous signaler les autres applications d'électrolyses faites depuis cette première tentative, et à vous exposer les modifications et les perfectionnements que j'ai fait subir à cette méthode.

Faits récents d'électropuncture.

Depuis la publication de l'observation que j'ai relatée ici, quelques-uns de mes collègues ont bien voulu, suivant mes conseils, appliquer cette méthode dans plusieurs cas. Proust, à l'hôpital Lariboisière, a commencé. Dans un premier cas, il s'agissait d'un anévrysme de l'aorte descendante, produisant une paraplégie; dans ce cas, des applications réitérées d'électrolyse ont amené pendant quelque temps, non-seulement une diminution dans les battements, mais une amélioration notable dans la paraplégie. Le malade a succombé cependant; l'autopsie a permis de constater la présence d'un caillot dur, très-volumineux, résistant, occupant la poche anévrysmale, située, comme on l'avait prévu, au-dessous des artères sous-clavière et carotide gauche, au point où l'aorte devient descendante. La poche, qui avait usé les côtes et détruit la colonne vertébrale dans une certaine étendue, comprimait directement la moelle et ses enveloppes. Je ne puis entrer ici dans les détails de ce fait, qui sera exposé dans un travail que nous faisons en commun, MM. Proust, Franck et moi, sur la cure des anévrysmes de l'aorte; je ne vous en soumets que les points principaux, que vous pouvez, du reste, trouver dans la thèse d'agrégation de Teissier.

Dans l'autre cas de Proust, on avait affaire à un anévrysme de l'aorte ascendante, constituant une tumeur volumineuse au côté droit du thorax; tumeur analogue à celle qu'avait notre malade, mais non accompagnée d'insuffisance aortique. Plusieurs séances furent faites et ici il y eut une très-grande amélioration; le malade, qui ne pouvait ni dormir ni reposer à cause de la douleur incessante, fut amélioré à ce point qu'il put quitter l'hôpital et retourner en province.

Le professeur Ball, dans son service, a aussi opéré un anévrysme de l'aorte, situé sur la portion ascendante et déterminant la compression de la veine cave supérieure, et, par cela même, la distension variqueuse non-seulement de toutes les veines du cou, de la face, mais encore de l'abdomen, qui formaient sur le tronc du malade des varices volumineuses. Ici, on fit deux séances d'électrolyse et on obtint encore un résultat favorable, c'est-à-dire qu'on constata une diminution notable dans les battements de la tumeur et dans l'intensité de la douleur; malheureusement, on ne put suivre le malade, qui voulut retourner dans son pays, en Allemagne. Je vous renvoie pour plus de détails à l'observation publiée par Rivet, interne du service.

Mon maître le docteur Bernutz a bien voulu aussi réclamer mes conseils pour un anévrysme de l'aorte à sa portion ascendante, formant une tumeur dans le côté droit de la poitrine; mais ici, comme chez notre malade, il existait une insuffisance aortique. Trois séances furent faites, et encore, comme dans les cas précédents, nous avons constaté moins de battements, moins de douleur, et une amélioration considérable dans l'état général.

Plus récemment, enfin, à l'hôpital Necker, Bucquoy a pratiqué cette même électrolyse pour un anévrysme de la portion ascendante de l'aorte, faisant une saillie notable au niveau du thorax. La malade souffrait horriblement et n'obtenait le calme et le repos que par l'opium et le bromure de potassium. Après l'électrolyse, il y eut une telle amélioration que, le jour même, la malade put dormir sans médicament, et l'on constatait, au bout de quinze jours, une diminution dans les battements et le volume de la tumeur.

Tous ces faits, messieurs, doivent vous prouver que l'électrolyse mérite d'occuper une place importante, sinon primordiale, dans la cure de l'anévrysme aortique. Il nous reste à montrer maintenant quels perfectionnements et quelles modifications ont été apportés au manuel opératoire.

Perfectionnements dans le manuel opératoire.

L'introduction de l'aiguille est pénible; forcé d'employer un métal présentant peu de rigidité pour éviter la brisure possible des aiguilles, on comprend la difficulté, vu leur minceur, de les faire pénétrer fort avant dans la tumeur. Aussi, Gaiffe a construit, sur mes indications, un appareil qui permet de faire pénétrer facilement les aiguilles dans l'intérieur des tissus. Je mets l'instrument sous vos yeux et il suffit de le voir pour en comprendre le mécanisme (1).

L'extraction de l'aiguille est douloureuse; les aiguilles sont oxydées, et les rugosités qu'elles présentent en gênent la sortie. Un autre instrument établi aussi par Gaiffe en rend l'extraction plus facile (2).

(1) Cet appareil est composé d'un tube métallique percé d'un petit trou dans lequel on introduit l'aiguille à enfoncer, et d'un piston d'acier avec lequel on exerce la pression nécessaire sur la tête de l'aiguille. Le diamètre du trou du tube est justement convenable pour que l'aiguille glisse facilement et pour qu'elle ne puisse se courber sous la pression. Un second tube qui glisse sur le premier et est solidaire avec le piston donne de la rigidité au système et porte un index permettant de suivre les mouvements de l'aiguille.

(2) L'appareil à extraire les aiguilles est l'analogue de ces tire-bouchons anglais contenus dans un cylindre dont

Quand au pôle négatif, vous vous rappelez que je le plaçais sur le côté du thorax, à sa partie inférieure ; mais les mouvements respiratoires déterminent entre la plaque et la paroi thoracique une application incomplète ; aussi ai-je placé depuis ce pôle sur la cuisse, pour combattre ainsi l'intermittence du courant que j'avais observée dans la première opération. De plus, pour éviter la douleur cuisante que détermine le pôle négatif, qui produitune rubéfaction souvent fort intense sur les points de la peau où il est appliqué, j'ai songé à faire percer la plaque métallique d'une série de trous, ce qui permet d'humecter facilement la peau de chamois qui recouvre cette plaque et la sépare de la surface cutanée.

Pour les courants, je suis plus décidé que jamais à n'employer que le courant positif, et ceci résulte non-seulement des résultats que j'ai obtenus, mais surtout des cas relatés par Franck et Teissier, qui montrent que, chez les animaux, outre la douleur provoquée par l'application du courant négatif, il survient des hémorrhagies graves si on applique ce courant sur des vaisseaux artériels (1). Cet accident et les

l'extrémité inférieure coiffe le goulot de la bouteille et prend ainsi un point d'appui permettant au tire-bouchon, glissant dans un pas de vis, d'extraire les bouchons les plus solidement fixés. Il en est de même ici : c'est une petite pince, mue par une vis de rappel, avec laquelle on saisit la tête de l'aiguille pour la retirer. L'instrument prend un point d'appui sur le malade lui-même à l'aide d'une base un peu large, garnie de coussins.

(1) L'autopsie d'un chien mort d'hémorrhagie au cinquième jour a fait voir nettement l'existence d'une perforation elliptique de 2 millimètres et demi de haut sur 1 millimètre de large, à bords festonnés, amincis, jaunâtres, sur l'artère carotide droite, au point d'implantation de l'aiguille communiquant avec le pôle négatif de la pile.

Sur un autre chien, Teissier a constaté aussi le début de ce travail d'ulcération. Quarante heures après l'électropuncture, on a ouvert l'artère fémorale droite entre deux ligatures. On a trouvé la paroi interne de l'artère profondément entamée dans une étendue de 4 millimètres tout autour du point de pénétration de l'aiguille correspondant au pôle négatif (*a*).

(*a*) L.-J Teissier, *De la valeur thérapeutique des courants continus*, 1878, Paris.

autres inconvénients qui résultent du passage du courant négatif m'engagent à n'user que du positif.

Enfin n'oubliez pas que, si dès la première application de l'électrolyse on obtient une amélioration très-notable, si les battements diminuent d'intensité, si les douleurs pulsatives et de voisinage s'atténuent, si la tumeur décroît, cela ne suffit pas et qu'il faut, pour produire dans la poche une coagulation complète et durable, recourir à de nouvelles applications de l'électricité. Il est nécessaire que ces séances ne soient pas trop rapprochées; on remarque le plus souvent, en effet, que l'amélioration n'est pas toujours immédiate, il arrive souvent que le lendemain de l'électrolyse la tumeur paraît prendre un développement plus considérable, puis les jours suivants ce gonflement cesse, la tumeur décroît et l'amélioration va en progressant.

Ceci est en rapport avec le résultat des expériences, qui nous montrent que, chez les animaux auxquels on pratique l'électrolyse dans les artères, l'oblitération ne se produit pas immédiatement après le passage du courant électrique, mais le lendemain ou le surlendemain de l'opération; on comprend aussi que, la première coagulation une fois obtenue, le caillot serve de noyau à des couches nouvelles de fibrine qui en augmentent l'épaisseur. Il faut donc attendre que l'amélioration ne fasse plus de progrès et que l'état reste stationnaire pour pratiquer une nouvelle application d'électropuncture, et cela a lieu le plus ordinairement au bout de trois ou quatre semaines. Vous pouvez ainsi, en les espaçant, faire cinq, six séances d'électrolyse, et même davantage, si cela est nécessaire.

Après chaque opération, j'appliquais de la glace sur la tumeur; j'ai abandonné depuis cette pratique, comme plus défavorable que favorable, et je réserve l'usage des réfrigérants aux cas où, l'inflammation déterminée par le passage du courant étant trop vive, il faut en atténuer les effets.

Je n'ai jamais observé aucun accident pendant mes opérations d'électrolyse. Le plus souvent il ne se fait aucune hémorrhagie à la suite des piqûres, et lorsqu'un écoulement a lieu, il est tellement faible, qu'une légère compression avec le doigt et l'application de collodion ont toujours arrêté cet écoulement sanguin.

La douleur que détermine le passage du courant dans la tumeur est assez vive; les malades courageux la supportent cependant bien; elle est assez comparable à celle que déterminent certaines attaques d'angine cardiaque, c'est-à-dire que le malade éprouve une sensation pénible de serrement et de poids dans la tumeur, et il est probable que ce phénomène douloureux résulte de l'électrisation de quelque rameau du plexus cardiaque ou pulmonaire.

Mode d'action de l'électrolyse.

Reste une dernière question que je ne fais qu'effleurer ici : c'est l'action de l'électricité dans la cure de l'anévrysme. L'électricité, par sa présence, détermine-t-elle directement la coagulation, ou, au contraire, n'est-elle que le point de départ d'une inflammation qui produit à son tour cette coagulation? Je ne puis trancher cette question ; mais, dans un prochain travail, basé sur de nombreuses expériences, nous pourrons, je pense, donner le véritable mécanisme de cette action. Si on s'en rapporte à l'observation des faits cliniques, je crois que l'inflammation de la poche, déterminée par le courant, est la cause la plus considérable de la coagulation dans la poche anévrysmale, et je pense qu'elle doit jouer le rôle prépondérant.

Telles sont, messieurs, les considérations que j'ai voulu vous exposer à propos de l'électrolyse affectée à la cure des anévrysmes. J'espère avoir démontré que cette opération, qui paraît hardie, difficile à exécuter, est des plus simples et des plus faciles, et qu'une fois le diagnostic posé et établi, on peut sans danger, et j'insiste sur ce mot, sans danger, recourir à l'application de ce moyen. Je crois que la multiplicité des faits d'électrolyse fera que cette méthode se généralisera de plus en plus et prendra rang, le premier même, dans le traitement des anévrysmes de l'aorte.

C'est ici, messieurs, que se terminent les considérations de clinique thérapeutique que je voulais vous faire sur les maladies du cœur et de l'aorte. Dans de prochaines leçons, j'aborderai l'étude du traitement des maladies de l'estomac; maladies chroniques aussi, elles réclament, comme les précédentes, un traitement souvent fort complexe, et leur étude vous montrera l'importance et l'utilité d'une thérapeutique bien comprise et bien dirigée.

TRAITEMENT

DES

MALADIES DE L'ESTOMAC

PREMIÈRE LEÇON

DIVISION DES DYSPEPSIES.

SOMMAIRE. — Des maladies de l'estomac. — Des dyspepsies. — Définition. — Classification des dyspepsies. — Dyspepsie buccale. — Dyspepsie stomacale. — Dyspepsie intestinale. — Variétés des dyspepsies stomacales. — Base de la classification. — Troubles de la tunique musculeuse. — Dyspepsie atonique ou flatulente. — Vomissement. — Troubles de la tunique muqueuse. — Dyspepsie putride, acide, pituiteuse. — Troubles du système nerveux. — Sens de la faim et de la soif. — Dyspepsie gastralgique. — Anorexie. — Dysorexie. — Hétérophagie. — Variétés suivant la marche des symptômes. — Dyspepsie accidentelle. — Variétés suivant l'âge. — Dyspepsie des enfants et des vieillards. — Dyspepsies symptomatiques. — Affections consécutives aux dyspepsies.

Des maladies de l'estomac.

Messieurs, les maladies de l'estomac, comme les maladies du cœur, sont des affections qui, malgré leur chronicité, montrent cependant ce que peut la thérapeutique lorsqu'elle est bien comprise; aussi les ai-je choisies pour continuer devant vous mes leçons de clinique thérapeutique.

Dès le début de votre clientèle, vous serez, en effet, bien souvent consultés pour des troubles fonctionnels de l'estomac; et, comme ces affections, le plus souvent de longue durée, se présentent sous des formes protéiques et changeantes, vous devrez non-seulement instituer un traitement convenable, mais encore modifier votre thérapeutique suivant les changements que subira l'affection stomacale. Dans notre service, vous avez un vaste champ d'observation; nos salles d'hommes nous montrent à chaque instant, dans leurs formes les plus diverses, les affections chroniques de l'estomac. De plus, notre salle Sainte-Marie, consacrée à la crèche, nous permettra d'étudier la dyspepsie si intéressante des enfants du premier âge. C'est en me basant sur tous ces faits, qui passent journellement sous vos yeux, que je vais consacrer ces leçons à étudier successivement, au point de vue clinique, la thérapeutique des dyspepsies, de l'ulcère et du cancer de l'estomac.

De la dyspepsie. La part la plus large sera certainement faite à la dyspepsie; je sais combien ce mot est vague et mal défini; je sais aussi quels inconvénients il présente et je partage complétement à ce sujet l'opinion de Brinton (*a*), qui pense que, par les progrès de la clinique et de la physiologie pathologique, ce mot disparaîtra du cadre nosologique.

Définition. Rien n'est plus curieux, en effet, que de voir, en parcourant l'histoire des dyspepsies, comment ce terme a servi à couvrir des doctrines différentes et opposées; mais, je ne saurais trop le répéter, je ne fais pas ici de la pathologie interne, et sur le terrain que j'ai choisi, sur le terrain de la clinique thérapeutique, ce mot peut encore nous rendre de grands services; il embrasse, cela est vrai, d'une façon trop confuse tous les troubles fonctionnels de l'estomac; mais il permet, en revanche, de caractériser par un seul mot un état symptomatique complexe, qu'il nous serait difficile de dénommer autrement. Je garderai donc ce terme, malgré ses inconvénients, et je tâcherai, par une division aussi méthodique que possible, d'en bien définir les diverses applications.

Ne vous attendez pas à un grand rigorisme de ma part dans

(*a*) Brinton, *Traité des maladies de l'estomac*, trad. par Riant 1870.

les limites que je vais imposer à mon sujet; il m'arrivera souvent de franchir la faible séparation qui distingue le trouble fonctionnel de l'inflammation véritable de l'organe, et vous me verrez ainsi réunir dans un même chapitre la dyspepsie irritative avec l'inflammation de la muqueuse stomacale; vous m'entendrez parler aussi de la gastralgie en même temps que de la dyspepsie douloureuse, et vous me pardonnerez ces écarts, car je vous démontrerai que ces distinctions, que la pathologie interne a peut-être raison d'admettre, disparaissent devant le point le plus important de la clinique, c'est-à-dire devant le traitement.

Classification des dyspepsies.

Comprenant un grand nombre d'affections diverses, la dyspepsie a dû être divisée en plusieurs chapitres, et vous verrez, dans les différents auteurs qui ont étudié cette question, des divisions plus ou moins complexes des dyspepsies (1). Je vais vous donner tout d'abord les bases de la classification que je me propose d'adopter, et je vais m'efforcer de

(1) La dyspepsie, ce terme médical si vague aujourd'hui encore, a servi à désigner bien des maladies diverses, et a eu des significations différentes selon les époques et selon les auteurs. Sous les noms de : *apepsie*, *bradypepsie*, *imbecillitas ventriculi*, *intemperies ventriculi*, *concoctio læsa*, *concoctio debilis*, *debilitas stomachi*, *cruditas ventriculi*, *fermentatio læsa*, *chyleficatio læsa*, *gastralgie*, *gastro-entéralgie*, *névrose d'estomac*, *névrose gastro-intestinale*, la dyspepsie a été étudiée de tout temps : par Hippocrate, qui la considère comme la conséquence d'un défaut d'équilibre entre l'alimentation et l'exercice; par Aretée, Celse, Galien, qui décrit les intempéries sèches, humides, froides, chaudes de l'estomac; par J. de Goris, qui, à la bradypepsie et à l'apepsie de Galien, ajoute la dyspepsie; par Sauvages, Vogel, qui admettent des subdivisions nombreuses (pour eux, l'anorexie, la cardialgie sont autant de maladies diverses); par Cullen, pour qui la dyspepsie est causée par l'atonie de la couche musculaire de l'estomac. Vient ensuite Broussais, qui, rapportant toutes les maladies à l'irritation du canal digestif, substitue la gastro-entérite à la dyspepsie. A la même époque Barras, Dalmas, Andral considèrent la dyspepsie comme une névrose. De nombreux travaux, des mémoires, des thèses ont été publiés depuis sur cette question. Pour ne citer que quelques auteurs, rappelons les noms de Valleix, Beau, Chomel, Nonat, Guipon, Willième, Brinton, Chambers, W. Fox, Luton, etc., et récemment la thèse d'agrégation de Raymond.

Depuis Sauvages, qui admettait tant d'espèces, de nombreuses divisions de

fixer sur quelles données physiologiques nous pourrons établir un classement méthodique des différents troubles fonctionnels qu'on décrit sous le nom générique de dyspepsie; vous verrez

la maladie ont été proposées. Nous n'en donnerons que quelques-unes.

Chomel étudie dans son livre un seul genre de dyspepsies, celles qu'il appelle essentielles, et il limite son sujet aux troubles digestifs de l'estomac et des intestins (dyspepsies stomacales et dyspepsies intestinales). Il divise les dyspepsies en dyspepsies accidentelles, passagères, ce sont les indigestions, et en dyspepsies habituelles. Parmi ces dernières, il admet les variétés suivantes : 1° dyspepsie flatulente; 2° dyspepsie gastralgique et entéralgique; 3° dyspepsie boulimique; 4° dyspepsie acide ; 5° dyspepsie alcaline et dyspepsie des liquides.

Nonat, comme Chomel, divise les dyspepsies en dyspepsies accidentelles ou indigestion, et en dyspepsies chroniques ou habituelles ou dyspepsie proprement dite. Sous le nom de dyspepsie chronique, il décrit les dyspepsies gastriques : 1° dyspepsie gastrique simple ou atonique ; 2° dyspepsie gastralgique ou nerveuse; 3° dyspepsie gastrique flatulente; 4° dyspepsie acide; 5° dyspepsie par irritation. Dans les dyspepsies intestinales, il reconnaît les variétés suivantes : 1° dyspepsie intestinale simple ; 2° dyspepsie entéralgique; 3° dyspepsie intestinale flatulente; 4° dyspepsie intestinale par irritation; 5° dyspepsie duodénale.

Le professeur G. Sée a, dans ses leçons cliniques à l'Hôtel-Dieu, proposé des dyspepsies la division suivante : 1° dyspepsies glandulaires; 2° dyspepsies muqueuses; 3° dyspepsies névro-vasculaires; 4° dyspepsie *ab ingestis*; 5° dyspepsies mixtes ou complexes, pouvant naître par des mécanismes très-variés.

Pour le professeur Gubler (cours à la Faculté en 1875); les modes variés que présentent les dyspepsies doivent, au point de vue étiologique et thérapeutique, être classés de la façon suivante : 1° dyspepsies douloureuses et spasmodiques; 2° dyspepsie atonique; 3° dyspepsie catarrhale et saburrale; 4° dyspepsie inflammatoire.

C'est cette division qu'adopte Raymond dans sa thèse d'agrégation (*a*).

(*a*) Rivinus (A.-Q.), *De dyspepsia*, Erfodia, 1669. — Schelhammer (G.-C.), *De dyspepsia*, Iéna, 1695. — Sauvages (de), *Nosologia methodica*, Amstelodami, 1768. — Vogel, *Apparatus ad nosologiam methodicam*, Amstelodami, 1775. — Cullen, *Eléments de médecine pratique*, trad. par Bosquillon, Paris, 1787. — Broussais, *Examen des doctrines médicales*, Paris, 1816.— Barras, *Traité sur les gastralgies et les entéralgies, ou maladies nerveuses de l'estomac et des intestins*, Paris, 1829, 3e édition. — Dalmas, *Dict. méd.* en 30 vol., 1836. — Andral, *Clinique médicale ou choix d'observations recueillies à l'hôpital de la Charité*, 4e éd., Paris, 1869. — Beau, *Leçons cliniques sur la dyspepsie* (*Gaz. des hôp.*, 1859). — Beau, *Traité de la dyspepsie*, Paris, 1866. — Chomel, *Des dyspepsies*, 1857. — Nonat, *Traité des dyspepsies*, 1862. — Guipon, *Traité de la dyspepsie fondé sur l'étude physiologique et clinique*, Paris, 1864. — Durand-Fardel, *Traité thérapeutique des eaux minérales*; *Traité des maladies chroniques*, t. II, Paris, 1868. — Willième (F.-J.), *Des dyspepsies dites essentielles, leur nature et leurs transformations*, Paris, 1868. — Habershon (S.-O.), *Pathological and practical observations on Diseases of the Abdomen*, etc., 2e édit., Londres, 1862.— Brinton (W.),

d'ailleurs que, par la suite, les développements dans lesquels je vais entrer ne seront pas inutiles, et qu'ils nous permettront, au contraire, d'en tirer des conséquences importantes en thérapeutique.

Le tableau que je vais tracer sera peut-être théorique, car il est difficile de rencontrer un type absolu pour représenter chaque variété de dyspepsie; le plus souvent, en effet, on observe un mélange des types; des modifications se présentent dans le cours de la maladie, et tel qui, au début, présentait une forme de la dyspepsie en présente une autre quelques mois plus tard. Mais, je vous le répète encore, ce qui vous expliquera ma persistance à m'étendre plus complétement que d'habitude sur ces divisions, c'est qu'elles doivent faciliter l'exposition des moyens thérapeutiques dont le médecin peut user dans le traitement des troubles fonctionnels de l'estomac.

Bases de la classification.

Comme pour tout ensemble symptomatique, on doit étudier plusieurs points dans la dyspepsie : le siége du trouble fonctionnel, la marche de la maladie, l'état de l'individu qui en est porteur, et les causes qui ont déterminé l'affection.

Examinons ces différents points :

L'acte digestif, en effet, n'est pas simple; il est fort compliqué, au contraire, et le trouble fonctionnel ne s'adresse pas qu'à un seul organe; il comprend les modifications apportées à l'ensemble de la digestion, et, comme cet ensemble comprend trois parties principales : l'acte buccal, l'acte stomacal et l'acte intestinal, vous voyez qu'à chaque partie peut correspondre un trouble fonctionnel auquel on est en droit de donner le nom de dyspepsie.

Lectures on the Diseases of the Stomach, 2e édit., Londres, 1862. — Chambers, *Sur le régime alimentaire de la dyspepsie*, etc. (*Braithwaite's Retrosp.*, V. 36, 1859).— Fox (W.), *On the Diagnosis and Treatment of the varieties of Dyspepsia*, London, 1867. — Luton, *Dict. de méd. et de chir. pratiques*, 1870. — Raymond, *Des dyspepsies* (Thèse d'agrégation, Paris, 1878).

Dyspepsie buccale. Dyspepsies intestinales.

Nous aurons donc la *dyspepsie buccale*, la *dyspepsie stomacale*, la *dyspepsie intestinale*. La première se prête peu aux divisions; la dernière peut présenter quelques subdivisions importantes, et c'est ainsi que l'on a pu décrire une *dyspepsie duodénale*, une *dyspepsie iléale* et une *dyspepsie iléo-cœcale*.

Dyspepsies stomacales.

Quant au trouble fonctionnel de l'estomac, celui auquel s'applique le plus ordinairement le mot *dyspepsie*, il présente des divisions nombreuses et je suis forcé d'entrer ici dans des explications minutieuses.

Variétés des dyspepsies stomacales.

Pour diviser méthodiquement les différents troubles fonctionnels que peut présenter l'estomac, il faut prendre pour base les différentes parties constituantes de l'organe et les modifications apportées par la maladie au fonctionnement régulier des différents tissus.

Troubles de la tunique musculeuse.

L'estomac présente deux tuniques : la musculeuse et la muqueuse; de plus, il reçoit des vaisseaux et des nerfs. Le jeu régulier de ces parties constituantes peut être modifié de trois façons différentes : ou bien il y a exagération dans la fonction, ou bien diminution, ou bien perversion de la fonction. C'est sur ces bases physiologiques que je vais établir les variétés que présentent les dyspepsies stomacales.

Commençons par la tunique musculeuse, dont je vous décrirai le fonctionnement régulier quand je m'occuperai du traitement de ces sortes de dyspepsies. Cette tunique forme, vous le savez, une enveloppe continue à l'estomac, et si on en croit même certains physiologistes, et surtout Leven, elle jouerait même un rôle prépondérant dans les fonctions de l'estomac. Ce muscle stomacal a pour action, en effet, d'imbiber de suc gastrique les aliments et de les promener successivement dans toutes les parties du ventricule, en exécutant ces mouvements réguliers appelés *péristaltiques;* on peut observer dans les fonctions de cette tunique musculaire les modifications que nous venons de signaler.

Cette couche musculaire peut perdre son activité; alors la digestion devient lente, torpide, et peu à peu l'estomac se laissera distendre sous l'influence de la parésie momentanée de la couche musculaire; c'est le type que je décrirai sous le nom de *dyspepsie atonique et flatulente.* Dyspepsie atonique.

Dans d'autres cas, le travail musculaire s'exagère, les contractions augmentent d'énergie; il se produit une véritable perversion; tantôt les mouvements péristaltiques changent de direction et le malade rejette les aliments, c'est le *vomissement;* tantôt c'est un simple renvoi des aliments dans la cavité buccale, véritable rumination de l'homme, c'est le *mérycisme.* Vous voyez donc que, dans le trouble fonctionnel de la couche musculeuse, des modifications peuvent se produire et qu'elles nous permettent d'établir deux variétés de dyspepsie. Vomissement

Etudions maintenant, à ce même point de vue, la tunique muqueuse; c'est à elle que l'estomac doit son action digestive particulière, grâce à la présence du suc gastrique, qui a la propriété de transformer les substances albuminoïdes en peptones. Troubles de la tunique muqueuse.

Au point de vue de notre classification, nous remarquons que la tunique muqueuse peut être considérée sous deux aspects; elle renferme, en effet, des glandes à pepsine et des glandes muqueuses. Les glandes de l'estomac, vous le savez, tapissent la paroi interne du ventricule; mais, si vous faites un examen attentif, vous voyez qu'au niveau du grand cul-de-sac de l'estomac siégent les glandes en tubes qui contiennent dans leur intérieur les corpuscules dits *corpuscules à pepsine*, tandis que, au contraire, au niveau du pylore, les glandes sont dépourvues de ces corpuscules particuliers; les premières sécrètent le suc gastrique, les secondes le mucus. On peut donc ici établir encore une division suivant que les troubles portent sur ces différentes glandes.

Dyspepsie putride.

Pour le suc gastrique, on observe des cas dans lesquels il y a diminution dans la sécrétion, d'où, vous le comprenez bien, diminution plus ou moins considérable dans l'activité de la digestion stomacale; et, comme le suc gastrique a la propriété, non-seulement de convertir les matières albuminoïdes en peptones, mais encore, comme l'a montré Spallanzani, d'empêcher la putréfaction de ces substances, on comprend qu'un des premiers signes de ce trouble fonctionnel sera l'apparition d'une odeur infecte de l'haleine, qu'on observe dans certains cas de dyspepsie. Aussi donnerai-je à cette forme particulière de dyspepsie, qui correspond à la diminution du suc gastrique, le nom de *dyspepsie putride*.

Dyspepsie acide.

Dans d'autres cas, ce n'est plus une diminution, c'est une exagération de la sécrétion du suc gastrique, qui acquiert alors une acidité exagérée; les malades éprouvent des renvois de matières alimentaires qui s'accompagnent d'une sensation de brûlure et de chaleur spéciale le long de l'œsophage. C'est ce symptôme auquel on a donné le nom de *pyrosis*. Je décrirai cette variété sous le nom de *dyspepsie acide*.

Quant aux troubles dus à la perversion dans la sécrétion, nos connaissances chimiques et cliniques sur le suc gastrique ne sont pas assez avancées pour que nous puissions connaître actuellement les modifications spéciales et intimes qu'apportent les maladies à la nature même de ce liquide. Nous rapprochons des deux variétés précédentes, dyspepsie putride et dyspepsie acide, les modifications apportées dans la constitution même du suc gastrique.

Dyspepsie pituiteuse.

Au point de vue de la sécrétion des glandes muqueuses, nous ne connaissons à présent qu'une seule modification apportée à cette sécrétion, et qui consiste dans une plus grande production du flux muqueux; exagération qui se traduit par des pituites et des vomissements glaireux, qu'on observe très-fréquemment à la suite des dyspepsies alcooliques. Nous pourrons donner à ce groupe spécial le nom de *dyspepsie pituiteuse*.

Je vous ai parlé des vaisseaux et des nerfs; les vaisseaux sont si intimement liés à la sécrétion du suc gastrique, que nous ne pouvons pas séparer les modifications apportées à la circulation de l'estomac des troubles présentés par les fonctions de la muqueuse; aussi ne nous occuperons-nous que des nerfs.

Au point de vue de son système nerveux, l'estomac se présente sous deux aspects : d'abord comme organe recevant des nerfs importants, ensuite comme siége d'un sens spécial, celui de la faim et de la soif. Je sais bien qu'à cet égard Schiff (*a*) a fourni des arguments sérieux contre cette opinion et qu'il s'est efforcé, dans ses leçons, de démontrer, par des expériences habilement conduites, que cette sensation ne devait pas être rapportée exclusivement à l'estomac, mais à l'économie tout entière. Malgré l'opinion de ce savant physiologiste, je ne suis pas encore convaincu, et je continue à penser, sans entrer plus avant dans la question, que l'estomac joue un rôle prédominant dans la production de cette sensation particulière dite *sens de la faim et de la soif* (1), et je rapporterai,

Sens de la faim et de la soif.

(1) Pour Longet, la faim est l'expression d'un état général qui se traduit par une impression spéciale que nous rapportons à l'endroit où elle se fait sentir, bien qu'en réalité elle ne siége pas uniquement en cet endroit. Pour ce physiologiste, la faim est produite par une modification dans la sensibilité gastrique, et on peut supposer que cette sensation part de la muqueuse de l'estomac, puisque l'introduction de corps inertes dans ce viscère suffit pour la calmer.

Dans ses leçons sur la digestion, Schiff passe en revue et réfute les diverses opinions émises sur le sens de la faim et sur les manifestations diverses de ce phénomène. D'après ce physiologiste, la faim ne dépend pas de l'état de vacuité de l'estomac, puisqu'on voit journellement des animaux, le cochon d'Inde et le lapin,

(*a*) Schiff, *Leçons sur la physiologie de la digestion*, 2e leçon, p. 31 et suiv.

au point de vue de l'étude des dyspepsies, les troubles apportés à cette sensation particulière à une modification fonctionnelle de l'estomac.

par exemple, accuser le besoin de manger, alors que leur estomac est loin d'être vide; elle ne dépend pas non plus des contractions de l'estomac vide, car cette compression est impossible dans l'estomac vide, puisqu'il manque la masse alimentaire pour l'effectuer et que les mouvements de l'estomac vide sont rares et bien moins énergiques que pendant la digestion. Schiff n'admet pas non plus l'hypothèse qui attribue la faim à une compression des nerfs sensibles des parois stomacales, produite par la rétraction de l'estomac vide; il nie aussi que le frottement, cette sorte de trituration des parois de l'estomac vide entre elles, puisse être la cause du phénomène de la faim, et il cite à ce propos l'exemple de certains animaux dans l'estomac desquels on trouve des cailloux et autres corps étrangers qui ne paraissent pas causer de sensation pénible. Beaumont pensait que dans l'estomac à jeun, les glandes ne pouvant verser au dehors les produits de leur sécrétion, la muqueuse se boursouflait consécutivement, et que là naissait la faim; Schiff repousse cette explication, qui ne lui paraît pas soutenable, puisque par une irritation mécanique de la muqueuse on fait sécréter aux glandes un liquide abondant et que la faim ne cesse pas.

Les expériences de Sédillot, les expériences sur le cheval qui mange immédiatement après l'opération, prouvent que la section des nerfs pneumogastriques n'abolit pas la faim. De même, on ne doit pas considérer les ganglions du grand sympathique comme la voie de transmission de la sensation de la faim aux centres nerveux, puisque Brunner et Hensen ont fait la section des nerfs splanchniques, ce qui n'a pas empêché les animaux opérés de continuer à manger avec appétit. Il en a été de même pour des lapins auxquels Schiff a pratiqué la section des deux pneumogastriques, des deux sympathiques et l'extirpation des ganglions cœliaques. Des fœtus anencéphales ont vécu plusieurs jours en donnant des signes indubitables de la faim ; on ne peut donc placer le centre de la sensation de la faim dans une partie déterminée des circonvolutions des hémisphères. (Combes, Spurzheim, Hoppe, Broussais, admettaient qu'il y avait un organe de l'alimentivité, situé dans les fosses latérales et moyennes de la base du crâne et appartenant au cerveau proprement dit.)

De ses expériences, Schiff a conclu que : la sensation de la faim est indépendante de l'état local de l'estomac; l'accomplissement normal de la digestion stomacale et intestinale ne suffit pas à la faire disparaître et elle ne cède qu'à l'absorption des matières digérées. Cela explique comment, dans les cas de longueur insuffisante de l'intestin (cités par Cabrol, Dionis, Pozzio, Albin), le travail normal de la digestion n'était pas entravé, mais, les matières digérées n'ayant pas le temps d'être absorbées en suffisante quantité, leur passage s'effectuait trop vite, il s'en perdait une certaine partie avec les excréments, et les malades étaient tourmentés par la faim, etc. ; de plus, Schiff a montré que si, chez des animaux affamés, on injecte dans les veines des nutriments, on calme la faim de ces animaux, qui sont ainsi

Par rapport au système nerveux, la digestion présente ce fait important qu'elle n'est point accompagnée de douleur, et que, pour que la digestion soit normale, il faut qu'elle soit inconsciente. Lasègue (*a*), qui a longuement insisté sur ce fait, a dit avec raison que, au point de vue clinique, il ne suffit point, pour qu'il y ait dyspepsie, qu'il se présente des troubles fonctionnels de l'estomac, il faut encore que le malade ait conscience de ces troubles. C'est ce qui a fait dire à Pidoux que la dyspepsie était une névrose. Mais, dans certaines circonstances, cette névrose acquiert une acuïté spéciale; le malade éprouve pendant la digestion des douleurs plus ou moins vives et des crampes. C'est à cet ensemble qu'on a donné le nom de *dyspepsie gastralgique*. Dyspepsie gastralgique.

Quant au sens de la faim, il peut être augmenté, diminué ou perverti. La diminution du sens de l'appétit est un phénomène fréquent; vous le voyez se produire dans la plupart des maladies aiguës ou chroniques; on l'appelle *anorexie*. Anorexie.

Dans d'autres circonstances, il y a exagération morbide du sens de la faim, qui n'est jamais apaisée; le malade mange toujours; c'est ce que Lebert (*b*) a décrit sous le nom Dysorexie.

nourris sans qu'il y ait des aliments ingérés par la cavité stomacale.

Il en est de même pour la soif. Le sentiment de la soif ne siége pas à l'arrière-gorge, puisque l'anesthésie complète du pharynx laisse subsister ses manifestations chez les animaux. La section des nerfs glosso-pharyngien et lingual pratiquée de chaque côté par Longet n'a pas empêché les chiens opérés de boire comme d'habitude, et la résection des pneumogastriques dans la région cervicale chez des chiens n'a pas non plus provoqué la cessation de la soif.

La soif, comme la faim, est pour Schiff, avant tout, une sensation générale. Elle n'est calmée que par l'absorption de l'eau, et Dupuytren a constaté que, en injectant de l'eau dans les veines de chiens altérés par une longue course au soleil, on pouvait complétement désaltérer ces animaux.

(*a*) Lasègue, *Introduction au Traité des maladies de l'estomac de Brinton*, traduit par Riant. Paris, 1870.

(*b*) Lebert, *Des névroses de l'estomac* (*Archives générales de méd.*, 1877). — C. Heusinger, Cassel, 1852. — Hirsch, *Handbuch der historisch-geographischen Pathologie*, Erlangen, 1853.

de *dysorexie*, et que l'on connaît sous le nom de *boulimie*.

Hétérophagie. Enfin, la perversion ou l'*hétérophagie* se traduit de différentes façons, décrites sous le nom de *pica*, de *malacia*. La *géophagie*, que Heusinger (1) a si bien observée chez les nègres anémiques qui mangent de la terre, rentre dans ce groupe.

Telles sont les différentes variétés que présentent les dyspepsies stomacales; nous les étudierons successivement quand nous traiterons des moyens thérapeutiques que nous pourrons opposer à ces différents troubles symptomatiques.

J'ai dit que les dyspepsies pouvaient aussi se diviser suivant la marche de l'affection, et, en effet, vous verrez certains auteurs, Chomel et Nonat en particulier, ranger dans ce

(1) Pendant les temps de disette, ou même parfois dans de longs voyages, certaines peuplades indiennes mangent de la terre argileuse contenant de l'oxyde de fer; elles incorporent dans cette terre, mise en galette, parfois un peu de grains, et la font frire dans de l'huile de palmier. Ce n'est pas de ce genre d'hétérophagie passagère dont nous voulons parler, mais bien de cette maladie observée chez le nègre, et que Heusinger attribue aux effluves des marais, tandis que Hirsch, niant complétement cette influence paludéenne et l'influence de la mal'aria, trouve sa cause principale dans une mauvaise hygiène, dans une alimentation insuffisante, dans une inanition progressive.

La géophagie, qui a été observée surtout dans les Indes occidentales, au Brésil, aux Antilles, dans la Louisiane, en Egypte, réduit peu à peu le malade à la mort, dans un délai de quelques semaines à quelques mois; rarement la maladie dure plus d'une année; très-rarement aussi on a constaté des guérisons.

La maladie est précédée d'une période de faiblesse générale, de lassitude, d'accablement, d'anémie progressive.

Les muqueuses se décolorent, la face devient terreuse; des palpitations apparaissent au moindre effort. Le malade offre alors des troubles, des douleurs du côté de l'estomac, et il mange de la terre, recherchant de préférence la terre argileuse, marneuse. Avec ce régime, on constate bientôt des vomissements, des troubles gastro-intestinaux. Les malades s'affaiblissent de plus en plus; l'anémie fait des progrès effrayants et rapides: l'œdème, l'hydropisie apparaissent, et le malade succombe, soit aux progrès du mal, soit à une maladie intercurrente.

D'après Levacher et Craigie, il n'est pas rare, dans les derniers temps, de constater des ulcères aux membres.

L'autopsie montre une décoloration de tous les tissus, une infiltration des organes; la muqueuse gastro-intestinale est pâle; les glandes mésentériques sont ordinairement tuméfiées; la rate est petite, ratatinée; le foie et le cœur sont gros.

groupe des dyspepsies une affection aiguë qui s'en rapproche par bien des symptômes, c'est la *dyspepsie accidentelle* ou *indigestion*, tandis qu'ils réservent le nom de *dyspepsie habituelle* à celle que nous étudierons plus particulièrement dans la suite de ces leçons.

Dyspepsie accidentelle.

L'âge a aussi une influence notable sur le développement des dyspepsies; nous trouverons là encore une base de classification, et nous aurons à étudier la *dyspepsie du jeune âge* et la *dyspepsie des vieillards*.

Dyspepsie du jeune âge.

Enfin, les causes des dyspepsies jouent un rôle considérable au point de vue de leur thérapeutique, et nous verrons que, dans bien des circonstances, il suffit d'atteindre la cause pour faire disparaître la maladie. Vous ne serez donc pas étonnés si j'insiste aussi longuement sur cette thérapeutique particulière, que le professeur Bouchardat a si bien caractérisée par le mot de *thérapeutique étiologique*. Le trouble fonctionnel de la digestion résulte en effet de mille causes ; tantôt il a pour origine les lésions des organes contenus dans l'abdomen : le foie, la vessie, l'utérus jouent à cet égard un rôle prépondérant, et on a décrit une *dyspepsie hépatique*, une *dyspepsie urineuse*, une *dyspepsie utérine;* tantôt ce trouble provient d'une altération du sang : les maladies générales, les diathèses, la goutte, l'anémie, la chlorose, provoquent des dyspepsies, ce sont les *dyspepsies dyshémiques* et *dyscrasiques* de Spring (*a*). J'aurai, d'ailleurs, à revenir sur tous ces points lorsque j'aborderai l'étude thérapeutique des variétés de ces dyspepsies.

Dyspepsies symptomatiques

Enfin, nous aurons de plus à nous occuper des accidents consécutifs aux dyspepsies, et que Beau (*b*) décrivait sous le nom de *troubles secondaires et tertiaires de la dyspepsie*. Avec cet esprit original qui caractérise les œuvres de Beau,

Accidents consécutifs aux dyspepsies

(*a*) Spring, *Symptomatologie*, t. I, p. 120.
(*b*) Beau, *Traité de la dyspepsie*, Paris, 1866.

le médecin de la Charité a observé, et peut-être même un peu exagéré, les différents symptômes qui ont pour point de départ la dyspepsie et qui atteignent plus ou moins profondément l'économie. Pour les affections du cœur, nous avons déjà montré comment, d'affections locales qu'elles sont au début, ces maladies deviennent générales ; Beau avait aussi signalé le même fait pour les maladies de l'estomac, et avait indiqué les affections multiples les plus graves et les plus profondes qui peuvent découler des affections de l'estomac. Ces troubles secondaires exigeront encore l'étude de moyens thérapeutiques appropriés.

Tel est le vaste sujet que je vais aborder, et il était très-utile, vous le voyez, d'établir une division permettant d'exposer méthodiquement les différents moyens que le médecin possède pour combattre des phénomènes aussi multiples. Mais, avant d'aborder l'étude thérapeutique de chacun de ces groupes, je crois, messieurs, qu'il est nécessaire d'exposer devant vous la thérapeutique générale de ces dyspepsies, c'est-à-dire celle qui s'adresse à tous ces états, et qui comprend en première ligne l'étude de l'alimentation. C'est ce que nous ferons dans la prochaine leçon.

DEUXIÈME LEÇON

DES PRINCIPES ALIMENTAIRES PRIMORDIAUX.

Sommaire. — Thérapeutique générale des dyspepsies. — De l'hygiène thérapeutique. — De l'étiologie thérapeutique. — Divisions. — Des ingesta. — De l'aliment et de l'alimentation. — Définition de l'aliment. — De la nutritibilité et de la digestibilité des aliments. — Expériences faites sur l'homme. — Fistules gastriques. — Anus contre nature. — Aliments lourds et légers. — Division des principes alimentaires. — Digestion des matières albuminoïdes. — Du suc gastrique. — Des matières albuminoïdes. — Des peptones, leurs caractères, leurs variétés, leur nature. — Valeur nutritive des principes albuminoïdes. — Digestion des fécules, des sucres et des graisses. — Des principes salins.

« Toute la thérapeutique est dans l'étiologie, » a dit le professeur Chauffard ; s'il fallait, messieurs, une confirmation et une démonstration de ce fait, le traitement des maladies de l'estomac, et en particulier celui de la dyspepsie, serait là pour nous les donner. Thérapeutique générale des dyspepsies

Parmi les causes qui ont le plus d'influence sur le développement des troubles fonctionnels de l'estomac, il faut placer en première ligne les mauvaises conditions hygiéniques auxquelles les individus soumettent leur organisme, et nous trouverons dans ce chapitre d'hygiène thérapeutique et la cause du mal et son remède, puisqu'il nous suffira le plus souvent de rectifier ces conditions hygiéniques pour faire disparaître les symptômes morbides. C'est donc, vous le comprenez, un des points les plus importants de cette partie de notre étude, où nous associons l'étiologie thérapeutique à l'hygiène thérapeutique pour connaître les causes de la dyspepsie et les combattre. Hygiène et étiologie thérapeutiques

Afin d'exposer d'une manière méthodique le vaste chapitre que nous abordons aujourd'hui de l'étude du traitement des dyspepsies, nous suivrons, si vous le voulez bien, au point de vue hygiénique, la vieille classification de Hallé, c'est-à-dire que nous étudierons les *ingesta,* les *gesta,* les *circumfusa,* les *applicata,* les *percepta,* les *excreta* et les *genitalia.* Dans chacune de ces divisions, nous verrons d'abord l'influence des mauvaises applications de l'hygiène qui peuvent déterminer la dyspepsie; c'est la part faite à la thérapeutique étiologique; puis nous examinerons le parti que le médecin peut tirer des moyens hygiéniques dans ces cas pour la cure de la dyspepsie; ce sera la véritable hygiène thérapeutique.

Des ingesta. C'est aux ingesta que revient la plus grande influence sur les troubles fonctionnels de l'estomac; aussi allons-nous étudier longuement l'influence de l'aliment ou de l'alimentation sur le développement et la cure de la dyspepsie. Peut-être ces détails vous sembleront bien longs, bien fatigants; mais ils sont absolument nécessaires pour établir d'une façon un peu sérieuse les bases de l'hygiène alimentaire. Les découvertes récentes qu'a faites la physiologie de la digestion doivent trouver ici toutes leurs applications, et il est impossible de tracer les règles qui doivent présider à l'alimentation, sans connaître d'une façon précise les modifications que subissent les aliments dans l'économie.

Division des ingesta. Ce sujet est des plus considérables, messieurs; aussi serai-je forcé de le diviser en plusieurs chapitres, et voici les divisions que je vous propose : Nous commencerons d'abord par l'étude de l'aliment, et nous sectionnerons cette étude en trois parties. Dans la première partie, nous examinerons les *principes alimentaires primordiaux,* c'est-à-dire les substances qui, par leur présence, caractérisent l'aliment; dans la seconde partie, nous nous occuperons de l'aliment contenant tous les principes nécessaires à la nutrition, c'est-à-dire *l'aliment complet;* dans la troisième partie, nous étudierons les autres aliments sous le nom d'*aliments complexes.* Enfin, messieurs, une fois toutes ces données acquises, nous passerons en revue l'ensemble de ces aliments et la manière de les administrer, c'est-à-dire que je vous parlerai de l'*alimentation.* Telle est la marche que je me propose de suivre.

On donne le nom d'*aliment* à toute substance qui, introduite dans l'économie par le tube digestif, sert à la nutrition; mais, avant d'aborder l'étude des aliments, je dois examiner avec vous un des points les plus délicats de la question. Que devons-nous entendre par les mots : valeur nutritive d'un aliment ou nutritibilité, et valeur digestive ou digestibilité? C'est là, je le répète, un point fort difficile, et, avant de prendre à cet égard une conclusion quelconque, je vais exposer les expériences sur lesquelles est basée l'étude de la digestibilité des aliments. Je ne m'occuperai que des expériences faites sur l'homme, car la valeur digestive des aliments est tellement variable avec les espèces, qu'il est difficile de comparer ce qui se produit chez le chien et chez le ruminant avec ce qui se passe chez l'homme.

De l'aliment.

Digestion et nutritibilité.

Les uns, comme Spallanzani, ont introduit dans l'estomac des boules creuses, ou des tubes, ou des sacs contenant des substances alimentaires, et ensuite, lorsque ces boules étaient rendues, soit par vomissement, soit par défécation, ils ont examiné les modifications apportées aux substances contenues dans leur intérieur. C'est ainsi que Stevens (*a*), profitant des dispositions d'un bateleur qui avalait des corps étrangers qu'il rendait facilement ensuite par vomissement, a étudié la digestibilité des aliments. Ces expériences ont

Expériences.

(*a*) Stevens in Milne-Edwards, *Leçons sur la physiologie et l'anatomie comparées*, t. V.— W. Beaumont, *Exper. and Observ. on the gastric juice*, Plattsburg, 1833. — C. Richet, *Du suc gastrique chez l'homme et les animaux*, Paris, 1878.

peu de valeur; elles dérobaient, en effet, les aliments à l'action musculaire de l'estomac, et on n'observait que les effets de l'imprégnation par le suc gastrique; de plus, comme ces corps étrangers étaient rendus à des heures indéterminées, il était difficile d'obtenir de ce mode expérimental des résultats sérieux.

Dans d'autres cas, on profitait, soit de la faculté qu'avaient certaines personnes de vomir à volonté, comme le faisait Gosse (1) par exemple, en avalant une gorgée d'air; ou bien encore on observait ce qui se passait dans l'estomac, au moyen de fistules permanentes produites dans l'organe (2). C'est ce que fit de Beaumont sur son Canadien; c'est

Fistules gastriques.

(1) Gosse (de Genève) mit à profit la faculté qu'il possédait de vomir à volonté en avalant une gorgée d'air, pour étudier le degré de digestibilité des aliments. Il remarqua que les substances qu'il digérait le plus facilement, c'est-à-dire en une ou deux heures, étaient : les œufs frais à la coque, le lait de vache, la chair d'agneau, de veau, de poulet et des volailles tendres, le poisson frais cuit, les épinards, les asperges, les artichauts, le céleri, les fruits cuits, pommes et pruneaux, le gruau, le pain rassis de froment et de seigle, les pommes de terre et le sagou.

D'autres substances n'étaient digérées qu'au bout de quatre, cinq ou six heures : la viande de porc, le sang cuit, les œufs durs, les huîtres, les salades, la laitue, la chicorée, le cresson, les choux, les choux-fleurs, les carottes, les oignons crus ou cuits, les radis, la pâtisserie.

D'autres substances, enfin, étaient fort difficiles à digérer, restaient très-longtemps dans l'estomac : c'étaient les parties tendineuses et aponévrotiques, les morceaux d'os, la couenne de lard, les champignons, les truffes, les graisses huileuses, les noix, amandes, pistaches, noisettes, le cacao, le raisiné, les écorces d'oranges et de citrons confits, les enveloppes des haricots, des pois et des lentilles cuits. Quant aux pepins de raisin, de groseille, cerise, prune, poire, pomme, abricot et pêche, aussi bien que les noyaux de ces derniers, Gosse a constaté qu'ils étaient complétement indigestes.

(2) W. de Beaumont ayant examiné pendant plusieurs années la digestion sur un robuste Canadien, A. de Saint-Martin, porteur d'une fistule gastrique consécutive à un coup de feu, a donné le tableau suivant, qui indique les résultats de ses expériences :

Substances.	Préparation.	Digest.
Riz	bouilli	1h,00
Sagou	bouilli	1 ,45
Tapioca	bouilli	2 ,00
Orge	bouillie	2 ,00
Lait	bouilli	2 ,00
—	non bouilli	2 ,15
Gélatine	bouillie	2 ,30
Pieds de cochon	bouillis	1 ,00
Tripes	bouillies	1 ,00
Cervelle	bouillie	1 ,45

ce que, plus récemment et d'une façon plus rigoureuse, Ch. Richet fit sur cet homme nommé Marcelin auquel le professeur Verneuil avait pratiqué avec succès la gastrostomie. Vous connaissez tous l'histoire de ce garçon qui, à la suite de l'introduction d'un corps caustique dans l'œsophage, avait vu se produire une oblitération complète de ce conduit.

Substances.	Préparation.	Digest.
Venaison	grillée	1h,35
Moelle épinière	bouillie	2 ,40
Dinde (basse-cour)	rôtie	2 ,30
Dinde (basse-cour)	bouillie	2 ,44
Dinde sauvage	rôtie	2 ,18
Oie	rôtie	2 ,30
Cochon de lait	rôti	2 ,30
Foie de bœuf, frais	grillé	2 ,00
Agneau frais	grillé	2 ,30
Poulet	fricassé	2 ,45
Œufs frais	cuits durs	3 ,30
—	à la coque	3 ,00
—	frits	3 ,30
—	rôtis	2 ,15
—	crus	2 ,00
—	fouettés	1 ,30
Crème	cuite au four	2 ,45
Morue salée	bouillie	2 ,00
Truite saumonée fraîche	bouillie	1 ,30
Truite saumonée fraîche	frite	1 ,30
Limande	frite	3 ,30
Saumon salé	bouilli	4 ,00
Huîtres fraîches,	crues	2 ,55
—	rôties	3 ,15
—	étuvées	3 ,30
Bœuf frais, maigre	rôti	3 ,00
Bœuf séché, maigre	rôti	3 ,30
Beefsteak	grillé	3 ,00
Bœuf frais, maigre (avec du sel)	bouilli	3 ,36
Bœuf avec moutarde	bouilli	3 ,10
— —	grillé	3 ,13
Bœuf avec moutarde	cru	3h,00
— —	étuvé	3 ,00
Mouton frais	rôti	3 ,15
—	grillé	3 ,00
—	bouilli	3 ,00
Veau frais	grillé	4 ,00
—	frit	4 ,30
Volaille (basse-cour)	bouillie	4 ,00
— —	rôtie	4 ,00
Canard	rôti	4 ,00
— sauvage	rôti	4 ,30
Graisse de bœuf	bouillie	5 ,30
— de mouton	bouillie	4 ,30
Beurre	fondu	3 ,30
Fromage vieux, fort	cru	3 ,30
Soupe (bœuf, légumes, pain)	bouillie	4 ,00
Soupe bouillon d'os	bouillie	4 ,15
Soupe aux fèves	bouillie	3 ,00
— à l'orge	bouillie	1 ,30
— bouillon de mouton	bouillie	3 ,30
Blé vert, fèves	bouillis	3 ,45
Bouillon de poulet	bouilli	3 ,00
Soupe aux huîtres	bouillie	3 ,30
Bœuf frais	frit	4 ,00
— vieux, salé,	bouilli	4 ,15
Porc maigre (fessier)	grillé	3 ,15
Porc entrelardé	rôti	5 ,15
— salé, récent	bouilli	4 ,30
— —	frit	4 ,15
Hachis (viande et légumes)	réchauffé	2 ,30

Verneuil, par la gastrostomie, lui permit de vivre, et, chose étrange et bien extraordinaire, ce garçon, ainsi privé d'œsophage et dans l'impossibilité de boire, vient de succomber à la tuberculose, amenée par l'abus des boissons alcooliques qu'il se faisait introduire par sa fistule gastrique.

C'est grâce à l'observation de cet homme que Ch. Richet a pu donner cette étude (1) si consciencieuse et si remar-

Substances.	Préparation.	Digest.
Saucisse fraîche.	grillée........	3h,20
Cœur..........	frit...........	4 ,00
Tendon........	bouilli........	5 ,30
Cartilage.......	bouilli........	4 ,15
Aponévroses....	bouillies......	3 ,00
Fèves..........	bouillies......	2 ,30
Pain de blé frais.	cuit au four...	3 ,30
Gâteau de blé...	cuit au four...	3 ,00
— de Savoie.	cuit au four...	2 ,30
Pudding (pommes).........	bouilli........	3 ,00
Pommes sûres, dures........	crues.........	2 ,50
Pommes sûres, blettes.......	crues.........	2 ,00
Pommes douces.	crues.........	1 ,30
Panais.........	bouillis.......	2 ,30
Carottes........	bouillies......	3 ,15
Navets.........	bouillis.......	3 ,30
Pommes de terre	bouillies......	3 ,30
— —	rôties........	2 ,30
— —	cuites au four.	2 ,30
Choux (Têtes de)...........	crus..........	2 ,30
Choucroûte.....	crue..........	2 ,00
Choux..........	bouillis.......	4 ,30

(1) Le professeur Verneuil a fait sur ce malade à l'Académie de médecine une communication extrêmement intéressante, dans laquelle il décrit minutieusement la brillante opération qu'il a faite à Marcelin. Nous regrettons de ne pouvoir donner *in extenso* cette communication, qui se trouve dans les *Bulletins* de l'Académie, séance du 31 octobre 1876.

R. M..., dix-sept ans, apprenti maçon, mince, d'une petite taille et d'apparence encore enfantine, s'était toujourrs bien porté, lorsque, le 4 février 1876, il avala, par mégarde, une solution de potasse d'Amérique, qui provoqua dans la gorge une sensation immédiate de brûlure vive. La fièvre s'alluma et la déglutition resta pendant plusieurs jours presque impossible et très-douloureuse; des eschares et des débris membraneux furent expulsés au bout de quelques jours. Après deux semaines, l'œsophagite se calma un peu; mais, lorsque M... voulut se remettre à manger, il éprouva de grandes difficultés et ne parvint pas à avaler les aliments solides. L'alimentation devenant de plus en plus difficile, il entra à la Pitié le 31 mars, service de M. Dumontpallier. Le cathétérisme œsophagien fut pratiqué, mais on ne put franchir l'obstacle, qui siégeait dans la portion thoracique du canal.

Peu à peu, les liquides qui servaient à nourrir le malade passèrent plus difficilement, et le plus souvent même ils étaient rendus après un séjour de courte durée; l'amaigrissement survint, les forces diminuèrent, et le moral s'affaiblit. On fait passer le malade dans le service du professeur Verneuil, 24 mai. Le malade était presque à bout de forces, sa peau était froide et légèrement cyanosée aux extrémités. Le cathétérisme est pratiqué avec des alènes du plus petit numéro et avec des sondes de baleine; la

quable sur le suc gastrique, étude sur laquelle j'aurai à revenir souvent dans cette partie de notre sujet.

Ce procédé d'observation, quoique supérieur aux précédents pour étudier de la digestibilité, ne peut nous suffire; la digestibilité de l'aliment ne peut en effet se juger par un seul acte des fonctions digestives; elle ne peut être appréciée que par l'ensemble des forces digestives; aussi les résultats obte-

sonde est arrêtée à 7 centimètres de l'anneau cricoïdien.

Le professeur Verneuil était décidé à l'opération, lorsqu'un jour, après un essai de cathétérisme (après lequel le malade était resté trente-six heures sans pouvoir rien avaler), *la porte se rouvre* et le malade peut avaler du bouillon et du vin. Supposant qu'à l'obstacle réel, fibreux, inextricable, il s'ajoutait un spasme, M. Verneuil fit prendre au malade un lavement avec 8 grammes de chloral (25 juin) et obtint le narcotisme complet. Le chirurgien put alors explorer la lésion; il existait deux détroits distants de 2 à 3 centimètres environ, et longs de quelques millimètres seulement; le supérieur semblait un peu plus large. La bougie de baleine, terminée par une extrémité olivaire, présentant 4 centimètres à sa pointe et un renflement fusiforme de 5 millimètres de diamètre franchissait les points rétrécis en donnant la sensation d'un frottement rude dans un anneau résistant.

Pendant cette opération, le malade se réveilla tout à coup, accusant une douleur vive dans le dos et à la base du thorax. Une injection hypodermique de 1 centigramme de chlorhydrate de morphine calma la douleur, qui, ainsi que le professeur Verneuil s'en était assuré, n'était pas le résultat d'une perforation de l'œsophage, comme on aurait pu le supposer. Tout alla bien pendant quelques jours, le malade put s'alimenter avec du lait, du vin, du bouillon, de la soupe. Mais une nouvelle tentative de cathétérisme faite trois jours après la première provoqua une angoisse très-violente, calmée, comme la fois précédente, par une injection de 1 centigramme de chlorhydrate de morphine.

A partir du 10 juillet, cependant, même avec le secours du chloroforme, le cathétérisme fut impossible; l'état général redevint mauvais, pire même que le mois précédent; la température s'abaissa progressivement; les mains, les pieds, le nez, les oreilles, la langue étaient froids et bleuâtres; le tracé thermométrique axillaire oscillait entre 35 et 35 degrés et demi. M. Verneuil se résolut alors à l'opération, et la gastrostomie fut pratiquée le 26 juillet, à dix heures du matin.

Une grosse sonde molle, en caoutchouc, fut, après l'opération, enfoncée dans l'estomac, à 8 centimètres de profondeur, et fixée au bord de l'ouverture avec un fil d'argent qui traversait à la fois sa paroi et celle de l'estomac.

A une heure de l'après-midi, on injecta 200 grammes de lait; il y eut alors quelques nausées, mais pas de vomissements; à cinq heures du soir, injection de 100 grammes de lait su-

nus ne concernent que la digestibilité stomacale de certains aliments.

Les expériences de Londe, de Lallemand, et celles plus

cré avec un jaune d'œuf. A neuf heures du soir, une douleur vive au niveau de l'hypochondre droit est calmée par l'injection sous-cutanée de morphine. A minuit, injection de 100 grammes de lait, mais violents efforts de vomissements qui cessent après l'évacuation par la sonde de 25 à 30 grammes du liquide déjà coagulé.

Le 27 au matin, le malade est fatigué ; il a été privé de sommeil parce qu'un malade couché près de lui a eu un long accès de delirium tremens. Il accuse de la difficulté pour respirer et une douleur au niveau de l'hypochondre gauche. Pouls faible, température basse, pas de toux, rien à l'auscultation. Les alentours de la plaie ne sont ni tuméfiés ni enflammés. On injecte 50 grammes de bouillon et 50 grammes de vin de Bordeaux ; quelques nausées passagères, ventre indolent toujours rétracté. A une heure, même injection bien supportée.

A cinq heures, teinte subictérique des conjonctives et du visage, sentiment incommode de constriction à la base de la poitrine, dyspnée notable, apparition d'une douleur à l'épaule droite. Toutes les quatre heures, injection stomacale en petite quantité ; elles déterminent, le plus souvent, un peu d'étouffement; parfois quelques nausées. Température aux environs de 35°,5. A minuit, douleur de l'épaule augmentée, détermine une certaine agitation et empêche le sommeil.

Le 28. Teinte ictérique plus prononcée. Urines rares, contenant de la bile en petite proportion. Dyspnée moindre, mais le malade est cependant triste et grognon, mais accepte les injections stomacales, qui sont bien tolérées; fièvre nulle; ventre indolent, si ce n'est au voisinage immédiat de la plaie.

Le 29. Un peu d'amélioration ; respiration moins anxieuse, la toux a disparu ; diminution de la douleur de l'épaule et des hypochondres ; le pouls et la température se relèvent légèrement.

Le 30. Rougeur des bords de la plaie, causée par l'action légèrement caustique de la solution phéniquée avec laquelle la région opérée a été fréquemment en contact.

Le malade n'ayant pas eu de selles depuis l'opération, on injecte 15 grammes d'huile de ricin mélangée de bouillon. — Après quelques coliques, le malade a eu dans la journée deux selles copieuses.

1er août. Amélioration évidente. La température dépasse 36°,5. On fait des injections toutes les deux heures le jour et toutes les trois heures la nuit, avec du lait, des œufs, du bouillon concentré et du vin de Bordeaux. Elles ne déterminent plus le moindre malaise.

A partir de ce moment, les choses vont de mieux en mieux.

Le 15. Les fils sont tombés et la cicatrisation est complète. L'enfant se lève le 20 août d'abord quelques heures, puis la journée entière.

Au mois de novembre, le malade est complétement guéri.

Pour les expériences de Ch. Richet, voir son travail important sur le suc gastrique chez l'homme et les animaux, 1878.

Anus contre nature.

récentes de Braune (1), faites sur des personnes atteintes d'anus contre nature, permettant d'examiner à un moment voulu les matières introduites précédemment dans le tube digestif, paraissent constituer une méthode préférable, et on doit tenir grand compte des observations recueillies par ce moyen. Que nous montrent ces observations ? C'est que certaines substances traversent rapidement le tube digestif, mais sans y subir de modifications bien ap-

(1) Lallemand, expérimentant sur des individus atteints d'anus contre nature, a remarqué que les substances végétales séjournent moitié moins longtemps dans l'estomac que les viandes, et qu'elles se présentent plus rapidement au niveau de la fistule intestinale. Ce physiologiste a constaté que les haricots, lentilles, pommes de terre, même à l'état de bouillie, subissaient peu d'altération; les fruits crus n'étaient pas altérés; les épinards, les pruneaux, provoquaient rapidement de la diarrhée, et se présentaient avec leur aspect et leur couleur à l'orifice fistuleux; le lait provoquait aussi du dévoiement, et surtout au bout d'une demi-heure à une heure, il apparaissait en grumeaux coagulés. Les viandes rôties, chez ces individus, séjournent plus longtemps que le pain et les viandes bouillies.....

De ces expériences nombreuses, que nous ne pouvons relater ici, Lallemand est arrivé aux conclusions suivantes :

1° S'il est vrai que les substances alimentaires les plus animalisées sont celles qui nourrissent davantage, et *vice versâ*, il ne s'ensuit pas qu'elles sont plus promptement digérées;

2° Au contraire, le travail de la digestion est d'autant plus long et plus pénible que, sous un volume donné, l'aliment contient plus de matériaux nutritifs, et *vice versâ;*

3° Les aliments ne sortent pas de l'estomac dans l'ordre suivant lequel ils ont été introduits; ce ne sont pas ceux qui sont les plus altérés par la digestion qui sortent les premiers : ce sont ceux qui, contenant plus de matériaux alimentaires, sont plus réfractaires aux forces digestives.

Braune a fait plus récemment des recherches sur un cas d'anus contre nature, pratiqué sur l'intestin grêle à 24 centimètres de la valvule iléo-cæcale. D'après cet observateur, le chyme serait neutre à jeun et acide pendant la digestion. La muqueuse serait toujours alcaline. La viande ingérée par la bouche mettait trois heures pour apparaître à la fistule et au bout de cinq à six heures il n'en restait plus de traces (*a*).

(*a*) Spallanzani. — Stevens, *De alimentorum concoctione*, Edimbourg, 1777. — Gosse, *Opuscules de physique animale et végétale*, par Spallanzani, t. II, 1787. — Beaumont, *Exper. and Observ. on the gastric juice*, Plattsburg, 1833. — Lallemand, *Observations pathologiques propres à éclairer plusieurs points de physiologie*. Thèse de Paris, 1818. — Loude, *Archives gén. de médecine*, 1re série, t. X. — Braune, *Lancet*, 1860, vol. XIX, p. 460-491.

préciables; c'est ce qui arrive pour les aliments contenant de la cellulose végétale. Dira-t-on que ces aliments sont plus digestibles que d'autres parce qu'ils ont traversé rapidement l'intestin? Ce serait une erreur. Il ne suffit pas, en effet, qu'une substance passe vite de la bouche à l'anus pour dire qu'elle soit digestible, il faut encore qu'elle ait fourni à l'économie le plus d'éléments nutritifs possible; aussi, tout en distinguant la valeur nutritive de la valeur digestive de l'aliment, dirai-je comme Trousseau : « L'aliment le plus digestible est celui qui fournit à l'économie la plus grande quantité d'éléments réparateurs, en exigeant le moins de travail possible de la part des forces digestives (*a*). »

Aliments lourds et légers.

Ne croyez pas cependant, messieurs, que les aliments les plus nutritifs soient les plus digestibles; nous verrons, au contraire, que certaines substances très-nourrissantes sont d'une digestion lente et laborieuse. Il faut reconnaître, d'ailleurs, que bien des causes viennent modifier les règles précises qu'on voudrait établir au point de vue de la digestibilité des aliments, et il serait difficile de classer aujourd'hui les matières alimentaires en aliments lourds et légers. Une des principales causes qui s'opposeraient à cette classification, c'est la prédisposition individuelle; tel, en effet, digère des substances qui produiraient infailliblement une indisposition chez tel autre.

Joignez à cela l'habitude, qui fait que le tube digestif s'accommode à tel ou tel aliment. Si, sur ce point, les irrégularités sont innombrables, il en est un autre, au contraire, sur lequel tout le monde est d'accord, cliniciens et physiologistes, c'est sur l'importance de l'état de cohésion que présente l'aliment; plus cette cohésion sera lâche et moins intense, plus la digestion sera rapide; il existe à cet égard dans une même substance des diffé-

(*a*) Trousseau, thèse de concours, 1838, *Des principaux aliments au point de vue de leur digestibilité et de leur valeur nutritive.*

rences très-grandes, selon les différents aspects sous lesquels elle est présentée, et rien n'est plus curieux que les résultats que Schiff donne sur la digestibilité d'une même quantité d'albumine prise en une masse solide et compacte ou bien administrée au contraire à l'état de divison extrême. Nous aurons, du reste, à revenir sur cette question.

Division des principes alimentaires.

Les principes alimentaires primordiaux forment trois groupes distincts. Les uns sont dits *éléments réparateurs* ou *azotés;* ils sont constitués par des substances albuminoïdes ou protéiques, auxquelles on a donné aussi le nom de *substances quaternaires,* parce qu'elles sont constituées par des atomes en plus ou moins grand nombre d'oxygène, d'hydrogène, de carbone et d'azote. Ceux du second groupe, appelés *éléments respiratoires* ou *hydrocarbonés,* sont constitués par les sucres, les fécules et les graisses. Le dernier groupe, enfin, renferme les substances inorganiques, telles que les sels de potasse ou de soude et de chaux.

Digestion des matières albuminoïdes.

Nous allons étudier l'action de la digestion sur chacun de ces principes. Commençons par la digestion des matières albuminoïdes, qui sont presque exclusivement digérées par le suc gastrique. Mais avant d'exposer le mécanisme de cette digestion, permettez-moi de vous rappeler rapidement l'histoire des deux facteurs qui vont se trouver en présence : le suc gastrique d'une part et les matières protéiques de l'autre.

Du suc gastrique.

Depuis les premiers travaux de Réaumur (*a*) sur l'action digestive du suc stomacal, depuis les curieuses expériences de Spallanzani sur la digestion, l'étude du suc gastrique s'est complétée peu à peu, et aujourd'hui nous pouvons, grâce aux travaux récents, et principalement à ceux de Charles Richet, donner une étude à peu près complète de ce suc gastrique.

(*a*) Réaumur, *Mém. de l'Acad. des sciences*, 1752. — Tiedemann et Gmelin, *Recherches expérim. sur la digestion*, trad. franç., Jourdan. — Leuret et Lassaigne, *Recherches sur la digestion*, 1825.

Lorsqu'on examine ce suc, on voit qu'il est composé de deux parties essentielles : un acide et une matière azotée. On a longtemps discuté sur la nature de cet acide, et rien de plus curieux que de parcourir à cet égard les travaux des physiologistes depuis le commencement de ce siècle. Les uns veulent que ce soit de l'acide acétique (Tiedemann et Gmelin) ; les autres, comme Blondlot, ont pensé qu'il s'agissait de phosphate acide de chaux. Ce sont là des opinions exceptionnelles, et le débat, aujourd'hui, est entre l'acide lactique et l'acide chlorhydrique. Tandis que Berzelius, Chevreul, Leuret et Lassaigne, Lehman, Smith, et récemment Laborde, soutenaient la première opinion, nous voyons Prout, Children, Schmidt et Maly se faire les défenseurs de la deuxième. Les expériences de Charles Richet paraissent, grâce à leur précision, devoir clore le débat; elles démontrent que l'acidité est due en grande partie à l'acide chlorhydrique, et que cet acide se présente à l'état de combinaison avec une substance azotée sous la forme de chlorhydrate de leucine (1).

(1) La leucine se trouve normalement dans le pancréas, la rate, le thymus. les glandes thyroïdes et salivaires, le foie, les reins, les capsules surrénales, le cerveau et les glandes lymphatiques. Elle a pour formule $C^6H^{13}AzO^2$. Elle cristallise en lamelles blanches. Insoluble dans l'éther, elle se dissout dans 27 parties d'eau froide, et plus abondamment dans l'eau chaude. Elle fond à 170 degrés. Chauffée à une température plus élevée, elle se décompose en gaz carbonique et amylamine (Wurtz).

$$C^6H^{13}AzO^2 = CO^2 + C^5H^{13}Az.$$

Elle forme des combinaisons avec les acides et les bases.

Dans l'estomac, la leucine est, d'après Richet, combinée à l'acide chlorhydrique, en sorte qu'elle modère, pour ainsi dire, l'action de l'acide, et c'est probablement sous cette forme de combinaison que l'acide chlorhydrique est sécrété par les glandes stomacales. La formule du chlorhydrate de leucine est $HCl.C^6H^{13}AzO^2$.

Voici comment Charles Richet a procédé à la recherche de la leucine : « Ayant préparé une infusion stomacale avec huit caillettes de veau, j'ai obtenu environ 800 centimètres cubes d'une solution chlorhydrique, l'addition d'acide chlorhydrique étant nécessaire pour enlever les substances actives contenues dans la muqueuse et empêcher la putréfaction. Cette solution fut traitée par une quantité suffisante

Quant à la matière azotée contenue dans le suc gastrique, entrevue par Eberle (1834), séparée par Schwann (1836), étudiée par Wassmann et Papenheim, cette substance, décrite sous le nom de *gastérase*, de *chymosine*, de *pepsine*, a été l'objet de nombreux travaux. Elle constitue le ferment essentiel du suc gastrique. Mais, pour que ce suc gastrique puisse posséder les propriétés digestives, il faut que la pepsine soit associée à son acide, et cette union est si nécessaire à la digestion que, pour certains physiolologistes, Schiff particulièrement, l'acide et la matière albuminoïde ne formeraient qu'un corps, décrit sous le nom d'*acide chlorhydropeptique.* Telle est, en résumé, la constitution du suc gastrique. Voyons celle des matières albuminoïdes.

Des substances albuminoïdes.

Les principes albuminoïdes ont une constitution à peu près uniforme (1), et, pour Mülder, la partie fondamentale de ces sub-

de carbonate d'argent récemment précipitée et chauffée légèrement, puis filtrée, de manière à être tout à fait dépourvue d'acide chlorhydrique. En faisant passer un courant d'hydrogène sulfuré, on précipite à l'état de sulfure l'oxyde d'argent qui s'est formé partiellement pendant la réaction. Mais on ne peut séparer par filtration le sulfure d'argent ; il faut évaporer lentement dans le vide ou à une chaleur modérée. Quand la liqueur est évaporée à consistance sirupeuse, on la reprend par l'alcool bouillant à plusieurs reprises. On dissout, ainsi que la leucine, la tyrosine et les substances semblables, tandis que les peptones, le sulfure d'argent et les sels minéraux sont insolubles dans ces conditions. Dans la liqueur alcoolique évaporée, puis abandonnée à elle-même, on constate la présence de tyrosine, et surtout de leucine. »

Ces huit caillettes, traitées par 2,5 d'acide chlorhydrique, ont donné à peu près 5 grammes de leucine ; la quantité de tyrosine est plus faible. Par des cristallisations fractionnées, on peut facilement isoler la leucine et la tyrosine, et les obtenir à un état de pureté suffisante pour constater leurs caractères chimiques et cristallographiques (Richet, *loc. cit.*, p. 54).

(1) La protéine (de πρῶτος, premier) s'obtient en dissolvant une matière albuminoïde dans une solution aqueuse de potasse, maintenue à la température de 50 degrés. En ajoutant à cette dissolution un léger excès d'acide acétique, on voit apparaître un précipité gélatineux : c'est la protéine. Pour 100 de protéine pure, on trouve à l'analyse 55 de carbone, 15 à 16 d'azote, environ 7 d'hydrogène et 22 d'oxygène. Mulder formulait la protéine $C^{40}H^{30}Az^{10}O^{12}$; elle est insoluble dans l'eau, dans l'alcool et dans l'éther.

stances protéiques est un corps auquel il a donné le nom de *protéine :* les unes sont solubles, les autres insolubles. Sous l'influence de la chaleur et des acides, elles fournissent des précipités insolubles, précipités qui sont une modification isomérique de la substance albuminoïde qui les a fournis.

En présence de certains réactifs, et en particulier de l'acide nitrique concentré, il se produit un précipité jaune auquel on donne le nom d'*acide xanthoprotéique*. Avec le nitrate nitreux de mercure, ou réactif de Millon, on obtient une coloration rouge-orange caractéristique.

Les substances albuminoïdes quaternaires sont très-répandues dans les matières organiques. Ce sont elles qui constituent la gélatine des os, la musculine ou myosine des viandes, la fibrine du sang, la caséine du lait, l'albumine de l'œuf, le gluten du pain, etc. (1).

Des peptones. Lorsqu'on les met en contact avec la surface de l'estomac, ou bien lorsqu'on pratique des digestions artificielles, ces matières albuminoïdes, en présence du suc gastrique, produisent deux phénomènes distincts : d'abord, précipitation ou dissolution incomplète de la substance albuminoïde. Mialhe, qui a fort bien étudié ce problème, appelait le nouveau corps ainsi formé, *albumine caséiforme ;* c'est ce qu'on décrit aujourd'hui sous le nom de *syntonine,* qui n'est autre chose que le résultat de l'action des acides sur les matières protéiques. Puis, si l'action du suc gastrique continue, il survient une autre modification de ces matières albuminoïdes, qui acquièrent alors des propriétés nouvelles ; on obtient ce que Mialhe a appelé *albuminose*, et Lehman *peptone*.

(1) Les matières albuminoïdes proprement dites sont : les albumines des œufs (mammifères, oiseaux, poissons), celles qui se trouvent dans le plasma musculaire, la sérine du sérum, la vitelline, la globuline, l'hémoglobine, la caséine, la légumine, la fibrine du sang, la musculine des muscles, la fibrine du gluten et la glutine ; les albumines coagulées, la musculine cuite, l'osséine, la gélatine, etc.

Caractères des peptones.

Quelles différences y a-t-il entre les matières albuminoïdes et les peptones? Les voici : Bien que les peptones conservent les réactions caractéristiques des matières albuminoïdes, c'est-à-dire bien qu'elles fournissent avec le réactif de Millon (nitrate nitreux de mercure) la coloration rouge-orange caractéristique, ou qu'elles donnent avec l'acide azotique concentré le précipité jaune d'acide xanthoprotéique, les peptones (1) cepen-

(1) Nous empruntons les indications suivantes à l'excellente thèse de A. Henninger, sur la nature et le rôle physiologique des peptones. Henninger a opéré avec des solutions aqueuses de peptones à 10 pour 100.

1° Chaleur. Ne trouble pas.

2° Acides chlorhydrique, sulfurique, azotique et acétique. Ne troublent ni à froid, ni à chaud, ni après l'addition des sels neutres des métaux alcalins.

3° Alcool. Précipite des flocons conglobants, solubles dans l'eau, même après un contact prolongé avec l'alcool.

4° Ferrocyanure de potassium additionné d'acide acétique. Ne trouble pas. (L'albumine-peptone et la fibrine-peptone doivent être purifiées par la dialyse pour que ce caractère se vérifie.)

5° Acide métaphosphorique. Précipité blanc, soluble dans des excès de réactif et de peptone.

6° Eau de chlore. Précipité.

7° Iodure de potassium. Précipité rouge brun.

8° Acides phosphomolybdique et métatungstique. Précipité.

9° Tannin. Précipité blanc, très-volumineux.

10° Acide picrique. Précipité jaune, très-volumineux, soluble dans un excès de peptone.

11° Sels biliaires (bile cristallisée de Plattner). Pas de précipité. Si on ajoute une goutte d'acide, précipité abondant, soluble dans un excès d'acide, et reparaît par addition d'eau. La solution des sels biliaires peu concentrée ne donne, avec l'acide acétique, qu'un léger trouble; mais si l'on ajoute une solution de peptone, il se produit un épais précipité, combinaison de peptones avec les acides biliaires; l'alcool contenant une petite quantité d'acide chlorhydrique le décompose en s'emparant des acides biliaires et laissant du chlorhydrate de peptone. La réaction des sels biliaires sur la peptone est très-sensible, mais nullement caractéristique, car l'albumine, la fibrine et la syntonine dissoutes dans l'acide acétique se comportent de même.

12° Bichromate de potassium et acide acétique. Rien.

13° Chlorure ferrique. Coloration rouge-brun; pas de précipité.

14° Alun. Rien.

15° Sulfate de cuivre. Colore en bleu-verdâtre, pas de précipité; si on y ajoute un excès de potasse, le liquide prend une magnifique coloration intense. La nuance est d'un beau rose si on a employé une très-petite quantité de sulfate de cuivre, et passe au pourpre, et finalement au bleu, à mesure que la proportion du sel cuivrique devient plus grande. La coloration pourpre est due à l'absorption partielle des rayons verts; les radia-

dant ont perdu la propriété de se coaguler sous l'influence de la chaleur et des acides; de plus, tandis que les matières

tions jaunes et bleues sont également affaiblies.

16° Liqueur cupro-potassique et sucre. Les peptones entravent la réduction de la liqueur de Fehling par le sucre, ou plutôt elles empêchent la précipitation de l'oxyde cuivreux produit (la gélatine, la créatine, la tyrosine, leucine, glycocolle, etc., agissent de même).

17° Acétate de plomb. Rien.

18° Sous-acétate de plomb. Trouble; après addition d'une petite quantité d'ammoniaque, il se forme un précipité abondant, assez soluble dans un excès de sous-acétate.

19° Chlorure mercurique. Précipité blanc, soluble dans un excès de potasse, peu soluble dans l'eau ou dans un excès de chlorure mercurique.

20° Azotate mercurique. Précipité blanc, volumineux, peu soluble dans un excès de réactif.

21° Azotate d'argent. Rien; après addition d'une petite quantité d'ammoniaque, on obtient un précipité blanc, soluble dans l'ammoniaque et dans l'acide azotique.

22° Chlorure aurique. Précipité jaunâtre, conglobant.

23° Chlorure platinique. Précipité jaune peu abondant.

24° Anhydride acétique. N'agit pas à froid; mais, en chauffant, vers 80 degrés, un mélange de 10 grammes de peptone sèche et de 25 grammes d'anhydride acétique, la masse se liquéfie bientôt en brunissant légèrement. La température étant maintenue pendant une heure, on sépare ensuite une partie de l'anhydride acétique par distillation dans le vide. Le liquide qui passe est un mélange d'acide et d'anhydride acétique. Le résidu du ballon, contenant encore beaucoup d'acide acétique, est repris par l'eau chaude, qui en dissout la plus grande partie. La solution trouble est abandonnée à elle-même pendant plusieurs jours, pour permettre aux parties insolubles de se déposer. On soumet ensuite à la dialyse le liquide clair, jusqu'à ce qu'il n'offre plus qu'une très-faible réaction acide. Il présente alors les caractères suivants :

a. Par la chaleur, il se coagule et fournit un précipité insoluble dans une petite quantité d'acide nitrique.

b. Par l'acide nitrique, précipité blanc, soluble dans un grand excès d'acide.

c. Par l'acide acétique et le ferrocyanure de potassium, précipité abondant.

d. Avec une très-petite quantité de potasse, précipité abondant, qui se redissout dans le moindre excès d'alcali.

e. Par les solutions de sels neutres (sulfate de sodium, nitrate de potassium, chlorure d'ammonium, sulfate de magnésium, etc.), précipité facilité par un excès d'acide acétique.

f. Avec le sulfate de cuivre, l'acétate de plomb, le chlorure mercurique, précipité.

25° Acide azotique concentré. Coloration jaune, passant à l'orangé-rouge après addition d'ammoniaque (acide xanthoprotéique).

26° Réactif de Millon. Colore en rose.

27° La solution de la peptone dans l'acide acétique cristallisable se colore en un beau violet-bleu, lorsqu'on y ajoute de l'acide sulfurique, et montre en même temps une faible fluorescence verte.

albuminoïdes sont à peine dialysables, les peptones subissent les lois de la dialyse. Enfin, lorsqu'on injecte dans les veines d'un animal une substance albuminoïde non modifiée, on la retrouve dans les urines; il n'en est pas de même avec les peptones, qui sont absorbées dans l'économie et dont on ne trouve pas trace dans les urines. Telles sont les différences essentielles qui séparent les matières albuminoïdes des peptones.

Des différentes peptones.

Mais on a été plus loin : on a voulu connaître les différences entre les diverses peptones, et Meissner, qui a fait un travail considérable sur ce sujet, a décrit de nombreuses variétés de peptones. Il a trouvé successivement les parapeptone, métapeptone, dyspeptone, et même des peptones *a*, *b*, *c* (1).

(1) Dans l'estomac, par la digestion, les matières albuminoïdes se dédoublent, d'après Meissner, en peptones assimilables et en parapeptone non susceptible de se transformer plus tard par l'action du suc gastrique. D'après Mulder et Bracke, la parapeptone pourrait se convertir ultérieurement en peptone. Schiff nie ce fait et ajoute que si, après avoir isolé la parapeptone, on la soumet à une digestion artificielle, on ne parvient pas à la transformer en peptone; mais que, au contraire, elle devient de moins en moins soluble et se rapproche de plus en plus de la dyspeptone.

La métapeptone est précipitée par les acides minéraux concentrés. On la trouve en grande quantité dans les matières vomies par les enfants, et elle est produite par la digestion de la caséine. Par une action prolongée de la pepsine, elle se transforme en peptone.

La dyspeptone est le résidu insoluble qui résulte de l'action prolongée du suc gastrique sur la caséine; elle est insoluble dans l'eau et dans l'alcool et n'est plus modifiée par la pepsine. Quand on a extrait du produit de la digestion stomacale la parapeptone, la métapeptone et la dyspeptone, il reste encore, comme l'a observé Meissner, les trois peptones *a*, *b*, *c*.

La peptone *a* est précipitée par le ferrocyanure de potassium, après addition d'un peu d'acide acétique, précipitée aussi par l'acide nitrique concentré.

La peptone *b* est précipitée par le ferrocyanure de potassium et l'acide acétique, mais non précipitée par l'acide nitrique concentré.

La peptone *c* n'est précipitée ni par l'acide nitrique ni par le ferrocyanure de potassium. Cette peptone est seule considérée par Schiff comme le produit définitif de la digestion.

Les peptones *a*, *b*, *c*, sont solubles dans l'eau et les acides dilués.

Je n'entrerai pas dans la description de ces diverses espèces, parce que les opinions de Meissner ne sont pas universellement adoptées; et, depuis quelques années, on tend à abandonner de plus en plus les conclusions auxquelles ce physiologiste était arrivé. On pense aujourd'hui, au contraire, et c'est l'opinion soutenue par Henninger, que les peptones diffèrent selon la substance qui les a fournies, et qu'on doit étudier successivement les fibripeptones, les albumipeptones, caséipeptones.

Si la chimie est incapable de donner par l'analyse les différences qui existent dans la constitution atomique de ces différents corps, l'application de la polarimétrie (1) permet de montrer que ces substances modifient d'une façon différente la lumière polarisée, et ce fait permet de penser que chaque peptone doit constituer une individualité propre (*a*).

Quant à la nature même des peptones, il y a deux opinions

(1) Les peptones sont lévogyres, et, suivant les observations de Corvisart, la déviation de 1 degré du saccharimètre de Soleil correspond à 80 milligrammes de fibrine peptone, 100 milligrammes de myosine-peptone, 104 milligrammes de gélatine-peptone, et 140 milligrammes d'albumine-peptone, dissoutes dans 100 centimètres cubes d'eau.

D'après Henninger, la caséine peptone possède un pouvoir rotatoire beaucoup plus élevé que la fibrine peptone. Henninger considère aussi comme trop grand l'écart entre le pouvoir rotatoire de l'albumine peptone et de la fibrine peptone, indiqué par Corvisart.

(*a*) Denis, *Etudes chimiques, physiologiques et médicales sur les matières albuminoïdes*, 1842. — *Nouvelles études chimiques, physiol. et médicales sur les substances albuminoïdes*, 1856. — Mulder, *Sur la composition de quelques substances animales* (*Bull. des sc. physiques et naturelles en Néerlande*, 1838). — *Chemistry of Animal and Vegetable Physiology*. — *Zur Geschichte des Proteins* (*Journ. für prakt. Chemie*, 1847). — Dumas, *Traité de chimie*, I. VII, p. 439. — Panum, *Sur les substances albuminoïdes* (*Ann. de Chimie*, 1853, 3e série, t. XXXVII). — Mialhe, *Mémoires sur la digestion et l'assimilation des matières albuminoïdes*, Paris, 1847. — *Chimie physiol. appliquée à la digestion*, Paris, 1856.— Lehmann, *Lehrbuch der physiologischen Chemie*, t. II, 1850. — Corvisart, *Etudes sur les aliments et les nutriments*, Paris, 1854, et *Gaz. hebd. de méd.*, 1857, t. IV. — Meissner, *Untersuchungen über die Verdanung der Eiweisskörper* (*Zeitschr. für rationn. Medizin.*, 1859, t. VII, p. 1; 1860, t. VIII, p. 280; t. IX, p. 1). — Henninger, *De la nature et du rôle physiologique des peptones*. Thèse de Paris, 1878. — Ch. Richet, *Du suc gastrique chez l'homme et les animaux*, 1878.

en présence. Les uns pensent que ces corps sont les polymères des substances protéiques; les autres prétendent qu'il s'agit d'une modification moléculaire spéciale, et pour Henninger la peptonisation des matières albuminoïdes consisterait en une hydratation de ces substances. Toujours est-il que ces principes alimentaires se dissolvent plus ou moins rapidement dans le suc gastrique, et, à cet égard, voici quelle serait leur digestibilité : la caséine serait la plus rapidement digérée; puis viendrait la fibrine, et enfin l'albumine.

Nature des peptones.

Quant à leur valeur nutritive, il est bien démontré, par les expériences de Magendie, de Leuret et Lassaigne, de Tiedemann et Gmelin, de Bœcker, de Tegard, de Brown-Séquard et d'Hammond, que, prises isolément, ces matières albuminoïdes ne peuvent soutenir l'homme ou l'animal auquel on les administre (1), et pour qu'elles acquièrent une valeur nutritive réelle, il faut qu'elles soient associées entre elles. C'est là, vous le voyez, un fait très-important, que les expériences sur les animaux ont démontré, et que l'expérimentation sur l'homme a bien mis en lumière, à propos de cette question, oubliée aujourd'hui (2), et cependant fort intéressante, du

Valeur nutritive des principes albuminoïdes.

(1) Hammond, s'étant soumis à une alimentation exclusive avec de l'albumine, a trouvé : 1° que sa chaleur ne s'abaissait pas; 2° qu'il maigrissait; 3° que la quantité d'albumine augmentait dans le sang; 4° que la proportion des substances azotées s'accroissait dans l'urine. Après dix jours de cette alimentation exclusive, il dut cesser, la diarrhée, les douleurs abdominales et la céphalalgie ayant pris une grave intensité. Pendant dix autres jours il n'a pris que de l'amidon et il a encore cruellement souffert des pyrosis et de la céphalalgie; sa perte de poids a été encore plus considérable qu'avec l'albumine (a).

(2) L'idée de Papin (1681), de Changeux (1775), de Proust (1791), de faire servir à l'alimentation la gélatine extraite des os, a été reprise par Darcet en 1810, qui fit préparer du bouillon à la gélatine extraite des os par la vapeur.

Rapidement il y eut un grand engouement pour cette alimentation, une usine fut créée au Gros-Caillou et des appareils furent installés à Paris,

(a) Hammond, *Recherches sur la valeur nutritive de l'albumine, de l'amidon et de la gomme employés isolément comme aliment* (*Trans. of the American Medical Asso.*, 1857).

bouillon à la gélatine, inventé par Darcet. Ce bouillon, en effet, bien loin de soutenir les malades, était dépourvu de toute valeur nutritive.

à Lille, à Lyon, à Strasbourg, en Russie, en Pologne, en Hollande, au Mexique et à la Nouvelle-Orléans. A Paris, du 7 octobre 1829 jusqu'en 1840, l'appareil de l'hôpital Saint-Louis a fourni 1 463 950 litres de dissolution gélatineuse et 7 240 kilogrammes de graisse, et ces produits ont servi à préparer 3 456 307 rations d'aliments à la gélatine. En onze ans, il y a eu (malades, convalescents, employés et gens de service, indigents) 94 542 personnes nourries avec des aliments à la gélatine. Dans les magasins de droguerie et d'épicerie, la gélatine convertie en feuilles ou en tablettes se vendait couramment pour les préparations culinaires.

Cependant des plaintes s'élevèrent sur ce mode d'alimentation, des malades soumis à ce régime se plaignirent; les expérimentations de Donné, de Magendie, de Lecœur, etc., vinrent battre en brèche la valeur de la préparation de Darcet; une commission fut nommée (Ac. des sciences) et ses conclusions ne furent pas favorables. Il est vrai de dire que d'autres commissions, entre autres celle nommée par la Faculté de médecine de Paris en 1814, avaient reconnu que, préparé par le procédé de Darcet, le bouillon à la gélatine était aussi agréable que le bouillon ordinaire des hôpitaux. Malgré cela, malgré ses défenseurs, Girardin, Arago, W. Edwards et Balzac, le bouillon à la gélatine fut à peu près complétement laissé de côté et rejeté.

Voici quelles étaient les conclusions de la commission dite *de la gélatine* :

1° Les chiens se laissent mourir de faim à côté de la gélatine dite *alimentaire*, après en avoir essayé ou non pendant les premiers jours.

2° Si, au lieu de cette insipide gélatine, on donne cette agréable gelée que les charcutiers préparent par la décoction de différentes parties de porc et d'abattis de volailles, les chiens la mangent comme nous avec un plaisir extrême les premiers jours, puis ils n'y touchent plus et meurent vers le vingtième jour, presque aussi vite que s'ils n'avaient pas mangé.

3° Si on associe la gélatine, en notable quantité, à une petite proportion de pain ou de viande ou de l'un et de l'autre, les animaux vivent plus longtemps, mais ils maigrissent et finissent par périr au soixantième ou quatre-vingtième jour.

4° Enfin, si on expérimente avec le bouillon de viande seule, et celui qui résulte d'un mélange d'une petite quantité de viande et d'un équivalent de gélatine, on constate que les chiens qui maigrissent vite avec la soupe à la gélatine, reprennent leur embonpoint avec celle qui ne contient que le bouillon (*a*).

(*a*) Papin, *La manière d'amollir les os*. Paris, 1682. — Changeux, *Observ. sur l'extraction de la gélatine des os* (*Observ. sur la physique, l'histoire naturelle et les arts*, de l'abbé Rozier, t. VI). — Proust, *Recherches sur les moyens d'améliorer la subsistance des soldats*. Ségovie, 1791. — Darcet (J.-P.-J.), *Mémoire sur les os provenant de la viande de boucherie, sur les moyens de les conserver, d'en extraire la substance gélatineuse*, etc. Paris, 1829. — *Nouveaux documents relatifs à l'emploi de la gélatine*. Paris, 1840. — Girardin, *Rapport sur l'emploi de*

Nous verrons cependant que, prise sous un autre aspect, cette question mérite d'être étudiée à nouveau, et je vous montrerai que, si certaines de ces substances ne sont pas nutritives seules, elles peuvent cependant, comme Schiff l'a constaté, favoriser la sécrétion du suc gastrique et jouer, par cela même, un rôle important dans la digestion.

Ce rôle de peptonisation est-il réservé exclusivement à l'estomac? Non; si la plus grande partie de la digestion se passe en présence du suc gastrique, il faut reconnaître cependant que d'autres liquides sécrétés par le tube digestif possèdent les mêmes propriétés.

Claude Bernard, Corvisart, Meissner, Kühne, ont démontré, en effet, que le suc pancréatique peut transformer la matière albuminoïde en peptone, et la substance ayant cette propriété serait la *trypsine* (*a*); ce qui caractériserait l'action de ce ferment, c'est qu'il pourrait produire la transformation en peptone dans un milieu alcalin. On a prétendu aussi que le suc intestinal pouvait jouir de la même propriété; mais ici la difficulté est grande, car, sans nier la présence de ce suc, les uns ont prétendu qu'il ne possédait pas de propriétés digestives, les autres ont affirmé cette même propriété. Je crois, d'après les expériences, sur lesquelles nous reviendrons du reste, qu'il ne faut pas dénier au suc intestinal toute propriété digestive, quelque faible qu'elle soit.

Telle est la digestion des matières albuminoïdes, que certains physiologistes, et en particulier Charles Richet, ont considérée comme une véritable oxydation. On est donc

la gélatine des os dans le régime alimentaire. Rouen, 1831. — Edwards et Balzac, *Arch. de méd.*, 2e série, Paris, 1833. — Donné, *Expérience sur les propriétés de la gélatine* (*Comptes rendus de l'Ac. des sc.*, 1841). — Magendie, *Rapport au nom de la commission de la gélatine*, 1841. — Trousseau, *Des principaux aliments*. Thèse de concours, 1838. — Lecœur, *Expériences sur les effets de la solution gélatineuse de l'Hôtel-Dieu* (*Comptes rendus de l'Acad. des sciences*, 1841). — Bérard, *Cours de physiologie*. Paris, 1848. — *Rapport sur la gélatine considérée comme aliment* (*Bull. de l'Acad. de méd.* Paris, 1850, t. XV).

(*a*) Kühne, *Centralbl. f. d. med. Wiss.*, 1876, p. 636.

porté à croire que cet acte particulier de la digestion est une véritable fermentation et que, entre la fermentation, la peptonisation et la putréfaction, les points de contact sont des plus intimes. Vous verrez par la suite combien cette idée de fermentation est utile à connaître pour expliquer et guérir certaines formes de dyspepsie.

Digestion des féculents.

Les féculents sont l'objet d'une digestion toute spéciale. Ce sont les glandes salivaires qui fournissent les éléments de cette digestion, qui consiste en une action spéciale de ce corps que Dubrunfaut a découvert et décrit sous le nom de *diastase* dans les graines fermentées des céréales, et que Mialhe a trouvé dans la salive, c'est ce corps qui transforme l'amidon en dextrine, puis en glycose. Cette action est limitée aux glandes salivaires, mais se prolonge dans le reste du tube digestif, et Charles Richet a montré que l'acidité de l'estomac, au lieu d'atténuer la transformation des matières amylacées, la favorise au contraire d'une façon notable. Mais ajoutons que le suc gastrique par lui-même est impuissant à produire cette transformation. Il n'en est pas de même du pancréas, et les remarquables travaux de Bouchardat et Sandras ont mis en lumière l'action saccharifiante du suc pancréatique.

Digestion des matières sucrées.

Quant au sucre de canne, il est modifié par la salive, et, comme on dit en physique, interverti (*a*). La présence en grande quantité de ces matières sucrées dans l'estomac retarde l'action digestive, et cela en proportion notable.

Digestion des matières grasses.

Enfin, les matières grasses ne sont modifiées ni par le suc gastrique, ni par la salive; leur digestion est réservée au suc pancréatique, qui les émulsionne. Je ne saurais trop, messieurs, appeler votre attention sur le rôle considérable du pancréas, qui, placé à la suite des cavités buccale et stomacale, est chargé de compléter l'action des digestions qui se passent dans ces deux parties de l'appareil digestif; il modifie

(*a*) Richet, *loc, cit.*, p. 116.

non-seulement les matières albuminoïdes et les féculents qui ont échappé à l'action de la salive et du suc gastrique, mais il possède encore le pouvoir exclusif de la digestion des matières grasses. Tout récemment, Defresne, qui a fait de l'étude du suc pancréatique l'objet de longues recherches, a attribué à trois ferments distincts qui se trouveraient dans ce liquide, les trois propriétés que je viens de vous signaler. L'*amylopsine* serait chargée de saccharifier l'amidon, le *stéapsine* favoriserait le dédoublement de la graisse; enfin, la *myopsine* dissoudrait les matières alimentaires albuminoïdes (*a*).

Des matières salines.

Quand aux substances salines, elles sont aussi utiles que les principes réparateurs et les principes respiratoires. Liebig a démontré ce fait depuis longtemps, et les expériences plus récentes de Förster sont à cet égard démonstratives. En effet, tous les animaux que l'on nourrit d'aliments totalement dépourvus de substances salines, meurent rapidement. Büng (1)

(1) Des expériences nombreuses de Kemmerick, Liebig, Voit, Förster, Bischoff, etc., ont démontré la nécessité et l'importance des sels dans l'alimentation. D'après Kemmerick, l'action du bouillon de viande est due aux sels de potasse qu'il contient, et les résidus de viande, sans les éléments du bouillon, ne peuvent soutenir les animaux qui en sont nourris qu'à la condition d'y ajouter du sel de cuisine. Il a fait à ce sujet les deux expériences suivantes : Prenant deux chiens âgés de six semaines, il a donné à l'un le résidu avec un mélange artificiel des sels du bouillon avec du sel de cuisine ; à l'autre, le résidu avec du sel de cuisine seulement. Au bout de vingt-six jours, il a constaté que les deux chiens avaient augmenté de poids ; mais que le premier était plus pesant, plus vigoureux et plus intelligent que le second, qui devenait faible, indifférent, morose. Il changea les rôles et donna alors au deuxième la nourriture qu'il avait donnée d'abord au premier, et alors il vit ce chien, qui paraissait amaigri comparativement à l'autre, reprendre rapidement et augmenter de poids.

Un chien complétement privé de sel ne perd pas tout d'abord sensiblement de poids, de chair ni de graisse ; mais il devient beaucoup plus faible ; il s'affaisse, pour ainsi dire, et reste indifférent dans son coin.

Bischoff a vu un chien nourri avec du pain seulement, avoir un accès de manie aigu ; puis, au bout de quelque temps, de la paralysie s'est montrée aux membres postérieurs. Il a été re-

(*a*) Académie des sciences, séance du 10 juin 1878.

a montré aussi qu'à l'égard des sels de potasse et des sels de soude, tandis que dans les viandes il existait une part égale entre les sels de soude et ceux de potasse ; dans les végétaux, au contraire, les sels de potasse dominaient ; de là la nécessité d'ajouter du sel marin à l'alimentation herbacée.

Telles sont, messieurs, les conditions qui président à la

marqué que, si on continuait l'expérience, le chien succombait ; qu'il se rétablissait, au contraire, si on lui redonnait la nourriture mélangée ordinaire.

Förster a donné à des pigeons, à des souris et à des chiens une nourriture très-pauvre en sels, et il a remarqué que les souris ont vécu vingt et un à trente jours, les pigeons treize à vingt-neuf jours, et les chiens vingt-six à trente-six jours.

Les expériences de Boussingault sur les taureaux montrent bien aussi l'importance des sels et leur utilité dans l'alimentation.

Voici, entre autres, une expérience concluante : Il prit six taureaux : à trois il donna du sel et leur fourrage habituel ; aux trois autres, il ne donna que leur fourrage. Au bout de six mois de ce régime, il y eut une différence notable entre ces animaux ; tandis que ceux qui ne mangeaient que le fourrage ordinaire avaient perdu leur vivacité, avaient un poil terne, ébouriffé, ceux qui recevaient du sel avec leur fourrage étaient vifs, avaient le poil luisant et lisse, et manifestaient de fréquents indices du besoin de saillir. Boussingault a constaté, de plus, que des vaches nourries exclusivement avec des pommes de terre n'ont pu supporter ce régime qu'autant qu'on ajoutait à leur ration quotidienne 70 grammes de sel (Longet).

D'après Barbier, l'homme doit prendre par jour, en vingt-quatre heures, 12 à 30 grammes de sel, soit pur, soit mélangé aux aliments. Quand l'homme ne peut, pour une cause ou pour une autre, prendre la quantité nécessaire de sel, il présente les mêmes accidents que les animaux ; il tombe, comme le montre Barbier, dans un état de langueur et de faiblesse, et présente au bout d'un certain temps tous les symptômes de l'anémie par diminution de la production des globules et de l'albumine du sang (*a*).

(*a*) Barbier, *Note sur le mélange du sel marin aux aliments de l'homme* (*Gaz. méd. de Paris*, 1838. — De Blainville, *Cours de physiologie générale et comparée*. — Liebig, *Nouvelles Lettres sur la chimie*, 1852. — Dailly, *Comptes rendus de l'Acad. des sc. de Paris*, mars et avril 1847. — Boussingault, *Economie rurale*, Paris, 1852. — Boussingault, *Mémoires de chimie agricole et de physiol.*, Paris, 1854. — Saive, *Mém. à l'Ac. de Bruxelles*. — Plouviez, *Bull. de l'Acad. de méd. de Paris*, t. XIV. *Rôle que joue le chlorure de sodium dans l'alimentation de l'homme*, 1848-49. — Goubaud (Arm.), *Du sel marin et de la saumure* (*Comptes rendus de l'Ac. des sc.*, t. XLIII (1856). — Voit, *L'alimentation animale et l'alimentation végétale. Importance des sels nutritifs et des condiments* (*Sitzungsberichte der konigl. bayer. Akademie der Wissenschaften zu München*, 1869, II, Heft IV, S. 483, et *Revue scientifique*, 1872, p. 1020).

digestion et à l'absorption des principes alimentaires primordiaux. Si je me suis étendu aussi longuement sur cette question, qui paraît s'éloigner de la thérapeutique proprement dite, c'est que, ainsi que je vous le disais d'abord, nous ne pouvons connaître et approfondir la bromatologie qu'en nous basant sur les faits que je viens de résumer, faits sur lesquels nous reviendrons et qu'il était nécessaire d'exposer devant vous.

Dans la prochaine leçon, nous entrerons plus avant dans le cœur de la question et nous commencerons l'étude des aliments complets et complexes.

TROISIÈME LEÇON

DES ALIMENTS COMPLETS ET COMPLEXES.

SOMMAIRE. — Aliments complets. — Du lait, sa composition. — De la digestion du lait. — De la diète lactée. — Du petit-lait, sa composition. — Cure de petit-lait; avantages et inconvénients de cette cure. — Du koumys, sa composition. — Des œufs. — Des aliments complexes, leur division. — Des viandes, leur division. — Leur digestion. — Leur valeur nutritive. — Leurs variétés. — Aliments azymes et aliments métazymes. — Comparaison entre la chair des mammifères, des poissons, des crustacés et des mollusques.

Messieurs, dans la leçon précédente, nous avons étudié la digestion des principes immédiats alimentaires; ces principes, pris isolément, ne peuvent servir à la nutrition, ne deviennent véritablement des aliments qu'à la condition de s'associer entre eux. Lorsque vous les rencontrez réunis dans une même substance alimentaire, vous pouvez dire que vous avez un aliment complet; lorsque quelques-uns, au contraire, font défaut, vous avez un aliment complexe. C'est l'étude de ces aliments complets et complexes que je vais aborder aujourd'hui devant vous, au point de vue spécial de l'étiologie et de l'hygiène thérapeutique des dyspepsies.

Les aliments complets sont rares, et nous ne pouvons donner véritablement ce nom qu'à deux substances: le lait et les œufs. Le lait renferme, en effet, des matières albumineuses: la
Du lait. caséine, la lacto-protéine et l'albumine; des matières grasses: le beurre; une matière sucrée : la lactose ou sucre de lait; et des principes salins : les phosphates et les chlorures. Nous retrouvons, vous le voyez, tous les principes immédiats que j'ai passés en revue (1).

(1) La densité moyenne du lait est de 1032,2, minima, de 1038,8, maxi-

Je ne m'occuperai pas ici de l'étude chimique et comparative du lait; mais lorsque je vous parlerai des dyspepsies des nouveau-nés, je reviendrai longuement sur ce point, et, à cette occasion, j'exposerai les différences du lait suivant son

ma (Quevenne); le lait de femme a une densité moyenne de 1030 à 1034.

En prenant les moyennes de nombreuses analyses, on arrive à la moyenne de composition suivante pour le lait de diverses espèces animales (pour 100 parties de lait) ;

ORIGINE DU LAIT.	EAU.	PARTIES fixes.	CASÉINE.	LACTO-PROTÉINE	BEURRE.	SUCRE de lait.	CENDRES.
Femme........	87,7	12,3	1,9	0,27	4,50	5,3	0,16 à 0,45
Vache.........	86,5	13,5	3,6	0,32	4,05	5,5	0,30 à 0,40
Anesse.........	90,7	9,3	1,7	0,33	1,55	5,8	0,5
Chèvre	87,6	11,4	3,7	0,15	4,20	4,0	0,56
Jument.........	89,4	11,0	2,7	»	2,50	5,5	0,5
Brebis.........	82,0	18,0	6,1	0,25	5,33	4,2	0,7
Truie..........	79,5	20,5	»	»	3,95	1,5	1,1
Chienne	73,7	26,3	11,7	»	9,72	3,0	1,2 à 1,5

Voici, d'après Filhol et Joly, la composition des cendres provenant de 1000 parties de lait de femme et de 1000 parties de lait de vache :

	Femme.	Vache.
Chlorure de sodium...	1.34	0.81
— potassium.	0.41	3.41
Phosphate de chaux...	3.95	3.87
— soude...	traces.	»
— magnésie	0.27	0.87
— fer.......	traces.	traces.
Carbonate de soude...	»	»
Soude (lactate)........	»	»
Fluorure de calcium..	traces.	traces.
Sulfate et silicate de potasse............	»	»
	5.98	8.96

On a quelquefois trouvé normalement de l'albumine dans le lait ; elle existe toujours dans le colostrum et le lait de truie (16,0), qui ne contient pas de caséine. E. Marchand a remarqué que lorsqu'on prive les vaches de leurs ovaires, leur lait devient riche en albumine. Outre les substances énoncées plus haut, on a trouvé encore dans le lait des gaz (oxygène, azote et acide carbonique), des acides, lactique, butyrique, silicique, du fluor, de l'urée (Rees et Picard), de l'hématine (Marchand), de la cholestérine et de la lécithine dans le lait de femme (Tolmatscheff).

Diverses circonstances, du reste, influent sur la composition du lait : le climat, le milieu, le repos, la fatigue, l'alimentation, la gestation, la traite, les maladies. Pendant le repos, le lait est plus riche en beurre ; avec une bonne alimentation, il y a plus de beurre, et on peut faire acquérir des qualités diverses au lait. De même, lorsqu'on nourrit une chienne exclu-

origine. Je ne veux vous entretenir ici que du lait en général et de son emploi, principalement chez l'adulte.

De la digestion du lait.

Voyons comment il se comporte en présence du suc gastrique. Tout d'abord il se coagule par l'action de l'acide du suc gastrique; la caséine insoluble qui en résulte se transforme, sous l'influence de la pepsine, en une pepto-caséine soluble; puis, le suc gastrique agissant de plus comme ferment sur le sucre de lait ou lactose, le lait fermente, et il se développe de l'acide lactique.

Charles Richet a étudié avec soin cette action spéciale de la digestion sur le lait et a démontré deux faits très-importants au point de vue thérapeutique. Le premier fait, c'est que le lait est, pour ainsi dire, le régulateur de l'acidité du suc gastrique; c'est-à-dire que, tandis qu'une petite quantité du suc gastrique peut amener très-rapidement la fermentation lactique d'une grande quantité de lait, une très-faible quantité de lait en présence d'une grande quantité de suc gastrique diminue ou atténue l'acidité de ce dernier. Nous verrons plus tard l'utilité de ce rôle de régulateur au point de vue thérapeutique. Le second fait important, c'est

sivement de viande, on voit l'albumine apparaître assez abondamment. D'après Lassaigne, avant le part le lait de vache contient de l'albumine. La traite a une influence; en effet, au commencement de la traite le lait est moins riche en crème et en beurre; d'après Quevenne, il contiendrait au début 5 pour 100 de crème, au milieu de la traite 15 pour 100 et à la fin 21 pour 100.

La composition du lait change pendant l'état de maladie; aussi doit-on le rejeter dans ces cas. Husson a fait remarquer que le lait des vaches atteintes de phthisie est beaucoup plus riche en phosphates, et Herberger a constaté dans du lait de vache atteinte d'une maladie des sabots, la présence de carbonate d'ammoniaque. Dans certains cas enfin, on a trouvé du sang et du pus.

Enfin certaines substances médicamenteuses absorbées par un animal se retrouvent dans le lait; ce qui a suggéré l'idée de donner ces laits, devenus ainsi médicamenteux, soit à des enfants, soit à des adultes (*a*).

(*a*) Payen, *Précis historique et pratique des subst. alimentaires*, etc., 1865. — Michel Lévy, *Traité d'hygiène*. — Wurtz, *Dict. de chimie*, 1869, t. III. — Husson, *Le lait, la crème et le beurre*, 1878. — Proust, *Traité d'hygiène*, 1877. — Coulier, *Dict. encyclopédique des sc. médicales*, 2e série, t. VI.

que la lactose, mise seule en présence du suc gastrique, ne fermente pas ; il est nécessaire, en effet, qu'il y ait dans le mélange une certaine quantité de caséine pour que la fermentation lactique se produise. Tels sont les phénomènes intimes de la digestion du lait.

La digestion du lait est des plus promptes : c'est l'aliment qui pénètre le plus rapidement dans l'économie en réclamant le moins de travail digestif possible. Quant à sa valeur nutritive, elle n'est pas douteuse ; en effet, unique aliment de l'enfant dans les premiers mois de la naissance, le lait lui fournit les éléments d'un accroissement rapide ; de même, chez l'adulte, il peut, employé seul, suffire aussi à l'alimentation ; et vous constaterez que certains malades soumis à une diète lactée rigoureuse obtiennent par ce régime une nutrition suffisante.

Le lait est un admirable médicament (1) dans certaines formes de dyspepsie ; il est même, vous le verrez, presque l'unique traitement du catarrhe de l'estomac ou de l'ulcère de cet organe. Quand nous traiterons de ces affections, je vous démontrerai par des faits l'utilité de ce moyen thérapeutique.

Du régime lacté.

Ce que je veux établir maintenant, c'est la façon dont vous devez instituer ce régime lacté. Quand vous ordonnez la diète lactée, vous aurez soin, le plus souvent, de prescrire le lait cru et non cuit ; plus, en effet, vous vous rapprochez du lait vivant, c'est-à-dire sortant de la mamelle, plus les conditions seront favorables pour l'absorption de cet aliment. La cuisson fait perdre au lait, en les coagulant, certains principes albumineux, et diminue, dans des limites restreintes, il est vrai, la digestibilité et la nutritivité de ce liquide. Employez donc le plus possible le lait cru et prescrivez-en 1, 2 ou 3 litres par jour. Pour autres aliments, donnez des potages,

(1) Voir p. 71.

du tapioca, mais préparés au lait, et vous aurez ainsi établi ce qu'on désigne sous le nom de *diète lactée.*

Pour faire tolérer le lait par l'estomac, pour rendre sa digestibilité plus grande, surtout dans le cas de dyspepsie acide ou irritative, vous ferez bien d'associer au lait des principes alcalins, qui viendront, en se joignant à ce liquide, atténuer l'acidité du suc gastrique. Ordinairement, par litre de lait, je prescris un verre d'eau de Vichy, source Hauterive ou source Saint-Yorre ; vous obtiendrez à peu près le même résultat en ajoutant 1 gramme de bicarbonate de soude par litre de lait.

Un des inconvénients du régime lacté résulte, non pas de l'aliment par lui-même, mais du dégoût insurmontable que son usage prolongé provoque chez certains malades. Pour surmonter ce dégoût, on a proposé d'aromatiser ce liquide avec différentes essences : anis, vanille, etc. Ces moyens peuvent donner quelques succès; mais, cependant, d'une façon générale, il ne faut pas trop prolonger le régime lacté, car, dès que le dégoût apparaît, quoi que vous fassiez, le malade refusera de continuer, et cela même en présence d'accidents graves.

Du petit-lait. Une autre préparation de lait, qui, elle aussi, a donné de bons résultats dans la cure des affections de l'estomac, c'est le petit-lait (1). Vous constaterez ses bons effets dans certaines

(1) Lorsqu'on abandonne le lait à lui-même à l'air, il se coagule, et le coagulum nage au milieu d'un liquide jaune verdâtre, contenant le sucre de lait et les sels : ce liquide est le petit-lait.

En pharmacie, le petit-lait se prépare d'après la formule suivante du Codex :

Lait pur de vache ..... 1000 gr.

Portez-le à l'ébullition et ajoutez-y, par parties égales, suffisante quantité d'une dissolution faite avec

Acide tartrique (ou acide citrique)............... 1 gr.
Eau.................. 8 »

Quand le coagulum sera bien formé, passez sans expression. Remettez le petit-lait sur le feu avec un blanc d'œuf délayé et battu avec un peu d'eau. Portez de nouveau à l'ébullition ; versez un peu d'eau froide pour abaisser le bouillon, et dès que le li-

dyspepsies atoniques, chez les estomacs fatigués par des excès de table, et dans certaines hypochondries à forme stomacale que Bosquillon a décrites sous le nom de *dyspepsie hypochondriaque.*

Le petit-lait (1) est du lait, moins sa matière grasse et sa caséine; il contient donc la lactose et les sels du lait, ainsi que les matières protéiques qui n'ont pas été précipitées par la présure ou l'acide, selon que l'un ou l'autre a servi à sa préparation. Mais, comme l'a fait remarquer Charles Richet, pour que cette boisson soit digestible, il est nécessaire que la

quide sera éclairci, filtrez-le sur un papier lavé à l'eau bouillante.

Gay propose le moyen suivant, avec lequel on obtient assez rapidement le petit-lait. Après avoir battu un blanc d'œuf avec une petite quantité d'eau, on y ajoute successivement 1 litre de lait et 25 grammes de vinaigre ou quelquefois d'un soluté d'acide tartrique, en ayant soin d'agiter sans cesse; on porte à l'ébullition, on verse un peu d'eau pour apaiser le bouillon, on jette le tout dans une étuvière et on filtre (Husson).

Dans les montagnes, on prépare le petit-lait au moyen de la présure, et on doit se servir de lait frais. On met le lait sur le feu, dans de grandes chaudières suspendues au moyen d'une crémaillère et qu'on éloigne à volonté. On ajoute la présure. On fait bouillir, on écume le liquide, on filtre à la chausse et on met le petit-lait dans des vases de bois qu'on a préalablement échaudés à l'eau bouillante. On met ces vases dans des vases de bois plus grands et une couche d'eau très-chaude sépare ces deux vases l'un de l'autre. On peut aussi le boire chaud. Dans quelques stations cependant il est pris froid (Labat).

(1) On a donné bien des analyses du petit-lait, qui contient de l'albumine, de la caséine, de la lacto-protéine, de l'urée, de la créatine, du sucre de lait et des sels.

Voici une analyse du petit-lait faite par Valentiner et une analyse des sels du petit-lait de Kreuth par Spirigates :

1° Analyse du petit-lait par Valentiner :

	Brebis.	Vache.	Chèvre.
Eau.......	91.960	63.264	91.380
Matières albuminoïdes (albumine et caséine)....	2.130	1.080	1.140
Sucre de lait.	5.070	5.100	4.530
Matières grasses...	0.252	0.116	0.372
Sels et matières extractives..	0.588	0.410	0.578
	100.000	100.000	100.000

2° Analyse des sels du petit-lait de Kreuth par Spirigates (1854) :

Produits incinérés......	0.597
	p. 100
Chlorure de sodium....	17.24
— potassium .	43.23
Potasse................	16.30
Chaux.................	4.59
Magnésie..............	2.42
Phosphate ferrique.....	traces
Acide phosphorique....	14.17
— sulfurique.......	2.05

coagulation de la caséine et sa séparation ne soient pas complètes, car si le petit-lait était dépourvu complétement de caséine, il deviendrait un aliment indigeste par suite de l'absence de fermentation de la lactose ou sucre de lait. Dans certains cas, nous voyons le petit-lait mal supporté; soyez persuadés alors que cela résulte moins d'une prédisposition individuelle que d'une mauvaise préparation de ce petit-lait, qui ne renferme plus assez de caséine pour permettre la fermentation, fermentation absolument nécessaire, puisqu'elle amène dans le tube digestif un acide utile à la digestion, l'acide lactique.

Carrière et Aran ont montré comment se pratique la cure de petit-lait (1), et aujourd'hui, en Suisse, dans le Tyrol, et jus-

(1) Les stations pour la cure de petit-lait sont fort nombreuses, et en 1860 Carrière en comptait déjà 400. Elles font ordinairement partie d'établissements d'eaux minérales ou en sont très-rapprochées.

Ne pouvant les citer toutes, nous donnerons au moins le nom des principales. En Suisse, on remarque Gais, la plus ancienne, puisqu'elle date de 1749, et autour d'elle, sur le plateau d'Appenzell, Weisbad, Gonten et Heiden; Interlaken et Aaormuth, dans l'Oberland bernois; Engelbert, dans le canton d'Unterwald; Rohrbach, sur le lac de Constance, et Fured, sur le lac Balaton. Les autres établissements sont ceux de Berhenried, du Righi et de Weissenstein.

En Allemagne, il y a aussi de nombreux établissements : Streiberg, Liebenstein, Rehborg (Hanovre); Schlongenbad (Nassau); Baden-Baden; Salzbrunn, Reinerg, Charlottenbrunn (Silésie); Roznau (Moravie); Kreuth et Reichenhall (Bavière); Glaichenberg (Styrie); Ischl, où on trouve le petit-lait de vache, de chèvre et de brebis; Aussée, Gmunden et Méran (Tyrol). On pourrait encore citer les stations d'eaux : Ems, Kreuznach, Schwalbach, Kissingen, etc., où se fait encore la cure de petit-lait.

Dans quelques stations on boit le lait froid, dans d'autres on le prend chaud.

Cure. — On prend, au commencement de la cure, une dose de 120 à 130 grammes de petit-lait fraîchement préparé; on se promène au grand air pendant un quart d'heure, puis on boit la seconde dose. S'il ne survient pas de dérangement digestif ou intestinal, on peut, au bout de quelque temps, boire par jour de quatre à cinq verres de petit-lait de vache.

D'après le docteur Helft, la cure est de six à huit semaines au plus; Carrière conseille de la prolonger plus longtemps.

Quelques personnes ne peuvent pas supporter le petit-lait; il pèse à l'estomac et provoque quelquefois des vomissements, des coliques, des gastralgies, de légers ictères. On a proposé, dans ces cas, de couper le petit-lait avec des eaux minérales, gazeuses, alcalines et même ferrugineuses; on parvient ainsi à le faire tolérer. Le goût du petit-lait est un peu fade et déplaît souvent, mais cependant on s'y habitue assez facilement.

qu'en Hongrie, on voit les stations de petit-lait se multiplier de jour en jour. C'est principalement dans le canton d'Appenzell, à Giess et à Weisbad, et dans l'Oberland bernois, à Interlaken, que se trouvent les établissements les plus connus où se pratique cette cure. Elle consiste à prendre le matin, à jeun, 120 grammes de petit-lait, et un quart d'heure après, une nouvelle dose. On augmente ensuite graduellement les doses,

De la cure de petit-lait.

Pendant la cure de petit-lait, on doit soumettre les malades à un régime spécial.

Régime. — D'après Carrière, on doit exclure les viandes fortes, les gibiers et le veau, et même le poisson. On donnera le mouton, les volailles grasses et, de préférence, les végétaux herbacés, dépouillés de leurs nervures fibreuses, et préparés au lait et au sucre, et même au beurre ou au gras.

Aux malades très-amaigris et faibles, on donnera une nourriture plus fortifiante tirée d'aliments plus azotés. Quant aux tempéraments caractérisés par un excès d'irritabilité ou d'éréthisme, il faut les nourrir par les moyens les plus doux. On peut donner avec avantage les compotes de fruits, qui sont d'une digestion facile. Le docteur Helft conseille de ne pas prescrire avec trop d'abandon les mets farineux et sucrés. Il faut, en un mot, qu'on fixe exactement la quantité des aliments chaque jour. On donnera les vins très-coupés d'eau et on supprimera les alcools. Il faut aussi régler l'ordre des repas et prescrire l'exercice (*a*).

A côté de ce petit-lait il faut placer les petits-laits médicinaux qui renferment des substances diverses qui en modifient plus ou moins les propriétés ; ainsi on fait un *petit-lait purgatif* en l'édulcorant avec du sirop de fleurs de pêcher, ou bien en y ajoutant de la manne ou un sel purgatif. — En y mêlant les sucs séparés de plantes amères, on a le *petit-lait apéritif.* Le *petit-lait de Weiss* renferme des substances sudorifiques et purgatives. Le *petit-lait de van Swieten* contient du séné, du sulfate de soude et du miel. — Enfin on a même proposé de faire, sous le nom de *petit-lait en poudre*, un petit-lait artificiel constitué par un mélange de sucre de lait, de sucre et de gomme. (Voir *Ann. de la Soc. méd. de Montp.*, t. XX, p. 342.)

(*a*) Lersch, *Einleitung in die Mineralquellenlehre*, etc. Erlangen, 1854. — Mojsisoviez, *Ueber die Bereitung der Kuh-und Schafmolken, und ihren medicinischen Gebrauch*, in *Baden bei Wien*, par Habel. Wien, 1842. — Beneke, *Die Rationalität der Molkenkuren.* Hanover, 1853. — Kramer, *Die Molken.und Badeanstalt Kreuth.* München, 1841. — Polak, *Ischl et ses environs.* Vienne, 1848. — Aran, *De la cure de petit lait* (*Bull. de thérap.*, t. LIX, p. 143). — Carrière, *Des cures de petit-lait et de raisin en Allemagne et en Suisse*, 1860. — Thiery-Mieg, *De la cure de petit-lait et de ses indications dans la phthisie pulmonaire* (*Bull. de thérap.*, t. LXIV, 1863). — Richelot (G.), *Mémoire sur l'emploi thérapeutique des laits médicamenteux* (*Union méd.*, 1865). — Fonssagrives, *Thérapeutique de la phthisie pulmonaire*, etc. Paris, 1866. — Lebert, *Ueber Milch und Molkenkuren.* Berlin, 1869. — Simon (P.), *Du petit-lait et du lait dans la phthisie pulmonaire.* Thèse de Paris, 1870. — Labat (A.), *La Cure de petit lait* (*Annales de la Société d'hydrologie médic. de Paris*, 1874). — I. Strauss, *Dict. de méd. et de chirurg. pratiques*, 1874.

sans cependant aller fort loin. Dans ce dernier cas, en effet, on observe assez souvent des vomissements et des coliques.

Comme le fait judicieusement remarquer Aran, dans cette cure, l'aliment joue un rôle secondaire, et il faut faire entrer en ligne de compte dans les résultats favorables obtenus dans le traitement des affections de l'estomac, le grand air, l'exercice et les excursions nombreuses qu'on entreprend dans ces pays de montagnes.

A côté du petit-lait, il y a une autre préparation lactée qui, elle aussi, joue un rôle important dans la cure des affections stomacales; je veux parler du koumys ou lait fermenté (1).

(1) Connu depuis longtemps déjà par les récits des voyageurs et les travaux de quelques médecins, le koumys, ou lait fermenté, très-employé en Russie, n'est entré que depuis peu d'années dans la thérapeutique française.

Le koumys est une boisson aigrelette, alcoolique, préparée avec du lait de jument ou avec du lait d'ânesse, de renne ou même de vache; les trois premiers sont préférables.

Pour confectionner cette boisson, les Tartares choisissent ordinairement des juments d'âge moyen et ayant récemment mis bas.

Elles vivent par troupeaux et on les fait paître autant que possible dans des prairies où pousse le *kawil*, herbe qui rend, dit-on, le lait plus savoureux et plus abondant.

Le docteur Landowski a publié récemment un très-intéressant travail sur le koumys, et il en indique les préparations suivantes :

Chez les Kirghizes et Baschkirs, on met le lait fraîchement tiré dans une outre de forme conique, triangulaire, ronde à sa base, nommée *saba* par les uns, et *toursouk* par les autres. Ces outres sont en peau de cheval non tannée, mais durcie et enfumée. Avant d'y verser le lait, on y met du vieux koumys desséché, qui joue le rôle de ferment, et qui se nomme *kora*. On remue le liquide à l'aide d'un bâton fixé dans le goulot de l'outre. Après trois jours de barattage et par une température de 20 à 25 degrés, le koumys est achevé.

D'autres peuplades préparent le koumys avec de la levûre de bière et le recueillent dans des vases de grès.

Le liquide ainsi obtenu est blanc-bleuâtre, aigrelet, alcoolique et mousseux lorsqu'il est mis en bouteille. D'après le degré de fermentation, on distingue trois koumys : 1° le koumys faible ou d'un jour, 2° le koumys moyen, de deux ou trois jours, et 3° le koumys fort, plus âgé et plus désagréable au goût.

A côté du koumys, il y a la galyzyme, produit de la fermentation d'un mélange de lait d'ânesse et de lait de vache. Cette boisson, analogue au koumys, a été préconisée par le docteur Schepp (1865).

Landowski conseille de ne pas donner le koumys immédiatement avant ou immédiatement après le repas.

Lorsque les malades, les femmes surtout, ne peuvent pas s'habituer à cette boisson, il conseille ou de l'édul-

Il y a, vous le savez, dans les plaines voisines de la mer Caspienne, des tribus tartares et kirghizes qui préparent ce lait de jument fermenté, et c'est sous la tente de ces peuplades Du koumys.

corer avec un peu de sirop parfumé, ou avec du sucre en poudre, ou de fractionner les doses. Landowski conseille aussi de ne pas donner du vin immédiatement après le koumys (a).

La composition du koumys serait, d'après Stahlberg, de Moscou, la suivante, d'après des analyses de koumys de trois jours et de koumys de cinq mois :

	Koumys de 3 jours.	Koumys de 5 mois.
Alcool	1.65	3.23
Matière grasse	2.05	1.05
Sucre de lait	2.20	0.28
Acide lactique	1.15	2.92
Caséine	1.12	1.12 *
Sels	0.28	0.28
Acide carbonique	0.75	1.86

* Avec acide succinique et glycérine.

Le koumys Edward, surtout employé à Paris, et fait avec du lait de vache, a, d'après Kokosinski, la composition suivante :

1re classe.	1	2
Eau	888.010	886.363
Acide carbonique	6.603	13.982
A reporter	894.615	900.345

1re classe.	1	2
Report	894.615	900.345
Chlorure de potassium	1.435	1.435
Chlorure de sodium	0 289	0.289
Sulfate de soude	0.067	0.067
Phosphate de soude	0.410	0.410
Phosphate de chaux des os.	2.670	2.670
Phosphate de magnésie	0.601	0.601
Phosphate de fer	0.062	0.062
2e classe.		
Lactate de soude	0.661	0.661
— de chaux	0.225	0.225
— d'urée	0.006	0.006
Lactose	18.952	23.065
Alcool	22.530	30.310
Acide lactique	7.021	8.872
— succinique	0.273	0.368
— propionique	0.015	0.022
Glycérine	1.427	1.909
Corps gras	8.527	8.501
3e classe.		
Caséine et albumine	18.310	18.290
Lacto-protéine	1.919	1.892
	1.000.000	1.000.000

(a) Guillaume de Rubruk ou Rubruquis (seizième siècle), *Mémoires de la Société de géographie*, t. IV, p. 225. — Jean du Plan de Carpin (treizième siècle), *Œuvres complètes*, parues en 1839 dans les *Mémoires de la Société de géographie.* — Marco Polo, *Voyages*, chap. LXX. — Gmelin, *Voyages en Sibérie*. Gœttingen, 1751 et 1752. Traduit de l'allemand par Kéralio. — Bergeron, *Vieille Histoire des Tartares.* — De Lesseps, *Journal historique*, 2e partie, p. 276. Paris, 1790. — Clarke, *Voyage en Russie, en Tartarie, en Turkie.* (Traduction française. Paris, 1813.) — John Grieve, *Account of the method of making a wine called by the Tartars Koumys, with observations on its use in medecine* (*Edinb. Trans.*, 1878. — Pallas, *Reisen durch verschiedene Provinzen des Russischen Reichs.* 1804. — Hæberlein, *Commentates de potu et lacte equino fermentato, etc.*, in *Comment. societat. physico-med. Mosqua*, vol. I, 1811. — Schwabe, *Hufelands journal*, B. 45, 1817. — Richter, *Histoire de la médecine en Russie*, t. I, p. 139. — Parrot, *Reise zum Ararat.* — Muhry, *La géographie médicale.*—Chomenkoff, *L'usage et les effets du koumys* (*Journal du ministère de la guerre*, t. XXXIX,

que les riches habitants de Saint-Pétersbourg et de Moscou vont chercher la guérison des affections pulmonaires. Dans ces derniers temps, l'usage du koumys s'est beaucoup répandu

Saint-Pétersbourg). — Œsterlein, *Hygiène et pharmacologie.* — Dahl, *Journal du ministère de l'intérieur*, *Journal de médecine russe*, n° 11. 1844. — Baron de Maydell, *Dissertatio nonnulla topographiam Oremburgensim spect.*, Dorpat, 1849. — *Cannstatt Jahresbericht*, III, p. 44, 1849. — Honigberger, *Fruchte aus dem Morgenlande Wien.* 1851. — L. Spengler, *Uber die Kumiskur.* Wetzlar, 1856. — Zablozky, *Sur le Koumys.* Saint-Pétersbourg, 1856. — Chodezky, *Du traitement par le Koumys dans le midi de la Russie. Journal de Moscou*, n°s 87 et 89. 1859. — Postnikoff, *Comptes rendus de l'établissement de Koumys à Samara. Journal du gouvernement de Samara*, 1859 à 1863. — Neftet, *Beobachtungen aus den Kirgisensteppen. Würzburg. med. Zeitschr.*, 1860. — Seeland, *Sur le koumys. La médecine du présent*, 1861, n° 52, 1862, n° 1. — Ucke. *Le climat et les maladies de la ville de Samara.* Berlin, 1863. — Schischonko, *Du koumys. Journal du gouvernement de Perm*, 1863. — Polusbenski, *Sur le koumys. Journal du ministère de la guerre.* Saint-Pétersbourg, 1865. — With, *Uber Milchwein und Milchweinkuren. Vortrag gehalten in Bremer arztlichen Verein.* Bremerhaven, 1865. — Beigel, *Balneologische Notizen uber die Kurmittel des Bades Reinerz*, 1863. — Postnikoff, *Monographie du koumys.* Samara, 1866. — Dumas, *Chimie physiologique et médicale.* Paris, 1846. — Schnepp, *Traitement efficace, par le Galyzyme, des affections catarrhales, de la phthisie et des consomptions en général.* Paris, 1865. — Bogorawlewski, *Manuel pratique de l'emploi et de la préparation du koumys comme moyen curatif, composé à la suite de longues études sur ce sujet.* — Fonssagrives, *Thérapeutique de la phthisie pulmonaire.* Montpellier, 1866, p. 129. — Karel, *La cure de lait. Archives générales de médecine.* Paris, 1866. — Stahlberg, *Le koumys, son effet physiologique et thérapeutique*, 1867, lu à l'Académie de médecine de Paris, 3 septembre. — Ullersperger, *Die Heilharkett der Schwindsucht*, p. 191. 1867. — Radakoff, *La possibilité du traitement par le koumys à Moscou. Chronique du présent*, n° 36. 1868. — Lersch, *Die Kur mit Milch, Molken, Koumys.* Bonn, 1869. — Stahlberg, *Der Kumys, seine physiologische und therapeutische Wirkungen.* Saint-Pétersbourg, 1869. — Lutostanky, *Recherches sur l'action du koumys et sa fabrication.* Cracovie, 1869. — Jagielski, *Du Koumys*, 1870. — *Différentes préparations de koumys et de leur emploi en médecine. Brit. med. Journ.*, 21 février et 7 mars 1871. — Joba, *Notice sur le koumys ou vin de lait*, 1873. — M. Legrand, *Du koumys et de ses applications thérapeutiques. Union méd.*, p. 833, 1874. — G. Martin, *Du koumys. Mouvement méd*, 6 juin et 24 octobre 1874. — Urdy, *De l'emploi du koumys en thérapeutique. Bulletin général de thérapeutique*, juillet 1874. — Bourneville, *Koumys. Progrès médical*, août 1874. — E. Landowski, *Du Koumys*, Communication faite à l'Association française pour l'avancement des sciences au Congrès de Lille. 1874. — Makarow-Sabowsky, *Du koumys et de son rôle thérapeutique.* Thèse, 1874. — G. Polli, *Koumys. La chimie appliquée à la médecine.* Milan, 1874. — Labadie-Lagrave, *Du koumys et de ses applications thérapeutiques. Gazette hebdomadaire*, n°s 36 et 38, 1874. — Foix, *Du koumys et de son rôle en thérapeutique. France médicale*, octobre 1874. — J. Biel, *Untersuchungen über den Kumys und den Stoffwechsel während den Kumyskur.* Wien, 1874. — Landowsky, *Du Koumys et de son rôle thérapeutique.* 1874 (*J. de Thérap.*). — Strauss, *Dict. de médec. et de ch. pratiques*, 1875. — Husson, *Le Lait, la Crème et le Beurre.* 1878.

en France, surtout à la suite des travaux du docteur Landowski sur ce sujet. Aussi, aujourd'hui, nous pouvons donner à nos malades, non pas du vrai koumys, c'est-à-dire du koumys avec du lait de jument, mais un koumys de lait de vache ayant subi la même fermentation, et jouissant de propriétés thérapeutiques analogues.

Cette substance, que vous avez vue souvent employée dans nos salles, est un liquide blanchâtre, petillant, d'une odeur aigrelette et butyreuse très-prononcée, et qu'on a décrit sous le nom heureux de *lait de Champagne*. Comme celui-ci, en effet, il contient de l'alcool et de l'acide carbonique, et en plus, de la caséine, du sucre de lait et de l'acide lactique. Cette boisson alcoolique, déterminant assez rapidement l'ivresse, est un tonique puissant, qui permet surtout, ainsi que vous le verrez, d'instituer, chez un alcoolique atteint de catarrhe de l'estomac, une médication lactée qui ne le prive cependant pas brusquement d'alcool; privation qui, ainsi que vous le savez, peut, dans certains cas, déterminer l'apparition de symptômes graves. C'est, en un mot, l'intermédiaire utile entre l'alimentation habituelle de l'ivrogne et la diète exclusivement lactée. Malheureusement, le goût tout particulier du koumys déplaît à certains malades, et il est impossible parfois d'instituer le traitement à cause de ce dégoût même. La dose à administrer varie selon la force du malade; on donne d'un à quatre verres; mais il faut se rappeler que, chez les personnes affaiblies, cette boisson, assez alcoolique, peut déterminer une ivresse passagère. Composition du koumys

On a proposé aussi de se servir du lait pour introduire certaines substances dans l'estomac, et on a fabriqué des laits médicamenteux. Ils sont surtout destinés au traitement d'autres affections que celles de l'estomac et du tube digestif; aussi n'en parlerai-je pas ici.

Les œufs constituent, comme le lait, un aliment complet;

ils renferment, en effet, des matières azotées (albumine, vitelline, matière colorante jaune, extrait de viande), des substances grasses (margarine, oléine) et les sels de l'économie (1).

Des œufs. Les œufs constituent un aliment souvent bien supporté et d'une digestibilité assez grande; mais il faut noter ici l'in-

(1) Les œufs les plus employés pour l'alimentation sont ceux de la poule, puis accidentellement les œufs de poule pintade, de cane, d'oie, de dinde et de vanneau. La qualité des œufs varie un peu suivant la nourriture prise par l'animal ; certains insectes, en effet, donnent une odeur et une saveur désagréables.

Le poids moyen de l'œuf de poule est de 50 à 60 grammes (Payen) : coquille, 6 grammes ; blanc, 36 grammes, et jaune, 18 grammes.

La coquille contient une matière albuminoïde et est constituée par du carbonate de chaux, du phosphate de chaux et du carbonate de magnésie. Une membrane de nature albumineuse sépare la coquille du blanc. Si l'on compare la quantité d'azote, de carbone, de graisse et d'eau contenus dans les œufs et dans le lait, on trouve qu'un œuf de poule de 50 grammes équivaut à 100 grammes de lait de vache.

Le blanc est formé d'albumine (12,5 à 13 pour 100, Payen) contenue dans des cellules lâches; on y trouve aussi des traces de carbonate de soude, de glucose et d'urée. Le jaune a, d'après Gobley, la composition suivante (*a*) :

Eau			51.486
Vitelline (substance azotée)			14.760
Extrait de viande			0.400
A reporter			66.646
Report			66.646
Mat. grasses.	Margarine et oléine	21.304	28.968
	Acides oléique et margarique	7.226	
	Cholestérine	438	
Acide phosphoglycérique			1.200
Chlorhydrate d'ammoniaque			0.034
Chlorure de sodium et de potassium, sulfate de potasse			0.277
Phosphate de chaux et de magnésie			1.022
Matière azotée et colorante, traces d'acide lactique et de fer			0.853
			100.000

On emploie quelquefois en France un aliment surtout estimé en Russie; cet aliment est préparé avec des œufs de poissons, particulièrement avec des œufs d'esturgeons (*sturio acipenser*) : c'est le caviar. Voici, d'après Payen, la composition du caviar :

Eau		37.500
Substance sèche, 62.50, formée de	Matières azotées	29.105
	Matières grasses	16.260
	Organiques non azotées	0.825
	Substance minérale contenant 4.825 de sel marin	9.250
		100.000

(*a*) V. Gobley, *Recherches chimiques sur le jaune d'œuf* (*Journal de pharmacie*, 1847).

fluence considérable que joue l'état de cuisson. Tandis que, en effet, l'œuf à peine cuit est rapidement peptonisé, l'œuf trop cuit ou dur présente une peptonisation lente.

Des aliments complexes.

Les aliments complexes sont très-nombreux, et, si vous le voulez bien, nous allons, pour en donner un aperçu un peu méthodique, les diviser en deux grands groupes : les aliments solides et les aliments liquides ; les premiers ayant une origine qui permet d'établir deux subdivisions : les aliments solides d'origine animale et les aliments solides d'origine végétale.

Des viandes.

Les premiers sont constitués par la chair des mammifères, des oiseaux, des poissons et des crustacés.

Digestion des viandes.

Les viandes subissent presque exclusivement l'action de l'estomac. Il est intéressant de savoir comment se fait la peptonisation de cet aliment azoté. Schiff, et plus récemment Charles Richet, ont bien étudié cet acte de la digestion ; ils ont montré que, lorsqu'on examine attentivement ce que deviennent des morceaux de fibres musculaires introduits dans l'estomac d'animaux ou d'hommes porteurs de fistules gastriques, on observe tout d'abord une dissociation de la masse musculaire ; puis, cette imbibition, qui modifie la cohésion du muscle, ramène ce dernier à l'état de fibrille musculaire, et on voit le sarcolemme se rompre par places et laisser pénétrer ainsi dans l'intérieur de la fibrille le suc gastrique, qui détruit le myolemme en le fractionnant par petits morceaux, qui subissent alors plus facilement l'action de ce liquide. De plus, tandis que la striation longitudinale du muscle disparaît, la striation transversale, qui, vous le savez, caractérise les fibres musculaires de la vie de relation, et qui est décrite sous le nom de *stries de Bowmann*, s'accuse davantage ; puis au bout d'un certain temps, toute la masse solide musculaire s'est peptonisée et a été transformée en une masse liquide qui pénétrera à l'état de peptone dans l'économie.

Seules, les matières tendineuses et les graisses ne subissent pas l'action de la digestion stomacale et restent non attaquées par le suc gastrique. Nous savons, du reste, que ces substances grasses trouveront dans le reste du tube digestif un élément de digestion; mais il n'en est pas de même des substances cartilagineuses et fibreuses, qui résistent le plus souvent aux différents actes de la digestion. Les tissus épithéliaux, surtout, présentent à l'action de ces sucs la résistance la plus grande; et, c'est même grâce à ces substances épithéliales, qui constituent chez certains entozoaires une membrane décrite sous le nom de *membrane chitineuse*, que ces derniers peuvent vivre dans le suc gastrique sans y subir de digestion. Telle est, en général, l'action du suc gastrique sur les viandes; mais la digestibilité de celles-ci dépend de bien des circonstances. L'âge et l'espèce de la viande et son mode de préparation ont une grande influence.

Au point de vue des variétés, on peut distinguer les viandes de mammifères, d'oiseaux, de poissons, de mollusques, de crustacés. Dans le groupe des mammifères, nous avons nos viandes habituelles, le bœuf, le mouton, le porc, etc. (1).

Digestibilité des viandes.

Si j'en juge d'après les expériences de Beaumont et par les faits ordinaires, au point de vue de la digestibilité, la viande la plus digestible est le mouton, puis le bœuf, et enfin le porc. Mais l'âge de l'animal a, nous l'avons dit, une influence notable sur la digestibilité; ainsi, le veau est plus digestible que le bœuf, l'agneau que le mouton. On comprend, en effet, que la dissociation plus facile de ces viandes jeunes et à cohésion moindre, rend la peptonisation plus prompte. Je parle, bien entendu, de la digestibilité et non de la valeur nutritive, car alors l'ordre pourrait être changé. Ce sont, en effet, les

(1) Proust, dans son *Traité d'hygiène*, donne les deux tableaux suivants, empruntés à A. Gautier, qui indiquent la composition des diffé-

animaux adultes qui donnent les viandes les plus nutritives.

Parmi les oiseaux, il faut distinguer la volaille et le gibier à plume, et, au point de vue de la digestibilité, le gibier présente des conditions spéciales, sur lesquelles le professeur Gubler a appelé l'attention. Ces gibiers, vous le savez, subissent un certain degré de putréfaction et, le plus souvent, sont servis sur nos tables un peu faisandés. Cette putréfaction est une sorte de fermentation, qui se rapproche par certains points de la pep-

rentes viandes. — Ainsi, 100 parties de maigre des viandes suivantes, privées de leurs portions tendineuses, contiennent :

NOMS des VIANDES.	ALBUMINE soluble et hématine.	MUSCULINE et analogues.	MATIÈRES gélatinisant par la coction	GRAISSES.	EXTRACTIF.	CRÉATINE.	CENDRES.	EAU.	AUTEURS.
Bœuf......	2,20	15,80	1,90	2,93				77,50	Berzélius.
—	2,25	15,21	3,21	2,87	1,39	0,07	1,60	73,39	Moleschott
Veau......	2,27	14,36	5,01	2,56	1,27	»	0,77	73,75	—
Chevreuil. .	2,10	16,98	0,50	1,90	2,52	»	1,12	75,17	—
Cochon....	1,63	15,50	4,08	5,73	1,29	»	1,11	70,66	—

NOMS des VIANDES.	ALBUMINE soluble.	MUSCULINE et analogues.	TISSU connectif et analogues.	MATIÈRES extractives.	CRÉATINE.	CORPS GRAS.	CENDRES.	EAU.	AUTEURS.
Mammifères (moyenne)	2,17	15,25	3,16	1,60	0,09	3,72	1,14	72,87	Moleschott
Poulet.	3,03	16,69		0,94	0,32	1,42	1,37	76,22	—
—	3,00	16,5	?	2,6		?	?	77,30	V. Bibra.
Grenouille.	1,86	11,77	2,48	3,46		0,10	?	80,33	—
Saumon...	4,34	10,96		1,78	»	4,79	1,26	76,87	Moleschott
— ...	19,45					4,85	1,28	75,70	Payen.
Carpe.....	2,93	10,21	2,02	1,45	»	2,84	2,00	78,54	Moleschott
—	21,94 contenant azote = 3,498					1,09	1,33	79,97	Payen.
Sole.......	13,61 — azote = 1,911					0,248	1,23	86,14	—
Maquereau.	24,967 — azote = 3,747					6,76	1,85	68,27	—
Goujon....	20,435 — azote = 2,78					2,676	3,44	76,89	—
Anguille...	19,063 — azote = 2,00					23,86	0,773	62,07	—

Des aliments métazymes.

tonisation, et, par cela même, favorise le travail de la digestion stomacale. Ces aliments, que Gubler a caractérisés du mot heureux d'*aliments métazymes* (1), par opposition aux aliments *azymes*, apportent avec eux leur ferment ; les viandes faisandées, la choucroute, le fromage, rentrent dans ce groupe. Aussi, lorsque vous avez affaire à des estomacs paresseux, dans lesquels la sécrétion du suc gastrique est lente à se faire, vous pouvez ordonner du gibier légèrement faisandé.

Quant aux poissons, on les divise en trois groupes : ceux à chair blanche (truite, sole, merlan) ; ce sont certainement les plus digestibles, mais aussi les moins nourrissants ; ceux à chair jaune (saumon) se digèrent plus lentement, mais contiennent plus de principes nutritifs ; enfin, ceux à chair grasse (an-

(1) Voici le tableau donné par Gubler dans son *Cours de thérapeutique*, et rapporté par A. Bordier, des dyspepsies et de leur traitement (voir le *Journal de thérapeutique*, 1876) :

ALIMENTS.

Azymes.	*Métazymes.*		
Galette, bouillies.	Pain, panade, choucroute.		
Choux et légumes frais.	Choucroute.		
Nèfles, sorbes, poires.	Mêmes fruits à l'état de blétissure.		
Petit-lait.	Koumys, petit-lait aigri, bière de lait.		
Fromages blancs.	Fromages faits.	*acides*, persillés, verdâtres ou bleuâtres.	Roquefort. Septmoncel. Chester. Hollande. Troyes.
		alcalins, jaunes à la surface, coulants.	Marolles. Gérardmer. Brie. Camemberg. Gruyère.
Œufs.	Boudach', caviar.		
Viandes fraîches.	Viandes rassises ou faisandées.		

A ces aliments métazymes, Bordier ajoute : les soupes aigres des pays du Nord, les liqueurs aigries, le kivas des Polonais, les choux-fleurs et autres légumes conservés dans l'eau panée aigrie, en usage chez les Orientaux.

guille) sont très-nourrissants, mais d'une digestion laborieuse, puisqu'ils exigent une digestion intestinale (1).

D'ailleurs le professeur Almen, d'Upsal, a fait paraître récemment une analyse fort complète de la chair des différents poissons, soit à l'état frais, soit à l'état salé, soit à l'état sec, comparée à la chair du bœuf (2).

Des mollusques et des crustacés.

On fait aussi usage de crustacés et de mollusques. Je ne vous citerai que les huîtres (3), qui sont rapidement absorbées

(1) D'après Payen, l'anguille dépouillée et débarrassée de toutes les portions non comestibles a la composition suivante :

Eau	62.07
Matières azotées (déduites de l'azote = 2 pour 100)	13.00
Matières grasses, représentant 63 pour 100 de matière sèche.	22.86
Substances minérales (déterminées par incinération)	0.77
Matières non azotées et perte.	0.30
	100.00

(2) Le docteur Almen (d'Upsal) a réuni dans le tableau ci-après (p. 298) les analyses qu'il a faites de la chair des différents poissons, comparée à la chair du bœuf (*a*).

(3) On fait un assez fréquent usage de l'huître, de la moule et du homard, aussi donnons-nous leur analyse d'après Payen.

1° Voici l'analyse des huîtres :

Eau	80.386
Matières azotées	14.010
— grasses	1.515
Sels (par incinération)	2.605
Substances non azotées et perte	1.395

Les huîtres fraîches sont d'une digestion facile ; cuites, au contraire, elles sont indigestes. Payen a eu l'idée de comparer le poids total des huîtres, leurs coquilles comprises, avec la quantité de substances comestibles que l'on obtient, et il est arrivé à en conclure qu'une douzaine d'huîtres pesant 1 402 grammes (huîtres de moyenne grosseur) donnerait en substance charnue 111g,6, représentant environ 2g,3 d'azote, ou, à digestibilité et qualité nutritive supposées égales, un peu plus d'un dixième de la ration journalière moyenne d'un homme. De sorte qu'il faudrait dix douzaines d'huîtres pour former la ration journalière en substances azotées.

2° La moule de mer, plus indigeste que l'huître cuite, a la composition suivante :

Eau	75.74	= 100
Substances organiques azotées (= 1.804 d'azote)	11.72	
Matières grasses	2.42	
Sels (déterminés par incinération)	2.73	
Substances organiques non azotées et perte.	7.39	

(*a*) *Jahres-Bericht uber Thier-Chemie*, VI, B., 1877, d'après *Nova Acta Regiæ Societatis scientiarum Upsaliènsis, in memoriam quatuor seculorum ab Universitate Upsaliensi peractorum*. Volumen extra ordinem edit. Upsaliæ, 1877.

SUBSTANCES.	POISSONS FRAIS ET VIANDE DE BOEUF.									POISSONS SALÉS.					POISSONS SECS.		
	Anguille, *Muræna anguilla.*	Maquereau, *Scomber scombrus.*	Saumon, *Salmo salar.*	Hareng de Suède, *Clupea harengus,* var. *membras.*	Bœuf, *Bos taurus.*	Carrelet, *Pleuronectes platessa.*	Perche, *Perca fluviatilis.*	Merluche, *Gadus callarias.*	Brochet, *Esox lucius.*	Hareng, *Clupea harengus.*	Maquereau, *Scomber scombrus.*	Saumon, *Salmo salar.*	Cabillaud, *Gadus morrhua.*	*Clupea harengus,* var. *membras.*	Merluche, *Gadus virens.*	Fischmehle, *Gadus.*	Lingue, *Gadus molva.*
Albumine soluble	1,45	2,74	3,39	2,64	**2,13**	1,72	3,61	1,78	2,52	1,71	1,28	2,73	0 060	1,00	5,36	3,38	1,86
Matières protéiques insolubles	8,14	11,84	11,02	11,76	**14,29**	12,31	9,01	9,33	7,64	11,31	15,68	15,10	16,07	13,82	54,01	50,56	38,60
— gélatinoïdes	2,04	1,01	1,50	2,53	**1,46**	3,17	3,74	2,69	2,82	1,93	1,50	1,41	7,06	1,76	12,35	10,47	13,72
Total des matières protéiques	11,64	15,59	15,91	16,93	**17,88**	17,20	16,36	13,80	12,98	14,95	18,46	19,24	23,73	23,76	71,72	64,41	54,18
— extractives	1,78	1,87	2,15	2,30	**1,95**	2,15	1,76	1,58	1,85	5 52	2,74	3,02	3,70	2,82	6,48	9,14	4,90
Graisse	32,88	16,41	10,12	5,87	**2,28**	1,8	0,44	0,20	0,15	21,30	14,10	12,00	0,40	7,05	1,20	0,70	0,57
Sels	0,92	1,70	2,49	1,65	**1,13**	1,46	1,38	1,44	1,13	15,66	16,27	14,70	19,75	17,93	6,89	8,73	11,82
Eau	52,78	74,43	70,33	73,25	**76,76**	77,39	80,06	82,98	83,89	42,57	48,48	51,04	52,42	55,62	18,71	17,02	28,53
Résidu sec	47,22	35,57	29,67	26,75	**23,24**	22,61	19.94	17,02	16,11	57,43	51,57	48,96	47,58	44,37	80,29	82,98	71,47
Azote pour 100 parties	2,105	3,225	3,108	3,013	**3,328**	3,498	2,898	2,674	2.370	2,925	3,331	3,581	4 575	3,100	12,79	12,17	9,46
Substances protéiques (par le calcul)	11,24	17,22	16,57	16,09	**17,77**	17,08	16,48	14,28	12,66	15,62	17,79	19,12	24,43	16,55	68,30	65,00	50,51
Sels insolubles	0,26	0,25	0,32	0,89	**0,65**	0,44	0,57	0,75	0,22	1,43	1,13	0,72	1,42	0,84	3,88	7,00	2,29
Sels solubles	0,66	1,45	1,17	0,76	**0,48**	1,02	0,81	0,69	0,61	14,23	15,14	13.98	18,33	17,10	3,00	1,73	9,53
Quantité de chlore	0,013	0,173	0,043	0,079	**0,059**	0,140	0,061	0,097	0,186	13,65	14,50	15,81	18,00	16,24	0,19	0,60	9,08
Calculé pour la viande desséchée. Matières protéiques	24,65	43,83	53,62	68,29	**76,94**	76,07	82,04	81,08	80,57	26,03	35,80	39,30	49.88	37,36	83,11	77,62	75,81
— extractives	3,77	5,26	7,25	8,00	**3,39**	9,51	8,83	9.28	11,48	9,61	5,31	6,17	7,77	6,35	7,51	11,02	6,86
Graisse	59,63	46,14	34,11	21,94	**9,81**	7,96	2 21	1,18	0,93	37,09	27,34	24,51	0,84	15,89	1,39	0,84	0,79
Sels	1,95	4,77	5,02	6,17	**4,86**	6,46	6.92	8,46	7,02	27,27	31,55	30,02	41,51	40,40	7,99	10,52	16,54
Azote pour 100 parties	4,46	9,07	10,47	11,26	**14,32**	14,14	14,53	15,71	14,71	5,093	6,459	7,814	9,62	6,985	14,82	14,67	18,23

et constituent un aliment utile dans le cours de certaines affections de l'estomac. Ne croyez pas que la composition de ces viandes soit bien différente ; comparez, en effet, les analyses fournies par Schütz, Payen, Gautier, Almen, et vous verrez qu'entre la chair de la carpe, du bœuf et de l'huître, il y a de grandes analogies de composition (1).

Le mode de préparation de ces divers aliments joue un rôle

3° La substance comestible du homard a la composition suivante pour 100 parties :

	Chair.	Partie molle interne.	OEufs.
Eau	76.618	84.315	62.983
Matières azotées	19.170 (*)	12.140 (**)	21.892 (***)
— grasses	1.170	1.444	8.234
Sels minéraux par incinération	1.823	1.749	1.998
Matières non azotées et perte	2.219	0.354	4.893
	100.000	100.000	100.000 (a)

* Déduites de l'azote = 2,9257. — ** De l'azote = 1,8678. — *** De l'azote = 3,368.

(1) Schütz donne l'analyse suivante de la viande de bœuf comparée à la chair de la carpe :

	Viande de bœuf.	Chair de carpe.
Fibrine, tissu cellulaire, nerfs, vaisseaux	15.0	12.0
Albumine	4.3	5.2
A reporter...	19.3	17.2
Report...	19.3	17.2
Extrait (dissous par l'alcool) et sels	1.3	10.0
Extrait (obtenu par l'eau) et sels	1.8	1.7
Phosphates	traces.	traces.
Graisse et perte	0.1	»
Eau	77.5	80.1
	100.0	100.0

(a) Payen, *Mémoire sur les matières grasses et les propriétés alimentaires de la chair des différents poissons* (*Comptes rendus de l'Ac. des sc.*, 1855). — Pasquier, *Essai médical sur les huîtres*. Thèse de Paris, 1818. — Sainte-Marie. *De l'huître et de son usage comme aliment et comme remède*, in *Lectures relatives*, etc., Lyon, 1829. — Allard, *Du poisson considéré comme aliment dans les temps anciens et modernes*, etc. Thèse de Paris, 1853. — Reveillé-Parise, *Considérations hyg. et philos. sur les huîtres* (*Gaz. méd. de Paris*, 3e série, t. I, 1846). — Ozenne (C.-M.-L.), *Essai sur les mollusques considérés comme aliments, médicaments et poisons*. Thèse de Paris, 1858. — Ferrand (E.), *Ostréonomie : huîtres toxiques et huîtres comestibles diverses*. Lyon, 1863. — Dulong, *Empois. par les moules* (*Gaz. de santé*, 1812). — Burrows, *An account of two cases of death from eating mussels*. London, 1815. — Bouchardat, *Note sur l'empoisonn. par les moules* (*Ann. d'hygiène*, 1re série, t. XVII, 1837). — Duchesne, *Empois. par les moules* (*Journ. de chimie médicale*, 4e série, t. III, 1857). — Heckel, *Essai sur la moule commune*. Thèse, 1867. — Balbaud, *Etude sur l'empois. par les moules*. Paris, 1870. — Dechambre, *Dict. encyclop. des sc. médicales*. — Becquerel, *Traité d'hygiène*, 1877.

important dans leurs propriétés digestives et nutritives. Pour ne pas trop m'étendre sur cette question, je ne m'occuperai ici tout particulièrement que des viandes. Faut-il les manger crues, rôties ou bouillies? Mais c'est là une question qui mérite, pour être traitée, quelques développements que je remettrai, si vous le voulez bien, à la prochaine leçon.

QUATRIÈME LEÇON

ALIMENTS COMPLEXES.

SOMMAIRE. — Avantages des viandes rôties. — De l'appétence. — Des viandes crues. — Leur mode d'administration. — Du bouillon. — Des substances peptogènes. — Du thé de bœuf. — Du jus de viande. — Du bouillon américain. — Des extraits de viande. — Du bouilli. — Des aliments d'origine végétale. — Du pain. — De la cure de raisin. — Des aliments liquides. — Des vins et boissons alcooliques. — Du thé et du café. — Des eaux. — Des eaux de table naturelles et artificielles. — Des condiments. — Du tabac.

Que faut-il préférer, des viandes crues ou des viandes rôties ? Les viandes rôties sont de beaucoup préférables, et cela résulte non-seulement de la conservation, grâce à ce procédé, des qualités nutritives de la viande, mais encore du développement de certains principes odorants et azotés, comme l'osmazome, qui rendent ces viandes appétissantes. En effet, messieurs, n'oubliez jamais qu'il ne suffit pas qu'une substance soit nutritive par elle-même, il faut encore qu'elle flatte le goût. Préparation des viandes.

De nombreuses expériences sur l'homme et sur les animaux ont bien démontré l'importance du goût, de la vue et de l'odorat pour favoriser la digestion des aliments ; et quand on dit vulgairement que l'eau vient à la bouche des personnes qui sentent, goûtent ou voient un aliment qui leur plaît, on exprime sous une forme vulgaire un fait physiologique exact. Au Canadien observé par Beaumont, à Marcelin, étudié par Charles Richet, de même qu'aux animaux en expérience, il suffisait de présenter un mets appétissant pour que, sous l'influence de cette sensation à origine mul- De l'appétence tiple, dans laquelle le goût, l'odorat, la vue jouent un rôle complexe, il se produisît immédiatement une sécrétion non-seulement de salive dans la cavité buccale, mais encore du suc gastrique à la surface de l'estomac.

Quand Richet introduisait dans l'estomac de Marcelin une substance alimentaire, il fallait, en outre, pour satisfaire son appétit, lui présenter et même lui faire mâcher simultanément des substances appétissantes ; et, cependant, il avait une oblitération complète de l'œsophage, et il n'existait, par conséquent, pas de communication entre la cavité buccale et l'estomac.

Vous le voyez, il faut donc que, par l'heureux choix des substances alimentaires, les mets soient rendus le plus appétissants possible. Tous les maîtres dans l'art de bien manger, et Brillat-Savarin à leur tête, ont insisté sur cette influence multiple de la vue, du goût et de l'odorat sur la digestion, influence qui ne s'arrête pas à ces seuls sens et qui comprend l'endroit où l'on mange, les voisins qui vous entourent et ces mille détails qui constituent le talent du cuisinier et le savoir du maître de maison. Si j'insiste, messieurs, aussi longuement sur ce point, c'est qu'il nous permettra de juger cette question si intéressante de la viande crue et des viandes accommodées.

De la viande crue.

La viande crue, introduite en thérapeutique par le docteur Weisse, de Saint-Pétersbourg (a), entre, vous le savez, pour une grande part dans le traitement, non-seulement des affections du poumon, mais encore de l'estomac et du tube digestif. On a prétendu théoriquement, et peut-être avec raison (1),

(1) D'après Payen, la composition du bœuf rôti, en tranches de 3 centimètres d'épaisseur (beefteacks), provenant d'une portion de filet exempte de tissu adipeux apparent, serait la suivante :

(a) Andrieu, *Du traitement de la diarrhée des enfants et spécialement de la médication par le régime lacté et la viande crue*. Thèse de Paris, 1859, nº 23.

que la viande crue était plus nutritive et plus digestive que la viande cuite; mais on a oublié de faire entrer en ligne de compte le goût agréable que présentent les viandes rôties et le dégoût, quelquefois insurmontable, que provoque la viande crue. Et cette omission, messieurs, vous explique pourquoi il existe à cet égard des opinions aussi divergentes.

Quoi qu'il en soit, la viande crue rend de grands services; considérée par le malade plutôt comme un médicament que comme un aliment, elle est prise par lui alors qu'il refuse de se soumettre à une alimentation azotée. Vous aurez, sans doute, de nombreuses occasions de prescrire cette viande; permettez-moi donc d'insister un peu sur ce sujet et de vous montrer certaines préparations qui permettent de faire disparaître, au moins en partie, les inconvénients que présentent l'aspect et le goût de la viande crue.

Ordinairement, on emploie la viande de bœuf. Pour éviter un accident assez fréquent qui résulte de l'usage de cette viande, la production du tænia inerme, Decroix a proposé

100 parties ont donné à l'analyse :

Eau.	Carbone.	Azote.	Mat. gr.	Mat. min.
69.89	16.76	3.528	5.19	1.05

Composition immédiate.	Viande rôtie.	Substance sèche.
Eau	69.89	0.00
Matières azotées	22.93	76.18
Substances grasses	5.19	17.25
Matières minérales	1.05	3.50
Matières non azotées, soufre et perte	1.04	3.07
	100.00	100.00

La chair musculaire contient, en outre, de l'acide lactique libre; le soufre est uni à la matière organique azotée.

La proportion de carbone est calculée d'après les 22,93 de matières azotées et les 5,19 de substances grasses.

Les matières minérales proviennent des sels formés avant l'incinération, par les bases : potasse, soude, chaux et magnésie, unies aux acides phosphorique, lactique, inosique et chlorhydrique, représentant les phosphates de chaux et de magnésie, les lactates et inosates de potasse, les chlorures de potassium et de sodium.

D'après Playfair, la composition de la viande de bœuf rôtie ou crue serait peu différente :

	Bœuf rôti.	Bœuf cru.
Carbone	52.59	51.83
Hydrogène	7.89	7.57
Azote	15.21	15.00
Oxygène et sels	24.31	25.60

de se servir de la viande de cheval, qui ne contient pas le cysticerque de ce tænia. Malheureusement, le cheval n'est consommé que dans les grandes villes, et, malgré la grande valeur nutritive et digestive de cette viande, comme on a pu en juger pendant le siége de Paris, son emploi n'est pas encore assez entré dans nos habitudes. Vous verrez même certaines personnes, et cela surtout dans les classes inférieures, refuser d'une façon absolue cet aliment (*a*).

Vous prendrez donc la viande de bœuf, débarrassée de ses matières celluleuses et graisseuses; puis, après l'avoir hachée aussi finement que possible, ou passée, comme le veulent quelques médecins, à travers une grosse passoire, vous la donnerez au malade, soit à l'état naturel, et il faut reconnaître que la plupart la prennent ainsi à la cuiller, soit accommodée de différentes manières. Celle qui est préférable est ce potage que Laborde a dénommé *potage médicinal aux tomates* (1).

(1) Laborde conseille de confectionner ce potage de la manière suivante :

On commence par préparer un *potage au tapioca* peu épais, et on le laisse refroidir suffisamment pour qu'il ne puisse pas exercer sur la viande l'influence d'une cuisson même modérée. Puis, la viande étant finement et parfaitement râpée, on la délaye dans une petite quantité de bouillon *froid*, jusqu'à ce que le mélange soit complet; ce mélange a l'aspect et la consistance d'une belle purée de tomates; il constitue, en réalité, une véritable purée de viande. Les choses étant en cet état, il ne reste qu'à verser peu à peu le potage au tapioca sur cette purée, en ayant soin de tourner constamment le mélange à l'aide d'une cuiller, comme si l'on faisait une crème. On obtient de la sorte un potage parfaitement homogène, dans lequel, quand il est bien réussi, la viande se trouve si bien dissimulée, que la personne qui la mange ne s'en aperçoit pas, si elle n'a pas été préalablement avertie. « Nous avons l'habitude, dit M. Laborde, de le prescrire et de le faire servir au malade sous le nom de *potage au tapioca médicinal*, et nous en indiquons minutieusement la recette à la personne chargée de le préparer, en lui recommandant de ne point divulguer le secret au malade en ce qui concerne l'intervention de la viande crue. Le stratagème réussit si bien, que nous avons vu des malades, et des plus délicats, redemander eux-mêmes ce potage. » (*Tribune médicale*, 1875, p. 471, et *Bulletin de thérapeutique*, t. LXXXIX, 1875, p. 95).

(*a*) Decroix, *Bull. de thérap.*, t. CX, p. 556.

Pour le préparer, on incorporera dans un tapioca léger et aromatisé de 30 à 50 grammes de viande crue; on a ainsi un potage qui rappelle par sa couleur celle de la tomate et qui n'a pas de goût désagréable. Vous pourrez aussi, selon la méthode de Vidal, incorporer cette viande dans une purée de pommes de terre ou d'épinards, qui dissimulent bien cette coloration rouge, qui paraît jouer un grand rôle dans la répugnance des malades à prendre cette viande.

Vous savez que, pour les enfants, Trousseau, qui a été un des promoteurs de ce mode de traitement, prescrivait, sous le nom de *conserve de Damas* (1), un mélange de viande crue et de confiture. Vous pourriez aussi, pour les personnes diffi-

(1) Sous le nom de *conserve de Damas*, Trousseau donnait de la viande réduite en pulpe et mélangée avec de la confiture de groseilles ou de la conserve de roses.

Jeannel (*Formulaire*) donne les deux formules suivantes de Reveil et d'Adrian :

1° Filet de bœuf cru ... 1.000

Séparez soigneusement et rejetez les aponévroses et la matière grasse ; hachez menu ; pilez dans un mortier de bois ; ajoutez :

Sucre pulvérisé.........	20 gr.
Chlorure de sodium.....	15 »
— de potassium..	5 »
Poivre noir pulvérisé (*piper nigrum*)..........	2 »

M. f. s. a. On peut remplacer le filet de bœuf par la chair de poisson, de poulet, de veau.

Prendre par cuillerées à café dans la journée.

2° Marmelade de viande ; conserve de Damas (Adrian) :

Filet de bœuf choisi.....	60 gr.
Sel marin..............	1 gr.
Gelée de fruits (au goût du malade)...........	15 »

Pulpez la viande ; ajoutez le sel, puis la gelée de fruits ; mêlez.

On peut aussi délayer la pulpe de viande crue dans du sirop de groseilles ou de cerises, ou dans du bouillon tiède.

Comme intermédiaire entre le bouillon et la viande crue, il faut placer la gelée de viande.

Voici la formule proposée par Reveil :

Muscles de bœuf dégraissés et hachés..........	500 gr.
Eau....................	1 000 »
Sel marin...............	3 »
Chlorure de potassium...	1 »
Carottes, navets, poireaux, de chaque.............	30 »

Faites bouillir à petit feu. Réduction à moitié. Filtrer. Faire dissoudre à l'aide d'une très-douce chaleur.

Gélatine pure...........	50 gr.

Coulez dans un moule et faites refroidir (*a*).

(*a*) Reveil, *Médicaments nouveaux*, 1865, p. 65.

ciles, vous servir des préparations proposées par Yvon et par Laillier (1).

Enfin, on a vanté aussi l'usage d'un mélange de viande crue et d'alcool, et, dans quelques hôpitaux ou asiles, on donne cette préparation. C'est là, à mon avis, une des plus mauvaises préparations de viande crue; l'aspect de ce mé-

(1) Yvon a proposé d'opérer ainsi; prendre :

Viande crue (filet)........	250	gr.
Amandes douces mondées.	75	»
— amères.........	5	»
Sucre blanc...	80	»

Les amandes sont d'abord mondées, et on les pile avec la viande et le sucre dans un mortier de marbre, de façon à obtenir une pâte homogène. Pour obtenir un produit d'un aspect plus agréable et retenir en même temps les quelques fibres qui auraient échappé à l'action du pilon, on peut pulper cette pâte au moyen d'un tamis métallique étamé et d'un pilon en bois. La pâte ainsi obtenue a une couleur rosée et une saveur très-agréable, ne rappelant en rien la viande crue. Elle peut se conserver assez longtemps, même en été, pourvu qu'on la tienne dans un endroit frais et sec.

Si on veut obtenir une préparation liquide, il faut délayer une certaine quantité de pâte avec de l'eau, en prenant les mêmes précautions que pour la préparation d'un looch au moyen de la pâte amygdaline. On obtient ainsi une émulsion d'un blanc rosé, dont l'odeur et la saveur sont celles du looch. La quantité d'eau à ajouter varie suivant le degré de liquidité qu'on veut donner au mélange.

Pour préparer directement l'émulsion sans passer par l'intermédiaire de la pâte, Yvon conseille de prendre :

Viande crue	50	gr.
Amandes douces mondées.	15	»
— amères..........	1	»
Sucre blanc..............	16	»

On pile dans un mortier de marbre la viande, le sucre et les amandes, et on ajoute la quantité d'eau nécessaire. On passe dans une étamine et l'on presse de façon à séparer ainsi les fibres non divisées. Quel que soit le mode employé, l'émulsion se maintient au moins vingt-quatre heures, et, quand elle se sépare au bout de ce temps, une légère agitation suffit pour rétablir la suspension.

Pour rendre la viande plus nourrissante, on peut ajouter à la pâte un ou plusieurs jaunes d'œufs avant de la délayer ou employer du lait pour faire l'émulsion (*Répertoire de Pharmacie*, mars 1874, p. 175, et *Bull. de Thérap.*, t. LVXXXI, p. 476).

A l'asile des aliénés de Quatre-Mares-Saint-Yon, Laillier, pharmacien en chef, a donné la préparation suivante :

Viande crue râpée.......	100	gr.
Sucre pulvérisé..........	40	»
Vin de Bagnols..........	20	»
Teinture de cannelle.....	3	»

On incorpore le sucre à la viande crue dans un mortier de marbre, puis on ajoute le vin à la teinture. Le mélange obtenu a l'aspect d'une marmelade qui a une saveur agréable (*Répert. de Pharmacie*, avril 1874, et *Bull. de Thérap.*, t. LXXXVI, p. 556).

lange est repoussant, d'une part, et, d'autre part, l'usage prolongé d'alcool ou de rhum peut causer des troubles sérieux du côté de l'estomac; et si, au point de vue économique et grâce à sa conservation, cette préparation est bonne, au point de vue de l'estomac, elle est détestable.

Comme vous le savez, la production du tænia est une conséquence, sinon fatale, du moins assez fréquente, de l'emploi de la viande crue; aussi, à cet égard, je suis de l'avis de Roger, qui, reconnaissant l'abus de la viande crue dans l'alimentation des enfants et des adultes, conseille de ne la donner qu'en cas d'absolue nécessité et d'employer, au lieu de bœuf et à la place de la viande de cheval, qu'on trouve rarement, d'employer, dis-je, le mouton, qui ne contient pas les cysticerques du tænia, mais ceux de cœnure, qui ont pour siége exclusif (1) le cerveau (*a*).

(1) On rencontre chez l'homme plusieurs variétés de tænias, qu'on peut, d'après Laboulbène, diviser en tænias à tête pourvue de crochets ou échinoténiens, et tænias à tête dépourvue de ces organes ou gymnoténiens.

Les tænias observés en France sont le tænia solium ou armé, et le tænia inerme. On rencontre aussi, mais rarement, le bothriocéphale :

1° Le tænia inerme Laboulbène (*t. mediocanellata* Küchenmeister, *t. cucurbitina*, *t. grandis* Georges) est un ver plat, rubané, formé par une réunion d'anneaux et long de 5 à 6 mètres. Le corps présente une extrémité antérieure allongée, traversée par un renflement ou tête; la tête est noirâtre, tronquée, large de 2 millimètres environ, pourvue de 4 ventouses disposées en carré, au centre duquel se trouverait, d'après Bonnet, une ouverture. Les anneaux constituant le corps sont inégaux : les antérieurs sont plus longs que larges, les moyens à peu près carrés, les postérieurs plus longs que larges. Les anneaux médians contiennent les deux organes génitaux réunis (mâle et femelle), les anneaux plus rapprochés de la tête ne renferment que l'organe mâle, tandis que les postérieurs ou cucurbitains n'offrent plus que les organes femelles et contiennent des œufs en plus ou moins grande abondance. Les pores génitaux sont irrégulièrement alternés et placés sur les côtés de l'anneau.

Ce tænia provient du cysticerque du bœuf ou du veau ladre. De nombreuses expériences (Leuckart, Mossler, Spencer, Cobbold, Simonds, etc., ont montré nettement le développement et la filiation de ce ver. Il se présente chez les animaux sous forme de petits kystes développés dans les

(*a*) Van Beneden, *Les Vers cestoïdes*. Bruxelles, 1850. — *Mémoires sur les vers intestinaux*, Paris, 1858. — De Sieboldt, *Transformations des vers vésicutaires ou cysticerques en tænias* (*Soc. silésienne de Breslau*, 1852). — Gervais et

Du bouillon. Il est une autre préparation de viande qui a donné lieu à des discussions intéressantes, c'est le bouillon. Jusqu'à ces derniers temps, les médecins se trouvaient divisés en deux camps, les uns affirmant, les autres niant les propriétés nu-

muscles, et contenant le cysticerque. Tant que ce cysticerque reste dans le corps de l'animal, il reste à l'état de ver vésiculaire ou bien il se détruit et se montre à l'autopsie sous forme de plaques jaunâtres crétacées. Mais si l'homme fait usage de la viande de bœuf ladre, l'animal arrivé dans l'intestin trouve un milieu favorable à son développement et il donne naissance au tænia.

D'après les expériences de Vallin, pour tuer le cysticerque, il faut que la viande soit portée à une température d'au moins 60 degrés.

2° Tænia armé, t. solium Linné, rubané, plat, plus petit et plus grêle que le ver inerme. La tête, d'une teinte foncée, présente des crochets formant une couronne, et placés sur deux rangées concentriques; les anneaux du corps sont plus étroits que ceux du tænia inerme, et les pores génitaux placés sur le côté de l'anneau sont régulièrement alternes.

Malgré son nom de t. solium, ce ver, comme le tænia inerme, n'est pas toujours isolé dans l'intestin. Le tænia armé provient du cysticerque du porc, chez lequel il occupe le plus souvent les masses musculaires.

3° Le bothriocéphale (βοθρίον, fossette, κεφαλή, tête), assez commun en Suisse, en Russie, en Suède, en Pologne et dans la Prusse occidentale, est rarement observé à Paris. Il est long de 7 à 8 mètres, d'une coloration grisâtre; les anneaux sont plus larges que longs; les anneaux postérieurs ne se détachent pas du corps de l'animal, mais laissent échapper dans l'intestin les œufs qu'ils contiennent. La tête, portée par un cou étroit et ridé en travers, présente deux ventouses allongées, placées latéralement. Les pores génitaux, placés au milieu de l'anneau, présentent deux orifices, un supérieur pour le pénis, un inférieur conduisant dans le vagin.

Le bothriocéphale provient, dit-on, des poissons, et surtout de la fera, qui est une espèce de salmonide (Laboulbène). On a trouvé chez l'homme trois espèces de bothriocéphales : 1° bothriocephalus latus, 2° bothriocephalus cordatus, 3° bothriocephalus cristatus.

Van Beneden, *Zoologie médicale*, t. II, 1859. — Kœberlé, *Des Cysticerques de tænia de l'homme*. Paris, 1861. — C. Davaine, *Traité des Entozoaires*, 1862. — Bertolus, *Sur le développement du bothriocéphale de l'homme* (*Comptes rendus de l'Ac. des sc.*, t. VII, 1863. — A. Delpech, *De la ladrerie du porc, au point de vue de l'hygiène privée et publique*, Paris, 1864 (*Annales d'hygiène et de médecine légale*). — A. Delpech, article *Ladrerie* (*Dict. encycloped. des sc. médic.*, 1868). — A. Laboulbène, *Observat. physiol. sur le tænia solium* (*Bull. de la Soc. de biologie*, 5e série, t. II, 1870). — Lancereaux, *Note sur la ladrerie de l'homme* (*Arch. gén. de méd.*, 1872). — Davaine, article *Cestoïdes* (*Dict. encycloped. des sc. méd.*, 1873). — Carlo Giacomini, *Sul cysticercus cellulosæ hominis et sulla Tænia mediocanellata, Contributo all'o studio de Cestoïdi parasiti de l'uomo* (*Ac. de méd. de Turin*, 1874, et *Tribune médicale*, 1876. — F. Sommer, *Ueber den Bau und die Entwickelung der Geschlechtsorgane von Tænia mediocanellata und Tænia solium* (*Zeitschr. für wissenschaftlige Zoologie*, t. XXIV, 1874). — Cauvet-Arnoult, *Gaz. méd. de Paris*, 1874. — H. Welch,

tritives de cette préparation. Les expériences de Schiff permettent de juger cette question.

Ce physiologiste, en effet, a montré que la sécrétion du suc gastrique n'était pas indéfinie, et qu'il suffisait de donner à un chien à jeun une quantité considérable de viande pour voir (1),

(1) Après un repas excessif, la pepsine fait souvent défaut à une période avancée de la digestion, période dans laquelle l'estomac contient encore des aliments solides non transformés. Dans ses expériences sur les animaux, Schiff a remarqué que la digestion *dérangée reprend rapidement si on fait avaler à l'animal ou si on lui administre en lavement soit du bouillon, soit de la dextrine.* Jamais, dit Schiff, je n'ai vu résister, chez le chien, les indigestions causées par la réplétion forcée de l'estomac, à une dose suffisante de dextrine.

L'administration de la dextrine, ou du bouillon, à des malades atteints de dyspepsie par insuffisance de pepsine, a donné à Schiff les mêmes résultats que dans ses expériences sur les animaux. Il eut à soigner, par exemple, un homme âgé de quarante ans, qui, après chaque repas, était pris d'une sensation de plénitude, de fatigue générale, de pesanteur dans les membres, souvent accompagnée de céphalalgie ; il avait aussi des éructations acides qui ne cessaient guère qu'à la cinquième heure de la digestion, en même temps que diminuait le malaise général. Pendant la digestion, le ventre était ballonné, la bouche pâteuse. Pas de nausées ni de vomissements ; pas de fièvre, pas de douleur à l'épigastre. Cet état de malaise avait produit chez le malade un dégoût de la nourriture et les forces s'étaient affaiblies.

Supposant qu'il devait y avoir une insuffisance de suc peptique pendant la première période de la digestion, Schiff fit prendre au patient, deux heures avant le repas, une forte dose de bouillon, afin de lui fournir, avant le repas, une proportion suffi-

Recherches sur l'Anatomie du Tænia mediocanellata (*Quarterly Journ. of microscopical science*, 1875).— C. Paul. *Segmentation du tænia inerme* (*Bull. de la Soc. méd. des hôpitaux*, 1875). — Bohni, *Coexistence chez le même individu du Tænia solium et du Bothriocéphale* (*Corresp.-blatt für Schw. Aerzte*, n° 14, 1874). — Léon Collin, *Du Tænia dans l'armée* (*Bull. de la Soc. méd. des hôpit.*, t. XII, 1875. *Observations de MM. Cauvet et J. Arnoult sur le cysticerque du bœuf, faites en Algérie*, t. XIII, 1876. — Archambault, *Bull. de la Soc. médic. des hôpit.*, t. XII, 1876. — Vallin, *Etude sur la température centrale des viandes rôties pour arriver à la destruction des cysticerques produisant le tænia* (*ibid*, t. XIII, 1876). —H. Roger, *Du Tænia chez les enfants. Du tænia inerme produit par le régime de la viande crue* (*ibid.*, t. XIII, 1876). — Vidal, *De la Fréquence du Tænia inerme* (*ibid.*, t. XIII, 1876). — E. Masse et P. Pourquier, *La Ladrerie du bœuf et le tænia inerme* (t. XIII). — Joseph Boyron, *Etude sur la Ladrerie chez l'homme, comparée à cette affection chez le porc.* Thèse de Paris, 1876.— H. Rendu, *Le Tænia et la viande crue* (*Revue des sc. méd.*, t. VII, 1876).— Laboulbène, *Sur les Tænias, les Echinocoques et les Bothriocéphales de l'homme* (*Soc. méd. des hôp.* 1876). – Bonnet, *Note sur le tænia inerme* (*Arch. de méd. nav.*, nov. 1878, p. 398)

sous l'influence de cette masse alimentaire trop considérable, se tarir la sécrétion du suc gastrique. Les aliments constituent alors un véritable corps étranger et ils sont rendus par vomissement. C'est cet état que l'on connaît sous le nom d'*indigestion à crapulâ;* mais, et c'est là une remarque très-intéressante de Schiff, il suffit d'introduire dans la circulation certaines substances pour que, immédiatement, le suc gastrique soit sécrété à nouveau à la surface de la muqueuse stomacale.

Des substances peptogènes.

Parmi ces substances, la dextrine paraît jouir au summum de cette propriété, et, chez les animaux gorgés ainsi d'aliments et dont l'estomac ne sécrète plus de suc gastrique, il suffit d'introduire une solution de dextrine, soit dans une veine, soit dans le rectum, pour que la digestion de cet amas d'aliments se fasse immédiatement. C'est à ces dernières substances que Schiff a donné le nom de *peptogènes*, c'est-à-dire substances qui amènent la sécrétion du suc gastrique, et, par cela même, la peptonisation.

Des préparations de bouillon.

Eh bien, messieurs, le bouillon, quel que soit le procédé de préparation employé, que ce soit celui de Begin, de Liebig ou de Duval (1), le bouillon contient justement et presque ex-

sante de pepsine pour faire commencer ou du moins faciliter le travail digestif dès l'arrivée des aliments.

Sous l'influence de ce traitement, le malaise disparut, les forces se rétablirent et, au bout de quelque temps, la guérison fut complète.

(1) D'après le procédé Begin, on doit employer, pour 75 litres de bouillon, les doses suivantes :

Eau......................	75 litres.
Viande pesée avec les os ..	31245 gr.
Plantes potagères.........	6240 »
Sel (chlorure de sodium) ..	340 »
Oignons brûlés...........	220 »

Il faut de plus : 1° que la contenance des marmites ne dépasse pas 75 litres ; 2° que la viande soit désossée crue et réunie, à l'aide de gros fils, en paquets de 3 kilogrammes environ; 3° que les os soient concassés et placés au fond des marmites ; 4° que la viande, liée en paquets, soit posée sur une grille ou faux fond troué, au-dessus des os ; 5° l'eau doit être versée froide : elle est portée à la température de l'ébullition et l'écumage commence ; il s'accuse entre la première et la deuxième heure ; on ne maintient alors qu'une ébullition très-légère, mais constante, jusqu'à la sixième heure; puis on cesse d'en-

clusivement ces matières peptogènes, et la tradition, suivie depuis des siècles, qui veut qu'on prenne du potage avant le repas, trouve dans la découverte de la physiologie moderne une confirmation éclatante. Peu nourrissant par lui-même, le bouillon aide à la digestion des aliments en pénétrant rapidement dans la circulation et en apportant les matériaux nécessaires à la sécrétion du suc gastrique.

A côté du bouillon, il faut placer une autre préparation, que

tretenir le feu, et une heure après on relève de la marmite les légumes, la viande et le bouillon ; 6° le sel est ajouté, ainsi que les légumes et les oignons brûlés, enveloppé dans un filet, lorsque l'écumage est fini.

Lorsqu'au bout de sept heures l'opération est terminée, on enlève le filet contenant les légumes, puis le faux fond qui porte la viande bouillie; celle-ci se trouve suspendue et s'égoutte dans la marmite ; la couche de graisse surnageante est écrémée avant qu'on emploie le bouillon à tremper la soupe ou à faire les potages.

Payen recommande, de plus, d'employer de préférence le sel blanc, d'éviter autant que possible de comprendre, parmi les plantes potagères, les choux, les oignons et les navets, qui, par leurs sulfurés produits et leurs jus fermentescibles, altèrent l'arome du bouillon et tendent à le faire aigrir ; il vaudrait donc mieux diminuer qu'augmenter la dose des légumes, et de même rejeter les *oignons brûlés*, qui communiquent au liquide alimentaire leur saveur sensiblement âcre (Payen).

Liebig conseille, pour obtenir en moins d'une heure un bon bouillon, de prendre un kilogramme de bœuf débarrassé de sa graisse, de le couper en divers morceaux ou même de le hacher et de le délayer dans un litre d'eau froide ; on chauffe alors lentement jusqu'à l'ébullition ; on écume, puis on ajoute le sel, et après quelques moments d'ébullition légère on a un bouillon plus fort et plus aromatique que par les procédés usuels.

Le bouillon exposé au bain-marie donne un extrait mou qui peut se conserver et servir à confectionner un autre bouillon.

Le bouillon dit bouillon fortifiant de Liebig se fait avec 250 grammes de viande fraîche de bœuf, hachée et délayée dans 560 grammes d'eau distillée, à laquelle on ajoute quatre gouttes d'acide chlorhydrique et cinq grammes de sel. Après une macération d'une heure, on passe sur des tamis de cuir ou un linge serré (*a*).

Dans les établissements Duval, on a adopté la formule suivante du bouillon de viande :

Bœuf ordinaire	3k,500
Eau (2 litres 85 centilitres par kilogramme de viande)....	10 kil.
Sel marin...................	75 gr.
Légumes : carottes, poireaux, panais, navets............	600 »
Trois clous de girofle.	

(*a*) Liebig, *Mémoire sur les principes des liquides de la chair musculaire* (*Ann. de chim. et de phys.*, 3e série, t. XXIII, 1848).— Payen, *Précis théorique des subst. alimentaires*.

Du thé de bœuf.

les Anglais appellent *thé de bœuf* (1), et qui a une action identique. Pour faire ce thé, on met des morceaux de viande, découpés à l'état de petits dés, dans de l'eau dont on élève graduellement la température. On obtient ainsi une eau sapide, albumineuse, jouissant de propriétés peptogènes manifestes.

Du bouillon américain.

Il n'en est pas de même du bouillon dit *bouillon américain*, qui est par lui-même un élément nourrissant, mais dont il faut ne pas exagérer la valeur. Pour le préparer, il suffit de placer dans une marmite spéciale des couches alternatives de viande et de légumes et de leur faire subir, sans y ajouter de l'eau, une cuisson prolongée au bain-marie. On retire alors ainsi un liquide qui se prend en gelée par le refroidissement et qui est une véritable gelée de viande (2). On a aussi beaucoup vanté le jus que l'on obtient en pressant des viandes saisies par le feu; ce jus de viande rôtie n'est pas aussi nutritif qu'on pourrait le croire. Je passe, bien entendu, sous silence toutes les autres préparations pharmaceutiques où la viande serait dissoute dans des véhicules plus ou moins complexes. Dans toutes ces préparations, la viande perd ses propriétés nutritives et ne peut agir comme aliment (3).

(1) Voici la formule du thé de bœuf de Beneke :

Viande de bœuf dégraissée et hachée	500 gr.
Eau froide	500 »

Chauffer lentement et passer à l'ébullition ; après deux minutes, passez à travers une serviette avec expression.

(2) Voici la formule du bouillon américain : Prenez : 1° du filet de bœuf, 500 grammes ; 2° une marmite hermétiquement fermée au moyen d'un bouchon à pas de vis ; 3° un vase plein d'eau froide et dont le fond soit rempli de copeaux de bois.

On prend la viande, on la dépouille avec soin de tout ce qui est tissu cellulaire, graisse et fibres blanches, on met de côté la chair rouge ainsi obtenue, on la coupe en morceaux du volume d'un gros pois, on y ajoute une carotte coupée en tranches. On place le tout dans la marmite, que l'on ferme hermétiquement, on la plonge dans le vase rempli d'eau que l'on met sur un feu vif, on fait bouillir pendant six heures. On décante le jus formé ; on exprime le résidu dans un linge, on le laisse reposer et on sépare la partie claire du dépôt. (*Journal médical*, 1866.)

(3) En Allemagne et en France on

Ceci m'amène à vous parler d'un produit qui a été très-répandu en Europe, grâce surtout au nom qui patronnait cette préparation; c'est l'*extrait de viande Liebig*. A l'égard de cette substance, comme pour le bouillon, des discussions se sont élevées et des expériences contradictoires ont été invoquées. L'extrait de viande par lui-même n'est pas nourrissant; c'est une substance peptogène, qui peut aider à la sécrétion du suc gastrique, mais qui ne fournit à l'économie que des aliments insuffisants pour la nutrition. Muller a démontré en effet que, chez les animaux, l'extrait de viande ne pouvait entretenir la nutrition, et Kimmerich a même été plus loin : il a montré que l'animal nourri exclusivement avec cet extrait, mourait plus rapidement que celui qui était soumis à une abstinence rigoureuse. Extraits de viande.

N'usez donc que modérément de ces extraits, et, autant que possible, employez le bouillon véritable, qui présente de grands avantages sur ces préparations (1).

En étudiant le bouillon, nous n'avons, messieurs, examiné qu'une des faces de la question au point de vue alimentaire, le bouillon fait; il reste la partie solide, la viande de bœuf, qui peut être utilisée. Sans nier la valeur nutritive du bœuf Du bouilli.

fabrique un grand nombre de vins et sirops de viande. — La meilleure formule est à coup sûr celle donnée par Reveil, sous le nom de *sirop de musculine*. Voici cette formule :

Muscles de veau, lavés et dégraissés, hachés menu.	100 gr.
Eau	500 »
Acide chlorhydrique pur..	0g, 50
Chlorure de potassium ...	0g, 50
— de sodium	0g, 50

Mêlez et agitez de temps en temps, et après douze heures de macération, passez et filtrez. Après avoir ajouté quantité suffisante d'eau pour faire 500 grammes de liqueur, ajoutez 1 000 grammes de sucre et faites dissoudre à la température de 35 à 40 degrés.

(1) Tanret a examiné par l'analyse la valeur nutritive du jus de viande et du bouillon américain. — Après avoir fait chauffer au bain-marie bouillant, pendant quatre heures, de la viande de bœuf dégraissée, avec une pincée de sel, quelques tranches de carotte et d'oignon et un peu de poireau, M. Tanret a obtenu environ le quart de liquide, soit 125 grammes pour 500 grammes de bœuf. — Pour le jus de viande, en exprimant une tranche de bifteck après qu'elle a été saisie sur le feu, on obtient environ en jus le quart du poids de la viande employée. —

bouilli, il faut reconnaître cependant que, à quantité égale, la valeur nutritive du bouilli est inférieure à celle de la viande crue et de la viande rôtie.

Autant que possible, il est, selon moi, nécessaire, surtout pour le régime hospitalier, de diminuer la consommation du bœuf bouilli et d'introduire l'usage de la viande rôtie. A cet égard, les Anglais nous ont montré la marche à suivre. C'est le peuple, à coup sûr, qui mange et consomme, non-seulement le plus de viande, mais encore, il faut le reconnaître, la viande la mieux préparée. Pour leurs hôpitaux, ils repoussent l'usage du bouilli et préfèrent ces immenses morceaux de bœuf rôti que vous connaissez tous. C'est là un exemple que nous devrions suivre en France, et, au lieu du bouilli, qui est malheureusement la ration la plus habituelle, nous devrions, comme nos voisins, n'admettre que les viandes rôties.

Du sang. Enfin le sang, cette chair coulante, comme l'a dit Bordeu, a été conseillé pour le traitement des affections de l'estomac et l'on voit de nos jours un grand nombre d'individus se porter aux abattoirs de nos grandes villes pour y boire le sang fumant des animaux que l'on vient de sacrifier. Cette pratique répugnante n'a aucune valeur scientifique, et rien, ni dans les recherches physiologiques, ni dans les résultats cliniques, ne vient démontrer que le sang soit supérieur, soit comme aliment, soit comme médicament, à la chair des animaux.

J'en ai fini, messieurs, avec les aliments solides d'origine

Le bouillon américain a donné environ le quinzième de son poids de résidu sec, et le jus de viande le dixième ; l'extrait de jus de viande contient environ un dixième de son poids de matières minérales ; or, le blanc d'œuf laisse de 11 à 12 pour 100 de résidu sec. Si donc on admet que la valeur nutritive du résidu du jus de viande est égal à celui de l'albumine sèche, on a ce terme de comparaison facile pour savoir ce que vaut une quantité donnée de jus de viande. Un blanc d'œuf moyen pèse 40 grammes ; or, 500 grammes de viande (la culotte) donnant 125 grammes de jus, on aurait ainsi en jus la valeur de trois blancs d'œuf (Tanret).

animale ; voyons maintenant ceux d'origine végétale. Les légumes, les céréales, constituent avec les fruits les principaux aliments de ce groupe (1).

Aliments d'origine végétale.

Des céréales.

Les céréales occupent le premier rang, et, il faut le dire, constituent, comme le lait et les œufs, un aliment presque complet. Le blé, en effet, contient des matières azotées : gluten, albumine, caséine, et fibrine végétales; des matières féculentes : amidon et dextrine; un principe sucré : la glucose; avec des matières grasses et des matières minérales plus ou moins abondantes.

Des légumes.

Les légumes et certaines racines ont une composition analogue, comme vous pouvez en juger par les analyses de Payen (2),

(1) Gautier donne le tableau suivant de l'analyse comparative des blés et de la composition moyenne des céréales :

ESPÈCES.	AMIDON.	SUBSTANCES protéiques.	DEXTRINE et GLUCOSE.	GRAISSES.	CELLULOSE et CONGÉNÈRES.	MATIÈRES minérales.	EAU.	NOMS D'AUTEURS.
Blé (en moyenne)..	59,70	14,60	7,60	1,20	1,70	1,60	14,00	Boussingault.
Blé dur d'Afrique..	52,67	19,50	7,20	2,12	3,00	2,71	12,40	Payen.
Blé demi-dur de Brie	56,75	15,25	7,00	1,95	3,00	2,75	13,03	»
Blé blanc de Tuzell.	60,51	12,65	6,05	1,87	2,80	2,12	16,00	»
Seigle...........	57,50	9,00	10,00	2,00	3,00	1,90	16,60	Boussingault.
Avoine..........	53,60	11,90	7,90	5,50	4,10	3,00	14,00	»
Riz (en moyenne)..	77,75	6,43	0,60	0,43	0,50	0,68	14,40	»
Maïs.............	58,40	12,80	1,50	7,00	1,50	1,10	17,70	»
Sarrasin..........	44,70	6,84	»	1,51	0,20	1,75	18,00	»
Orge d'hiver......	54,90	13,40	8,70	2,80	2,60	4,50	13,00	»

(2) Payen donne, dans le tableau ci-dessous, la composition moyenne des principales graines légumineuses :

SUBSTANCES.	LÉGUMINE ET CONGÉNÈRES en faible quantité.	AMIDON, SUCRE, DEXTRINE.	GRAISSES.	CELLULOSE.	MATIÈRES minérales.	EAU.
Fèves vertes, desséchées après décortication............	28,05	55,85	2,00	1,05	2,65	8,40
Féveroles..............	30,80	48,30	1,90	3,00	3,50	12,50
Haricots blancs ordinaires...	25,50	55,70	2,80	2,90	3,20	9,90
Pois verts communs, cassés et desséchés à l'air.........	25,40	58,50	2,00	1,90	2,50	9,70
Pois entiers, jaunes grisâtres, secs....................	23,80	58,70	2,40	3,50	2,10	9,80
Lentilles................	25,20	56,00	2,60	2,40	2,30	11,50
Vesces..................	27,30	48,90	2,70	3,50	3,00	14,60

et la différence porte surtout sur l'abondance plus ou moins grande des substances féculentes et la rareté des substances azotées.

De la digestibilité des aliments végétaux.

Pour les viandes, nous avons vu que l'épithélium et ses dérivés résistent à la digestion ; pour les végétaux, la cellulose possède la même propriété et traverse sans altération le tube digestif. Les aliments d'origine végétale ne sont point digérés par l'estomac, mais par la salive et le pancréas ; et, s'il est vrai que la digestion de ces féculents se continue dans l'estomac, elle emprunte cependant bien peu d'éléments au suc gastrique. Aussi devrez-vous recommander, aux personnes qui font usage d'une alimentation végétale, de prolonger avec soin la mastication, pour faire pénétrer, autant que possible, la salive dans l'intérieur de la masse alimentaire.

On ne saurait trop insister sur ce point lorsqu'on mange des haricots ou des pommes de terre frites, car si la mastication est incomplète, le testa des uns, l'enduit protecteur des autres ne permettra pas que l'intérieur de la masse subisse l'action de la salive, et vous retrouverez alors, soit dans les matières vomies, soit dans les matières fécales, ces aliments non digérés. Aussi, lorsque vous aurez affaire à des personnes qui mangent très-rapidement, recommandez-leur de prendre ces légumes à l'état de purée, état qui facilite l'imprégnation de ces substances par la salive et le suc pancréatique.

Du pain.

Parmi les préparations alimentaires les plus usuelles, la plus répandue, sans contredit, c'est le pain. Aussi attache-t-on une grande importance à sa fabrication. Le pain (1) possède

(1) Le mode de préparation suivi, les substances contenues dans le pain font varier la qualité et la valeur nutritive de cet aliment. Dans la panification, la qualité et la quantité de l'eau employée, le pétrissage, le mode de fermentation, l'apprêt, la cuisson, ont une grande influence. Il en est de même des farines, selon leur provenance, selon qu'elles sont pures ou mélangées, selon qu'elles ont été plus ou moins bien moulues et blutées.

A la campagne, le pain est ordi-

une valeur nutritive dépendant de son mode de préparation et des substances qu'il contient. Je ne puis entrer ici dans les détails de cette question ; je vous renvoie au traité de Payen et à la thèse de Viollet. Je ne veux vous signaler que deux points : d'une part, c'est qu'il faut combattre ce préjugé vulgaire, qui veut que le pain soit d'autant moins nourrissant qu'il est plus blanc. C'est là une erreur profonde. Les analyses de Payen et de Violet montrent que la richesse en matière azotée augmente avec la qualité du pain, et que les pains les plus blancs, ceux dits *de première qualité*, sont aussi les plus nourrissants. D'autre part, et c'est là le second point sur

nairement de qualité inférieure à celui des villes. Cela tient quelquefois à la farine, souvent mal fabriquée, parfois débarrassée incomplétement du son ou bien mélangée d'autres farines d'orge, de sarrasin, de maïs, de seigle ; cela tient aussi à ce qu'à la ville on emploie, pour la fermentation, de la levûre fraîche de bière et on renouvelle les levains, tandis que les campagnards abandonnent souvent à eux-mêmes, pendant plusieurs jours, les levains, qui subissent alors la fermentation acide et ne donnent plus tard qu'un pain bis et d'une saveur un peu aigre.

Les pains faits avec de la farine de première qualité sont plus nourrissants que les pains de seconde qualité, comme le montre l'analyse suivante (de la quantité d'azote pour 100) donnée par Violet :

	2e qual.	1re qual.	De choix.
1er échantillon	0.92	1.18	1.39
2e —	1.06	1.36	2.06
3e —	0.99	1.02	1.25
Moyennes....	0.99	1.15	1.57

Dans le tableau suivant, Violet montre les différences entre la croûte et la mie :

	Croûte.	Mie.
Eau...............	17.15	44.45
Matières azotées insolubles (gluten ou analogues).......	7.30	5.92
Matières azotées solubles (albumine ou analogues)....	5.70	0.75
Matières non azotées solubles (dextrine, sucre)...........	3.88	3.79
Amidon	62.58	43.55
Matières grasses....	1.18	0.70
Matières minérales.	1.21	0.84
	100.00	100.00

Le pain de munition de l'armée française est préparé exclusivement avec de la farine de froment, dont on a, par le blutage, extrait le son (20 pour 100 ; autrefois on n'extrayait que 15 pour 100). Voici, d'après Poggiale, l'analyse de ce pain :

Eau....................	34.17
Sucre..................	1.03
Dextrine................	3.09
Amidon	44.50
Matières azotées..........	8.85
Matières grasses..........	0.70
Son lavé à l'eau froide....	6.07
Matières fixes............	1.39
Pertes..................	0.20

lequel j'appelle votre attention, la croûte est plus nutritive que la mie (*a*).

Du son. On a discuté longuement la question de savoir s'il était bon d'introduire du son dans le pain. Vous savez tous que, par des bluteries plus ou moins répétées, on finit par débarrasser la farine du son qu'elle renferme et qu'on obtient ainsi une farine plus ou moins blanche. Au point de vue alimentaire (1), la suppression du son est une bonne chose, et tout le monde paraît admettre qu'à poids égal le pain qui contient du son est moins nourrissant que celui qui n'en contient pas; dans l'ar-

(1) Il est intéressant de connaître les différences qui existent, au point de vue de leur composition, entre le son et la farine; aussi croyons-nous utile de donner les deux analyses, l'une de Poggiale, l'autre de Payen. Voici, d'après Poggiale, l'analyse du son :

Eau		12.000
Sucre		1.000
Matières solubles.	Non azotées	7.700
	Azotées	5.615
Matières azotées.	Insolubles assimilables	3.867
	Insolubles non assimilables	3.516
	Grasses	2.877
Amidon		21.692
Ligneux		34.675
Sels		5.594

L'analyse suivante de Payen montre que le son contient moins d'amidon et de substances azotées, mais plus de matières grasses, de cellulose et de substances minérales.

	Gros son.	Petit son.	Farine blanche
Amidon et dextrine	60.4	62.2	68.43
Substances azotées (et principe diastasique dans le son)	13.0	12.5	14.45
Matières grasses (et traces d'essence particulière)	5.6	4.3	1.25
Cellulose	4.0	3.0	0.05
Substances minérales	3.0	2.5	1.60
Eau	14.0	15.5	14.22
	100.0	100.0	100.00

(*a*) Parmentier (A.-A.), *Le parfait boulanger, ou traité complet sur la fabrication et le commerce du pain*, Paris, 1878. — Chevallier (A.), *Essai sur la vente du pain à Paris* (*Ann. de chimie et de phys.*, t. XIII, 1835). — Haussmann (N.-V.), *Des subsistances de la France, du blutage et du rendement des farines et de la composition du pain de munition* (*Ann. d'hyg.*, 1re série, t. XXXIX, 1848). — Peligot (E.), *Sur la composition du blé* (*Comptes rendus de l'Ac. des sc.*, t. XXXI, 1851). — Herveleu (A.-L.-J.), *Quelques considérations sur la panification et les qualités d'un bon pain*. Thèse de Paris, 1853. — Poggiale, *Du pain de munition distribué aux troupes européennes et de la composition chimique du son* (*Rec. de mém. de méd. milit.*, 2e série, t. XII, 1853). — Renzi, *Précis histo-*

mée, on considère l'introduction du son comme inutile à l'alimentation.

Messieurs, cette exclusion du son est peut-être excellente pour l'alimentation de l'adulte ; mais, au point de vue thérapeutique, il n'en est plus de même ; l'analyse, en effet, montre que les matières minérales, et en particulier les phosphates, ne sont pas uniformément répandus dans le blé et siégent surtout dans l'enveloppe de ce dernier. Aussi, lorsque vous privez la farine du son, vous la privez en même temps des phosphates et des sels ; or, ceux-ci ont souvent un rôle considérable dans l'alimentation des nourrices et des enfants. Lorsque je traiterai devant vous de la dyspepsie du jeune âge, je vous montrerai que le seul moyen d'introduire des phosphates dans l'économie, c'est d'employer ceux que la nature a déjà assimilés, et de faire manger, soit du pain de son, soit certains légumes qui renferment, comme les féveroles par exemple, une grande quantité de ces phosphates.

Je passerai rapidement sur les fruits et n'insisterai, au point de vue alimentaire, et en particulier du traitement des dyspepsies, que sur le parti que le médecin peut tirer de la cure de raisin. Le raisin mûr, de bonne qualité, pris en quantité suffisante, produit en effet de bons résultats dans la cure de certaines dyspepsies atoniques, et particulièrement dans celles qui s'accompagnent de constipation, comme chez les goutteux par exemple. Des fruits.

Voici les règles principales de cette cure : vous ordonnerez au malade de manger, avant son repas, du raisin qu'il ne De la cure de raisin.

rique sur la panification ancienne et moderne, Paris, 1857. — Mège-Mouriès, *Du froment et du pain de froment* (*Mém. de la Soc. impér. et centr. d'agriculture,* 1860). — Barral, *Traité sur le blé et le pain,* 1863). — Thomson (Rod.-Dund.), *Mode of Estimating the nutritive value of Bread* (*Med. Times and Gaz.,* 1863. — Payen, *Traité théorique et pratique des substances alimentaires,* Paris, 1865. — *Précis de chimie industrielle.* — Violet, Thèse de Paris, 1876, n° 211. — Pour les autres indications bibliographiques, voir Becquerel, *Traité d'hygiène,* 1877.

trouvera pas tout préparé sur sa table, mais qu'il devra lui-même aller cueillir sur les treilles, et mieux encore, sur le cep lui-même; comme raisin, vous préférerez ceux qui fournissent les meilleurs vins de la région où vous vous trouvez aux raisins dits *de table*. Rejetez ceux qui ont une chair trop dure ou une enveloppe trop résistante, et choisissez ceux qui renferment la plus grande quantité de sucre.

Quant à la quantité à prendre chaque fois, il m'est impossible de la fixer; elle varie avec chaque individu. Vous direz au malade de s'arrêter quand apparaîtront le dégoût ou le gonflement stomacal qui accompagnent toujours la trop grande ingestion de raisin (1).

Cette cure procure des garde-robes assez nombreuses; elle n'affaiblit pas l'appétit; bien au contraire, le plus souvent, elle stimule les fonctions de l'estomac. Mais ici, comme pour la cure de petit-lait, il faut le dire, mille circonstances étrangères au raisin favorisent le résultat de la cure : le grand air, les promenades, l'exercice en plein air, sont autant de stimulants favorables.

Cette question de la cure de raisin me servira d'intermé-

(1) Les stations les plus renommées pour la cure de raisin sont : Dürkheim (Allemagne), Gleisweiler (Bavière), Bingen, Kreuznach, Rudescheim, Grünberg (Silésie), Meran (Tyrol), Vevey, Montreux, Veytaux (Suisse), Aigle (Savoie), Celles-les-Bains (Ardèche), etc.

D'après Henry et Chevallier, le suc de raisin contient :

Matières albuminoïdes...	1.7
Sucre, gomme..........	12 à 20
Substances minérales....	.3
Eau................ ...	75 à 83

Les raisins blancs les plus employés sont le chasselas et le pineau petit-gris; les raisins noirs sont le petit noir et le morillon.

D'après Rotureau (*Dictionnaire encyclopédique des sciences médicales*), le raisin d'une vigne, quelle que soit son espèce, dont les racines sont dans un sol argileux et dans un pays froid et humide, est aqueux, peu sucré et surtout sensiblement acide; il est laxatif, purgatif même; l'effet est opposé si le raisin provient d'un terrain ferrugineux.

Les raisins mûris dans un sol basaltique, granitique et surtout volcanique, sont diurétiques, mais ils sont aussi toujours excitants; quant à ceux qui viennent dans une terre fraîche, ils sont généralement peu aromatiques; ils ont, de plus, un effet dépressif.

TABLEAU SCHÉMATIQUE DE LA COMPOSITION DES PRINCIPAUX ALIMENTS.

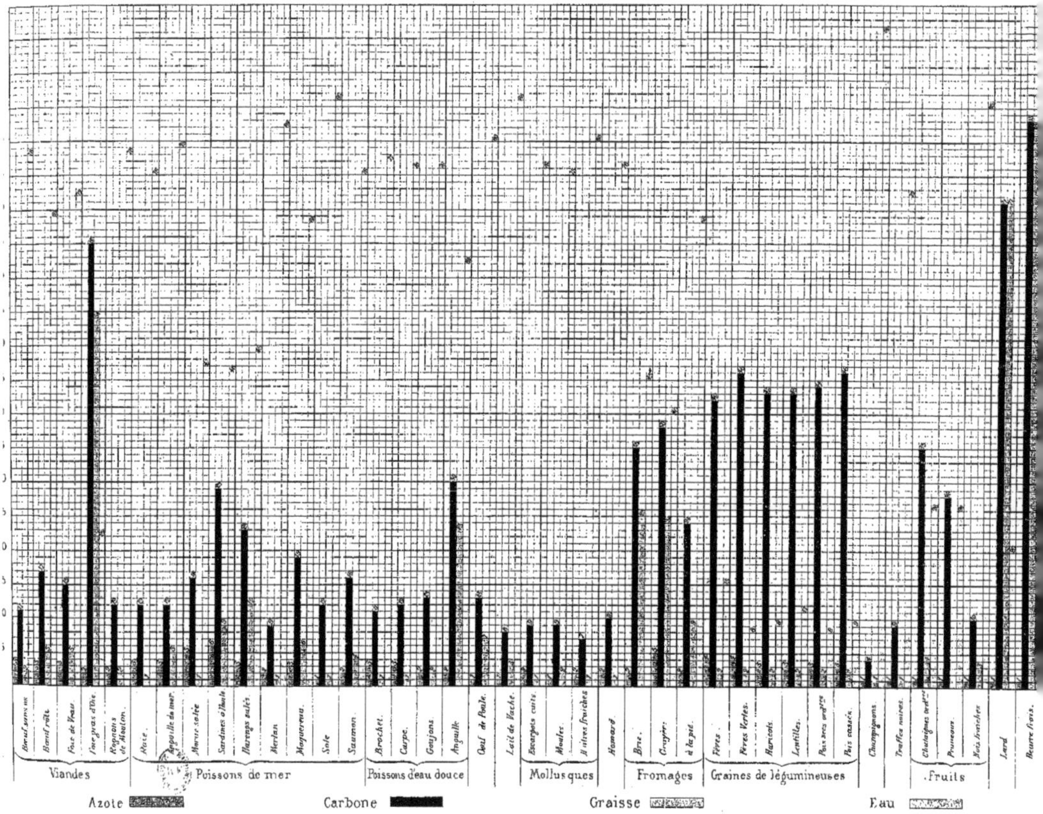

Viandes: Bœuf sans os. Bœuf rôti. Foie de Veau. Foie gras d'Oie. Rognons de Mouton.

Poissons de mer: Raie. Anguille de mer. Morue salée. Sardines à l'huile. Harengs salés. Merlan. Maquereau. Sole. Saumon.

Poissons d'eau douce: Brochet. Carpe. Goujons. Anguille.

Œuf de Poule.

Lait de Vache.

Mollusques: Escargots cuits. Moules. Huîtres fraîches.

Homard.

Fromages: Brie. Gruyère. à la pie.

Graines de légumineuses: Fèves. Fèves Vertes. Haricots. Lentilles. Pois secs ord^res. Pois cassés.

Champignons.

Truffes noires.

Fruits: Chataignes ord^res. Pruneaux. Noix fraîches.

Lard.

Beurre frais.

Azote — Carbone — Graisse — Eau

L. Hugon, del. — J. Sterck, lith.

diaire entre l'étude des aliments solides et celle des aliments liquides. Nous allons maintenant aborder cette partie de notre sujet en traitant de l'influence des boissons alcooliques sur les dyspepsies.

Des alcools.

L'influence des alcools est déplorable, et ici, dans notre salle d'hommes, nous voyons le plus souvent les dyspepsies résulter, soit de l'abus de ces boissons alcooliques, soit même simplement de l'usage de ces mêmes boissons, qui, le plus souvent, sont de mauvaise qualité.

Action des alcools sur l'estomac.

Comment expliquer cette action désastreuse sur l'estomac? Charles Richet, par ses expériences sur Marcelin, nous a fourni des documents précieux pour répondre à cette question. En effet, si on examine, soit pendant, soit en dehors de la digestion, l'acidité du suc gastrique, comme l'a fait Charles Richet, on voit qu'elle se traduit, à jeun, par 1,3 en poids d'acide chlorhydrique par litre, et pendant la digestion, par 1,7. Mais si on introduit dans l'estomac de l'alcool, l'acidité, immédiatement, s'élève à 2,7, et même jusqu'à 3 et 4, si on fait usage d'eau-de-vie. Il paraît donc démontré aujourd'hui que l'introduction du vin ou de l'eau-de-vie dans l'estomac a pour premier effet de doubler et même de tripler l'acidité du suc gastrique. Si à cela vous joignez l'action irritante de l'alcool, action qui se fait sentir surtout sur les membranes muqueuses, vous aurez l'explication des phénomènes qui se développent chez les alcooliques, et se traduisent, au point de vue de l'estomac, par un ensemble de symptômes auquel on a donné le nom de *dyspepsie acide*.

L'action de l'alcool se prolonge-t-elle, il n'y a plus simple trouble fonctionnel, mais bien alors inflammation de l'organe; on a ce que les Allemands décrivent sous le nom de *catarrhe de l'estomac*. Dans ce cas l'acidité anomale, déterminée par les boissons alcooliques trop longtemps prolongées, entraîne au bout d'un certain temps une diminution dans la sécrétion du suc gastrique et une augmentation dans la sécrétion de mucus, ce qui donne naissance alors à ces pituites spéciales qui caractérisent les dyspepsies des buveurs.

Toutes les boissons alcooliques prises en excès déterminent de pareils accidents. Cependant il est très-important de distinguer à cet égard les boissons de bonne qualité de celles qui résultent de mélanges plus ou moins complexes. Dans notre travail sur l'action toxique des alcools, nous avons montré, le docteur Audigé et moi, que l'empoisonnement toxique déterminé par ces derniers est d'autant plus grand, d'autant plus intense qu'on s'éloigne davantage de l'alcool vinique, et qu'il atteint son summum d'intensité avec les alcools de pommes de terre. La conclusion que nous avons tirée de ce travail, c'est qu'au point de vue de l'hygiène (1), il fallait, par des rectifications successives, ramener les alcools de la consommation à l'état d'alcool éthylique. Et, messieurs, on peut dire que, pour l'esto-

(1) Voici les conclusions relatives à l'hygiène que Dujardin-Beaumetz et Audigé ont tirées de leurs recherches expérimentales (leurs expériences faites sur les chiens ont dépassé le chiffre de 250). Ils ont tout d'abord établi pour chaque alcool les doses *toxiques limites*, c'est-à-dire les quantités d'alcool pur qui, par kilogramme du poids du corps de l'animal, sont nécessaires pour amener la mort dans l'espace de vingt-quatre à trente-six heures, avec un abaissement graduel et persistant de la température. Par le mot *alcool pur*, ces expérimentateurs comprennent celui qui marque 100 degrés centigrades avec l'alcoomètre de Gay-Lussac, à la température de 15°,5. Nous donnons ces doses limites dans le tableau ci-contre.

Quant aux eaux-de-vie du commerce, voici les conclusions de Dujardin-Beaumetz et Audigé :

Toutes les eaux-de-vie et alcools du commerce sont toxiques et leur action nocive est en rapport : 1° avec l'origine de ces alcools; 2° avec leur degré de pureté.

1° *Origine des eaux-de-vie du commerce.* — L'origine des eaux-de-vie joue un rôle prépondérant au point de vue de leur action toxique, et voici dans quel ordre nous sommes portés à classer les différents produits que nous avons expérimentés : 1° alcools et eaux-de-vie de vin; 2° eaux-de-vie de cidre et de poiré ; 3° eaux-de-vie de marcs de raisin ; 4° alcools et eaux-de-vie de grains ; 5° alcools et eaux-de-vie de betterave et de mélasse de betterave ; 6° alcools et eaux-de-vie de pommes de terre.

Cette classification est en rapport avec les récentes découvertes de M. Isidore Pierre, qui a montré que les eaux-de-vie du commerce contien-

mac, il en est de même, et que l'eau-de-vie de vin est la moins dangereuse des eaux-de-vie de consommation. Il ne faut pas oublier, cependant, que l'abus de l'eau-de-vie, même la plus pure, détermine des accidents du côté de cet organe.

nent en proportions variables un certain nombre d'alcools. Si l'alcool de vin est le moins nocif de tous les alcools commerciaux, c'est qu'il renferme presque exclusivement l'alcool éthylique, qui est le moins toxique de la série. Il doit exister même dans les eaux-de-vie de vin quelques poisons autres que l'alcool éthylique, car elles sont un peu plus toxiques que cet alcool chimiquement pur.

L'existence d'une certaine quantité

GROUPE des ALCOOLS.	DÉSIGNATION DES ALCOOLS et de leurs dérivés.	DOSES TOXIQUES MOYENNES par kilog. du poids du corps de l'animal	
		à l'état pur.	à l'état de dilution.
Alcools fermentés	Alcool éthylique C^2H^6O.	8g,00	7g,75
	Aldéhyde acétique C^2H^4O.	»	1g à 1,25
	Ether acétique $C^2H^3O^2,C^2H^5$.	»	4,00.
	Alcool propylique C^3H^8O.	3,90	3,75
	Alcool butylique $C^4H^{10}O$.	2,00	1,85
	Alcool amylique $C^5H^{12}O$.	1,70	1,50 à 1,60
Alcools non fermentés.	Alcool méthylique chimiquement pur CH^4O.	»	7,00
	Esprit-de-bois ordinaire.	»	5,75 à 6,15
	Acétone C^3H^6O.	»	5,00
	Alcool œnanthylique $C^7H^{16}O$.	8,00	»
	Alcool caprylique $C^8H^{18}O$.	7 à 7,50	»
	Alcool cétylique $C^{16}H^{34}O$.	»	»
Iso-alcools.	Alcool iso-propylique C^3H^8O.	»	3,70 à 3,80
Alcools polyatomiques.	Glycérine $C^3H^8O^3$.	»	8,50 à 9,00

d'alcools propylique, œnanthylique et caprylique, et de leurs produits d'oxydation dans les eaux-de-vie de marcs de raisin, de cidre et de poiré, nous explique la puissance toxique supérieure de ces boissons alcooliques comparées aux eaux-de-vie de vin.

C'est particulièrement dans les eaux-de-vie de grains et de betteraves que M. Isidore Pierre a constaté l'existence des alcools propylique, butylique et amylique; on comprend par là leur plus grande nocivité.

Enfin, si les alcools et eaux-de-vie de pommes de terre nous ont paru les plus toxiques des eaux-de-vie du commerce que nous ayons expérimentées, c'est qu'ils contiennent en proportions variables des huiles essentielles, qui sont, comme on le sait, composées d'alcool butylique et amylique.

2° *Pureté des eaux-de-vie du commerce.* — Ce que nous venons de dire nous est une preuve que, pour rendre moins toxique une eau-de-vie du com-

Des vins.

Quant aux vins, on peut affirmer que l'estomac est le meilleur juge de leur qualité, et j'en appelle pour cela à votre expérience personnelle. Lorsque dans un dîner vous aurez bu des vins de mauvaise qualité, et résultant d'une fabrication plus

merce, il faut la débarrasser des produits impurs qu'elle contient, ainsi que des alcools autres que l'alcool éthylique. Nous avons vu, en effet, dans nos expériences, qu'il existe, au point de vue toxique, des différences entre les alcools rectifiés et les produits qui, sous le nom de *flegmes*, résultent de la distillation brute des matières fermentées.

Est-il possible de rectifier les eaux-de-vie du commerce autres que celles du vin, de façon à ce qu'elles ne renferment que de l'alcool éthylique? C'est là une question que nous ne pouvons résoudre; mais ce que nous pouvons dire, c'est qu'il serait très-important d'arriver à ce résultat. Il y aurait aussi le plus grand intérêt à trouver des réactions physiques et chimiques pratiques qui permissent de reconnaître dans les boissons alcooliques la présence des divers alcools qui les composent. Mais, jusqu'à ce que ces procédés soient entrés dans le domaine public, nous pensons que, dans les cas où la consommation des alcools sera reconnue nécessaire, il faudra, pour satisfaire à ce besoin, n'user que des eaux-de-vie de vin; dans les contrées où ces eaux-de-vie ne peuvent être obtenues, on doit s'efforcer, par des rectifications successives, de débarrasser les alcools des produits impurs qu'ils renferment et essayer ainsi, s'il est possible, de les ramener à l'état d'alcool éthylique. Nos recherches nous ont également montré qu'il serait nécessaire de s'opposer le plus activement possible, par des mesures législatives et fiscales appropriées, aux falsifications des eaux-de vie dites *de vin*, ainsi qu'à l'introduction dans les boissons, le vin, par exemple, d'alcool ayant une autre origine que celle de la fermentation vinique.

Toutes ces conclusions sont une confirmation évidente des recherches statistiques qui ont été entreprises pour apprécier les ravages produits par les boissons alcooliques. C'est dans les pays scandinaves, où l'on fait une consommation exclusive d'eaux-de-vie de pommes de terre, que l'alcoolisme atteint son *summum* d'intensité; c'est même là que Magnus Huss a décrit pour la première fois l'ensemble pathologique déterminé par l'usage et l'abus des alcools. Si dans les autres pays du Nord l'alcoolisme fait aussi de nombreuses victimes, cela tient aux eaux-de-vie de grains et de betterave dont on y fait usage. Mais cette question se précise bien davantage lorsqu'on la limite à la France, comme l'a fait M. Lunier, qui nous a montré, par ses cartes si remarquablement établies, que les délits et les crimes qui résultent de l'abus des boissons alcooliques sont en rapport direct avec l'usage des alcools autres que celui fourni par le vin C'est, en effet, dans les départements non vinicoles que l'on voit se produire avec le plus de fréquence l'alcoolisme; si, dans les contrées où on récolte le vin, il existe quelquefois des alcooliques, cela tient à la présence de grandes industries qui entraînent la consommation d'eaux-de-vie autres que celles du vin.

ou moins interlope, vous verrez alors sous l'influence de ces boissons, même prises modérément, se produire pendant la nuit des contractions, de la chaleur du côté de l'estomac et des renvois acides plus ou moins fréquents ; si, au contraire, vous avez bu la même quantité de vin, mais de bonne nature, de bonne qualité, des vins exempts de fraude, jamais de pareils accidents ne se produiront.

Aussi, messieurs, nous devons faire entrer pour une grande part, dans la dyspepsie de la population ouvrière de nos villes, d'une part, la falsification éhontée des boissons servies sous le nom de *vin*, et, d'autre part, l'habitude déplorable de prendre ces boissons alcooliques, et surtout le vin blanc, à jeun, et de mettre ainsi directement et sans l'intermédiaire des aliments les alcools en contact avec la surface muqueuse de l'estomac.

Des bières et des cidres.

Les bières et les cidres produiraient les mêmes effets que le vin, et, dans ces derniers temps, Bœns signalait à l'Académie de Belgique l'action désastreuse de l'abus des bières (1) dites *de Bavière*.

Défendez donc aux dyspeptiques à tendance acide l'usage

(1) Le docteur Bœns a rassemblé un certain nombre d'observations qui lui ont permis d'admettre les conclusions suivantes :

1° La bière dite de Bavière provoque tantôt une ivresse, tantôt une indigestion, tout à fait spéciales chez les sujets qui n'ont pas contracté l'habitude de cette boisson ;

2° Prise habituellement à doses modérées, elle précipite la digestion, pousse aux évacuations alvines et occasionne, à la longue, des dérangements des voies intestinales, ainsi que des congestions actives des poumons et du cœur ;

3° L'abus prolongé de la bière de Bavière détermine le plus souvent des affections graves des centres nerveux de la vie de relation et de la vie végétative.

4° Des mesures économiques, telles que l'établissement des droits de douane proportionnels *ad valorem* sur les trois classes de vins, populaires, ordinaires et fins (4, 10 et 20 centimes par exemple), etc., devraient être édictées par le gouvernement belge pour arriver à faire à peu près rayer l'absinthe et la bière de Bavière du cadre des boissons et à substituer le vin à la bière, et la bière aux liqueurs spiritueuses, dans le régime et les habitudes de nos populations. (*Bull. de l'Acad. de Belgique*, t. XI, p. 269.)

de l'eau-de-vie ou du vin en grande quantité. Vous permettrez, au contraire, ces boissons, ou tout au moins leur usage modéré, aux personnes atteintes de dyspepsie atonique, dyspepsie dans laquelle font défaut la sécrétion du suc gastrique et l'acidité de ce liquide. C'est dans ces cas que vous pourrez autoriser le verre de liqueur après le repas, et ici encore vous donnerez la préférence à la bonne eau-de-vie de vin, qui est, comme je viens de vous le dire, la moins toxique.

A côté des boissons alcooliques, il faut placer des boissons stimulantes, très-employées de nos jours, le café et le thé.

Du café et du thé.

On a longuement discuté sur l'action réelle de ces deux substances (qui, avec l'alcool, constituent les aliments dits *d'épargne*) : les uns prétendent qu'elles sont nécessaires, les autres, qu'elles sont nuisibles à la santé. Les uns et les autres ont tort et raison tout à la fois ; tout résulte, en effet, des habitudes des individus et des climats sous lesquels ils vivent. Le thé, en particulier, est une boisson stimulante et excitante, fort employée dans les pays du Nord, où elle rend de grands services, tandis que, dans le Midi, son utilité est plus contestable (1). Pour le café, l'habitude joue un rôle considérable, et telle personne qui, après chaque repas, fait usage de café noir, verra sa digestion arrêtée ou ralentie si elle cesse de prendre cette infusion. Il faut reconnaître cependant que, si l'usage du café donne de bons résultats, l'abus, comme je vous l'ai montré en traitant des maladies du cœur, peut déterminer des palpitations qui doivent faire cesser l'usage de cette infusion (2).

(1) Edward Smith a beaucoup insisté sur le thé comme un agent excito-respiratoire ; il le considère comme le meilleur moyen pour combattre l'insolation. Dans ces cas, il faudrait le donner froid, d'heure en heure, à la dose de 25 grammes en infusion concentrée. Le même auteur fait jouer au lait écrémé un rôle tout aussi important comme excitant la respiration (Edward Smith, *Recherches expérimentales sur la respiration dans ses rapports avec l'alimentation*, in *Journal de physiologie* de Brown-Sequard, t. III, p. 644).

(2) Voir p. 52.

Vous devez donc, au point de vue de la prescription ou de la proscription de ces boissons, prendre en considération l'habitude du malade et le climat sous lequel il vit. Ce que je puis vous affirmer, c'est que, dans nos campagnes, l'usage du café pendant les chaleurs de l'été et la fatigue des moissons rend des services considérables; et c'est au café que nos troupes d'Afrique, exposées à une chaleur considérable, doivent de conserver une énergie suffisante.

Je veux m'élever surtout, messieurs, contre ce préjugé vulgaire, ne reposant sur aucune base sérieuse, et pour lequel vous serez souvent consultés par les mères de famille. Le café au lait est-il cause des fleurs blanches chez les jeunes filles et chez les jeunes femmes? Non, messieurs, rien de cela n'est vrai. Le café au lait, bien préparé, est une excellente (1) boisson, dont une grande partie de la population française, et étrangère surtout, fait usage sans le moindre inconvénient. Du café au lait.

L'eau joue aussi un rôle important dans l'hygiène alimentaire. Je ne puis traiter ici cette question dans son ensemble, et je vous renvoie à cet égard aux traités d'hygiène; permettez-moi cependant d'appeler votre attention sur quelques points de cette étude concernant plus particulièrement l'hygiène des dyspeptiques. La nature des eaux a une influence notable sur le développement de certaines dyspepsies, et nous voyons quelquefois ces affections provoquées uniquement par l'usage d'une eau de mauvaise qualité. Je dois aussi vous signaler les avantages et les inconvénients, au point de vue alimentaire, de l'usage des boissons froides et glacées. Prises en petite quantité, elles sont agréables à prendre et peuvent stimuler les fonctions digestives; mais ces quelques avantages

(1) Caron a prétendu que l'association du café et du lait faisait perdre à ce dernier ses qualités nutritives. D'après cet auteur, le café empêcherait la fermentation du lait; mais ces expériences ne sont nullement démonstratives (*Gazette médicale et chirurgicale*).

sont de beaucoup compensés par les inconvénients qui résultent de leur emploi. Le froid, en effet, fatigue les muqueuses stomacale et intestinale, et rapidement on voit survenir des symptômes dyspeptiques et de la diarrhée. Aux États-Unis, où on fait un grand usage de l'eau glacée, où même on la prend en excès, on voit sous cette influence naître des dyspepsies tout aussi profondes, tout aussi rebelles que celles qui résultent de l'usage immodéré des alcools.

Les eaux minérales ont un rôle prépondérant dans la cure des dyspepsies; je vous signalerai plus tard, à propos des différentes variétés de ces affections, les eaux que le médecin peut utiliser et qui agissent comme de véritables médicaments.

Des eaux minérales de table.

Pour le moment, je désire, à propos de l'hygiène alimentaire, vous entretenir des eaux minérales dites *de table*. Une grande partie de ces eaux vient de France. Nous avons, en effet, dans le centre de la France, une série nombreuse de sources dans lesquelles l'acide carbonique abonde : les eaux de Saint-Galmier, de Morny-Château-Neuf, de Condillac, de Couzan, etc., appartiennent à ce groupe; elles sont bicarbonatées sodiques, et sont surtout caractérisées par l'abondance de l'acide carbonique qu'elles renferment. En Allemagne, nous avons l'eau d'Apollinaris (1), dont on fait une si grande consommation en Angleterre et en Amérique, et l'eau de Seltz (2), dans le duché de Nassau.

(1) Voir p. 387.

(2) L'eau de Saint-Galmier (Loire) contient 1 gramme environ de bicarbonate de chaux et de magnésie, de l'oxygène et un volume et demi d'acide carbonique. Source froide.

Eau de Condillac (Drôme), 1g,50 de bicarbonate de chaux et de magnésie, plus de la moitié de son volume d'acide carbonique, et des traces d'iode et de fer. Source froide, 13 degrés.

Eau de Châteauneuf (Puy-de-Dôme), 3g,70 de bicarbonate de soude. Sa température varie entre 15 et 38 degrés.

Eau de Chateldon (Puy-de-Dôme), 45 centigrammes de bicarbonate de magnésie, 1 à 2 volumes d'acide carbonique. Température, 13 degrés.

Eau de Seltz (duché de Nassau), deux fois son volume d'acide carbonique, 4 grammes environ de sels par litre. La température varie entre 16 et 17 degrés.

L'usage de toutes ces eaux se répand de plus en plus et donne de bons résultats; la présence de l'acide carbonique stimule l'action de la muqueuse stomacale, et, par cela même, aide à la digestion. Il ne faudrait pas cependant en abuser, et particulièrement des eaux de Seltz artificielles. Du reste, la consommation de ces dernières, bien qu'encore très-grande, tend à diminuer de jour en jour, à cause du prix minime auquel on peut donner certaines eaux minérales naturelles, et, je l'avoue, je vois à cette substitution de grands avantages.

Des eaux de table artificielles.

Les eaux artificielles, en effet, ne présentent pas une union assez intime entre l'eau et l'acide carbonique introduit artificiellement, de sorte que l'acide carbonique, au lieu de se dégager lentement et progressivement, comme dans les eaux naturelles, se produit à l'état gazeux très-rapidement et détermine ainsi, par la brutalité même du dégagement, une action plutôt nuisible que favorable sur la muqueuse de l'estomac. Aussi devrez-vous, chez certains dyspeptiques, défendre l'emploi de ces eaux; vous ne devez, du reste, pas non plus continuer trop longtemps l'usage des eaux de table naturelles ou artificielles, car l'estomac s'y habitue facilement, et si elles viennent à manquer, la stimulation habituelle de la muqueuse fait défaut et la digestion se trouve plus ou moins entravée. C'est là un inconvénient réel pour le malade, qui ne peut plus alors manger sans avoir son eau minérale. C'est là un assujettissement qu'il faut éviter.

Des condiments.

Je dois encore, au point de vue de l'hygiène alimentaire, vous parler des condiments et du tabac. Les condiments jouent un rôle notable dans la préparation de nos aliments; mais il ne faut pas oublier que, pris trop longtemps, ou en trop grande quantité, ils déterminent une irritation de l'estomac et une inflammation de la muqueuse de cet organe. Aussi, tout en reconnaissant leur utilité, je vous conseille d'être ménagers dans leur emploi. C'est surtout dans les pays chauds, où les Européens, par suite des chaleurs torrides, voient leur appétit décroître de jour en jour, qu'on fait usage des excitants les plus énergiques. Mais, au lieu d'améliorer l'état de l'estomac, on ne fait ainsi qu'aggraver la situation par l'irritation que l'on produit.

Lorsque vous aurez à traiter de ces estomacs fatigués par l'usage trop prolongé d'une cuisine épicée, ayez soin de ne pas proscrire immédiatement et d'une façon rigoureuse l'usage des condiments; l'estomac, en effet, habitué à cet excitant journalier, ne digérerait plus; aussi ne faut-il aller que graduellement et diminuer peu à peu chaque jour leur quantité, pour amener petit à petit l'organe à l'usage des aliments non épicés. Dans les dyspepsies atoniques, vous pourrez, par contre, recommander l'usage de ces condiments pris en petite quantité.

Du tabac. Permettez-moi de terminer ce chapitre par quelques mots sur l'influence du tabac sur la digestion, et en particulier sur l'estomac. Je sais bien que l'usage de cette plante ne se rattache qu'indirectement à l'alimentation; mais cet usage est tellement répandu et vient si souvent terminer nos repas, que je crois devoir vous en dire ici quelques mots.

Déjà, dans les leçons précédentes (1), lorsque je vous parlais des maladies du cœur, je vous ai montré que l'abus du tabac détermine chez quelques individus des accès angineux; ce même abus peut provoquer du côté de l'estomac des troubles dyspeptiques en quelque sorte comparables à ceux que déterminent les boissons alcooliques. De là la dyspepsie des fumeurs, analogue à la dyspepsie des buveurs. Revillout, qui a signalé ces faits, a montré que l'usage immodéré du tabac produit une atonie spéciale des fonctions digestives.

Ici encore, messieurs, comme pour l'alcool, comme pour les condiments, en un mot, comme pour toutes les substances

(1) Voir p. 20.

auxquelles s'est habitué l'estomac, il ne faut pas, chez les dyspeptiques, supprimer tout à coup l'usage du tabac; il faut d'abord diminuer et arriver à une suppression graduelle.

Telles sont, messieurs, les considérations que je désirais vous exposer au point de vue de l'hygiène alimentaire. Pardonnez-moi d'avoir ainsi prolongé le sujet; mais, par la suite, lorsque nous entrerons dans l'étude du traitement des variétés de dyspepsie, vous verrez combien il est nécessaire au médecin de connaître, dans son ensemble, tout ce qui a trait à l'aliment et à l'alimentation. Chaque jour vous serez consultés par des malades pour savoir quel régime alimentaire il faut suivre; et, pour répondre d'une manière satisfaisante, vous serez forcés de revenir aux principaux éléments que j'ai exposés devant vous.

Dans la prochaine leçon nous étudierons les aliments dans leur ensemble, et je vous exposerai ce qu'on appelle le *régime alimentaire* ou l'*alimentation.*

CINQUIÈME LEÇON

DE L'ALIMENTATION.

SOMMAIRE : Du régime et de l'alimentation. — Des aliments plastiques et respiratoires. — Théorie de Liebig. — Base de l'alimentation. — Régimes exclusifs. — Régime herbacé. — Régime azoté. — Inconvénients des régimes exclusifs. — Régime mixte. — Équivalents nutritifs. — Quantité des aliments. — Alimentation insuffisante. — Alimentation excessive. — Matières peptogènes. — Indigestion. — Dyspepsie des gros mangeurs. — Qualité des aliments. — Digestion du suc gastrique. — Sens digestif de Blondlot. — Falsification des aliments. — Intervalle des repas. — Durée de la digestion stomacale. — Régularité des repas. — Des aliments indigestes. — De la rigueur dans les prescriptions diététiques.

Pris dans sa plus grande acception le mot *régime* ne signifie pas seulement alimentation ou régime alimentaire, il comprend encore tous les moyens diététiques dont le médecin peut user, soit pour conserver la santé, soit pour combattre la maladie. C'est ainsi, messieurs, que j'interpréterai le mot *régime*, au point de vue de la thérapeutique des affections de l'estomac.

Du régime alimentaire.

Nous allons passer en revue les moyens hygiéniques qui peuvent soit influencer le développement des affections stomacales, soit permettre de les guérir. En première ligne, il faut placer l'alimentation ou le régime alimentaire.

Dans les leçons précédentes, j'ai examiné la digestion non-seulement des principes alimentaires immédiats, mais encore celle des aliments complets et complexes. C'est l'ensemble de ces aliments qui, administrés, constituent l'alimentation. Celle-ci a pour but de suffire à la nutrition et de réparer les pertes incessantes de l'économie. Ces pertes sont de deux ordres : les unes portent sur les substances azotées, les autres sur les matières carbonées.

C'est Liebig qui le premier, en comparant l'organisme à une véritable machine, a établi cette division dichotomique des aliments en aliments plastiques, c'est-à-dire chargés de réparer les pertes musculaires, et en aliments respiratoires, qui ont pour fonction de suffire à la respiration. Cette théorie de Liebig a depuis été modifiée, et les travaux de Cl. Bernard, Seyler, Voit, Pettenkoffer, Traube, etc., ont montré qu'il ne faut pas assimiler d'une façon absolue les phénomènes de nutrition qui se passent dans l'organisme à ceux qui se produisent dans un foyer en combustion. Mais, malgré toutes les réserves faites à la doctrine de Liebig, il n'en est pas moins vrai que c'est à elle que nous devons de pouvoir établir l'alimentation sur des bases scientifiques. Des aliments plastiques et respiratoires.

Les pertes incessantes de l'économie sont de deux sortes : 1° pertes azotées par les urines et les matières fécales; 2° pertes carbonées par la respiration. Elles sont variables selon bien des circonstances, selon l'état de repos, de fatigue, de travail, selon l'âge et le sexe, variables aussi selon les climats ; aussi vous comprendrez facilement que le régime alimentaire chargé de réparer ces pertes doit varier, lui aussi, selon toutes ces circonstances. Je ne puis donc vous donner qu'une moyenne et indiquer simplement les bases qui peuvent nous guider dans l'alimentation (1).

Voici ces bases : l'homme perd en moyenne par jour 20 grammes d'azote et consomme 310 grammes de carbone; il faut donc que les aliments azotés ou carbonés fournissent cette quantité d'azote et de carbone. On peut les trouver exclusivement dans le règne végétal ou bien exclusivement dans le règne animal. En effet, comme nous l'avons vu précédem- Bases de l'alimentation. Régimes exclusifs.

(1) En vingt-quatre heures, un homme adulte éprouve, d'après Payen, les déperditions suivantes, par ses déjections, excrétions, etc., en azote ou

ment, les farines contiennent une certaine quantité de matière protéique, de même les viandes et les matières azotées renferment une certaine quantité de graisse. Mais on comprend que ce régime exclusivement herbacé d'une part ou exclusivement azoté de l'autre, s'il peut suffire à la nutrition, présente cependant de sérieux inconvénients.

Régime herbacé.

Par le régime exclusivement herbacé, l'homme devra, pour atteindre le chiffre d'azote dont il a besoin, l'homme devra, dis-je, absorber une très-grande quantité d'aliments, et par cela même (1) il imposera à certaines parties du tube digestif

matières azotées supposées sèches :

	Azote.	Matière azotée.	Carbone.
Urine en moyenne (24 heures), 1450.	14.5 =	94.25	45
Excréments solides, 160 gr. .... Mucus divers, exhalations cutanées, etc.	5.5 =	35.75	15
	20.0 =	130 00	60

Par la respiration, il perd : carbone, 250 grammes.

Il faut donc, pour compenser les déperditions de la digestion, qu'il prenne par jour des aliments fournissant 130 grammes de substances azotées, renfermant 20 grammes d'azote, et en plus 60 grammes de carbone. Mais, comme il perd par la respiration 250 grammes de carbone, il doit, pour entretenir sa vie et ses forces, absorber des aliments qui lui fournissent par jour 130 grammes de substances azotées (contenant 20 grammes de carbone), plus 310 grammes (250 plus 60) de carbone.

Si on voulait donner une ration alimentaire mixte, fournissant les quantités nécessaires de carbone et d'azote, on pourrait ainsi la composer (Payen) :

	Ration normale.		Subst. azotées.	Carbone.
Pain.	1 000 gr.	=	70.00	300.00
Viande (sans os)..	286	=	60.26	31.46
	1 286	=	130.26	321.46

(1) Les aliments végétaux ne se comportent pas de la même façon que les matières animales dans la digestion et la nutrition, comme le démontre Voit. Ainsi, tandis que chez le carnassier les matières absorbées arrivent au rectum dix-huit heures au plus après le repas, chez l'herbivore les matières végétales restent dans l'intestin souvent pendant huit jours, et une grande partie n'est pas utilisée. Le carnassier expulse peu d'excréments, l'herbivore en expulse beaucoup.

Voit nous montre que, pour un kilogramme de chien nourri de viande, il y a environ 30 grammes d'excréments solides par jour ; pour 100 kilogrammes d'homme avec une nourriture mixte, 50 grammes ; pour 100 kilogrammes de bœuf, 600 grammes.

L'enveloppe des substances végétales, la cellulose, ne se dissocie pas facilement et est peu digérée ; c'est

un travail inutile; tandis que par un régime exclusivement azoté le même individu, pour trouver la quantité de carbone qui doit entretenir sa respiration et sa circulation, devra prendre une quantité anormale de viande, qui sera aussi, pour la digestion stomacale en particulier, un objet de fatigue très-grande. L'alimentation purement azotée amène d'ailleurs assez rapidement, vous le savez, l'amaigrissement, et c'est sur ces données que Batting et Brillat-Savarin ont établi le régime qu'on fait suivre aux gens obèses.

Au point de vue des affections de l'estomac, ces régimes exclusifs présentent de grands inconvénients; en effet, tandis que les mangeurs de viandes voient se développer des dyspepsies soit acides, soit atoniques, ceux qui ne prennent qu'une alimentation végétale éprouvent surtout des troubles intestinaux graves. Mais, je ne saurais trop le répéter, l'habitude et le climat jouent à cet égard un rôle prépondérant, et selon que l'homme doit lutter contre les grands froids ou bien contre des chaleurs très-élevées, le régime alimentaire devra être mo-

ce qui rend les végétaux moins digestibles. Il est assez intéressant de rapporter les expériences suivantes d'Adolphe Meyer : Il prit un chien, lui donna pendant neuf jours 1 000 grammes de pain par jour (536 de matière sèche) ; il fut expulsé 70 grammes d'excréments secs. L'équivalent de l'albumine de pain a ensuite été donné sous forme de viande, et l'amidon était remplacé par l'équivalent respiratoire en graisse (2,4 : 1) ; il devait y avoir dans la ration 377 grammes de viande et 184 de graisse. On n'a obtenu alors par jour que 20 grammes d'excréments secs avec 184 de graisse.

Les expériences de Meyer ont aussi démontré que c'est l'amidon qui fournit la plus grande masse d'excréments ou résidus laissés par les éléments nutritifs simples.

Franz Hoffmann a remarqué que si on ajoute de la cellulose aux aliments d'un homme, à de la viande par exemple, l'homme expulse plus d'excréments que s'il ne prenait que la viande seule. Et, d'après Meyer, du pain de son qui contient tous les éléments du froment détermine une plus prompte évacuation par le fait même de la cellulose indigeste qui s'y trouve. Il n'en est plus de même avec le pain blanc de froment.

Comme on le voit, par ces exemples, on pourrait, pour ainsi dire, par l'inspection des excréments, par leur plus ou moins grande quantité, reconnaître le genre de nourriture de l'homme.

difié. Les peuples du Nord sont forcés de prendre des aliments azotés et beaucoup de graisses. Les peuples du Midi, au contraire, suffiront à leur nutrition par une alimentation herbacée des plus minimes.

Il faut pour nos climats tempérés un régime mixte, c'est-à-dire que l'homme doit, pour répondre aux besoins de l'économie, puiser dans un aliment respiratoire et dans un aliment plastique les principes nécessaires à sa nutrition. Ce régime mixte a été l'objet de travaux importants. Boussingault et Payen, en se fondant sur les données physiologiques, ont établi pour l'homme et les animaux les équivalents nutritifs, c'est-à-dire la quantité des différents aliments à prendre pour suffire à la nutrition, soit pendant le repos, soit pendant le travail. Pour que vous puissiez vous-même juger et apprécier exactement les règles qui doivent servir de base à la constitution du régime alimentaire, je mets sous vos yeux un tableau qui traduit sous une forme schématique déjà mise en usage par un médecin russe, le docteur de Nedats (*a*), les données fournies par Payen, et qui vous permettra ainsi de juger rapidement la constitution en carbone, azote et eau des différents aliments.

En consultant ce tableau, que j'ai établi avec grand soin, il vous sera facile, je le répète, d'établir pour un malade les règles d'un régime suffisant. L'alimentation, en effet, peut être insuffisante, suffisante ou excessive ; cela dépend de deux circonstances : la quantité de la masse alimentaire et la qualité nutritive des aliments ; car, comme le dit le professeur Bouchardat, « ce n'est pas ce qu'on mange qui donne des forces, mais ce qu'on utilise. » Étudions donc cette question sous ces deux faces : quantité, qualité.

(*a*) De Nedats, *Tableau comparatif de la composition des aliments et des tisanes*. Bruxelles, 1870.

Quantité des aliments.

Nous devons prendre pour guide la physiologie expérimentale; vous savez déjà qu'au point de vue de la nourriture insuffisante elle nous a fourni des données précieuses; aussi ne citerai-je ici que les travaux de Chossat et de Bouchardat (1), pour appeler votre attention sur les effets de l'inanitiation si bien établis par ces deux auteurs. L'alimentation insuffisante entraîne des troubles qui frappent

(1) D'après le professeur Bouchardat (thèse sur *l'Alimentation insuffisante*), « l'alimentation sera suffisante lorsqu'elle sera réglée de telle façon que, toutes les fonctions de l'économie s'exécutant régulièrement, les attributs de la santé seront conservés, qu'aucun dépérissement ne sera noté; les aliments étant utilement employés au renouvellement et, s'il en est besoin, au développement, à l'accroissement des organes, en ajoutant à leur substance ou en réparant leurs pertes.

« On peut dire *à priori* d'une façon absolue, que dans les conditions ordinaires, une alimentation est insuffisante quand l'aliment digéré et utilisé n'est pas proportionnel à la dépense.

« L'alimentation peut être insuffisante : 1° par diminution dans la quantité ; 2° par insuffisance dans la qualité ; 3° elle peut être suffisante en apparence pour la quantité et la qualité, mais devenir insuffisante pour des raisons particulières (incontinence morbide, maladie, convalescence, âge, sexe, climat, saison, exercice, etc.). »

D'une façon générale, les effets de l'alimentation insuffisante, bien décrite par Chossat et Bouchardat, sont les suivants : on note la diminution du poids du corps ; pour Chossat, la mort arrive lorsque le poids du corps est arrivé de 1 à 0,4 de son poids normal. Tout d'abord les animaux maigrissent, les muscles perdent leur puissance et se décolorent, les sécrétions se tarissent plus ou moins rapidement.

Chez quelques-uns, la faim se fait vivement sentir ; chez d'autres, au contraire, elle est totalement abolie.

On note en même temps des troubles circulatoires et respiratoires : les battements du cœur s'affaiblissent et les mouvements respiratoires diminuent. La température du corps s'abaisse, elle peut s'abaisser jusqu'à 16 degrés (Chossat).

Les modifications que subit le sang, d'après Becquerel et Rodier, sont les suivantes : 1° la quantité d'eau augmente considérablement, en même temps que diminuent les matières solides que le sang tient en dissolution ; 2° diminution dans la quantité des globules (120 gr., 110, 100 et au-dessous) ; 3° diminution de l'albumine, elle descend de 80 gr. à 60 et même 50 ; 4° la fibrine diminue rarement ; 5° les sels inorganiques diminuent aussi. Ces différentes modifications rendent compte des hydropisies, des hémorrhagies, de l'anémie que l'on observe si souvent à la suite d'alimentation insuffisante.

On constate parfois du délire, de l'agitation, des hallucinations avant que l'individu tombe dans le collapsus, ou soit emporté par une ma-

les différents points de l'économie et finissent par entraîner la mort.

Alimentation insuffisante.

Cette alimentation insuffisante a particulièrement des conséquences fâcheuses pour l'estomac : elle détermine souvent chez les faméliques des douleurs vives du côté de l'organe, de véritables dyspepsies gastralgiques très-douloureuses. Je pense qu'il faut chercher la cause de ces dyspepsies dans le fait signalé par Schiff. Ce dernier, en effet, contrairement à l'opinion admise par les physiologistes qui veulent que le suc gastrique soit sécrété seulement si l'aliment pénètre dans l'estomac, soutient que s'il est vrai que chez un animal à jeun le suc gastrique ne se montre pas dans les premières heures d'abstinence, il n'en est pas moins vrai aussi qu'après un certain temps (1) il apparaît cependant à la surface de la muqueuse. Or, c'est probablement à la présence de ce suc gastrique non absorbé par l'aliment qu'est due la sensation douloureuse

ladie intercurrente ; une gastro-entérite aiguë est souvent la cause de la terminaison fatale.

Les effets de l'alimentation insuffisante se font plus ou moins rapidement sentir selon l'âge, le sexe et les habitudes du patient. Ainsi les enfants succombent d'abord, puis les vieillards, puis les adultes (*a*).

(1) Schiff a vu, après de nombreuses expériences, que c'est de neuf à seize heures après une bonne digestion que les parois gastriques contiennent leur minimum de pepsine. Chez des chiens qu'on soumet au jeûne, ce n'est qu'au bout de vingt-quatre heures qu'apparaît une quantité appréciable de pepsine. Mais après quarante-huit heures il est possible de reconnaître la pepsine, même chez un chien vivant, et on n'a pas besoin de recourir à l'infusion stomacale. Corvisart a constaté que, chez des chiens morts d'inanition, l'estomac était aussi gorgé de pepsine que si les chiens avaient été tués en pleine digestion.

Pour Schiff, l'estomac se sature de pepsine aux dépens du corps même de l'animal, et, lorsqu'après un jeûne prolongé les animaux entrent pour ainsi dire en autodigestion d'eux-mêmes, les éléments résorbés des tissus *agissent à la manière de vrais peptogènes et chargent l'estomac de pepsine.*

(*a*) Collard de Martigny, *Recherches expérimentales sur les effets de l'abstinence* (*Journ. de phys.* de Magendie, 1828, t. VIII). — Hebray, *De l'influence de l'alimentation insuffisante sur l'économie animale* (Thèse de Paris, 1829). — Piorry, *De l'abstinence, de l'alimentation insuffisante et de leurs dangers* (*Journ. hebd.*, 1830). — Chossat, *Recherches expérimentales sur l'inanition*, Paris, 1844. — Bouchardat, *Alimentation insuffisante*, Paris, 1852 (thèse d'agrégation).

éprouvée par le malade soumis à une alimentation insuffisante.

Alimentation excessive.

Lorsque les aliments sont pris en trop grande quantité, il survient des troubles de deux ordres : d'abord des accidents aigus, c'est l'indigestion vulgaire ou dyspepsie aiguë ; puis des accidents plus lents et survenant à la longue à la suite d'alimentation trop copieuse. Schiff a donné de ces faits une explication nette et précise ; il a démontré, en effet, que la sécrétion du suc gastrique n'est pas toujours proportionnelle à la quantité d'aliments ingérés. S'il est vrai que la sécrétion de ce suc augmente au moment du repas, il est certain aussi que lorsqu'il y a dans l'estomac une masse alimentaire trop considérable, la sécrétion se tarit, et il faut, pour la reproduire, introduire artificiellement, soit par le rectum, soit par les veines, certaines substances, dites *peptogènes*, qui jouissent de la propriété de ramener la sécrétion du suc gastrique.

Indigestion.

Qu'arrive-t-il chez les individus qui prennent trop d'aliments azotés ? Ceci : le suc gastrique ne pouvant les digérer toutes, ces substances jouent le rôle de véritables corps étrangers, et, selon que l'estomac sera complaisant ou non, elles seront rejetées par le vomissement ou bien elles passeront dans le tube digestif en provoquant des coliques vives et tous les phénomènes qui accompagnent l'indigestion.

A propos de ce fait : ingestion trop abondante d'aliments azotés, permettez-moi une remarque et une courte digression. Lorsqu'on mange une grande quantité de viande, il faut favoriser le plus possible la sécrétion du suc gastrique et faire en sorte d'augmenter son acidité. Nous avons vu que les matières peptogènes excellent pour cette sécrétion ; de là cette conséquence que les gros mangeurs doivent, au début des repas, prendre une grande quantité de soupe. De là aussi l'explication physiologique de cette coutume, que vous connaissez probablement tous, de prendre, après des repas plantureux, une soupe à l'oignon. De là aussi cet autre précepte, au point de vue de l'acidité du suc gastrique : lorsqu'on mange beaucoup de viande, il faut boire du vin en certaine quantité. Vous savez, en effet, que les boissons alcooliques augmentent l'acidité du suc gastrique ; ainsi, logiquement et par enchaînement physiologique de la digestion, les gros mangeurs sont fatalement de grands buveurs.

Au contraire, les individus qui prennent une alimentation non azotée et peu abondante peuvent sans inconvénient supprimer l'usage des alcools. Et ceci, messieurs, donne raison à la secte de tempérance américaine dite des légumistes, qui, en supprimant de son alimentation les boissons alcooliques, ont aussi supprimé les viandes.

Dyspepsie des gros mangeurs.

Mais revenons à la question. Je vous ai donné l'explication de l'indigestion *a crapulâ ;* cette même explication nous donnera la clef de la dyspepsie des gros mangeurs. Elle résulte de deux faits : d'une part, fatigue excessive des tuniques muqueuse et musculaire; d'autre part, irritation de la muqueuse stomacale et intestinale par la présence de substances non peptonisées. Ce qui se traduit par la dyspepsie soit atonique, soit irritative, fréquente chez les personnes qui font des excès de table.

Il est une autre cause indirecte, c'est vrai, mais réelle cependant, de la dyspepsie par l'alimentation surabondante : c'est la présence dans le sang d'un excès d'acide urique. En effet, la diathèse urique, conséquence d'une alimentation azotée exagérée, détermine, vous le verrez, des dyspepsies goutteuses ou arthritiques chez les malades atteints de cette diathèse. Ainsi donc, au point de vue des affections de l'estomac, il faut recommander la sobriété et sans aller jusqu'à recommander le régime si sévère de

Cornaro (1), il faut cependant régler d'une façon sage et modérée la quantité d'aliments que l'on doit prendre chaque jour.

Je me suis, jusqu'ici, occupé de la quantité des aliments, voyons un peu la qualité. Il ne suffit pas d'introduire des substances dans l'estomac pour que celles-ci deviennent des aliments pouvant servir à la nutrition. Il faut que les substances ingérées présentent des qualités nutritives, et il ne faut pas croire que, parce qu'on a rempli son estomac de corps étrangers et qu'on a, comme on dit, trompé sa faim, on a suffi pour cela à sa nutrition. Or, il est fâcheux de le dire, mais c'est ce qui arrive trop fréquemment dans la population ouvrière, on voit, en effet, des hommes et des femmes, des femmes surtout, qui, ne pouvant consacrer à leur nourriture qu'une somme minime, recherchent plutôt dans la quantité que dans la qualité la base de leur alimentation. Qualité des aliments.

Ici encore, la physiologie nous donne une explication, et Schiff a montré l'erreur de ses devanciers, et de Beaumont en particulier, qui pensaient qu'il suffisait de toucher ou d'irriter localement la muqueuse de l'estomac pour voir sous cette influence se produire la sécrétion du suc gastrique; il a prouvé que, s'il se fait une sécrétion dans ce cas, ce n'est pas (2) Sécrétion du suc gastrique.

(1) Cornaro (1462-1566), après avoir atteint l'âge de quarante ans et avoir fait de nombreux excès, se soumit à une hygiène très-sévère : il prenait 12 onces d'aliments solides par jour et 14 onces de vin. Il vécut ainsi plus que centenaire, et fit paraître, à l'âge de quatre-vingts ans, un livre sur la sobriété (*Discorsi della vita sobria*, Parme, 1558). Ce livre a été traduit en français par La Bonardière (1701).

(2) Schiff prit des chiens auxquels il lia le pylore pour empêcher le liquide sécrété de passer dans l'intestin ; puis, après les avoir éthérisés, douze à quinze heures après un repas abondant, il introduisit par l'œsophage de ces chiens, soit du sable, soit de petites pierres calcaires en quantité suffisante pour distendre l'estomac plus ou moins complétement. L'œsophage fut lié ensuite et les animaux tués six heures plus tard. Il fut quelquefois possible d'obtenir, dans l'estomac, 12 grammes de liquide acide et muqueux, *mais il n'était pas possible de faire digérer, c'est-à-dire de faire transformer en*

de suc gastrique, mais de mucus. Pour rétablir la sécrétion régulière du suc gastrique, il faut donner des aliments digestibles, et Schiff, en faisant absorber à des chiens des bols alimentaires contenant seulement de la silice, n'obtenait pas la sécrétion du suc gastrique.

Nous avons vu aussi, à cet égard, qu'il ne fallait pas admettre l'opinion de Blondlot, qui attribuait à l'estomac un sens particulier, le sens digestif, qui permettait à cet organe de sécréter du suc gastrique proportionnellement à la valeur nutritive des aliments introduits, mais qu'il fallait revenir à cette pénétration de substance peptogène fournie par l'aliment lui-même pour avoir l'explication de ce fait. Il est donc facile de comprendre comment des individus qui prennent une grande quantité de substances non alimentaires déterminent, par cela même, une irritation profonde de la muqueuse stomacale et éprouvent alors les symptômes de la dyspepsie irritative. Tous les jours, messieurs, vous serez témoins de ces faits dans notre salle de nourrices et dans notre salle de femmes.

Falsifications des aliments.

Mais il ne suffit pas que la substance alimentaire présente

peptone par ce liquide une quantité appréciable d'albumine.

Schiff admet que dans certains cas il est possible de faire sécréter du suc gastrique même à l'estomac vide, mais ce n'est pas de la pepsine de nouvelle formation qu'on obtient, c'est de la pepsine dont étaient chargées les parois de l'estomac et qu'une sécrétion acide provoquée par un irritant externe a pu dissoudre et entraîner au dehors, formant ainsi un peu de suc gastrique.

En faisant ses expériences, Blondlot n'avait pu obtenir, par l'irritation mécanique de l'estomac, que de 8 à 12 grammes de liquide mélangé de matière muqueuse, lorsqu'il opérait sur l'estomac vide; mais il obtenait quelquefois jusqu'à 100 grammes de suc gastrique lorsqu'il opérait sur un estomac rempli d'aliments.

L. Corvisart a fait les mêmes expériences, et pour lui le liquide recueilli dans l'estomac, après les irritations mécaniques les plus variées, ne présente que des traces du pouvoir digestif (*a*).

(*a*) Schiff, *Physiologie de la digestion*, t. II. — Bidder et Schmidt, *Die Verdaungssæfte und der Atoffwechsel*, 1852. — Tiedemann et Gmelin, *Expériences sur la digestion*. — Blondlot, *Traité analytique de la digestion*.

une qualité nutritive suffisante, il faut encore qu'elle soit saine, c'est-à-dire qu'elle n'ait pas subi une altération trop profonde ou une falsification trop éhontée. Je ne puis entrer ici dans les détails de cette question de la qualité des aliments et de leurs falsifications, je vous renvoie pour cela aux traités spéciaux et aux traités d'hygiène.

Intervalle des repas.

Ce n'est pas tout, messieurs, d'avoir fixé la qualité et la quantité des aliments, il faut encore régler d'une façon précise l'heure et l'intervalle des repas. Voyons un peu ce point de la question.

Durée de la digestion stomacale.

Tous les auteurs ne sont pas d'accord sur la durée de la digestion stomacale. Tandis que Leven prétend que le bol alimentaire, après s'être promené quelque temps sur la surface de la muqueuse, passe rapidement par l'orifice pylorique, Ch. Richet soutient que les aliments restent dans l'estomac pendant trois et quatre heures, pour disparaître ensuite rapidement dans le duodénum. Il est difficile de juger la question; mais, si je me place sur le terrain clinique, je suis porté à donner raison à la doctrine soutenue par Richet.

Observons d'abord que Richet a fait ces expériences sur l'homme, et Leven sur les animaux; or, il me semble difficile de comparer l'activité digestive de l'estomac du chien à celle de l'estomac de l'homme. Ch. Richet a constaté sur Marcelin, comme Beaumont sur le Canadien Saint-Martin, que l'aliment reste dans l'estomac deux ou trois heures, et qu'à partir de ce moment des contractions rapides de l'organe le font passer, dans un temps très-court, par le pylore.

Il faut donc mettre entre les repas un intervalle d'au moins trois à quatre heures. Mais, du reste, je le reconnais, l'habitude joue, à cet égard, un rôle considérable, et on peut voir des personnes qui ne se sont jamais plaintes de l'estomac et qui, cependant, ne font par jour qu'un seul repas.

Et, à ce propos, messieurs, permettez-moi de regretter que

les exigences de la vie moderne nous aient obligés à abandonner la coutume de nos pères, coutume suivie encore aujourd'hui en Allemagne et en Suisse, et qui consiste à fixer au milieu de la journée l'heure du repas le plus abondant.

Régularité des repas.

Il est un point sur lequel vous devrez beaucoup insister auprès des dyspeptiques, c'est sur la régularité des repas. C'est là un fait fort important, et on peut dire que, dans notre profession, la plupart des dyspepsies dont souffrent les médecins résultent de ces deux circonstances : l'irrégularité dans l'heure des repas et le peu de temps que nous consacrons à ces repas. Ce n'est pas tout, en effet, d'avoir des heures régulières, pour que la digestion s'effectue bien : il faut encore que les aliments soient bien et lentement mastiqués. Déjà, du reste, je vous ai signalé la nécessité de la mastication au point de vue de la digestion des matières amylacées qui doivent subir l'action de la salive.

Aussi, messieurs, lorsque, soit par profession, soit pour tout autre motif, les individus ne peuvent consacrer au repas qu'un temps très-limité, recommandez-leur essentiellement de prendre des aliments azotés ou graisseux, qui n'ont pas besoin, pour être digérés, de l'imprégnation salivaire.

De la mastication.

Recommandez surtout la mastication complète des aliments. Que de dyspeptiques qui ne peuvent invoquer d'autre origine à leur mal qu'une mastication insuffisante! Chez les vieillards surtout qui sont privés de dents, c'est là une cause fréquente du trouble des fonctions digestives. Vous ordonnerez donc à vos malades, dont la mâchoire est dégarnie, de porter des pièces artificielles, qui, lorsqu'elles sont bien faites, permettent une mastication relativement satisfaisante, et, dans le cas où ces pièces ne peuvent être supportées, ayez soin de faire prendre les aliments à l'état de hachis ou de purée.

Si la distribution des repas, lorsqu'elle est mal comprise, est souvent la cause unique des dyspepsies, il faut reconnaître aussi que, bien ordonnée, elle peut à elle seule amener la guérison de la maladie. Brown-Sequard considère même la fixation des repas comme le meilleur traitement des dyspepsies, et dans tous les cas de troubles fonctionnels de l'estomac il ordonne aux malades non de manger aux heures habituelles, mais de prendre à chaque heure du jour une petite quantité d'aliment; il prétend, par ce moyen, pouvoir guérir le plus grand nombre de dyspepsies (1).

Des aliments indigestes.

Telles sont les règles qu'on peut fixer à propos du régime alimentaire. Mais, n'oubliez pas, messieurs, que les lois bromatologiques que je viens de formuler, ne peuvent jamais s'appliquer dans toute leur rigueur, et que l'estomac, comme le dit Fonssagrives, se révolte souvent contre les arrêts que le médecin a décrétés contre lui. Rien de plus bizarre, rien de plus personnel que les fonctions digestives; ce qui convient à l'un déplaît à l'autre, et tel aliment réputé indigeste est quelquefois supporté avec la plus grande facilité par un estomac très-délicat; aussi, l'axiome si naïf qui veut que l'aliment le plus digestif soit celui qu'on digère bien, est-il plus profond qu'on ne le pense.

A chaque pas, vous rencontrerez les irrégularités les plus curieuses au point de vue de la digestion; vous rencontrerez certains malades éprouvant les accidents les plus graves après l'absorption d'aliments les plus communs, tels que les œufs, les pommes de terre; je sais que bien souvent, dans ces cas, l'imagination joue un grand rôle, et cependant il faut reconnaître que l'on voit ces mêmes accidents se produire alors que dans la préparation culinaire on a introduit par surprise, et sans que le malade s'en puisse douter, les substances qu'il dit ne pouvoir digérer. Je donne mes soins à un malade qui

(1) Brown-Sequard recommande aux dyspeptiques de faire jusqu'à soixante repas par jour. Ce procédé est applicable d'après lui à toutes les variétés de dyspepsies. (*Bull. de Thérap.*. t. LXXXIV, p. 73.)

éprouve de véritables symptômes d'empoisonnement toutes les fois qu'il mange des rognons de veau. Il vous faut donc suivre l'estomac pour ainsi dire pas à pas, étudier ses tendances, examiner ses goûts et ses préférences, et tâcher de faire concorder vos prescriptions avec les prédispositions individuelles du malade.

De la rigueur dans les prescriptions diététiques.

Toutes ces restrictions que je vous signale, ne doivent pas, messieurs, vous empêcher de mettre dans vos prescriptions diététiques et hygiéniques une grande rigueur, et je partage complétement l'avis d'Hamelin, qui veut que tout soit formulé strictement et rigoureusement observé. Ne cédez pas au caprice du malade; efforcez-vous, au contraire, par votre ténacité, par votre énergie à prescrire ces règles bromatologiques, de faire comprendre au malade l'importance capitale que vous attachez à ce que vous venez de formuler. Ce que nous prenons par onces et livres doit nous affecter autant que ce que nous prenons par grains et par scrupules, disait Huxham. Ces paroles, messieurs, le médecin doit toujours les avoir en vue et ne jamais les oublier lorsqu'il fixe les bases du régime alimentaire. Nous reparlerons, du reste, de ces faits, lorsque nous traiterons en particulier de chaque forme de dyspepsie.

SIXIÈME LEÇON

DU RÉGIME.

SOMMAIRE. — De l'exercice. — Son utilité. — La gymnastique. — Ses variétés. — Gymnastique suédoise. — Gymnastique abdominale. — De l'entraînement. — De la pratique des œuvres de charité. — De l'influence de l'air. — Air de la ville et de la campagne. — Air marin. — Des influences morales. — De l'inaction. — Du coït et de la masturbation. — Des vêtements. — Du corset et des bretelles. — De l'hydrothérapie. — Des bains de mer. — Des bains. — Des excreta.

Je vous ai dit que sous le nom de *régime* on comprenait non-seulement l'alimentation et les règles qui y président, mais encore tous les autres moyens hygiéniques qu'on peut employer dans la cure des maladies. C'est l'étude de ces moyens que nous allons aborder dans cette leçon. Du régime.

Et tout d'abord, voyons quelle est l'influence de l'exercice. Elle est capitale, et, comme le disait avec raison Chomel, « on digère autant avec ses jambes qu'avec son estomac. » Aussi, c'est parce qu'elles ne se livrent pas à un exercice suffisant, malgré une alimentation surabondante, que nous voyons tant de personnes, jouissant d'une certaine fortune, atteintes si fréquemment de dyspepsie. De l'exercice.

En effet, un grand nombre d'individus, tout en faisant usage d'une alimentation azotée, ne produisent pas un travail physique suffisant ; cette disproportion entre l'alimentation exagérée et le défaut de travail détermine l'apparition de la maladie. Dans ces cas, il vous suffira de prescrire un exercice régulier, méthodique, pour voir disparaître tous les accidents.

Rappelez-vous ce malade qui vint récemment dans nos

salles nous consulter pour une dyspepsie atonique des plus intenses; lorsque nous avons interrogé cet homme sur les causes probables de son mal, il nous a expliqué qu'employé dans un bureau de chemins de fer, il ne pouvait prendre d'exercice pendant la journée, et que le soir, forcé de tenir une comptabilité, il était encore obligé de rester assis. C'est, messieurs, ce qu'on observe souvent chez les bureaucrates, et vous devrez avoir votre attention fixée sur ce point lorsque vous aurez à traiter de ces malades.

Mais entrons plus avant dans la question et voyons ce que nous donne l'expérimentation physiologique. Elle nous montre ce fait intéressant, c'est que le repos absolu, immédiatement après le repas, chez les animaux, les chiens, par exemple, atténue l'activité de la digestion, mais sans l'arrêter, tandis qu'un exercice exagéré paraît au contraire arrêter brusquement le travail digestif. Ainsi, après avoir fait manger copieusement un chien, si on l'emmène à une chasse à courre, on peut, longtemps après le repas, constater, en ouvrant l'animal, que le travail digestif ne s'est pas accompli. Ce fait a une importance réelle; il démontre, en effet, qu'après le repas il ne faut ni un exercice exagéré, ni une inaction absolue, et à cet égard le sommeil qui suit les repas chez certaines personnes est tout aussi nuisible, tout aussi dangereux que le travail forcé qu'on ferait exécuter à un homme après qu'il a mangé abondamment.

De la gymnastique.

Pour combattre les dyspepsies causées par la non-équilibration entre la quantité alimentaire introduite et le travail de l'économie, vous avez divers moyens: en première ligne, la gymnastique, bien comprise, méthodiquement pratiquée, rend de grands services dans la cure des dyspepsies, surtout s'il s'agit de jeunes gens, qui sont, vous le verrez, très-sujets aux troubles fonctionnels de l'estomac.

Il ne m'est pas possible d'entrer ici dans les détails de la gymnastique, vous les trouverez dans les ouvrages spéciaux de Dally, de Leblond, de Bouvier, d'Hillairet. Je ne puis que vous fixer les grandes lignes qui présideront aux prescriptions de ces mouvements.

Variétés des exercices gymnastiques.

Il y a trois grandes variétés de gymnastique. L'une se fait avec des appareils spéciaux, elle est assez compliquée : c'est la gymnastique dite *avec appareils*, et c'est elle qu'on pratiquait dans nos colléges et lycées jusque dans ces dernières années ; elle est constituée par les trapèzes, les barres parallèles, les portiques, etc. Ces exercices développent une certaine agilité (1) chez les individus, mais ils peuvent devenir dangereux, et ils n'exercent qu'un groupe limité de muscles ; aussi, cette méthode tend-elle à être abandonnée pour faire place à cette gymnastique dite *de mouvements* que Laisné, depuis longtemps déjà, a mise en pratique à l'hôpital des Enfants, et qui s'est répandue surtout dans les pays allemands. Cette gymnastique se fait pour ainsi dire sur place, et elle consiste en des mouvements pratiqués méthodiquement et d'une façon cadencée, mouvements qui permettent de faire fonctionner presque tous les groupes musculaires de l'économie. Cette méthode, de beaucoup la meilleure, ne réclame pas d'appareils spéciaux et peut être pratiquée sans inconvénients, et par les grandes personnes et par les enfants. Elle est en usage aujourd'hui dans les pensionnats et dans l'armée ; elle vous suffira dans le plus grand nombre des cas.

Il y a encore une autre gymnastique, dite *gymnastique*

(1) On divise les exercices gymnastiques en trois groupes : 1° les exercices actifs dans lesquels les mouvements sont spontanés et s'exécutent sous l'influence de la volonté ; 2° les exercices passifs ; et 3° les exercices mixtes, pour lesquels agissent la volonté et une force extérieure.

Les exercices actifs peuvent être divisés (Leblond) en mouvements libres, en mouvements liés et en mouvements demi-liés.

Les mouvements libres qui se font sous l'influence de la volonté, sans le secours d'appareils, peuvent être exécutés isolément ou par plusieurs per-

Gymnastique suédoise.

suédoise. La Suède occupe, vous le savez, au point de vue gymnastique, le premier rang parmi les nations; sur l'inspi-

sonnes à la fois; dans ce dernier cas, ils constituent la gymnastique d'ensemble.

Ils consistent en mouvements de la tête (flexion, extension, rotation, inclinaison latérale); mouvements du tronc (flexion en avant et en arrière, rotation); mouvements des membres supérieurs : bras (adduction, abduction, rotation, projection en avant et en arrière), avant-bras et main (pronation, supination, etc.); mouvements des membres inférieurs : cuisse (flexion, extension, abduction, adduction, rotation en dedans, rotation en dehors), jambe (flexion, extension), pied (flexion, extension, abduction)... enfin divers mouvements d'ensemble : la marche, la course, le saut, la danse, la natation, la lutte (avec toutes ses variétés, pugilat, boxe, lutte des phalanges, des poignets, des avant-bras, etc.). Les mouvements *demi-liés* sont exécutés avec l'aide d'appareils *mobiles*, portatifs (mils, altères, barres à sphères, exercices de projection, saut avec instruments, escrime, etc.) ou non portatifs (exercices du portique : échelles de cordes, trapèze, bascule brachiale, vindas). Les mouvements *liés* sont exécutés à l'aide d'appareils *fixes* (barres de suspension, échelles fixes, barres parallèles, planches à rainures, chevaux de bois).

Parmi les exercices passifs, il faut ranger la vectation, la navigation, le massage, la faradisation.

Enfin, les exercices mixtes consistent en des mouvements volontaires et en des mouvements involontaires. Ce sont : l'équitation, la natation (Michel Lévy), le vélocipède et la gymnastique suédoise.

Tous les moments ne sont pas bons pour faire de la gymnastique; en effet, s'il est utile de faire un exercice modéré après le repas, il faut proscrire totalement les exercices très-actifs après le repas, et ne les exécuter par exemple que le matin, ou le soir, plusieurs heures après avoir mangé.

L'usage de la gymnastique comme traitement des maladies nerveuses, chorée, hystérie, épilepsie, scrofule, etc., est introduit depuis longtemps dans les hôpitaux, et c'est en 1847 que M. Laisné a installé son premier gymnase médical à l'hôpital des Enfants, d'abord puis à la Salpêtrière.

On fait faire aux enfants, aux malades, des marches, des courses, des manœuvres et les mouvements divers qu'indique le professeur, et pendant leur exécution tous chantent un air dont le rhythme s'accorde avec les mouvements ordonnés. Par ce moyen on améliore rapidement la santé générale et on peut arriver à guérir certaines affections nerveuses : la chorée, etc., comme le démontre le rapport de Blache sur ce mode de traitement. Voici, en effet, les conclusions de ce rapport (*Mém. de l'Ac. de méd.*, t. XIX).

1° Aucun des modes de traitement appliqués à la danse de Saint-Guy n'a donné un nombre de guérisons aussi considérable que la gymnastique, soit seule, soit associée aux bains sulfureux.

2° La gymnastique peut être employée dans presque tous les cas sans qu'on soit arrêté par les contre-indications qui se présentent à chaque pas dans l'usage des autres médications.

3° La guérison est obtenue dans un

ration de Ling (1) elle a institué de véritables facultés de gymnastique, dans lesquelles des professeurs démontrent métho-

nombre moyen de jours à peu près égal à celui que réclame l'emploi des bains sulfureux; mais elle semble plus durable et la sédation se montre dès les premiers jours.

4° En même temps que le désordre des mouvements disparaît, la constitution des enfants s'améliore d'une manière très-sensible, et les malades sortent guéris non-seulement de la chorée, mais encore de l'anémie qui l'accompagne le plus souvent.

5° Les exercices gymnastiques, que l'on pourrait du premier abord croire périlleux, surtout eu égard à l'état des enfants qui s'y livrent, n'offrent aucune espèce de danger, et, de plus, ils peuvent être mis en œuvre sans inconvénient dans toute saison, avantage que n'ont pas les bains.

6° Il est fort important de diviser les exercices en deux catégories : 1° les exercices dits passifs, qui peuvent être seuls employés dans la période de l'affection où la volonté n'a pas de prise sur les puissances musculaires; 2° les exercices actifs que les enfants exécutent d'eux-mêmes avec ou sans l'aide de machine (*a*).

(1) Pierre-Henri Ling est né le 15 novembre 1776 et est mort le 3 mai 1839. Ses principaux élèves ont été Liedbeck et Georgie en Suède, Branting et Indebeton en Angleterre, Rothstein et Neumann en Allemagne. Voici, en résumé, la doctrine de Ling :

1° Le mouvement musculaire active la circulation artérielle ou cen-

(*a*) Mercuriali, *De arte gymnastica*, Venetiis, 1569. — F. Fuller, *Medicina gymnastica or treatise of the power of exercice with respect to the animal economy*, London, 1704. — Tissot, *Gymnastique médicale et chirurgicale, ou essai sur l'utilité du mouvement et des différents exercices du corps dans la cure des maladies*, Paris, 1780. — Londe, *Gymnastique médicale ou l'exercice appliqué aux organes de l'homme, d'après les lois de la physiologie, de l'hygiène et de la thérapeutique*, Paris, 1821. — Amoros, *Traité d'éducation physique, gymnastique et morale*. — F. Egan, *Boxiana ou esquisses du pugilat ancien et moderne*, London, 1820-24; *Manuel de gymnastique*, 1847. — Dally, *Cinésiologie ou science du mouvement dans ses rapports avec l'éducation, l'hygiène et la thérapeutique*, Paris, 1857. — Legrand (Max), Thèse de Paris, 1848. — Vilain, Thèse de Paris, 1849. — Laisné, *Gymnastique pratique*, 1850; *Gymnastique des demoiselles*, Paris, 1854; *Traité élémentaire de la gymnastique classique, avec chants notés à l'usage des enfants des deux sexes*, Paris, 1867. — Blache, *Du traitement de la chorée par la gymnastique* (*Mém. de l'Acad. de méd.*, 1855). — Schreber. *Système de gymnastique de chambre médicale et hygiénique*, trad. par van Oordt, Paris, 2e édit., 1867. — Dally fils, *Plan d'une thérapeutique par le mouvement fonctionnel*, Paris, 1859. — Meding, *De la gymnastique suédoise*, Paris, 1862 (Rapport annuel à l'Institut médico-gymnastique suédois). — Theis, *Programme de gymnastique systématique et raisonné*, Bruxelles, 1862. — Carue, *Traité pratique de gymnastique de chambre hygiénique et médicale*, Paris, 1868. — Gigot, *De la propagation de la gymnastique dans l'armée, les villes et les écoles*, Paris, 1868. — Hillairet, *Rapport sur l'enseignement de la gymnastique*, Paris, 1868. — Gallard, *La gymnastique et les exercices corporels dans les lycées* (*Bull. de l'Acad. de méd.*, 1868). — Dumesnil, article GYMNASTIQUE, *Dict. de méd. et de chirurg. pratiques*. — Pichery, *Gymnastique de l'opposant*, etc., Paris, 1870. — Hycander, *Gymnastique rationnelle suédoise*, Paris, 1874. — N.-A. Le Blond, *Manuel de gymnastique hygiénique et médicale*, Paris, 1874.

diquement tout ce qui peut se rapporter à l'exercice du corps humain. Les exercices sont basés sur le fait suivant : lorsqu'on veut effectuer des mouvements, si on s'oppose à leur exécution, il se produit, dans le groupe musculaire qui résiste, des contractions plus ou moins énergiques. Les Suédois font donc exécuter au malade certains mouvements, tout en s'opposant dans une certaine mesure à leur exécution, et c'est par l'application multipliée et variée de ce moyen qu'ils développent tous les muscles de l'économie.

trifuge, en même temps qu'il active la nutrition des parties qui exécutent les mouvements, et cela dans une proportion déterminée par la quantité des exercices.

2° On peut, par des exercices réglés, activer la nutrition dans des muscles déterminés.

3° Pour régler ces sortes de mouvements, il faut déterminer d'avance les attitudes qui seront le point de départ des mouvements, comme celles qui représenteront le point d'arrivée.

4° Il faut que le gymnaste, qui dirige ces mouvements, règle la position et les mouvements de son corps sur la position et les mouvements du patient.

5° La vitesse d'un mouvement gymnastique quelconque doit toujours être isochrone, c'est-à-dire que le corps ou la partie du corps mise en mouvement doit parcourir des espaces égaux dans des temps égaux.

6° Tout organe qu'on met en action agit sur toutes les autres fonctions de l'économie. L'effort musculaire, par exemple, tire la poitrine dans l'inspiration, ralentit la circulation de l'artère pulmonaire, et par suite celle des grosses veines qui se rendent au cœur, augmente la tension veineuse, congestionne le cerveau, etc. De grandes inspirations suivies d'expirations ont l'effet opposé, etc. Les muscles, en comprimant les rameaux artériels au moment même et pendant la durée de leur contraction, font refluer vers les régions éloignées une masse de sang proportionné à la capacité de leur système capillaire. De là les vertiges, les congestions cérébrales, les palpitations qu'éprouvent, au moindre mouvement actif, les personnes sujettes à ces sortes d'affections. Quand la contraction cesse, le sang se porte, au contraire, dans le réseau capillaire des muscles.

7° Pour obtenir ces effets, Ling a institué trois ordres d'exercices. Dans le premier, les mouvements sont simplement actifs ; ce sont les mouvements exécutés par le malade seul : l'attitude, la marche, le saut, les exercices gymnastiques ordinaires et les mouvements partiels du corps. Dans le second ordre, que Ling appelle *ordre des mouvements actifs passifs*, le malade fait un mouvement auquel le gymnaste résiste, et, dans le troisième ordre, celui des mouvements passifs actifs, le gymnaste fait subir aux membres des déplacements contre lesquels le patient lutte en faisant contracter ses muscles (*a*).

(*a*) Trousseau et Pidoux, addition de Constantin Paul, *Traité de thérapeutique*, 1877, t. II, p. 125.

Tout en reconnaissant la grande utilité de cette méthode, je pense que si elle est appelée à donner de bons résultats pour les troubles musculaires, elle n'est pas, au point de vue qui nous occupe, supérieure à la gymnastique des mouvements ; de plus, elle réclame la présence d'un maître auprès de chaque exécutant, et présente par cela même une complication qui rendra difficile sa généralisation.

Gymnastique viscérale.

Mais la gymnastique suédoise ne s'en est pas tenue là, elle a voulu faire davantage et on a inventé une gymnastique des viscères, et pour ce qui a trait plus particulièrement au sujet qui nous occupe, on a créé une gymnastique, ou plutôt une *kinésithérapie abdominale*, et Nycander, de Stockholm, a indiqué les principaux mouvements que l'on doit exécuter pour combattre la dyspepsie et la constipation (1).

(1) Voici les diverses manipulations que Nycander, de Stockholm, emprunte à la kinésithérapie suédoise pour combattre les affections des voies digestives et en particulier la constipation et la dyspepsie :

a. Glissement du côlon soit dans toute son étendue, soit, suivant le cas, dans l'une ou l'autre de ses parties ; il se fait avec la face palmaire de la main dans une direction conforme à celle de la digestion. Pour ce mouvement ainsi que pour tous ceux qui suivent, le sujet occupe généralement une position telle que tous les muscles de l'abdomen soient relâchés.

b. Glissement transversal de l'abdomen, les deux mains de l'opérateur étant jointes sur la ligne médiane de l'abdomen et s'en écartant chaque fois en exerçant une pression plus ou moins forte suivant le cas. Le mouvement se fait de haut en bas à partir du creux épigastrique jusqu'à l'os pubis.

c. Glissement cycloïde. Il se fait d'après les mêmes principes.

d. Foulement transversal de l'abdomen.

Dans cette opération les mains de l'opérateur, superposées sur l'abdomen du sujet refoulent la masse intestinale tantôt à droite, tantôt à gauche.

e. Foulement circulaire. Celui-ci s'opère dans une direction conforme à celle de la digestion.

f. Poussée en jet latéral de l'abdomen.

Les mains de l'opérateur, placées chacune sur un des flancs, poussent la masse intestinale alternativement à droite et à gauche.

g. Secouement de l'abdomen. La main de l'opérateur placée sur l'abdomen imprime à la masse intestinale des secousses vives et régulières.

h. On emploie aussi la pression des plexus solaires et sacrés.

Contre la constipation, voici les manœuvres que M. Nycander conseille d'exécuter et qui auraient le même effet d'après lui que les douches rectales.

Le sujet étant debout les bras ten-

Autant, messieurs, je me suis montré partisan de la gymnastique, méthodiquement pratiquée pour combattre la dyspepsie, autant je serai réservé pour l'usage de cette gymnastique abdominale qui prétend agir directement sur l'estomac et l'intestin[1], et je vous conseille d'attendre, pour admettre ces glissements, ces tapotements et ces secouements qui caractérisent cette gymnastique abdominale, que cette méthode ait fourni des résultats scientifiquement constatés.

Vous prescrirez donc à vos malades un exercice gymnastique modéré. Vous le leur ferez faire surtout avant les repas, une ou deux fois par jour. Vous pourrez augmenter le travail musculaire en ajoutant aux exercices des mouvements l'usage de ces altères qui, par leur poids plus ou moins considérable, vous permettront de graduer pour ainsi dire le travail musculaire.

Des exercices du corps.

Comme la gymnastique, messieurs, tout autre exercice vous conduira au même but; ainsi, l'escrime, la natation, le canotage même. Mais il faut reconnaître que ces exercices du corps développent presque exclusivement certains groupes musculaires au détriment des autres; aussi je leur préfère la gymnastique, et cependant, comme ils plaisent souvent plus au malade, vous serez obligés de les ordonner.

Les Anglais, qui sont de beaucoup nos maîtres dans l'éducation physique à donner à la jeunesse, nous ont montré, depuis longtemps déjà, la marche à suivre pour obtenir le développement régulier des forces corporelles. Ils ont institué sur des bases scientifiques et médicales tout un ensemble de

dus en avant et fixés à un appui, quatre opérateurs l'entourent et poussent son bassin tantôt en arrière, tantôt en avant, de sorte que les muscles antérieurs de l'abdomen se trouvent tantôt tendus, tantôt relâchés pendant que les aides exercent une pression faible et régulière sur l'abdomen. (*Société d'hydrologie*, séance du 22 décembre 1878.)

De l'entraînement

mesures, décrit sous le nom d'*entraînement*, qui a pour but de substituer à la graisse, tissu inutile dans l'économie, la fibre musculaire et de donner ainsi, avec le moins de volume possible, la force musculaire la plus énergique. Je ne puis malheureusement pas entrer dans les détails de cette question, que Bouchardat a fait connaître en étudiant avec soin l'entraînement du pugiliste ; je ne vais ici que vous en tracer (1) les grandes indications : l'entraînement consiste dans l'administration, sous un petit volume, d'une alimentation azotée et nutritive, et dans des exercices de corps gradués et progressifs ; en même temps, on active les fonctions de la peau par des suées abondantes et par l'hydrothérapie, et on agit sur le tube digestif par des purgations souvent répétées. C'est après avoir subi cet entraînement que les Anglais se portent à ces joutes qui, par leur ensemble, constituent le sport, et qu'ils

(1) Dans sa thèse inaugurale le docteur G. Bossion donne la description suivante du traitement indiqué par Coots, pour les sujets soumis à l'entraînement : Six semaines sont ordinairement le délai accordé pour se préparer à un combat ou à une course. Commencez par prendre une pilule (bleus pils) le soir, et une médecine noire le lendemain matin, et cela deux fois pendant la première semaine. Quand vous êtes convenablement purgé, prenez vos quartiers d'entraînement, choisissez une habitation commode, à quelque distance des villes populeuses ; que vos exercices soient modérés au début, pour les graduer de jour en jour sur l'accroissement de vos forces. Le sujet en train doit se lever de bonne heure (six heures), se laver avec soin, puis prendre un œuf cru en mélangeant le jaune dans un demi-verre de bon vin de Sherry, après quoi il fera une promenade au pas d'environ deux milles, avant l'heure du déjeuner (six heures). L'exercice doit d'ailleurs être proportionné au degré de condition de l'individu. Plus il est chargé d'embonpoint, plus longues seront les épreuves. Après déjeuner il fera une promenade de deux milles entremêlée de petites échappées de 300 mètres à toute vitesse et terminée par une course d'un mille pour amener une suée que l'on séchera immédiatement en le frottant énergiquement avec une serviette. Puis il se rhabillera et marchera doucement pendant quelque temps. S'il a soif, il boira un peu de Xérès coupé d'eau. Vers onze heures, il pourra prendre un quart de pinte de Porto aromatisé, ou une demi-pinte de vieille ale. Il doit avoir constamment dans sa poche un biscuit dur pour prévenir la faim. Souvent même il préviendra la soif en mâchant du biscuit, plutôt que d'user trop fréquemment des liquides qui portent à la transpiration et nuisent à l'haleine. Il dînera vers une heure ou deux, si l'appétit n'est pas bien ouvert. Après

vont partout disputer les prix aux courses, soit à cheval, soit à pied, soit à la rame.

En France, nous sommes loin de ces exercices sportiques et c'est à peine si de temps en temps nous voyons quelques individus se livrant avec ardeur à ces pratiques saines et utiles. Aussi, ne serez-vous pas étonnés, lorsque vous parlerez de faire de la gymnastique, d'essuyer un refus plus ou moins déguisé, et ce refus, messieurs, vous le rencontrerez surtout tenace parmi les jeunes filles. C'est là, en effet, un défaut dans l'éducation de la femme dans notre pays. Tandis que, en Angleterre, toute jeune fille appartenant à un certain monde se livre avec ardeur à l'équitation et aux exercices du corps ; en France, au contraire. ces exercices sont abandonnés même dans la vie à la campagne, et l'on considère le plus souvent la gymnastique comme pénible et ennuyeuse.

Nous devons donc, messieurs, encourager de tous nos

dîner un exercice modéré tel que bêcher la terre, lancer le disque ou mouvoir des dombs-belles, du poids de 4 livres chacun ; enfin choisir le genre d'exercice qui plaît le plus, sans s'exposer à des efforts outrés. Il faudra faire encore dans la journée une nouvelle course d'un mille. Si la fatigue cause de la somnolence, on se permettra une heure de sommeil. Le dernier repas aura lieu vers deux heures du soir, sept heures avant de se mettre au lit. On fera bien de s'abstenir de fumer. Proscrivez de votre régime les spiritueux, le lait, les soupes, tous les ragoûts et les aliments épicés. Les repas se composeront de viandes maigres, si, bien entendu, on a déjà l'habitude de ces sortes d'aliments, mais quel que soit votre mode d'alimentation, restreignez-le toujours au simple nécessaire. Une selle par jour (chaque matin, après déjeuner, est l'heure désirable) indiquera que le corps fonctionne avec régularité. Plus de fréquence procédera d'excès d'exercices et alors on les diminuera, ou du changement de régime, et dans ce dernier cas on prendra l'aliment qui tentera le plus, mais en petite quantité. Pesez-vous chaque jour et quand vous êtes au poids voulu, bornez vos exercices à des promenades légèrement prolongées, sans oublier de continuer les petites courses rapides pour vous entretenir l'haleine. Eviter de garder de la flanelle humide ; ayez bien soin de vous frotter ou faire frotter, et de changer aussitôt après les transpirations. Tous les exercices dangereux doivent être interdits (*a*). »

(*a*) Worthington, *Sur le traitement de l'obésité par l'entraînement* (Thèse de Paris, 1875). — G. Boisson, *De l'entraînement* (Thèse de Paris, 1877).

efforts l'introduction de la gymnastique dans l'éducation de la jeunesse, et en particulier dans les classes primaires de garçons et surtout de filles. La jeune fille, autant, si ce n'est plus, que l'homme, a besoin de ces exercices ; c'est elle qui, en effet, devenue femme, sera la mère de vos enfants, et autant que possible, nous devons favoriser son développement physique. Pardonnez-moi cette digression, qui ne s'éloigne pas autant de notre sujet que vous pourriez le penser, puisque la dyspepsie, chez l'homme comme chez la femme, dépend bien souvent du défaut d'exercice.

Des œuvres de charité.

Chomel, frappé de l'influence du défaut d'exercice musculaire sur le développement des dyspepsies, frappé aussi de leur fréquence dans les classes riches et oisives, avait employé, pour combattre ces affections, un procédé ingénieux ; il conseillait aux riches de faire la charité, il leur disait : « Faites la charité, mais par vous-mêmes, allez visiter les malades, intéressez-vous à des familles nécessiteuses, montez dans les mansardes, et tout en faisant une bonne action, vous vous guérirez, par cet exercice, des troubles dyspepsiques que vous éprouvez. » Ce conseil, messieurs, est parfait. Donnez-le donc le plus possible, mais n'oubliez pas non plus pour les jeunes gens les exercices du corps et prescrivez-les aussi avec grand soin.

Influence de l'air.

L'air a, dans le développement et la cure de la dyspepsie, une influence aussi importante que l'exercice, et c'est un fait vulgaire d'observation que de voir la dyspepsie plus fréquente à la ville qu'à la campagne. Pour le dyspeptique, vous le savez bien, du reste, il suffit quelquefois du séjour au grand air pour qu'il voie disparaître tous les phénomènes morbides ; et déjà je vous ai démontré quelle influence on devait faire jouer à cet air de la campagne dans les cures de lait et de raisin si favorables dans le traitement des dyspepsies.

Lorsqu'un habitant de la campagne vient dans nos villes, il

subit un véritable acclimatement, qui porte surtout sur les fonctions digestives, et cela résulte non-seulement des nouvelles conditions atmosphériques dans lesquelles il se trouve, mais encore des modifications dans le changement du régime alimentaire auquel il est soumis.

Air des villes et des campagnes

A la ville, avec une alimentation plus azotée et meilleure qu'à la campagne, on voit se développer un ensemble de troubles dyspeptiques, qu'à la campagne, malgré une nourriture incomplète et souvent insuffisante, l'ouvrier n'éprouve presque jamais. Cette différence résulte de l'air respiré, air salubre à la campagne, vicié et malsain à la ville; et si dans les hôpitaux vous voyez les affections de l'estomac résister à nos médications, bien que les malades soient soumis à une alimentation bien dirigée, cela tient surtout à l'air insalubre qu'ils y respirent. Au grand air l'appétit est activé, les fonctions digestives se régularisent, et si vous y joignez l'exercice, dans bien des cas la dyspepsie se guérira sous cette double influence.

Air de la mer.

L'air de la mer a aussi une influence favorable. Lorsque les habitants des grandes villes vont au bord de la mer, ils voient leur appétit renaître rapidement, et il n'est pas rare alors qu'ils passent à un autre excès, c'est-à-dire qu'ils prennent une alimentation beaucoup trop abondante. S'ils ne se surveillent pas, bientôt surviennent des troubles dyspeptiques, véritables indigestions dues à l'absorption d'une trop grande quantité d'aliments souvent indigestes. Ces faits s'observent, messieurs, assez souvent dans nos ports de mer à l'époque où les étrangers y affluent, c'est-à-dire à l'époque des bains de mer.

Comment expliquer cette action si favorable de l'air dans les fonctions digestives? C'est là une question que Ch. Richet a élucidée et qui réside tout entière dans l'action de l'oxygène sur la digestion stomacale.

De l'action de l'oxygène sur l'acidité du suc gastrique.

La production de l'acidité du suc gastrique est un des points les plus intéressants de la sécrétion de ce suc, et les physiologistes se sont efforcés de saisir le mécanisme de cette sécrétion. Cl. Bernard (1), par des expériences ingénieuses, a montré que l'acidité s'effectue surtout à la surface de l'estomac; analysant plus complétement ce phénomène, Ch. Richet (2) a constaté que ce fait d'acidité devait être rapporté à l'action générale de l'oxygène; ce serait une véritable oxydation des sucs sécrétés par les glandes stomacales. Ces glandes puiseraient dans le réseau sanguin si considérable de l'estomac, réseau turgide au moment des digestions, une quantité notable d'oxygène, et cet oxygène, pris dans le sang, servirait à l'oxydation du suc gastrique. C'est là, vous le voyez, un fait d'une grande importance; il vous montre l'influence directe de l'oxygène dans l'acidification du suc gastrique; il vous explique comment les gens qui n'absorbent pas par les poumons un air sain ni assez d'oxygène, éprouvent tous les symptômes qui tiennent à un défaut de qualité du suc gastrique. Ces personnes ressentent, en effet, tous ou presque tous les symptômes qui caractérisent la dyspepsie putride.

(1) Malgré les résultats contraires obtenus par Frericks, on regarde l'expérience de Claude Bernard comme indiscutable; cette expérience consiste dans l'injection, dans les veines d'un lapin, de lactate de fer et de ferrocyanure de potassium. Ces deux sels ne peuvent donner, mis en contact, du bleu de Prusse que dans un milieu acide. Dans l'estomac des animaux en expérience, la coloration bleue de la muqueuse ne se produisait qu'à sa surface. Les glandes tubulaires ne présentaient au contraire aucune coloration.

(2) C. Richet, ayant pris la muqueuse du cœcum stomacal d'un congre, l'ayant broyée, et traitée par beaucoup d'eau, sépara l'infusion en deux parties, qu'il plaça ensuite dans l'étuve à 40 degrés. Dans un flacon il fit passer de l'oxygène pendant deux heures. Au bout de ce temps, ayant mesuré l'acidité de l'un et de l'autre liquide, il vit que le liquide dans lequel l'oxygène avait passé avait une acidité totale de 0,49, tandis que l'autre n'avait que 0,28.

Avec du suc gastrique d'autres animaux, le résultat fut le même. (*Loco citato*, p. 76.)

De plus, d'après Mathieu et Urbain, la quantité d'oxygène contenu dans le sang diminuerait au moment de la digestion (*a*).

(*a*) Mathieu et Urbain, *Des gaz du sang* (*Arch. de physiologie*, 1871, p. 712).

Exercice modéré et régulier, promenades au grand air, séjour à la campagne, si c'est possible, séjour dans les montagnes ou au bord de la mer, voilà, messieurs, vous le voyez, des éléments importants de traitement pour la cure des dyspepsies.

Des influences morales. Les influences morales s'ajoutent aussi aux circonstances précédentes pour expliquer le développement des affections stomacales. Vous savez, en effet, combien les impressions morales retentissent du côté de l'estomac. Et pour cela, je m'en rapporte à vous, messieurs, rappelez-vous vos examens, vos concours et la perte d'appétit qui précède ces épreuves, perte qui, heureusement, n'est que passagère.

Des chagrins et des passions. Les chagrins, les passions vives surtout, ont une influence bien plus grande, et, sachez-le, dans beaucoup de cas, lorsque vous ne pourrez pas relever le moral du malade, lorsque vous ne dissiperez pas la peine qu'il éprouve, ou que vous ne parviendrez pas à chasser les chagrins qui le dévorent, vous ne pourrez rien sur son affection stomacale. Ce qu'il faut, c'est une médecine morale qui varie avec les cas observés. Ici, le médecin ne s'attardera pas à formuler, car tout l'arsenal pharmaceutique serait impuissant, il devra viser plus haut : puisant des conseils à une source plus élevée, il s'efforcera d'agir sur l'esprit de son malade; il mettra tous ses soins à écarter lentement et graduellement les souvenirs douloureux et à ramener ainsi peu à peu le calme dans cet esprit troublé.

Dans ces cas, les distractions, l'exercice au grand air, le changement des habitudes, les voyages, l'imprévu, toutes circonstances souvent si efficaces dans la cure de ces dyspepsies, vous seront encore d'un grand secours.

Chomel, qui a tracé de main de maître ce chapitre des influences morales, signale un fait dont vous connaissez certainement des exemples. Il nous montre un homme qui, après être, par un travail incessant, par un labeur long et pénible, parvenu soit à rassembler une certaine fortune, soit à occuper un poste élevé dans l'armée, la magistrature ou l'administration, va enfin se livrer au repos qui a été le rêve de sa vie; il nous montre, dis-je, cet homme, qui, malgré ses travaux, avait toujours joui d'une bonne santé, dépérir alors peu à peu, devenir dyspeptique, morose, et ne guérir qu'en reprenant la vie active qu'il vient de quitter.

De l'inaction physique et intellectuelle.

Maintes fois, certainement, vous avez été témoins de faits semblables. Le médecin lui-même n'est pas à l'abri de ces accidents, et je ne puis vous citer de meilleur exemple que celui d'Astley Cooper. Cet illustre chirurgien, après avoir conquis une situation unique dans la chirurgie anglaise, après avoir acquis une fortune considérable, fatigué des labeurs imposés par une clientèle nombreuse, s'était retiré dans une de ses propriétés, croyant y trouver un repos bien gagné et une vie calme et tranquille. Erreur profonde! Astley Cooper devint triste, morose, chagrin, et, à ses amis qui le félicitaient de son nouveau genre de vie, il leur disait qu'en se promenant dans son parc il ne cherchait parmi les beaux arbres qui l'ornaient, que celui auquel il pourrait bien se pendre. Astley Cooper voulut reprendre sa clientèle, mais il était trop tard, et il ne put recouvrer la santé.

Vous le voyez, messieurs, l'inaction intellectuelle comme l'inaction physique sont deux conditions dont il faut tenir grand compte, et lorsque vous soignerez des dyspeptiques, n'oubliez donc pas de prescrire un travail proportionné à la force et à l'activité intellectuelle de votre malade.

Des rapports sexuels.

Je vous ai parlé des passions et des impressions morales; je dois vous dire aussi quelques mots des rapports sexuels. Il est certain qu'ils ont une influence notable dans le développement des dyspepsies, et tous les jours on voit des jeunes gens devenir dyspeptiques parce qu'ils se livrent à des excès de coït. Mais en dehors de l'excès, il y a aussi la pratique du coït immédiatement après le repas qu'il faut vous signaler comme funeste. Il y a dans ce cas un arrêt brusque dans la digestion, dans sa période d'activité, et des troubles graves peuvent survenir dans les fonctions stomacales. La masturbation produit les mêmes effets que le coït, et nombre de jeunes garçons ne doivent leurs dyspepsies qu'à cette cause ; dans ces cas, on observe surtout une dyspepsie spéciale, à forme gastralgique, accompagnée de crampes d'estomac.

Des vêtements.

Ce que l'hygiène comprend sous le nom d'*applicata*, les vêtements, les bains, l'hydrothérapie, joue aussi un rôle importanr dans le développement des dyspepsies. Pour les vêtements, j'ai deux points à vous signaler, d'une part, le corset chez la femme, d'autre part, l'absence des bretelles chez l'homme. Je vous demande pardon d'entrer dans ces détails qui vous paraissent peut-être vulgaires, mais ils ont, je vous l'affirme, une réelle importance.

Du corset.

Pour le corset, il suffit de se rendre compte de ce qui se passe pendant la digestion, pour comprendre quelle influence mauvaise peut avoir une ceinture rigide qui entoure la région stomacale. A l'état normal, après un repas abondant, l'estomac, qui est le siége d'une congestion extrêmement active et dont le volume est augmenté par les matières alimentaires qu'il renferme, soulève légèrement la région épigastrique ; si par une pression brutale vous vous opposez à ce développement, vous perturberez profondément la digestion stomacale ; or, c'est ce que produit le corset lorsqu'il est trop serré. Aussi, messieurs, observez ce qui se passe dans ces grands dîners auxquels il est de règle que les femmes assistent en toilette décolletée ; voyez vos voisines, elles mangent peu, à peine touchent-elles aux mets ; ce n'est pas, certes, faute d'appétit, c'est par raison qu'elles agissent ainsi, car si elles mangeaient trop abondamment, vous les verriez bientôt rougir, étouffer, suffoquer même, sous l'influence d'une digestion troublée par un corset trop serré.

Si vous le pouvez, exigez donc de vos clientes que ce corset, puisqu'il est nécessaire, n'exerce pas une constriction trop forte, et si elles doivent dîner en ville, par conséquent faire toilette, engagez-les à ne pas troubler leur digestion par l'excès d'une coquetterie mal entendue.

Des bretelles.

Chez l'homme, la question est un peu différente, mais importante aussi. Les jeunes gens trouvent malséant de porter des bretelles, ils les laissent aux hommes mûrs, et quelques-uns mêmes seraient très-froissés si on leur disait qu'ils en portent. C'est là une mauvaise habitude, messieurs; elle a les mêmes conséquences qu'un corset trop serré. Pour soutenir le pantalon, en effet, il faut un lien qui comprime la partie supérieure de l'abdomen et la région épigastrique. Au repas, le lien ne cède pas, et l'estomac, coupé pour ainsi dire en deux, ne peut fonctionner normalement; de là une cause fréquente de dyspepsie ; il faut donc conseiller à vos malades d'avoir des bretelles.

De l'hydrothérapie.

Les bains ont aussi une influence notable, non pas dans le développement, mais dans le traitement des dyspepsies. Vous le verrez, l'hydrothérapie, méthodiquement employée, et les bains froids, sont de puissants moyens dans la cure de ces affections, et, associés à la gymnastique, ils peuvent, dans bien des cas, provoquer la guérison (1).

(1) L'hydrothérapie peut jouer un grand rôle dans le traitement des dyspepsies ; mais, comme le fait remarquer Beni-Barde, il faut qu'elle soit employée d'une façon méthodique, il faut que les procédés mis en usage s'appliquent bien à la lésion qu'on veut combattre. Ainsi, dans les dyspepsies diathésiques, dans les dyspepsies dues à la goutte, au rhumatisme, à la scrofule, il faut associer le calorique et le froid ; dans ces cas, on se trouve bien des étuves, des maillots ou de l'eau chaude avant les applications froides. Dans les dyspepsies symptomatiques, c'est contre l'affection primitive qu'on devra diriger le traitement hydrothérapique. La dyspepsie est-elle accompagnée de phénomènes d'excitabilité, on em-

Des bains de mer.

Les bains de mer ont aussi une heureuse influence, mais je fais ici une réserve. D'une façon générale, dans nos grandes villes, on envoie la plupart des clients passer une partie de l'été aux bords de la mer; cette pratique, rendue facile par le chemin de fer, s'est rapidement généralisée et on l'applique indistinctement aux enfants, aux adultes, aux gens nerveux ou non; eh bien, messieurs, cette pratique est mauvaise. Je reconnais les heureux effets des bains de mer dans le développement des jeunes enfants, surtout ceux de nos villes; les enfants strumeux ou lymphatiques s'en trouvent en effet extrêmement bien; mais il n'en est pas de même pour les femmes nerveuses ou atteintes d'hystérie, de nervosisme, et qui présentent les troubles dyspeptiques à forme gastralgique.

J'ai vu bien des affections nerveuses aggravées par l'usage des bains de mer. L'action excitante de ces bains dépasse souvent le but et les enfants qui étaient seulement turbulents deviennent insupportables; mais c'est surtout chez les femmes nerveuses que cette excitation est le plus accusée. Déjà, dans les leçons précédentes (*a*), je vous ai montré l'influence mauvaise de l'eau de mer sur les affections du cœur; rappelez-vous donc que ces deux faits, état nerveux très-développé ou affection cardiaque, doivent vous faire repousser dans ces cas l'usage des bains de mer.

ploiera les immersions tempérées, les lotions, les affusions et les douches tièdes, les maillots humides, de courte durée. La dyspepsie se présente-t-elle avec les signes qui dénotent l'épuisement des forces de tout l'organisme, on se trouvera bien des applications toniques, de l'affusion froide, de la friction avec le drap mouillé, de la douche en pluie ou en jet, et surtout des bains de cercles, qui constituent pour Beni-Barde le procédé le plus énergique et le plus efficace, quand il peut être facilement supporté par les malades.

Dans certains cas de dyspepsie douloureuse, on se trouve bien de l'application, sur l'épigastrie, des sacs à eau chaude de Chapman.

Comme on le voit, pour obtenir du traitement hydrothérapique de bons effets, il faut constamment varier les procédés selon la forme de la maladie.

(*a*) Voir page 24.

Il est un point dans cette question qui doit encore nous arrêter un instant : quelle est l'influence des bains pris immédiatement après les repas? peuvent-ils amener des accidents graves ou mortels, comme quelques personnes le soutiennent? Des bains froids.

C'est là une question fort difficile à juger. On comprend qu'après un repas copieux et au moment où commence la digestion, l'immersion dans l'eau froide puisse déterminer une perturbation du côté de l'estomac et provoquer une indigestion qui, elle aussi, peut avoir des conséquences graves. On comprend aussi que le travail congestif, ainsi arrêté du côté de l'estomac, puisse déterminer dans les autres organes, dans l'encéphale en particulier, des congestions plus ou moins vives. Aussi je pense qu'il est prudent de ne pas se plonger dans l'eau immédiatement après avoir mangé.

On a dit aussi que, deux heures après le repas, l'eau froide n'avait plus d'influence sur le travail digestif. Cependant, à ce moment, la digestion n'est pas terminée, et, de plus, il est démontré qu'on peut manger sans inconvénient dans l'eau : les restaurants, dans les établissements de bains, sont là, du reste, pour prouver que cette habitude n'est pas dangereuse. Comme vous le voyez, messieurs, dans cette question obscure et difficile, les opinions sont contradictoires ; il est difficile de se prononcer ; je pense cependant, sans y attacher grande importance, qu'il est toujours plus prudent d'attendre deux heures après les repas avant d'aller au bain.

Les *excreta*, enfin, ont aussi de l'influence sur les dyspepsies. Nous reviendrons plus longuement sur cette question lorsque nous nous occuperons des dyspepsies symptomatiques. Je vous montrerai alors que les perturbations apportées à la sécrétion des urines, à celle des sueurs, peuvent agir et être une cause de dyspepsie. Je vous montrerai aussi que la paresse de l'intestin, l'accumulation des matières fécales, Excreta.

réagissent aussi sur l'estomac et que l'existence de ces lésions aggrave celle du ventricule.

Telles sont, messieurs, les considérations générales que je voulais vous exposer dans l'hygiène thérapeutique des dyspepsies. Vous me pardonnerez, j'espère, la longueur du sujet en songeant à l'importance capitale que joue la diététique dans le traitement des affections de l'estomac. Vous savez que je considère comme un point des plus utiles de la clinique thérapeutique, la possibilité de réunir, pour le traitement de la maladie, les considérations thérapeutiques aux considérations hygiéniques, et vous voyez ici quelle part considérable est faite à ces dernières.

Je suis peut-être entré dans des détails bien minimes et qui ont dû vous paraître bien vulgaires; mais, lorsque vous serez aux prises avec la clientèle, vous verrez combien ces petits riens ont une influence considérable dans le traitement des affections de l'estomac. Rien, en effet, ne doit échapper au médecin dans le traitement des dyspepsies, et il doit mettre la même rigueur à prescrire les moindres conseils hygiéniques qu'à ordonner les substances médicamenteuses les plus actives.

SEPTIÈME LEÇON

DE LA DYSPEPSIE PUTRIDE.

Sommaire. — De la dyspepsie putride. — Ses symptômes. — Indications thérapeutiques. — De la pepsine. — Mode de préparation. — Pepsine amylacée. — Elixir de pepsine. — Glycérolé de pepsine. — Des substances peptogènes. — Médication acide. — Des tisanes. — Des plantes carnivores. — Règles diététiques de l'alimentation. — Du régime. — Traitement hydrothermal.

Après les considérations générales dans lesquelles je suis entré dans les leçons précédentes, nous allons passer à l'étude du traitement de chacune des variétés des dyspepsies. Vous vous rappelez que j'ai établi ma division sur les troubles apportés aux différentes fonctions de l'estomac, et je vous ai montré que la muqueuse, comme la tunique musculeuse, pouvait être atteinte par trois ordres de modifications : abolition de la fonction, exagération ou bien perversion de cette fonction.

Structure de la muqueuse.

Sans m'arrêter à la description de la structure de la muqueuse stomacale, structure que vous connaissez tous, je passerai immédiatement à l'étude des troubles fonctionnels (1)

(1) La muqueuse de l'estomac, d'une épaisseur de 6 millimètres et demi, est assez consistante à l'état sain, mais se ramollit facilement après la mort ; elle a une coloration blanc cendré lorsque l'individu est à jeun, rouge intense pendant le travail digestif. Cette coloration est due à une congestion active qui précède la sécrétion du suc gastrique. On remarque, à la surface de la muqueuse, de nombreux plis qui, dus au resserrement de l'estomac, disparaissent avec l'ampliation de l'organe ; des sillons plus ou moins apparents, des mamelons et des orifices extrêmement nombreux. Ces orifices circulaires représentent les embouchures des glandes.

On ne trouve, sur la muqueuse stomacale, ni papilles ni villosités (Sappey). Cette muqueuse est com-

que cette muqueuse, considérée comme sécrétant du suc gastrique, peut présenter. Ces troubles sont de deux ordres : diminution ou exagération de la fonction ; quant à la perversion, bien qu'elle existe cependant, nos connaissances chimiques et cliniques sur le suc gastrique ne nous permettent pas d'en faire un groupe spécial.

Dyspepsie putride.

Je donne le nom de *dyspepsie putride* au trouble fonctionnel résultant de la diminution de sécrétion du suc gastrique ; cette diminution se traduit par des symptômes qui tous dépendent de l'absence de ce liquide, qui, ne produisant pas une peptonisation suffisante des aliments introduits dans l'estomac, permet ainsi la putréfaction des substances albuminoïdes. Que ce soit l'acide du suc gastrique plutôt que la pepsine, comme le veut Charles Richet (1), qui s'oppose à la

posée de trois couches : épithéliale, glanduleuse, musculaire.

L'épithélium, peu adhérent à la couche sous-jacente, est formé de cellules cylindriques, juxtaposées, à noyau arrondi recouvert de granulations. La couche musculeuse, mince, résistante, formée de faisceaux aplatis qui s'envoient des filets s'entre-croisant avec les faisceaux voisins, adhère à la tunique celluleuse de l'estomac et à la couche glanduleuse ; elle est traversée par les vaisseaux qui se distribuent à la muqueuse.

La couche glanduleuse, plus épaisse que les deux autres, est formée de deux sortes de glandes : les glandes à pepsine et les glandes à mucus. Ces glandes adhèrent à la couche musculeuse et sont longues de 1 millimètre et demi, extrêmement nombreuses ; elles atteindraient, pour Sappey, presque le chiffre de 5 millions. Les glandes muqueuses entourent le pylore, et se trouvent aussi dans le petit cul-de-sac de la petite tubérosité ; les glandes pepsinifères occupent le reste de l'organe. Ces dernières sont ramifiées, se présentent sous l'aspect d'une racine chevelue. Les glandes muqueuses, à peu près aussi longues, ont l'aspect de glandes en grappes ; elles diffèrent des glandes pepsinifères (Sappey) : 1° par le nombre de leurs divisions, qui est moins considérable ; 2° par la situation des culs-de-sac glanduleux, qui sont rejetés, à l'extrémité terminale de la glande, sur les glandes pepsinifères, tandis que, pour les glandes à mucus, ils sont irrégulièrement échelonnés sur leurs divisions.

Les glandes pepsinifères renferment des cellules polyédriques plus ou moins volumineuses, cellules à pepsine, qui n'existent pas dans les autres glandes. Le conduit excréteur de ces glandes stomacales est d'une longueur variable, et tapissé, à l'intérieur, par un épithélium cylindrique, qui est le prolongement de l'épithélium de la muqueuse.

(1) Albertoni avait déjà montré

putréfaction, il n'en est pas moins vrai que le fait signalé par Spallanzani est exact et que le suc gastrique empêche la fermentation putride des substances albuminoïdes. Voici, d'ailleurs, les principaux symptômes de cette dyspepsie putride.

Après avoir mangé, surtout si le repas est composé de substances azotées, le malade éprouve une sensation de barre, de gêne dans la région épigastrique; son *repas ne passe pas*, c'est-à-dire, en un mot, qu'il éprouve la sensation pénible d'un corps étranger. Longtemps après l'ingestion des aliments se font sentir quelques coliques, plus ou moins vives, qui indiquent que les matières alimentaires ont enfin franchi le pylore et passé dans l'intestin. Durant toute la période de la digestion stomacale, l'haleine exhale une odeur plus ou moins repoussante, et récemment, du reste, vous avez vu, dans nos salles, un malade qui présentait à un haut degré ce symptôme spécial. Il s'agissait d'un homme atteint de dyspepsie atonique et putride avec dilatation de l'estomac. Nous lui donnions de la viande crue, et quelque temps après le repas son haleine reproduisait absolument l'odeur cadavérique des viandes en putréfaction. Symptômes

A ces symptômes se joignent quelquefois des contractions énergiques de l'estomac qui amènent des vomissements; dans d'autres cas, la tunique musculeuse se contracte moins éner-

qu'en chauffant du suc gastrique à 100 degrés, ce qui détruit la pepsine, on ne prive pas cependant ainsi ce suc de ses propriétés antiputrides. Charles Richet a démontré que la pepsine ne jouit d'aucune propriété antiputride, et que l'acide du suc gastrique seul les possède. Voici à ce sujet les expériences qu'il a faites: De la fibrine de sang fraîche est placée dans deux flacons, contenant l'un de la pepsine, et l'autre de l'acide chlorhydrique. On place le tout dans une étuve, et, au bout de quinze à vingt heures, on remarque que la fibrine non acidifiée est complétement putréfiée, tandis que la fibrine acidifiée ne possède aucune odeur.

A. Albertoni, *Annotazioni di resultanse sperimentali ottenute nel laboratorio di Padova, nel anno* 1873. — *Lo Sperimentale*, juin 1874. Richet, *loc. cit.*, p. 112.

giquement, et à l'ensemble des symptômes, auquel j'ai donné le nom de *dyspepsie putride*, s'ajoutent les signes qui caractérisent la diminution de la contraction de la couche musculaire de l'estomac. Nous reviendrons, du reste, plus particulièrement sur ce sujet, lorsque nous étudierons les troubles de la tunique musculaire.

Les symptômes ci-dessus énoncés n'ont pas besoin d'explication; ils résultent, vous le savez, de la présence des substances azotées, qui, non transformées en peptones, agissent à la façon de corps étrangers, et produisent ainsi cette sensation de barre, de poids dont se plaignent les dyspeptiques. Quant aux coliques et aux troubles intestinaux, ils s'expliquent facilement par le contact de ces substances azotées non digérées qui passent dans l'intestin et qui seront, plus tard, ou digérées par le liquide pancréatique, ou parcourront le tube digestif sans subir de modification.

A côté de cette dyspepsie putride, caractérisée par la non-sécrétion du suc gastrique, il faut placer les troubles fonctionnels dus à la modification apportée au suc gastrique lui-même.

Dans les leçons précédentes, j'ai longuement insisté sur la nécessité de l'union de l'acide avec la pepsine pour déterminer la peptonisation; et je vous ai montré le rôle de ces deux agents, acide d'une part, pepsine de l'autre, dans la digestion des matières protéiques. Le suc gastrique peut perdre de son acidité, ce qui entraîne la perte de l'activité du travail digestif. C'est cet état que Chomel a voulu caractériser par le mot assez étrange de *dyspepsie alcaline* et qu'on pourrait plutôt dénommer « dyspepsie due à l'insuffisance d'acidité du suc gastrique ». Elle a les mêmes symptômes que la dyspepsie putride; l'odeur de l'haleine est moindre cependant, et, le plus souvent, les symptômes locaux ou directs, comme dit Luton, se résument à une sensation de lourdeur et de pesanteur d'estomac pendant la digestion.

Les indications à remplir, en ce cas, sont de remédier artificiellement à la non-sécrétion du suc gastrique, et d'augmenter l'acidité de ce suc. Nous allons étudier successivement les moyens fournis par la thérapeutique proprement dite, et ceux que nous donne l'hygiène thérapeutique. Commençons par les médicaments.

La première indication est remplie par l'emploi de la pepsine à l'intérieur. C'est là, messieurs, un médicament dont on a longtemps et longuement discuté la valeur, et, tandis que certains médecins vantent outre mesure la valeur thérapeutique de cette substance dans le traitement des dyspepsies, d'autres repoussent complétement son emploi. De la pepsine.

Ces divergences d'opinion résultent, messieurs, de ce qu'on n'a pas fixé avec assez de soin les indications de ce médicament. En effet, la pepsine (1) ne peut pas être prescrite indis-

(1) Découverte en 1836 par Schwann, isolée en 1839 par Wasmann, par Pahenheim, la pepsine, appelée *chymosine* par Deschamps et *gasterase* par Payen, a été l'objet de bien des ravaux, mais elle n'est véritablement entrée dans la thérapeutique que depuis les importants travaux de L. Corvisart. C'est une substance azotée quaternaire (Gubler). Dans son plus grand état de pureté, la pepsine se présente sous la forme d'une poudre grisâtre, soluble, quoique difficilement, dans l'eau distillée ; chauffée avec la potasse ou l'acide nitrique, elle réagit comme les autres matières protéiques (Richet). Elle est précipitée par les sulfates, acétates et chlorures métalliques, par l'alcool et le tannin.

On a proposé divers procédés pour extraire la pepsine.

D'après le Codex, cette substance doit être préparée de la façon suivante :

« Prenez des caillettes de moutons très-récemment tués, lavez-les rapidement à grande eau, déchirez et arrachez la membrane interne avec une brosse de chiendent. Faites macérer le détritus dans de l'eau à 45 degrés pendant deux heures ; passez à travers une toile. Au liquide obtenu, ajoutez un soluté d'acétate de plomb jusqu'à cessation de précipité ; décantez ; lavez deux fois par décantation ; délayez le précipité dans l'eau ; faites passer un courant d'acide sulfhydrique jusqu'à excès ; distribuez le liquide et le précipité noir de sulfure de plomb sur des filtres ; évaporez immédiatement à siccité dans des assiettes le liquide filtré, sans dépasser la température de 45 degrés. Recueillez le produit en raclant les assiettes avec un couteau flexible. »

Portée à une température supérieure à 45 degrés, la pepsine perd la propriété de dissoudre la fibrine ;

tinctement dans tous les cas; elle ne peut donner des résultats favorables que dans une forme spéciale et particulière, dans la forme putride. Vous voyez donc ainsi, dès maintenant, quelle est l'importance des divisions des dyspepsies, divisions peut-être théoriques, mais qui ont l'immense avantage d'indiquer les formes spéciales dans lesquelles tel ou tel médicament peut être employé avec succès.

Préparation de la pepsine.

Mais revenons à la pepsine. Depuis que Schwann, en 1836, a reconnu qu'on pouvait, par la macération dans l'eau acidulée, retirer de la muqueuse stomacale des animaux un liquide jouissant des propriétés digestives de l'estomac, depuis que Wasmann et Papenheim, trois ans plus tard, en précipitant cette substance par l'alcool, ont pu la recueillir à l'état de pureté, les modes de fabrication de la pepsine médicinale se sont perfectionnés, et aujourd'hui il y a de nombreux procédés en usage. Je n'entrerai pas, messieurs, dans les détails de la fabrication de la pepsine; je vous signalerai seulement le procédé français et le procédé anglais dit *de Büchner*.

Procédé français.

Le procédé français est le plus compliqué; il consiste à prendre la membrane interne de la caillette du mouton, à la

chauffée plusieurs heures à 70 degrés, elle devient inactive. Chauffée au-dessous de 40 degrés, elle se modifie et perd une partie de ses propriétés, d'après Finkler, qui propose d'appeler cette pepsine modifiée, *isopepsine*.

Büchner donne le procédé suivant de préparation (Jeannel) :

Prenez un estomac de porc frais, encore chaud, s'il est possible. Ouvrez l'organe, lavez-le, sans frotter, à grande eau; étendez-le sur une table, la surface muqueuse en dessus; raclez avec force la surface muqueuse au moyen d'un couteau mousse. On obtient ainsi environ 30 grammes d'une matière semi-fluide, qu'on agite alors avec 150 grammes d'eau distillée; faites digérer pendant quinze minutes à 35 degrés; ajoutez deux gouttes d'acide chlorhydrique; passez à travers un linge fin; laissez éclaircir par le repos; décantez et faites sécher à 45 degrés sur des assiettes.

On peut aussi dessécher directement sur des assiettes à 45 degrés. La substance demi-fluide obtenue par le grattage, reprise par l'eau à 30 degrés, acidulée par quelques gouttes d'acide chlorhydrique, puis filtrée, donne une solution très-active.

brosser énergiquement et à faire macérer les détritus dans de l'eau ; on précipite ensuite la solution avec un sel de plomb, qu'on décompose par un courant d'acide sulfhydrique ; puis le liquide est évaporé, à siccité, à une température de moins de 45 degrés, et le résidu est formé alors de pepsine plus ou moins pure.

Le procédé anglais est plus rapide. On emploie la membrane muqueuse de l'estomac de porc. On racle cette muqueuse, on fait digérer les détritus dans un peu d'eau acidulée par l'acide chlorhydrique, on passe et on fait sécher sur une assiette. Au point de vue de l'animal choisi, il me semble qu'il faut donner la préférence au procédé anglais. Le porc, en effet, est omnivore, et son estomac se rapproche, à cet égard, de l'estomac de l'homme. Procédé anglais.

Outre cette pepsine, retirée de l'estomac du mouton ou du porc, on a aussi employé une pepsine que Perret (1) a retirée

(1) Pour Perret, la caillette de veau, quatrième estomac, est après celui du chien l'organe ou partie d'organe qu'il convient le mieux d'employer pour retirer la pepsine. « Les caillettes de veau fraîches sont vidées et légèrement essuyées, puis ouvertes et étendues sur un billot ; un ouvrier, muni d'un large marteau à tranchant aigu, les martelle jusqu'à ce qu'elles soient réduites en pulpe. Cette pulpe est délayée dans quatre fois son volume d'eau distillée, contenant 4,50 d'acide citrique pour 100 du poids de la pulpe, ce qui équivaut, d'après une moyenne à peu près constante, à 10 grammes d'acide citrique par caillette de veau. Ce mélange est laissé en contact et au froid pendant vingt-quatre heures, puis exprimé fortement, et ce gâteau lui-même est immédiatement repris par son poids d'eau distillée contenant 15 grammes d'acide citrique par litre et repressé. Les deux liqueurs sont réunies et mises au repos pendant douze heures et au froid. Après ce temps, on repasse au tamis la liqueur claire du dépôt, composé de membranes, débris de muqueuses, matières grasses et peptones non achevées. » Perret charge de nouveau de pulpe cette liqueur claire jusqu'à ce que sa densité finale marque 6 à 7 degrés Baumé. Si on y ajoute un dixième de son volume d'alcool à 95 degrés, on obtient un précipité persistant.

Par des manipulations successives, la pepsine est complétement débarrassée des peptones, elle est soumise à la concentration dans des chaudières chauffées au bain-marie, à 28 ou 30 degrés, et lorsqu'elle a acquis la consistance de sirop, elle est additionnée de son poids de sucre de lait très-pur

des caillettes de veau. Dannecy a conseillé de se servir du jabot des oiseaux, qu'on fait dessécher et couper en lanières, et, ce qui est plus étrange, on a été jusqu'à proposer les estomacs d'autruche; ce serait là, il faut l'avouer, une fabrication de pepsine assez difficile et assez coûteuse.

La pepsine purifiée, dont nous ne connaissons pas, du reste, encore la composition exacte, paraît présenter les caractères des substances albuminoïdes; mais ce qui montre notre incertitude à ce sujet, c'est de voir des physiologistes comme Schiff dénier à ce produit les caractères des substances azotées. C'est cette pepsine, véritable ferment, qui, en présence d'un acide, a la propriété de transformer les matières albuminoïdes en peptones.

Mais ne croyez pas, messieurs, que la pepsine employée en médecine soit cette substance à l'état pur. On a donné, en effet, le nom de *pepsine médicinale* ou de *Corvisart* à un mélange de pepsine pure et d'amidon, mélange pulvérulent, et dans lequel on introduit l'amidon en proportions variables, qui ont pour but de ramener le mélange à une même valeur digestive, c'est-à-dire de telle sorte que 1 gramme de cette pepsine amylacée digère 6 grammes de fibrine. C'est ce mélange qui est vendu sous le nom de *pepsine de Corvisart, de Boudault* ou *de Hottot* (1). Dans le commerce, la pepsine amylacée est livrée sous trois états différents : acide, neutre ou alcaline. Je n'ai pas besoin de vous dire que les deux dernières doivent être repoussées complétement de la thérapeutique, puisque la peptonisation n'est obtenue qu'en présence d'un acide. C'est donc seulement la pepsine amylacée acide que vous for-

et divisée en globules. Ces globules sont séchés à une basse température et recouverts d'une couche de résine de benjoin qui permet alors leur conservation. (Perret, *Bull. de Thérap.*, t. XCIV, p. 264)

(1) La pepsine de Boudault, ou *poudre nutrimentive* de Corvisart, est composée comme suit : pepsine neutre, 50 centigrammes; acide lactique, 3 gouttes; amidon, 50 centigrammes.

mulerez, et vous la donnerez à la dose de 50 centigrammes à 1 gramme, avant chaque repas.

Ce mélange de pepsine et d'amidon, s'il présente des avantages, a aussi des inconvénients nombreux. D'abord, il favorise les falsifications, de sorte que certains industriels en sont venus à livrer des poudres constituées seulement par de l'amidon ; de plus, cette substance protéique se modifie, s'altère à l'air libre, et perd plus ou moins rapidement ses propriétés digestives. On s'est donc efforcé d'obvier à ces inconvénients. Ellis (1) a proposé d'employer un vin de présure ; Perret, lui, a conseillé de substituer le sucre de lait à l'amidon, et de faire des granules avec ce mélange, granules qu'on préserverait de l'action de l'air par une enveloppe de benjoin. Mais le procédé beaucoup le meilleur est celui de Wittich, procédé mis en usage par O. Liebreich, Catillon (2),

(1) Le docteur Ellis, frappé de l'infidélité d'action de la pepsine livrée au commerce, en Angleterre, a eu l'idée de substituer à cette substance un vin de présure préparé ainsi :

On prend un estomac de veau très-frais, on en retranche le cardia et on essuie soigneusement la face interne en évitant d'enlever le mucus limpide qui le recouvre ; puis on le coupe en petits morceaux, que l'on met dans une bouteille qu'on remplit de vin de Xérès. On laisse macérer pendant trois semaines.

Dose : une cuillerée à café dans un verre d'eau, immédiatement après le repas, dans les cas où la pepsine est indiquée.

Dans le cas où on remplacerait le xérès par un bon vin blanc français, il faudrait remonter celui-ci avec un dixième d'alcool et y ajouter un peu de sucre ; sans cette précaution ce vin ne se conserverait pas. (*Bull. de Thérap.*, p. 33, t. LXV, 1863.)

(2) Catillon fait macérer la muqueuse stomacale réduite en pulpe dans la glycérine, qui dissout la pepsine et les matières albuminoïdes ; celles-ci sont ensuite coagulées par la chaleur, et le coagulum étant séparé, on obtient un liquide doué d'un énergique pouvoir digestif. Mis en présence de la fibrine dans une eau acidulée, il la dissout avec une très-grande rapidité. La préparation présentée par Catillon digère son poids de fibrine, et une cuillerée à café correspond à 1 gramme de pepsine amylacée de bonne qualité. D'après des expériences comparatives, l'extrait glycériné de pepsine paraît beaucoup plus actif que la pepsine préparée d'après le Codex. D'après Catillon, la glycérine ajoutée à une dissolution de pepsine augmente son pouvoir digestif, tandis que l'alcool, comme on le sait, paralyse ce même pouvoir digestif. Pour démontrer ce fait, il a délayé 5 grammes d'extrait

Audouard. Il consiste dans l'emploi de la glycérine comme dissolvant de la pepsine.

Du glycérolé de pepsine.

Vous savez, messieurs, que, grâce aux travaux de Berthelot, la glycérine, ce principe doux des huiles, doit être rangée dans la classe des alcools triatomiques. Vous savez aussi que M. Audigé et moi (1), dans nos recherches sur les alcools, nous

de pepsine à la glycérine : 1° dans de l'eau ; 2° dans de l'eau fortement sucrée ; 3° dans la même eau sucrée additionnée de 25 pour 100 d'alcool ; 4° dans la même eau sucrée additionnée de 30 pour 100 d'alcool. Dans chaque flacon fut mise la même proportion d'acide, avec 6 grammes de fibrine. Tandis que dans les deux premiers flacons la dissolution se fit rapidement, dans le troisième la fibrine s'est gonflée en une pulpe gélatineuse, en partie non dissoute, et dans le quatrième elle a conservé son aspect sans paraître attaquée (*a*).

(1) Il est bon, croyons-nous, de rappeler, à propos de l'emploi de la glycérine, que cette substance, prise en grande quantité et à doses massives, peut provoquer certains accidents, comme l'ont démontré Dujardin-Beaumetz et Audigé, dans leurs expériences sur les animaux. Voici, du reste, les conclusions du travail de Dujardin-Beaumetz et Audigé :

1° La glycérine chimiquement pure détermine chez le chien, en vingt-quatre heures, lorsqu'elle est introduite sous la peau, des accidents mortels à la dose de 8 à 10 grammes par kilogramme du poids du corps ;

2° L'ensemble des accidents toxiques (glycérisme aigu) est comparable, dans de certaines limites, à ceux de l'alcoolisme aigu ;

3° Les lésions nécroscopiques dans le glycérisme sont analogues à celles de l'alcoolisme, ce qui porte à penser que l'action toxique de ces deux corps est à peu près la même ;

4° Au point de vue thérapeutique, il n'est donc pas peut-être sans danger d'introduire dans l'économie de trop grandes quantités de glycérine (*b*).

(*a*) *Société de thérap.*, séances des 11 et 7 avril 1877. — O. Liebreich, *The practitioner*, mars 1877, p. 161. — Wittich, *Arch. de Pflüger*, t. II et t. V.

(*b*) Dujardin-Beaumetz et Audigé, *Sur les propriétés toxiques de la glycérine* (*Bulletin de thérapeutique*, 30 juillet 1876.) — Gubler, *De l'emploi de la glycérine dans le traitement de l'acné sébacée* (*Société de thérapeutique*, 4 février 1869). — Demarquay, *De la glycérine et de ses applications à la chirurgie et à la médecine*, 3e édit., Paris, 1867. — Davasse, *Note de matière médicale et de thérapeutique sur la glycérine*, Paris, 1869. — Bouchardat, *De la glycosurie*, 1875, p. 192. — Cantani, *Du diabète sucré*, 1876, p. 412. — Garnier, *De la glycérine dans le traitement du diabète* (*Acad. des sciences*, mai 1875 ; *Bulletin de thérap.*, t. LXXXVIII, p. 460). — D. Harnack, *Pathologie et traitement, par la glycérine, du diabète sucré* (*Deutsche Arch. f. klin. Med.*, t. III, p. 593, et *Revue des sciences méd.*, t. VI, p. 248). — Jacobs, *Du traitement du diabète sucré par la glycérine* (*Arch. de Virchow*, Band LXV, Heft 4, et *Bull. de thérap.*, t. XC, p. 526). — Catillon, *De l'emploi de la glycérine à l'intérieur associée au quinquina et aux sels de fer* (*Répertoire de pharmacie*, 10 juin 1876, p. 321).

avons démontré que cette substance, prise en très-grande quantité et à doses massives, jouissait de propriétés toxiques, comparables, dans une certaine mesure, à celles des alcools. La glycérine à petites doses peut, au contraire, jouir de propriétés reconstituantes, et Constantin Paul a démontré que ces propriétés étaient dues peut-être à sa faculté de dissoudre la pepsine.

Quoi qu'il en soit, cette dissolution de la pepsine est un bon médicament, et je vous conseille d'ordonner ces glycérolés, qui digèrent leur poids de fibrine, et que vous prescrirez de la façon suivante : vous ferez prendre au milieu du repas soit une cuillerée à bouche, soit une cuillerée à dessert de ce glycérolé de pepsine, cuillerée que vous aurez soin de faire dissoudre dans un grand verre d'eau; car la glycérine, en effet, quelque pure qu'elle soit, irrite les membranes muqueuses, et vous devrez, autant que possible, atténuer l'action irritante de ce mélange en le dissolvant ainsi dans l'eau, et en le faisant prendre non à jeun, mais pendant le repas.

Des élixirs de pepsine.

D'autres préparations de pepsine ont aussi été préconisées, et je dois vous signaler deux élixirs jouissant d'une grande vogue, méritée du reste. Ce sont les élixirs de Corvisart et de Mialhe (1). On doit les prescrire par cuillerées à dessert ou à bouche au moment du repas. Il a été fait aussi un sirop de pepsine; il est moins employé et je ne vous en conseille pas l'usage (2). On a aussi mélangé la pepsine

(1) Elixir de pepsine (Corvisart) :

Elixir de Garus	ãã 50
Sirop de cerises aigres....	
Eau distillée..............	
Pepsine amylacée.........	10

Elixir de pepsine de Mialhe :

Pepsine amylacée...........	6
Eau distillée................	24
Vin blanc de Lunel..........	34
Sucre blanc.................	50
Alcool à 80 degrés	12

(2) Sirop de pepsine :

Prenez la solution de pepsine de 50 caillettes ; faites évaporer sur des assiettes, à une température qui ne dépasse pas 145 degrés, jusqu'à réduction à 2 300 grammes ; ajoutez :

Acide lactique	13 gr.
Alcoolature d'écorces d'oranges..........	100 »
Extrait alcoolique de curaçao............	110 »

avec un grand nombre de substances. Burin du Buisson (1) a uni le lactate de soude à la pepsine; d'autres ont associé le fer à la pepsine (2) ; tous ces mélanges font perdre à la pepsine ses propriétés, et les indications fournies par Vée (3) et plus récemment par Hotkin (*a*) nous montrent les sérieux inconvénients de ces préparations.

En résumé, je vous conseille de vous en tenir aux élixirs et glycérolés de pepsine et à la pepsine amylacée; et s'il me fallait donner la préférence à l'un des trois, ce serait encore au mélange de glycérine et de pepsine, comme étant le mélange qui permet la dissolution la plus complète de la substance et sa conservation la plus parfaite.

Des peptones. A côté de la pepsine il faudrait placer les peptones. Mal-

Faites dissoudre et ajoutez :

Sucre blanc.... 4500 gr.

Passez, pour obtenir 7 kilogrammes de sirop contenant 1 décigramme de pepsine par 20 grammes.

(1) Pastilles Petrequin et Burin du Buisson :

Lactate de soude...........	ãã 2
— de magnésie.........	
Pepsine amylacée.........	8
Sucre.....................	67

Faire des tablettes de 1 gramme.

(2) Pilules de fer réduit à la pepsine (Reveil) :

Pepsine pure........	1 décigr.
Fer réduit...........	5 centigr.
Extrait d'absinthe.....	5 centigr.
Miel blanc...........	ãã q. s.
Racine de réglisse pulvérisée...........	

Pour une pilule.

(3) Voici quelles seraient, d'après Vée (*Bull. de thérap.*, 1866), les substances qu'on peut et celles qu'on ne doit pas associer à la pepsine :

A. Les substances qui peuvent être, sans inconvénient, associées à la pepsine, parce qu'elles ne réagissent pas sur elle ou parce qu'on les prescrit à trop petite dose pour que leur influence devienne sensible : Alcaloïdes végétaux et leurs sels, acide arsénieux, arséniates, arsénites, extraits narcotiques, s.-n. de bismuth, phosphate de chaux (exempt de carbonate).

B. Substances qui ne peuvent être associées à la pepsine : Carbonates de chaux, de magnésie, carbonates et bicarbonates de potasse ou de soude, carbonate de bismuth, eaux minérales alcalines, extraits végétaux en général, tous les ferrugineux, bromures et iodures avec excès d'alcali, quinquina et ses extraits, ratanhia, sels métalliques, tannin.

Notons cependant à ce propos que Tanret admet que le mélange de sousnitrate de bismuth et de phosphate de chaux avec la pepsine acide peut détruire les propriétés digestives de cette dernière en la privant d'une partie de son acide.

(*a*) Hotkin, *The Boston Med. and Surg.*, mai 1873.

heureusement, malgré les résultats favorables obtenus par P. Plotz, Maly, Gyergyai, Adamkiewicz (1), ces préparations ne sont pas encore entrées dans la pratique, et il faut attendre qu'un bon procédé de fabrication en ait rendu la production courante et facile.

De la dextrine.

L'autre indication à remplir, c'est, avons-nous dit, de favoriser la sécrétion du suc gastrique. A cet égard, frappé des résultats si remarquables obtenus par Schiff, par l'introduction des substances peptogènes dans l'économie, frappé du rôle considérable que joue la présence de ces substances dans le suc gastrique, j'ai pensé qu'on pourrait retirer de bons effets de l'administration de substances peptogènes, et j'ai fait préparer par M. Cantrelle, mon interne en pharmacie, un élixir de dextrine dont voici la formule :

℞	Dextrine	10 gr.
	Rhum	20
	Sirop de sucre	60
	Eau	120

Cet élixir a un goût assez agréable ; il m'a rendu de bons services dans la cure de la dyspepsie atonique et putride ; aussi je crois pouvoir vous en conseiller l'emploi.

De la médication acide.

Vous savez le rôle important que joue l'acidité du suc gastrique dans la peptonisation des substances albuminoïdes ; vous ne serez donc pas étonnés de voir prescrire dans la dyspepsie putride les médicaments dits acides. La question longtemps débattue de la nature de l'acide du suc gastrique a une grande influence sur les médications acides proposées,

(1) Plotz a nourri un chien de dix semaines avec un mélange de fibrine-peptone, du glucose, du beurre et du sel. L'animal a consommé 567 grammes de peptones, 309 grammes de beurre, 422 grammes de glucose, et il a augmenté de 501 grammes.

Maly a donné à un pigeon un mélange granulé de fibrine-peptone, d'amidon, de graisse, de gomme, de cellulose, de sel, et l'animal a aussi augmenté de poids.

et vous verrez, selon l'opinion dominante, les médecins conseiller tantôt l'acide chlorhydrique, tantôt l'acide lactique. C'est ainsi que Trousseau (1) et Caron (2) ont formulé des potions antidyspeptiques à base d'acide chlorhydrique, et que quelques médecins ont conseillé la limonade lactique pour combattre ce défaut d'acidité du suc gastrique. A ce propos, il est un point que je veux seulement vous signaler ici, me réservant de le traiter plus complétement lorsque je m'occuperai de la dyspepsie du jeune âge : je veux parler du rôle des phosphates acides, si vantés aujourd'hui ; la présence de l'acide chlorhydrique ou de l'acide lactique dans ces mélanges doit avoir la plus grande part dans l'activité digestive développée par l'administration de ces remèdes.

Des tisanes. Jusqu'ici nous ne nous sommes occupés que des préparations magistrales les plus importantes. D'autres jouent un rôle plus modeste, mais encore efficace : ce sont les tisanes, et ici toutes les tisanes amères ont été conseillées. Bien que nous ne connaissions pas exactement l'action de ces substances, on les considère cependant comme excitant la sécrétion du suc gastrique et favorisant la digestion ; c'est là du moins l'opinion la plus généralement adoptée, bien qu'elle ne repose pas sur des expériences rigoureuses. Quoi qu'il en soit, ces tisanes ne présentant pas d'inconvénients, on peut les prescrire sans danger ; d'ailleurs, je vous en reparlerai lorsque je m'occuperai avec vous des dyspepsies par défaut de contraction de la tunique musculaire.

(1) Potion antidyspeptique (Trousseau) :

Potion gommeuse du Codex	125 gr.
Acide chlorhydrique	3 à 4 gouttes.

Doses : une à deux cuillerées à bouche après les repas.

(2) Potion contre la dyspepsie (Caron) :

Vin de quinquina au bordeaux	100 gr.
Sirop thébaïque	30
Acide chlorhydrique	1

M. f. s. a. Prendre une ou deux cuillerées à bouche avant le repas.

Mais, à côté de ces tisanes amères, dont l'action intime et réelle nous échappe, il convient de placer d'autres préparations dont l'action favorable dans le cours de la dyspepsie putride nous est aujourd'hui parfaitement expliquée. Ce sont d'abord les tisanes renfermant des substances peptogènes, comme la décoction blanche de Sydenham (1); puis l'infusion de certaines plantes, que Darwin a décrite sous le nom de plantes carnivores.

Des plantes carnivores.

Vous savez que quelques plantes, comme les drosera, la dionœa muscipula, les népenthès, les sarracenia, ont la propriété de digérer les substances azotées. Cette propriété, elles la doivent aux tentacules terminant leurs feuilles, qui portent des glandules sécrétant un suc acide jouissant des propriétés du suc gastrique, c'est-à-dire capable de peptoniser les substances albuminoïdes (2). Gorup-Besanez affirme, en effet,

(1) Sydenham avait d'abord formulé sa préparation de la façon suivante :

Corne de cerf râpée... } Mie de pain blanc..... }	ãã 62 gr.
Eau de fontaine......	1200 »

Faire bouillir jusqu'à 800 grammes (environ), ajouter sucre. Q S.

Voici maintenant la formule du Codex :

Corne de cerf calcinée et porphyrisée...........	10 gr.
Mie de pain de froment.	20 »
Gomme arabique........	10 »
Sucre blanc.............	60 »
Hydrolat d'oranger......	10 »

Eau commune, quantité suffisante pour 1 litre.

Triturez la corne de cerf et la gomme; ajoutez la mie de pain et le sucre; triturez de nouveau; faites bouillir avec l'eau pendant 15 minutes. Passez, exprimez légèrement; ajoutez l'hydrolat.

Voici maintenant la formule de la décoction blanche des hôpitaux militaires :

Os calcinés et porphyrisés.	10 gr.
Mie de pain de froment..	25 »
Gomme Sénégal concassée................	30 »
Eau aromatique de citron...................	30 »
Sirop simple.............	50 »
Eau.......	Q. S.

Pour un litre de décocté, faire bouillir ensemble les os calcinés et la mie de pain pendant un quart d'heure. Passez à l'étamine, exprimez légèrement. Faites dissoudre la gomme; ajoutez le sirop et l'eau aromatisée.

(2) Les plantes dites carnivores ou insectivores sont aujourd'hui assez nombreuses, telles sont, par exemple : la dionœa muscipula, les droseras, les népenthes, les sarracenia, les graines de vesce, les semences du cannabis indica, du linum usitatissimum, etc. Darwin s'est beaucoup occupé de

obtenir aussi facilement des peptones avec le suc de ces plantes qu'avec le suc gastrique des animaux. Cette substance n'agirait pas sur les graisses, l'amidon et la cellulose, elle transformerait seulement les substances azotées en peptones.

cette question et a étudié les divers droseras, les dionœa muscipula, l'aldrovanda vesiculosa, mais principalement le drosera rotundifolia.

Drosera rotundifolia (drosacées; rorelle, herbe à la rosée, herbe aux goutteux), tiges de 10 à 15 centimètres, dressées; feuilles radicales, disposées en rosette, appliquées sur la terre, fleurs petites, régulières, blanches, en grappe terminale, hermaphrodites; fruit capsulaire. La feuille a un diamètre de 1 centimètre, elle présente sur ses bords 130 à 260 appendices filiformes pourprés, appelés tentacules par Darwin. A l'extrémité de chaque tentacule se trouve une glande qui secrète une humeur visqueuse et transparente, brillant au soleil comme une goutte de rosée (ros solis, rosée du soleil). Cette humeur visqueuse englue l'insecte qui la touche, l'empêche de fuir. Lorsque l'insecte est pris, les autres tentacules de la feuille s'inclinent et viennent successivement s'appliquer sur la proie saisie. Ces tentacules, d'après Darwin, ont des mouvements plus rapides pendant la chaleur que pendant le froid; une température de 54°,6 ne produit pas de mouvement et paralyse les feuilles pendant quelques minutes, une température de 65°,5 les tue.

D'après Burdon Sanderson, des courants électriques, variables d'intensité selon les mouvements exécutés, parcourent les feuilles du drosera, et, par des excitations mécaniques, on peut faire mouvoir les tentacules, et les excitations d'une glande quelconque réagissent sur les autres tentacules. Si le corps saisi par la plante est assimilable la secrétion est augmentée et le suc devient acide; d'après Frankland, l'acide développé est un acide gras, et, traité par l'acide sulfurique, ce suc émet une odeur analogue à celle de la pepsine.

Outre la glande placée à l'extrémité du tentacule, il y aussi d'autres glandes sur la face supérieure de l'extrémité de ce tentacule; et ces différentes glandes présentent, d'après Darwin, des différences de structure et d'action.

L'excitation amène une augmentation de sécrétion : si alors on met des petits morceaux d'albumine en contact avec ce suc, sur la feuille elle-même on constate qu'il y a une action très-manifeste; recueille-t-on au contraire le suc sur une plaque de verre, il devient inactif; et cela parce que, d'après Darwin, le ferment de ce suc n'est sécrété par la plante qu'après absorption par elle d'une petite quantité de matière azotée agissant comme stimulant. Si le corps placé sur la feuille n'est pas assimilable, le suc sécrété plus abondamment ne devient pas acide et les tentacules infléchis se redressent rapidement.

Les anesthésiques, le chloroforme, l'éther à haute dose, tuent les feuilles; à petite dose, ils les rendent paresseuses et agissent comme les narcotiques.

Voici les conclusions de Darwin sur l'action du drosera :

« La sécrétion des glandes de drosera dissout complétement l'albu-

Van Tieghem a même soutenu qu'au moment de la germination, les feuilles cotylédonaires pouvaient dissoudre les substances azotées contenues dans les graisses. D'après cet auteur, d'autres substances, comme les graines de vesces, les semences de chanvre indien, l'orge germé, jouiraient aussi de propriétés peptonisantes. Il y a là une indication qu'il ne faut pas laisser échapper, et l'on pourra peut-être tirer parti de ces plantes dans les dyspepsies par défaut de sécrétion du suc gastrique, soit à l'état d'infusion, d'alcoolat ou plutôt de glycérolé.

Nous venons de passer en revue les préparations pharmaceutiques employés dans la dyspepsie putride; ces préparations ont certainement quelque valeur, mais elles doivent être placées au second plan au point de vue de l'efficacité, si on les compare aux moyens diététiques dont le médecin peut user pour guérir

mine, le tissu musculaire, la fibrine, le tissu conjonctif, le cartilage, le tissu organique des os, la gélatine, la chondrine, la caséine naturelle, le gluten préalablement soumis à l'action de l'acide chlorhydrique faible. La syntonine et la légumine excitent si puissamment et si vite les mouvements de la feuille, qu'elles sont certainement aussi digérées... Le suc des drosera est sans action sur les neuf substances suivantes : productions épidermiques, tissu élastique, mucine, pepsine, urée, chitine, cellulose, coton-poudre, chlorophylle, amidon, graine, huile. On sait que le suc gastrique est aussi sans action sur ces mêmes substances. Toutefois, ce suc et celui des drosera m'ont permis d'extraire une petite quantité de substance soluble de la mucine, de la pepsine et de la chlorophylle. » (*Revue scientifique*) (*a*).

(*a*) Hermann, *Dissertatio de rore solis*. Erfurth, 1715. — Siegesbeck, *Dissertatio de rorella*. Wittemberg, 1716. — Milde, *Botanische Zeitung*, 1852, p. 542. — Nitschke, *Botanische Zeitung*, 1860, p. 229. — Ziegler, *Comptes rendus de l'Acad. des sc. de Paris*, 1872. — W.-A. Bennet, *Assoc. britanniq. pour l'avancement des sciences*. Congrès de Bradfort, 1873. — Hooker, *Id*. Congrès de Belfast, 1874. — Vigier, *Des droseras et de leur emploi en thérapeutique* (*Bull. de Thérap.*, t. XCV). — Baillon, *Dict. encyclopédique des sciences médicales*. — Darwin, *Insectivorous plants*. — Sanderson, *Assoc. britannique*, 1873. — Hooker, *Revue scientifique*, 1874.—Gorup-Besanez, *Ueber das Vorkommen eines diastatischen und peptonbilden den Ferment in den Wichensamen. Berichte der deutschen chemischen Gesellschaft zu Berlin*, t. VII, 1874; t. VIII, 1875; t. X, 1876, et Sitzber, *Der phys. méd. Soc. zu Erlangen*, 1876.—Moren, *la Théorie des plantes carnivores et irritables*.—Martins, *Revue scientifique*, 1878, p. 825. — Richet, *Suc gastrique chez l'homme et les animaux*, 1878.—Henninger, *Du rôle physiologique des peptones*, 1878.

cette forme de dyspepsie. Ici, comme dans toute la question de traitement de dyspepsies, le premier rang appartient à l'hygiène thérapeutique.

Quelle hygiène, quel régime prescrirez-vous à un malade atteint de dyspepsie putride?

Du traitement hygiénique.

Commençons par l'alimentation. Vous devrez, et c'est une conséquence de la diminution de sécrétion du suc gastrique, n'employer que des aliments très-peu azotés, et, autant que possible, vous ne donnerez que des aliments réclamant un travail digestif soit de la cavité buccale, soit du pancréas.

Du régime alimentaire.

Prescrivez donc un régime alimentaire dans lequel dominent les légumes et les féculents. Que ce régime, cependant, ne soit pas trop exclusif, et si vous y joignez des substances azotées, choisissez celles qui exigent le moins de travail de l'estomac, par exemple les œufs et les viandes blanches, ou bien encore les gibiers un peu faisandés, les aliments métazymes de Gubler (1). Recommandez aussi au malade de mastiquer avec soin, pour rendre la pénétration du suc gastrique plus rapide.

Quant à l'intervalle entre les repas, suivez la pratique de Brown-Sequard, c'est-à-dire ne donnez pas trop de substances à la fois, pour ne pas épuiser d'un coup la faible quantité de suc gastrique sécrétée par l'estomac. Mais, et vous devrez surtout insister sur ce point, le malade prendra à chaque repas des potages et en particulier des panades bien liées et bien faites. Vous savez qu'on doit considérer ces préparations comme des substances peptogènes, et elles sont ici parfaitement à leur place. Vous pouvez aussi recommander les extraits de viandes, qui agissent de la même façon; vous ferez prendre du pain en assez grande quantité, et en particulier de la croûte de pain, pour introduire dans l'économie de la dextrine, qui joue le principal rôle dans les substances peptogènes.

(1) Voir page 296.

Vous prescrirez aussi de boire du vin et de terminer le repas par un petit verre de liqueur. Ces boissons, en effet, augmentent l'acidité du suc gastrique, et vous savez que, dans cette forme particulière, c'est cette absence d'acidité qui caractérise cette dyspepsie putride. Pour les liqueurs, bornez-vous, autant que possible, à la vieille eau-de-vie de vin de bonne qualité, et pour diminuer l'action irritante locale de ce liquide, sucrez-le. Le sucre, en effet, atténue notablement l'irritation qui résulte de l'action directe de l'alcool sur la muqueuse.

N'oubliez pas, enfin, que le lait joue ici un rôle important. Lorsque je vous ai parlé de la digestion du lait, je vous ai montré qu'il était le véritable régulateur de l'acidité de l'estomac et qu'il suffirait d'une petite quantité de suc gastrique pour provoquer la fermentation lactique d'une grande quantité de lait. La présence de ce ferment lactique augmente l'acidité normale du suc gastrique et aussi ses propriétés digestives.

Messieurs, s'il fallait me résumer au point de vue de l'alimentation dans la dyspepsie putride, je le ferais ainsi : régime presque exclusivement légumineux; viandes blanches et œufs au repas ; panades et potages au déjeuner et au dîner. A tous les repas, vin pur ou légèrement coupé avec une eau minérale de table (Saint-Galmier, Chateldon, etc.) et à la fin du repas un petit verre de vieille eau-de-vie sucrée. Lait pur et non cuit, le matin à jeun. Enfin, repas à intervalles peu éloignés. Telles sont les règles principales de l'hygiène alimentaire. Résumé.

Vous ordonnerez en plus un exercice actif, de manière à augmenter l'activité circulatoire générale ; vous recommanderez de vivre au grand air et, si c'est possible, à la campagne. Pour Charles Richet, ces règles trouveraient leur explication physiologique dans ce fait que l'acidité du suc gastrique résulte de son oxydation ; or, cette oxydation se fait aux dépens de l'oxygène du sang ; donc, plus ce dernier sera oxygéné, et plus s'augmentera l'acidité du suc gastrique. Enfin, vous pouvez aussi tirer parti des bains froids ; l'hydrothérapie, en activant la circulation générale, active aussi la circulation de l'estomac et a une influence sur la sécrétion du suc gastrique.

Le grand air, l'hydrothérapie, voilà les plus puissants moyens curatifs ; vous pourrez, du reste, trouver l'un et l'autre réunis dans quelques stations, comme Divonne, par exemple. Les bains de mer ont été conseillés comme stimulants de l'organisme tout entier. Vous pouvez de même conseiller la cure de raisin, qui donne aussi dans ce cas de bons résultats.

A quelles eaux minérales enverrez-vous vos malades, dans le cas de dyspepsie putride ?

Traitement hydrothermal.

Le traitement hydrothermal joue dans la cure des dyspepsies un rôle si important, que, pour vous donner à ce sujet les indications les plus utiles, je n'ai point voulu m'en rapporter à ma seule expérience, et j'ai demandé à mon savant ami le docteur Durand-Fardel, dont vous connaissez tous, à cet égard, la haute compétence, de vouloir bien m'aider de ses conseils (*a*).

En général, les eaux chargées de gaz carbonique paraissent exercer une stimulation favorable sur la sécrétion du suc gastrique, et elles sont toutes indiquées dans ce cas, et c'est ainsi que les eaux dites *de table*, Saint-Galmier, Condillac, Apollinaris (1) donnent, dans ces cas, de bons résultats.

(1) Quoique l'eau d'*Apollinaris* soit une eau presque exclusivement consommée en Angleterre et aux États-Uunis, cette eau provient de la vallée de l'Ahr, près du Rhin, et jaillit à Neuenahr. Voici sa composi-

(*a*) Durand-Fardel, *les Eaux minérales et les Maladies chroniques*, Paris, 1874, p. 184. — Gubler, *le Traitement hydrothérapique dans les Maladies chroniques*, Paris, 1874, p. 26.

Vous pouvez y ajouter les eaux de Saint-Alban, le Boulou (1), la Hontalade (2) à Saint-Sauveur, Mahourat (3) à Cauterets.

Les alcalins jouissent de la propriété d'exciter la sécrétion du suc gastrique, mais il ne faudrait pas aller trop loin dans cette voie; car Charles Richet a montré que si l'on dépasse certaine limite, au lieu d'augmenter l'acidité du suc gastrique, on l'atténue au contraire en ingérant des alcalins.

tion d'après l'analyse de Wanklyn :

Carbonate de soude.......	12.52
Chlorure de sodium.......	14.66
Sulfate de soude..........	3.05
Phosphate de soude.......	traces
Sels de potasse...........	traces
Carbonate de magnésie...	4 42
Carbonate de chaux.......	0.59
Oxyde de fer et d'alumine.	0.20
Acide silicique...........	0.08
	35.52
Acide carbonique libre et à demi-combiné..........	27.76
Acide carbonique libre....	8.07

(1) Le *Boulou* (Pyrénées-Orientales) : eaux bicarbonatées sodiques moyennes ou ferrugineuses faibles, possède quatre sources : 1° celle du Boulou (17°, 5); 2° celle de Saint-Martin de Fenouillat (16°, 25); 3° celle de Sorède (20°, 8); et 4° celle de Laroque (15°,6).

Aux affections de l'estomac conviennent les eaux du Boulou et de Saint-Martin, qui contiennent de 2 à 3 grammes de bicarbonate de soude et de 3 à 5 centigrammes de bicarbonate de fer par litre; les anémiques, les convalescents s'adresseront plutôt aux sources Sorède et Laroque, dont la minéralisation active est le fer. Sorède tient en effet en dissolution 57 milligrammes de bicarbonate de fer (Rotureau). On emploie l'eau de ces sources en boisson seulement. La durée de la cure est de 25 à 30 jours.

(2) D'après Berard, de Montpellier, voici ce que 100 grammes de l'eau de la source Hontalade renferment :

Sulfure de sodium......	0.0316
Sulfate de magnésie....	0.0040
Carbonate de chaux.....	0.0063
— de magnésie.	0.0045
Chlorure de sodium....	0.0760
Acide silicique.........	0.0145
Barégine...............	0.0260
Total des matières fixes.	0.1629
Gaz acide sulfhydrique combiné avec la soude.	0.5000
— azote........	0.7000
	1.2000

Cette eau a une température de 20°,9 c., celle de l'air étant de 17°,5 c. Cette source de la Hontalade (qui veut dire en vieux patois basque « la Source de la Fée ») émerge à 600 mètres de Saint-Sauveur. Son eau est claire, transparente et d'une saveur supportable.

(3) L'eau de la source Mahourat n'est nullement désagréable à boire; sa température est de 51 degrés centigrades, celle de l'air étant de 23 degrés centigrades. 1 000 grammes de cette eau ont donné à Filhol :

Sulfure de sodium.......	0.0154
Carbonates et silicates alcalins.	0.0256
	0.0410

Cette eau a été surtout recommandée par Byasson dans le traitement des dyspepsies.

Vous pouvez donc user d'eaux alcalines, bicarbonatées, sodiques franches, telles que Vichy et Vals, mais à faible dose, un verre à chaque repas, et en choisissant les sources les moins alcalines. D'ailleurs, permettez-moi de remettre, lorsque nous parlerons de la cure de la dyspepsie acide, tout ce que j'aurai à vous dire à l'égard de ces eaux de Vals et de Vichy, qui méritent, par le rôle important qu'elles jouent dans le traitement des dyspepsies, une mention toute spéciale.

Voilà, messieurs, les règles diététiques et pharmaceutiques à suivre dans le traitement de la dyspepsie putride. Vous me pardonnerez d'avoir autant insisté sur cette forme, mais c'est une des plus fréquentes et, au point de vue du traitement, elle réclame la plus grande attention.

HUITIÈME LEÇON

DE LA DYSPEPSIE ACIDE ET DE LA DYSPEPSIE PITUITEUSE.

SOMMAIRE. — Dyspepsie acide. — Dyspepsie pituiteuse. — Traitement de la dyspepsie acide. — Emploi des alcalins. — Eaux de Vichy. — Eaux de Vals. — Influence de la sudation sur l'acidité du suc gastrique. — Emploi des poudres inertes. — Poudre de Patterson. — Poudre et pilules de Trousseau, de Radius, de Gendrin. — Traitement hygiénique. — Vins. — Traitement de la dyspepsie pituiteuse. — Diète lactée. — Koumys. — Traitement thermal.

Messieurs, dans cette leçon, je vais, au point de vue du traitement, réunir dans une même description la dyspepsie acide et la dyspepsie pituiteuse. L'une, en effet, est souvent la suite de l'autre, et si vous interrogez les malades atteints de pituite, vous verrez que cette gastrorrhée est précédée, plus ou moins longtemps, par la dyspepsie acide.

Dyspepsie acide.

Quels sont les symptômes de ces deux états ? Au début, la dyspepsie acide est simplement caractérisée par un sentiment de chaleur à l'estomac pendant la digestion; le malade a *l'estomac chaud*, comme on dit, par opposition à *l'estomac froid*, répondant au défaut d'acidité du suc gastrique; il ne peut faire aucun excès de table, ni de vins sans éprouver rapidement une aggravation dans les symptômes habituels. La chaleur augmente pendant la nuit, il y a régurgitation de matières acides qui viennent jusque dans la cavité buccale ou au niveau de l'orifice supérieur du larynx, en laissant le long de l'œsophage une sensation de chaleur et de brûlure; c'est le pyrosis.

Si les excès de table continuent, à ces symptômes se joint une douleur mal définie, spasmodique, qui siége surtout vers l'orifice du cardia; c'est de la cardialgie. Dans d'autres cas, le malade éprouve dans la région dorsale une douleur vive, une sensation comparable à celle qui résulte du passage dans l'œsophage d'un bol alimentaire trop volumineux.

Les aliments sucrés, comme les vins et les alcools, augmentent ces symptômes, et continuellement le malade ressent dans la bouche un goût de sûrissement particulier. A une période plus avancée, il survient des vomissements, des rejets de matières glaireuses. Puis ces vomissements deviennent habituels, et, chaque matin, le malade vomit une certaine quantité de glaire : *il a sa pituite.* Tous les individus adonnés aux boissons alcooliques vous parleront de ce symptôme caractéristique.

Dyspepsie pituiteuse.

A ce moment la maladie a changé de caractère ; au début, l'estomac, irrité par des substances introduites dans son intérieur, a sécrété du suc gastrique trop acide ; puis, sous l'influence de cette sécrétion exagérée, les corpuscules à pepsine ne se sont pas reproduits, et la plupart des glandes se transforment en véritables glandes à mucus, elles ne sécrètent plus du suc gastrique, mais du mucus en plus ou moins grande quantité. C'est le rejet de ce mucus qui constitue la pituite des buveurs (1).

Traitement de la dyspepsie acide.

Quels moyens thérapeutiques avons-nous pour combattre ces symptômes de la dyspepsie acide ? Ici, nous devons établir une distinction entre les moyens pharmaceutiques et les moyens diététiques. La pharmacie nous offre, d'une part, les alcalins ; d'autre part, les poudres inertes.

(1) La pituite consiste dans le rejet, au matin, d'une matière filante, visqueuse, constituée par un véritable mucus auquel se mélangent un liquide fade et la salive avalée par le malade pendant la nuit. Pour Frerichs, ces matières ainsi rejetées par les buveurs contiennent des composés de sulfo-cyanures et ont presque toujours une réaction alcaline.

Pour Leven, le liquide ainsi expulsé par l'estomac proviendrait par exosmose des vaisseaux sanguins de la muqueuse stomacale (*Bull. de l'Académie de méd.*, séance du 10 mars 1874).

L'application des alcalins est parfaitement indiquée, et conforme aux expériences de C. Richet, qui montrent que les alcalins introduits dans l'estomac, à hautes doses, neutralisent l'acidité du suc gastrique (1).

Les poudres produisent un autre effet; elles atténuent la sécrétion du suc gastrique. Reportez-vous aux expériences de Cl. Bernard, de Blondlot, de Schiff, et vous verrez que, par leur présence, elles provoquent une sécrétion de suc gastrique non acide, ou bien très-peu acide, et le plus souvent une sécrétion de mucus.

Ces deux moyens sont donc logiquement indiqués. Aussi les a-t-on fréquemment associés l'un à l'autre, et dans l'énumération de ces poudres vous verrez que bien souvent les poudres inertes et les poudres alcalines ont été réunies dans une même formule.

Commençons par l'étude des alcalins : c'est le bicarbonate de soude qui est le plus employé; on le donne en poudre, à la dose de 1 à 2 grammes, au moment du repas; ou bien, on fait dissoudre la poudre dans l'eau, à la dose de 4 grammes par litre, et on obtient ainsi une eau de Vichy artificielle. Mais il faut reconnaître que cette eau est bien inférieure, comme goût et comme qualité, aux eaux alcalines naturelles. A ce propos, permettez-moi d'insister un peu sur la prescription de ces eaux alcalines, surtout prises loin de la source. On en fait grand usage, et il faut savoir comment elles doivent être ordonnées. Prenons par exemple les eaux de Vichy : Emploi des alcalins.

Vous savez qu'à Vichy, station qu'on peut considérer comme unique en Europe, les eaux se divisent en plusieurs Des eaux de Vichy.

(1) Ch. Richet a injecté dans l'estomac de Marcelin, pendant la digestion, deux heures après l'ingestion des aliments, de l'eau de Vichy, et il a pu constater que, loin d'augmenter l'acidité du suc gastrique, comme le veulent quelques médecins, les alcalins ou l'eau de Vichy affaiblissent au contraire cette acidité. (*Loc. cit.*, p. 89, expér. 46.)

groupes : les unes, eaux thermales proprement dites, sont à température élevée, 31, 35, 43 degrés, ce sont les sources de l'Hôpital, du puits Chomel, de la Grande-Grille ; les autres sont froides, 12, 14, 15 degrés, ce sont les Célestins, Hauterive, Saint-Yorre (1).

Toutes ces eaux contiennent une quantité à peu près égale de bicarbonate de soude, c'est-à-dire 4 à 5 grammes. Si vous êtes loin de la source, choisissez toujours les eaux froides, qui peuvent être transportées au loin sans subir trop de modification. Vous les ferez prendre au moment des repas, et si le malade les supporte bien, vous lui ferez boire son eau,

(1) Vichy (Allier). Sources alcalines ; leur température varie entre 44 et 14 degrés centigrades ; leur richesse en bicarbonate de soude, entre 5g,29 et 4g,016. Les sources exploitées sont au nombre de 11 ; ce sont :

	Température.	Bicarb. de soude.
Puits carré	44°	4g,893
— Chomel	43	5 ,001
Grande-Grille	42	4 ,883
L'Hôpital	31	5 ,029
Lucas	29	5 ,004
Source Lardy	23	4 ,910
— Larbaud	22	4 ,850
— du Parc	22	4 ,857
— Mesdames	17	4 ,016
— d'Hauterive	15	4 ,087
Célestins	14	5 ,103
Saint-Yorre	10	4 ,838

D'ailleurs, voici, d'après Bouquet, l'analyse comparative des principales sources de Vichy :

	Célestins.	Hôpital.	Gr.-Grille.	S.-Yorre.
Acide carbonique libre	1.049	1.067	0.908	1.519
Bicarbonate de soude	5.103	5.029	4.883	4.838
— de potasse	0.315	0.440	0.350	0.337
— de magnésie	0.328	0.200	0.303	0.274
— de strontiane	0.005	0.005	0.003	0.007
— de chaux	0.462	0.570	0.434	0.683
— de protoxyde de fer	0.004	0.004	0.004	0.010
— — de manganèse	traces.	traces.	traces.	traces.
Sulfate de potasse	0.291	0.291	0.291	0.280
Phosphate de soude	0.091	0.091	0.046	traces.
Arséniate de soude	0.002	0.002	0.002	0.002
Borate de soude	traces.	traces.	traces.	traces.
Chlorure de sodium	0.534	0.518	0.634	0.555
Silice	0.060	0.050	0.070	0.035
Matière organique bitumineuse	traces.	traces.	traces.	traces.
Totaux	8.244	8.222	7.914	8.570
Température	14°,3	30°,8	41°,8	12°,5

non pas avec du vin, mais pure, à la dose d'un ou deux verres par jour et même davantage.

Des eaux de Vals.

Si vous administrez les eaux de Vals, votre embarras est moindre. Vals a un grand nombre de sources; mais ce n'est point à proprement parler une station thermale, car toutes ses eaux sont froides, elles ont sur Vichy cet avantage qu'elles présentent une graduation dans leur alcalinité et qu'on trouve, par exemple, des eaux de Vals qui contiennent de 1 à 9 grammes de bicarbonate de soude, ce qui vous permettra de varier ces eaux selon les indications à remplir (1).

Dans nos grandes villes, on a établi des buvettes où on peut boire ces eaux ; ce sont de véritables *trink-hall*, dont il faudrait le plus possible encourager le développement. On peut en effet envoyer ainsi le dyspeptique boire, une ou deux heures avant son repas, son verre d'eau minérale : Vichy, Vals ou autre; ce qui permet d'ajouter ainsi l'exercice à l'usage de cette eau.

(1) Vals (Ardèche). Sources alcalines froides; très-nombreuses (Saint-Jean, Rigolette, Précieuse, Désirée, Magdeleine, Marquise, Souveraine, Chloé, source des bains, des convalescents, Saint-Louis, Pauline, sources vivaraises et Dominique (arsenicale). Elles contiennent de la chaux, de l'alumine, du fer et surtout du bicarbonate de soude.

Saint-Jean contient 1g,480 de bicarbonate de soude ; Rigolette, 5g,800 ; Précieuse, 5g,940 ; Désirée, 6g,40 ; Magdeleine, 7g,280.

Voici une analyse de ces eaux donnée par Ossian Henry :

Acidulées, gazeuses, bicarbonatées sodiques.

Thermalité 13°	St-Jean	Rigolette	Précieuse	Désirée	Magdeleine
	—	—	—	—	—
Acide carb. libre	1.425	2.693	2.218	2 . 145	—
Bicarbonate de soude	1.480	5.800	5.940	6.040	7.280
Bicarbonate de potasse	0.410	0.263	0.389	0.263	0.253
Bicarbonate de chaux	0.310	0.259 (chaux et magnésie)	0.650	0.571	0.520
Bicarbonate de magnésie	0.120		0.750	0.900	0.672
Bicarbonate de fer et de manganèse	0.006	0.021	0.010	0.010	0.029
Chlorure de sodium	0.060	1.200	1.080	1.100	0.160
Sulfate de soude et de chaux	0.054	0.220	0.185	0.200	0.235
Silicate et silice, alumine	0.080	0.060	0.060	0.058	0.097
Iodure alcalin, arsenic, lithine	indice	traces	indice	indice	traces
	2.151	7.826	8.883	9.142	9.248

De la sudation.

Et à propos de l'exercice, n'oubliez pas que Gallard a montré l'influence de la sudation sur l'acidité du suc gastrique; pour lui, les sueurs très-abondantes amèneraient une diminution d'acidité du suc gastrique, et, comme preuve, il invoque ce fait que la dyspepsie, par défaut d'acidité du suc gastrique, atteint presque tous les individus qui sont forcés de vivre dans une atmosphère élevée. Le médecin de la Pitié a généralisé cette observation, et c'est ainsi qu'il a expliqué les dyspepsies dont sont atteints les individus qui font des exercices violents après le repas, ceux qui vivent dans des endroits trop chauds et ceux qui se livrent à un travail forcé, comme les soldats en campagne, les paysans à la moisson.

Des poudres inertes.

Quant aux poudres dites inertes, elles sont nombreuses; on les administre au moment des repas; elles ont pour base le sous-nitrate de bismuth, le phosphate ou le carbonate de chaux, que l'on peut donner isolément à la dose de 0g,50 à 1 gramme.

Toutes ces poudres agissent aussi comme alcalins; ce sont, en effet, des sels tribasiques qui peuvent céder une partie de leur base à l'acide du suc gastrique. Le sous-nitrate de bismuth est de beaucoup le plus employé. Trousseau en 1833, et Odier (de Genève), et Carminati bien avant lui (1), en ont vanté les bons effets dans la dyspepsie (*a*).

Mais, le plus souvent, les formules sont plus complexes et l'on associe les poudres inertes aux alcalins, et je vais vous signaler les principales. D'abord, voici le mélange de sous-

(1) Odier en 1786, Carminati en 1788 et Trousseau en 1833 ont signalé les bons effets du sous-nitrate de bismuth dans les dyspepsies. Trousseau le conseillait surtout dans les vomissements spasmodiques et la gastralgie; il donnait de 18 à 48 grains par jour, c'est-à-dire de 0g,90 à 2g,40 par jour (*Bull. de Thérap.*, t. V, p. 43).

(*a*) Odier (de Genève), *Ancien Journ. méd.*, 68 vol., 1786. — Carminati, *Opuscul. Thér.*, 1788. — Trousseau, *Bulletin de Thérapeutique*, t. V, p. 43.

nitrate de bismuth et de magnésie, mélange auquel on a donné le nom de *poudre américaine* ou de Patterson.

Vous pouvez employer soit la formule de Patterson (1), soit la préparation suivante, qui m'a donné de bons résultats :

Des poudres alcalines.

♃ Sous-nitrate de bismuth............ } āā 10 grammes.
Magnésie calcinée..................... }
Faire vingt paquets.

Trousseau avait fait des poudres (2) et des pilules (3) : dans l'une, il réunissait le sous-nitrate de bismuth et le carbonate de chaux ; dans l'autre, la magnésie et le bicarbonate de soude.

Gendrin conseille, lui, le mélange de bicarbonate de soude et le sous-nitrate de bismuth (4).

Radius enfin a donné la formule d'une composition contenant de la magnésie, du sirop d'écorces d'oranges et de l'hydrolat de menthe : c'est la potion antiacide de Radius (5). Telle est la base de la plupart de ces préparations dont on tire

(1) Poudre de Patterson :

Sous-nitrate de bismuth. } āā 1 décigr.
Hydrate de magnésie... }
Sucre blanc pulvérisé... 8 »

A prendre en une fois.

(2) Poudres de Trousseau :

A. Magnésie calcinée.. 4 décigr.
Bicarbonate de soude.. 6 »
Sucre blanc........... 2 gram.

Pour un paquet. En prendre deux à quatre par jour avant les repas.

B. Bicarbonate de soude. }
Craie................ } āā 3 décigr.
Magnésie calcinée..... }

Pour un paquet. Prendre trois ou quatre paquets par jour, deux heures avant chaque repas et avant de se coucher, dans un demi-verre d'eau sucrée.

(3) Pilules de Trousseau :

Sous-nitrate de bismuth. 1 décigr.
Carbonate de chaux..... 25 milligr.
Miel.................. Q. S.

F. S. A. une pilule. Prendre de deux à vingt pilules par jour.

(4) Gendrin a associé le sous-nitrate de bismuth au bicarbonate de soude (*Journ. de méd. et de chirurg. pratiques*, 1854).

Bicarbonate de soude... 2 gr.
S.-nit. de bismuth...... 1 »

A prendre en quatre prises.

(5) Potion de Radius :

Magnésie calcinée........ 4 gr.
Sirop d'écorce d'oranges.. 16 »
Hydrolat de menthe...... 90 »

A prendre par cuillerées à soupe.

assez bon parti dans ces formes de dyspepsie. Vous pourrez joindre à ces poudres et potions l'usage des médicaments antifermentescibles et qui empêchent l'action trop prompte du suc gastrique. C'est ainsi que le sulfite de soude conseillé par Pinali (de Padoue) aurait une action favorable dans la dyspepsie. Ce médicament se donne à la dose de 5 grammes dans 150 grammes d'eau (*a*).

Mais ici encore, comme pour les autres dyspepsies, la première place est au traitement hygiénique. Aussi devons-nous insister sur le régime.

Traitement hygiénique.

Voyons l'hygiène alimentaire. Le premier point, c'est la suppression ou la diminution des boissons alcooliques. Les expériences de Richet sur Marcelin sont des plus instructives, et j'ai insisté sur ce point lorsque je vous ai parlé des boissons alcooliques; le vin, et l'alcool en particulier, peuvent augmenter ou même doubler l'acidité du suc gastrique. Recommandez donc aux malades atteints de dyspepsie acide de ne pas boire beaucoup de vin et de n'employer que les vins les moins alcoolisés et les plus naturels: c'est dans ce genre de maladie, en effet, que les falsifications, malheureusement si nombreuses dans nos vins de table, ont les conséquences les plus fâcheuses. Vous voyez, en effet, des personnes qui ne peuvent pas dîner au restaurant, sans voir se réveiller aussitôt les symptômes de la dyspepsie acide.

Des boissons alcooliques.

Choisissez donc un vin naturel, peu alcoolique; c'est ainsi que certains vins du centre et certains vins de Bordeaux pourront donner de bons résultats. Il m'a semblé que les vins blancs légers sont aussi bien supportés; et, comme vous prescrivez l'eau de Vichy aux repas, ce mélange d'eau de Vichy et de vin blanc constitue une boisson agréable et supérieure au mélange de ces eaux avec les vins rouges. Prescrivez donc ces vins coupés; mais proscrivez absolument les alcools, soit

(*a*) Pinali, *Lo Sperimentale*, 1873, fasc. 8.

avant, soit pendant, soit après le repas, et défendez surtout le vin blanc pris à jeun (1).

Quant aux aliments, vous pourrez ici donner des aliments azotés, facilement digérés par l'abondante sécrétion du suc gastrique.

Recommandez aussi aux malades de ne pas prendre des mets trop épicés ; il faut, au contraire, qu'ils soient accommodés le plus sobrement possible, car, vous le savez, la dyspepsie acide résulte souvent des condiments pris en trop grande abondance.

Par ces moyens vous pourrez le plus souvent combattre les dyspepsies acides ; joignez-y l'exercice et même quelquefois des bains de vapeur, comme les bains turcs, par exemple,

(1) Voici, d'après Bouchardat, la composition de quelques vins : la quantité d'alcool sur 100 est, pour :

Les vins de Tonnerre.....	10.70
— du Lot (terrains calcaires)......	11.36
— du Lot (terrains argileux).......	10.00
— de Bagnols.......	15.16
— rouges de la Gironde.........	9.21
— blancs de la Gironde..........	11.57
— de Saint-Emilion.	9.18
— de Château-Laffitte	8.70
— de Château-Margaux.........	8.75
— blanc de Sauterne.	15.00

Voici, d'après Chevallier et Baudremont, les proportions en volume d'alcool pur pour 100 parties de quelques vins :

Vin de Marsala...........	23.83
— de Madère rouge.....	20.52
— — blanc.....	20.00
— de Porto.............	20.00
— de Bagnols...........	17 00
— de Malaga..........	17 42
— de Roussillon........	16.88
Vin de Malaga ordinaire..	15.00
— de Chypre..........	15.00
— de Jurançon rouge....	13.70
— de Lunel...........	13.70
— d'Angers...........	12.90
— de Champagne.......	12.77
— de Grave...........	12.30
— de Beaune, blanc.....	12.20
— de Frontignan.......	11.80
— de Champagne mousseux.............	11.77
— de Cahors...........	11.36
— de Mâcon, blanc.....	11.00
— de Volnay..........	11.00
— d'Orléans...........	10.66
— de Bordeaux, rouge..	10.10
— de Larose..........	9.85
— de Pouillac.........	9.70
— de Vouvray, blanc....	9.66
— Château-Latour......	9.33
— Léoville............	9.10
— de Pouilly, blanc.....	9.00
— de détail à Paris.....	8.80
— de Château-Margaux.	8.75
— de Château-Laffitte...	8.73
— de Chablis, blanc.....	7.88

Certains vins du centre de la France et du Nord ne contiennent, comme du reste presque tous les vins des environs de Paris, pas plus de 5, 6 et 7 pour 100 d'alcool.

qui amènent une sudation exagérée et diminuent ainsi l'acidité du suc gastrique.

Traitement de la dyspepsie pituiteuse.

Lorsque la maladie est plus avancée, et quand la dyspepsie acide a fait place à la dyspepsie pituiteuse, il faut que les malades apportent dans leur hygiène alimentaire une sévérité excessive, et qu'ils se soumettent au régime lacté pendant plus ou moins longtemps. Le lait, en effet, ce médicament héroïque que nous avons vu réussir dans la dyspepsie putride, est encore indiqué ici, parce qu'il modère l'acidité exagérée du suc gastrique et permet de laisser reposer l'estomac, tout en suffisant à la nutrition. C'est là un point important du problème thérapeutique à résoudre, car, dans cette dyspepsie acide arrivée à l'état de dyspepsie pituiteuse, il n'y a pas seulement trouble fonctionnel, il y a encore inflammation chronique de l'estomac; il y a ce que les Allemands appellent *catarrhe* de l'estomac. Cette inflammation chronique diffère par bien des points de la conception pathologique que Broussais se faisait de la gastrite; mais elle existe cependant, et pour guérir cette gastrorrhée, résultat de l'inflammation de la muqueuse, on doit laisser reposer l'organe.

Le traitement par le lait rend des services immenses, et vous avez vu dans nos salles avec quelle rapidité par ce moyen nos malades obtiennent de l'amélioration. Je dis amélioration, parce que malheureusement le proverbe qui dit : « Qui a bu, boira, » s'applique trop réellement à nos malades, qui, une fois sortis de l'hôpital améliorés et pour ainsi dire guéris, reprennent rapidement l'usage des boissons alcooliques et voient ainsi reparaître les symptômes de leur affection stomacale.

De la diète lactée.

Comment diriger cette diète lactée? Lorsque vous êtes en présence d'individus alcooliques; lorsque, avec les symptômes locaux de l'estomac, il y a les signes généraux de l'alcoolisme, vous ne devrez pas supprimer brutalement l'usage des alcools.

Dans ce cas vous pourrez employer le koumys, qui introduit avec les principes du lait de l'alcool, et vous permet ainsi d'attendre sans inconvénient le moment où vous pourrez supprimer totalement l'alcool ; à ce moment, vous donnerez le lait pendant quelques jours, huit jours par exemple, à la dose de 2 à 3 litres par jour. Coupez-le avec l'eau de Vichy, deux verres à peu près, de façon à mettre 1 à 2 grammes de bicarbonate de soude par litre.

Puis, lorsque tous les symptômes d'irritation stomacale sont atténués, permettez au malade de prendre des potages au lait, des semoules, des crèmes ; en un mot, pendant huit jours encore, les repas seront composés par des mets à base de lait et d'œufs. Puis ensuite, vous commencerez doucement à donner d'autres aliments, même un peu de vin blanc, mais vous aurez soin d'exclure pendant longtemps l'alcool et les autres vins.

Certains corps de métier, les dégustateurs et les marchands de vin, ont l'habitude, pour ainsi dire obligatoire, de prendre des alcools. Lorsque vous traitez ces malades, dites-leur de boire le plus de lait possible le matin et le soir, et au moment de leurs repas, de manière à compenser un peu l'action irritante de l'alcool (1).

Traitement thermal.

Quant au traitement thermal, voici comment vous pourrez l'instituer. Pour la dyspepsie acide, vous éviterez les eaux ferrugineuses et celles qui sont trop chargéees d'acide carboni-

(1) MM. Dujardin-Beaumetz et Audigé, dans leurs recherches expérimentales sur les chiens, ont montré que l'introduction de l'alcool par la peau détermine des lésions graves du côté de la muqueuse stomacale et du duodénum; ils ont toujours trouvé, chez les animaux qu'ils tuaient plus ou moins rapidement en introduisant l'alcool sous la peau, un ramollissement hémorrhagique de ces divers points de la muqueuse.

Ce fait, très-important, explique comment les individus qui vivent dans une atmosphère remplie de vapeurs alcooliques ou qui, sans avaler d'alcool, le laissent en contact avec la muqueuse buccale, peuvent présenter des troubles du côté de l'estomac.

que; vous ordonnerez surtout Vichy et, s'il faut une eau moins minéralisée, vous conseillerez Bagnoles (Orne) (1), Alet (2) et Evian (3).

Pour la dyspepsie pituiteuse, Vichy, Royat (4), Saint-Nectaire (5) vous rendront de grands services; il en sera de même des eaux allemandes de Hombourg (6), de Kissingen (7),

(1) *Bagnoles* (Orne, France), protothermales ou athermales, amétallites ou ferrugineuses faibles, carboniques faibles et non gazeuses (Rotureau); 2 sources principales : ferrugineuse, 12g,3; légèrement sulfureuse, 23°,1. On administre ces eaux dans la gastralgie et les différents troubles nerveux de l'estomac (boissons et bains).

(2) *Alet* (Aude, France), renferme quatre sources, dont trois bicarbonatées, calciques et magnésiennes à 28 degrés, et une source froide ferrugineuse (eaux rouges).

Voici l'analyse faite par Bouquet pour un litre d'eau :

	S. thermale.	S. ferrugin.
Acide carbonique...	0g,059	0g,015
Acide sulfurique....	0 ,020	0 ,020
Acide phosphorique.	0 ,082	0 ,050
Acide chlorhydrique.	0 .031	traces
Soude.............	0 ,071	0 ,025
Potasse...........	traces	traces
Chaux.............	0 ,101	0 ,045
Magnésie..........	0 ,026	0 ,020
Peroxyde de fer.....	»	0 ,025
Alumine...........	0 ,011	»
	0 ,401	0 ,200

(3) Voir page 63.

(4) *Royat* (Puy-de-Dôme, France), sources thermales dont les eaux se rangent dans le groupe des bicarbonatées sodiques; elles renferment aussi, comme à Ems, du chlorure de sodium ; elles sont au nombre de trois principales : la source thermale de l'établissement, température 35 degrés; la source de *César*, température 27°,8; la source *Saint-Mart*, 30 degrés.

(5) *Saint-Nectaire* (Puy-de-Dôme, France), eaux gazeuses thermales, bicarbonatées, sodiques, avec part égale de bicarbonate de soude et de chlorure de sodium, et des traces d'arséniate de soude. Six sources principales : Source *Mandon*, 36°,7; grande et petite source *Boëte* (source tempérée, 38°,1; source froide, 28°,8), *Rouge*, 23°,1; *Serre*, 27, 27°,5; à l'émergence, il y a trois filets à 44 degrés, 40 degrés, 32 degrés); source du *Mont-Cornador*, 38°,9.

(6) *Hombourg-ès-Monts* (Hesse), sources chlorurées sodiques fortes, ferrugineuses faibles, carboniques fortes (Rotureau), au nombre de cinq, dont deux surtout ferrugineuses. La *Luisenbrunnen* (source de Louise) et le *Stahlbrunnen*, dont la température est 10 degrés; trois principalement salines : l'*Elisabethen* (s. Elisabeth), 10°,5 ; le *Ludwigsbrunnen* (s. de Louis), 10 degrés ; le *Kaiserbrunnen* ou Sprudel (s. de l'Empereur), 11 degrés. Les plus importantes sont la source Elisabeth, qui contient 19,93 d'acide carbonique libre, et la source Louise, qui contient 1,89 d'acide carbonique libre.

(7) *Kissingen* (Bavière), sources athermales, gazeuses ferrugineuses faibles, sont classées dans les eaux chlorurées sodiques. Elles sont au nombre de cinq : le *Rakoczy*, temp. : 9°,3; le *Pandur*, 11 degrés ; le *Max-*

de Carlsbad (1), de Marienbad (2), puis, dans une gamme moins élevée, vous pourrez ordonner des eaux de Chatel-Guyon (3), de Saint-Moritz (4), de Vic-sur-Cère en Au-

brunnen, 10°,9; le *Solensprudel*, 18°,5, et le *Schonbornsprudel*, 18°,5. En boissons se prend l'eau de Rakoczy, en boissons et en bains le Pandur; comme simple boisson, gazeuse, le Maxbrunnen; en bains et en douches, les eaux du Solensprudel et du Schonbornsprudel.

(1) *Carlsbad* (Bohême), sources sulfatées, type des eaux sulfatées sodiques, très-nombreuses; 10 principales, dont la température varie entre 40 et 70 degrés. La plus importante est le Sprudel, 74 degrés; les autres sont: *Schlossbrunnen, Markbrunnen, Mühlbrunnen, Neubrunnen, Bernardbrunnen, Theresienbrunnen, Felsenbrunnen, Spitalbrunnen.* Elles sont employées en boissons.

(2) *Marienbad* (Bohême), sources sulfatées sodiques moyennes, carboniques fortes (Rotureau); les sources sont au nombre de 8 : 1° *Carolinenbrunnen* (s. de Caroline); 2° *Ambrosiusbrunnen* (s. d'Ambroise); 3° *Kreusbrunden* (s. de la Croix); 4° *Marienquelle* (s. de Marie); 5° *Waldquelle* (s. du Bois); 6° *Ferdinandsbrunnen* (s. de Ferdinand); 7° *Rudolfsquelle* (s. de Rodolphe); 8° *Moorlagerbrunnen* (s. du Dépôt des Boues). La source de *Caroline*, donnée en boisson, sans odeur, d'un goût très-ferrugineux, amer et salé, a une température de 8 degrés. La source d'*Ambroise*, peu employée, d'un goût franchement ferrugineux, 8°,5. La source de *la Croix*, donnée à la dose de 1 à 6 verres chaque matin à jeun, est la plus employée et constitue le traitement principal à Marienbad; elle a une action favorable dans les affections chroniques de la digestion; sa température est de 8°,5. La source de *Marie* est des plus riches en acide carbonique et n'est pas employée en boisson, sa température est de 11°,5. La source du *Bois* dégage peu de gaz; employée en boisson, elle a une saveur fraîche et agréable, légèrement styptique; sa température est de 7°,5. La source de *Ferdinand*, gazeuse, employée en boisson, goût assez agréable, bien que légèrement salé; sa température est de 10 degrés. La source de *Rodolphe*, prise en boisson; sa température est de 10°,2. La source du *Dépôt des Boues* se prend en boisson; elle a un goût agréable, légèrement ferrugineux; température, 18 degrés.

Quant aux boues de Marienbad, elles sont administrées en bains. Les sources de Marienbad sont contre-indiquées chez les personnes qui ont des vices organiques du cœur et des vaisseaux qui en partent ou y viennent aboutir (Rotureau).

(3) *Chatel-Guyon* (Puy-de-Dôme, France), sources hypothermales, polymétallites, carboniques fortes ou moyennes (Rotureau); sources très-nombreuses, dont la température varie entre 24 et 55 degrés; peuvent être rapprochées des eaux de Kissingen.

(4) *Saint-Moritz* (Suisse), sources athermales, bicarbonatées calciques moyennes, ferrugineuses faibles, carboniques fortes (Rotureau); 3 sources: *Saint-Moritz, Paracelse*, 5°,5; et source innommée, 6 degrés. Ces sources froides se prennent souvent concurremment avec du petit-lait.

vergne (1), de Brides (2) et de Saint-Gervais en Savoie (3).

Telles sont les principales indications que doit remplir le traitement des dyspepsies acide et pituiteuse. Dans la prochaine leçon, nous commencerons l'étude de la thérapeutique des troubles fonctionnels de la couche musculaire de l'estomac.

(1) *Vic-sur-Cère* (Cantal, France), sources alcalines froides, fortement gazeuses.

(2) *Brides* (Savoie, France), hyperthermale, sulfatée calcique et sodique forte, chlorurée sodique moyenne, carbonique moyenne, sulfureuse faible (Rotureau); température, 34°,5. Se prennent en boissons, bains, bains de vapeur et de boues, douches et inhalations gazeuses. Avec 3 à 4 verres, effet tonique; avec 6 à 8 verres, effet laxatif. Elles sont contre-indiquées dans les états pathologiques accompagnés de fièvre, dans l'épilepsie, la phthisie pulmonaire, les lésions organiques du cœur et des gros vaisseaux et dans le cancer.

Un litre renferme :

Sulfate de chaux	2,350
— de soude	1,031
— de magnésie	1,700
Chlorure de sodium	1,222
Carbonate de chaux	0,323
Carbonate de protoxyde de fer	0,016
Silice	0,042
Iode, arsenic, phosphate	traces
	5,786

(3) *Saint-Gervais* (Haute-Savoie, France). Sources hypothermales, mésothermales ou athermales, sulfatées et chlorurées sodiques moyennes, sulfurées calciques ou ferrugineuses faibles (Rotureau), au nombre de 7 principales, dont la température varie entre 38°,8 et 32°,8.

NEUVIÈME LEÇON

TRAITEMENT DE LA DYSPEPSIE ATONIQUE ET FLATULENTE.

SOMMAIRE. — Troubles fonctionnels de la couche musculaire. — Dyspepsie atonique. — Dyspepsie flatulente.—Dilatation de l'estomac.— Cathétérisme stomacal.— Moyens pharmaceutiques : Médicaments tétanisants. — Gouttes amères de Baumé. — Amers. — Quassia amara. — Colombo. — Tisanes amères.— Poudres absorbantes. —Moyens mécaniques. — Curage et lavage de l'estomac. — Pompe stomacale. — Électricité. —Moyens diététiques. — Hydrothérapie. — Gymnastique. — Traitement thermal.

Dans les leçons précédentes, nous avons étudié le traitement des troubles fonctionnels de la muqueuse stomacale; nous allons aborder maintenant celui des modifications qui se produisent dans les fonctions de la tunique musculeuse, et, tout d'abord, résumer brièvement ce que nous savons de l'anatomie et de la physiologie de cette couche musculeuse.

De la tunique musculeuse.

Elle forme une tunique peu épaisse, enveloppant l'estomac dans toute son étendue, et constituée par des fibres disposées de telle sorte qu'elles forment par leur direction plusieurs couches secondaires. Ce muscle a pour fonction de brasser les aliments et de les imprégner de suc gastrique (1).

(1) La tunique musculaire de l'estomac, enveloppée extérieurement par la séreuse péritonéale, revêtue intérieurement par la muqueuse, est composée de trois ordres de fibres : longitudinales, circulaires et elliptiques, constituant trois plans superposés. Le plan superficiel, mince, mais partout continu, est formé par les fibres longitudinales, qui font suite aux fibres longitudinales de l'œsophage, s'épanouissent sur l'estomac et se continuent au niveau du pylore avec les fibres de l'intestin grêle. Au niveau de la petite courbure de l'estomac, elles sont très-rapprochées et forment une sorte de ruban musculaire, appelé *cravate de Suisse;* au niveau du pylore, ces fibres en partie s'implantent (Cruveilhier) sur l'anneau pylorique, en partie se continuent avec les fibres longitudinales du duodénum. D'après Luschka, Küss, Larger, la bande

Brinton a bien montré le chemin que parcourt le bol alimentaire sous l'influence de ces mouvements, qui sont rhythmiques et se produisent, régulièrement et d'une façon constante, de gauche à droite, c'est-à-dire de la grande courbure vers l'extrémité pylorique. Leven (*a*), qui a étudié attentivement ces mouvements péristaltiques, affirme qu'ils se produisent même à jeun, mais cependant qu'ils sont plus actifs pendant la période digestive. Pour ce médecin, les aliments séjourneraient à peine dans l'estomac, qui n'aurait pour unique fonction que d'imbiber le bol alimentaire de suc gastrique et de le faire passer rapidement dans l'intestin par l'ouverture pylorique, qui s'ouvrirait à cet effet six à huit fois par minute.

Des mouvements de l'estomac.

Ces mouvements rhythmiques, vous avez pu les observer chez une malade couchée au numéro 12 de la salle Sainte-Marie. Cette femme, jeune encore, était atteinte de cancer du pylore; l'amaigrissement des parois et l'exagération de la couche musculaire permettaient de voir les mouvements de l'estomac qui se produisaient sous l'influence de la digestion. On pouvait remarquer que la moindre impression sur les parois de l'ab-

musculaire dite *cravate de Suisse* peut, en se contractant, former une sorte de canal entre le cardia et le pylore, et permettre ainsi le passage direct des liquides entre l'œsophage et le duodénum.

Le plan moyen, plus régulier que le précédent, est constitué par des fibres musculaires qui forment des anneaux circulaires perpendiculaires à l'axe de l'organe ; au niveau du pylore elles sont plus nombreuses, plus serrées et contribuent à former le sphincter pylorique. D'après C. Richet, chez certains poissons, il n'y a pas un simple resserrement musculaire au niveau du pylore, mais un canal présentant une certaine étendue, dont les parois sont musculeuses et se contractent vigoureusement; par l'excitation directe sur un congre vivant, il a provoqué « une contraction de ces muscles, qui prirent alors une rigidité absolue (comme un morceau de bois) ».

Le plan profond est formé par les fibres elliptiques, dont la partie moyenne, dense, serrée, embrasse la partie moyenne de la grosse tubérosité de l'estomac, tandis que les extrémités vont se perdre sur les deux faces de l'organe et sur le reste de la grosse tubérosité en se dirigeant vers la grande courbure.

(*a*) Leven, *Des mouvements de l'estomac* (*Gaz. méd.*, décembre 1875).

domen provoquait des mouvements vermiculaires et rhythmés, vraie systole de l'estomac, qui, commençant à la grande courbure, se terminaient du côté du pylore. Schiff prétend que les mouvements peuvent se faire en sens inverse; mais Leven nie ce fait et pense que les mouvements antipéristaltiques n'existent pas, même lorsqu'il y a vomissement.

Sous quelle influence se produisent ces mouvements? C'est là un point fort intéressant. La couche musculaire reçoit, en effet, des plexus placés dans la couche cellulaire supérieure et inférieure, plexus d'Auerbach et de Meissner, des filets nerveux très-abondants. Ces plexus proviennent de deux sources : du pneumogastrique d'une part, et du grand sympathique de l'autre. Ces deux nerfs ont une action différente, et, à cet égard, les expériences de Pflüger et celles plus récentes de Braam-Honckgeest, d'Amsterdam (*a*), paraissent démonstratives. L'excitation du pneumogastrique aurait pour effet d'accélérer les mouvements de la couche musculaire; il serait le nerf moteur de l'estomac et de l'intestin, tandis que, au contraire, le nerf grand sympathique modérerait ces mouvements et serait considéré comme un nerf d'arrêt. Telles sont, en résumé, nos connaissances physiologiques et anatomiques sur la tunique musculeuse.

Etudions maintenant les troubles fonctionnels de la membrane musculeuse. Ils sont de deux ordres : ou bien il y a atonie de la couche musculaire et, par suite, affaiblissement des mouvements péristaltiques : c'est la dyspepsie atonique; ou bien les mouvements sont exagérés, pervertis, et l'estomac rejette les substances qu'il renferme : c'est le vomissement. Ces deux états doivent être examinés séparément; commençons par l'étude de la dyspepsie particulière dépendant de l'atonie de la couche musculaire.

(*a*) Braam-Honckgeest, *Pfluger's Arch.*, septembre 1862 et 1873, p. 163 et 171.

La dyspepsie atonique.

La dyspepsie atonique offre plusieurs degrés. Au début, le malade ressent au moment de la digestion stomacale une sensation de lourdeur, de plénitude d'estomac; il est forcé de déboutonner les vêtements qui serrent son abdomen, et il éprouve une torpeur générale, résultat d'une digestion lente et laborieuse.

La dyspepsie flatulente.

A un degré plus avancé, on observe un gonflement notable de l'estomac et, si on examine la région stomacale, on voit cet organe, distendu par les gaz, se dessiner sur les parois abdominales. Cette distension est une conséquence de la faiblesse de la couche musculaire, qui ne résiste pas au développement gazeux qui se produit dans l'estomac; c'est ce que l'on décrit sous le nom de dyspepsie flatulente. Le malade a des éructations nombreuses; puis, s'il s'agite, il éprouve une sensation de *glou-glou* toute particulière, identique à la succussion hippocratique. Ce bruit, dû au choc des liquides et des gaz, et que Chomel a considéré comme appartenant à la dyspepsie des liquides, est un signe caractéristique, non, comme le veut Matice, du cancer, mais du défaut de contraction de la couche musculeuse (1).

Puisque je vous parle de ce bruit, permettez-moi d'appeler votre attention sur un point qui n'est pas indiqué par les auteurs : c'est le bruit de tintement métallique entendu dans certains cas de distension extrême de l'estomac, et qui fait

(1) Le docteur Twald a analysé les gaz de l'estomac chez quelques-uns de ses malades, il a trouvé :

Acide carbonique.......	20.57
Hydrogène.............	20.57
Gaz des marais.........	10.75
Oxygène............ ...	6.52
Azote..................	41.38
Acide sulfhydrique.	traces.

Leven a trouvé de l'oxygène, de l'azote et de l'acide carbonique ; ces deux derniers peuvent manquer, mais l'oxygène existe toujours. Chez un chien à jeun, il a retiré de l'estomac 17 centimètres cubes de gaz et les proportions relatives étaient 6,4 d'acide carbonique, 12,4 d'oxygène et 81,2 d'azote (*a*).

(*a*) Bordier, *Des dyspepsies et de leur traitement* (*Journ. de Thérap.*, 1876).

croire, avec les symptômes précédents, à la possibilité d'un pneumothorax. Comment expliquer ce tintement métallique? Comment éviter l'erreur? Si vous examinez attentivement votre malade, vous constaterez que ce bruit correspond aux battements du cœur, et qu'il résulte du choc du cœur contre le diaphragme soulevé par l'estomac dilaté, et de la transmission de ce bruit à la cavité pleine de gaz formée par la distension de l'estomac. Il suffit donc de constater le développement de l'estomac et la coexistence du tintement avec les battements du cœur pour reconnaître la cause de ce symptôme.

De la dilatation de l'estomac.

Au bout d'un certain temps, l'estomac, paralysé et n'effectuant plus que des contractions incomplètes, se distend de plus en plus et on a affaire alors à la période la plus avancée de la maladie : c'est la dilatation de l'estomac. Küssmaul a bien étudié cette forme de dyspepsie avec dilatation, et F. Penzoldt en a donné une étude fort complète (*a*).

A ce degré, la percussion et la vue permettent de juger le développement excessif de l'estomac, qui occupe quelquefois la plus grande partie de la cavité abdominale. Leube (*b*) avait conseillé, pour juger cette dilatation, de faire pénétrer le plus profondément possible une sonde œsophagienne dans l'estomac et de voir, par le point où l'on pourrait sentir l'extrémité de la sonde, l'abaissement même des parois de l'estomac, et Franz Penzoldt a même fait à cet égard des mensurations qui permettent de juger par ce moyen l'accroissement de l'organe (1).

(1) D'après Franz Penzoldt, chez la femme, pour une taille moyenne de $1^{m},53$, la distance entre les deux incisives et la partie la plus profonde de l'estomac serait de 56 centimètres; pour les hommes, la taille étant de $1^{m},60$,

(*a*) Penzoldt, *Die Magenerweiterung, Eine Klinike Studie*. Br. Erlangen, 1864.
(*b*) Leube, *Zur Diagnose der Magendilatation* (*Deutsch. Arch. klin. Med.*, vol. XVI, p. 394).

C'est là, il me semble, un procédé inutile; et dans la plupart des cas de dilatation de l'estomac, vous pourrez constater l'augmentation de volume, soit par le bruit de succussion, soit par la percussion, soit même par la vue seule. C'est ainsi que nous avons pu apprécier le volume de l'estomac du malade couché salle Saint-Charles, n° 14, et qui était atteint de dilatation de cet organe. D'ailleurs, les Allemands, comme vous le verrez, ont une grande tendance à user et abuser de ce cathétérisme stomacal. Nous reviendrons du reste sur ce sujet, lorsque nous parlerons du traitement de ces dilatations. Ainsi donc, dyspepsie atonique, dyspepsie flatulente, dilatation de l'estomac ne sont, pour moi, que des degrés différents de la parésie de la couche musculeuse. Il est bien entendu qu'il ne faut pas confondre cette dilatation de l'estomac, suite de la dyspepsie, avec ces distensions du ventricule, qui surviennent à la suite des obstacles qui siégent du côté du pylore et qui empêchent le passage des matières alimentaires dans le duodénum.

Quels sont les moyens thérapeutiques à opposer à ces différents symptômes? Il faut encore ici diviser ces moyens en thérapeutiques proprement dits et en hygiéniques.

Des médicaments musculaires. On doit agir sur la fibre musculaire et tâcher d'exciter ses contractions. C'est là l'indication des médicaments dits *tétanisants*, à action élective sur la fibre musculaire lisse ou striée. Les strychnos atteignent ce but, et il faut placer en première ligne une préparation qui donne, dans ces cas, d'excellents résultats : les gouttes amères de Baumé. Je vous en

cette même distance serait de 59 centimètres.

Dans trois cas de dilatation de l'estomac voici les chiffres obtenus :

Taille	Distance des incisives à la partie la plus profonde de l'estomac.
Taille $1^m,63$	70
— $1^m,65$	64,5
— $1^m,57$	73
Moy. $1^m,62$	Moyenne 69 (*a*)

(*a*) Franz Penzoldt, *Die Magenerweiterung*. Br. Erlangen, 1875.

ai déjà parlé à propos des maladies du cœur (1). Elles se donnent à la dose de 1 à 5 gouttes, soit au début, soit plutôt à la fin du repas. Vous pouvez aussi employer la poudre dite *de Trastour* (2), qui renferme de la noix vomique et dont vous ferez prendre un paquet, contenant 5 centigrammes de noix vomique, au moment du repas.

Des amers.

Les amers atteignent le même but, et bien que nous n'ayons pas sur ces médicaments des indications thérapeutiques précises, je suis cependant porté à admettre qu'ils agissent en excitant les contractions musculaires de la tunique. En première ligne se trouvent deux substances : le *quassia amara* et le *colombo*.

Du quassia.

L'usage du quassia est classique ; on l'administre dans les cas de dyspepsie atonique, surtout dans la première période, sous forme de macération. Vous savez que le quassia (3) donne ses meilleurs principes amers par l'eau froide ; vous

(1) Teinture amère de Baumé, voyez page 57.

(2) Poudre de Trastour :

Noix vomique pulvérisée (*strychnos nux vomica*)	5 centigr.
Ecorce de cassia lignea pulvérisée (*cinnamomum malabathrum*)	1 décigr.
Carbonate de chaux pulvérisé	1 décigr.

Pour un paquet.

(3) Quassia (*rutacées*, *simaroubées*). Sous ce nom on connaît : le quassia de Surinam et le quassia de la Jamaïque. Le quassia de Surinam ou *quassia amara* est un arbrisseau de 2 à 3 mètres d'élévation : on se sert de sa racine en infusion (tisane, vin, extrait). C'est un amer franc et pur ; il ne contient pas de tannin ni d'acide gallique comme le quassia de la Jamaïque. Celui-ci est un arbre de 18 à 20 mètres de hauteur ; son écorce contient : une matière résineuse, une huile volatile, de la quassine, de l'alumine et quelques sels.

Ces deux quassia ont une amertume excessive et on les emploie quelquefois l'un pour l'autre ; mais, d'après les expériences sur les animaux, le quassia de la Jamaïque aurait une action très-manifeste sur le système nerveux ; il serait même toxique pour les oiseaux. D'après le professeur Gubler, on pourrait y voir un agent analogue à la coque du Levant, et jusqu'à un certain point à la noix vomique.

La quassine ou quassite, principe amer du quassia, a été découverte en 1835 par Winckler. Elle se présente sous forme de petits cristaux prismatiques, inodores, très-amers, très-solubles dans l'alcool, moins dans l'eau, et insolubles dans l'éther.

ferez donc macérer 5 à 8 grammes de bois par litre d'eau froide. On a confectionné des gobelets taillés dans ce bois, et ils sont assez en usage, je pense cependant qu'il y a inconvénient à s'en servir; en effet, lorsqu'on emploie un mélange d'eau et de vin, ce liquide pénètre dans le bois, fermente et aigrit ensuite toutes les boissons versées plus tard dans ce gobelet. Vous userez avec avantage des copeaux de quassia ou de ces petites feuilles taillées régulièrement, et qu'on place dans un verre d'eau, une ou deux heures avant le repas.

Quelques médecins prescrivent la quassine; ici encore, je maintiens ce que je vous disais à propos des alcaloïdes : je préfère le quassia à la quassine.

Du colombo.

Le colombo s'ordonne soit en poudre à la dose de 50 centigrammes à 1 gramme, soit sous la forme d'un vin ou d'un élixir, qui sont de bonnes préparations dans la dyspepsie atonique (1).

Des tisanes amères.

Puis arrive la série des espèces amères : d'abord la ger-

(1) Le colombo (*cocculus palmatus*, *menispermum palmatum*, *ménispermacées*) est originaire de l'Afrique tropicale. C'est un arbuste dioïque, rampant, à tige grêle, volubile; ses racines, seules employées, sont épaisses, charnues; on les coupe par tranches et on les fait sécher à l'ombre. Dans le commerce, on les trouve sous forme de rouelles circulaires ou ovales, de 2 à 5 centimètres de diamètre, de 1 centimètre à peu près d'épaisseur, mais plus minces au centre; d'une coloration jaune-verdâtre.

D'après Planche, le colombo contient : un tiers d'amidon, une matière azotée, une matière jaune amère, des traces d'huile volatile, du ligneux, des sels de chaux et de potasse, d'oxyde de fer et de silice. En 1830, Witlstock a découvert la colombine, principe amer, cristallisable en prismes rhomboïdaux incolores; pour Bodecker (1830), la coloration jaune est due à la berbérine, combinée avec l'acide colombique.

Il ne contient pas d'acide tannique.

Le colombo est un tonique amer, franc, sans astringence.

Voici la formule de l'élixir de colombo composé, donnée par Bouchardat :

Racine de colombo.........	16 gr.
— de gentiane........	16 »
— de bistorte.........	16 »
Ecorce de quinquina.......	16 »
— d'orange..........	16 »
Baies de genièvre..........	32 »
Alcool à 80° centésimaux....	40 »
Eau filtrée................	1000 »
Acide chlorhydrique... ...	15 »

Laisser macérer quinze jours, filtrer et conserver pour l'usage. Une cuillerée à bouche après chaque repas.

mandrée, la petite centaurée et l'absinthe, qui constituent les espèces amères proprement dites, puis le houblon, le houx, la chicorée, les écorces d'oranges amères (1), etc., avec les-

(1) La germandrée (*teucrium chamædrys*, labiées). On la décrit aussi sous le nom de germandrée officinale ou petit chêne ; on utilise ses feuilles et ses sommités fleuries. Il ne faut pas la confondre avec la germandrée aquatique (*teucrium scordium*), qui entre dans la préparation du diascordium, qui lui doit son nom, ni avec la germandrée maritime (*teucrium marinum*) et la germandrée des bois (*teucrium scorodonia*).

La tisane amère se fait avec les espèces amères, qui sont : les feuilles sèches de germandrée, les sommités de petite centaurée et les sommités d'absinthe, à parties égales.

On met 8 grammes de ces espèces amères dans un litre d'eau bouillante et on fait infuser pendant une heure.

Nous avons aussi les apozèmes amers, dont voici deux formules :

A.	Gentiane	5 gr.
	Camomille	2 »
	Sirop d'absinthe	50 »
	Eau bouillante	1000 »
B.	Quassia	3 gr.
	Centaurée	5 »
	Eau	500 »
	Sirop d'absinthe	50 »

Prendre chacun de ces apozèmes par petites tasses avant les repas.

Petite centaurée (*gentiana centaurium*, gentianées). Elle contient, d'après Mehu, une matière cristallisée, l'*érythro-centaurine*, et une matière résineuse, la *centauriretine*. On emploie la petite centaurée en infusion (15 à 30 grammes par litre), en eau distillée, en sirop, en teinture, en vin (50 à 60 grammes pour 1 litre de vin blanc).

Houblon (*humulus, lupulus*) fam. des urticacées, diæcie pentandrie L). On se sert des fleurs, des sommités et des racines. Les fleurs ou cônes présentent à la base de leurs bractées des petits points jaunes, sorte de poussière qui a reçu le nom de *lupulin*, partie active de ces cônes. Le lupulin a une saveur très-amère ; il contient, d'après Chevallier et Payen : huile volatile, matière amère (lupulite de Pelletan), résine, gomme, matière extractive, matière grasse, osmazome, acide malique, malate de chaux et sels.

On emploie les cônes en infusion ou décoction (20 à 40 grammes par litre), en teinture alcoolique (1 à 4 grammes), en extrait, en sirop. On donne le lupulin en poudre (50 centigrammes à 2 grammes), en teinture (50 centigrammes à 3 grammes), en sirop (15 à 30 grammes).

Houx (*ilex aquifolium*, fam. des aquifoliacées). D'après Deleschamps, le principe actif est l'*ilicine*. Se donne en décoction (30 à 50 grammes de feuilles fraîches par litre).

Chicorée sauvage (*cichorium intybus*, fam. des synanthérées-chicoracées). Contient, d'après Soubeiran : extractif, chlorophylle, matière sucrée, albumine, sels. Se donne en décoction ou infusion (10 grammes de feuilles par litre, 15 à 50 grammes de racines par litre).

Gentiane (*gentiana lutea*, fam. des gentianées). Le principe amer est le gentianin. Se donne en macération et décoction (10 à 20 grammes par

quelles on confectionne des tisanes que vous pouvez prescrire sans inconvénient.

Vous comprenez qu'on ait réuni toutes ces substances amères dans des formules plus ou moins complexes ; on a fait des apozèmes, des élixirs, des pilules, qui tous ont pour base ces diverses plantes : apozème stomacal anglais (1), élixir viscéral d'Hoffmann (2), pilules toniques de Moscou (3). Vous le voyez, chaque pays a donné une formule spéciale, et je vous signale ces préparations sans y attacher trop d'importance,

A côté de ces substances dites *amères* se placent deux médicaments qui donnent dans cette forme de dyspepsie de bons résultats : c'est la rhubarbe et l'aloès. Je reviendrai plus complétement sur ces deux agents pharmaceutiques lorsque, en m'occupant des maladies de l'intestin, je vous

litre), en sirop, en vin, en teinture (2 à 8 grammes dans du vin).

On emploie aussi quelquefois le copalchi ou natri, que Stark a conseillé dans la dyspepsie atonique (*Edinburg Med. Journ.*, 1849). C'est un arbuste de 4 à 10 pieds d'élévation, le *croton niveus* Jacquin, de la famille des euphorbiacées.

L'écorce est employée en infusion (15 grammes par litre). Mauch en a retiré par la distillation une huile essentielle et un principe amer incristallisable.

(1) Apozème stomachique anglais :

Ecorces d'oranges amères sèches (*citrus bigaradia*)	13
— de citron, fraîches (*citrus medica*)	8
Girofle (*caryophyllus aromaticus*)	4
Eau bouillante	500

Infusez jusqu'au refroidissement ; passez.

Dose : trois tasses par jour (J.).

(2) Elixir viscéral d'Hoffmann :

Zestes frais d'orange (*citrus aurantium*)	6
Ecorce de cannelle de Ceylan (*laurus cinnamomum*)	2
Carbonate de potasse	1
Vin d'Espagne	48
Extrait de gentiane	ãã 1
— d'absinthe	
— de trèfle d'eau	
— de cascarille	

Faites macérer les zestes d'orange et la cannelle dans le vin additionné de carbonate de potasse, pendant quatre jours ; passez, exprimez ; faites dissoudre les extraits ; laissez en contact pendant huit jours ; filtrez.

Dose : 8 à 20 grammes avant les repas (Jeannel).

(3) Pilules toniques de Moscou :

Extrait de colombo (*cocculus palmatus*)	ãã 5 centigr.
— de gentiane (*gentiana lutea*)	
— de quassia (*quassia amara*)	
— de fiel de bœuf (*bos taurus*)	
Racine de gentiane pulvérisée (*G. lutea*)	Q. S.

Dose : 1 à 2 après le repas.

tracerai alors l'histoire des purgatifs. Mais je puis vous dire dès maintenant que ces substances ont été souvent associées pour constituer des préparations stomachiques sous forme de poudre, de vin ou de pilules (1).

Des poudres absorbantes.

Contre le développement de gaz résultant non d'une exagération de la sécrétion des gaz de l'estomac, mais de la faiblesse des parois stomacales, vous avez les poudres dites *absorbantes*. On a vanté la poudre de charbon de peuplier, le charbon de Belloc (2). Au point de vue de l'absorption, il ne rend aucun service, car le charbon n'est absorbant qu'à la condition d'être sec; humide, il perd cette propriété absorbante; et vous comprenez que, si vous l'introduisez dans l'estomac, soit en poudre, soit en pastilles, il est rapidement humidifié par le liquide. Ces poudres ont cependant une action favorable dans quelques formes de dyspepsie; mais elles agissent non comme absorbants des gaz, mais comme poudres inertes, à la façon du sous-nitrate de bismuth, de la craie, du phosphate de chaux, qui se prescrivent souvent aussi dans cette forme de dyspepsie.

(1) Voici, d'après Jeannel, quelques-unes de ces préparations :

A. poudre stomachique (hôpitaux de Londres) :

Rhubarbe pulvérisée	0,5
Gingembre pulvérisé	0,5
Fleur de camomille pulvérisée	1

Pour un paquet, que l'on devra prendre une heure avant ou après le principal repas.

B. Vin de rhubarbe composé (Guibourt) :

Rhubarbe	15
Cannelle	2
Vin de Malaga	500

Faire macérer pendant quatre jours, passer, exprimer, filtrer. Dose : 5 à 25 grammes avant chaque repas.

C. Pilules antecibum (Codex fr.) :

Aloès du Cap	0,10
Extrait de quinquina gris huanuco	0,05
Ecorce de cannelle pulv.	0,02
Sirop d'absinthe	0,03

Pour une pilule.

Prendre une de ces pilules avant chaque repas.

Les pilules dites *gourmandes* sont analogues.

(2) Charbon végétal. Il est préparé avec le bois de saule, de peuplier ou de hêtre. Donné à l'intérieur, il agit, d'après Gubler, comme léger excitant et comme absorbant mécanique.

Le charbon le plus employé est celui de peuplier lavé, de Belloc. On l'administre à la dose d'une cuillerée à soupe dans un peu de pain azyme.

Du curage de l'estomac.

Reste enfin le point le plus important de la question, le traitement de la dilatation de l'estomac par des moyens spéciaux. C'est Küssmaul le premier qui a indiqué les règles à suivre et qui, comparant l'estomac à la vessie, a prétendu que, pour obtenir la guérison de la dilatation, il fallait suivre une pratique analogue à celle employée pour la rétention d'urine, c'est-à-dire qu'il fallait sonder l'estomac et le débarrasser artificiellement des liquides renfermés dans son intérieur. Il a appliqué à la cure de la dilatation de l'estomac la pompe stomacale.

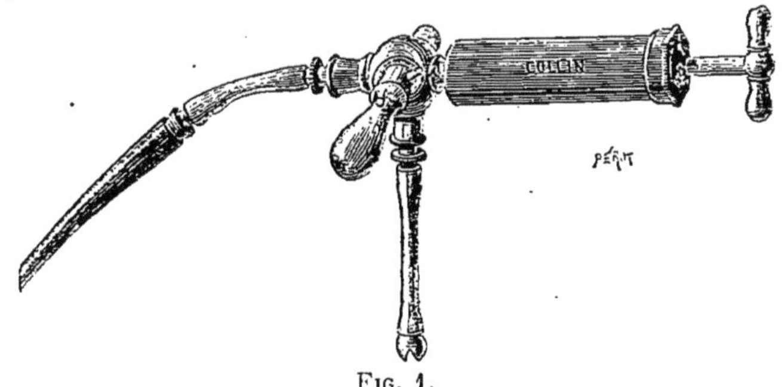

FIG. 1.

La pompe est un instrument simple; je mets sous vos yeux deux modèles : l'un celui de Collin (fig. 1), l'autre celui de Mathieu (fig. 2). Ce sont des pompes à double effet, aspirantes ou foulantes (1). Après avoir introduit dans l'estomac une sonde

(1) Dans la seringue de Collin (fig. 1), le mouvement du manchon, qui permet de tenir immobile la seringue, permet, lorsqu'on lui fait subir un mouvement de rotation, de faire communiquer la cavité du corps de pompe avec l'un ou l'autre des tubes en caoutchouc dont une extrémité est pourvue.

Dans la seringue de Mathieu (fig. 2), la tige du piston est creuse, deux soupapes placées dans les canules A et B règlent la sortie et l'entrée du liquide par les canules.

Suivant que la seringue est adaptée à la canule du trocart par l'une ou l'autre de ses extrémités, elle agit comme pompe foulante ou comme pompe aspirante.

On évite, par ce moyen, la pénétration de l'air dans les cavités sur lesquelles on agit.

La seringue de Mathieu peut être employée avec un grand avantage dans le traitement des abcès par congestion et des kystes de l'ovaire, pour l'estomac et les embaumements.

œsophagienne, on retire le liquide stomacal, puis on injecte une eau alcaline pour nettoyer la cavité et on pompe de nouveau les liquides pour vider l'estomac. C'est le lavage et le curage de l'estomac, et Paul Schliep le fait soit avec de l'eau, soit avec des solutions médicamenteuses, variant suivant les cas (1).

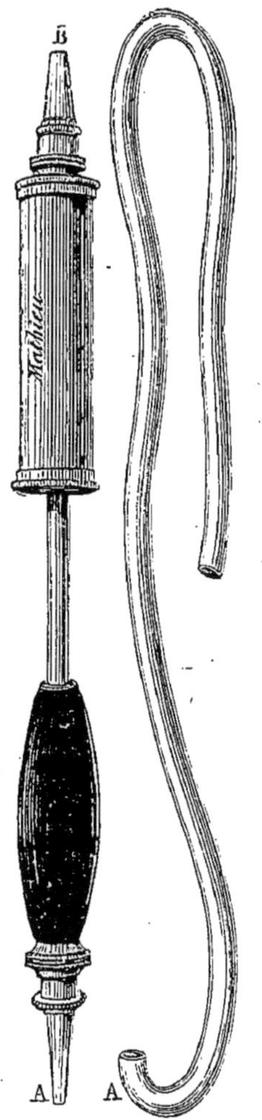

Fig. 2.

Cette pratique est habituelle en Allemagne, et elle donne, dit-on, de bons résultats (2).

Leube conseille même l'emploi de ce moyen pour faire une étude directe du suc gastrique des malades que l'on soigne.

Par la pompe stomacale, on puise une certaine quantité de suc gastrique, et après avoir fait des digestions artificielles avec ce liquide, on donne au malade un traitement approprié.

Plosz a imaginé un appareil beaucoup plus simple : il introduit dans l'estomac une sonde œsophagienne qu'il fait communiquer à un tube en caoutchouc, lequel fait l'office de siphon ; une simple aspiration permet d'amorcer l'instrument et le contenu de l'estomac s'écoule rapidement au dehors.

(1) Paul Schliep emploie pour le lavage de l'estomac : 1° le bicarbonate de soude quand il y a de la dyspepsie acide ; 2° le permanganate de potasse dans la dyspepsie putride ; 3° l'acide phénique quand l'estomac renferme des parasites végétaux ; 4° l'acide borique, comme désinfectant ; 5° la teinture de myrrhe dans la dyspepsie atonique (*a*).

(2) Schliep a employé soixante-quatorze fois la pompe stomacale et

(*a*) Schliep, *Deutsches Archiv f. klin. Mde.*, vol. XIII, p. 455.

Bien que ce soit un Français, Casimir Renault (1), qui ait conseillé le premier (1802) le moyen pratique de vider l'estomac, la méthode de Küssmaul a été, dans notre pays, peu appliquée contre la dyspepsie, et pour ma part je n'ai fait que deux ou trois fois ce curage de l'estomac, et je vous avoue que les résultats obtenus ne m'ont pas enthousiasmé. D'ailleurs Leven, qui a introduit son usage en France, tend aujourd'hui, dit-on, à le repousser; et déjà aussi les Allemands reviennent un peu de l'emploi excessif de cet instrument.

Il ne faut pas croire, du reste, qu'on pénètre aussi impuné-

voici l'énumération des différents cas pour lesquels il s'en est servi :

Dans les empoisonnements.	2	fois.
— catarrhes simples.	25	»
— catarrhes compliqués de chlorose	4	»
— catarrhes compliqués de névralgie	5	»
— affections pulmonaires	4	»
— ictères	2	»
— néoplasies	2	»
Dans l'ulcère stomacal	10	»
— la dilatation	14	»
— le carcinome stomacal	6	» (*a*)

(1) Boerhaave a conseillé le premier d'injecter dans le ventricule des liquides au moyen d'une sonde œsophagienne, mais il n'a pas parlé de l'extraction de ces liquides. C'est Casimir Renault (1802) qui, dans sa thèse, a conseillé le premier l'emploi de la déplétion mécanique de l'estomac contre les empoisonnements. Voici ce qu'il dit à ce sujet : « Je ne sache pas qu'il soit venu à l'esprit de personne de vider l'estomac mécaniquement et sans le secours d'aucune force vitale ; cependant, rien n'était plus facile à imaginer, car les mêmes instruments mis en usage pour le remplir, peuvent servir à le désemplir. » Quelques années plus tard (1810), Dupuytren fit un grand nombre d'expériences à ce sujet et montra l'innocuité et l'avantage de la déplétion mécanique de l'estomac. Vers la même époque, un médecin anglais, Edwards Jukes, renouvela ces essais et fit sur lui-même une expérience des plus intéressantes; il s'empoisonna avec l'opium, et pour éviter les effets de cet empoisonnement, il se fit vider l'estomac par une pompe stomacale qu'il avait inventée. D'ailleurs, les instruments employés à cet usage ont peu varié, et c'est une seringue plus ou moins modifiée que l'on a employée. Un des premiers appareils a été inventé par le docteur Physick, de Philadelphie; Read, de Londres, avait aussi inventé une pompe, qu'Astley Cooper avait adoptée. Lafargue, en France (1837), avait imaginé une pipette analogue au siphon que Plosz a depuis conseillé (*b*).

(*a*) *Des Dyspepsies et de leur traitement* (*Journal de thérapeutique*, 1873, p. 78).

(*b*) Casimir Renault, *Essai sur les contre-poisons de l'arsenic*, Paris, an X, n° 39. Thèse. — Lafargue, *De la déplétion mécanique de l'estomac au moyen de la pompe stomacale* (*Bull. de Thérap.*, t. XXII, p. 507).

ment dans l'estomac; et si vous voyez des fous nourris pendant des années au moyen de la sonde œsophagienne, il n'est pas démontré que cette pratique soit inoffensive. Dans la dyspepsie, on peut se demander si ce cathétérisme n'est pas une cause d'inflammation de la membrane œsophagienne et ne complique pas l'état dyspeptique. Comme, d'autre part, il est démontré que par l'hygiène seule on peut obtenir des résultats aussi favorables que par la pompe, je crois peu à la nécessité de cette médication, et je vous conseille d'en user avec prudence.

Vous avez encore un autre mode de traitement : l'électricité. Furstner et Neffel (*a*) ont montré que, en employant des courants induits et intermittents faibles, on peut réveiller les contractions de l'estomac; Macario et Bonnefin en ont aussi retiré de bons effets. Je ne vois pas d'inconvénient à user de ce moyen pour provoquer les contractions de l'estomac dont la couche musculeuse est frappée de paralysie, tout en reconnaissant que le plus souvent cette électricité agit plutôt sur les parois de l'abdomen que sur l'estomac lui-même. De l'électricité.

Dally a conseillé aussi le massage méthodique de l'estomac, et Hand, se fondant sur les expériences physiologiques, a proposé de comprimer artificiellement le pneumogastrique pour augmenter les contractions de l'estomac; il pratique ces compressions sur le côté gauche du cou. Voilà, messieurs, pour les moyens thérapeutiques proprement dits; passons aux moyens hygiéniques.

Comment pouvez-vous, par des moyens diététiques, combattre cette atonie qui frappe la tunique musculaire de l'estomac? Commençons par l'alimentation.

Autant que possible, vous suivrez la règle de Brown-Sé-

(*a*) Furstner et Neffel, *Centralblatt f. Med.*, n° 21, 1876.

Traitement Diététique.

quard pour le traitement des dyspepsies, traitement qui s'applique presque exclusivement à cette variété de trouble fonctionnel. Il faut multiplier le nombre des repas et faire manger le malade toutes les heures, mais peu à la fois. Vous choisirez les aliments les plus nutritifs et les plus digestibles possible sous un petit volume, telles que les viandes saignantes et les viandes rôties.

Pour activer l'imbibition des aliments par le suc gastrique, vous recommanderez de bien mastiquer ces aliments ; et, si le malade ne peut le faire, vous lui conseillerez le hachis, en évitant de donner trop de graisses ou de féculents, qui séjournent souvent très-longtemps dans l'estomac sans subir de modifications. Si vous donnez des substances azotées, choisissez les aliments qui ont déjà subi une fermentation commençante : du gibier légèrement faisandé, du fromage, de la choucroute.

Recommandez au malade d'être réservé sur les boissons. Schroth et Bartels (de Kiel) vont plus loin et ordonnent la privation absolue des liquides. Dans la dilatation de l'estomac, en effet, les boissons restent très-longtemps dans la cavité ventriculaire, et leur présence détermine souvent le glou-glou caractéristique. Ne donnez donc à ces dyspeptiques que peu d'eau et peu de vin.

Recommandez surtout aux malades d'éviter à tout prix ce sommeil torpide qui les saisit après les repas. Prescrivez un exercice régulier après avoir mangé, de manière à éviter cette fâcheuse disposition, si fréquente dans ces maladies. Auprès des jeunes gens, auprès des vieillards, insistez sur la nécessité de la marche après un repas copieux.

Un autre point important, c'est d'exciter la circulation générale, pour favoriser la congestion stomacale qui accompagne la digestion; car cette congestion, vous le savez, a une part dans les contractions des fibres musculaires; vous y parviendrez par le grand air, l'exercice, les promenades, les longues courses. A ces moyens vous pouvez joindre l'usage de l'hydrothérapie et de la gymnastique.

De l'hydrothérapie.

L'hydrothérapie a non-seulement une action tonique sur l'économie, mais elle agit directement par le froid qu'elle procure à la surface de l'estomac. Remarquez, en effet, ce qui se passe sur notre malade atteint de dilatation de l'estomac : le froid appliqué sur le ventre provoque des mouvements péristaltiques de la tunique musculaire de l'estomac. Il y a là une indication que remplit bien l'hydrothérapie, et surtout les douches en cercle frappant au niveau de la zone stomacale.

La gymnastique peut avoir une grande part dans la cure de la dyspepsie atonique; mon ami le docteur Tourangin m'a montré à cet égard plusieurs malades atteints de cette affection, et qui ont guéri sans autre médication que des exercices méthodiquement dirigés par l'un de nos meilleurs professeurs de gymnastique, M. Delsahut.

Mais, ce que vous devrez surtout conseiller aux malades atteints de dyspepsie atonique, c'est de surveiller leurs garde-robes. En effet, la tunique musculeuse de l'intestin est la continuation de la tunique de l'estomac, et la paralysie de l'une amène la paralysie de l'autre. Aussi presque tous ces dyspeptiques atoniques sont-ils constipés. Il faut donc stimuler les fibres musculaires de l'intestin et ne pas augmenter la paresse stomacale du ralentissement de l'activité musculaire de l'intestin. Ordonnez au malade de se présenter régulièrement à la garde-robe; et, si l'habitude ne peut pas vaincre la constipation, prescrivez les eaux minérales purgatives.

Traitement thermal.

La dyspepsie atonique et surtout la dyspepsie flatulente réclament un traitement thermal tout spécial. Ici vous ne devez plus chercher l'action digestive de ces eaux, mais celles qui agissent sur la surface cutanée; vous devez, en un mot, préférer la médication externe avec les bains à la médication interne en boissons; aussi vous repousserez les eaux trop gazeuses, qui sont plus nuisibles qu'utiles dans ce cas, et vous enverrez votre malade à Plombières, à Luxeuil (1), à Bourbon-Lancy (2), à Ussat (3), à Bagnères-de-Bigorre (4), à Lamalou (5), à Saint-Sauveur (6).

Telles sont, messieurs, en résumé, les règles diététiques qui peuvent s'appliquer au traitement de la dyspepsie atonique. Dans la prochaine leçon, nous étudierons les troubles dus à la perversion des mouvements de l'estomac : je veux parler du vomissement, qui, à cause de sa fréquence, mérite de nous arrêter quelque temps.

(1) *Luxeuil* (France, Haute-Saône) compte dix-huit sources, dont deux ferrugineuses et seize salines; les premières sont ferrugineuses magnésiennes, les autres chlorurées sodiques. Les eaux se prennent en boissons, en bains et en douches. Elles sont thermales, les sources ferrugineuses ayant de 27°,9 à 19°,6, et les sources chlorurées sodiques de 30 à 36 degrés.

(2) *Bourbon-Lancy* (France, Saône-et-Loire). Six sources très-thermales alimentent cette station, elles appartiennent au groupe des eaux chlorurées sodiques. Les principales sources sont *le Limbe* (57 degrés), source *Descuve* (53 degrés), *la Reine* (59 degrés), *Saint-Léger* (50 degrés); les trois dernières sont employées en boissons.

(3) *Ussat* (France, Ariége). Eaux thermales (41°,25 à 31°,25), à minéralisations simples; se prennent surtout en douches.

(4) *Bagnères-de-Bigorre* (France, Hautes-Pyrénées) a des sources très-nombreuses. Les eaux sont limpides et incolores, et dépourvues d'odeur; leur température varie entre 12 et 50 degrés. Elles appartiennent pour la plupart aux eaux sulfatées calciques et magnésiennes; certaines sources (*Salies, Dauphin, Roc de Lannes, des Pauvres*) contiendraient de l'arsenic. On prend ces eaux en boissons, mais surtout en bains.

(5) *Lamalou* (France, Hérault) compte trois établissements : *Lamalou-le-Bas, Lamalou du Centre* ou *Capus* et *Lamalou-le-Haut*. Ce sont des eaux thermales ferrugineuses bicarbonatées, qui se prennent en bains et en boissons.

(6) *Saint-Sauveur*, voir la Hontalade, p. 387.

DIXIÈME LEÇON

TRAITEMENT DU VOMISSEMENT.

SOMMAIRE. — Du vomissement. — Définition du vomissement. — Causes du vomissement. — Traitement diététique. — Moyens généraux. — Potions de Rivière. — Emplâtres de diachylon, de thériaque, d'opium. — Hydrate de chloral dans le mal de mer, dans le mal de terre. — Injections de morphine. — Vomissements de la grossesse. — Emploi des alcools, de la pepsine, de la teinture d'iode, de la créosote. — Pulvérisations d'éther. — Fumée de tabac. — Vomissements nerveux. — Hydrothérapie. — Bromure de potassium. — Vomissements tenant à une lésion des reins, des poumons. — Vomissements des phthisiques.

Dans la leçon précédente, sous le nom de *dyspepsie atonique* nous avons étudié l'affaiblissement qui survient dans les contractions de la couche musculaire de l'estomac ; nous allons aujourd'hui nous occuper d'une autre modification, de la perversion de ces mouvements et de leur exagération, phénomènes qui se traduisent par le rejet par la cavité buccale des matières alimentaires contenues dans l'estomac : c'est le vomissement. Et puisque je trouve ce symptôme dans le cours de ces leçons, permettez-moi de traiter ici d'une façon générale la thérapeutique du vomissement. Du reste, ne croyez pas, messieurs, que je m'éloigne ainsi des dyspepsies ; Leven (*a*) a dit, en effet, que le vomissement ne se produit jamais dans un estomac sain, mais qu'il est toujours dû à une dyspepsie plus ou moins ancienne ; bien que cette opinion, prise dans son ensemble, soit peut-être un peu exagérée, elle s'applique cependant à un grand nombre de cas de vomissement.

(*a*) Leven, Société de biologie, oct. 1878.

Du vomissement.

Le vomissement, vous le savez, est caractérisé par le rejet brusque des aliments contenus dans l'estomac, rejet résultant non-seulement de contractions anormales et exagérées de la tunique musculeuse, mais encore et surtout de la contraction simultanée du diaphragme et des muscles de l'abdomen, de cette *presse abdominale*, comme l'appelle Spring (*a*); véritable action réflexe, qui peut avoir pour point de départ des régions variables de l'économie (1).

Mécanisme.

Dans cette définition du vomissement, j'ai fait entrer, comme cause productrice, l'estomac et les contractions des

(1) Bien des opinions contradictoires ont été émises sur le vomissement, et bien des théories ont été proposées pour expliquer le mécanisme de cet acte. Le vomissement a été attribué d'abord à une contraction spasmodique de l'estomac, puis (Bayle, 1681, Chirac, 1686) à la contraction des muscles de l'abdomen. B. Schwartz émet la même opinion et montre que si l'estomac a des contractions, elles ne sont pas nécessaires pour le vomissement, qui, du reste, ne s'effectue pas lorsque le viscère est mis à nu. Haller admet aussi le rôle des muscles abdominaux et du diaphragme, mais pense que les mouvements antipéristaltiques de l'estomac peuvent suffire quelquefois à effectuer le vomissement. Pour Hunter, l'action du vomissement est accomplie entièrement par le diaphragme et par les muscles abdominaux et il n'est pas nécessaire que l'estomac agisse le moins du monde sur les matières qu'il contient.

En 1813, Magendie entreprend une série d'expériences et démontre que le vomissement est dû, non à l'estomac, mais à l'action du diaphragme et des muscles abdominaux. Lorsque, en effet, le diaphragme est paralysé, le vomissement est plus faible, mais il s'effectue encore, grâce à la compression des muscles abdominaux; il ne s'effectue pas, au contraire, lorsqu'on enlève la paroi abdominale. Remplaçant l'estomac d'un chien par une vessie de cochon adaptée à la partie inférieure de l'œsophage, Magendie fait à l'animal une injection d'émétique et les matières sont expulsées de ce nouvel estomac, grâce à la contraction de la presse abdominale.

Les expériences de Magendie, confirmées par celles de Legallois et Béclard, furent attaquées par Maingault, Bourdon, qui faisaient jouer le principal rôle à l'estomac. Tantini, reprenant ces expériences, a démontré que si, au lieu d'adapter la vessie de cochon au-dessus du cardia, on l'adaptait au-dessous, le vomissement n'avait plus lieu; il fallait par conséquent admettre une certaine action due à cette portion de l'estomac.

Pour Budge (1840), c'est la contraction du diaphragme et des muscles abdominaux qui provoque le vomissement, mais cet acte est aidé par une contraction brusque du pylore, par une secousse pylorique commu-

(*a*) Spring, *Symptomatologie*.

muscles de l'abdomen. C'est là, je le reconnais, une opinion qui n'est pas adoptée par tous les physiologistes; et, lorsque vous consultez les travaux de Bayle, Schwartz, Hunter et surtout ceux de Magendie, vous voyez que ces savants ne font jouer à l'estomac qu'un rôle secondaire. Cependant, en lisant attentivement ces mémoires, on constate que les recherches expérimentales qui ont été faites montrent seulement ceci : c'est que lorsque l'on soustrait l'estomac aux contractions des muscles de l'abdomen et du diaphragme, le vomissement n'a

niquée de droite à gauche au contenu de l'estomac.

Rühle (1847) admet, au moment du vomissement, une ascension de la portion cardiaque de l'estomac; les mouvements de l'estomac sont exceptionnels et la pression exercée par les muscles abdominaux et le diaphragme est suffisante pour vaincre la résistance du cardia. Pour Schiff, le cardia s'ouvre par la contraction active des fibres longitudinales qui partent de l'œsophage et rayonnent autour du cardia, celui-ci et le bout inférieur de l'œsophage se dilatent avant même que la presse abdominale entre en action, au moment des nausées.

Le docteur Patry de Sainte-Maure, examinant un jeune homme éventré par un taureau, a vu que, pendant le vomissement, l'estomac se contractait manifestement, mais pas assez cependant pour expulser les matières; l'œsophage se contractait plus fortement et, au moment du vomissement, le cardia s'ouvrait et les matières passaient rapidement. Vulpian a constaté aussi sur l'estomac retiré de l'abdomen et soustrait à l'influence du diaphragme et des muscles abdominaux, des contractions assez fortes allant du pylore au cardia.

D'après ces diverses expériences, on peut juger quelle est l'influence de l'estomac, de l'œsophage et des muscles diaphragme et abdominaux sur le vomissement (*a*).

(*a*) Bayle, *Dissert. sur quelques points de physique et de médecine*, Toulouse, 1681. — Chirac, *Experimentum anatomicum circa naturam vomitionis* (*Ephémérides des curieux de la nature*, 1686). — Schwartz, *Dissert. inaug. continens observationes nonnullas de vomitu et motu intestinorum* (Haller, *Disputationes anatomicæ selectæ*, t. I). — J. Hunter, *Remarques sur la digestion* (trad. Richelot, t. IV). — Magendie, *Mémoire sur le vomissement*, Paris, 1813. — Legallois et Béclard, *Expériences sur le vomissement*. — Bourdon (J.), *Mémoire sur le vomissement*, 1819. — Rostan, *Mémoire sur le vomissement* (*Nouveau Journ. de médecine*, t. IV). — Piédagnel, *Mémoire sur le vomissement* (*Journ. de physiol.* de Magendie, 1821). — Bégin, art. VOMISSEMENT, *Dict. des sc. méd.*, en 60 vol., 1822. — Budge, *Die Lehre vom Erbrechen*, Bonn, 1840 — Patry de Sainte-Maure, *Bull. de l'Acad. de médecine*, 1862-63. — Scheff, *Leçons sur la physiologie de la digestion*, t. II, 1867. — Longet, *Traité de physiologie*, 1868. — Vulpian, *Cours professé à la Faculté de médecine sur les vomissements*, Ecole de médecine, 1874. — Lauter Brunton, *On the Physiology of vomiting and the action*, etc. (*The Practitionner*, 1874.

plus lieu ; mais ce n'est pas une raison pour repousser toute action à la couche musculaire de l'estomac.

L'estomac prend une part active dans le vomissement.

Schiff (a) montre au contraire que, dans certaines circonstances, les mouvements normaux de la tunique musculeuse de l'estomac, qui se font toujours de gauche à droite, c'est-à-dire de la grosse tubérosité vers le pylore, peuvent se faire en sens inverse et marcher du pylore vers le cardia.

Si nous quittons le domaine de la physiologie pour celui de la clinique, nous voyons à n'en pas douter que l'estomac, soit par sa couche muqueuse, soit par sa couche musculeuse, joue un rôle important dans le mécanisme du vomissement, et que, dans cet acte complexe, la presse abdominale n'est pas seule en jeu. Voyez, en effet, ces deux malades : l'un a une bronchite très-intense, avec des efforts de toux très-fréquents, incessants, et, malgré tous ces efforts, il ne vomit pas ; à côté de lui se trouve un phthisique qui ne présente que de rares accès de toux, et cependant, à chaque accès, il y a rejet des aliments. Pourquoi cette différence? C'est que, chez l'un, les fonctions de la tunique musculeuse et de la tunique muqueuse de l'estomac sont intactes, et que, chez le second, la dyspepsie explique la facilité du vomissement sous la moindre pression de l'abdomen.

Rappelez-vous encore ce cas si curieux, presque unique, que vous avez observé dans notre service au numéro 15 de la salle Saint-Lazare. Il s'agissait de cet homme qui, à la suite d'une tentative de suicide, avait avalé un liquide caustique. Ce malade, comme l'autopsie nous l'a révélé, avait la presque totalité de l'estomac, couches muqueuse et musculeuse, transformée en une vaste eschare, et pendant quatorze jours il vécut ainsi, buvant une grande quantité de lait et sans avoir un seul vomissement. Ici, la transformation des parois de

(a) Schiff, *Physiol. de la digestion*, t. II.

l'estomac en une eschare non contractile et insensible explique suffisamment l'absence des vomissements (1).

(1) L'observation de ce malade a été recueillie par M. Dunoyer, externe du service, et communiquée par M. Beaumetz à la Société médicale des hôpitaux, dans la séance du 9 novembre 1877. En voici le résumé :

Brandon (Jean), 47 ans, maçon, entre le 19 octobre 1877, salle Saint-Lazare, n° 15 (hôpital Saint-Antoine). Il raconte que, d'une bonne santé habituelle, il n'avait jamais rien ressenti de fâcheux, lorsque, il y a six semaines, dans la rue, il fut pris tout à coup de faiblesse et d'étourdissement et faillit tomber; il but un verre d'eau fraîche qui le remit aussitôt et il ne sentit plus rien.

Le 14 octobre, au réveil, il est pris, dit-il, d'un besoin d'aller à la selle, satisfait facilement ses besoins, mais ressent au creux épigastrique une douleur atroce. Il regagne péniblement sa chambre, perd connaissance pendant quelques instants, revient à lui et est pris de vomissements : il rend à trois reprises différentes des caillots de sang noirâtres, mais pas de matières alimentaires. Il évalue à un litre et demi la quantité de sang qu'il a rendue. Il eut peu de fièvre dans la journée, et continua à ressentir de vives douleurs. Sur le conseil d'un médecin appelé à le soigner, il prit un lavement purgatif et se soumit au régime lacté. Dès ce moment, pas de vomissements, mais persistance des douleurs, continues, assez fortes et s'exagérant par instants. Perte d'appétit ; une garde-robe noirâtre.

A son entrée à l'hôpital, le 19 octobre, il accuse des douleurs spontanées, intermittentes, qui se font sentir dans le dos au même niveau, la pression à l'épigastre et à l'hypochondre gauche est très-douloureuse; la palpation ne fait constater aucune tumeur. Le malade est faible, mais dit que l'appétit revient un peu. La langue est couverte d'un enduit blanchâtre à la base ; le malade se sent un peu faible, mais dit que l'appétit lui revient. Il était constipé depuis le 14 mai, il a eu dans la nuit une selle noirâtre.

20 octobre. — Pas de douleurs spontanées. Douleur à la pression. Se plaint d'une douleur cuisante au fond de la gorge ; la muqueuse du pharynx et de l'isthme du gosier est un peu rouge. On remarque de plus, à la base de la luette, qui, du reste, a sa couleur normale, une légère ulcération couverte d'un dépôt blanchâtre adhérent. A la lèvre inférieure, on découvre à la face interne et dans sa partie moyenne deux petites ulcérations, l'une à droite, l'autre à gauche, mais non symétriques. La face interne de la lèvre supérieure et la face externe des joues présentent aussi deux ou trois petites ulcérations grosses comme une forte tête d'épingle. Sur la face inférieure de la langue, de chaque côté de la ligne médiane, s'étendent deux ulcérations larges d'un centimètre à peu près, et longues de trois à quatre ; les bords en sont irréguliers, rouges, et se confondent peu à peu avec le fond recouvert d'une pseudo-membrane blanc bleuâtre, adhérente, déchirée sur quelques points, où l'on voit à nu le tissu rouge sur lequel elle repose. Ces ulcérations sont le siége d'une cuisson pénible, mais ne saignent pas. Salivation abondante, pas d'altération des gencives. Le malade dit avoir eu souvent des aphthes, mais n'avoir ja-

Comme vous le voyez, tout en admettant l'action énergique et prépondérante des contractions des muscles abdominaux, on doit faire entrer dans l'explication physiologique du vomissement l'intégrité plus ou moins complète des fonctions des tuniques muqueuse et musculeuse.

L'acte réflexe qu'on appelle *vomissement* a pour point de départ, ai-je dit, des régions variables de l'économie; nous aurons donc à étudier ces différents vomissements et le traitement qu'on doit instituer. Il me semble utile de vous donner tout d'abord la thérapeutique générale des vomissements, thérapeutique qui s'applique presque à tous les cas, et de réserver

mais pris de mercure, ni en avoir jamais touché.

Le malade est soumis au régime lacté, qu'il supporte bien ; pas de vomissements, pas d'envies de vomir ; il prend jusqu'à 2 litres de lait en vingt-quatre heures.

Jusqu'au 27, le malade se trouvé en assez bon état, peu de douleurs et pas d'envie de vomir. Les ulcérations se nettoient et les fausses membranes se détachent. Le 27, il est pris tout à coup de douleurs à l'épigastre, et meurt brusquement une heure après, en rendant deux ou trois gorgées de liquide séro-sanguinolent et un petit caillot noirâtre.

Une enquête faite près de la femme du malade et surtout près du docteur Mouton, qui avait vu le malade au moment de l'accident, nous montra que cet homme, dans la crainte de ne point suffire par son travail à l'entretien de sa famille, avait essayé de se tuer en avalant, dans les cabinets d'aisances, une fiole renfermant une liqueur caustique dont la nature n'a pu être fixée, le malade ayant jeté la fiole dans les cabinets et refusant de faire le moindre aveu à cet égard.

L'autopsie est pratiquée vingt-quatre heures après la mort. C'est alors que l'on constate les désordres suivants :

Aucun liquide dans la cavité abdominale. En ouvrant la paroi abdominale, des adhérences, qui existent entre cette paroi et la partie moyenne de la face antérieure de l'estomac près de la grande courbure, se rompent, déterminant une ouverture de l'estomac, dans lequel deux doigts pénètrent facilement; il s'en écoule un peu de sang noirâtre. L'estomac paraît très-augmenté de volume; le grand cul-de-sac est difficile à limiter et même à voir, à cause des adhérences qu'il affecte avec les parties voisines. Le petit cul-de-sac et le pylore s'étalent au-dessous du rebord inférieur du lobe droit du foie ; ils présentent l'aspect extérieur normal, leurs parois sont un peu distendues. Le lobe gauche du foie, dans une étendue de 4 à 5 centimètres, est adhérent à la petite courbure de l'estomac, dont la paroi, en ce point, est jaune verdâtre et infiltrée de pus. De plus, l'estomac est adhérent à toute la concavité gauche du diaphragme et à la rate.

L'estomac étant ouvert par la face antérieure, on voit qu'il est rempli d'un énorme caillot de sang rouge brun, très-consistant, bien compacte et

pour une description spéciale les soins nécessités par les différentes variétés de vomissement.

On doit faire jouer un rôle important à la diététique. C'est ainsi que les boissons glacées, les eaux gazeuses et surtout l'abstinence de tout aliment, soit solide, soit liquide, peuvent donner de bons résultats. Recommandez l'emploi d'un mélange de lait, de glace et d'eau de seltz, mélange que vous ferez prendre avec une pipette, soit de paille, soit de verre, pipette qui empêche l'action irritante locale déterminée par le morceau de glace sur les lèvres. A ces moyens nous pouvons joindre des médicaments internes et les médications externes. Traitement général.

représentant, par son extrémité droite, le moule du petit cul-de-sac dans lequel il est logé; l'extrémité gauche, correspondant au grand cul-de-sac, présente une série de saillies et d'anfractuosités.

La muqueuse qui recouvre le petit cul-de-sac est rose pâle avec quelques cicatrices linéaires blanchâtres. Vers la partie moyenne de l'estomac la muqueuse semble disparaître et la paroi de l'organe s'amincit de plus en plus, jusqu'à présenter la transparence et la minceur d'une séreuse en approchant du grand cul-de-sac. En ce point, la paroi est recouverte par de minces tractus noirâtres, qui deviennent peu à peu plus gros et se confondent en se rapprochant pour former une membrane noirâtre qui représente exactement le grand cul-de-sac de l'estomac. Elle offre dans toutes ses parties une coloration noire, surtout foncée à la face interne, qui a un aspect tomenteux; la surface externe, lisse, est adhérente aux parties sous-jacentes par une portion d'épiploon gastro-splénique et par des tractus musculaires plus résistants et plus épais, constitués par des portions du diaphragme sphacélé. A contours très-minces et irréguliers, elle offre, au niveau du cul-de-sac qu'elle forme, sa plus grande épaisseur, de 4 à 5 millimètres environ; elle répand l'odeur spéciale des tissus sphacélés; elle est mollasse et se déchire facilement. Par le râclage de la face interne, on obtient un liquide noir comme de l'encre et d'une odeur infecte.

En soulevant cette membrane sphacélée, constituée par les parois de l'estomac, on trouve une vaste surface anfractueuse, formée en avant et latéralement par la partie antérieure et latérale du diaphragme et de la paroi abdominale; en haut, par la concavité du diaphragme, très-amincie, et la base du poumon gauche, très-adhérente; à gauche par la rate, qui fait presque en totalité saillie dans la cavité, et sa surface est recouverte çà et là de petits dépôts blanchâtres, comme fibrineux. On ne découvre aucun des gros vaisseaux ouvert.

Le tiers de l'intestin grêle est distendu par une grande quantité de sang demi-fluide noirâtre. L'œsophage n'est pas examiné.

Le poumon droit présente quelques adhérences anciennes.

Le foie et les reins n'offrent rien de particulier.

Le cerveau n'a pu être examiné.

Traitement pharmaceutique.

Tout d'abord, nous avons la potion de Rivière, ou plutôt les potions de Rivière; car vous savez que cette préparation est double : il y a la potion n° 1 et la potion n° 2. Vous faites prendre au malade, successivement et sans intervalle, une cuillerée de la potion acide et une cuillerée de la potion alcaline (1). Puis viennent les préparations opiacées et belladonées, et ici vous avez un grand avantage, c'est de pouvoir user de la voie hypodermique pour introduire la morphine et l'atropine; vous avez aussi le même avantage avec le chloral, qui peut produire ces effets en lavement. Vous comprenez que dans les vomissements, au point de vue des médicaments, ceux qui peuvent être introduits soit sous la peau, soit par le rectum, présentent sur les autres substances médicamenteuses une grande supériorité. Vous pourrez donc user en lavement de l'association du lait et d'un jaune d'œuf avec le chloral, formule que je vous ai déjà signalée à propos des maladies du cœur (*a*).

Emplâtres.

A ce traitement vous pouvez joindre l'usage d'emplâtres appliqués sur la région épigastrique. N. Guéneau de Mussy a longuement insisté sur les heureux résultats qu'on peut retirer de l'emploi de ce moyen dans les vomissements persistants (2). Vous prendrez soit l'emplâtre de diachylon (3) belladoné ou

(1) Potion de Rivière (Codex fr.) :

N° 1. Potion alcaline :

Bicarbonate de potasse......	2 gr.
Eau commune..............	50 »
Sirop de sucre............	15 »

N° 2. Potion acide :

Acide citrique (ou tartrique, F. H. M.)................ ...	2 gr.
Eau commune.......	50 »
Sirop de limons...............	15 »

Faites dissoudre, mêlez.

(2) Voici la formule de l'emplâtre conseillé par M. Guéneau de Mussy :

Emplâtre de diachylon..	2 parties.
— de thériaque...	2 —
Extrait de belladone...	1 —

Le diachylon est destiné à donner de la consistance à l'emplâtre et à le rendre plus adhésif (*Clinique médicale*, t. I, 1874, p. 130, N. Guéneau de Mussy).

(3) Emplâtre de diachylon gommé :

Emplâtre simple...........	1 500

(*a*) Voir p. 98.

non, soit celui de thériaque (1), soit surtout celui d'opium (2); tous vous donneront de bons résultats ; enfin, dans une gamme plus élevée, vous avez les révulsifs appliqués sur l'estomac, sinapismes, vésicatoires, cautères. Tels sont, messieurs, les moyens généraux à employer contre le vomissement, quelle qu'en soit la cause. Abordons maintenant l'histoire de certaines formes de vomissement.

De la dyspepsie avec vomissements.

Nous avons tout d'abord la dyspepsie avec prédominance des vomissements. En effet, certaines personnes vomissent avec une étrange facilité : le moindre écart de régime, la plus faible portion d'aliments mal supportés, une odeur un peu forte, un exercice un peu énergique, une émotion vive, tout cela se traduit chez elles par des vomissements; comme ces derniers se montrent dans toutes les formes de dyspepsie, vous aurez tout d'abord à combattre par des moyens appropriés la dyspepsie ; puis vous pourrez user contre les vomissements des

Cire jaune	250
Huile d'olive	50
Poix blanche	100
Térébenthine	150
Gomme ammoniaque	30
Elémi	100
Galbanum	30
Sagapénum	30

F. S. A.

(1) Ecusson antispasmodique de thériaque :

Thériaque	15
Opium	0,60

(2) Emplâtres d'opium :

A. Pharmacopée anglaise :

Poix blanche (*pinus maritima*)	18
Emplâtre simple	80
Opium brut pulv. (*papaver somniferum*)	3

Faites fondre l'emplâtre simple et la poix à une douce chaleur ; ajoutez l'opium ; mêlez.

B. Codex français :

Opium de Smyrne coupé (*papaver somniferum*)	1
Eau distillée	12

Faites macérer avec 8 d'eau pendant vingt-quatre heures ; passez; exprimez ; faites macérer le marc avec 4 d'eau pendant douze heures ; agitez ; passez ; exprimez ; réunissez les liqueurs ; filtrez ; faites évaporer au bain-marie en consistance d'extrait; reprenez cet extrait par 10 d'eau froide; laissez reposer ; filtrez ; faites évaporer au bain-marie, en consistance d'extrait ferme. Rendement, 49/100.

C. Emplâtre d'opium avec l'extrait (Codex français) :

Extrait aqueux d'opium	9
Résine élémi purifiée (*icica icicariba*)	2
Cire blanche	1

Faites fondre la résine à une douce chaleur ; ajoutez l'extrait.

différents moyens pharmaceutiques que je viens de vous énumérer. Vous pourrez y joindre l'hyposulfite de soude et le salicylate de soude pour combattre certaines formes de vomissements acides, où l'on rencontre souvent, comme Goodsir l'a trouvé le premier, une algue spéciale, la *sarcina ventriculi* (1). Ces substances ont pour but de détruire ces parasites, dont l'action intime, au point de vue du vomissement, malgré les travaux de Windmüller, nous échappe encore.

De la sarcine.

Quant aux règles diététiques et bromatologiques, il faut apporter un grand soin dans les aliments et vous devez ici vous laisser guider par le malade plutôt que par les observations scientifiques que nous avons formulées plus haut, car rien n'est plus mobile que les dispositions individuelles pour chaque aliment, et tel qui vomit les aliments les plus digestibles supporte au contraire fort bien ceux qui sont les plus indigestes.

Du mal de mer.

Puis nous avons un état particulier dans lequel le vomissement joue un rôle assez considérable, état passager, mais qui peut être la cause d'accidents plus ou moins graves : c'est le mal de mer. Bien que nous ignorions la cause première de ces vomissements, cause première qui, sans doute, est multiple et résulte de la vue, de l'odeur et des modifications produites dans l'équilibre des viscères abdominaux, c'est cependant un mal trop fréquent pour que le médecin ne soit pas appelé à traiter cette affection.

(1) La *sarcina ventriculi* est une algue du genre mérismopœdia ; elle se présente sous l'aspect de petits tubes ayant une forme régulière des plus caractéristiques. Outre l'estomac, où on la rencontre fréquemment, on peut la trouver dans les urines ou bien dans les foyers gangréneux (Cohnheim, Lancereaux). D'après Windmüller, cette sarcine serait la cause de l'acidité des vomissements dans certains cas de dyspepsie (*a*).

(*a*) Goodsir, *Hist. of a Cate in Wich a Huid Period.*, etc. (*Edinb. Med. and Surg. Journ.*, t. LVII, p. 430, 1832). —Windmüller, *De sarcina parasito*, Berol., 1858.

On a conseillé de soutenir les parois abdominales par des ceintures qui empêcheraient le déplacement de la masse intestinale; je crois que ce moyen donne peu de résultats. Un autre traitement, au contraire, a fait ses preuves scientifiques : je veux parler du chloral (1). C'est Giraldès (*a*) qui, se rappelant une indication fournie par Pritchard, a conseillé ce moyen, qu'il a d'ailleurs expérimenté sur lui-même. Appelé en Angleterre par ses relations scientifiques et ayant souffert dans toutes ses traversées antérieures de vomissements fatigants, il prit du chloral en potion et il n'eut pas de vomissements. Depuis, cette pratique s'est généralisée, et les médecins de la Compagnie Transatlantique, et en particulier le docteur Obet (*b*), retirent de ce moyen de bons résultats. On donne au moment du départ, soit en potion, soit en sirop, le chloral à la dose de 1 à 3 grammes. Si les patients éprouvent de la soif, on leur recommande de boire du champagne frappé, qui est aussi bien indiqué pour combattre ces vomissements.

Du mal de terre.

Le docteur Garipuy a aussi employé ce même traitement, non plus dans le mal de mer, mais dans le mal de terre, c'est-

(1) C'est en 1871, dans *the Lancet*, que le docteur Pritchard a signalé les bons effets du chloral comme moyen préventif du mal de mer.

Giraldès était toujours malade lorsqu'il faisait la traversée de la Manche avec une mer un peu agitée; aussi, sur l'avis d'un médecin de Boulogne, il prit, dès que le bateau se mit en mouvement, une quantité de sirop pouvant contenir 30 centigrammes de chloral. A son retour d'Angleterre, il prit une potion contenant 50 centigrammes. Le voyage, au retour comme à l'aller, se fit sans encombre.

Dans une autre traversée de Calais à Douvres, la mer étant excessivement mauvaise, Giraldès prit, dès son arrivée sur le bateau, la moitié d'une potion contenant : chloral, 3 grammes, eau distillée, 50 grammes, sirop de groseilles, 60 grammes, essence de menthe française, 2 gouttes. Giraldès arrive à Douvres parfaitement portant, alors qu'à côté de lui ses compagnons de route étaient malades.

Au retour, avec une mer furieuse, il prend le reste de la potion, s'endort au bout de peu de temps, et se réveille à vingt minutes de Calais, très-bien portant. (*Journal de Thérapeutique*, novembre 1874.)

(*a*) *Bull. de Thérap.*, t. LXXXVII, p. 476.

(*b*) Obet, *Archives de médecine navale*, juin 1875, p. 45, et *Bull. de Thérap.*, t. XC, p. 92.

à-dire contre ce vertige et ces vomissements qui surviennent chez certaines personnes lorsqu'elles sont soumises à la trépidation de la voiture ou des chemins de fer (*a*).

De la morphine.

On peut encore user dans le mal de mer d'un autre moyen qui a donné de bons résultats : je veux parler des injections de morphine ; soyez cependant très-ménagers dans l'emploi de ces injections, et surveillez attentivement les effets obtenus. La morphine, en effet, détermine par elle-même chez quelques personnes des vomissements plus ou moins abondants, et vous comprenez que, dans ces cas, vous aggravez l'état du malade. C'est surtout dans les vomissements qui ont pour point de départ une douleur plus ou moins intense, soit de l'estomac, soit d'un autre organe contenu dans la cavité abdominale, que vous pourrez tirer un bon parti de ces injections de morphine. Si vous avez affaire à certaines idiosyncrasies qui ne peuvent supporter les opiacés, usez du mélange dont je vous ai parlé pour les maladies du cœur, mélange de morphine et d'atropine (1).

Du vomissement de grossesse.

Parmi les organes qui ont une influence directe sur le vomissement, l'utérus joue à coup sûr un rôle prépondérant, et nous voyons certaines métrites, certaines congestions utérines, certaines ulcérations s'accompagner souvent de ce symptôme ; mais c'est principalement dans la grossesse que ces vomissements sont, pour ainsi dire, la règle.

Cet accident se produit surtout dans les quatre premiers mois de la grossesse ; c'est un symptôme incommode, pénible, pour lequel le médecin est consulté, mais qui n'a ordinaire-

(1) Voyez p. 143. Injections sous-cutanées de morphine et d'atropine :

Chlorhydrate de morphine. 10 cent.
Sulfate neutre d'atropine.. 1 cent.
Eau de laurier-cerise..... 20 gr.

Un gramme de la solution ci-contre contient 1 demi-centigramme de chlorhydrate de morphine et 1 demi-milligramme de sulfate d'atropine.

(*a*) Garipuy, *Revue médicale de Toulouse*, 1876, p. 234 ; *Bull. de Thérap.*, t. XCI, p. 284.

ment pas de gravité. Quelquefois cependant ces vomissements acquièrent une intensité, une persistance très-grande, et on se trouve en présence de vomissements dits *incoercibles*, qui, s'ils ne sont pas combattus à leur temps, à leur heure, par une médication énergique, et même par l'intervention de l'accoucheur, peuvent entraîner la mort.

Il faut donc que le médecin ait en main des moyens thérapeutiques puissants pour combattre ce symptôme, et sans aborder dans son entier cette question, qui demanderait, pour être traitée complétement, des détails que vous trouverez dans les traités spéciaux et dans les cliniques obstétricales, je vais vous exposer les différents moyens dont vous pouvez disposer. Ici tout a été tenté, tout a réussi, tout a échoué; aussi la liste des médications est-elle longue.

En première ligne nous avons les alcools, que Bouchardat a vantés et qui sont d'une pratique vulgaire dans le traitement des vomissements de la grossesse. On voit même certaines femmes enceintes, qui avaient antérieurement une grande répugnance pour les alcools, non-seulement les supporter fort bien dans cette période, mais encore les demander avec insistance. Et ici, messieurs, ce sont les alcools les plus énergiques qui donnent les meilleurs résultats. Vous prescrirez le rhum, le kirsch et surtout l'élixir de la Grande-Chartreuse pris par gouttes sur un morceau de sucre. Alcools.

A côté de ces moyens, vous avez un médicament qui donne aussi de bons résultats : c'est la pepsine, que notre regretté ami le docteur Gros avait préconisée. La pepsine, donnée à la dose de 50 centigrammes, peut arrêter, arrête même souvent les vomissements les plus tenaces et les plus opiniâtres. Pepsine.

Vous pourrez aussi user du moyen recommandé par le professeur Lasègue, qui ordonne dans ce cas la teinture d'iode à la dose de 5 à 10 gouttes, dans de l'eau sucrée. Dans une thèse récente, le docteur Ollé a montré que ce moyen Teinture d'iode.

pouvait être généralisé et appliqué à toutes les formes de dyspepsie avec vomissement (*a*).

Créosote

En Angleterre, on emploie la créosote. Cette substance, vous le savez, est, depuis les travaux de Bouchard et de Gimbert, très-employée dans la cure des affections pulmonaires, soit dans du vin, soit dans des capsules avec un mélange d'huile (1). Vous pouvez essayer de ce médicament.

Pulvérisations d'éther.

Vous pourrez aussi recourir à un moyen qui m'a donné un succès, et qui a été recommandé par Lublesky, de Varsovie. Ce médecin, qui a déjà fait plusieurs travaux sur les pulvérisations d'éther et qui a montré tout le parti qu'on peut tirer de ces pulvérisations dans les affections chroniques, a fait voir aussi qu'on pouvait user de la même méthode pour la cure du vomissement, quelle que soit sa cause (2).

Avec un appareil pulvérisateur, avec celui de Richardson, par exemple, vous pulvérisez pendant trois à quatre minutes

(1) Bouchard et Gimbert emploient la créosote de bois, dont la densité est de 1060, tandis que celle de la créosote de houille est de 1040.

Ces auteurs ont donné les préparations suivantes :

A. Vin créosoté :

Créosote de goudron de bois..	13g,50
Alcool de Montpellier........	250
Vin de Malaga, pour faire 1 litre....................	Q. S.

On associe à ce vin, dans le cas d'apepsie, de la teinture de gentiane. Une cuillerée à soupe de ce vin contient 20 centigrammes de créosote ; on en prend une ou deux cuillerées par jour, le matin à jeun et le soir.

B. Huile de foie de morue créosotée:

Créosote de goudron de bois.	1 à 2 gr.
Huile de foie de morue ...	150 »

Dujardin-Beaumetz a modifié la formule du vin de la façon suivante :

Créosote de vin	6 gr.
Alcool.....................	200 gr.
Vin de Bagnols très-sucré...	800 gr.

(2) Lublesky administre une douche d'éther pulvérisé sur la région épigastrique et sur la région correspondante de la colonne vertébrale ; il commande de prolonger cette douche de deux ou trois ou cinq minutes, et même plus longtemps si la femme s'en trouve bien, et de la renouveler toutes les trois heures. Dans les cas rebelles, le docteur Lublesky alterne les douches d'éther avec celles de chloroforme (*Académie de médecine de Belgique*, séance du 13 février 1878, t. XII, p. 76, et *Bull. de thérapeutique*, t. XCXIV, p. 322, 1878).

(*a*) Ollé, *De la dyspepsie et de son traitement par la teinture d'iode* (thèse de Paris, 1878).

de l'éther au niveau de l'estomac, et vous faites ensuite manger le malade. Dans ma clientèle, chez une de mes malades qui avait des vomissements presque incessants, j'ai obtenu par ce moyen une diminution notable dans le nombre des vomissements. Ces pulvérisations ne présentent pas d'inconvénient.

Fumée de tabac.

Il est un autre petit moyen conseillé par Gros : c'est la fumée de tabac. Ayant remarqué qu'une de ses clientes, enceinte et atteinte de vomissements incoercibles, les voyait disparaître dès qu'elle se trouvait dans la chambre de son frère, il rechercha la cause de cette particularité, et il remarqua que cette chambre était imprégnée de fumée de tabac. Ce fait lui donna l'idée de faire fumer sa malade, et dès lors les vomissements disparurent.

Usez donc de tous les moyens que je vous indique : ajoutez-y les injections de morphine, les lavements de chloral, etc. ; quelquefois vous atteindrez votre but, d'autres fois vous échouerez, et vous devrez alors avoir recours ou à la dilatation du col indiquée récemment, ou à l'accouchement prématuré, que les accoucheurs ont unanimement proposé d'employer, si les moyens médicaux ne réussissent pas.

Vomissements hystériques.

A côté de ces vomissements de la grossesse, je placerai ceux que détermine l'hystérie, et qui, comme les précédents, présentent une persistance qui résiste souvent à tous les moyens thérapeutiques.

A propos de ces vomissements hystériques, il faut faire une distinction. Chez certaines névropathes, on voit survenir de véritables crises de vomissement et de gastralgie et, pendant des mois, la malade ne peut supporter presque aucun aliment ; puis cette forme stomacale disparaît pour faire place à d'autres troubles nerveux. Rien dans l'examen de la maladie ne peut nous faire découvrir la cause de ces vomissements : les fonctions utérines s'exécutent bien, les urines sont abondantes et émises facilement, et on ne peut invoquer, pour expliquer ces troubles, que l'état nerveux sous l'influence duquel se trouvent ces malades; c'est le vomissement nerveux.

Ces vomissements nerveux résistent souvent à la thérapeutique la mieux dirigée; d'autres fois ils cessent subitement sans que nous sachions pourquoi. C'est là un fait commun dans l'évolution des phénomènes hystériques, et au point de vue thérapeutique, rien n'est plus trompeur que les résultats qu'on obtient chez ces malades. Recommandez l'hydrothérapie, le bromure de potassium, et essayez tour à tour les moyens énumérés plus haut, puis variez le plus possible votre alimentation, afin d'arriver à un aliment qui puisse être supporté (1).

Dans d'autres cas, ces vomissements sont pour ainsi dire symptomatiques d'une autre altération. L'urine n'est pas sécrétée, et cette anurie hystérique, que Charcot a signalée et dont Fernet, Juventin, Secouet (*a*) ont cité des exemples, s'accompagne de vomissements plus ou moins abondants, dans lesquels on retrouve l'urée en quantités variables. Ces vomissements se rapprochent de ceux de la dyspepsie urineuse.

Dyspepsie urineuse.

La dyspepsie urineuse est en effet presque toujours une dyspepsie avec vomissements, et elle résulte du mauvais état des glandes rénales. Dès que ces glandes cessent leurs fonctions, l'urée et les matières excrémentitielles de l'urine contenues dans le sang font issue au dehors, soit par l'intestin, soit par l'estomac : le malade urine, comme on le dit, par son estomac. Le traitement, vous le pensez bien, doit être ici différent; il ne s'agit pas de combattre les vomissements;

(1) Dans ces derniers temps, Gubler et Paret ont conseillé contre ces vomissements hystériques le valérianate de caféine que l'on peut employer sous la forme de pilules de 10 centigrammes, administrées à la dose de 2 à 3 par jour (avant chaque repas) (*b*).

(*a*) Fernet, *Union médicale*, 1873. — Secouet, thèse de Paris, 1875. — Juventin, thèse de Paris, 1874.

(*b*) Jules Paret, *Emploi du Valérianate de Caféine* (thèse de Paris, 1875).

ce qu'il faut, c'est rétablir le cours des urines, prescrire des diurétiques; et quand les moyens médicaux sont impuissants, vous ne pouvez, je le répète, arrêter ces évacuations, qui suppléent pour ainsi dire à une fonction qui ne se fait plus.

Chez les urinaires qui vident incomplétement leur vessie, on voit aussi survenir très-fréquemment les vomissements, et c'est un des signes les plus habituels, comme l'a montré le professeur Guyon, des troubles digestifs qui se produisent chez ces malades (1). Ces vomissements présentent une grande persistance, ils sont souvent même provoqués et augmentés par l'intervention chirurgicale et peuvent prendre un tel caractère de persistance qu'ils deviennent incoercibles.

Vomissements dans les maladies du poumon.

Dans les affections pulmonaires, le vomissement est un accident qui présente quelquefois de la gravité, en empêchant presque complétement l'alimentation. C'est ce qui arrive chez les enfants, chez lesquels le vomissement mécanique

(1) Voici ce que dit le professeur Guyon à propos des vomissements chez les urinaires :

Les vomissements ont chez les urinaires une signification grave lorsqu'ils durent et se renouvellent fréquemment. Souvent ils compliquent la dysphagie buccale, et dès lors la nutrition du malade, déjà compromise, devient impossible. Ce sont ces malades qui meurent sans fièvre, avec un refroidissement progressif, et qui sont tout à la fois intoxiqués et inanitiés.

Nous avons suivi des malades, dit-il, qui non-seulement vomissaient à la suite de l'ingestion des aliments, même pris en petite proportion, mais qui avaient des haut-le-corps, des efforts de vomissement en entendant dans la chambre voisine la cuillère heurter contre la tasse où l'on faisait la boisson alimentaire qu'on se préparait à leur offrir; action réflexe bien curieuse et qui indique que dans ces conditions d'inexercibilité, le vomissement est dû tout aussi bien au contact de la substance alimentaire qu'à la provocation fonctionnelle de l'estomac, qui, d'ailleurs, refuse d'agir et en témoigne par avance. Chez ces malades, en effet, le vomissement suit immédiatement l'ingestion (*a*).

(*a*) Guyon, *Etude clinique sur les troubles digestifs chez les urinaires* (*Revue mensuelle de médecine et de chirurgie*, n° 1, 10, janv. 1878, p. 42).

est si facile. La toux convulsive, la toux de la coqueluche, provoque des vomissements qui, si les quintes sont très-fréquentes, peuvent être assez nombreux pour que l'alimentation ne puisse pas se faire ; le malade dépérit, et peut succomber à une maladie intercurrente facilitée, vous le comprenez. par cet affaiblissement graduel.

On a vanté dans ces cas le café noir. La teinture de drosera et celle de myrrhe, qui ont été proposées dans cette maladie, paraissent agir en diminuant surtout les vomissements (1). Ces moyens réussissent quelquefois; mais je vous recommande surtout l'emploi d'un aliment nourrissant sous un petit volume, et principalement les repas rapprochés et répétés.

Vomissements dans la phthisie.

La phthisie détermine aussi à la première période des vomissements plus ou moins fréquents, et Bourdon (*a*) a insisté avec raison sur l'importance de ce fait. Dans une thèse récente, le docteur Varda (*b*), de Smyrne, un de mes élèves, a montré que ces vomissements tiennent à plusieurs causes (2) :

(1) C'est le docteur Lamare qui a surtout insisté sur les heureux effets que l'on peut tirer du drosera dans la coqueluche. Siegesbeck, en 1716, avait déjà signalé les bons effets de cette plante contre la toux convulsive.

Vigier donne la formule suivante pour préparer la teinture de drosera :

Alcool à 60 degrés..	1 kilogr.
Drosera sec........	100 gr.

Après quinze jours de macération, passer avec expression et filtrer.

On donne de 10 à 40 gouttes dans les vingt-quatre heures. On peut même aller au delà, car cette teinture n'est pas toxique. Curie a pu en prendre jusqu'à 100 grammes par jour sans inconvénient. (Pour les détails sur le drosera, voir p. 382.)

C'est le docteur Campardon qui a conseillé la teinture de myrrhe dans la coqueluche. Elle se donne à la dose de 10 gouttes par jour (*c*).

(2) Voici les conclusions de la thèse de Varda :

Le vomissement chez les phthisiques est, dans la grande majorité

(*a*) Bourdon, *Bull. et mém. de la Société des hôpitaux*.

(*b*) Varda, *Des vomissements chez les phthisiques* (thèse de Paris, 1876).

(*c*) Lamare, *Du traitement de la coqueluche par le drosera* (*Journal de Thérapeutique*, 1878). — Vigier, *Des drosera et de leur emploi en thérapeutique* (*Bulletin de Thérapeutique*, 1878, t. XCV, p. 23). — Campardon, *Teinture de myrrhe dans le traitement de la coqueluche* (*Bulletin de Thérapeutique*, 1878, t. XCV, p. 193).

dyspepsie, intensité de la toux, compression du pneumogastrique; et, selon la cause, vous le voyez, le traitement doit varier.

Je reconnais que la dyspepsie joue un grand rôle, et c'est en soignant la dyspepsie que vous ferez disparaître les vomissements. Woillez signale aussi un procédé qui donne de bons résultats : il consiste à badigeonner le fond de la gorge avec une solution de bromure de potassium (1). Cette pratique diminue, il faut le reconnaître, la fréquence des vomissements en atténuant l'action réflexe qui a pour point de départ l'arrière-gorge ; Peter, lui, emploie l'opium et les injections d'atropine unie à la morphine. Quant aux vomissements dus aux affections cérébrales, s'ils présentent au point de vue clinique une grande importance, ils offrent au point de vue thérapeutique peu d'intérêt, si ce n'est pourtant l'impossibilité où l'on se trouve de les combattre.

Enfin, messieurs, n'oubliez pas, pour terminer, que vous guérirez souvent certains vomissements fort tenaces par la

des cas, un phénomène morbide de nature réflexe. Les vomissements que nous appelons *mécaniques*, c'est-à-dire ceux qui sont précédés de quintes de toux, ne reconnaissent pas cette origine et ont lieu par un mécanisme purement physique.

Ce phénomène peut apparaître tantôt tout à fait au début de la maladie, et constitue alors un phénomène initial (engorgement ganglionnaire) ; tantôt, et le plus fréquemment, quelque temps après l'invasion (lésions gastriques), ou même à une période alterne, et comme signe précurseur de la mort (lésions gastriques, méningite tuberculeuse).

Il est moins fréquent qu'on ne croit.

Son étiologie se ramène le plus habituellement à quatre chefs, qui sont, par ordre de fréquence : 1° lésions de la muqueuse gastrique ; 2° compression ou lésion des pneumogastriques par suite d'engorgements ganglionnaires du médiastin et du cou ; 3° efforts et quintes de toux ; 4° processus néoplasiques de la base du cerveau ou des méninges (cas rares).

Enfin, au point de vue du pronostic, l'apparition de ce symptôme doit toujours être considérée comme fâcheuse, et celui-ci doit être énergiquement combattu, car sa persistance aggrave considérablement l'état du malade.

(1) Woillez badigeonne le fond de la gorge avec un pinceau trempé dans la préparation suivante :

Bromure de potassium.. 10 gr.
Eau.................... 30 gr.

simple application d'un bandage; c'est lorsqu'il s'agit de hernies soit de l'estomac lui-même, soit d'une portion épiploïque, hernies qui se font au niveau de la région stomacale à travers la ligne blanche et qui sont quelquefois réductibles.

Telles sont, messieurs, les règles que je voulais vous tracer dans la thérapeutique du vomissement; j'ai insisté sur quelques cas particuliers; ce sont ceux que vous aurez le plus souvent à traiter. Dans la prochaine leçon, nous étudierons les névroses de l'estomac.

ONZIÈME LEÇON

TRAITEMENT DES NÉVROSES DE L'ESTOMAC.

SOMMAIRE. — De la cardialgie. — Dyspepsie gastralgique et gastralgie. — Traitement par les opiacés ; opium, vins et vinaigres d'opium. — Morphine, chloral. — Traitement des troubles apportés aux sens de la faim et de la soif. — Dysorexie. — Anorexie. — Boulimie. — Anémie essentielle. — Traitement hygiénique. — Traitement pharmaceutique. — Préparations arsenicales. — Traitement thermal.

Dans les leçons précédentes, nous nous sommes occupés des troubles fonctionnels de la couche musculeuse et de la couche muqueuse de l'estomac; nous allons aborder aujourd'hui l'étude des perturbations apportées au système nerveux de cet organe, et vous savez déjà que je fais entrer dans ce groupe des névroses les modifications apportées aux sens de la faim et de la soif.

A l'état normal, l'acte digestif est inconscient et s'effectue sans gêne ni douleur; mais, à l'état pathologique, les contractions musculaires de l'estomac s'accompagnent d'une sensation pénible et douloureuse qui acquiert quelquefois une grande intensité. Le malade éprouve alors des crampes plus ou moins vives, une douleur très-pénible soit dans la région stomacale, soit dans la région dorsale, et, dans d'autres cas, une sensation fort désagréable qui paraît siéger à l'extrémité inférieure de l'œsophage et qui a reçu le nom de *cardialgie*. Tous ces symptômes caractérisent la gastralgie, et nous devons tout d'abord établir une différence entre la dyspepsie gastralgique et la gastralgie proprement dite. Gastralgie. Cardialgie.

Cette différence porte sur le fait suivant : c'est que, tandis que dans la gastralgie les douleurs se font surtout sentir à jeun Dyspepsie gastralgique.

et en dehors des périodes digestives, et paraissent se calmer au contraire lorsque les matières alimentaires pénètrent dans l'estomac, dans la dyspepsie gastralgique ces mêmes douleurs ne se font sentir que lorsque la digestion stomacale s'effectue.

Je n'insiste pas plus longtemps sur la description des phénomènes douloureux éprouvés par les gastralgiques, je vous renvoie pour cela aux traités de pathologie interne et aux ouvrages traitant spécialement des maladies de l'estomac (*a*); je vous ferai seulement remarquer que cette névralgie de l'estomac joue, pour certains auteurs, le rôle prédominant dans la dyspepsie, et, pour le professeur Lasègue en particulier, les dyspepsies ne sont que des névroses de cet organe.

Ne croyez pas, messieurs, que la gastralgie, affection très-commune, soit toujours une affection bénigne. Je donne mes soins à un homme de quarante-cinq ans, qui est pris tous les deux ou trois mois de crises gastralgiques épouvantables ; la douleur au niveau de l'estomac est atroce, et, pendant quinze jours que dure la crise, tous les aliments sont rejetés. Puis, tout cesse comme par enchantement, et de cet état si grave il ne reste aucun symptôme, jusqu'à une nouvelle crise. D'ailleurs, pas de calculs du foie, pas de calculs des reins, pas d'autres troubles de l'économie.

Ici encore, comme je l'ai fait pour le vomissement et la dyspepsie pituiteuse, je traiterai en même temps de la dyspepsie gastralgique et de la gastralgie. Le traitement est le même, et si, au point de vue de la pathologie interne et de la clinique, vous devez distinguer les deux affections, il n'en est pas de même au point de vue de la clinique thérapeutique.

Quel traitement instituer contre la dyspepsie gastralgique? C'est là un point important de l'étude de la dyspepsie, car les affections douloureuses de l'estomac sont très-fréquentes, et

(*a*) Trinka, *Hist. cardialgiæ Vind*, 1785. — Schmidtmann, *Summe observ. capno med. de cardialgia.* — Barras, *Traité des gastralgies et des enteralgies*, Paris, 1827. — Lebert, *Des névroses de l'estomac. Archives de méd.*, 1877.

on peut dire que, dans une grande ville, il n'est pas une femme ou une jeune fille qui n'ait éprouvé des douleurs plus ou moins vives du côté de l'estomac. C'est une des manifestations les plus habituelles de la chlorose et de l'anémie; c'est une des névralgies les plus communes.

Traitement.

Ici, vous ne vous adresserez pas à la pepsine, ni à la strychnine, ni aux amers; c'est l'opium qui, dans ces formes douloureuses, donne d'excellents résultats; mais il faut choisir la préparation d'opium, et je ne saurais trop insister sur ce point. Il ne suffit pas de dire que l'opium est indiqué dans la gastralgie, il faut encore savoir la préparation qui convient le mieux à ce trouble particulier, et c'est là, messieurs, un des grands avantages de la polypharmacie.

Des préparations opiacées.

Bien qu'en général je sois peu partisan des formules multiples, je reconnais cependant que pour quelques médicaments, et pour l'opium en particulier, les associations médicamenteuses modifient souvent fort heureusement l'élément actif qui entre dans la préparation, et, à coup sûr, les pilules de cynoglosse, la thériaque et le diascordium, les vins et vinaigres d'opium, les sirops opiacés (1) ont une action

(1) Voici les différentes formules des préparations opiacées :

Pilules de cynoglosse.

Voir page 112 la formule des pilules de cynoglosse et la modification proposée par M. Bouchardat.

Vins d'opium.

A. Laudanum de Sydenham (Cod. fr.) :

Opium brut de Smyrne coupé (papaver somniferum)	40
Safran incisé (crocus sativus)	20
Cannelle de Ceylan concassée (laurus cinnamomum)	3
Girofles concassées (caryophyllus aromaticus)	3
Vin de Malaga	320

Faites macérer quinze jours; agitez de temps en temps, passez, exprimez, filtrez. 75 centigrammes de laudanum de Sydenham représentent 5 centigrammes d'extrait d'opium.

B. Laudanum de Rousseau (Cod. fr.) :

Opium de Smyrne	5
Miel blanc	15
Eau chaude	75
Levûre de bière	1
Alcool à 60 degrés	5

Faites dissoudre l'opium dans l'eau chaude; ajoutez le miel et la levûre; faites fermenter dans un matras à 25 degrés; après la fermentation, filtrez; faites évaporer au bain-marie jusqu'à ce que le tout soit réduit à 15 grammes; laissez refroidir; ajou-

différente de celle de la morphine, et chacune de ces préparations a une indication spéciale.

Gouttes noires anglaises.

Ici, la préparation opiacée de beaucoup préférable est, comme l'a montré Monneret, le vinaigre d'opium ou *gouttes noires anglaises ;* je n'en connais pas de meilleure pour combattre les phénomènes douloureux de l'estomac. Au moment des crises douloureuses, vous donnerez au malade de une à trois gouttes de ce vinaigre, soit sur du sucre, soit dans un peu d'eau (1); mais rappelez-vous que ce vinaigre est une préparation très-riche en opium et que, par cela même, il faut être prudent dans son emploi.

Gallard a modifié cette formule et a fait une solution de

tez l'alcool ; laissez reposer vingt-quatre heures ; filtrez.

Ce laudanum est deux fois plus actif que le laudanum de Sydenham.

Sirops d'opium.

A. Sirop thébaïque (Cod. fr.) :

Extrait d'opium.............	1
Eau distillée................	4
Sirop de sucre...............	495

Faites dissoudre l'extrait dans l'eau distillée ; filtrez ; mêlez au sirop. 20 grammes de sirop représentent 4 centigrammes d'extrait d'opium.

B. Sirop de Karabé (Cod. fr.) :

Sirop d'opium	200
Esprit de succin	1

Doses : 10 à 40 grammes.

Elixir parégorique (Cod. fr.) :

Extrait d'opium.............	3
Acide benzoïque	3
Huile vol. d'anis............	3
Camphre (laurus camphora)..	3
Alcool à 60 degrés...........	650

Faites macérer huit jours ; filtrez. 10 grammes représentent à peu près 5 centigrammes d'extrait d'opium.

Vinaigre d'opium (Ph. angl.) :

Opium brut.................	1
Vinaigre distillé.............	4

Faites digérer huit jours ; filtrez.

(1) Gouttes noires anglaises, Black drops (Cod. fr.) :

Opium de Smyrne divisé.....	100
Vinaigre divisé...............	600
Safran incisé.................	8
Muscades gross. pulv........	24
Sucre blanc..................	50

Faites macérer l'opium, le safran et la muscade avec 450 de vinaigre pendant dix jours ; agitez de temps en temps ; faites chauffer au bain-marie pendant une demi-heure ; passez, exprimez ; délayez le marc avec le reste du vinaigre ; laissez macérer vingt-quatre heures ; passez ; exprimez très-fortement ; réunissez les liqueurs ; filtrez, ajoutez le sucre ; faites évaporer au bain-marie, jusqu'à ce que le poids soit réduit à 200. D. 1,25 (29° B).

La goutte noire représente un quart de son poids d'extrait d'opium ; une partie équivaut à deux parties de laudanum de Rousseau et à quatre parties de laudanum de Sydenham.

chlorhydrate de morphine, appelée par opposition *gouttes blanches* (1), et qui se donne comme la précédente préparation.

On a fait aussi des poudres, des pilules et des sirops renfermant du chlorhydrate de morphine (2). Usez-en ; mais donnez cependant toujours la préférence aux poudres sur les sirops, qui, en général, sont une mauvaise préparation au point de vue des dyspepsies, parce que, dans le plus grand nombre des cas, cette préparation doit se prendre au commencement des repas et que les sirops troublent la digestion stomacale. L'éther et le chloroforme sont aussi conseillés dans la gastralgie ; vous pourrez vous servir soit des capsules d'éther ou de chloroforme, soit de sirops, soit de potions (3).

Telles sont les préparations qui réussissent le plus souvent

(1) Gouttes blanches de Gallard :

Chlorhydrate de morphine 10 cent.
Eau distillée de laurier-cerise............... 5 gram.

1 à 2 gouttes sur un morceau de sucre avant chaque repas.

(2) A. Pilules de chlorhydrate de morphine (Codex) :

Chlorhydrate de morphine cristallisé ... . 1 cent.
Sucre de lait........... 1 »
Miel blanc (apis mellifica) Q.S.

P. Une pilule. Dose : 1 à 3 pilules.

B. Poudre (Bonnet) :

Sous-nitrate de bismuth. 1 gram.
Chlorhydrate de morphine 2 à 4 mil.

M. p. 1 paquet à poudre dans un peu d'eau sucrée avant le repas.

C. Sirop de chlorhydrate de morphine :

Chlorhydrate de morphine 5 cent.
Sirop simple blanc...... 98 gram.

Faites dissoudre le sel dans 1 gramme d'eau acidulée et mêlez la dissolution au sirop froid. 20 grammes de ce sirop contiennent 1 centigramme de morphine.

Dose : 20 à 50 grammes dans une potion.

(3) Sirop d'éther :

Sirop de sucre incolore...... 16
Eau distillée................ 2
Alcool de vin à 90 degrés... 1
Ether hydrique. D. 0,720 1

Mettez le tout dans un flacon bouché à l'émeri, et portant à sa partie inférieure une tubulure de verre ; agitez de temps à autre pendant cinq ou six jours, abandonnez au repos dans un lieu frais. Lorsque le sirop sera éclairci, soutenez-le par la tubulure inférieure.

20 grammes de ce sirop représentent 1 gramme d'éther.

Potion éthérée :

Ether sulfurique. D. 0,725. 1 gr.
Eau aromatique de menthe. 60 »
Sirop simple............. 30 »

M. dans une fiole bouchée. Dose : par cuillerées à bouche.

dans les dyspepsies douloureuses ; mais souvent ces moyens sont insuffisants pour combattre la gastralgie, surtout si elle a une grande intensité et s'accompagne de vomissements. Vous devrez alors recourir à un traitement plus énergique. Ici, la médication la plus favorable est à coup sûr la morphine introduite par la voie hypodermique ; vous pourrez du reste associer, comme je vous l'ai déjà dit, l'atropine à la morphine.

Employez aussi le chloral, mais en lavement, car si vous le donnez par l'estomac (1), au lieu d'apaiser la douleur, vous l'augmenteriez par l'irritation que cause ce médicament. Vous pourrez aussi user soit des vésicatoires, soit même de révulsifs plus énergiques : cautères ou cautérisations transcurrentes. Généralement ces médications énergiques sont réservées pour les douleurs si vives qui accompagnent les ulcérations de la muqueuse de l'estomac, et j'insisterai sur ce point lorsque j'aborderai l'étude de cette affection.

Telles sont, messieurs, les indications spéciales du traitement de la gastralgie douloureuse. Je vais vous exposer maintenant le traitement des troubles apportés aux sens de la faim et de la soif. Ce sens peut être augmenté, diminué ou perverti.

Je m'occuperai de la dysorexie et de l'anorexie, mais je passerai rapidement sur la perversion ou hétérophagie, parce que cette affection ne présente pas, au point de vue thérapeu-

Potion avec le chloroforme :

Chloroforme	5 décigr.
Alcool à 85 degrés.....	2 gr.
Gomme Sénégal pulv. (Acacia veker).......	1 »
Sirop simple..........	30 »
Eau distillée..........	100 »

Faire dissoudre la gomme dans l'eau, versez dans une fiole le chloroforme et l'alcool, ajoutez le sirop, agitez ; versez les solutions de gomme par parties ; agitez.

(1) A un verre de lait additionné d'un jaune d'œuf, pour atténuer l'action irritante du chloral, on ajoute une, deux ou trois cuillerées d'une solution de :

Chloral	10 gr.
Eau	100 gr.

et le tout est donné en un lavement que le malade doit garder. (Voir p. 98 pour les autres modes d'introduction du chloral.)

tique, une importance bien marquée. En effet, on observe l'hétérophagie surtout comme un symptôme accidentel et secondaire qui se montre au début de la grossesse ou bien sous l'influence d'une perturbation profonde des facultés intellectuelles.

Pica-malacia.

Ces troubles, décrits sous le nom de *pica-malacia*, présentent peu de gravité, et le plus souvent le médecin n'a qu'à céder aux envies dont est atteinte sa cliente, surtout si elles portent sur des substances alimentaires plus ou moins indigestes, qui peuvent être cependant digérées assez facilement par la malade. Quant aux modifications des fonctions de l'estomac qui sont sous l'influence de l'aliénation mentale, la médication s'adresse non à l'estomac, mais à la perturbation apportée aux facultés intellectuelles. Reste la maladie décrite par Heusinger, la *géophagie* (1); je ne l'ai jamais observée, et comme vous-mêmes vous ne l'observerez sans doute pas, je me crois dispensé de vous donner une description complète du traitement et je vous renvoie aux auteurs qui se sont occupés de cette affection, et particulièrement à Lebert, qui, dans ces derniers temps, a résumé succinctement ce qui a été fait sur cette perversion de l'estomac.

Dysorexie.

La *dysorexie*, comme la maladie précédente, se rencontre à l'état accidentel chez les femmes enceintes ou chez certains sujets chloro-anémiques, ou chez certaines femmes nerveuses, pour lesquelles le besoin de la faim n'est jamais assouvi (2).

(1) Voir page 252.

(2) La boulimie est un symptôme morbide caractérisé par un besoin insatiable de manger non proportionné avec les pertes de l'organisme. Les anciens auteurs la divisaient en boulimie proprement dite, en cyanorexie ou faim canine et en lycorexie ou faim de loup. La définition même de la boulimie montre qu'on ne peut ranger sous ce nom la faim qui survient dans la convalescence de certaines maladies aiguës, ou celle qui fait suite à une marche excessive, à des travaux et à des fatigues corporelles.

On a reconnu à la boulimie différentes causes ; elle peut dépendre de certaines malformations ou anomalies congénitales du tube digestif (Vésale,

Sachez aussi que ce besoin insatiable de manger est habituel au diabète ; par conséquent, lorsque vous observerez de semblables états, je vous recommande, avant de poser votre diagnostic et d'établir le traitement, d'examiner avec soin les urines.

Boulimie. Lorsque ce besoin ne dépend que de troubles nerveux, lorsque ce n'est pas un épiphénomène d'une affection grave, vous pourrez combattre ce symptôme par des préparations opiacées. L'opium, vous le savez, a pour résultat de diminuer

Lieutaud, Percy, Legroux, Landré-Beauvais, Ollivier d'Angers), de maladies chroniques de l'abdomen ; elle survient souvent dans la grossesse, dans l'aliénation mentale, dans la paralysie générale, l'hystérie, le goître exophthalmique (Trousseau), mais surtout dans le diabète.

Elle apparaît aussi quelquefois passagèrement après l'absorption de certains médicaments (iodure de fer, Nat. Guillot) ou après l'ingestion d'aliments fortement épicés ; on a dit aussi que les malades porteurs de tænia devenaient passagèrement boulimiques.

Les individus atteints de boulimie mangent beaucoup, et peu de temps après le repas sont pris brusquement d'un impérieux besoin de manger encore ; s'ils ne peuvent satisfaire ce besoin, ils éprouvent des douleurs stomacales, des malaises, de la défaillance, des syncopes même ; après avoir absorbé leurs aliments, ils sont pris de torpeur pendant que dure leur digestion, habituellement assez laborieuse. Parfois, l'énorme masse alimentaire que le boulimique a absorbée est totalement digérée, parfois aussi elle est rejetée presque immédiatement par le vomissement (cyanorexie), ou bien, passant rapidement dans l'intestin, elle amène des mouvements péristaltiques énergiques et elle est chassée à l'extérieur (lycorexie) en provoquant une diarrhée plus ou moins abondante, qui affaiblit très-rapidement le malade. Les selles sont ordinairement fétides, de même que l'haleine et les sécrétions sudorales.

Lorsque la maladie n'a pas acquis un degré d'acuïté très-prononcé, l'état général peut se conserver assez bon pendant quelque temps ; mais, dans d'autres cas, malgré l'abondance de nourriture, on constate un amaigrissement progressif, une diminution des forces et de l'intelligence, et le malade succombe soit aux progrès de cet état, soit à une maladie intercurrente contre laquelle il ne peut lutter.

Il y a des degrés dans la boulimie, les malades ne sont pas tous aussi voraces et n'absorbent pas la même quantité proportionnelle d'aliments ; mais il en est qui prennent des aliments en quantité véritablement phénoménale en vingt-quatre heures.

Percy, par exemple, cite le cas d'un nommé Tarare qui, à dix-sept ans, pesait 100 livres et mangeait, en vingt-quatre heures, un poids égal au sien de viande de bœuf ; cet homme absorba un jour un repas préparé pour 17 personnes ; il fut même un jour accusé d'avoir dévoré un enfant de quatre ans, etc., etc.

le besoin de manger, de calmer ou d'éteindre l'appétit, et le dicton : « *Qui dort dîne* », est surtout applicable à ceux qui font usage des préparations opiacées.

Ne croyez pas cependant que ce soit là une règle immuable ; je connais, pour ma part, un de mes confrères qui, depuis plus de trente ans, prend chaque jour une dose de laudanum de 25 à 30 grammes ; et, toutes les fois qu'il a voulu cesser ce médicament, immédiatement les fonctions digestives se sont perturbées, l'appétit a disparu, et un affaiblissement fort considérable de l'économie s'est produit. Pour ce malade, qui s'observe bien, l'opium est le meilleur stimulant des fonctions digestives. C'est là un fait isolé ; mais n'oubliez pas que cet admirable médicament jouit de propriétés toniques évidentes ; grâce à la stimulation qu'il donne au cerveau, il réveille l'organisme tout entier, et les morphiomanes sont des individus qui, presque tous, recherchent dans l'opium non pas le calme et le repos, mais la stimulation nécessaire à leur organisme affaibli.

Sauf cette réserve, l'opium peut diminuer la *boulimie ;* à son emploi vous joindrez, chez les gens nerveux, l'hydrothérapie, le bromure de potassium, et, par-dessus tout, vous réglementerez les repas, de telle sorte que le malade mange peu à la fois, mais souvent une certaine quantité d'aliments.

Je ne vous énoncerai pas les préparations opiacées : les gouttes noires, le laudanum, la morphine ; toutes sont applicables.

De toutes les perturbations apportées aux sens de la faim et de la soif, à coup sûr la plus fréquente et la plus difficile à vaincre, c'est l'anorexie. Anorexie.

Bien des causes influent sur ce symptôme, et il faudrait une leçon entière pour exposer l'étiologie et la séméiologie complète de l'anorexie. Affections du sang, maladies fébriles, perturbations profondes de l'économie, toutes ces affections se traduisent par une diminution de l'appétit. Cette diminution tient souvent à une sécrétion moindre du suc gastrique. Vous savez, en effet, que W. Beaumont a observé sur son Canadien que, pendant la fièvre, la muqueuse stomacale cessait de sécréter du suc gastrique. Dans d'autres circonstances, la cause première, la cause réelle échappe, et nous ne savons comment les influences morales, les chagrins et les émotions peuvent faire disparaître l'appétit. Quoi qu'il en soit, c'est un symptôme commun, très-fréquent, et vous serez appelés à le combattre.

Quelle que soit la thérapeutique employée, n'oubliez pas qu'il est des cas dans lesquels vous échouerez complétement. Lorsque la perte de l'appétit existe réellement, d'une façon complète, malgré vos supplications, malgré le danger qu'il court, par suite de l'inanition à laquelle il se soumet, malgré tout enfin, le malade ne veut pas prendre d'aliments et il préfère mourir plutôt que de supporter le supplice de manger sans appétit.

Ne croyez pas, messieurs, que ce tableau soit chargé ; rappelez-vous en effet ces deux femmes couchées l'une dans notre salle de femmes, l'autre dans la crèche, et que nous avons observées au même moment. L'une et l'autre étaient anémiques, offraient cette anémie dite *essentielle*, *pernicieuse*, mot qui indique bien notre ignorance de la cause première de la maladie, mais qui montre que, malgré un examen attentif, on ne trouve aucun désordre dans les organes expliquant l'état cachectique des malades ; ces deux femmes ne pouvaient manger, et, malgré nos soins à varier leur nourriture, malgré nos exhortations journalières, ces malheureuses nous disaient qu'elles ne pouvaient avaler (1), et

(1) Voici les observations de ces deux malades, d'après des notes prises par M. Stackler :

1° La nommée R..., âgée de trente-trois ans, entrée salle Sainte-Agathe, n° 4, le 11 mai 1878. Peu après une fièvre typhoïde, devient enceinte pour la première fois, il y a un an, et dit avoir beaucoup souffert pendant cette grossesse ; elle était déjà très-amaigrie

cependant aucun obstacle n'existait du côté de l'œsophage ou de l'estomac.

Ces deux malades ne tardèrent pas à succomber, et, comme déjà l'examen clinique l'avait montré, on ne trouva à l'autopsie aucune lésion capable d'expliquer la mort : on constata la dégénérescence graisseuse des organes, la dégénérescence du pancréas ; mais cette dégénérescence était-elle primitive ? était-elle secondaire ? Impossible de le dire.

Ce n'est pas seulement dans ces cas que vous trouverez

et affaiblie par sa fièvre typhoïde.

A son entrée, on constate qu'elle vomit tout ce qu'elle mange et n'a du reste que très-peu d'appétit, prend avec répugnance un peu de bouillon, certains jours même elle ne prend rien.

Sueurs fréquentes. Rien au foie, aux reins, à l'utérus.

Cœur : 2e espace intercostal à gauche du sternum, souffle anémique très-intense, vrai jet de vapeur ; ce souffle s'entend aussi du reste à droite du sternum dans la direction de l'aorte, dans les carotides, à la pointe, mais son maximum est à gauche ; il semble qu'il soit situé dans le point qui répond à l'artère pulmonaire.

Traitement. Vin de quinquina et injections d'éther, viande crue.

8 juin. Ces jours-ci, l'état de la malade s'était un peu amélioré, elle mangeait un peu ; mais maintenant l'appétit est aboli, l'état général a baissé, la faiblesse est extrême, la pâleur générale : face, gencives, conjonctives.

11 juin. Il semble qu'on entend, par instant, une sorte de bruit de galop à la base du cœur, surtout dans le deuxième espace intercostal, immédiatement à gauche du sternum. Il n'y a pas d'albumine dans les urines.

12 juin. Ne mange plus rien. Au poumon gauche, quelques râles sous-crépitants très-limités. Pouls petit, fréquent.

14 juin. Mort.

Autopsie. Sommet du poumon gauche, quelques tubercules disséminés non ramollis. Rien à droite.

Rein : pâles, anémiés. Foie : rien. Cœur : rien. Pas d'autre altération. Pancréas gras.

2° La nommée S..., âgée de trente-deux ans, nourrice, entre salle Sainte-Marie, n° 9, le 13 mars 1878.

Sans antécédents de famille, née dans la Creuse, habite Paris depuis deux ans. A été réglée à quatorze ans. A eu à seize ans une fièvre typhoïde qui dura trente-cinq jours. Menstruation irrégulière. A eu son premier enfant à dix-neuf ans, puis cinq autres enfants ; trois sont morts à six mois, à un an, à huit jours. Les autres sont bien portants.

Toujours elle s'est levée le jour même de ses couches.

A son avant-dernier enfant, elle a eu une péritonite qui l'obligea à garder le lit pendant quinze jours. A sa dernière grossesse, malaises. Quelques jours avant son accouchement, elle a travaillé dans une cave pendant trois heures consécutives, a pris froid, elle s'est mise à tousser. A eu un léger point de côté à gauche, expectora

l'anorexie tenace ; vous observerez aussi, après la convalescence de la fièvre typhoïde et d'autres affections graves, des malades qui refusent de manger. Ici, comme du reste pour beaucoup d'affections de l'estomac, l'hygiène joue le rôle le plus important ; il faut déplacer le malade, le faire vivre au grand air, dans les montagnes, au bord de la mer ; il faut le faire voyager, et varier à l'infini les préparations culinaires ; c'est dans ces cas que le praticien doit être aussi bon cuisinier que médecin expérimenté.

des crachats teints de sang. Quelques épistaxis.

Accouchée le 26 février à quatre heures du matin, après un travail ordinaire et sans accidents, elle se lève le jour même à cinq heures du soir. Huit jours après elle va au lavoir, y reste trois heures, porte un paquet d'une quarantaine de livres, et le monte jusqu'à un deuxième étage. S'est alors couchée un moment, puis s'est relevée pour faire son ménage.

Trois jours après, elle a une perte abondante, sang et gros caillots. Son ventre a grossi soudainement et elle a eu sa perte.

11 mars. Épistaxis.

14 mars. Facies abattu ; vertiges. Les conjonctives ne sont pas tout à fait décolorées. Le sommeil est bon. Langue blanchâtre. Pas de douleurs dans le ventre ; pas de diarrhée. Pouls un peu faible. Température, 37°,4.

Sous l'influence du moindre mouvement, elle est prise de perte, et cependant l'examen de l'utérus ne révèle rien d'anormal ; l'utérus est peu volumineux, pas de tumeur fibreuse, pas d'ulcération.

L'anémie est extrême, la malade n'éprouve aucun besoin de manger ; elle refuse les aliments qu'on lui présente. Régime lacté, viande crue.

Les pertes utérines se renouvellent souvent et sont arrêtées par les injections sous-cutanées d'ergotinine, mais l'anorexie persiste. La malade demande quelquefois des aliments ; mais, dès qu'elle les voit, elle refuse de les prendre, prétendant qu'ils ne peuvent passer ; pas de vomissements. Cet état se prolonge ainsi jusqu'au 1er avril, et tous les efforts faits pour augmenter l'appétit échouent ; l'anémie et la faiblesse sont extrêmes ; on discute la question de la transfusion ; l'ignorance où l'on se trouve de la cause première de cette anémie fait repousser l'opération.

Le 14 avril, l'affaiblissement augmente.

Le 14, délire anémique.

Le 15, affaiblissement extrême.

Le 16, mort.

A l'autopsie, pratiquée trente-deux heures après la mort, pas de lésions organiques. Plèvres : un peu d'épanchement des deux côtés. Rien au poumon. Cœur très-pâle, chargé de graisse. Rien aux valvules, rien à l'aorte. Foie très-gras, reins pâles, anémiés ; volume normal. Utérus normal. Pancréas très-augmenté de volume et très-dur au toucher. L'examen histologique qui a été pratiqué par M. Letulle ne fait constater aucune lésion, sauf une augmentation de graisse.

Vous pourrez exciter le goût au moyen de sauces appétissantes et légèrement épicées. Vous n'oublierez pas non plus que souvent les viandes froides plaisent davantage; il en est de même pour le jambon, le pâté, le gibier, les salades, etc.; en un mot, pliez-vous au goût et aux désirs du malade. Ici encore, la viande crue, prise comme médicament et non comme aliment, le régime lacté, vous donneront de bons résultats.

Quant aux médicaments proprement dits (1), adressez-vous à la médication arsenicale; je n'en connais pas de meilleure en pareil cas. L'arsenic exerce une action stimulante réelle sur les fonctions digestives, et, si je n'adopte pas complétement l'explication mécanique des Allemands qui prétendent que l'arsenic agit directement sur les capillaires de l'intestin et de l'estomac, et qu'en dilatant ces vaisseaux il amène une congestion active des organes, je ne crains pas d'affirmer

Arsenic.

(1) *Liqueur de Fowler*. Solution d'arséniate de potasse (Codex franç.) :

Acide arsénieux............	1
Carbonate de potasse pur.....	1
Eau distillée...............	100

Faites bouillir jusqu'à dissolution complète; laissez refroidir ; ajoutez :

Alcoolat de mélisse composé..	3

Filtrez ; complétez, s'il est nécessaire, le poids total de 100. Cette liqueur représente 1 centigramme d'acide arsénieux par gramme.

Dose : 5 à 10 gouttes en plusieurs fois, par jour.

Liqueur de Pearson. Solution arsenicale de Pearson (Codex) :

Arséniate de soude cristallisé.	1
Eau distillée...............	600

Faites dissoudre ; filtrez. Cette liqueur représente 1 centigramme d'arséniate de soude par 6 grammes.

Dose : 10 à 20 gouttes par jour. A 10 grammes de liqueur de Pearson correspondent 5 milligrammes d'acide arsénieux.

La Pharmacopée britannique donne une formule d'une dissolution d'arséniate de soude qui contient dix fois plus d'arséniate que la solution de Pearson française.

Granules de Dioscoride. Granules d'acide arsénieux :

Acide arsénieux........	1 mill.
Mannite...............	4 cent.
Miel..................	Q. S.

P. un granule. Dose : 4 à 10 par jour, au commencement du repas.

Les *granules d'arséniate de soude* sont aussi à 1 milligramme ; ils se donnent à la dose de 1 à 5.

Solution d'arséniate de soude.

Arséniate de soude anhydre..........	5 à 10 cent.
Eau distillée..........	250 gram.

Dose : une à deux cuillerées à soupe par jour.

cependant, au point de vue clinique, qu'il n'y a pas de meilleur stimulant que les préparations arsenicales. Usez donc de la liqueur de Fowler, des granules de Dioscoride, ou de l'arsenic en solution. Quel que soit le mode d'introduction, le résultat sera le même : l'appétit renaîtra, les fonctions de la peau seront activées et le malade pourra guérir. A ces préparations je joins, mais d'une façon secondaire, les amers et certains toniques qui stimulent l'organisme. Avec ces préparations arsenicales vous pourrez employer certains médicaments aromatiques tels que la cannelle, le gingembre, le cardamome, la muscade, etc., dont on a fait, surtout à l'étranger, des associations plus ou moins complexes (1), telles que la poudre aromatique de la Pharmacopée anglaise.

Enfin, pour combattre cette anorexie et les conséquences qui en résultent, vous pourrez tirer bon parti d'une plante qui est utilisée au Pérou et dans la Bolivie comme substance alimentaire ; je veux parler de la coca (2), que G. Sée a classée parmi les médicaments activant la nutrition.

Vous pourrez administrer la coca sous forme de teinture

(1) Poudre de cannelle composée (Ph. Britannique) :

Cannelle de Ceylan pulv..	8 part.
Muscade rapée..........	6 »
Safran desséché..........	6 »
Girofle................	1 »
Cardamome.............	2 »
Sucre..................	250 »

Pulvériser avec le sucre la muscade, le safran, la girofle et le cardamome, ajouter la cannelle, mêler, tamiser au moment d'administrer, ajouter eau q. s. pour faire un électuaire ; dose : de 10 à 30 grammes.

On fait avec cette poudre aromatique les préparations suivantes :

A. Poudre de craie aromatique :

Carbonate de chaux..........	1
Poudre aromatique...........	3

B. Poudre de craie aromatique opiacée :

Poudre de craie aromatique...	39
Opium brut pulvérisé.........	1

(2) La coca, *erythroxylum coca*, est une plante de la famille des érythroxylées ; elle est cultivée au Pérou et dans la Bolivie. C'est surtout la feuille de cette plante qu'on utilise ; elle renferme un alcaloïde découvert par Neimann, la cocaïne. Les Indiens en font une grande consommation ; ils la mélangent avec une poudre alcaline et en font une pâte qu'ils nomment *llipta*, et ils mâchent ce mélange.

Les meilleures préparations sont la teinture et l'extrait alcooliques ;

ou d'extrait alcoolique, ou encore sous la forme d'élixir, et à cet égard je vous recommande particulièrement la formule donnée par le docteur Reiss (1), qui a été un de ceux qui ont fait connaître en France les propriétés thérapeutiques de cette plante.

Le traitement hydro-thermal de la dyspepsie gastralgique est fort important ; l'hydrothérapie y joue aussi un rôle dominant. Vous pourrez encore user des eaux de Bagnols (Orne), d'Alet, d'Évian, et surtout des eaux de Pougues (2). Vous devez écarter dans ce traitement les eaux trop minéralisées et trop chargées ; vous pourrez aussi indiquer les eaux espagnoles de Ubervaga de Alzata (province de Guipuzcoa), de Solari de Cabras (Cuenca).

l'on doit repousser la macération, l'infusion et la décoction, comme donnant des produits inférieurs. Ce médicament paraît agir comme antidéperditeur ; il calme la faim et, d'après Mantegazza, Demarle, Cazeau, il diminuerait la sensibilité de l'estomac et augmenterait la sécrétion du suc gastrique ; Cazeau cite de nombreux cas d'anorexie et de dyspepsie guéris par ce moyen (*a*).

(1) Elixir de Coca (Reiss) :

Feuilles de coca	1
Alcool à 85 degrés	4
Sucre	3
Eau	3

Epuiser la coca gross. pulv. dans l'appareil à déplacement, par l'alcool ; exprimez le résidu, faites-le bouillir avec 3 litres d'eau ; filtrez le décocté, faites-y fondre le sucre ; mêlez le sirop à l'alcool, après 48 heures de contact ; filtrez. 10 grammes de cette liqueur représentant 1 gramme de coca. Dose : de 10 grammes à 60 grammes (*b*).

(2) *Pougues* (France, Nièvre) : deux sources minérales, froides, 12 degrés. Voici, d'après MM. Boulay et Henri, la composition de ces eaux :

Acide carbonique	0g,33
Bicarbonate de chaux	1 ,3269
— de magnésie	0 ,9762
— de soude avec traces de strontiane	0 ,6362
Bicarbonate de fer	0 ,0206
Sulfate de soude	0 ,2700
— de chaux	0 ,1900
Chlorure de magnésium	0 ,3500
Acide silicique et alumine	0 ,0350
Phosphate de chaux et d'alumine	
Traces de glaisine	0 ,0300
	3g,8349

(*a*) Mantegazza (Paolo), *Sulle cista igien. e med. della coca*, Milan, 1859, p. 18 et 21. — Demarle, *Essais sur la coca du Pérou* (thèse de Paris, 1862. *Bull. de Thérap.*, t. LVII, p. 185). — Gazeau, *Nouvelles recherches sur la coca*, 1870, Paris.

(*b*) Reiss, *Bull. de Thérap.*, t. LXX, p. 175 ; t. LXXII, p. 458.

Telles sont, messieurs, les règles thérapeutiques qui président au traitement des névroses de l'estomac. Dans la prochaine leçon nous étudierons les dyspepsies buccales et intestinales et les dyspepsies secondaires.

DOUZIÈME LEÇON

DE LA DYSPEPSIE BUCCALE ET DE LA DYSPEPSIE INTESTINALE.

Sommaire. — De la salive. — Dyspepsie amylacée. — Traitement diététique. — Traitement pharmaceutique. — Diastase. — Extrait de malt. — Dyspepsie intestinale. — Du suc intestinal. — De la bile. — Du suc pancréatique. — Pancréatine. — Dyspepsie iléo-cæcale. — Préparations de pancréatine. — Préparations eupeptiques.

Je ne me suis occupé jusqu'ici que des troubles apportés à la digestion stomacale; mais, si l'estomac joue un rôle prépondérant dans l'ensemble des actes digestifs, ce rôle n'est pas unique, et il faut faire entrer en ligne de compte, au point de vue des dyspepsies, les perturbations apportées au fonctionnement de la digestion buccale et intestinale. Aussi, dans cette leçon, vais-je étudier le traitement des dyspepsies buccale et intestinale.

De la salive.

Les aliments féculents subissent, vous le savez, l'action de la salive, et c'est grâce à la diastase qu'elle renferme que l'amidon est transformé en dextrine, puis en sucre; Mialhe a fourni à cet égard les données les plus précises et les plus exactes. Je ne puis entrer ici dans de longs développements sur la composition et la sécrétion de la salive (1). Ce que je veux faire remarquer, c'est que le ferment salivaire, la *ptyaline* de Berzélius, la diastase de Mialhe, ne se trouve que dans la salive mixte; nous ignorons encore où se développe ce ferment spécial, qui partage, comme l'a montré

(1) La salive, produit de sécrétion des diverses glandes salivaires, est un liquide qui peut, chez quelques personnes, présenter une réaction acide, mais qui est, surtout pendant les repas, ainsi que l'ont constaté la plu-

Mulder, avec toutes les essences albuminoïdes en décomposition, la propriété de saccharifier l'amidon (*a*).

Mais si la salive est insuffisante, ou si l'imprégnation des aliments n'est pas assez complète, le trouble qui résulte de ces altérations ne se fera sentir que du côté de l'estomac ou de l'intestin. En effet, comme C. Richet l'a montré, si le

part des physiologistes, franchement alcalin.

D'après Jacubowitsch, voici quelle serait, pour 1000, la composition de la salive mixte chez l'homme :

Eau	995,16
Epithélium	1,62
Ptyaline	1.34
Phosphate de soude	0,94
Chlorures alcalins	0,84
Sulfocyanure de potassium	0,06
Chaux combinée à une matière organique	0,03
Magnésie combinée à une matière organique	0,01

Lassaigne donne deux analyses comparatives de la salive parotidienne et de la salive sous-maxillaire recueillies par Collin sur une vache :

	Salive parotidienne.	Salive s.-maxill.
Eau	990,74	991,14
Mucus et matières anim. solubles.	0,44	3,53
Carbonates alcal.	3.38	0,10
Chlorures alcal.	2,85	5,02
Phosph. de soude et de potasse	2,49	0,15
Phosph. de chaux.	0,10	0,06

D'après quelques physiologistes, le sulfocyanure de potassium n'existerait pas dans la salive de l'homme ; pour Longet, il existe constamment ; il se rencontre non-seulement dans la salive mixte ou buccale, mais aussi dans les salives parotidienne, sous-maxillaire et sublinguale ; sa présence caractérise en quelque sorte la sécrétion salivaire. Le sulfocyanure existe dans la salive en proportions variables, mais toujours très-petites, et ses variations dépendent du degré de concentration du liquide salivaire ; et si la salive est trop fluide pour que les réactifs puissent déceler le sel, il suffit de concentrer le liquide salivaire par l'évaporation pour obtenir constamment la réaction caractéristique.

Pettenkofer a prétendu que le sulfocyanogène dans la salive se trouve associé à du fer et à du plomb. Kletzinski a émis aussi l'opinion que le sulfocyanure de potassium avait pour but d'empêcher le développement de la fermentation dans le dépôt salivaire.

(*a*) Payen, *Mémoire sur l'amidon, la dextrine et la diastase* (*Mém. de l'Acad. des sciences, sav. étrang.*, t. VIII). — Dubrunfaut, *Mém. sur la saccharification des fécules* (*Mém. de la Soc. centrale d'agriculture*, 1823 ; *Agriculteur manufacturier*, 1830). — Payen et Persoz, *Mém. sur la diastase, les principaux produits de ses réactions et leurs applications aux arts industriels* (*Ann. de chimie et de physique*, 1833). — Mialhe, *Mém. sur la digestion et l'assimilation des matières amyloïdes et sucrées*, 1846. — Blondlot, *Recherches sur la digestion des matières amylacées*, 1853. — Cl. Bernard et Barreswill, *Recherches expérimentales sur les phénom. chimiques de la digestion* (*Comptes rendus de l'Ac. des sc.*, 1845). — Liebig, *Traité de chimie organique*, 1844. — Frerichs, *Die Verdauung* (*Wagner's*

milieu acide de la digestion stomacale ne peut par lui-même transformer les matières féculentes en sucre, il favorise au contraire l'action de la salive sur ces substances. Aussi, lorsque les matières féculentes ne sont pas insalivées, elles restent dans la cavité stomacale à l'état de corps étranger, jusqu'à ce qu'elles soient expulsées par les mouvements péristaltiques; elles passent alors dans l'intestin et vont subir l'action du pancréas, qui, ainsi que l'ont démontré Bouchardat et Sandras, peut digérer ces substances.

Aussi les individus atteints de dyspepsie buccale, ou, comme on dit avec raison, *de dyspepsie des féculents* ou *dyspepsie amylacée,* éprouvent-ils, à la suite d'une alimentation exclusivement végétale, des troubles qui caractérisent surtout la dyspepsie atonique; ils ont de la lourdeur, de la pesanteur, des tiraillements d'estomac, symptômes indiquant que la digestion stomacale ne peut s'accomplir. Dyspepsie buccale.

Quels remèdes prescrirez-vous à ces malades? La première place ici encore appartient à la diététique. Aux personnes atteintes de cette affection, recommandez l'abstinence des féculents, et, si elles ne peuvent se soumettre à ce régime, limitez autant que possible la quantité des féculents, et faites-les prendre à l'état de purée, afin de détruire leur enveloppe protectrice, enveloppe qui s'oppose à l'imprégnation salivaire. Recommandez de manger lentement, de mastiquer avec soin, surtout s'il s'agit de pain ou de pommes de terre frites. Diététique.

Déjà, dans une leçon précédente, j'ai insisté sur ce point,

Handworterbuch der Physiologie, t. III). — Cl. Bernard, *Leçons de physiologie expérim. faites en* 1855, t. II. — Cl. Bernard, *Mém. sur le rôle de la salive dans les phénomènes de la digestion* (*Arch. gén. de médecine*, 4e série, 1847.) — Smith, *Expériences sur la digestion* (*J. de physiologie*, t. I). — Smith et Brown-Sequard, *Expériences sur la transformation de l'amidon en glucose dans l'estomac* (*J. de physiologie*, 1858, t. I). — Longet, *Traité de physiologie*, t. I. — Béclard, *Traité de physiologie*. — Coutaret, *Essai sur la dyspepsie*, 1872. — Duquesnel, *Sur la diastase et les préparations de malt* (*Bull. de thérap.*, t. LXXXVII, 1874).

mais je crois bon d'y revenir; cette dyspepsie des féculents est, en effet, une maladie fréquente chez les personnes qui, par leur profession, sont obligées de manger rapidement, comme les médecins, par exemple. Aussi faut-il, autant que possible, ne point faire entrer dans l'ordonnance des repas de ces personnes, et en particulier dans celle du déjeuner, qui est absorbé trop rapidement, une quantité surabondante de pain et de féculents. A cet égard, suivons l'exemple du Yankee, qui met si bien en vigueur le « *Times is money,* » et qui remplace notre déjeuner par le lunch. Debout devant un comptoir, il mange aussi rapidement que possible une assez grande quantité d'aliments, mais il a soin de ne prendre que des viandes froides et très-peu de féculents.

Comme vous le voyez, nous pouvons résumer, comme l'a fait Mialhe (*a*), les conditions diététiques par ces deux mots : abstinence relative des féculents d'une part, et mastication complète et prolongée d'autre part.

Quant au traitement pharmaceutique, il consiste dans l'emploi de la diastase, emploi basé sur les plus saines données de la physiologie. Nous avons vu que, lorsque l'estomac ne sécrétait pas assez de suc gastrique, il fallait donner de la pepsine et une médication acide; l'emploi de la diastase est tout aussi indiqué dans la dyspepsie amylacée; en effet, l'identité de la diastase découverte par Dubrunfaut et isolée par Payen et Persoz (1) dans les graines des céréales en

De la diastase végétale.

(1) La diastase est le principe actif de la salive, isolé par Mialhe, qui lui a donné le nom de diastase animale pour le distinguer de la diastase végétale ou maltine, découverte par Dubrunfaut. C'est en 1830 que Dubrunfaut a constaté dans l'orge germée un principe capable de transformer la fécule en sucre, et c'est en 1833 que cette matière a été isolée par Payen et Persoz. Ces deux observateurs ont démontré que, sous l'influence de la diastase, la fécule se transforme d'abord en une matière soluble (*dextrine*), qui devient ensuite du *glucose* ou sucre de raisin.

(*a*) Mialhe, *Sur la dyspepsie par défaut de mastication suffisante du bol alimentaire* (*Société d'hydrologie*, t. XII, p. 179).

germination, avec la diastase animale de Mialhe, est complète, et l'une comme l'autre jouit de la propriété de transformer l'amidon en sucre.

Coutaret a fait beaucoup pour l'application de cette diastase à la thérapeutique, et c'est en suivant ses préceptes et ceux de Duquesnel, qui a donné une étude fort intéressante de ces produits diastasés, que nous connaissons aujourd'hui les applications les plus favorables de ces substances, qui sont : la diastase ou maltine, les extraits et les élixirs de malt.

On obtient la diastase en faisant une infusion à 30 degrés d'orge germée moulue, puis en coagulant l'albumine par la chaleur à 70 degrés et en précipitant la diastase par l'alcool absolu ; c'est le procédé de Payen et de Persoz; il donne un produit impur. Les procédés de Berthelot et de Schützenberger fournissent des diastases beaucoup plus pures (1).

(1) La diastase se prépare de la manière suivante (Berthelot, *Traité de chimie*) :

L'orge germée, desséchée à une température de 50 degrés centigrades et privée de ses germes par l'opération du toureillage, est réduite en poudre grossière et mise à macérer, pendant une heure ou deux, dans deux fois son volume d'eau à 30 degrés.

Lorsque la macération est terminée, on passe le tout le plus rapidement possible sur un linge mouillé et peu serré, puis on exprime.

Le liquide obtenu est chauffé à 70 degrés, dans un bain-marie maintenu exactement à 75 degrés. Dès que l'albumine est coagulée, on passe de nouveau sur un linge, ou mieux on filtre au papier, si le volume du liquide n'est pas trop considérable. On laisse refroidir et on verse dans la liqueur de l'alcool absolu, ou à défaut très-concentré, en agitant, afin d'éviter que l'alcool se trouve en excès là où il tombe. Il faut employer pour cette opération un volume d'alcool assez considérable, c'est-à-dire sept à huit fois au moins celui de la liqueur.

La diastase, insoluble dans l'alcool, se précipite alors sous forme de flocons blancs, que l'on recueille sur un filtre, que l'on enlève humide et que l'on étend sur une lame de verre où on les dessèche rapidement dans un courant d'air ou mieux dans une étuve chauffée à 40 degrés au maximum.

Le produit obtenu est pulvérisé et renfermé dans des flacons bien desséchés. Le rendement de 1 kilogramme d'orge germée est d'environ 15 grammes de cette diastase.

Pour obtenir un produit plus pur, tout à fait incolore, on redissout celle-ci dans l'eau distillée et on la précipite de nouveau par l'alcool. En répétant plusieurs fois cette opération, on arrive

Cette diastase ou maltine, lorsqu'elle est desséchée, constitue une poudre blanche azotée, sans saveur, amorphe, soluble dans l'eau et dans les solutions alcooliques faibles, insoluble dans l'alcool absolu, et qui perd, comme l'a montré Bou-

à obtenir la diastase tout à fait blanche.

Duquesnel indique de plus le procédé suivant, dû à Schützenberger : On fait une macération à 0 degré d'orge germée et additionnée d'une petite quantité d'acide phosphorique (soit 1 gramme d'acide phosphorique concentré pour 100 grammes d'orge); on passe, on exprime, et on neutralise exactement les liquides par de l'eau de chaux. Le précipité de phosphate tribasique de chaux renferme la diastase. On le recueille sur un filtre et, après égouttage, on lave le filtre avec de l'eau légèrement acidulée par l'acide phosphorique. La diastase se redissout avec le phosphate de chaux et peut être facilement précipitée par l'alcool absolu.

La diastase, qui jouit de la propriété de transformer en sucre deux mille fois son poids d'amidon, commence à exercer son action sur l'amidon hydraté à 15 degrés, atteint son maximum d'intensité vers 70 degrés, mais perd ses qualités vers 85 degrés. C'est là sans doute, dit Duquesnel, ce qui explique les propriétés absolument négatives d'un grand nombre de préparations qui ont été faites à une température supérieure à 70 degrés. Aussi doit-on toujours essayer la diastase dont on veut faire usage. Voici, d'après Duquesnel, la méthode à suivre :

On pèse dans un flacon à large ouverture 10 grammes d'empois d'amidon à 10 pour 100, et on ajoute 5 centigrammes de la diastase à examiner ; on mélange bien le tout avec une baguette et on chauffe au bain-marie maintenu à la température de 60 degrés.

Au bout d'un temps assez court, on voit, si la diastase est active, l'empois se désagréger, se liquéfier, et perdre peu à peu la propriété de se colorer en bleu par l'iode, propriété qui finit par disparaître tout à fait, et souvent en moins d'une heure, si la quantité d'amidon n'est pas trop grande pour la diastase employée. A ce moment, la transformation est complète. Mais, si l'on veut mesurer la puissance de saccharification de la diastase, il faut avoir soin d'employer au contraire un excès d'empois.

Lorsque la réaction est terminée, c'est-à-dire après plusieurs heures (six environ), pour être sûr de n'avoir pas arrêté trop tôt l'opération, on complète, avec de l'eau distillée ajoutée dans le flacon à large ouverture, un volume de 100 centimètres cubes ; on agite avec soin, on filtre, et, dans cette liqueur claire, on reconnaît la présence du glucose et on le dose à l'aide d'une liqueur de Fehling titrée, qui n'agit pas sur la solution obtenue dans un flacon témoin contenant de l'empois d'amidon et chauffé dans les mêmes conditions, mais ne renfermant pas de diastase (*a*).

(*a*) Duquesnel (*Bull. de thérap.*, t. LXXXVII, p. 75).

chardat, ses propriétés, lorsqu'elle est mélangée à certaines substances (1), telles que les alcalis et les acides forts.

Des préparations de malt.

Vous pourrez vous servir de cette maltine à la dose de 10 ou 20 centigrammes, ou bien encore soit de la poudre de malt à la dose de 50 centigrammes à 1 gramme, soit de l'extrait de malt à la dose de 1 à 2 grammes (2).

On a fait un sirop d'extrait de malt; mais la préparation la meilleure, à mon avis, est à coup sûr l'élixir de Duquesnel (3), élixir dont on donne une cuillerée à bouche au commencement des repas. Vous pouvez aussi vous servir des bières de malt, mais cependant avec plus de réserve, car beaucoup de ces préparations ne contiennent que peu, et quelquefois même ne contiennent pas de diastase.

Dyspepsie intestinale.

L'étude de la dyspepsie intestinale est plus compliquée que la précédente, et cela résulte des fonctions multiples que remplit l'intestin au point de vue de la digestion. Trois éléments concourent à cet acte particulier : le suc intestinal, la bile et le suc pancréatique.

Du suc intestinal.

Résumons les notions physiologiques que nous possédons

(1) Coutaret s'est beaucoup occupé de cette question et a donné un bon procédé pour préparer la *maltine*. Cette substance se présente sous l'aspect d'une poudre jaune blanchâtre, amorphe, incristallisable, d'une forte odeur d'orge germée ; assez soluble dans l'eau si elle est fraîche ; peu soluble dans l'alcool et dans l'éther, insoluble dans l'alcool absolu. Les sels de mercure, de plomb, de cadmium, de tannin, forment avec elle des précipités insolubles ; les sels de chaux et de baryte la précipitent de ses solutions dans l'eau distillée. Comme l'a montré Coutaret, les fécules ne sont pas toutes attaquées aussi facilement ; ainsi les fécules de riz, d'orge et d'avoine sont les plus saccharifiables.

(2) La diastase peut s'administrer : 1° en poudre (50 centigr. à 1 gr.); 2° en pastilles ; 3° en sirop ; 4° en élixir ; 5° en bière, dite de malt :

Pastilles (Coutaret).

Maltine	0,05
Bicarbonate de soude	0,05
Magnésie calcinée	0,10
Sucre	Q. S.

Pour une pastille.

Sirop de malt.

Extrait de malt	2 part.
Sirop simple	20 »

(3) Elixir Duquesnel :

Extrait de malt	2 part.
Sirop simple	20 »
Vin de Lunel ou de Malaga	20 »

sur l'action de ces trois produits de sécrétion. Les physiologistes ne sont pas tous d'accord pour reconnaître au suc intestinal une action digestive propre (1). Pour les uns, ce suc, qui est légèrement alcalin et albumineux, émulsionnerait les graisses, transformerait l'amidon en sucre, à la manière du suc pancréatique, et aurait une action sur la digestion des matières albuminoïdes; pour les autres physiologistes, ce suc n'aurait aucune propriété digestive.

On comprend que le problème soit rendu difficile par l'impossibilité d'isoler chacune des sécrétions des différents

(1) On trouve dans l'intestin, outre le mélange formé par la salive et le suc gastrique, la bile et le suc pancréatique, un liquide composé de suc intestinal et de mucus et secrété par les glandes tubuleuses de Lieberkühn, les follicules et les glandes de Brünner.

Longtemps le rôle de ce suc intestinal a été méconnu; mais aujourd'hui il est mis en lumière, grâce aux travaux et aux expériences de Haller, Leuret et Lassaigne, Frerichs, Bidder et Schmidt, Busch (de Bonn), Dieffenbach (de Berlin), O. Funke, Kölliker et Müller, Colin, etc.

Le suc intestinal est un liquide incolore, visqueux, de réaction acide, incoagulable par la chaleur et donnant par l'alcool et les sels métalliques un abondant précipité. Sa densité, à la température de 15 degrés, est de 1,010. Voici, d'après Bidder et Schmidt, la composition de ce suc chez le chien, et sa composition chez le cheval, d'après Colin et Lassaigne :

Suc intestinal de chien.
(Bidder et Schmidt.)

Eau	98,0
Matières organiques	0,5
Sels	1,5

Suc intestinal de cheval.
(Colin et Lassaigne.)

Eau	98,1
Matières organiques	0,45
Sels	1,45

D'après les travaux de O. Funke, qui expérimentait sur des lapins, et ceux de Kölliker et Müller, qui opéraient sur des chats, le suc intestinal serait différent chez l'herbivore et le carnivore : celui de l'herbivore n'a pas d'effet sur l'albumine, tandis que celui des carnivores digère bien l'albumine (*a*).

(*a*) Haller, *Elem. physiol.*, VII. — Tiedemann et Gmelin, *Recherches exp. physiol. et chimiques sur la digestion*, trad. de Jourdan, 1827. — Leuret et Lassaigne, *Recherches pour servir à l'histoire de la digestion.* — Frerichs, *Die Verdauung* (*Wagner's Handworterbuch der Physiologie*, t. III). — Lehmann, *Lehrbuch der physiologischen Chemie*, t. II. — Bidder et Schmidt, *Die Verdauungssafte.* — Colin, *Traité de physiologie comparée des animaux domestiques*, 1854. — Busch, *Beiträge zur Physiologie der Verdauungsorgane* (*Archiv für pathologische Anatomie und Physiologie*, 1858). — Funke, *Lehrbuch der Physiologie.* — Kölliker et Müller, *Ueber das physiol. Institut zu Würzburg*, I Bericht, p. 221; II Bericht, p. 77.

groupes de glandes de l'intestin, et que, selon le point où on a recueilli le suc intestinal, on ait obtenu des résultats différents; mais, si la physiologie est impuissante à résoudre le problème, au point de vue clinique nous avons des données importantes fournies par les expérimentations faites dans les cas d'anus contre nature, et les expériences de Busch (de Bonn) et de Dieffenbach (de Berlin) nous paraissent, à cet égard, démonstratives.

Il s'agit de malades qui avaient un anus contre nature placé à une partie très-élevée de l'intestin; et, dans ces cas, des sachets contenant des matières albuminoïdes furent introduits par le bout inférieur de l'intestin, au niveau de l'anus contre nature, et furent retrouvés dans les matières fécales complétement vides. Il n'est donc pas douteux que le suc intestinal possède par lui-même une action digestive, sinon considérable, mais du moins bien réelle, et c'est là un fait d'une certaine importance et qui sert de base à l'opération proposée par Surmay (de Ham) dans les cas d'oblitération du pylore, opération qui consiste à ouvrir le duodénum et à pratiquer l'entérostomie.

De la bile.

Quant à la bile (1), les physiologistes sont encore en désaccord; les uns voulant que ce liquide soit seulement excrémentitiel, les autres lui faisant jouer un rôle important et notable dans la digestion. Ici encore, la clinique nous montre de quel côté est la vérité; en effet, chez les individus à fistule biliaire, chez lesquels la bile sort au dehors au lieu d'être déversée dans l'intestin, il survient des troubles profonds dans la nutrition; ils maigrissent et succombent au désordre apporté à la digestion intestinale.

(1) La bile versée dans le duodénum par le canal cholédoque est un liquide demi-transparent, vert jaunatre, visqueux et filant, d'une saveur amère, d'une odeur nauséabonde. Sa réaction, sur laquelle influe, du reste, d'après Cl. Bernard, le genre de nourriture, est ordinairement alcaline. Sa densité varie entre 1020 et 1026. La sécrétion de ce liquide est

Il faut donc que ce liquide ait une action réelle dans la digestion intestinale, action qu'on peut résumer ainsi : la bile excite par sa présence les contractions intestinales, tout en lubréfiant les parois de ce conduit, et ceci est si vrai que, chez les individus atteints d'oblitération des conduits biliaires, la constipation est presque toujours la règle ; la présence de ce liquide alcalin facilite aussi la pénétration du chyle à travers la muqueuse intestinale ; enfin, peut-être, la bile, par ses propriétés alcalines, vient-elle aider l'émulsion des graisses et compléter l'action du pancréas.

Du pancréas. S'il existe de nombreuses controverses sur l'action digestive réelle du suc intestinal et de la bile, tous les physiologistes sont d'accord pour reconnaître l'action prédominante du suc pancréatique (1) dans cette digestion intestinale, suc

plus abondante au moment de la digestion, elle varie aussi sous l'influence des températures des maladies, et après l'absorption de certains médicaments.

Voici quelle serait sa composition, d'après le professeur Ch. Robin :

Eau	915,00	à	919,90
Chlorure de sodium	2,77	à	3,50
Phosphate de soude	1,60	à	2,50
Phosphate de potasse	0,75	à	1,50
Phosphate de chaux	0,50	à	1,35
Phosphate de magnésie	0,45	à	0,80
Sels de fer	0,15	à	0,30
— de manganèse	Traces.		
Silice	0,03	à	0,66
Taurocholate ou choléate de soude	56,50	à	106,60
Glycocholate ou cholate de soude	Traces.		
Leucine, tyrosine, urée (traces)	Non dosées.		
Choline	Traces.		
Cholestérine	1,60	à	2,66
Lécithine, Margarine, oléine et tr. de savon	3,20	à	31,00
Biliverdine	14,00	à	30,00
Mucosine (traces)	Non dosée.		

(1) Le suc pancréatique est versé dans le duodénum par deux canaux distincts : celui de Wirsung et le canal pancréatique accessoire. La sécrétion de ce suc est intermittente et, comme la bile, plus abondante au moment des repas. Cl. Bernard a démontré aussi que lorsqu'on pratique une fistule à un animal, le liquide recueilli au commencement de l'expérience est filant (ce serait le suc pancréatique normal), tandis qu'à la fin de l'expérience il devient aqueux. L'action de ce suc a été étudiée par beaucoup d'auteurs (Tiedemann et Gmelin, Purkinje et Pappenhein), mais surtout par Valentin, à Berne, en 1844, et par Bouchardat et Sandras à la même époque, à Paris. Valentin, Bouchar-

pancréatique qui possède les trois propriétés suivantes : d'abord, comme l'ont démontré Bouchardat et Sandras à Paris, et Valentin à Berne, de saccharifier les matières albuminoïdes; puis de transformer les matières albuminoïdes en peptones, et ce fait, entrevu par Eberle, Purkinje et Pappenheim, a été définitivement démontré par les expériences de Claude Bernard et de Corvisart; enfin il jouit aussi de cette curieuse propriété d'émulsionner les matières grasses, en les dédoublant en glycérine et acides gras (*a*). Et, messieurs, ne croyez pas que ces trois actions soient peu marquées; les chiffres suivants vous montrent la puissance digestive du suc pancréatique.

dat et Sandras se servaient, pour ces expériences, de suc pancréatique artificiel obtenu par la macération dans l'eau de morceaux de pancréas. C'est Eberle qui, le premier, en 1834, signala l'action du suc pancréatique sur les graisses. Bouchardat et Sandras ont insisté particulièrement sur les propriétés saccharifiantes de ce suc, et Donders, par ses expériences sur des animaux, auxquels il pratiqua une fistule, a mis ce fait hors de doute.

En 1846, Cl. Bernard montre la propriété qu'a le suc pancréatique d'émulsionner les corps gras en les dédoublant en acides gras et en glycérine.

La propriété de digérer les matières albuminoïdes a été contestée par Keferstein et Hallwachs ; elle a été admise par Corvisart, Brinton, Meissner, etc.

Nous donnons deux analyses de suc pancréatique, l'une due à Tiedemann et Gmelin, et l'autre à Bedder et Schmidt :

Suc pancréatique du chien.
(Tiedemann et Gmelin)

Eau	91,72
Matière organique analogue à l'albumine (et sels insolubles)	3,55
Matière soluble dans l'alcool (et sels solubles dans l'alcool)	3,86
Matière soluble dans l'eau (et sels solubles dans l'eau)	1,53

Suc pancréatique du chien.
(Bedder et Schmidt.)

Eau	90,08
Mat. org. { Pancréatine. / Mucus }	9,04
Sels	0,84

(*a*) Purkinje et Pappenheim, *Zur Kentniss der Verdauung in gesunden und kranken Zustand*, 1836. — Magendie et Rayer, *Compt. rend. de l'Acad. des sc.* — C. Bernard, *Recherches sur les usages du suc pancréatique dans la digestion*, (*Ann. de Chimie*, XXV, 1845). — Bouchardat et Sandras, *Ann. de Thérap.*, 1843, id., 1845. — C. Bernard, *Annales de Chimie*, XXV, 3e partie, 1846, et *Cours de physiologie professé au Collége de France*, 1855-1856. — Lenz, *De adipis concoctione, etc.*, Mitaviæ, 1850. — Bidder et Schmidt, *Traité des maladies du foie*, trad. franç. par Dumenil et Pellagot, 1852. — Corvisart, *Sur une fonction peu*

Ainsi, la pancréatine, produit actif que Defresne a retiré en faisant agir l'éther sur le pancréas, peut convertir neuf fois son poids d'amidon en sucre, émulsionner vingt-quatre fois son poids de corps gras et peptoniser trente fois son poids d'albumine cuite. Le pancréas est donc, vous le voyez, une des glandes les plus actives et les plus puissantes au point de vue de la digestion de l'intestin, et on comprend le rôle important qu'elle doit jouer pour compléter l'action digestive des cavités buccale et intestinale.

Toutes les actions digestives que nous venons d'énumérer se produisent presque exclusivement dans l'intestin grêle et paraissent cesser dans le gros intestin. Aussi les physiologistes qui veulent faire jouer un rôle important au cæcum dans la digestion intestinale sont-ils forcés de prendre leurs exemples, non chez l'homme, mais chez certains herbivores qui ont cette portion de l'intestin très-développée.

De la dyspepsie iléo-cæcale.

Chez l'homme, le cæcum n'est plus qu'un vestige (1), et le rôle qu'il est appelé à jouer dans la digestion intestinale est très-minime, si tant est même qu'il existe; aussi sommes-nous porté à croire que cette variété de dyspepsie, admise par Bachelet, de Lyon, sous le nom d'*iléo-cæcale*, n'a

(1) Ce sont surtout les herbivores qui ont le cæcum le plus volumineux; ainsi chez le cheval il forme une poche ayant une capacité de 35 litres; il est aussi très-grand chez les rongeurs herbivores, tels que le lapin, le lièvre, le porc-épic, etc.; il existe à peine, au contraire, chez les animaux qui se nourrissent de substances animales, tels que le chien et les chats; il est aussi rudimentaire chez le lion et le tigre.

connue du pancréas (*Gaz. hebd.*, 1857). — *Fonction énergique du pancréas sur les aliments azotés* (*Gaz. hebd.*, 1860). — Brinton, *Observat. on the action of the Pancreatic juice on albumen* (*Duclin Quaterly Journal of medical science*, 1859). —Van den Corput, *Union pharmaceutique*, 1re année 1864, et *Union médicale*, 3e série, t VIII, 1869. — Chauvin, *Note sur le suc pancréatique* (*Bull. de l'Acad. de méd.*, t. XXXIV, 1869, et *Union médicale*, 3e série, t. VIII, 1869). — Laborde, *Tribune médicale*, décembre 1874, p. 118. — Huchard. *Union médicale*, 3e série, t. XVIII, 1874, p. 766 et 779. — Defresne, *Recherches expérimentales sur le rôle physiologique et thérapeutique de la pancréatine*, 1875.

réellement pas droit de cité dans le groupe des troubles fonctionnels de la digestion et ne mérite pas une description spéciale (1). Vous verrez que cette absence de fonction digestive proprement dite dans le gros intestin a d'autres conséquences, lorsque je vous parlerai des lavements nutritifs et que je vous montrerai alors le peu de résultats obtenus par ce mode d'administration des aliments.

Lorsque je vous ai exposé la dyspepsie buccale ou amylacée, je vous ai fait voir que les symptômes de cette dyspepsie se traduisaient par des phénomènes stomacaux; à son tour la dyspepsie stomacale peut produire des phénomènes intestinaux. Je vous ai montré que, dans la dyspepsie putride, dans laquelle la sécrétion du suc gastrique n'est pas suffisante, les matières albuminoïdes passent sans être peptonisées dans le tube digestif, et si la sécrétion du suc pancréatique n'est pas assez abondante pour compléter cette digestion, on comprend que ces substances non digérées agissent comme corps étrangers dans l'intestin et déterminent des coliques plus ou moins vives.

D'ailleurs, vous en avez le tableau exact dans l'indigestion *a crapulâ*, dans laquelle non-seulement les individus vomissent les aliments ingérés en trop grande quantité, mais encore éprouvent des coliques et une diarrhée plus ou moins abondante.

(1) Bachelet (de Lyon) insiste beaucoup sur les rapports anatomiques du gros intestin, qui recouvre à peu près l'estomac, et, pour lui, les douleurs prétendues stomacales dont se plaignent un grand nombre de dyspeptiques, auraient pour siége le côlon transverse. De plus, Bachelet attribue au gros intestin et au cæcum la digestion des aliments non azotés, et comme l'assimilation des graisses et des féculents ne peut se faire dans ce cas, il expliquerait ainsi, non-seulement l'amaigrissement considérable que présentent certains dyspeptiques, mais encore les altérations de la respiration qu'on remarque dans ces cas (*a*).

(*a*) Bachelet, *Nouveau guide du dyspeptique. Recherches sur la dyspepsie iléo-cæcale* (*Union médicale*, n° 116, 1874, et Paris, 1865).

Mais il est un point de la question fort intéressant, c'est de connaître ce que deviennent les substances peptonisées lorsqu'elles arrivent dans la première portion du duodénum. Nous savons que la peptonisation ne se fait que dans un milieu acide; arrivées à l'ampoule de Vater, à laquelle aboutissent les canaux biliaires et le canal pancréatique, les substances peptonisées trouvent un milieu alcalin et le travail de peptonisation par le suc gastrique doit cesser ; il n'existe plus alors que les parapeptones de Meissner, c'est-à-dire cette précipitation qui se produit dans les peptones acides lorsqu'on vient à les neutraliser.

Ce phénomène, qui est de toute évidence, montre que la théorie de Leven, qui veut que les substances alimentaires ne fassent que traverser l'estomac pour passer dans l'intestin, qui serait l'endroit où s'accompliraient les actes chimiques de la digestion, n'est pas absolument conforme aux faits physiologiques, puisque nous voyons cette peptonisation cesser au niveau du duodénum. Il faut donc admettre, avec Richet, que les aliments restent dans l'estomac un temps suffisant pour que la peptonisation des matières albuminoïdes se fasse, et que ce n'est qu'après l'accomplissement de cet acte que les peptones passent dans l'intestin et sont absorbées à l'état neutre ou alcalin par les parois de l'intestin.

Ce fait est important; il nous montre que le passage trop rapide des aliments de l'estomac dans l'intestin, par suite d'un travail exagéré de la tunique musculaire, sera une cause de dyspepsie intestinale, dyspepsie résultant de la présence dans l'intestin d'une trop grande quantité de substances devant être digérées par le pancréas. D'autre fois c'est le pylore qui, n'accomplissant pas son rôle de portier de l'estomac (πύλη, porte; οὖρος, gardien), laissera passer des substances non peptonisées. Cette incontinence du pylore, que Louis de Séré a signalée l'un des premiers, a toujours pour conséquence des troubles dyspeptiques intestinaux (1).

Toujours est-il que la dyspepsie intestinale, qu'elle résulte soit d'une digestion incomplète des substances albuminoïdes et amylacées, soit d'une abondance trop grande de substances grasses, soit d'une sécrétion insuffisante du suc pancréatique ou de la bile, se traduit en résumé par les symptômes suivants : Le malade éprouve, à une période toujours avancée de la digestion (2), des douleurs abdominales plus ou moins vives ; il a des borborygmes, des coliques, une distension plus ou moins considérable des anses intestinales ; et enfin, il survient une diarrhée plus ou moins abondante. Quel traitement devons-nous opposer à cet ordre de symptômes?

De même que nous avons conseillé la pepsine contre les troubles fonctionnels de la digestion stomacale, la diastase dans la digestion buccale, nous emploierons ici la pancréatine, et Defresne a rendu un véritable service à la thérapeutique en introduisant cette substance dans la matière médicale.

La pancréatine, obtenue par l'action de l'éther sur les pan- Pancréatine.

(1) Voici comment s'exprime L. de Séré à propos de cette incontinence du pylore :

« Le pylore peut commettre bien des négligences, il peut même perdre ses propriétés de contraction et rester relâché ; cette incontinence a pour effet d'empêcher le séjour des aliments dans l'estomac et de supprimer ainsi la digestion stomacale. » M. de Séré ajoute que dans d'autres cas, au contraire, il y a spasme douloureux du pylore, et que cet état, qui est dû le plus souvent à une irritation du plexus solaire, supprime également la digestion de l'estomac en paralysant la sécrétion du suc gastrique (*a*).

(2) Caulet a émis l'opinion que l'apparition tardive des phénomènes dyspeptiques n'était point suffisante pour admettre la dyspepsie intestinale. Il pense que la digestion s'opère à la fois dans toute l'étendue des portions actives du tube digestif. — La digestion intestinale commencerait, pour lui, en même temps que la digestion stomacale. Enfin Caulet admet que la dyspepsie tardive appartient à l'estomac et caractériserait surtout la dyspepsie atonique. (*Société d'hydrologie*, t. XVIII, 26, 1872-1873.)

(*a*) Louis de Séré, *Du rôle de l'estomac et du pylore dans la digestion*. Paris, 1874, p. 24.

créas, se présente à l'état visqueux, se prend en masse par la chaleur, et est précipitée de ses solutions par les alcools; à la température de 70 degrés, la pancréatine est détruite; les acides et les alcalis énergiques détruisent ses propriétés digestives, propriétés qui se manifestent cependant, dans un milieu très-faiblement acide ou alcalin.

Defresne a composé plusieurs préparations de cette pancréatine; il a fait des poudres, des pilules et un élixir. La poudre se donne soit dissoute dans l'eau, soit dans un cachet médicamenteux, à la dose de 50 à 60 centigrammes (1). Les pilules, contenant 20 centigrammes de pancréatine, se donnent à la dose de 3 à 5 avant les repas (2). L'élixir, enfin, est une bonne préparation, dont chaque cuillerée contient 25 centigrammes de substance active (3).

Toutes ces préparations seront administrées, soit au commencement, soit au milieu des repas, car la pancréatine doit être prise avec les aliments dont elle aide la digestion.

(1) Defresne prépare la pancréatine de la façon suivante : Les pancréas frais de porcs, étant broyés, sont placés avec de l'éther dans un récipient ; le tout est soumis à une température de 45 degrés pendant vingt-quatre heures. Après ce laps de temps, les parties glandulaires se trouvent complétement résolues en suc pancréatique, tandis que le tissu fibreux flotte à la surface du liquide. Ce suc pancréatique éthéré est ensuite évaporé dans l'espace d'une heure, sous l'influence d'un fort courant d'air à la température de 40 degrés. Obtenue par ce procédé, la pancréatine se présente sous la forme d'une poudre jaune pâle, très-soluble dans l'eau, d'une saveur franche et animalisée ; sa solution est visqueuse comme le suc pancréatique lui-même ; elle se prend en masse par la chaleur, comme du blanc d'œuf. L'alcool précipite la solution de pancréatine ; le précipité soluble dans l'eau est le ferment pancréatique, tandis que la partie liquide est inerte.

D'après Defresne, 1 gramme de pancréatine digère indistinctement : 120 grammes de fibrine, 45 grammes de viande fraîche, ou 30 grammes d'albumine cuite.

(2) Pilules de pancréatine (Defresne) :

Pancréatine..........	4 grammes.
Miel.................	50 centigr.
Poudre inerte........	Q. S.

F. S. A. 20 pilules argentées contenant chacune 20 centigrammes de pancréatine.

(3) Elixir de pancréatine :

Pancréatine..........	4
Vin blanc sec........	120
Sucre cristallisé......	175
Teinture de café.....	10

Enfin vous devrez aussi prolonger l'emploi de ces susbtances; c'est là un point sur lequel insiste notre collègue Huchard, qui nous a fait connaître le parti que l'on peut tirer de la pancréatine dans la dyspepsie gastro-intestinale (*a*).

Recommandez aussi à vos malades atteints de dyspepsie intestinale de surveiller leur nourriture et de ne prendre que des aliments très-nourrissants, mais sous un petit volume, pour ne pas trop faire fonctionner cette partie du tube digestif. Ordonnez un régime azoté sous un petit volume et évitez autant que possible les graisses, dont la digestion est faite exclusivement par le pancréas.

Nous aurions encore à nous occuper du traitement des coliques et des gaz intestinaux qui se développent dans ces cas. Nous avons vu, en effet, dans la dyspepsie stomacale, les perturbations apportées aux fonctions de la couche musculaire entraîner des désordres dyspeptiques spéciaux; de même, si on analyse les troubles produits dans la dyspepsie intestinale, on verrait qu'il faut faire une part aux troubles apportés à cette couche musculaire, et que, selon que les mouvements péristaltiques sont exagérés ou abolis, il survient des troubles plus ou moins profonds dans l'acte digestif. Mais, comme je me propose de consacrer une série de leçons au traitement des affections intestinales, je reviendrai sur ces points lorsque je vous exposerai la thérapeutique de la diarrhée et de la constipation.

Préparations eupeptiques.

Nous avons vu que pour le traitement des dyspepsies stomacales on avait fait des préparations multiples s'adressant à plusieurs formes de dyspepsie; on a fait aussi le même travail pour la dyspepsie en général, c'est-à-dire qu'on s'est efforcé de réunir dans des préparations multiples les prin-

(*a*) Huchard, *De la pancréatine dans les dyspepsies* (*Union médicale*, 1874, t. XVIII, p. 493 et 766; 1878, p. 181).

cipaux ferments de la digestion, et on a ainsi composé des mélanges de diastase, de pepsine et de pancréatine. Telles sont les préparations eupeptiques de Tisy, le vin de Chassaing à la pepsine et à la diastase, l'élixir de Grey, etc., etc. Vous pourrez tirer parti de ces préparations, tout en reconnaissant cependant que, dans la plupart des cas, l'étude attentive des différents symptômes présentés par le malade pourra permettre d'établir à quel ferment vous devrez plus particulièrement vous adresser.

Dans la prochaine leçon, je me propose d'étudier devant vous la thérapeutique des dyspepsies secondaires.

TREIZIÈME LEÇON

DES DYSPEPSIES SECONDAIRES.

SOMMAIRE. — Dyspepsies secondaires. — Dyspepsies cardiaque, hépatique, tabétique. — Dyspepsie chlorotique. — Inconvénient de la médication ferrugineuse. — Dyspepsies diathésique, scrofuleuse, herpétique, arthritique. — Des désordres consécutifs aux dyspepsies. — Formes multiples des dyspepsies. — Conclusions.

Messieurs, lorsque je vous ai tracé le cadre des dyspepsies et les divisions que j'établissais dans ce groupe des troubles fonctionnels de l'estomac, je vous ai dit qu'il existait des dyspepsies secondaires qui nécessitaient un traitement spécial s'adressant plus à la cause même du trouble fonctionnel qu'au désordre de l'estomac. Sans traiter ici complétement ce sujet, ce qui exigerait plusieurs leçons, sujet que vous trouverez d'ailleurs bien exposé dans la plupart des ouvrages, et en particulier dans la remarquable étude de mon collègue Raymond sur les dyspepsies (*a*), je veux cependant appeler votre attention sur deux ou trois variétés de ce groupe des dyspepsies.

Ici nous avons à nous occuper des dyspepsies à deux points de vue principaux : d'abord par rapport aux affections dont elles sont une manifestation, puis par rapport aux maladies qui peuvent à leur tour avoir pour origine les troubles fonctionnels de l'estomac.

Des dyspepsies secondaires.

Les affections locales qui peuvent se manifester par ces symptômes stomacaux sont nombreuses, et nous avons déjà parlé, à propos d'un traitement du vomissement, des dyspep-

(*a*) Raymond, *Des Dyspepsies*. Thèse d'agrégation, 1878.

sies qui ont pour point de départ l'utérus et les reins. Je ne reviendrai donc pas sur ce point et ne veux vous signaler ici très-rapidement que les troubles fonctionnels de l'estomac qui accompagnent les maladies du cœur, celles du foie et les lésions du système nerveux.

Dyspepsie cardiaque.

Raynaud et plus récemment le professeur Germain Sée ont montré que certaines affections du cœur à forme larvée pouvaient se traduire par des troubles de la digestion; ce sont là de véritables dyspepsies cardiaques. Quant au foie, Sénac nous a signalé l'importance des troubles fonctionnels de l'estomac pour le diagnostic de la gravelle hépatique; on voit en effet, en dehors des crises douloureuses, se montrer, presque constamment, chez les individus qui portent des calculs dans les voies biliaires, une dyspepsie plus ou moins tenace, à forme douloureuse, et revenant chaque jour par accès, apparaissant surtout vers le soir; ces symptômes de dyspepsie hépatique ne disparaissent que lorsque le malade est débarrassé de tous ses calculs biliaires.

Dyspepsie hépatique.

Quant au système nerveux, tous, vous connaissez les vomissements qui surviennent à la suite des affections cérébrales et en particulier de celles des méninges; les lésions de la moelle ont aussi une action marquée sur le développement des troubles dyspeptiques. Vous avez pu voir dans notre salle d'hommes, au numéro 7, un bel exemple de ces crises stomacales dans le cours d'un tabes dorsalis, crises dont le professeur Charcot nous a donné le premier une si belle description; il s'agissait de ce jeune tabétique âgé de trente-deux ans, qui éprouvait du côté de l'estomac des crises douloureuses avec sensation de crampes et de resserrement de la région stomacale. Ces accès étaient fort pénibles et notre thérapeutique a été impuissante à faire disparaître ces symptômes douloureux.

Dyspepsie tabétique.

J'ai moi-même observé parmi mes clients un fait encore

plus caractéristique; il s'agissait d'un jeune homme qui, depuis des années, était atteint d'une dyspepsie douloureuse avec vomissements, dyspepsie qu'aucun traitement n'avait pu améliorer; puis, apparurent alors les premiers symptômes de l'ataxie locomotrice, qui suivit sa marche progressive et fatale. Ici, comme vous le voyez, la dyspepsie tabétique avait précédé de beaucoup l'apparition des phénomènes médullaires.

Les altérations du sang donnent lieu aussi à des dyspepsies, et l'une des plus fréquentes est à coup sûr celle que l'on constate chez les anémiques. Presque toutes les chlorotiques, en effet, sont dyspeptiques, et c'est là un fait qui, par sa fréquence, s'impose à l'observation. Je ne puis ni ne veux étudier entièrement le traitement de la chlorose et de l'anémie, mais dès maintenant je désire vous mettre en garde contre les inconvénients d'une médication habituelle dans ces cas, je veux parler de l'emploi du fer. Dyspepsie chlorotique.

Déjà je me suis élevé contre l'abus des préparations martiales (*a*), et j'ai tâché de montrer que par l'alimentation l'homme introduit dans l'économie une quantité de fer plus que suffisante pour réparer les pertes de fer que pourrait amener la diminution dans le nombre des globules (1).

(1) Depuis longtemps, depuis que Galeati, Menghini, Badia (*b*), ont constaté la présence du fer dans le sang, depuis les travaux de Berzélius, Prevost et Dumas, Andral et Gavarret, Lecanu, Mulder, Robin et Verdeil, Denis, E. Simon, Lehmann, Mialhe, Boussingault, etc., le fer et les préparations martiales ont été fort employés dans le traitement de l'anémie. A la séance du 26 avril 1876, à la Société de thérapeutique, Dujardin-

(*a*) Dujardin-Beaumetz, *Réflexions critiques sur l'emploi du fer dans le traitement de la chlorose* (*Bull. de Thérapeutique*, 1876, t. XC).

(*b*) Galeati, *De ferreis particulis quæ in corporibus reperiuntur* (*Instit. Bonon. Comment.*, 1746, t. II, part. 2, p. 20). — Menghini, *De ferrearum particularum sede in sanguine* (*Instit. Bonon. Commentarii*, 1876, t. II, part. 2, p. 244 et part. 3, p. 475). — Badia, *Opusculi scientifiche e filologici* (Venezia, t. XVIII, p. 242). — Hoffman, *De genuina chlorosis indole, origine et curatione* (*Op. omn.*, p. 390. Genève, 1753.)

Me basant sur les travaux modernes, j'ai démontré que chez une femme pesant 60 kilogrammes la quantité de fer renfermée dans son corps ne dépassait pas 6g,454 et que le sang n'en renfermait que 2 à 2g,50 et, qu'en admettant un haut degré d'anémie, ce chiffre ne s'abaisserait que de 10 à 50 centigrammes; d'autre part, si on se reporte aux travaux de Boussingault, on voit que la ration du soldat et de l'ouvrier renferme de 6 à 10 centigrammes de fer (1).

Beaumetz s'est efforcé de montrer l'exagération des résultats attribués au fer dans la cure des anémies, et surtout de cette anémie spéciale à laquelle Fréd. Hoffmann a donné le nom de chlorose.

D'après Boussingault, la proportion de fer contenue dans l'organisme serait, par rapport au poids du corps, représentée par le chiffre de 0,00011; la quantité de sang, d'après les travaux de Herbs, Piorry, Lehmann, Bischoff, serait en moyenne comme 1 est à 12 ou à 13, et le sang, d'après Andral et Gavarret, contient 0,5063 de fer pour 1000; de sorte que pour une femme de 60 kilogrammes, par exemple, la quantité de fer contenue dans le sang serait de 2 grammes à 2g,50. Cette quantité représente tout le fer renfermé et dans l'albumine, et dans la fibrine, et dans les globules. Or, dans la chlorose, qui est caractérisée par une diminution des globules, cette diminution ne dépasse jamais le tiers ou le quart du chiffre total des globules. La perte en fer est donc bien minime et pourrait être réparée par l'alimentation de chaque jour, d'une richesse en fer plus que suffisante, comme le montrent de nombreuses analyses et les recherches de Boussingault. Ce n'est donc pas, comme le fait remarquer Dujardin-Beaumetz, en remplaçant le fer disparu de l'économie, mais en stimulant les fonctions du tube digestif et en favorisant les phénomènes de nutrition et d'assimilation que les préparations martiales agissent. Il est hors de doute aussi, et l'expérience le montre chaque jour, que les indications ferrugineuses sont prodigieusement aidées par l'hygiène thérapeutique, par la gymnastique, l'hydrothérapie, le grand air et l'administration de quelques médicaments, tels que le quinquina et l'arsenic. Moutard-Martin a fait aussi remarquer les bons effets qu'on pouvait obtenir des bains d'air comprimé.

Voici les chiffres donnés par Andral et Gavarret sur la quantité de fer contenue dans le sang :

Fibrine....	0,3	cont.	0,00014	de fer.
Albumine..	7,0	—	0,00604	»
Globules...	12,7	—	0,04445	»
Mat. minér.	1,0	—	»	
Eau.......	79,0	—	»	
	100,0		0,05063	

D'après Boussingault (*Comptes rendus de l'Acad. des sciences*, t. LXXV, 1872, p. 230), les globules renfermeraient par 100 grammes : 0,1350 de fer métallique, 0,0863 d'albumine et 0,466 de fibrine.

(1) D'après Boussingault, la ration du marin et du soldat en France renfermerait de 0,0660 à 0,0780 de fer, celle de l'ouvrier anglais renfermerait 0,0912, et celle de l'Irlandais 0,1090.

Comme vous le voyez, l'alimentation à elle seule, s'il s'agissait purement et simplement de réparer la diminution apportée au chiffre du fer dans le sang par l'anémie, serait suffisante pour réparer ces pertes.

Le fer n'agit donc pas exclusivement comme fer, il agit aussi comme stimulant de l'organisme entier, et toute médication qui aura pour but d'activer la nutrition et l'assimilation, produira les mêmes effets qu'une médication ferrugineuse.

Inconvénients des préparations ferrugineuses.

Ce premier point acquis, et sans entrer plus avant dans la discussion, je vous dirai que très-fréquemment dans la chlorose les dyspepsies paraissent acquérir une intensité plus grande par l'emploi des ferrugineux, et je crois qu'il est bon d'être ménager dans l'emploi des préparations martiales chez les chlorotiques qui présentent de la gastralgie. Si donc vous observez une aggravation des douleurs stomacales sous l'influence des préparations ferrugineuses, cessez leur emploi et recourez à une autre médication : adressez-vous à l'arsenic ou au bromure de potassium, et surtout à la diététique.

L'alimentation bien dirigée, l'usage des viandes saignantes, et même de la viande crue (1); l'air de la cam-

(1) Nous donnons dans le tableau suivant la quantité de fer contenue dans quelques substances alimentaires (d'après Boussingault) :

Le sang de bœuf renferme pour 1000..	0,0375	de fer.
Sang de porc......	0,0684	»
Chair musculaire de bœuf............	0,0048	»
Chair musculaire de veau............	0,0027	»
Chair musculaire de poisson (merlan)..	0,0015	»
Morue dessalée (ch.).	0,0042	»
Œufs de poule sans la coque.........	0,0057	»
Colimaçon sans la coquille..........	0,0036	»
Os de bœuf frais....	0,0120	de fer.
Os de pied de mouton..............	0,0209	»
Pain de froment....	0,0048	»
Haricots blancs.....	0,0074	»
Avoine............	0,0131	»
Lentilles...........	0,0083	»
Pommes de terre...	0,0016	»
Lait de vache......	0,0018	»
Carottes...........	0,0009	»
Maïs..............	0,0036	»
Riz...............	0,0015	»
Pommes...........	0,0020	»
Epinards..........	0,0045	»
Choux (feuil. vertes).	0,0039	»
Vin rouge de Beaujolais par litre....	0,0109	»
Bière..............	0,0040	»
Eau de Seine (Dhuis)	0,0104	»

(a) *Comptes rendus de l'Académie des sciences*, t. LXXIV, p. 22, 1872, p. 1354.

pagne, des montagnes, du bord de la mer, les bains d'air comprimé, comme l'a montré Moutard-Martin ; les bains froids, l'hydrothérapie, vous donneront de bons résultats, supérieurs certainement à ceux que vous pourriez recueillir avec des préparations martiales, quelque bien appropriées que vous puissiez les ordonner. Et c'est là, vous le savez, messieurs, une règle vulgaire : on guérit la chlorose plutôt par les moyens hygiéniques que par les préparations pharmaceutiques.

Quant aux diathèses, elles ont une influence très-marquée sur les dyspepsies, et ce sujet a été bien étudié dans ces derniers temps par Pidoux, Bourdon et Durand-Fardel, et plus récemment par le docteur Cornillon (1). Nous aurons à nous occuper successivement de l'influence de la scrofule, de l'herpétisme et de celle de la goutte et du rhumatisme sur le développement des dyspepsies.

Dyspepsie herpétique.

De toutes ces diathèses, la scrofule est celle qui a le moins de détermination sur l'estomac ; il n'en est pas de même de l'herpétisme, et vous savez que Pidoux a grandement étendu le domaine de cette diathèse et que pour lui le plus grand nombre des dyspepsies, et surtout celles qui sont douloureuses, auraient pour point de départ l'herpétisme (2).

(1) Voir à cet égard l'importante discussion qui s'est élevée en 1864-65 à la Société d'hydrologie de Paris sur la dyspepsie et les maladies dyspeptiques, discussion à laquelle ont pris part MM. Durand-Fardel, Bourdon, Pidoux, Hédouin, Labat, etc. (*Annales de la Société d'hydrologie*, t. XII, p. 42, 163, 171, 229, 273, 386).

Voir aussi le travail de M. Cornillon (de Vichy), sur le rapport des dyspepsies avec les maladies constitutionnelles.

(2) M. Pidoux est porté à considérer comme herpétique toute maladie chronique indéterminée, qu'on ne peut faire rentrer dans l'arthritisme, la scrofule ou la syphilis (p. 233).

Cette diathèse herpétique serait la cause de quinze dyspepsies sur vingt. Pour lui, voici quels seraient les principaux signes de cette diathèse : A défaut de la dartre, dit-il, il faut vous contenter, au besoin, d'une desquamation furfuracée du cuir chevelu ; d'un suintement dans le sillon caché derrière le pavillon de l'oreille, d'un bord libre des paupières couleur du maigre de jambon ; d'une coloration haute et plaquée des joues ; d'une peau irritable, sèche, rude, facilement prurigineuse ; de déman-

Si l'on discute encore sur l'existence de la dyspepsie herpétique, tout le monde est d'accord pour admettre l'influence sur la dyspepsie de l'arthritisme, cette source unique, pour Bazin et Pidoux, de la goutte et du rhumatisme.

Dyspepsie arthritique.

De même, en effet, qu'il est de règle de voir dans le rhumatisme articulaire aigu le cœur frappé, de même aussi il est rare de trouver un goutteux sans troubles de l'estomac. Aussi toutes les fois que vous rencontrerez chez des malades une dyspepsie tenace, profonde, résistant aux moyens habituellement employés, soyez persuadés que vous avez affaire soit à un goutteux, soit à un produit de goutteux, et dans votre clientèle, messieurs, vous trouverez à chaque pas la confirmation de ce fait.

Dans ces cas le traitement s'adressera non-seulement à l'estomac, mais encore à l'élément goutteux et à la diathèse urique qui existe dans cette sorte de dyspepsie. Employez les préparations alcalines et surtout les préparations de lithine; surveillez en même temps l'alimentation, de sorte que la matière azotée soit en proportion directe du travail musculaire et de l'exercice du malade. Pour le régime, guidez-vous d'après les excellentes indications formulées par Bouchardat (1), et recommandez en même temps l'exercice et l'activité fonctionnelle. Lorsque je vous parlerai de la goutte,

geaisons habituelles de la vulve; du *prurigo podicis* et d'une alopécie à laquelle d'anciennes maladies soient étrangères. (*Société d'hydrologie*, t. XII.) — Faites attention aux rhumes fréquents, à toux sèche et habituelle; surtout voyez l'isthme du gosier, p. 242.

(1) Voici le traitement hygiénique préconisé par le professeur Bouchardat dans la polyurique (imminence de gravelle urique et de goutte) : Pour l'alimentation, il recommande de s'abstenir d'oseille et de tomates, d'user modérément de viande, et en particulier de celle des poissons et des crustacés. Les légumes de saison doivent intervenir tous les jours dans l'alimentation. Le radis ordinaire, le radis noir, le cresson, les salades sont indiqués. Il défend l'usage des alcools et recommande de boire tous les

je reviendrai, du reste, sur ce point et je vous montrerai l'importance du traitement des désordres de l'estomac chez les podagres.

La constipation a une influence des plus marquées sur la dyspepsie; chez les goutteux dont je vous parlais tout à l'heure, on observe presque toujours une dyspepsie atonique compliquée de constipation opiniâtre, et comme la tunique musculaire de l'estomac et de l'intestin est continue, il semble que la parésie de l'une agisse sur la parésie de l'autre. Surveillez donc les garderobes et provoquez-les par de légers purgatifs salins ou par un purgatif amer, aloès, rhubarbe, afin d'entretenir la liberté du ventre. Dans ces dyspepsies goutteuses avec constipation, le petit-lait et la cure de raisins donnent d'excellents résultats.

Quant à l'influence de la dyspepsie sur le développement des affections diathésiques, la question n'est pas encore jugée, et malgré les affirmations de Beau, qui avait décrit dans des périodes secondaires et tertiaires les troubles généraux de l'économie qui pouvaient avoir pour point de départ le trouble fonctionnel de l'estomac, on est loin d'admettre cette opinion, qui partait à coup sûr d'un point de vue exagéré, c'est que la dyspepsie entraîne toujours une aglobulie.

Si, en effet, dans bien des cas la dyspepsie peut entraîner des troubles profonds de la nutrition, il faut reconnaître aussi que dans beaucoup d'autres la lenteur de la digestion ne s'op-

jours 1 litre d'eau, dans lequel on fait dissoudre une ou deux cuillerées à café de poudre de sel de Seignette (tartrate de potasse et de soude).

Pour les excrétions, il recommande d'aller tous les jours à la garde-robe et de vider complétement sa vessie toutes les six heures au moins. Enfin, il recommande l'exercice et les soins de la peau, et pour ces derniers il conseille un bain chaque semaine, ainsi composé :

Carbonate de potasse......	100 gr.
Essence de lavande fine....	2
Teinture de benjoin vanillée.	5

Pour un bain.

Faire des frictions et des massages après le bain (*Bulletin de Thérap.*, 1876, t. XCI, p. 49).

pose pas à une assimilation complète des aliments, et que dans ce cas la nutrition n'est nullement compromise. D'ailleurs, il est bien difficile de savoir si les manifestations dyspeptiques ne sont pas plutôt les effets du début des affections diathésiques que la cause de ces dernières.

Tels sont, messieurs, les développements que je voulais vous présenter à propos des dyspepsies; le tableau que je vous ai tracé est peut-être plus théorique que clinique, mais il a ce grand avantage de vous permettre de saisir les indications thérapeutiques que vous devez remplir dans le traitement des dyspepsies.

Des formes complexes des dyspepsies.

Toutes ces formes, en effet, s'associent entre elles, constituant ainsi deux grandes divisions de dyspepsies : celle à tendance atonique, à forme torpide, et comprenant surtout les dyspepsies pituiteuses, atoniques et flatulentes; l'autre, au contraire, à tendance irritative et où vous trouvez réunis les dyspepsies acides, douloureuses et le vomissement.

Mon rôle ici est terminé au point de vue des dyspepsies, le vôtre va commencer, c'est-à-dire que maintenant que vous connaissez les principales médications des dyspepsies, il vous faudra, par l'interrogatoire attentif de votre malade, reconnaître la prédominance de telle ou telle forme dyspeptique; il vous faudra combiner et varier vos médications, de manière à répondre à chacun des symptômes; il vous faudra aussi juger ce qui revient à la diathèse dans ces manifestations dyspeptiques; en un mot, il vous faudra établir votre traitement, et toute votre habileté consistera à subordonner les unes aux autres les principales indications thérapeutiques que je viens de vous formuler, et je ne saurais mieux faire en terminant, pour vous montrer les difficultés de votre tâche, que de vous citer à cet égard les paroles mêmes de Trousseau : « C'est ici, dit-il, plus que partout ailleurs, que le médecin livré à ses inspirations est forcé de marcher en tâtonnant à la recherche des indications, qui varient suivant les cas, suivant les individus, et qui, chez un même individu, sont susceptibles de varier d'un instant à l'autre (*a*). »

Je vais maintenant terminer l'étude des dyspepsies en vous entretenant d'un trouble fonctionnel intéressant, que vous observerez souvent et à propos duquel les familles réclameront de vous les conseils les plus minutieux ; je veux parler de la dyspepsie des nouveau-nés.

(*a*) Trousseau, *Clinique médicale de l'Hôtel-Dieu*, t. II, p. 341, 1862.

QUATORZIÈME LEÇON

LA DYSPEPSIE DES NOUVEAU-NÉS.

SOMMAIRE : Dyspepsie des nouveau-nés. — Athrepsie. — Du lait de femme. — Sa composition. — Ses variations. — Moyens de reconnaître la valeur du lait. — Méthode des pesées. — Examen de la nourrice. — État de santé ou de maladie de la nourrice. — Son influence sur le lait. — Nombre de tetées. — Allaitement artificiel. — Laits de chèvre et de vache. — Biberon. — Farine d'avoine. — Sevrage. — Règles hygiéniques du nouveau-né. — Constipation. — Diarrhée. — De l'emploi du phosphate de chaux.

Messieurs, la dyspepsie des nouveau-nés doit nous arrêter quelque temps ; c'est un sujet important, qui demande à être traité avec quelques développements. Chaque jour, du reste, vous voyez, dans notre service de crèche, salle Sainte-Marie, des exemples variés des désordres fonctionnels de l'estomac des nouveau-nés.

L'enfant, à sa naissance et pendant les quelques mois suivants, peut être considéré comme un tube digestif servi par des organes, et encore ce tube est-il imparfait et en voie de formation. Disposé pour assimiler un aliment unique, le lait, le tube digestif se complète à mesure que l'enfant grandit et à mesure aussi qu'une alimentation plus substantielle est nécessaire à l'accroissement du jeune être.

Le lait est donc l'aliment exclusif de l'enfant ; il pourvoit à ses besoins et, sous son influence, le nouveau-né grandit et se développe. Mais, pour que ce développement se fasse régulièrement, il faut que toutes les règles hygiéniques soient rigoureusement observées, car les dérogations à ces lois entraînent non-seulement des troubles fonctionnels comme chez l'adulte, mais encore des désordres graves. A la dys-

Dyspepsie et athrepsie.

pepsie, simple modification des fonctions du tube digestif, succèdent bientôt des altérations des tissus, d'abord curables, puis bientôt incurables; c'est alors qu'on voit se dérouler cet ensemble symptomatique dont le professeur Parrot a tracé le tableau de main de maître; je veux parler de l'athrepsie. Nous ne nous occuperons ici que de la première période de cet état, du prologue, pour ainsi dire, de ce drame médical qui entraîne fatalement la mort du petit être.

Nous étudierons donc au point de vue thérapeutique ces troubles fonctionnels de l'estomac, tout en reconnaissant qu'il est souvent difficile de distinguer le simple trouble fonctionnel des lésions plus avancées de la muqueuse stomacale et intestinale, et de séparer, par exemple, la dyspepsie proprement dite de la gastrite catarrhale décrite par Parrot (*a*). L'une, en effet, entraîne l'autre, et il nous est parfois impossible de dire quand cesse la dyspepsie et à quel moment commence l'altération de la muqueuse.

Symptômes. Comment se traduisent les troubles dyspeptiques du nouveau-né? Tout d'abord par des symptômes plus marqués du côté de l'intestin que du côté de l'estomac, et cela se comprend facilement quand on songe au rapide passage du lait dans l'estomac et à son séjour plus prolongé dans l'intestin; nous aurons donc à observer les signes qui caractérisent la dyspepsie intestinale. Notre collègue Jules Simon a donné une bonne description de cet ensemble symptomatique (*b*).

L'enfant éprouve d'abord, après chaque tetée, des coliques plus ou moins vives, il crie, s'agite et sa figure devient grimaçante; le ventre est légèrement ballonné, douloureux à la pression; il y a des borborygmes, et les mouvements péristaltiques de l'intestin sont exagérés. Si, à ce moment, on examine les

(*a*) Parrot, *Gastrite catarrhale pseudo-membraneuse des nouveau-nés* (*Bull. de la Soc. anatomique*, 1875, p. 98).

(*b*) J. Simon, *Dyspepsie des nouveau-nés* (*Union médicale*, 1876).

garderobes, on voit qu'elles ont perdu cette couleur jaune d'or et cet état bien lié qui caractérisent les selles des enfants en bonne santé; elles sont grumeleuses, présentent des parties blanches de caséine non digérée, ce qui leur donne l'aspect d'œufs brouillés grossièrement faits; il y a aussi issue de gaz légèrement odorants.

A un degré plus avancé, l'enfant devient chagrin, ne dort pas tranquille, son sommeil est inquiet, agité, et il réclame à tout propos le sein de la nourrice. Puis surviennent des vomissements de lait caillé et des éructations plus ou moins nombreuses. Cet état peut durer ainsi quelque temps, et, si on n'y porte pas remède, un autre ordre de symptômes apparaît: il y a de la fièvre, les garderobes deviennent abondantes et vertes, l'enfant maigrit, et on commence à observer les troubles qui caractérisent l'inflammation du tube digestif; c'est le début de l'athrepsie.

Traitement

Quels remèdes opposer à ces symptômes morbides? C'est l'hygiène qui vous fournira ces remèdes. La thérapeutique proprement dite n'existe pas pour le nouveau-né, et à part quelques légers révulsifs, les vomitifs et quelques poudres inertes, les médicaments ont une action plutôt nuisible qu'utile dans les affections du premier âge. Soyez donc réservés pour les moyens pharmaceutiques proprement dits dans la cure de ces maladies infantiles. Adressez-vous à l'hygiène et abandonnez presque complétement les médications actives, qui ont souvent, dans ces cas, un effet désastreux. Occupons-nous donc ici de l'hygiène du nouveau-né et, en particulier, de l'hygiène alimentaire.

Du lait de femme.

Le lait joue ici le rôle unique, comme nous l'avons déjà vu, et presque tous les troubles fonctionnels que présente le tube digestif de l'enfant résultent de ce que ce lait est ou insuffisant, ou mal approprié. Aussi devons-nous faire l'étude de ce lait et, à cet égard, l'enfant présente trois conditions: ou bien il est allaité par sa mère, ou bien par une nourrice, ou il est soumis à l'allaitement artificiel. Voyons ces trois états : les deux premiers présentent des points communs, car l'enfant, dans ces deux cas, reçoit du lait de femme, soit par sa mère, soit par sa nourrice ; aussi réunirons-nous ces deux conditions dans une même description.

Sa composition.

Le lait de femme à l'état normal présente les caractères suivants : il est bleuâtre, légèrement opalin ; mélangé avec une faible quantité d'eau, il prend une teinte bleutée particulière ; il est inodore et d'une saveur légèrement sucrée ; sa réaction est alcaline. La chaleur ne coagule pas ce lait, et si on y ajoute de la présure, on obtient une coagulation très-incomplète de la caséine. Si on analyse ce liquide, ce qu'ont fait beaucoup de médecins et de chimistes et particulièrement Simon, Becquerel, Vernois, Doyère, Filhol, Joly (1), on voit qu'il contient : du beurre, du sucre de lait, de la caséine, de l'eau et des sels.

D'après Marchand (de Fécamp), qui a fait une étude importante sur le sujet qui nous occupe, voici la moyenne résultant de ses nombreuses analyses ; ainsi pour 1000 le lait contiendrait :

Beurre	36,79
Sucre de lait	71,10
Caséine	17,05
Sels	2,04
Eau	873,02

Quelques-uns de ces chiffres s'éloignent un peu de ceux que donne la moyenne d'analyses faites par d'autres chimistes, surtout pour le sucre de lait ; je crois cependant qu'ils reproduisent assez exactement la composition moyenne du lait de femme.

(1) Voici un tableau (*Dict. de chimie* de Wurtz) qui donne l'analyse du lait de femme faite par différents auteurs. La première colonne horizontale donne la composition moyenne de chaque lait, d'après les auteurs et

Mais, comme l'a très-bien fait remarquer Marchand, des les divers procédés d'analyse employés. On n'y a pas indiqué le poids de l'eau, qui est le complément pour 100 du poids du résidu sec. Des variations.

Composition de 100 parties de lait de femme.

AUTEURS	DENSITÉ.	RÉSIDU SEC.	CASÉINE.	BEURRE.	SUCRE.	MATIÈRES extractives.	SELS.	OBSERVATIONS.
Moyenne générale	1,0315	12,3	1,9	4,5	5,3	?	0,18	
Simon . . .	1,030	11,62	1,96	3,14	5,76	»	0,166	Femme A. Un mois après l'accouchem.
Id. . . .	1,030	11,64	2,2	2,64	5,2	»	0,178	Même femme. Lait de 45 jours.
Id. . . .	1,032	13,4	4,52	2,74	3,92	»	0,287	*Id.* Lait de 3 mois.
Id. . . .	1,034	8,6	3,55	0,8	3,95	»	0,24	*Id.* 8 jours après. Souffre de la faim.
Id. . . .	1,033	11,94	3,7	3,4	4,54	»	0,25	*Id.* 8 jours après.
Id.	1,032	9,8	3,9	0,8	4,9	»	0,208	*Id.*
Id.	1,034	13,86	3,1	5,4	5,2	»	0,235	*Id.*
E. Marchand. .	»	11,44	0,63	3,287	7,35	»	0,158	Alimentation mixte.
Becquerel et Vernois	1,0326	11,09	3,92	2,67	4,36	»	0,138	Moyenne d'un assez grand nomb. d'anal.
Doyère . .	»	15,68	1,53	7,07	6,9	»	0,18	»
Id.	»	16,27	1,18	7,45	7,5	»	0,16	»
						Mat. extractives et sels.		
Filhol et Joly	»	12,06	1,5	3,05	6,66	0,85		Nourrice de 30 ans. Lait de 34 j[rs]. Nourriture maigre. Milieu de la traite.
Id.	»	16,24	0,89	7,35	7,15	0,95		Même femme. Lait de 2 mois 1/2. Milieu de la traite.
Id.	1,030	12,45	0,85	4,1	6,9	0,8		*Id.* *id.* *id.*
Id.	»	14,44	0,85	6,0	6,8	0,79		*Id.* Lait de 4 mois. Fin de la traite.
Id.	1,031	11,39	0,85	4,75	4,85	0,94		*Id.* Lait de 10 mois.
Id.	1,025	18,3	9,0 albumine	6,15	1,27	1,88		Femme ayant du lait sans nourrir; 28 ans. Brune.
Id. . .	»	10,5	1,0	2,7	6,0	0,8		Autre Tempérament lymphatico-sanguin Lait de 2 mois.
Id. . .	»	15,53	2,05	6,8	5,89	0,78		Forte brune. Lait de 2 ans.

variations nombreuses peuvent se produire, variations faisant plus ou moins diminuer la quantité de chacun des éléments constitutifs du lait (1), et à cet égard nous pouvons dire que lorsque, tous les éléments du lait restant les mêmes, on voit augmenter la quantité du beurre ou du sucre de lait, ce liquide conserve encore ses propriétés nourrissantes et les produits élevés avec ce lait sont généralement beaux; c'est ce qu'on

(1) Ch. Marchand, pharmacien à Fécamp, a fait, sur la composition anormale du lait et son influence sur le nourrisson, une communication fort intéressante à l'Association française pour l'avancement des sciences. Il divise les compositions anormales présentées par les laits de femme en deux classes : les laits anormaux par excès, et les laits anormaux par infériorité de l'un des principes, tous les autres étant dans de bonnes conditions.

Laits par excès.— Un lait qui présente une proportion de *beurre* supérieure à 36 pour 100 donne ordinairement de bons résultats et doit être conseillé ; mais il n'en est plus de même si la quantité de beurre s'accroît beaucoup, surtout quand la lactine ne suit pas elle-même cette marche croissante. Marchand a vu, en effet, des enfants dépérir en prenant un lait présentant tous les caractères d'un bon aliment, sauf sous le rapport du beurre, dont la proportion s'élevait à plus de 52 grammes.

L'excès de *lactine* ne paraît pas avoir d'influence fâcheuse. Mais il n'en est plus de même pour les *matières protéiques*, dont l'excès peut causer des troubles gastro-intestinaux; aussi doit-on surveiller et régler l'alimentation de la nourrice ; elle doit être assez abondante et composée en même temps d'aliments azotés et féculents. En effet, une alimentation très-riche en matières protéiques fournit un lait riche lui-même en aliments plastiques, tandis que le régime où dominent les féculents fournit un lait plus riche en beurre et en lactine.

Marchand fait aussi remarquer l'influence de l'âge du lait, dans lequel les matières albuminoïdes augmentent suivant les besoins de l'allaité. Il pense que pour un enfant qui vient de naître un lait de plusieurs mois est un aliment indigeste, provoquant des vomissements et de la diarrhée verte ; ces accidents peuvent être conjurés par une ou deux cuillerées d'eau pure ou bicarbonatée qu'on fait prendre à l'enfant après chaque repas.

Laits par infériorité. — Un lait qui contient moins de 30 grammes de *beurre* doit être refusé. Dans un cas, où le beurre n'atteignait que le chiffre de 24,12, Marchand a pu cependant obvier aux accidents, au dépérissement, en faisant prendre par jour à l'enfant un corps gras, la fleurette, donnée à la dose d'une cuillerée à dessert, délayée dans un peu d'eau sucrée. La diminution de *lactine*, qui se rencontre surtout pendant la gestation ou dans le cours des maladies utérines, est une mauvaise condition à laquelle il est possible de remédier en donnant après chaque repas une cuillerée à café d'eau sucrée. On remédiera de même à l'infériorité des sels, surtout du phosphate de chaux, en administrant le phosphate de chaux, qui est assimilé parfaitement,

décrit sous le nom de lait avec excès de lactine ou de beurre.

Il n'en est pas de même lorsque la caséine augmente; en ce cas, l'augmentation de la caséine amène un défaut d'absorption par le tube digestif, ce qui rend le lait mal supporté le plus souvent. On comprend facilement que les circonstances inverses produisent un effet opposé, c'est-à-dire que les laits par défaut de beurre ou de lactine soient des laits insuffisants, tandis que, au contraire, ceux qui ont moins de caséine sont des laits bien supportés.

De la valeur nutritive du lait.

D'où dépendent ces modifications dans la nature de la sécrétion lactée ? Elles résultent de bien des circonstances, que nous allons étudier en examinant l'état de la mère ou de la nourrice. Mais d'abord à quels signes reconnaît-on la bonté du lait d'une nourrice ? Vous pourrez étudier le lait soit au densimètre de Bouchardat et Quevenne, soit avec le lacto-butyromètre de Marchand ou le lactoscope de Donné (1). Vous

dit Marchand, et ne fatigue pas l'estomac comme toutes les solutions acides de lacto ou chlorhydro-phosphate de chaux.

Enfin il est des laits tellement anormaux qu'il faut, de toute nécessité, les rejeter et recourir à l'allaitement artificiel. Tel était le lait dont Marchand donne l'analyse suivante, et qui appartenait à une femme de trente-trois ans, blonde, petite, mais de bonne constitution, et qui, mère de huit enfants, ne put jamais les élever avec son lait. Sous la lettre A nous transcrivons cette analyse, et sous la lettre B nous donnons la composition moyenne du lait normal, d'après C. Marchand :

	A.	B.
Beurre.........	12,73	36,79
Lactine........	76,27	71,10
Mat. protéiques.	3,82	17,05
Sels............	2,22	2,04
Eau....	904,96	873,02
	1000,00	1000,00

(1) Le *densimètre* ou lacto-densimètre de Bouchardat et Quevenne est un aréomètre qui porte sur sa tige trois échelles : une médiane où sont inscrites les densités comprises entre 1016 et 1045; deux latérales, l'une colorée en jaune pour le lait pur, l'autre colorée en bleu pour le lait écrémé. L'instrument étant gradué pour la température de + 15 degrés, pour l'employer il faut donc ou ramener la température du lait à + 15 degrés, ou consulter, pour les corrections de température, les tables de corrections données par Bouchardat et Quevenne.

On se sert de cet instrument comme d'un aréomètre ordinaire ; on le plonge dans le liquide à examiner et, selon le point où il affleure, d'après les indications gravées sur la tige, on peut juger si on est en présence d'un lait pur et quelle quantité d'eau y a été ajoutée. Il faut se rappeler que la densité du lait pur oscille entre 1029

pourrez user du moyen recommandé par Bouchut : nous voulons parler de la numération des globules de graisse que

et 1023, et que chaque dixième d'eau ajouté au lait diminue de 3 degrés environ la densité de ce liquide.

Voici, du reste, d'après Bouchardat et Quevenne, un tableau permettant de connaître, d'après le degré lactoscopique, les proportions de beurre et de crème :

Degrés au lacto-scope.	Poids approx. du beurre par litre.	Volume de crème. p. 100.
25	40	12
27	39	12
28	38	12
29	37	11
30	36	11
31	35	11
32	34	10
33	33	10
34	32	10
35	30	9
36	29	9
37	28	9
38	27	8
39	26	8
40	25,50	8
41	25	7
42	24,50	7
43	24	7
44	23,50	7
45	23	6
46	22,50	6
47	21,50	6
48	21	6
49	20,50	6
50	20	6

Le lait de femme, s'il est très-riche, marque 20 à 25 degrés. Le lait de vache, s'il est bon, 30 à 35 degrés; s'il est mauvais, 40 degrés et plus.

Le *lacto-butyromètre* de Marchand consiste en un tube cylindrique divisé en trois parties de 10 centimètres cubes de capacité, par trois traits ; la partie la plus rapprochée de l'ouverture est divisée en dix parties représentant les degrés de l'appareil.

Pour se servir de l'appareil, on remplit le tube jusqu'au tiers de l'instrument, avec le lait à examiner. On y ajoute deux gouttes de soude, puis, après avoir agité, on verse de l'éther jusqu'au second tiers et de l'alcool à 86 degrés centésimaux dans le dernier tiers. On agite et on laisse reposer dans un vase rempli d'eau à 40 degrés; le beurre forme alors une couche oléagineuse à la partie supérieure, et occupe un certain nombre de degrés marqués sur le tube. Pour savoir la quantité de beurre P contenue dans un litre d'eau, on emploie la formule donnée par E. Marchand : $P = 12^{g},60 + n \times 2^{g},33$. 12,60 représente la quantité de beurre correspondant à celle qui se dissout dans la quantité d'alcool et d'éther employée; n est le nombre des divisions qu'occupent les gouttelettes huileuses ; 2,33 représente la quantité en grammes de beurre existant dans chaque degré du tube gradué.

Le *lactoscope* de Donné est un petit instrument ressemblant assez à une lorgnette, composé de deux tubes horizontaux vissés l'un au bout de l'autre et fermés par une glace à l'autre extrémité. Le pas de vis est d'un demi-millimètre, de sorte que chaque tour éloigne ou rapproche les glaces d'un demi-millimètre. Le limbe du tube porte une graduation en cinquantièmes, qui permet de juger de l'écartement de ces deux glaces. Un petit entonnoir placé à la partie supérieure de l'instrument permet de le remplir du lait à examiner. Lorsqu'on veut se servir de cet appareil, rempli du lait venant d'être recueilli, on se place, dans une chambre obscure, à 1 mètre

renferme le beurre (1). Tous ces moyens sont bons, mais inférieurs cependant à ce réactif unique de la valeur nutritive du lait observé, réactif qui est l'enfant lui-même.

Des pesées.

Ici, messieurs, pour constater le bon état de l'enfant, l'œil ne suffit pas, il faut s'en rapporter à un témoin plus impartial, à la balance, qui seule indique exactement l'état de santé

d'une bougie allumée, et on fait tourner l'un des tubes jusqu'à ce que la flamme de la bougie ne soit plus visible. On lit alors sur le limbe gradué et on ajoute au chiffre marqué autant de fois 50 qu'on a dû faire exécuter de tours complets pour arriver au résultat.

(1) Complétant une idée déjà émise par Devergie, qui avait montré la valeur de l'examen microscopique du lait dans la chose dénommée (Acad. de méd., 1843), M. Bouchut a proposé de faire la numération des globules du lait, et voici le travail qu'il a présenté à l'Académie des sciences (nov. 1877) :

« Cette note a pour but de montrer que l'analyse du lait peut se faire, avec le microscope, d'une façon utile et pratique, par la *numération des globules laiteux*, qui représentent exactement la quantité de beurre renfermée dans ce liquide.

« J'ai dû faire préparer par M. Nachet des cellules à un dixième de millimètre de profondeur, spéciales pour l'analyse du lait : c'est avec ces cellules que j'ai opéré.

« On prend une goutte de lait, mesurée avec le compte-gouttes gradué de Limousin, et on la mélange avec cent gouttes d'eau distillée pure, ou mieux salée au centième. Cette addition a pour but d'avoir un liquide à 1 030, facilitant l'élévation des globules du lait, plus lente dans l'eau distillée.

« Alors une goutte de ce mélange au centième étant placée sous le microscope, dont l'oculaire est quadrillé au cinquième comme celui qui sert aux mensurations des globules sanguins, on compte ce qui se trouve compris dans le carré. Supposons qu'on y trouve quatre-vingt-douze globules de lait, gros ou petits ; on devra compter de nouveau à trois reprises sur des points différents et prendre la moyenne. Cette moyenne doit être divisée par 4, puisque, ayant compté dans un quadrillage ayant un cinquième de côté, et renfermant quatre carrés d'un dixième, il faut prendre le quart du nombre des globules trouvés. Cela fait, on multiplie par 1 000 (le cube de 10), puisque la cellule est au dixième, puis par 100, puisque le titre du liquide est au centième.

« Ainsi, si 292 est le nombre des globules trouvés dans trois numérotages du quadrillé, au-dessous duquel se trouve la solution de lait au centième, le calcul tel qu'il vient d'être indiqué donne 2 427 000 pour le nombre des globules de lait dans 1 millimètre cube de lait.

« D'après ce procédé, et aussi d'après le procédé d'analyse au cinquième, j'ai compté les globules du lait chez cent cinquante-huit nourrices. Dans mes observations, j'ai tenu compte de l'âge de la nourrice et de l'âge de son lait ; j'ai établi des catégories pour le lait pris avant la tetée,

ou de maladie du petit être. Natalis Guillot (*a*) a rendu un service signalé à l'étude du développement de l'enfant, en

pendant la tetée et après la tetée. Voici les principaux résultats :

5 fois les globules ont été de.	200 000 à	400 000
14 fois les globules ont été de.	400 000 à	600 000
20 fois les globules ont été de.	600 000 à	800 000
24 fois les globules ont été de.	800 000 à	1 000 000
66 fois les globules ont été de.	1 000 000 à	2 000 000
27 fois les globules ont été de.	2 000 000 à	4 000 000
2 fois les globules ont été de.	4 000 000 à	5 000 000
158		

« Ces nombres comprennent les gros et les moyens globules, ainsi que les petits globulins qu'il est possible de compter en faisant varier la vis du microscope pour bien saisir tout ce qui est dans la couche laiteuse.

« Malgré la diversité de composition du lait et les variations de quantité de ses éléments chez la même nourrice, aux différentes époques de la journée, la numération des globules du lait, faite avec soin, et plusieurs fois en vingt-quatre heures, donne une moyenne qui représente bien la qualité du lait.

« D'ailleurs, si l'on veut approfondir la question, et, comme je l'ai fait, remonter du nombre des globules au poids approximatif de la quantité de beurre par litre de lait, ou même déterminer approximativement, à deux degrés près, la densité de ce liquide, cela est facile en comparant le lait de vache au lait de la femme. Voici mes observations sur la vache :

« Il faut prendre une certaine quantité de lait, 15 grammes, et parallèlement faire : 1° la numération exacte des globules sur le lait préparé par le microscope ; 2° la détermination de la densité correspondante du lait ; 3° la détermination, par l'analyse chimique, de la quantité en poids de beurre contenu dans le lait soumis à l'analyse.

« En comparant ces trois espèces de résultats, j'ai dressé un tableau indiquant à quelle densité et à quel poids de beurre par litre correspondent les quantités de globules appréciés au microscope. De cette manière, le nombre des globules, dans un millimètre cube de lait, permet de dire quel est, à peu de chose près, son poids de beurre et en même temps quelle est sa densité approximative.

« La numération des globules et globulins du lait permet donc d'arriver, autant qu'il est possible, à connaître sa richesse, c'est-à-dire la quantité de beurre qu'il renferme.

« Une goutte de lait peut suffire pour cette analyse. Mais, comme ce liquide est de composition très-variable, chez la même femme, on n'a de résultat sérieux qu'en prenant la moyenne de plusieurs analyses. Pour cela, il faut prendre cinq échantillons de 3 à 4 grammes de lait dans la même journée, afin de pouvoir analyser cinq gouttes de composition différente. C'est la moyenne de ces cinq analyses qui indiquera la qualité du lait de la nourrice.

« Cette moyenne de globules et de

(*a*) Natalis Guillot, *De la nourrice et des nourrissons* (*Union médicale*, 1852, p. 61).

introduisant la pesée dans l'observation médicale du nouveau-né. Bouchaud, et Louis Odier (de Genève) et René Blache (1) ont montré tout le parti qu'on peut retirer de cette méthode des pesées (*a*).

Ainsi donc, messieurs, n'oubliez pas cette pratique, usez de ce moyen : exigez que toutes les semaines l'enfant soit mis sur la balance, non par la nourrice, mais par la mère elle-même; demandez que chaque semaine le poids soit inscrit soigneusement, et toutes les fois que l'enfant n'aura pas gagné 20 à 25 grammes par jour, soyez persuadés qu'une cause quelconque influe sur ce défaut de poids; ne cessez alors vos interrogations et vos recherches que lorsque vous aurez trouvé soit dans l'enfant, soit dans la nourrice, soit dans une autre circonstance extérieure, la cause de cette déperdition.

A côté de cet état de l'enfant, qui est le meilleur moyen de juger de la valeur nutritive du lait, il y a plusieurs signes extérieurs qui peuvent vous guider dans le choix d'une nourrice. On dit qu'il faut que la nourrice soit brune, âgée de vingt à trente ans, et que ses dents soient en bon état; ce sont

Examen de la nourrice.

globulins, évaluée d'après les calculs faits sur cent cinquante-huit nourrices, est de 1 026 000 par millimètre cube de lait, soit 102 600 000 000 par litre; mais entre 800 000 et 1 million par millimètre cube le lait est de bonne qualité. Il ne reste plus qu'à en déterminer la quantité, et c'est ce qui ressort des pesées de l'enfant avant et après la tetée. »

(1) D'après Bouchaud, l'enfant pesé aussitôt sa naissance diminue de poids pendant les premiers jours, mais regagne bientôt ce qu'il a perdu, au bout de cinq à six jours. L'enfant doit avoir gagné :

A la fin du	1er	mois	750	gr. env.
—	du 2e	»	700	»
—	du 3e	»	650	»
—	du 4e	»	600	»
—	du 5e	»	550	»
—	du 6e	»	500	»
—	du 7e	»	450	»
—	du 8e	»	400	»
—	du 9e	»	350	»
—	du 10e	»	300	»
—	du 11e	»	250	»
—	du 12e	»	200	»

(*a*) Bouchaud, *De la mort par inanition et études expérimentales sur la nutrition chez les nouveau-nés*. Thèse. Paris, 1864. — Odier et René Blache, *Quelques considérations sur la mortalité des enfants nouveau-nés*. 1867.

là des conditions plus théoriques que pratiques, et Coudereau (a) a montré que si on se reporte à l'enfant seul, on voit que les plus beaux produits appartiennent à des femmes âgées de trente à quarante ans, blondes, avec des dents cariées ou sans dents. Ainsi donc, messieurs, en dehors des conditions de santé générale de la nourrice, rapportez-vous à l'état de l'enfant qu'elles vous présentent.

Les seins ont pourtant de l'importance; il faut que les bouts soient bien faits, que la peau soit fine, que des veines assez nombreuses la sillonnent et que la glande constitue seule le développement de la mamelle. Enfin, il est une dernière question qui a son importance : c'est le rapport entre l'âge de l'enfant et l'âge du lait. Le mieux est de rapprocher l'un de l'autre, mais on ne doit cependant pas y attacher une trop grande importance, car dans beaucoup de cas de très-jeunes enfants se sont bien trouvés d'un lait déjà ancien.

A propos de ce fait, rappelez-vous qu'au commencement de la lactation le lait contient du colostrum et de l'albumine et que ces éléments rendent le lait purgatif, ce qui est une condition favorable pour débarrasser le tube digestif du nouveau-né.

Alimentation de la nourrice.

La nourriture de la nourrice a une importance notable sur la composition du lait, et de même que nous voyons les vaches, suivant la pâture qu'elles prennent, produire des beurres de qualité différente, de même les femmes, suivant leur nourriture, produisent des laits de qualité variable. Lorsque l'alimentation est trop azotée, le lait se charge de caséine et devient indigeste; si la nourriture est insuffisante, le lait diminue de quantité et l'enfant dépérit. Mais le point sur lequel je veux surtout appeler votre attention, c'est le déplorable effet que produit sur l'enfant l'alcool pris par

(a) Coudereau, *Hygiène alimentaire du nouveau-né* (*Bull. de la Soc. de médecine publique*, 1877, p. 196).

les nourrices ; bien des convulsions, dont on ne trouve pas l'explication, résultent de ce que la nourrice a trop usé de boissons alcooliques.

La maladie, comme la nourriture, influe sur la qualité du lait ; Becquerel et Vernois (*a*), analysant le lait de femmes atteintes de fièvre, ont montré qu'il y a abaissement du chiffre du beurre, diminution dans la quantité du liquide, et que chez toute nourrice atteinte de fièvre on peut voir se tarir la sécrétion lactée (1). Etat de santé ou de maladie de la nourrice.

Il est enfin une dernière circonstance, toute physiologique, qui doit attirer votre attention : je veux parler des règles et de la grossesse. Souvent, une nourrice voit ses règles réapparaître, et on a pensé que, dans ce cas, elle devait cesser de nourrir ; je ne le crois pas, car, sauf quelques coliques chez l'enfant à l'apparition des règles, le plus souvent ce fait passe inaperçu et j'ai vu de bons nourrissons élevés par des nourrices réglées.

La grossesse modifie aussi la qualité et diminue la valeur nutritive et, sans dire absolument que le lait d'une femme enceinte est nuisible à l'enfant, il faut reconnaître qu'il ne

(1) Voici, d'après Simon, Becquerel et Vernois, la composition de cent parties de lait de femme, examiné pendant la maladie :

AUTEURS.	DENSITÉ.	RÉSIDU SEC.	CASÉINE.	BEURRE.	SUCRE.	MATIÈRES extractives ET SELS.	OBSERVATIONS.
Simon	1,030	11,1	2,57	1,8	5,25	0,2	Femme A. Violent chagrin. L'enfant a des convulsions. Lait de 1 mois.
Becquerel et Vernois...	1,0312	11,51	5,04	2,99	3,31	1,75	Moyenne. Maladies aiguës.
Id.......	1,0314	11,42	3,71	3,26	4,34	1,5	Moyenne. Maladies chroniques.

(*a*) Vernois et Becquerel, *Du lait chez la femme dans l'état de santé et dans l'état de maladie*. (*Ann. d'hyg. publique*, Paris, 1853.)

suffit plus à la nutrition et, par cela même, la femme devenue grosse doit cesser de donner le sein à l'enfant.

Des tetées.

L'abondance des tetées modifie la nature du lait, aussi est-il d'usage depuis longtemps de régler et de limiter le nombre des tetées ; on dit que pendant le jour il faut donner le sein toutes les deux heures ; bien entendu, pendant la nuit, les intervalles seront plus considérables (1). Je pense cependant qu'il ne faut pas être trop rigoureux sur ce point et je partage l'avis de Kobryner et de Grangé (*a*), qui disent que l'enfant indique lui-même, par ses cris, le besoin qu'il a de prendre de la nourriture.

Il faut cependant reconnaître que certains enfants présentent une voracité très-grande, et quelques-uns ont des indigestions par suite de la trop grande quantité de lait qu'ils absorbent, ce qui nécessite chez eux une certaine réglementation dans le nombre des tetées.

De l'alimentation au biberon.

Mais, messieurs, l'enfant n'a pas toujours une nourrice, ou bien, s'il en a une, elle peut être insuffisante, et on est forcé alors de recourir à l'allaitement artificiel. C'est ici surtout que les causes de dyspepsie sont de plus en plus nombreuses, et la plupart des enfants à gros ventre, avec membres décharnés, au facies grimaçant, que vous voyez dans notre service de crèche, sont de petits êtres élevés au biberon. Leur maladie, et très-souvent leur mort, résulte de l'ignorance et de l'entêtement de leurs mères, qui veulent leur donner le plus rapidement possible une nourriture trop azotée, nourriture qui n'est pas en rapport avec la structure du tube digestif et détermine

(1) On a remarqué que le lait tiré le premier est le plus pauvre, le plus aqueux ; celui du milieu de la traite offre une composition moyenne, et celui de la fin est plus crémeux. Si donc les tetées sont trop espacées, le sein se gorge de lait, et comme l'enfant ne le vide pas complétement, il peut ne tirer que la partie aqueuse, et avoir ainsi une nourriture insuffisante.

(*a*) Kobryner, *Considérations sur l'allaitement des nouveau-nés*. (*Bull. de thérap.*, janvier 1879.) — Joennes Orangé, *De la réglementavion des tetées* (*Journal des connaissances médicales*, 20 février 1876).

l'irritation de sa muqueuse. Le vin surtout est donné aux enfants dès les premiers mois, et vous voyez des pères heureux et satisfaits lorsqu'ils ont administré à leur enfant, qu'ils empoisonnent ainsi, quelques gorgées de vin ou de liqueurs. Il faut donc ici redoubler d'attention et étudier avec soin les conditions de cet allaitement artificiel.

Quel lait doit-on choisir? Le choix est limité et c'est ordinairement au lait de vache, qui est le plus à notre disposition, qu'on s'adresse. Du reste, cette question des différents laits est à l'étude, et grâce à l'heureuse initiative de notre directeur de l'Assistance publique, M. Michel Moring, le professeur Parrot doit étudier comparativement l'action des différents laits sur les jeunes enfants, et d'ici peu cette question sera résolue scientifiquement. Choix du lait.

Jusqu'à présent, on a vanté le lait de chèvre et le lait de vache, sans arguments sérieux pour ou contre; reportez-vous aux analyses de ces différents laits (1), et vous verrez que c'est surtout par la caséine qui se trouve en plus grande

(1) Voici, d'après quelques auteurs, la composition du lait de vache et du lait de chèvre (*Dict. de Chimie* de Wurtz). Dans ce tableau, la première ligne horizontale représente la moyenne générale.

Composition de 100 parties de lait de chèvre.

AUTEURS.	DENSITÉ.	RÉSIDU SEC	CASÉINE.	BEURRE.	SUCRE.	MATIÈRES extractives ET SELS.	OBSERVATIONS.
Moyenne générale.....	1,3023	12,4	3,7	4,2	4,0	0,56	
Chevalier et Henry.....	»	13,3	4,02	3,32	5,28	0,68	
E Marchand	»	13,68	2,39	5,72	4,7	0,86	Moyenne. Pays de Caux.
Doyère.....	»	12,7	4,85	4,4	3,1	0,35	Moyenne de plus. analys.
Filhol et Joly	»	9,7	3,55	1,9	3,55	0,7	Lait de 1 mois.
Id........	»	11,59	3,75	2,9	4,44	0,5	Même chèvre. Lait 4 jours après.

Composition de 100 parties de lait de vache.

AUTEURS	DENSITÉ.	RÉSIDU SEC.	CASÉINE.	BEURRE.	SUCRE.	MATIÈRES extractives.	SELS.	OBSERVATIONS.
Moyenne générale.	1,0318	13,5	3,6	4,05	5 5	»	0,4	
Boussingault et Lebel...	»	12,3	3,0	4,5	4,7	»	0,1	Lait âgé de 200 jours. 5 lit. par jour. Foin.
Id		12,9	3,4	4,0	5,3	»	0,2	Même vache. Lait de 210 jours. 5 lit. par jour. Betteraves.
Id	»	13,2	3,4	3,6	6,0	»	0,2	Même vache. Lait de 302 jours. 3 litres environ par jour. Foin, tourteaux.
Playfair[1]..	1,034	13,5	5,4	3,7	3 8	»	0,6	Vache nourrie en prairie. Traite à l'étable après beaucoup d'exercice.
Id.. .	1,032	13,0	3,9	5,6	3,0	»	0,5	Même vache. Lait du lendemain. N'est pas sortie, n'a pas mangé
Id	1,031	14,3	4,9	5,1	3,8	»	0,5	Même vache, nourrie à l'étable. Lait du soir.
						Mat. extractives et sels.		
Simon ...	1,0345	14,3	7,2	4,0	2,8	0,623		
Id	1,034	13,9	6,8	3,85	2,95	0,615		
Doyère ..	»	12,4	4,2	3,2	4,3	0,7		Moyenne de plusieurs analyses.
Poggiale.	»	14,15	3,8	4,38	5,27	0,7		Moyenne de 10 analyses.
Filhol et Joly....	1,027	17,39	4,25	8,25	4,75	0,144		Vache de 7 ans. Toulouse. Traite entière. Lait de 6 mois.
Id	»	16,55	4,55	6,39	5,6	0,102		Autre vache. Traite entière.
Id	»	17,51	3,9	8,8	4,06	0,75		Même vache, 4 jours après. Traite entière.
Chevalier et Henry	»	13,33	4,2	3,08	3,08	0,75		Vache nourrie à la carotte.
Id	»	13,13	3,75	2 75	2,75	0,68		La même, à la betterave.
Gorup-Besanez..	»	14,29	5,4	4,805	4,037	0,548		Moyenne de plusieurs analyses.
Marchand	1,0319	»	2,382	3,34	5,185	0,728		Composition moyenne du lait de vache du pays de Caux.

quantité dans le lait de vache et de chèvre que dans celui de femme, que se distinguent ces différents laits.

Coupage du lait.

Bien qu'il soit de règle de couper le plus ordinairement ce lait avec un quart d'eau jusqu'au cinquième mois, Parrot (1) dit qu'il ne faut pas faire ce coupage, et je suis disposé à admettre cette opinion, lorsque je vois les mélanges plus ou moins étranges qu'on fait subir à ce lait, sous prétexte de le couper. Examinez, à la consultation, les biberons qu'on nous présente, et vous verrez qu'ils sont remplis d'un liquide blanc noirâtre, sale, n'ayant plus aucun rapport avec la couleur du lait, et résultant du mélange de ce liquide avec de l'eau de gruau, de l'eau panée, de la tisane, etc., mélange qu'avale le petit être et qui a pour lui de déplorables conséquences.

Si vous pratiquez le coupage, que ce soit avec l'eau seule, ou bien avec deux solutions qui ont une influence favorable dans la cure des dyspepsies : l'eau de Vichy et l'eau de chaux seconde.

Quantité de lait.

Quelle quantité de lait doit prendre l'enfant ? C'est là un

(1) Pour le professeur Parrot, 300 grammes de lait pour le premier mois, 600 grammes pour les deuxième, troisième, quatrième et cinquième mois, 800 grammes pour le sixième et les suivants, représentent, dans tous les cas, une quantité de lait qui suffit à nourrir les enfants élevés au biberon, à la condition expresse que ce lait soit pur et de bonne qualité, et que, si l'on vient à le couper, suivant le conseil de beaucoup de praticiens, il soit additionné d'une quantité de sucre qui sera : de 30 grammes pour le premier mois ; de 40 grammes pour les quatre suivants ; et de 50 grammes pour les autres, à partir du sixième.

A partir du sixième mois, il faut accoutumer les enfants à des aliments autres que ceux qu'ils tirent du sein ou du biberon. Et parmi les préparations qui seront données alors, les bouillies faites de lait et de farine tiennent le premier rang ; puis viennent les potages gras ou maigres et surtout les panades. On substituera donc au lait un poids équivalent des matières précédemment énumérées, et la ration de l'enfant sera composée dans ce cas de :

Lait.................	700	gram.
Fécule, farine, pain....	100	»
Sucre................	50	»

(Parrot, Rapport, au nom d'une commission composée de MM. Labric, Parrot et Siredey, sur l'allaitement artificiel dans les hôpitaux et hospices, *Bulletins et Mém. de la Soc. médicale des hôpitaux de Paris*, 1874, t. XI, p. 50).

point important élucidé par Parrot (*a*). L'enfant doit prendre pendant le premier mois 300 grammes de lait par jour; pendant les deuxième, troisième, quatrième et cinquième mois, 600 grammes par jour; pendant les autres mois, 800 grammes; et on ajoutera à ce lait les quantités suivantes de sucre: pour le premier mois, 30 grammes par jour; pour les deuxième, troisième, quatrième et cinquième, 40 grammes, et pour les autres, 50 grammes.

Du biberon. Ce lait est administré par des biberons, et on a discuté longuement pour savoir quel est le meilleur de ces instruments. Le plus commode, parce qu'il est le plus simple et le meilleur marché, est celui qui se vend sous le nom de biberon anglais. Il est composé d'un vase de verre, fermé par un bouchon qui est traversé par un tube de verre plongeant, d'un côté dans le liquide et de l'autre adapté à un tube de caoutchouc terminé par un renflement percé de petits trous (1). C'est par les mouvements de succion et par les pressions exercées sur ce renflement que le lait passe de la bouteille dans la bouche de l'enfant.

Cet instrument, tenu proprement, suffit à l'alimentation; la mobilité du caoutchouc permet à l'enfant de ne pas se blesser, et, en mettant la bouteille soit sur la mère, soit dans le lit, on peut maintenir le lait à une température égale. Mais, je le répète, il faut nettoyer attentivement ce biberon, qui deviendrait une cause de fermentation du lait et développerait une irritation acide de la bouche, point de départ, comme vous

(1) On a signalé plusieurs inconvénients des bouts en caoutchouc; outre qu'ils se ramollissent vite et par conséquent doivent être changés plus ou moins souvent, on a reconnu que le mode de fabrication du caoutchouc vulcanisé peut déterminer des accidents. En Allemagne, on a constaté que des caoutchoucs renferment jusqu'à 50 pour 100 d'un mélange d'oxyde de zinc, d'autres jusqu'à 18 pour 100 de carbonate de plomb et 28 pour 100 de craie. Dans d'autres, enfin, on a reconnu la présence de l'arsenic.

(*a*) Parrot, *Rapport sur l'allaitement artificiel des enfants*. (*Union médicale*, 1874.)

le savez, du développement de l'oïdium albicans qui caractérise le muguet.

Un point fort délicat dans l'élevage du jeune être, c'est le moment où doit être modifié le régime exclusivement lacté. Ici vous avez pour guide l'apparition des dents (1); on dirait que l'évolution de ces dernières suit l'évolution du tube digestif, et à mesure que les dents apparaissent, les fonctions du tube digestif se complètent. C'est le plus souvent à partir du sixième mois que vous pourrez commencer à introduire dans l'alimentation quelques féculents : biscotes, arrow-root, croûtes de pain desséchées. Vous pouvez préparer ces substances à l'eau ou au lait légèrement sucré ou salé. Vous pourrez aussi vous servir de bouillies diastatiques de Mialhe et de Liebig (2),

(1) L'évolution des vingt premières dents, dents temporaires, dents de lait, qui tombent vers sept ans, et sont remplacées par des dents permanentes, se fait, à moins d'anomalie, par groupes, entre lesquels il y a toujours un temps d'arrêt. Cette première dentition s'effectue de la façon suivante : 1° les deux incisives médianes inférieures ; 2° les incisives supérieures, d'abord les médianes, puis les latérales ; 3° les deux incisives latérales inférieures et les quatre premières molaires ; 4° les quatre canines ; 5° les quatre dernières molaires.

La première dent apparaît le plus généralement vers six mois et demi.

D'après Trousseau, l'évolution des incisives médianes inférieures s'accomplit dans un espace de temps compris entre un et dix jours, les quatre incisives supérieures sont sorties entre quatre et six semaines, les incisives latérales inférieures et les quatre molaires en un ou deux mois. Les canines mettent deux ou trois mois à faire leur évolution; les dernières molaires, un temps égal (*a*).

(2) Voici la formule de Liebig :

On fait un mélange de 16 grammes de farine de froment, 16 grammes de farine de malt et 0g,375 de bicarbonate de soude ; on y ajoute 32 grammes d'eau, en agitant, puis 166 grammes de lait de vache ; on chauffe à une douce température et en agitant sans cesse jusqu'à ce que le mélange commence à s'épaissir ; en retire alors du feu et on continue à agiter pendant cinq minutes. Enfin, on porte le tout à l'ébullition et l'on passe à travers un tamis à mailles serrées. On obtient ainsi une bouillie deux fois plus concentrée que le lait de femme, qui peut être très-bien administrée à l'aide du biberon. Lorsqu'elle a subi l'ébullition, elle se conserve très-bien pendant vingt-quatre heures. La saveur de cette bouillie rappelle un peu celle de la farine et du malt ; mais les enfants

(*a*) Trousseau, *Clinique médicale de l'Hôtel-Dieu de Paris,* 3e édition, 1878, t. III.

ainsi que d'un mélange qui a été proposé par Husson (1), de Toul.

De la farine d'avoine.

Dans un travail fait en commun avec E. Hardy, nous avons démontré les avantages de la farine d'avoine (2), et quoiqu'un industriel ait fait un abus éhonté de ce travail, au point de vue de la vente de ses produits, il faut reconnaître que c'est un excellent aliment, très-employé en Ecosse dans la nourriture des enfants et des adultes, et dont l'usage est général en Angleterre. On prépare ce gruau en le versant à la dose d'une à deux cuillerées dans un verre d'eau ; on agite le mélange une

s'y habituent très-facilement et, en général, ils ne tardent pas à préférer cet aliment à tous les autres. (*Ann. de la Soc. d'hydrologie médicale de Paris*, 1864-65.)

(1) Husson, pharmacien à Toul, dit s'être bien trouvé, dans l'alimentation de ses enfants, de la préparation suivante :

Farine d'avoine	500
Arrow-root	(500 ensemble)
Sagou	400
Cacao	50
Sucre	500
Phosph. de chaux préc.	50
Vanille pulvérisée	1

Une cuillerée à bouche délayée avec précaution dans un verre de lait produit un aliment solide qui peut suffire à l'enfant jusqu'à l'âge de douze mois.

(2) Dans leur travail sur la farine d'avoine, Dujardin-Beaumetz et Ernest Hardy démontrent que la farine d'avoine avait la composition suivante :

Eau	8,7
Matières grasses	7,5
Amidon	64,0
Matières azotées, gluten	11,7
Matières minérales	1,5
Cellulose, matières non dosées	7,6
	100,00

Cette analyse peut être rapprochée de celle de Payen, qui est la suivante :

Eau	10,77
Matières grasses	5,50
Amidon	60,59
Matières azotées	14,39
Matières minérales	3,25
Cellulose	5,50
	100,00

Si l'on résume cette analyse, en prenant la méthode de Liebig, pour juger la valeur nutritive de cette farine en réunissant tous les éléments en éléments plastiques et en éléments respiratoires, on trouve que la farine d'avoine contient :

Éléments plastiques	10
Éléments respiratoires	35

La proportion est dans ce cas à peu près la même que dans le lait de femme où les deux éléments sont représentés, par les chiffres suivants :

Éléments plastiques	10
Éléments respiratoires	38

Ce qui ne veut pas dire, comme l'ont pensé plusieurs auteurs, que Dujardin-Beaumetz et E. Hardy assimilent le lait de femme à la farine d'avoine.

Quant au fer, on peut voir par la note placée à la page 479 que l'avoine

ou deux heures, puis on chauffe le tout légèrement après avoir eu soin de le sucrer et de le saler. On obtient ainsi une masse semi-compacte qu'on donne par cuillerées à bouche.

Vous pourrez vous servir de tout autre gruau ou de toute autre farine, en ayant soin d'employer le moins possible de substances grasses dans la préparation. On dirait, en effet, que chez l'enfant la fonction du pancréas, au point de vue de l'absorption des graisses, ne se développe que très-tardivement. Enfin arrive l'époque du sevrage, époque fixée surtout par l'apparition des dents, et à laquelle l'alimentation peut devenir plus complète.

Des moyens diététiques.

N'oubliez pas non plus que si l'aliment joue un rôle considérable dans le développement et la cure de la dyspepsie du jeune être, les autres règles diététiques ont aussi leur importance. Les soins de propreté de la peau et surtout les conditions atmosphériques ont un rôle dominant. Examinez ce qui se passe dans notre crèche lorsque, dans ces salles si insalubres, la nécessité nous force à augmenter le nombre des lits; nous voyons immédiatement les enfants être pris de coliques et présenter des troubles intestinaux; cet état résulte de l'encombrement; l'air vicié et malsain a, en effet, une action prédominante sur l'apparition de la dyspepsie. Il faut au jeune enfant le grand air, le soleil, un logement vaste et aéré; en un mot, la plupart des conditions de la campagne. C'est là ce qui explique la différence qu'il y a entre le nourrisson de la campagne et celui des villes; l'un a bonne mine, le visage co-

est une des substances qui en contiennent le plus.

Dans des expériences faites par Dujardin-Beaumetz et E. Hardy et reproduites par le docteur Marie à la crèche de l'hôpital de Versailles, la farine d'avoine a fourni chez les jeunes enfants des résultats satisfaisants (*a*).

(*a*) Dujardin-Beaumetz et Ernest Hardy, *De la farine d'avoine et de son rôle dans l'alimentation du jeune âge* (*Bull. de la Société méd. des hôpitaux de Paris*, t. X, 1873, p 113, et *Union médicale*. 1873).— Marie, *Etude sur l'emploi de l'avoine*. Thèse de doctorat, 1873.

loré, les chairs résistantes; l'autre est petit, chétif, délicat. Il faut donc apporter le plus grand soin à renouveler l'air dans les pièces où se trouvent les enfants au berceau (1).

(1) Voici, rédigés par une commission médicale, nommée par un arrêté du directeur de l'administration générale de l'assistance publique et composée de Moutard-Martin, Bergeron, Parrot, Blachez, Dujardin-Beaumetz, quelques conseils aux mères et aux nourrices :

1° Jusqu'à la sortie des premières dents, c'est-à-dire entre le sixième et le septième mois, la seule nourriture de l'enfant doit être le *lait*, celui de sa mère surtout, qui est toujours préférable si elle est bien portante, ou à son défaut, celui d'une nourrice. Il est, en effet, très-dangereux de donner à l'enfant, dès les premiers mois, une nourriture solide (*pain, gâteaux, viandes, légumes et fruits*);

2° Le sein devra être donné toutes les deux heures environ, et moins souvent la nuit;

3° A défaut de lait de femme, on pourra se servir de lait de vache ou de chèvre, tiède, coupé au quart *d'eau pure*, légèrement sucrée ; à partir du cinquième mois, le lait peut être donné pur. Tous les autres liquides employés généralement pour couper le lait (*eau de gruau, eau panée, eau d'orge, infusions diverses*) sont nuisibles;

4° Pour faire boire ce lait, se servir exclusivement de *biberons en verre*, qu'il faut avoir soin de nettoyer toutes les fois qu'on s'en est servi. Ne jamais faire usage de ces suçons de linge ou d'éponge avec lesquels on cherche à calmer les cris de l'enfant, et qui ont le sérieux inconvénient de provoquer les maladies de la bouche;

5° Ce n'est qu'à partir du sixième ou septième mois que l'on peut commencer à donner des potages légers faits avec du lait et du pain blanc, de la farine séchée au four, du riz, du maïs, des fécules ; à la fin de la première année, il est toujours utile de donner ces potages pour habituer peu à peu l'enfant au sevrage. Ce sevrage ne doit avoir lieu qu'après la percée des douze ou seize premières dents, lorsque l'enfant est en bon état de santé, et pendant le calme qui suit la sortie d'un groupe de dents;

6° Chaque matin, la toilette de l'enfant doit être faite avant la mise au sein ou le repas; cette toilette consiste : 1° à laver le corps de l'enfant, et surtout, les parties génitales, qui doivent constamment être tenues propres; 2° à nettoyer la tête, sur laquelle il ne faut pas laisser s'accumuler la crasse ou les croûtes qu'on appelle le chapeau ; 3° à changer de linge tous les deux jours; 4° à donner un bain tiède, dans lequel on tiendra l'enfant pendant cinq ou six minutes. La bande de ventre doit être maintenue pendant le premier mois ;

7° Il faut rejeter absolument l'usage du maillot complet, qui comprime le corps; plus l'enfant a de liberté dans ses mouvements, plus il devient robuste et bien conformé. Rejeter aussi tout bandage qui comprime la tête et qui peut produire plus tard des désordres dans la santé ou l'intelligence ;

8° Il est très-important de garantir l'enfant contre les funestes suites de l'excès du froid ou de l'excès de la

Si je me suis aussi longuement étendu sur cette question de l'allaitement du jeune âge, c'est qu'il faut, pour combattre la dyspepsie de l'enfant, connaître bien l'hygiène de cet âge, et que si on a à traiter les troubles fonctionnels de la digestion d'un enfant à la mamelle, le premier soin sera de passer en revue toutes les circonstances diététiques ayant une influence sur le développement de ces affections, et vous trouverez toujours la cause du mal et le remède dans une minutieuse interrogation.

Du traitement pharmaceutique.

Je dois cependant vous signaler quelques petits moyens pharmaceutiques. Tout d'abord l'emploi de la magnésie calcinée, qui agit pour combattre la constipation des enfants dyspeptiques, et vous savez que l'enfant qui n'a qu'une seule selle par jour, est constipé ; il faut, au moins, deux ou trois selles par vingt-quatre heures. Employez la magnésie dite de Henry, donnée à la dose d'une cuillerée à café ou à dessert.

chaleur, soit au dehors, soit dans l'intérieur des habitations, dans lesquelles il n'est pas moins important que l'air soit renouvelé plusieurs fois par jour ;

9° Il n'est pas prudent de sortir l'enfant avant le quinzième jour, à moins que la température ne soit très-douce ;

10° Il est très-dangereux de coucher l'enfant dans le lit de sa mère ou de sa nourrice ;

11° Le lit de l'enfant doit être composé de paille d'avoine fraîche, ou de fougère, ou de varech ; le berceau sera garni de rideaux pendant les premiers mois de la naissance, et surtout durant les saisons froides, pour éviter les courants d'air ; mais ces rideaux ne doivent jamais être fermés complétement. L'enfant ne doit pas être bercé ;

12° Il ne faut pas trop se hâter de faire marcher l'enfant, on doit le laisser se traîner à terre et se relever seul ; il faut donc rejeter l'usage des chariots, paniers, etc. ;

13° On ne doit jamais laisser sans soins chez les enfants les moindres indispositions (coliques, diarrhées, vomissements fréquents, toux);

14° La grossesse ayant pour effet de rendre le lait moins nourrissant, en cas de grossesse, toute mère ou nourrice doit cesser de donner le sein ;

15° Il est indispensable de faire vacciner l'enfant dans les trois premiers mois qui suivent la naissance, ou même dans les premières semaines s'il règne une épidémie de petite vérole. Le vaccin est le seul préservatif de cette maladie. L'enfant vacciné peut fournir du vaccin à de nombreux sujets sans le moindre inconvénient.

S'il y a de la diarrhée, usez soit de l'eau de chaux, mélangée avec le lait, soit de poudres inertes, telles que le sous-nitrate de bismuth, les yeux d'écrevisses, etc., ou bien employez la méthode de René Blache, qui consiste à donner à l'enfant 1 gramme d'huile de ricin avec un peu de sirop de gomme.

Lorsqu'il y a des vomissements avec coagulation trop prompte du lait, donnez de l'eau de Vichy à la dose d'une cuillerée à bouche par tetée. Tel est le traitement de la dyspepsie au point de vue pharmaceutique ; il est de bien peu d'importance si on le compare au traitement hygiénique.

Je ne veux pas, messieurs, terminer cette question de la médication de la première enfance sans vous dire quelques mots des préparations de phosphate de chaux, préparations multiples : lacto-phosphate, chlorhydro-phosphate, phosphates acides, etc. Toutes ont pour base, vous le savez, un sel soluble de chaux, et qui n'est soluble qu'à la condition d'être acide.

Des phosphates acides.

On a vanté ces phosphates et l'usage s'en est répandu ; on pensait, surtout d'après les travaux de Dusart, que l'action favorable de ces préparations dépendait de l'introduction, dans l'économie, d'un sel, le phosphate de chaux, très-utile dans le développement du tissu osseux du jeune être. Je crois que c'est une erreur ; les expériences faites en Allemagne, et plus récemment en France par Chery-Lestage, les faits de Sanson, les observations de Caulet (a), permettent

(a) E. Heiden, *Fahling's landwirthsch. Zeitung*, XXIII, Jahrg. 1, Heft, janvier 1874. — H. Weiske, *Journ. für Landwirthschaft*, XXI. Jahrg, 2, Heft, p. 139. — J. Lehmann, *Ann. der Chemie und Pharmacie*, Bd. CVIII, p. 357. — Th. von Gohren, *Landwirthschaft*, *Versachs-Stanionen*, Bd. III, p. 161. — Hoppe-Seyler, *Ann. der Landw.*, Jahrg. XI, p. 309. — Haubner, *Gesundheitspflege*, III, Aufl., p. 203. — Sanson, *Mémoire sur la théorie du développement précoce des animaux domestiques*, in *Journ. de l'anatomie et de la physiologie* de Ch. Robin, fév. 1872 (*Gazette hebdomadaire*, 1874). — Dusart, *De l'inanition minérale dans les maladies*, 1874 (*Archives de médecine et de chirurgie*, 1869-70). — Caulet, *Du rôle thérap. du biphosphate de chaux* (*Progrès médical*, 1874). — Chery-Lestage, *Recherches expérimentales et cliniques sur quelques préparations de phosphate de chaux* (Thèse de Paris, 1874). — Dujardin-Beaumetz, Soc. de Thérap., séance du 24 mars 1875.

d'affirmer que le phosphate de chaux, qu'il soit introduit insoluble à l'état de phosphate tribasique ou à l'état soluble, c'est-à-dire de phosphate acide, ne se fixe pas dans l'économie et passe soit dans les matières fécales, soit dans les urines.

A cet égard, les expériences de Pommeritz sont décisives, et, messieurs, ne tombez pas dans la confusion que j'ai commise et qui m'a été vivement reprochée (*a*), ne confondez pas ce nom avec celui d'un expérimentateur : Pommeritz est l'endroit où Heiden (1) a fait ses recherches; ces expé-

(1) Heiden fit une expérience sur douze petits cochons de lait de la même portée et de force différente : quatre étaient très-vigoureux, quatre moins forts et quatre très-faibles. On les divise en séries de quatre : deux forts et deux faibles. A un fort et à un faible on administre le phosphate de chaux mélangé à la nourriture ordinaire qui est donnée seule aux deux autres cochons. L'expérimentation dura cent quarante-trois jours, et le seul résultat obtenu paraît avoir été l'augmentation du sel dans les excréments. Heiden conclut lui-même de ces expériences que le phosphate de chaux ne s'assimile pas.

On peut tirer les mêmes conclusions des expériences d'autres observateurs allemands, Weiske, par exemple, qui a fait voir que le phosphate de chaux ajouté aux aliments de vaches laitières, non-seulement ne s'assimile pas, mais encore n'est pas éliminé par les mamelles. Sanson, professeur à l'école de Grignon, a repris ces expériences et est arrivé aux mêmes conclusions : le phosphate de chaux ajouté artificiellement à la ration des animaux n'est pas absorbé, et passe entièrement dans les matières fécales ou dans les urines. Aussi Sanson conseille-t-il de donner aux animaux d'abord un allaitement plus abondant et de meilleure qualité, des jeunes pousses de graminées, l'addition d'une suffisante quantité de céréales, légumineuses ou oléagineuses. Chery-Lestage montre aussi, par ses expériences sur des cobayes, que le meilleur moyen d'introduire les phosphates dans l'économie, c'est d'user des plantes qui en contiennent le plus, et le tableau suivant, représentant les différents poids obtenus, fait voir que l'avantage appartient au cobaye qui ne prenait que du son :

	27 mai	15 juil.	Diff.
Glycéro-phosphate de chaux.......	207	315	108 gr.
Lacto - phosphate de chaux......	248	260	12 »
Chlorhydro-phosphate de chaux.	191	300	109 »
Phosp. de chaux.	175	280	105 »
Son pur	213	380	167 »

D'après une note lue à la Société médicale de l'Elysée par le docteur Caulet : 1° le biphosphate de chaux (phosphate de chaux soluble) n'est ni décomposé, ni absorbé dans l'estomac; il arrive tel quel dans l'intestin, milieu acide, dans lequel il se dédouble et se précipite sous forme de

(*a*) *Tribune médicale*, 10 octobre 1875, p. 64.

riences, dis-je, sont très-rigoureuses et les observations plus récentes de Dusart n'ont pu détruire les conclusions que l'on peut en tirer.

Si on veut introduire dans l'économie du jeune être le phosphate de chaux, il ne faut pas se servir de celui qui est préparé pharmaceutiquement, mais bien de celui que la nature a déjà assimilé en le faisant passer dans les végétaux. Aussi les graines qui contiennent le phosphate en plus ou moins grande quantité, les pains de son, certains féculents, ont-ils une heureuse influence sur le développement du jeune enfant.

Mais, direz-vous, les phosphates ont une action favorable et l'on voit à chaque instant d'heureux résultats de l'action de ces médicaments. Ces faits, messieurs, ne résultent pas de la pénétration du phosphate de chaux dans l'économie, ils proviennent de ce que ces phosphates acides introduisent d'une part dans l'estomac un élément utile à la digestion, acide chlorhydrique ou acide lactique, et d'autre part, de ce qu'une fois ces préparations acides neutralisées dans l'intestin, il se fait un précipité de poudre calcaire, phosphate insoluble, qui agit à son tour pour diminuer l'irritation intestinale que présente si souvent le jeune enfant.

Telles sont, messieurs, les quelques réflexions que je désirais vous exposer sur la dyspepsie du nouveau-né ; je terminerai là ce que je voulais dire des troubles fonctionnels de l'estomac. Dans la prochaine et dernière leçon, je traiterai de la thérapeutique de l'ulcère et du cancer de l'estomac.

phosphate de chaux ordinaire des pharmacies : il agit alors comme absorbant mécanique;

2° Le phosphate de chaux insoluble ne se comporte pas de même : au contact du suc gastrique, il se dédouble en un sel de chaux soluble (lactate de chaux ou chlorure de calcium) et biphosphate de chaux ; or, le lactate ou le chlorure de chaux sont solubles, absorbables et absorbés ; donc, d'après Caulet, le phosphate de chaux insoluble des pharmacies cède à l'organisme une partie de sa chaux.

QUINZIÈME LEÇON

TRAITEMENT DE L'ULCÈRE ET DU CANCER DE L'ESTOMAC.

SOMMAIRE. — De l'ulcère de l'estomac. — Symptômes. — Thérapeutique. — Traitement pharmaceutique. — Du nitrate d'argent. — Du perchlorure de fer. — Du sous-nitrate de bismuth. — Du chloral. — Ses applications externes. — Des préparations opiacées. — Du traitement diététique. — De la cure de lait. — Du cancer de l'estomac. — Difficultés du diagnostic. — Thérapeutique. — Des préparations opiacées. — Siége du cancer. — Entérostomie. — Lavements nutritifs.

Les longs développements dans lesquels je suis entré à propos des dyspepsies, me permettront d'être plus bref dans le traitement des deux affections les plus graves de l'estomac ; je veux parler de l'ulcère et du cancer de cet organe. Vous savez que ces affections sont caractérisées par des troubles dyspeptiques symptomatiques et que le traitement de ces symptômes est le même que celui des différentes dyspepsies étudiées précédemment ; aussi ne vais-je, dans cette leçon, que vous exposer les points les plus importants de la thérapeutique de ces deux affections.

De l'ulcère de l'estomac.

Commençons par l'ulcère. Malgré les nombreux travaux faits depuis Cruveilhier sur l'ulcère simple de l'estomac, nous ignorons encore la pathogénie exacte de cette affection ; aussi tous les traitements sont-ils dirigés non contre la cause première, qui nous échappe, mais contre les symptômes déterminés par la perte de substance des parois de l'estomac.

Les symptômes qui résultent de la présence de cet ulcère sont les suivants : vomissements d'une part, et souvent vomissements de sang dus à l'ouverture de vaisseaux plus ou moins importants ; douleurs parfois très-vives, avec accès, d'autre part; enfin, perforation des parois et les conséquences fatales qui en résultent. Tels sont les trois points principaux de l'histoire pathologique de l'ulcère. Ajoutons à ce propos que l'ulcère, s'il peut amener la mort, peut aussi guérir, et cela dans la moitié des cas (1).

Que peut faire le médecin pour calmer ces symptômes et hâter la cicatrisation de l'ulcère? Il peut employer des moyens pharmaceutiques et des moyens diététiques, et, bien que ces derniers constituent le meilleur et peut-être l'unique moyen de guérison, permettez-moi de vous exposer d'abord rapidement les agents pharmaceutiques dont vous pouvez faire usage. Ils ont deux buts : les uns doivent agir localement sur l'ulcère pour amener la cicatrisation; les autres sont destinés surtout à combattre les accès douloureux si vifs qui se produisent.

Du nitrate d'argent.

Les premiers sont de beaucoup les plus nombreux : en première ligne se trouvent les sels d'argent, et particulièrement le nitrate d'argent. Frappés des bons effets sur les ulcérations cutanées des cautérisations légères faites avec le nitrate d'argent, quelques médecins ont pensé que ce sel modifierait avantageusement la surface de l'ulcère et amènerait la cicatrisation; aussi voyons-nous Trousseau, Gros, Schutzenberger (*a*), préconiser l'usage de pilules de nitrate d'argent de 1 centigramme, pilules dont on élevait la dose progressivement jusqu'à dix pilules. Fleming a été plus loin et a pro-

(1) Nous ne pouvons mieux faire que de donner les chiffres fournis par Brinton, et qui résultent de ses propres observations. Sur 100 cas, il a trouvé :

Cicatrisation	56
Perforation	13
Hémorrhagie	4
Consomption	2
Indéterminés	50

(*a*) Trousseau, *Clinique médicale de l'Hôtel-Dieu de Paris*, 1re édit., t. II, p. 409. — Gros, *Union médicale*, 1857. — Schutzenberger, *Gaz. médicale de Strasbourg*, 1856. — Fleming, *New Mode of treating severe Dyspepsia and chronic Inflammation of the Stomach* (*Medic. Times and Gaz.*, 1859, I, p. 108).

posé d'injecter, au moyen d'une sonde œsophagienne, une solution directement dans l'estomac.

Je partage, à l'égard de cette médication par les sels d'argent, absolument l'avis de Brinton, qui la croit inefficace dans la cure de ces affections et qui dit que, si on a noté des guérisons par ce moyen, c'est simplement parce qu'on usait du régime lacté, qui est capable à lui seul de les produire. D'ailleurs, il est difficile, du reste, d'apprécier l'action du nitrate d'argent sur la surface même de l'ulcère.

Du perchlorure de fer.

Luton, frappé des bons effets obtenus dans le traitement des ulcères de mauvaise nature, de l'action modificatrice profonde du perchlorure de fer, a conseillé ce moyen dans le traitement de l'*ulcus rotundum* de l'estomac. Il administre, trois ou quatre fois par jour, 10 gouttes de perchlorure de fer dans un quart de verre d'eau sucrée.

Du sous-nitrate de bismuth.

C'est pour la même raison que Bonnemaison, de Toulouse, a conseillé le sous-nitrate de bismuth à très-haute dose. Ce médecin se guidait sur les importants travaux de Monneret, pour administrer dans ces cas de 70 à 80 grammes de sous-nitrate de bismuth en vingt-quatre heures (*a*).

Je ne vous parlerai que pour mémoire du sulfate de fer proposé par Abercrombie et de la laitue vireuse que Cazin, de Boulogne (1), a aussi administrée dans ces cas, et j'arriverai au traitement qui me paraît, au point de vue local, remplir des indications importantes : je veux parler du chloral.

(1) Cazin administrait d'abord 10 centigrammes d'extrait de laitue vireuse dans un peu d'eau sucrée, et il arriva ainsi progressivement, en six jours, à la dose de 1g,25 qu'il faisait à prendre en deux fois dans la journée, et cette dose fut même portée à 15 grammes après quarante-cinq jours (*Bulletin de Thérapeutique*, 1858.)

(*a*) Bonnemaison, *Du traitement de l'ulcère simple de l'estomac* (*Essai de clinique médicale*, Toulouse, 1874). — Luton, *Nouveau Dictionnaire de médec. et de chirurg.*, art. ESTOMAC. — Luton, *De l'ulcère de l'estomac* (*Bull. de la Soc. méd. d'observation*, 1858). — Hetzka (*Bull. de Thérap.*, t. XCIV, p. 193, 1878).

Du chloral.

C'est Ch. Hertzka, de Buda-Pest, qui a le premier préconisé l'emploi de cette substance dans la cure de la gastrite ulcéreuse, se basant en cela sur les résultats que j'avais obtenus par l'application externe du chloral dans le traitement des ulcérations de mauvaise nature.

Des applications externes du chloral.

Vous savez, en effet, messieurs, que nous avons démontré, Hirne et moi, les propriétés antiputrides et antifermentescibles du chloral et que j'ai généralisé l'emploi de ce corps dans la cure des plaies, quelle que soit leur nature. On trouve, en effet, dans le chloral (1), comme je l'ai montré et comme l'a

(1) En 1869, Liebreich introduit l'hydrate de chloral dans la thérapeutique, et Richardson, en Angleterre, étudie ce nouveau médicament; il constate que du sang additionné d'une faible solution de chloral ne se corrompt pas, ou du moins s'altère peu; il constate en même temps que des solutions concentrées exercent une action coagulante sur ce liquide.

En 1870, Byasson et Follet, en France, observent l'action antifermentescible du chloral sur la glycose additionnée de levûre de bière; Magnaud, dans sa thèse sur les propriétés physiques du chloral hydraté, étudie son action locale sur les muqueuses, le tissu cellulaire sous-cutané, les plaies, les muscles dénudés et les éléments nerveux; et son action coagulante sur les principes albuminoïdes du sang. En 1872, Horand et Peuch démontrent l'action anesthésique locale de la poudre de chloral.

Mais ce n'est qu'en 1873 que sont mises en lumière, en France, les propriétés antiputrides et antifermentescibles du chloral. Dujardin-Beaumetz et Hirne démontrent, par leurs expériences, que les solutions de chloral peuvent empêcher la décomposition des matières animales, et s'opposer à la fermentation acide du lait et ammoniacale de l'urine. Dans le *Bulletin de Thérapeutique* (juillet 1873), Dujardin-Beaumetz revient encore sur ces propriétés remarquables et publie des observations concluantes sur les bons résultats que donnent les applications externes du chloral.

En 1874, M. Personne fit à l'Académie des sciences une communication sur ce même pouvoir antiputride du chloral sur le sang et la chair musculaire, et présente des cadavres d'animaux injectés avec des solutions de chloral.

Déjà cependant, en Italie, quelques médecins (Fr. Accettella, 1871; C. Pavesi de Mortare, Fr. Parona, 1873) avaient expérimenté le chloral en applications externes et avaient constaté ses propriétés antiputrides et antifermentescibles. Mais, en France, ce n'est qu'à partir de 1873, depuis les communications de Dujardin-Beaumetz et Hirne, que le chloral a été véritablement étudié, et que ses propriétés si remarquables ont été reconnues par tous les expérimentateurs.

En *applications externes*, le chloral

écrit un de mes élèves, le docteur Coignard, tous les éléments propres à la cure de ces ulcérations (*a*).

peut agir comme caustique, anesthésique, antiputride et antifermentescible et antihémorrhagique.

Son action coagulante sur l'albumine et le sang a été mise à profit dans le traitement des hémorrhagies et dans la cure des varices. Luigi Porta et Valerani ont obtenu des guérisons en injectant des solutions de chloral dans les veines dilatées et noueuses. Valerani faisait usage (1876) d'une solution contenant 1 ou 2 grammes de chloral et 1 ou 2 grammes d'eau.

Appliqué sur les plaies, le chloral commence par causer une cuisson parfois assez forte, mais bientôt après il amène une sédation de la douleur très-marquée : aussi l'a-t-on utilisé dans les plaies douloureuses du cancer, dans les névralgies sur la surface dénudée par un vésicatoire) ; Vidal l'a même donnée en lotions, 5 grammes à 10 grammes de chloral pour 250 grammes d'eau, contre les affections cutanées, prurigineuses, et les malades s'en sont bien trouvés. Son action antiputride et antifermentescible a rendu le chloral d'un emploi presque journalier dans les pansements, plaies gangréneuses, eschares, ulcères variqueux, ulcères et chancres phagédéniques, esthiomène, lupus, plaques muqueuses végétantes et plaies suppurantes. En injections dans les cavités suppurantes, les solutions chloralées rendent de grands services, qui paraissent même supérieurs à ceux que pourraient rendre le nitrate d'argent et la teinture d'iode : elles font disparaître rapidement la mauvaise odeur et modifient avantageusement l'écoulement purulent et les parois des cavités. — On l'a employé en injections dans la blennorrhagie uréthrale (Parona), dans la diphthérie (Accettella) et contre les affections parasitaires (1 gramme pour 100). Luigi Amici s'est servi avec succès, dans le traitement de la gale, de la solution :

Hydrate de chloral.......	1 gr.
Glycérine.................	200 »
Eau.......................	100 »

M. Dujardin-Beaumetz a essayé contre la teigne décalvante les solutions chloralées. Il s'est aussi servi

(*a*) Richardson, *Medical Times and Gazette*, 1869. — Byasson et Pollet, *Etudes sur les propriétés physiques du chloral*, 1871. — Magnand, *Recherches sur les propriétés physiques du chloral hydraté*, 1871. — Horand et Peuch, *Du chloral; études cliniques et expérimentales*; *recherches de ses antidotes*, 1872. — Dujardin-Beaumetz et Hirne, *Des propriétés antifermentescibles et antiputrides des solutions d'hydrate de chloral et de leur application thérapeutique* (*Union médicale*, 1873). — Dujardin-Beaumetz, *Des applications externes de l'hydrate de chloral et du métachloral* (*Bull. de Thérap.*, 1873). — Personne, *Du chloral et de sa combinaison avec les matières albuminoïdes* (*Comptes rendus de l'Ac. des sc.*, 1874). — Porta, *Annali di chimica*, 1875. — Valerani, *Annali univer. di med*, n° 226, 1873. — C. Pavesi, *Annali med. ital. et lomb.*, 1874. — Martineau (*Mém. et Bull. de la Soc. de méd. des hôpitaux*). — Coignard, *Des applications externes de l'hydrate de chloral*. Thèse de Paris, 1874 — Tizzoni (de Pise), *Sur l'action locale de l'hydrate de chloral et sur son application dans certaines maladies chirurgicales* (*lo Sperimentale*, 1876, p. 619).

C'est un médicament modificateur local et qui agit même comme caustique, si la solution est trop concentrée; il a de plus la propriété de coaguler l'albumine et, par cela même, de s'opposer aux hémorrhagies; ajoutez qu'il est calmant et sédatif même, appliqué extérieurement; enfin, si vous joignez ses qualités antiputrides, qui empêchent la corruption et l'altération septique des parties ulcérées, vous reconnaîtrez que vous avez une médication héroïque pour la cure des ulcérations externes.

Déjà le premier j'avais signalé son action merveilleuse dans la cure des vastes eschares du sacrum chez les typhiques

avec succès des lotions de chloral; dans le cancer utérin et, dans ces cas, le chloral a calmé les douleurs, arrêté les hémorrhagies et fait disparaître la fétidité de l'écoulement.

Pharmacologie. Pour les applications externes, le chloral peut être employé, soit en poudre, soit en solution, soit mélangé à d'autres substances.

La *poudre* est très-irritante, très-caustique et d'un maniement assez délicat, aussi Dujardin-Beaumetz a proposé de la remplacer par le *métachloral*, qui est moins énergique et plus facile à manier. Le métachloral ou chloral insoluble est une poudre blanche, qui n'est qu'une modification isomérique du chloral et s'obtient en faisant agir l'acide sulfurique sur le chloral. On fait avec ce métachloral des mélanges avec des poudres inertes (sous-nitrate de bismuth), dont on saupoudre la surface des ulcères. On peut faire usage encore des crayons de chloral recouvert de gutta-percha (Dujardin-Beaumetz) ou de paraffine (Limousin).

Les *solutions*, fort employées, sont plus ou moins concentrées; en France, on se sert surtout des deux suivantes :

Hydrate de chloral......	10 gr.
Eau....................	1000 »
Hydrate de chloral.......	10 gr.
Eau....................	500 »

Martineau a proposé d'associer à la solution de l'alcoolé d'essence d'eucalyptus, et il formule ainsi sa solution :

Eau chloralée au centième...	1 000 gr.
— alcoolée d'essence d'Eucalyptus............	4 à 5 cuill. à bouche.

Pour les injections vaginales, pour les plaies, Dujardin-Beaumetz use parfois d'une solution de 1 gramme de chloral dans 50 grammes de glycérine.

Contre les acares de la gale, Luig-Amici propose la solution suivante :

Hydrate de chloral......	1 gr.
Glycérine................	20 »
Eau....................	100 »

Dans le *pityriasis capitis*, Martineau a conseillé le chloral; il use surtout de la formule suivante :

Chloral................	30 gr.
Liqueur de van Swieten.	100
Eau....................	500

et j'avais ajouté que, pour les ulcères de jambe, les plaies gangréneuses, les ulcères du col, l'esthiomène, les cavités closes suppurantes, l'ozène, on retirait des effets merveilleux de l'hydrate de chloral; et surtout dans le pansement des plaies cancéreuses où toutes les propriétés que je viens d'énumérer trouvent leur application. Depuis, l'emploi s'en est généralisé et il n'est pas d'hôpital où l'on n'use de ce moyen. Dans une thèse récente (Lomuller, 1876), vous pourrez, du reste, trouver les résultats nombreux qu'on peut retirer de ces applications externes.

C'est, dis-je, basé sur cette action spéciale du chloral que Hertzka a songé à employer ce corps dans le traitement de l'ulcère, et l'observation qu'il a publiée nous paraît concluante. Depuis, j'ai expérimenté dans deux cas d'ulcère ce traitement et j'ai obtenu d'assez bons effets, je dis assez bons, parce que je reconnais, et ce que je dis là s'applique à tous les traitements pharmaceutiques de l'ulcère de l'estomac, je reconnais que la muqueuse de cet organe supporte difficilement les médicaments et que souvent le meilleur moyen d'obtenir la guérison, c'est d'intervenir, au point de vue pharmaceutique, le moins possible dans la marche de cette affection.

Si vous employez l'hydrate de chloral et s'il est supporté, vous donnerez chaque jour, en deux fois, de 1 à 2 grammes, vous pouvez même aller jusqu'à 4 grammes par jour. Vous l'administrez étendu d'eau ou de lait ; mais c'est, vous le savez, un médicament irritant par lui-même, et vous ne serez pas étonnés, dans un grand nombre de cas, de voir la muqueuse, déjà irritée par l'ulcère, refuser le médicament, qui détermine alors des vomissements déjà si fréquents dans l'histoire pathologique de cette affection.

Des préparations opiacées.

Soyez donc très-réservés dans l'emploi des médicaments modificateurs; vous le serez moins dans l'usage des préparations opiacées qui atteignent un triple but : d'abord de combattre les crises douloureuses, quelquefois si violentes dans le cours de la maladie, puis de calmer les vomissements, et enfin de diminuer la sensation de la faim et de permettre ainsi de maintenir le malade à jeun pendant quelque temps.

Brinton, et plus récemment Gallard (*a*), ont montré les bons effets des médicaments opiacés. Vous vous servirez des gouttes noires anglaises, ou des gouttes blanches, ou de ces mélanges pulvérulents de morphine et de poudres inertes, mélanges dont je vous ai parlé déjà à propos des névroses de l'estomac (1). Mais à coup sûr la voie hypodermique est la meilleure voie d'introduction de la morphine, qui agit ainsi sans fatiguer l'estomac.

On a aussi conseillé, pour combattre les douleurs et les vomissements, l'emploi de révulsifs énergiques : vésicatoires, cautères, cautérisations au fer rouge, etc. Je pense qu'il faut être réservé dans l'emploi de ces moyens, dont l'action favorable n'est pas, du reste, absolument démontrée. Contre les vomissements et les vomissements de sang, faites usage de la glace et des divers moyens dont je vous ai parlé lorsque je me suis occupé du traitement de ce symptôme. J'insiste surtout sur la glace, soit à l'intérieur, soit à l'extérieur en application de sachets sur l'épigastre.

Du régime diététique.

Mais, comme je vous l'ai déjà dit, le régime diététique doit occuper la première place et Cruveilhier a complété sa découverte, lorsqu'après avoir montré le mal et sa marche il a signalé le remède qu'on doit lui opposer. Ce remède, c'est le lait ; il faut, en effet, soutenir le malade tout en faisant fonctionner le moins possible l'estomac ; or, le lait remplit bien

(1) Voir page 445.

(*a*) Gallard, *Du traitement de l'ulcère simple de l'estomac* (*Bull. de Thérap.*, t. XCII, p. 1, 1877).

cette indication. La diète lactée est donc absolument nécessaire et tous les auteurs qui se sont occupés de cette question : Schutzenberger, Brinton, Wade, Leude (*a*), etc., sont à cet égard d'un avis unanime.

Du régime lacté.

C'est ici que la cure de lait doit être le plus rigoureuse et vous devrez la prescrire avec grand soin. Karell, de Saint-Pétersbourg (*b*), a soutenu avec juste raison que le médecin ne devait pas dire à son client : « Buvez du lait autant que vous voulez », il faut qu'il limite et indique la quantité, la nature du lait et les heures auxquelles il doit être pris. Vous ferez prendre quatre fois par jour, à espaces rigoureusement indiqués, 60 à 200 grammes de lait. Si le malade ne peut supporter cette quantité prise en une fois, suivez le conseil de Gallard, faites-le prendre en très-petite quantité à la fois. Karell conseille le lait écrémé ; pour moi, je préfère le lait aussi vivant que possible, c'est-à-dire le lait qu'on vient de traire. Vous pouvez y ajouter des alcalins ou de l'eau de chaux ; Luca, de Naples, a même prétendu que l'eau de chaux était l'unique remède de l'ulcère de l'estomac ; ces substances n'ont pas ces vertus héroïques, elles permettent simplement la digestion plus régulière et plus prompte du lait.

Il faut être très-prudent pour le retour à l'alimentation solide et revenir graduellement du lait à l'alimentation ordinaire, en passant par les légers féculents : arrow-roots, biscottes, œufs, viandes blanches, puis viandes ordinaires. Mais rappelez-vous les faits signalés par Cruveilhier, qui montre des malades, fatigués du régime lacté, préférer la mort à la continuation de ce régime. Ils reviennent à l'alimentation

(*a*) Willoughley-Wade, *Traitement de l'ulcère simple de l'estomac* (*British Med. Journ.*, 1859). — Leude, *In Ziemssen's Handbuch.* — Brinton, *On the Pathology Symptoms and Treatement of Ulcere of the Stomach*, London, Churchill, 1857.

(*b*) Karell, *De la cure de lait* (*Arch. génér. de méd.* Paris, t. VIII, p. 513; 694. 1866). — Debove, *Du régime lacté.* Thèse d'agrégation, 1878.

habituelle et déterminent ainsi la production d'hémorrhagies mortelles.

Dans certains cas, le lait n'est pas supporté, on a conseillé alors de cesser toute alimentation et de recourir à la voie rectale pour soutenir l'économie. Je reviendrai sur ces lavements à propos du cancer, mais vous savez que je crois peu à leur valeur nutritive.

Il est enfin un dernier point sur lequel insiste Brinton, c'est de recommander le repos, et de défendre les exercices violents. Vous comprenez bien la valeur de cette interdiction; elle a pour but d'éviter la rupture de l'estomac et de favoriser, au contraire, les adhérences protectrices qui empêchent l'organe de communiquer avec le péritoine. Ce sont ces mêmes raisons qui doivent nous rendre prudents dans l'examen de la région stomacale des individus atteints d'ulcère; en effet, sous l'influence des pressions, les adhérences peuvent se rompre, d'où péritonite mortelle.

Telles sont, messieurs, les règles thérapeutiques qui doivent présider au traitement de l'ulcère de l'estomac. Abordons maintenant l'étude du cancer de cet organe.

Du cancer de l'estomac.

Le cancer de l'estomac, malgré son incurabilité, doit cependant faire le sujet d'indications spéciales, au point de vue du traitement, et cela pour deux raisons : d'abord, c'est que toujours nous devons nous efforcer de soulager les malades, même lorsque la maladie revêt les caractères d'incurabilité complète; d'autre part, c'est que le diagnostic du cancer de l'estomac est un des problèmes les plus difficiles de la clinique.

Difficultés du diagnostic.

En effet, sauf les cas dans lesquels on constate une tumeur dans la région stomacale, il nous est impossible d'affirmer complétement, malgré l'ensemble des signes morbides, l'existence du cancer; et, permettez-moi de le dire, sur ce point tous les médecins ont commis des erreurs et tous en commettront encore.

Pour ma part, j'ai pu observer dans ma famille un fait qui montre combien ce diagnostic présente de difficultés. Chez une vieille dame de mes parentes, âgée de soixante-cinq ans, j'ai vu se développer tous les signes d'une dyspepsie rebelle, profonde, avec anorexie complète, amaigrissement général, état cachectique, vomissements incessants de matières noirâtres, œdème des membres inférieurs, en un mot, tous les symptômes qui permettent d'affirmer l'existence du cancer de l'estomac, sauf, bien entendu, la présence d'une tumeur épigastrique. Eh bien, sous l'influence d'un régime lacté bien dirigé, tous ces symptômes ont disparu, et aujourd'hui la malade est complétement guérie.

Aussi, vous le voyez, malgré les présomptions en faveur du cancer, il n'est pas permis d'affirmer l'existence du cancer, à moins qu'on ne constate la présence de la tumeur stomacale, et, comme souvent ce signe fait défaut, vous comprenez les hésitations du diagnostic et la nécessité d'établir une thérapeutique rationnelle, s'adressant non au cancer lui-même, mais aux symptômes dyspeptiques.

Cependant, lorsque vous êtes en présence d'un homme âgé de plus de cinquante ans, atteint de troubles dyspeptiques tenaces et rebelles, vous devez craindre la présence ou l'évolution d'une affection cancéreuse. D'ailleurs, le pronostic dépend du siége de la lésion, et tel malade qui a une lésion cancéreuse peu considérable va succomber promptement si cette dernière existe à l'orifice cardiaque ou pylorique, tandis que tel autre, avec une lésion bien plus avancée envahissant la presque totalité de l'estomac, pourra vivre des mois et des années à condition qu'il n'existe pas d'obstacles à l'entrée ou à la sortie des aliments dans la cavité stomacale.

Quel est le rôle du médecin? Il doit, tout d'abord, traiter la dyspepsie, et à cet égard je vous renvoie aux détails dans lesquels je suis entré dans les leçons précédentes; il doit en- Thérapeutique suite combattre les phénomènes douloureux qui se produisent et lutter, autant que possible, contre l'obstacle opposé par le cancer au cours du bol alimentaire.

Des préparations opiacées.

Pour combattre les douleurs, vous avez à votre disposition une méthode excellente, c'est l'emploi des injections de morphine, et si l'abus de ces injections est à craindre chez les personnes qui ne présentent pas une lésion grave de l'organisme, je ne vois point d'inconvénient à ce que le cancéreux devienne morphiomane. Grâce à la morphine, la vie renaît, les douleurs disparaissent et on voit, après chaque piqûre, une sorte de résurrection se produire chez les cachectiques.

Rappelez-vous ce malade qui est resté si longtemps dans notre service, salle Saint-Charles, n° 21; cet homme était arrivé au degré le plus avancé de la cachexie, due à un cancer de l'estomac; il mourait véritablement de faim, se refroidissant peu à peu et ne trouvant quelque soulagement que par les injections de morphine qui, disait-il, le réchauffaient, ranimaient sa température et son pouls et le faisaient revivre. C'est là, messieurs, une des actions toniques les plus évidentes de la médication morphinée; n'hésitez donc pas à pratiquer ces injections, faites-les assez nombreuses pour apaiser les douleurs et ne craignez pas d'atteindre des doses élevées.

On a proposé, contre le cancer, d'autres traitements; on a vanté particulièrement les préparations de ciguës, les cataplasmes de feuilles appliqués sur la région malade et les pilules à l'intérieur. Tous ces moyens ont été essayés et jamais ils n'ont produit, que je sache, un seul cas de guérison ou même d'amélioration du cancer; je crois donc qu'il faut les abandonner. J'en dirai autant des autres prétendus spécifiques Condurango ou autres, qui jamais n'ont donné de résultats favorables.

Du siége du cancer.

Arrivons à la deuxième partie du problème : tâcher de lutter contre l'obstacle apporté par le cancer à l'entrée et à la sortie des aliments. Tantôt l'obstacle siége au cardia; on a alors proposé de faire des cathétérismes et de dilater l'orifice rétréci : je crois que vous ferez bien de ne pas suivre cette pratique; rien n'est plus dangereux que le cathétérisme de l'œsophage dans le cas de cancer, et, bien souvent, malgré toute la prudence qu'on peut apporter dans cette opération, on a vu la sonde déterminer la perforation de ce conduit et entraîner des accidents mortels.

Le cancer siége-t-il au pylore? On voit, en ce cas, se produire tous les signes caractéristiques de la dilatation de l'estomac qui peut, dans certains cas, occuper la totalité de la cavité abdominale renfermant ainsi les aliments pendant plusieurs jours, puis une contraction survenant, ceux-ci sont rejetés au dehors par le vomissement. Dans ces cas, les Anglais et les Allemands ont cru devoir conseiller les lavages et le curage par la méthode de Kussmaul; ils prétendent s'opposer ainsi à l'altération des différents liquides contenus dans la cavité stomacale.

Cette pratique me paraît inutile, et je n'y vois aucun avantage; aussi, en face d'une pareille lésion, je pense qu'il faut, autant que possible, limiter la quantité des aliments et éviter ces cathétérismes répétés.

Entérostomie.

Le docteur Surmay (de Ham), frappé des inconvénients d'un obstacle au pylore, a proposé de pratiquer dans ces cas l'entérostomie c'est-à-dire d'ouvrir le duodenum et d'introduire les aliments non dans le gros intestin, mais dans l'intestin grêle (1).

(1) Voici les conseils que donne le docteur Surmay pour pratiquer l'opération de l'entérostomie :

L'opérateur se place à droite ou à gauche du patient. A 1 centimètre en dedans de l'extrémité antérieure de la quatrième fausse côte gauche en comptant de bas en haut, il fait une incision verticale de 5 à 6 centimètres, de manière que le milieu de cette incision corresponde à l'extrémité antérieure de la quatrième fausse côte. Après avoir incisé la peau, le tissu cellulo-graisseux sous-

Vous savez que les expériences faites en Allemagne permettent de croire que le suc intestinal au-dessous du pancréas est capable de digérer dans une certaine mesure les aliments; de plus, Surmay propose de recueillir les liquides provenant de la première portion du duodénum et de les faire passer dans le reste de l'intestin.

cutané et le *fascia superficialis*, il rencontre une couche musculaire, le muscle grand oblique, il l'incise et rencontre alors l'aponévrose du petit oblique. Cette aponévrose est incisée et une seconde couche musculaire appartenant au transverse est mise à découvert. Cette couche est incisée et l'opérateur arrive ainsi sur le feuillet fibreux qui double le péritoine.

Le péritoine est ouvert avec les précautions connues et, le plus souvent, on trouve au-dessous de lui le grand épiploon. On relève le grand épiploon, on l'amène et on l'étend au dehors autant qu'on le juge nécessaire.

La masse intestinale étant ainsi mise à nu, on reconnait facilement le côlon transverse qui est à l'extrémité supérieure de l'incision et qui se distingue très-bien par sa direction, par sa couleur plus blanche que celle de l'intestin grêle et, s'il le faut, par ses bandes et ses étranglements, enfin par ses rapports avec le grand épiploon. Immédiatement au-dessous sont les anses de l'intestin grêle qui y sont accolées. Entre ces anses et le côlon transverse, on enfonce perpendiculairement l'indicateur et on le pousse jusqu'à ce que l'on rencontre la colonne vertébrale. On sent alors l'extrémité gauche du pancréas et, immédiatement à gauche de cette extrémité et comme y faisant suite, un intestin dont la direction est transversale. On accroche cet intestin avec l'indicateur recourbé et on l'attire à soi. Si l'on sent que cet intestin se laisse attirer par l'un de ses bouts, mais reste solidement attaché par l'autre, c'est le jéjunum à sa naissance. Si, au contraire, il se laisse également attirer par ses deux bouts, c'est une portion plus éloignée et il faut l'abandonner pour faire une nouvelle recherche. Le plus souvent, on tombe du premier coup sur la portion cherchée ; mais, si l'on se trompe, il n'est jamais difficile, ni long de la trouver. Une fois saisie, on l'amène entre les lèvres de la plaie cutanée et on l'y fixe par un nombre suffisant de points de suture à fil séparé. Cela fait, on ouvre l'intestin et il reste à y introduire les matières alimentaires appropriées.

Il faut dès lors maintenir l'ouverture béante, mais tout juste dans des proportions suffisantes au but qu'on se propose, et s'assurer de la conservation des liquides biliaires et pancréatiques. Pour cela, les moyens ne manqueront pas et la pratique en suggérera divers qui seront appropriés aux cas particuliers.

Il est évident d'abord qu'à mesure que la fistule se rétrécira les liquides s'échapperont moins facilement.

Pour obvier à la déperdition des sucs digestifs le malade devra, au moins dans les premiers temps, rester couché sur le dos pendant la digestion, et si, malgré cela, les liquides s'écoulent au dehors, on les recueil-

Cette opération n'est pas restée à l'état de théorie : dans notre service, chez une jeune femme âgée de vingt-six ans, atteinte d'un cancer du pylore s'opposant à l'alimentation, M. Surmay a pratiqué l'entérostomie (1). La malade a succombé deux jours après l'opération, mais ce fait a démontré les deux particularités suivantes : c'est que,

lera dans une coupe ou un sac en caoutchouc disposés de telle façon qu'ils s'appliquent bien exactement sur la paroi abdominale et qui seront fixés au moyen d'une ceinture.

Dans le cas d'entérostomie comme dans le cas d'anus contre nature, la muqueuse pourra faire hernie, et cette hernie s'opposera au passage des liquides digestifs dans le bout inférieur. On remédiera à cet accident par l'excision du bourrelet muqueux, s'il y a lieu, et en recueillant les liquides versés au dehors.

Si un éperon analogue à celui de l'anus contre nature venait à se former, on verrait s'il y a lieu de l'exciser au moyen de l'entérotome.

Peut-être serait-il possible de s'opposer à la hernie de la muqueuse et à la formation de l'éperon en introduisant et maintenant dans l'intestin un tube en caoutchouc en forme de T. La partie horizontale du tube serait dans les deux bouts de l'intestin et servirait de canal ou au moins de conducteur aux liquides biliaires et pancréatiques, et par la branche verticale, qui resterait au dehors et que l'on fermerait et ouvrirait à volonté, on injecterait les substances alimentaires.

(1) Voici le résumé de l'observation recueillie par Stackler, interne du service :

La femme Paté (Clémentine), âgée de vingt-six ans, est entrée à l'hôpital Saint-Antoine, service de M. Dujardin-Beaumetz, le 1er juin 1878.

Cette femme, qui jusque-là n'avait jamais été malade, souffrit pour la première fois de l'estomac, il y a un an environ. Elle eut d'abord des vomissements muqueux, puis elle vomit ses aliments.

Depuis onze mois, elle n'a pas cessé de vomir tous les jours ses aliments, mais elle n'a jamais rendu de matières noires. Les vomissements sont devenus de plus en plus fréquents et les selles de plus en plus rares. Depuis longtemps elle n'a qu'une garderobe tous les huit jours, et encore est-elle presque insignifiante. L'amaigrissement, dit-elle, est énorme, et enfin l'affaiblissement est devenu tel, que, ne pouvant plus travailler, elle est entrée à l'hôpital.

Elle présente alors l'état suivant :

La malade est maigre, mais la maigreur, du moins d'une manière absolue, est loin d'être excessive. Le teint naturel est brun ; il n'y a aucune apparence de cachexie ; il n'y a pas et il n'y a jamais eu d'œdème des membres. Les règles viennent régulièrement et sont même très-abondantes.

Tous les organes explorés ne présentent rien d'anormal, sauf l'estomac.

Au creux épigastrique, on sent très-nettement une tumeur du volume d'une grosse pomme environ, un peu mobile paraissant occuper le pylore. L'estomac distendu se dessine très-

si l'opération est possible en suivant les règles prescrites par Surmay; cependant on ne peut pas l'appliquer au traitement du cancer du pylore, parce que les malades, par l'inanition à laquelle ils sont soumis depuis longtemps, se trouvent dans de trop mauvaises conditions pour supporter de pareilles opérations d'une part, et que, d'autre part,

bien sous la peau, et on y voit se faire des mouvements péristaltiques et antipéristaltiques. On sent aussi, par la palpation, les anses intestinales rassemblées en paquets cotonneux.

La malade a de l'appétit, elle boit avec plaisir le lait qu'on lui donne. Elle le vomit environ deux heures après l'avoir pris, quelquefois plus tôt.

La température est de 36°,5 le matin, et de 36°,8 le soir.

Sommeil facile.

Jusqu'au 8 juin l'état ne change pas, la température oscille de 36 degrés à 37 degrés.

Sur l'invitation de M. Dujardin-Beaumetz, le 8 juin, une consultation a lieu entre M. Dujardin-Beaumetz, M. le professeur Le Fort, M. Ledentu, chirurgien de l'hôpital et M. Surmay. A l'unanimité l'indication de l'opération est reconnue. Mais la malade n'étant soumise à l'observation que depuis huit jours, l'affaiblissement et l'amaigrissement n'étant pas extrêmes, la température se maintenant, M. Surmay ne se croit pas suffisamment autorisé à pratiquer sur-le-champ une opération qui est un premier essai, et il émet l'avis de continuer encore pendant quelques jours l'observation. On s'assurera d'une manière définitive qu'absolument rien ne passe par le pylore, on notera l'état de la température, on pèsera la malade, et ce n'est qu'après cela qu'on décidera s'il y a lieu d'opérer. Il est convenu qu'on attendra.

Le 13, on pèse la malade ; elle pèse 36 kilogrammes.

M. Beaumetz prescrit un lavement alimentaire composé d'un jaune d'œuf mêlé avec du lait, à quoi on ajoute le lait rendu par les vomissements. Ce lavement est gardé environ une heure. Le soir, nouveau lavement, qui est gardé jusqu'au lendemain matin. On continue ainsi jusqu'au 16. La température se maintient.

Le 16, la malade commence à supporter très-difficilement ses lavements, qui lui donnent des coliques violentes, et qu'elle rend très-peu de temps après les avoir reçus. L'affaiblissement fait des progrès sensibles. Dans la journée la malade a une syncope.

Le 17, très-grande faiblesse. On ne peut lever la malade pour la peser. Trois lavements alimentaires, qui ne sont gardés que très-peu de temps.

Le 18, la faiblesse augmente. Trois lavements alimentaires qui sont rendus presque aussitôt.

Le 19, nouvelle consultation entre MM. Dujardin-Beaumetz, Ledentu et Surmay, M. Le Fort étant empêché. Il est décidé qu'il n'y a plus lieu de retarder l'opération, qui, d'ailleurs, est réclamée par la malade.

La malade n'a rien pris par la bouche ni par le rectum depuis la veille au soir.

La malade est chloroformée, M. Sur-

comme l'a si bien montré le professeur Verneuil, le traumatisme le plus léger détermine souvent chezles cancéreux des accidents promptement mortels, quelque minime que soit supposée l'étendue des lésions viscérales.

Si, pour le cancer du pylore, l'entérostomie ne peut pas être pratiquée, il nous reste dans ces cas seulement la voie rectale pour l'alimentation des malades. D'où ce précepte d'essayer de soutenir les cancéreux au moyen de lavements nutritifs.

On a beaucoup varié la nature de ces lavements : les uns

may procède comme il est dit plus haut.

L'opération, tout compris, a duré environ une heure un quart. Le temps le plus long a été, on le devine, l'application des sutures.

Au moment de l'opération, la température était de 36°,9.

Deux heures après la température était de 37 degrés. A six heures du soir, elle était de 38°,2. La malade ressent quelques douleurs seulement au niveau de la plaie. Pas de nausées, pas de vomissement, pouls assez petit. On fait par la sonde une injection d'un verre de lait additionné de 10 gouttes de laudanum. Il ne s'était rien écoulé depuis la première injection, et celle-ci réussit aussi bien que la première.

Le 20 au matin. Peu de sommeil, inquiétudes ; grande faiblesse ; quelques coliques et envie d'aller à la garde-robe. Pas de selles, pas de nausées ni de vomissements. Le ventre est aussi plat qu'avant l'opération et n'est nullement douloureux à la pression. La malade a uriné. Pouls, 144, assez faible. La respiration n'offre rien de particulier. Le teint est un peu altéré, mais les yeux sont plus excavés qu'avant l'opération. La langue est molle et humide ; elle a sa température normale ainsi que tout le reste du corps. Les mains et les pieds sont chauds. La malade garde son humeur gaie et confiante. Injection de lait additionné d'eau-de-vie faite avec le même succès que les précédentes.

Une heure après midi. Abattement extrême, yeux excavés, respiration assez lente, pas de plaintes. Injection de thé chaud au rhum.

Injection sous cutanée de 1 gramme d'éther. Cette injection semble réveiller la malade.

A une heure et demie, nouvelle injection sous-cutanée d'éther sans résultat. Température, 39 degrés.

A deux heures, nouvelle injection de thé au rhum dans l'intestin.

A trois heures, respiration extrêmement lente. Mort à trois heures un quart.

Autopsie faite le 22 juin, à dix heures du matin ; elle permet de reconnaître l'existence d'un cancer du pylore et l'introduction de la sonde dans la première portion de l'intestin grêle.

L'examen histologique a démontré que le néoplasme était de nature cancéreuse.

Lavements nutritifs.

ont conseillé d'injecter du bouillon, du lait et du vin; d'autres, d'introduire de la pepsine; d'autres encore, se guidant sur la physiologie, ont proposé de faire entrer l'infusion de pancréas de cochon (ou sagou) dans la composition de ces lavements; c'est la méthode de Leube, elle est beaucoup supérieure aux précédentes.

J'ai songé même à utiliser les vomissements des malades, et après avoir fait peptoniser par l'estomac de la viande et des matières albumineuses, j'ai introduit ces substances dans le rectum. J'ai suivi cette pratique chez la jeune femme à laquelle on a pratiqué l'entérostomie.

Malgré les nombreuses affirmations contenues dans les différents recueils, sur la valeur nutritive de ces lavements, quelque perfectionnés que vous les supposiez, je doute beaucoup de leur valeur réelle. Si le gros intestin est apte a absorber quelques subtances et en particulier certains médicaments, je ne le crois nullement fait pour absorber des peptones, dont l'absorption est limitée au petit intestin et cesse au gros intestin.

D'ailleurs, voyez ce qui se passe lorsqu'on introduit ces substances dans le rectum; pendant les premiers jours elles sont bien supportées, mais bientôt elles déterminent une irritation vive de la muqueuse, le malade est pris de diarrhée, de coliques et ne peut garder le lavement administré. J'ai vu ce fait se produire à peu près chaque fois que j'ai voulu me servir de la voie rectale pour nourrir et soutenir les malades.

Ainsi donc, d'une part, impossibilité de prolonger l'emploi des lavements nutritifs; d'autre part, doutes nombreux sur la possibilité d'absorption des subtances même peptonisées; tels sont les motifs qui me font penser que nous avons sur les lavements nutritifs plus d'illusions que de démonstrations réelles de leur valeur; déjà les recherches expérimentales de

Carville et Bochefontaine (1) ont montré le peu de valeur des aliments dits nutritifs, et je suis persuadé que l'examen attentif des faits cliniques confirmera cette opinion.

On a aussi vanté l'introduction sous la peau de liquides nutritifs, de sang, de lait, de substances grasses ; c'est là une pratique qui en est encore à faire ses preuves et je ne vous conseille pas de la suivre avec les cancéreux, dont la peau fonctionne mal et chez lesquels vous provoquerez des phlegmons plus ou moins graves.

Telles sont, messieurs, les règles que je voulais vous rappeler pour le traitement de l'ulcère et du cancer ; je n'ai pu y consacrer que peu de temps, mais, je vous le répète encore, ces malades présentent tous des symptômes dyspeptiques qui tiennent la première place dans l'évolution pathologique de ces affections ; dyspepsie symptômatiques il est vrai, mais tributaire des médications dont je vous ai parlé si longuement.

Il me resterait encore à décrire, pour compléter ces leçons, le traitement de l'embarras gastrique ; mais ici la scène gastrique occupe le second rang, il y a un état général le plus souvent fébrile, et je me propose de vous parler de ce traitement lorsque je m'occuperai de la thérapeutique des états muqueux.

Comme vous le voyez, le traitement des affections stomacales, en général, exige beaucoup de la part du médecin ; il réclame de lui des connaissances cliniques approfondies, afin de pouvoir juger et grouper les différents symptômes présentés par le malade et en connaître l'origine et la marche ; il réclame aussi de grandes notions pharmacologiques,

(1) Carville et Bochefontaine ont pris deux chiens qu'ils ont soumis à une abstinence rigoureuse ; ils ne donnaient à l'un que de l'eau et à l'autre deux lavements de bouillon de 500 grammes par jour ; les chiens sont morts presque en même temps (*Société de biologie*, 1874).

afin de pouvoir varier et changer lesdifférentes médications et les approprier à chaque état; il réclame enfin une étude complète et sérieuse de l'hygiène pour établir d'une façon scientifique et raisonnée les bases d'un régime approprié à chacune des formes de dyspepsie. Joignez à tout cela la persistance, l'énergie et la patience indispensables pour maintenir la médication ordonnée, et vous comprendrez combien, dans la cure des affections de l'estomac, le savoir, le talent et l'art du médecin sont nécessaires.

Dans une autre série de leçons, je me propose, messieurs, de compléter cette étude du traitement des affections de l'estomac par celle de la thérapeutique des maladies de l'intestin et dufoie.

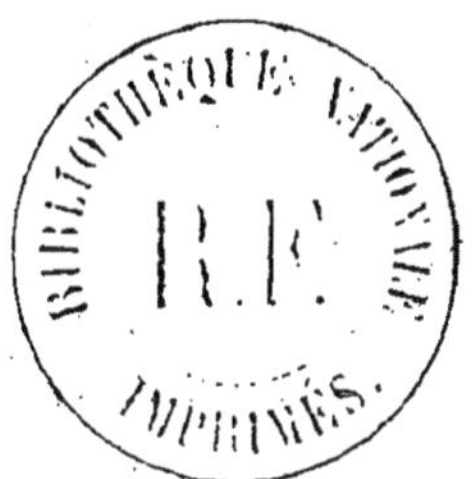

TABLE DES MATIÈRES

DU DEUXIÈME FASCICULE

A

Accidents consécutifs aux dyspepsies, 253.
Action de l'oxygène sur le suc gastrique, 350; — des alcools, 321.
Air (Influence de l'), 357.
Albuminoïdes (Des substances), 267.
Alet (Eaux d'), 400.
Alimentation et régime, 332 ; — insuffisante, 337.
Aliments complets et complexes, 280, 293 ; — azymes et métazymes, 290 ; — indigestes (Des), 345 ; — plastiques et respiratoires, 333.
Analyse des céréales, 315 ; — des poissons, 298 ; — des viandes, 295.
Anorexie, 251.
Antecibum (Pilules), 413.
Apozème stomachique, 412.
Applicata, 562.
Appolinaris (Eau d'), 386.
Arthritique (Dyspepsie), 481.
Arsenic, 453.
Athrepsie, 486.
Avoine (Farine d'), 504.

B

Bagnoles, de l'Orne (Eau de), 400.
Bains, 364.
Belloc (Charbon de), 413.
Biberon, 502.
Bières, 325.
Bile, 465.
Bismuth (sous-nitrate de), 513.
Bouilli, 313.
Bouillies diastatiques, 503.
Bouillon, 308.
Boulimie, 448.
Boulou (Le), 387.
Brides (Eaux de), 402.

C

Café, 326.
Cancer de l'estomac, 520 ; difficultés du —, 520 ; son siége, 522.
Cardialgie, 441.
Carlsbad (Eau de), 401.
Céréales, 315.
Charbon végétal, 413.
Chloral (Applications externes du), 514.
Châtel-Guyon (Eau de), 401.
Chicorée sauvage, 411.
Chlorose, 477.
Cidre, 325.
Classification des dyspepsies, 245.
Colombo, 410.
Conserves de Damas, 305.
Créosote, 434.
Cure de petit-lait, 305 ; — de raisin, 319.

D

Dextrine, 379.
Diachylon (Emplâtre de), 429.
Diastase salivaire, 457 ; —végétale, 460.
Digestibilité des aliments, 258 ; — des viandes, 294.
Dilatation de l'estomac, 407.
Division des principes alimentaires, 265.
Drosera, 362.
Durée de la digestion stomacale, 343.
Dysorexie, 252.
Dyspepsies (Division des), 242 ; — acide, 389 ; — alcaline, 370 ; — iléo-cæcale, 468 ; — des gros mangeurs, 340 ; — putride, 367 ; — avec vomissement, 429 ; — urineuse, 436 ; — gastralgique, 441; — amylacées, 459 ; — intestinale, 463 ; — chlorotique, 477 ; — (formes complexes des), 483 ; — secondaires, 476.

E

Eaux de table, 328.
Electricité dans la dilatation de l'estomac, 417.
Elixirs de pepsine, 377.
Emplâtre de Guéneau de Mussy, 428.
Entérostomie, 523.
Entrainement, 355.
Ether (Pulvérisateur d'), 434.
Eupeptiques (Préparations), 473.
Excreta, 365.
Exercices du corps, 354.
Extraits de viande, 313.

F

Féculents (Digestion des), 276.
Fer dans la chlorose, 477 ; — contenu dans les aliments, 479.

G

Gastralgie, 441.
Gastrotomie, 261.
Gaz de l'estomac, 406.
Gélatine, 275.
Gentiane, 411.
Géophagie, 252.
Glycérine, 376.
Gouttes noires anglaises, 444.
Gouttes blanches, 445.
Goutteux (Dyspepsie des), 482.
Gymnastique, 349, 419.
Gymnastique suédoise, 350.

H

Herpétique (Dyspepsie), 480.
Hétérophagie, 252.
Hombourg (Eau de), 400.
Hontalade (Eau de la), 387.
Houblon, 411.
Houx, 411.
Hydrothérapie, 363, 419.
Hygiène des dyspepsies, 256.
Hystérie (Vomissement dans l'), 435.

I

Iléo-cæcale (Dyspepsie), 468.
Indigestion, 340.
Influences morales dans la dyspepsie, 360.

K

Kissingen (Eaux de), 400.
Koumys, 289.

L

Lait de femme, 281 ; — de vache ou de chèvre, 499 ; — coupage, 506 ; — quantité de lait, 501.
Lavements nutritifs, 527.

M

Mahourat (Eau de), 387.
Malacia, 447.
Mal de mer, 430.
Mal de terre, 431.
Malt. Ses préparations, 463.
Marienbad (Eau de), 401.
Massage de l'estomac, 417.
Médicaments tétanisants, 408.
Morphine dans le vomissement, 432.
Moscou (Pilules toniques de), 412.
Mouvements de l'estomac, 404.

N

Nitrate d'argent dans l'ulcère de l'estomac, 512.
Nourrice (Son état de santé ou de maladie), 497.

O

Œufs, 292.
Opium (Emplâtre d'), 429 ; ses préparations dans les névroses, 443 ; dans l'ulcère, 517 ; dans le cancer, 522.
Oxygène (Son action sur le suc gastrique), 359.

P

Pain, 316.
Pancréatine, 471.
Pancréatique (Suc), 466.
Patterson (Poudre de), 395.
Pepsine, 371 ; — dans le vomissement, 433.
Peptogènes, 310.
Peptones, 261 et 378.
Perchlorure de fer, 513.
Pesées, 493.
Petite centaurée, 411.
Petit-lait, 284.
Phosphate de chaux, 508.
Phthisie (Vomissement dans la —), 438 ; (dyspepsie dans la —), 439.
Pica, 447.
Plantes carnivores, 381.
Polyurie (Traitement de la), 481.
Pompe stomacale, 414.

Potage aux tomates, médicinal, 305.
Poudres de Trousseau, 395.
Poudres absorbantes, 413.
Poumon (Vomissement dans les maladies du —), 437.
Potion de Radius, 395.
Potions de Rivière, 428.
Préparation de pepsine, 373.
Préparation des viandes, 301.
Préparations de viande crue, 304.
Principes alimentaires primordiaux, 256.
Protéine, 268.

Q

Quassia amara, 409.

R

Radius (Potion de), 400.
Raisins (Cure de), 319.
Rapports sexuels dans la dyspepsie, 361.
Régime (Du), 347 ; — herbacé, 334 ; — lacté, 283, 519.
Rhubarbe (Vin de), 413.
Royat (Eau de), 400.

S

Saint-Moritz (Eau de), 401.
Saint-Gervais (Eaux de), 402.
Salive, 458.
Sang, 314.
Sarcine, 430.
Sécrétion du suc gastrique, 341.
Sels dans l'alimentation, 277.
Sens de la faim et de la soif, 249.
Son, 318.
Suc gastrique, 265 ; — intestinal, 463 ; — pancréatique, 466.

T

Tabac, 330 ; — dans le vomissement, 435.
Tænia, 307.
Tetées, 498.
Thé, 326.
Thé bœuf, 312.
Thérapeutique générale des dyspepsies, 255.
Thériaque (Ecusson de), 429.
Tisanes amères, 410.
Traitement de la dyspepsie acide, 390 ; — de la polyurie, 481 ; — du vomissement, 422.
Trastour (Poudre de), 409.

U

Ulcère de l'estomac, 511.
Urineuse (Dyspepsie), 436.

V

Valeur nutritive des principes albuminoïdes, 273.
Vals (Eaux de), 393.
Vêtements, 362.
Viande crue, 302.
Viandes (Digestion des), 293.
Vic-sur-Cère (Eau de), 402.
Vichy (Eaux de), 392.
Vins (Composition des), 397.
Vomissement (Du), 421 ; (mécanisme du —), 422.

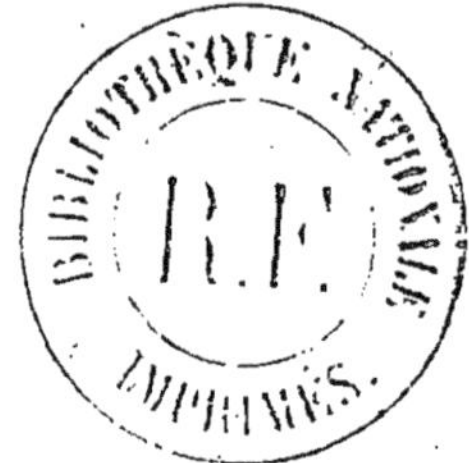

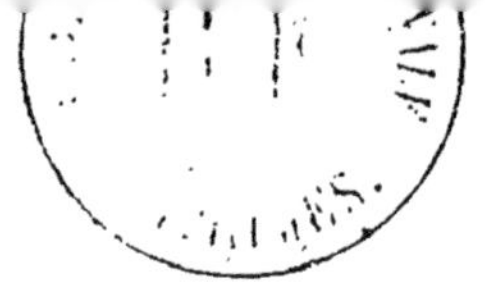

TRAITEMENT

DES

MALADIES DE L'INTESTIN

PREMIÈRE LEÇON

CONSIDÉRATIONS GÉNÉRALES.

Sommaire. — De l'anatomie et de la physiologie de l'intestin.—De la muqueuse intestinale. — Des glandes intestinales. — Des fonctions de la muqueuse de l'intestin. — Absorption, sécrétion, élimination. — Des fonctions de la muqueuse du gros intestin. — Recherches expérimentales. — Des lavements alimentaires. — Leur inefficacité. — De l'administration des médicaments par le rectum. — Des lavements médicamenteux. — Des suppositoires. — De la couche musculeuse de l'intestin. — Des mouvements de l'intestin. — Influence du système nerveux.

Messieurs, l'étude thérapeutique des maladies de l'intestin est le complément nécessaire, obligé même, des leçons que je viens de vous faire sur le traitement des affections de l'estomac; au point de vue de l'anatomie et de la physiologie, comme à celui de la clinique et de la thérapeutique, on ne peut séparer l'estomac de l'intestin et le lien qui les unit est si étroit, que pour rester dans la logique des faits nous devrions non pas donner un tableau séparé de leurs affections, mais les réunir dans une même description.

Avant d'aborder l'histoire du traitement des maladies intestinales qui par leur fréquence, et surtout par les considérations thérapeutiques dont elles peuvent être l'objet, présentent pour nous le plus d'intérêt, je désire tout d'abord vous résumer en quelques mots les données anatomiques et physiologiques que nous possédons sur l'intestin ; voulant ainsi faire marcher de pair, autant que possible, les applications thérapeutiques avec les connaissances physiologiques les plus récentes.

De la muqueuse de l'intestin.

Je serai bref sur l'anatomie de l'intestin, et je vous renvoie, à ce propos, à vos traités classiques (1). Vous connaissez tous les divisions, les rapports et la configuration que présentent soit l'intestin grêle, soit le gros intestin ; vous connaissez l'étendue considérable de la muqueuse de cet organe et les nombreux plis qui en doublent encore pour ainsi dire la longueur (2) ; vous connaissez aussi ces villosités si nombreuses qui caractérisent la muqueuse de l'intestin grêle et leurs formes variables (3). Quant aux glandes qui tapissent la mu-

(1) On pourra consulter avec fruit le travail récent de Herbert Watney sur la muqueuse intestinale (*a*).

(2) Les valvules conniventes sont formées par un repli de la tunique muqueuse et contiennent un grand nombre de ramuscules artériels, de veines, de lymphatiques et du tissu cellulaire lâche. Ces replis n'apparaissent que dans la seconde portion du duodénum ; en ce point, ils sont peu prononcés, et acquièrent leur plus grande dimension dans la troisième portion du duodénum pour disparaître dans les dernières circonvolutions de l'iléon. Le professeur Sappey a pu, chez une femme, en compter 556 dans la première moitié de l'intestin grêle, et d'après cet habile anatomiste le nombre total de ces replis serait de 800 à 900.

La longueur de l'intestin grêle variant de 8 à 9 mètres, celle de la tunique muqueuse variera de 13 à 14, et l'étendue superficielle de cette membrane serait de 10 125 centimètres carrés, représentant les deux tiers de la surface totale du corps, qui équivaut chez l'homme de taille et d'embonpoint ordinaire à 15 350 centimètres carrés (Sappey).

(3) Les villosités intestinales se présentent sous deux types principaux. Dans l'un elles ont la forme arrondie (villosités coniques digitiformes, filiformes, mamelonnées, etc.;) dans l'autre la forme lamelleuse (villosités en forme de crêtes, de cercles, etc.). Defois prétend que les villosités ne sont jamais arrondies et que lorsqu'elles sont injectées elles prennent toutes l'aspect lamelliforme. Le nombre de ces villosités est considérable, et pour Sappey il y aurait chez l'homme de douze à quatorze villosités par millimètre carré, ce qui ferait pour toute l'étendue de l'intestin 10 125 000 villosités.

Un épithélium cylindrique recouvre ces villosités. Brestauer et Steinach,

(*a*) Herbert, Watney, *The Minute Anatomy, of the Alimentary Canal*, 1877.

queuse, elles appartiennent, vous le savez, à trois groupes : les glandes en tube ou de Lieberkhun, les glandes en grappe ou de Brunner, ou glandes brunniennes, comme le dit Milne-Edwards (1), et les follicules clos isolés ou agaminés, qui constituent les plaques de Payer ; vous trouverez d'ailleurs dans un travail récent, sorti de l'Ecole de Lyon et dû au docteur Garel (*a*), des aperçus nouveaux sur ces glandes.

Mais, tandis que les progrès histologiques nous permettent d'explorer cette muqueuse jusque dans ses plus petits replis, la physiologie, il faut bien le reconnaître, n'a pas marché d'un pas égal, et, malgré l'ardeur des recherches sur ce sujet, tous les points de cette étude physiologique sont loin d'être éclaircis. A ceux qui prétendent que la thérapeutique ne peut s'avancer qu'appuyée exclusivement sur l'expérimentation et

en 1857, ont signalé les premiers les prolongements ciliaires que présentent les cellules épithéliales des villosités ; Heidenhain, Erdmann, Balogh, Eimer, Basch, ont adopté cette manière de voir, et de Thanhoffer en a donné une bonne description ; la bile accélérerait les mouvements de ces cils vibratiles, qui joueraient un rôle très actif dans l'absorption des substances grasses.

Plusieurs histologistes soutiennent que ces cils vibratiles n'existent pas, surtout chez l'homme.

De plus, les villosités jouiraient de mouvements qui seraient produits par une double couche musculaire, l'une longitudinale, l'autre transversale.

Le professeur Ch. Robin a donné une description fort complète et que l'on doit consulter, sur la question si délicate de la terminaison des lymphatiques dans les villosités intestinales (*b*).

(1) Du nom de l'anatomiste suisse qui a signalé les glandes après Wepfer et qui s'appelait non pas Brunner, mais bien J.-C. de Brunn von Hammerstein (*c*).

(*a*) J. Garel, *Recherches sur l'anatomie générale comparée et la signification morphologique des glandes de la muqueuse intestinale et gastrique des animaux vertébrés*, Paris, 1879.

(*b*) Sappey, *Traité d'anatomie*, t. IV, p. 220. — Defois, *Etudes anatomo-physiologiques sur les vaisseaux sanguins de l'intestin grêle*, Th. de Paris, 1874. — Ch. Robin, article LYMPHATIQUE du *Dictionnaire des Sciences médicales*. — L. de Thanhoffer, *Bieträg. zur Fettsesorption und histologischen Structur der Dumdarmzotten* (*Pflüger's-Arch.*, Bd VIII, 1873, p. 391-443).

(*c*) Milne-Edwards, *Leçons de physiologie*, t. VI, p. 404.

la physiologie, l'étude du traitement des affections intestinales donne un formel démenti. En effet, voyez par exemple les purgatifs : tandis que depuis des siècles on les ordonne journellement, la suite de ces leçons vous montrera que nous ne connaissons pas exactement encore même aujourd'hui l'action intime de ces médicaments si simples et si utiles, et vous constaterez, dans toute cette étude, que la clinique et même l'empirisme ont toujours devancé la physiologie expérimentale.

Fonctions de la muqueuse. La muqueuse de l'intestin grêle remplit trois grandes fonctions, toutes utilisées par le thérapeute. C'est une voie d'absorption, de sécrétion et d'élimination.

Absorption. L'absorption est une des fonctions les plus importantes : elle est destinée à faire pénétrer dans l'économie le produit de la digestion et, tandis que les peptones et les matières grasses émulsionnées pénètrent par les chylifères, l'eau et les sels sont absorbés d'une façon très rapide par le système veineux. C'est par cette voie que nous faisons pénétrer la plupart de nos médicaments.

Sécrétion. Comme organe sécréteur, l'intestin grêle a été moins bien étudié, et de nombreuses discussions s'élèvent encore aujourd'hui sur les propriétés du suc intestinal. Déjà je vous en ai parlé à propos de la dyspepsie (*a*), et, malgré les récentes affirmations de Leven (1), qui soutient que le suc intestinal est acide, je maintiens que chez l'homme ce suc est neutre et même le plus souvent alcalin. Ce qui complique singulièrement cette question, c'est l'embarras où l'on se trouve

(1) Leven dit que ses recherches lui ont prouvé que le suc intestinal est acide et non pas alcalin ; que ce qu'on a considéré comme suc intestinal n'en est pas, et que les expériences ont conduit à observer un liquide complètement différent du liquide intestinal. (Voyez Leven, *Traité des maladies de l'estomac*, 1879, page 52.)

(*a*) Voir *Maladies de l'estomac*, Dyspepsie intestinale.

de séparer les sécrétions des diverses glandes intestinales des liquides fournis directement par le réseau sanguin. Quoi qu'il en soit, vous verrez que c'est en augmentant cette sécrétion intestinale qu'agissent la plupart des purgatifs.

Elimination.

Quant au rôle d'élimination, il est des plus considérables; les médicaments introduits dans l'économie par la peau ou par toute autre voie s'éliminent par les reins et par l'intestin; les expériences sur les alcools que j'ai faites avec le docteur Audigé (*a*), nous ont montré un bel exemple de cette élimination; en effet, chez les animaux qui succombent aux suites de l'introduction intestinale de l'alcool sous la peau, on constate des désordres constitués par un ramollissement hémorrhagique de la muqueuse au niveau du duodénum; nous avons montré que cette lésion était due à l'élimination de l'alcool à la surface intestinale. Vous n'ignorez pas du reste, messieurs, que lorsqu'on supprime les fonctions du rein ou de la peau, il se fait par la surface de la muqueuse intestinale une élimination des produits excrémentitiels qui provoque de la diarrhée et souvent des ulcérations, comme dans l'urémie ou les brûlures étendues, par exemple.

Fonctions de la muqueuse du gros intestin.

Cette question d'absorption, de sécrétion et d'élimination, qui paraît si nette pour l'intestin grêle, mérite d'être approfondie si l'on s'occupe du gros intestin, et cela surtout au point de vue thérapeutique, car la muqueuse rectale est une de celles dont on use souvent pour l'introduction des médicaments.

Cette muqueuse, vous le savez, se différencie nettement de la muqueuse de l'intestin proprement dite par les points suivants : elle ne présente ni villosités ni valvules conniventes (1).

(1) La muqueuse du gros intestin est plus épaisse, plus consistante et moins colorée que celle de l'intestin grêle. Elle n'a ni valvules conniventes,

(*a*) Dujardin-Beaumetz et Audigé, *Recherches expérimentales sur la puissance toxique des alcools.*

Recherches expérimentales.

Quant à son rôle physiologique au point de vue de la digestion, il a été bien étudié dans ces derniers temps par Albertoni à Padoue (1), Garland à Boston (2), Marckwald à Heidel-

ni villosités, mais possède des glandes vésiculeuses ou follicules clos et des glandes en tube.

Ces glandes en tube sont plus longues que celles de l'intestin grêle, bifurquées souvent à leur extrémité profonde reposant sur la couche musculaire à laquelle elle adhère.

Les follicules clos siègent surtout dans le côlon ; dans le reste de l'intestin ils sont peu nombreux et de dimension variable.

(1) Albertoni a observé une femme affectée d'anus contre nature situé à la partie supérieure du côlon ascendant, et voici ce qu'il a observé. Le suc du gros intestin est un liquide muqueux d'une coloration blanche, franchement alcalin pendant quarante-huit heures et plus ; ses propriétés digestives sont peu importantes. Les œufs, l'albumine cuite, la viande introduite par l'ouverture de l'anus contre nature n'étaient pas, même après un long séjour, modifiés. Pour le lait, la partie aqueuse était absorbée, la partie caséeuse expulsée. Le sucre était absorbé.

L'auteur a fait aussi un grand nombre d'expériences sur les lavements alimentaires sur les animaux, et voici ses conclusions :

1° Les substances albuminoïdes solides ne subissent dans le gros intestin aucune modification digestive ;

2° Les substances albuminoïdes liquides du lait, des œufs, etc., ne sont pas modifiées dans le gros intestin.

Si elles sont absorbées, elles passent en totalité ou en grande partie dans les urines et par conséquent ne sont pas utilisées par l'organisme ;

3° Le suc du gros intestin peut émulsionner les corps gras ; toutefois, l'huile introduite dans la dernière portion du canal intestinal est en partie expulsée ;

4° Le sucre cristallisable disparaît dans le gros intestin après avoir été transformé en glucose et peut-être ensuite en acides lactique et butyrique ;

5° L'amidon n'y subit pas de modification ;

6° Les aliments non digérés qui séjournent dans le gros intestin y prennent les caractères des matières fécales, moins la couleur ;

7° Le suc du gros intestin ne décolore pas la teinture d'iode, comme le font la salive alcaline, le sérum et les autres humeurs alcalines (*a*).

(2) Garland a étudié le suc intestinal en employant chez les chiens la méthode de Thiry. Voici à quel résultat il est arrivé :

1° Le suc intestinal transforme l'amidon en sucre ;

2° Il agit d'une façon douteuse sur l'albumine de l'œuf coagulé, mais il dissout la fibrine et cette action dissolvante est plus active quand on y ajoute de l'acide chlorhydrique ;

3° L'action de l'acide chlorhydrique seul produit aussi, mais plus faiblement, la transformation de la fibrine en peptone (*b*).

(*a*) Albertoni, *Annotazioni di resultati sperimentale nel laboratoria di Padova, nell' anno* 1873 (*lo Sperimentale*, 1874).

(*b*) Garland, *Intestinal Digestion* (*Bost. Med. Journ.*, 1874).

berg (1), V. Czerny et Latschenberger à Fribourg (2). Ces expérimentateurs, qui sont tous arrivés aux mêmes résultats, ont étudié la digestion du gros intestin soit sur des individus porteurs d'anus contre nature pratiqués sur l'extrémité cæcale du gros intestin, soit sur les animaux, et il résulte de leurs expériences que le suc intestinal du gros intestin est par lui-

(1) Max. Marckwald s'est servi d'un malade atteint d'anus contre nature au point où le cæcum devient côlon ascendant et qui avait été opéré par Simon (de Heidelberg). Ses expériences ont montré que le suc du gros intestin ne renferme pas de ferment glycogénique et qu'il ne pouvait digérer ni la fibrine ni l'albumine.

Quant à la résorption, le gros intestin absorbe l'eau surtout, les peptones en petite quantité, et quand elles sont formées dans l'intestin ; les masses de peptones concentrées artificiellement irritent au contraire l'intestin ; l'albumine liquide, introduite dans le gros intestin, ne rentre pas dans le torrent circulatoire, qu'elle soit ou non additionnée de chlorure de sodium.

Marckwald conclut de ses expériences que, sauf les lavements peptonisés, qui ne peuvent même suffire à la nutrition, les lavements alimentaires sont une erreur thérapeutique (*a*).

(2) Voici les conclusions de V. Czerny et F. Latschenberger, de Fribourg. D'après leurs recherches :

1° Le gros intestin de l'homme et les liquides qu'il secrète n'ont aucune action digestive, ni sur l'albumine coagulée, ni sur l'albumine soluble, ni sur la graisse ;

2° Dans l'état normal, l'albumine soluble (dissoute dans l'eau) est résorbée par le gros intestin sans être modifiée, puisque celui-ci n'a aucune action digestive sur elle. La quantité procentésimale absorbée est d'autant plus grande que le séjour dans l'intestin est plus prolongé. Toute irritation de ce dernier entraîne l'absorption ou la supprime complétement.

Le chlorure de sodium la diminue également, mais lui-même se trouve absorbé, même lorsque l'intestin est irrité et que l'absorption de l'albumine est suspendue. On sait que dans l'œuf de poule l'albumine se trouve sous une forme peu favorable à l'absorption ;

3° Le gros intestin absorbe la graisse en émulsion ; la quantité absolue qui passe dans l'organisme est proportionnelle au degré de concentration. mais exprimée en quantité procentésimale, la masse absorbée est proportionnelle au temps pendant lequel le liquide a été en contact avec la surface absorbante ;

4° Parfois de l'amidon gonflé se trouve absorbé, mais il reste à démontrer s'il l'est comme tel ou s'il est préalablement transformé en sucre (*b*).

(*a*) Max. Marckwald, *Ueber Verdauung und Resorption un Dickdarm des Menschen* (*Arch. für path. anat. Physiol.*, t. LXIV, p. 505, 1875).

(*b*) Czerny et J. Latschenberger, *Physiologische Untersuchungen über die Verdauung und Reserption un Dickdarm des Menschen* (*Arch für path. anat. Physiol.*, t. IX, liv. II).

même inapte à modifier les aliments et ne peut pas peptoniser les substances albuminoïdes ni modifier les matières grasses, et que c'est à peine s'il agit sur les matières féculentes. La muqueuse ne remplit donc, au point de vue digestif, qu'une fonction d'absorption, portant presque exclusivement sur l'eau et sur les sels.

Lavements alimentaires.

Il ne faut donc pas songer à faire jouer au gros intestin un rôle dans l'alimentation artificielle, et cela avec d'autant plus de raison que les lavements ne pénètrent que dans une portion des plus restreintes du gros intestin, le rectum. Déjà j'ai effleuré devant vous cette question lorsque je vous ai parlé des lavements alimentaires à propos des maladies de l'estomac (*a*). J'y reviens aujourd'hui, parce que plus que jamais je suis persuadé, malgré les faits récents invoqués par Fort, Dumas (de Cette), Thermes, Catillon (*b*), etc., de l'insuffisance des lavements alimentaires.

Leur inefficacité.

Notons, à propos de ces observations, qu'une seule a trait à un enfant rappelé à la vie par un lavement de bouillon, mais contenant en grande quantité du vin de Bourgogne et de l'extrait de quinquina; toutes les autres ont pour objet des hystériques atteintes de vomissements incoercibles; malheureusement de pareils faits n'ont aucune valeur démonstrative pour l'action nutritive des lavements alimentaires, puisque l'on peut leur opposer un nombre considérable d'observations d'hystériques qui, malgré une absence presque totale d'aliments pendant plusieurs mois, ont pu se maintenir sans compromettre sérieusement leur existence, et cela en ne prenant point de lavements nutritifs; Briquet, Charcot, Mesnet, Brouardel, Joseph Michel (*c*), et nous-même avons observé

(*a*) Voyez *Maladies de l'estomac*, Leçon sur le cancer de l'estomac.

(*b*) Fort, *Lavements alimentaires* (*Paris-médical*, 27 mars 1879). — Dumas (de Cette), *Journ. de Thérap.*, 10 mai 1879. — Thermes, *Sur l'alimentation par le rectum* (*France méd.*, p. 627, 1er oct. 1879).—Catillon, *Soc. de Thérap.*, juillet 1879.

(*c*) Empereur, *De la nutrition chez les hystériques*, thèse inaugurale.

souvent de ces faits qui démontrent, grâce aux analyses journalières des urines, que sous une influence qui nous échappe les hystériques ne désassimilent pas.

Les expériences que j'ai faites depuis la publication de mes leçons sur la dyspepsie, en examinant, comme le recommande Bouloumié (*a*), la température et la quantité d'urée excrétée chaque jour, m'ont démontré que chez les malades qui ont, soit à l'œsophage, soit au pylore, un obstacle s'opposant à l'alimentation les lavements alimentaires, qu'ils soient composés de lait ou même de matières peptonisées, ne peuvent servir à la nutrition (1).

(1) Voici les principaux lavements alimentaires en usage en Amérique, où l'on accorde une valeur réelle à ce mode d'alimentation.

Le docteur Austin Flint se sert le plus souvent de jus de viande d'émulsion pancréatique de l'extrait Liebig, du lait, des œufs, du bouillon de mouton ou de poulet.

L'émulsion pancréatique se fait en mélangeant ensemble les substances suivantes : 200 à 300 grammes de viande finement hachée, un tiers de ce poids de pancréas frais de bœuf, libre de graisse, et 200 grammes d'eau, le tout réduit en consistance de soupe épaisse (on n'injecte vraisemblablement que la partie liquide obtenue par expression). Dans les observations de Flint, les lavements alimentaires n'étaient pas poussés au-delà du rectum ; toutefois, quand cet organe devient irritable, on injecte dans le côlon une pinte ou une pinte et demie (0,567 à 0,850) de lait, et celui-ci est gardé sans difficulté.

Les doses alimentaires à employer sont de 100 à 200 grammes à intervalles de trois à six heures. Dans le cas où les lavements ne sont pas tolérés, on ajoute un peu d'opium. Pour préparer les voies, on donne pour commencer un remède simple ou un laxatif, de manière à bien vider l'intestin. A titre de boisson, on peut faire une injection d'eau dans le rectum. L'alcool et les médicaments sont ajoutés aux aliments ou bien donnés isolément, ou encore en injections hypodermiques. Il ne faut plus s'étonner des insuccès du début ; bientôt l'accoutumance a lieu. Inversement, on peut voir la tolérance facile pour commencer, difficile au bout d'un certain temps. Dans ce cas, un temps d'arrêt est nécessaire.

Les lavements doivent être tièdes : puis, aussitôt qu'ils sont administrés, on applique sur l'anus une éponge ou une serviette jusqu'au moment où le besoin d'expulsion a cessé. Le patient ne tarde pas à ressentir le confort qui suit un repas ordinaire.

Le docteur Fordycé Barker est convaincu des avantages de l'alimentation par le rectum. Pour lui, quand il trouve le rectum irritable, à l'aide d'une sonde un peu longue, il fait passer le lavement dans le côlon.

Le docteur Peaslee est d'avis que

(*a*) Bouloumié, *Société de Thérapeutique*, juin 1879.

Des divers lavements alimentaires.

Le fait n'est pas douteux pour les lavements de lait, et j'affirme, en me basant sur des expériences précédentes, qu'il ne peut y avoir d'absorbés que l'eau et les sels, puisque les matières grasses et les matières albuminoïdes ne peuvent être modifiées par les liquides secrétés par le gros intestin. Quant aux lavements de substances peptonisées, conseillés par Leube, ils ne pénètrent que difficilement par cette voie, si même ils sont absorbés et déterminent promptement une inflammation plus ou moins vive de l'intestin. J'en dirai autant des lavements de sérum sanguin ou de sang défibriné conseillé récemment par Andrew, H. Smith (1), qui ne peuvent fournir à la nutrition des substances assimilables.

Cependant la plupart des lavements soulagent les malades, mais ce résultat provient de ce fait que l'eau et les sels, en

la valeur de l'alimentation par le rectum est considérable. La formule qu'il recommande est celle-ci : on réduit en pulpe une livre de viande de bœuf et l'on ajoute un demi-litre d'eau froide. Après une macération d'une heure, on chauffe doucement jusqu'au point d'ébullition, on laisse bouillir deux minutes et l'on passe. Avec ce beef-tea, il a pu nourrir une femme pendant dix jours. Il injecte dans le rectum 120 grammes à la fois toutes les quatre heures.

(1) M. Andrew H. Smith a réuni soixante-trois cas d'alimentation rectale dans les circonstances pathologiques les plus diverses, soit dans les cachexies tuberculeuses et cancéreuses, soit dans les affections du tube digestif, et il termine par les conclusions suivantes :

1° Le sang défibriné constitue un moyen excellent pour l'alimentation rectale ;

2° A la dose de deux à six onces (62 à 186 grammes), ce sang est bien retenu dans l'intestin et se trouve souvent si bien absorbé, qu'on ne peut en retrouver que des traces dans les déjections ;

3° L'usage quotidien ou biquotidien de ce médicament produit, dans un tiers des cas, une constipation plus ou moins durable, mais qui peut quelquefois s'exagérer par l'emploi du lavement de sang ;

4° C'est un moyen précieux de venir en aide à l'estomac quand il devient impropre à assurer la nutrition de l'individu ; son usage est donc indiqué, dans tous les cas où le gros intestin se trouve en bon état ;

5° Dans quelques cas heureux, l'alimentation rectale, par le lavement de sang, est capable de susciter une amélioration de la nutrition que l'on n'obtient que bien rarement, si même on l'obtient par toute autre médication ;

6° Du reste, l'emploi de ce moyen d'alimentation se recommande par sa parfaite innocuité. (*Société thérapeutique de New-York*, 1879.)

pénétrant dans l'économie, apaisent dans une certaine mesure la soif intense qu'éprouvent certains malades. On m'a objecté que ces sels et ces substances pouvaient être peptogènes et l'on m'a renvoyé à l'expérience de Schiff, expérience que je vous ai déjà signalée lorsque j'ai étudié devant vous ces substances peptogènes (*a*). Oui, je le reconnais, les peptogènes peuvent passer et la dextrine être absorbée par le rectum, mais c'est là un bien triste avantage, véritable supplice de Tantale, de faire sécréter du suc gastrique à un estomac qui ne peut recevoir d'aliments.

Il est bien entendu que j'élimine de la question les lavements vineux ou alcooliques ; ces derniers, en effet, sont rapidement absorbés par l'intestin et peuvent, par leur action stimulante et comme médicaments antidéperditeurs, jouer un certain rôle chez des malades affaiblis qui ne peuvent supporter d'aliments par l'estomac.

Ainsi donc l'alimentation par le rectum est, je le crains bien, une illusion thérapeutique, et tant qu'on ne démontrera pas que par ces lavements on élève la température d'une part et qu'on augmente d'autre part la quantité d'urée sécrétée en vingt-quatre heures, je me crois en droit de refuser toute valeur nutritive à ces lavements. En un mot, les lavements alimentaires soulagent les malades, mais ne les nourrissent pas.

D'ailleurs, messieurs, l'opinion que je soutiens a été défendue, il y a déjà bien longtemps, par un médecin qui a fait sur les lavements un des plus intéressants traités : je veux parler de Régnier de Graaf (1), qui, dès 1668, émettait des doutes nombreux sur la valeur des « clystères nourrissants ».

Pardonnez-moi d'avoir insisté si longuement sur cette

(1) Voici ce que dit de Graaf à propos des clystères nourrissants : « Il faut, pour nourrir, autre chose que du spiritueux ou toute autre ma-

(*a*) Voir *Maladies de l'estomac* : Des aliments complexes.

question de l'alimentation par le rectum; mais, dans ces derniers temps, cette question a été vivement discutée, et j'ai voulu vous montrer que c'était avec connaissance de cause que j'avais pris parti dans cette discussion.

Des lavements médicamenteux.

Mais si le gros intestin est inapte à servir à l'alimentation, il faut reconnaître au contraire qu'il est une voie utile pour l'administration des médicaments. Briquet (1), puis Demar-

tière qui s'évapore facilement, et nous ne voyons pas comment des substances effectivement nourrissantes pourraient, en quantité suffisante, et par cette voie, parvenir jusqu'au cœur (*a*). »

(1) Briquet, dans un mémoire à l'Académie, a étudié l'absorption du sulfate de quinine par le rectum. Voici les conclusions de ce travail :

1° Le liquide qui constitue les lavements peut assez facilement aller jusque dans le cæcum, et par conséquent être en contact avec une surface absorbante fort étendue ;

2° La membrane muqueuse du gros intestin et les liquides qui baignent sa surface n'ont aucune action chimique sur les substances introduites dans le gros intestin, où il n'y a d'absorbé que ce qui était primitivement en dissolution ;

3° Quand on administre en lavement des sels solubles de quinine à des doses au-dessous de 1 gramme, un peu plus du tiers de la quantité administrée est éliminé et par conséquent a été absorbé ;

4° Quand on administre des doses supérieures à 1 gramme, celles-ci sont mal tolérées, et il n'y a qu'un cinquième ou un sixième de la quantité administrée qui soit absorbée ;

5° On n'aperçoit de traces d'élimination, et par conséquent d'absorption, qu'une heure après l'administration d'un lavement, et à ce moment l'élimination est peu considérable ;

6° La durée de l'élimination est en général, assez courte, et ordinairement de deux à trois jours au plus ;

7° La dilution plus ou moins grande, mais pourtant limitée à un certain degré, la nature plus ou moins visqueuse du liquide, et enfin l'addition des sels de morphine aux alcaloïdes de quinquina ne modifient pas sensiblement l'absorption ;

8° Les jeunes gens absorbent mieux que les adultes ; les vieillards de l'un et de l'autre sexe absorbent très mal ;

9° Les alcaloïdes du quinquina, administrés en lavement à des doses au-dessous de 1 gramme, peuvent rendre, par cette voie, tous les services qu'on peut attendre de ces alcaloïdes donnés à faible dose par la bouche, et peuvent très bien les remplacer ;

10° Il n'en est pas de même pour les cas où il faut des doses élevées ; celles-ci ne sont jamais absorbées en assez grande quantité pour produire des effets stupéfiants, énergiques ;

11° On ne peut faire généralement tolérer au gros intestin plus de

(*a*) R. de Graaf, *Tract. de clysteribus*, La Haye, 1688. — L'*Instrument de Molière*, trad., 1878, p. 84.

quay (1) en France, Savory (2) en Angleterre, nous ont montré la rapidité d'absorption que présente la muqueuse rectale pour certaines substances, qui peut même, dans quelques cas, surpasser celle des médicaments donnés par la bouche

C'est sur cette propriété d'absorption de la muqueuse rectale que sont basés deux modes d'administration des médicaments : les lavements médicamenteux, et les suppositoires, agents thérapeutiques excellents et fort employés. Déjà je vous ai parlé, à propos du chloral, des avantages que présente son administration par le rectum ; vous verrez, par la suite de ces leçons, que d'autres médicaments sont aussi fort utilement administrés par cette voie. Quant aux suppositoires, ils nous rendent journellement, surtout ceux à base d'opium et de belladone, d'excellents services (3).

5 grammes de sulfate de quinine à la fois (*a*).

(1) Demarquay donnait des lavements de 200 grammes contenant 1 gramme d'iodure de potassium, et il recherchait ensuite l'iode dans les liquides de l'économie. Toujours l'absorption a été plus simple par le gros intestin que par l'estomac, et au bout de cinq minutes, en moyenne, l'iode était dans la salive, après un lavement ioduré (*b*).

(2) Savory a étudié sur des animaux l'absorption de la strychnine, le cyanure de potassium, l'acide cyanhydrique, la nicotine, administrés soit par la bouche, soit par le rectum. Voici les conclusions de son travail :

1° La strychnine en solution a une action plus rapide par le rectum que par l'estomac ; le cyanure de potassium et l'acide cyanhydrique agissent avec la même activité par les deux voies ; la nicotine est plus active par l'estomac ;

2° La présence d'aliments dans l'estomac ne modifie en rien l'énergie ni la rapidité d'action de la strychnine ;

3° Si l'on donne la strychnine en poudre, elle est absorbée mieux et plus vite par l'estomac (*c*).

(3) Les suppositoires ont pour base un corps gras et le plus souvent le beurre de cacao ; leur poids varie entre 5 et 7 grammes, et l'on y introduit les diverses substances médicamenteuses. L'un des plus employés est le suivant :

Extrait d'opium....	0,02 centig.
Extrait de belladone.	0,01 —
Beurre de cacao. .	5 grammes.

Pour un suppositoire.

Pour rendre la pâte plus homogène, Berquier a proposé de les fondre dans un moule spécial (*d*).

(*a*) Briquet, *Bulletin de l'Académie de médecine*, t. XII, p. 237.

(*b*) Demarquay, *Recherches sur l'absorption des médicaments faites sur l'homme sain* (*Union médicale*, 3e série, 1877.)

(*c*) Savory, *The Lancet*, mars 1864.

(*d*) Berquier, *Sur les suppositoires* (*Répertoire de Pharmacie*, 1879, p. 393).

Couche musculeuse de l'intestin.

Mais jusqu'ici nous n'avons étudié que la muqueuse intestinale. N'oublions pas que ce n'est là qu'une tunique de cet intestin : il possède aussi une couche musculeuse (1), qui joue un rôle important dans les fonctions intestinales; c'est elle qui produit les mouvements péristaltiques dont est animée la masse intestinale, mouvements inconscients à l'état normal, mais pouvant, à l'état pathologique, devenir douloureux et constituer ainsi ce que nous appelons des coliques.

Legros et Onimus (*a*) nous ont donné une bonne étude de cette locomotion intestinale.

Les mouvements intestinaux sont sous la dépendance du système nerveux ; mais notons cependant que la température et surtout la circulation ont sur eux une influence marquée. Horvath, de Kiew (*b*), a montré, en effet, que chez les animaux une température au-dessous de 19 degrés paralysait les mouvements intestinaux et que ces derniers étaient d'autant plus intenses que la circulation intestinale était plus active.

Système nerveux intestinal.

Le système nerveux intestinal est des plus complexes. L'intestin reçoit non seulement des filets de pneumogastrique, mais encore des filets du grand sympathique et de la moelle lombaire. Ces nerfs se rendent à deux plexus : l'un placé sous la couche sous-muqueuse, c'est le plexus de Meissner ;

(1) La tunique musculeuse de l'intestin se compose de deux plans : l'un superficiel est constitué par les fibres longitudinales, l'autre profond est formé par des fibres circulaires ; ce dernier est de deux ou trois fois plus épais que le plan superficiel.

Dans le gros intestin, la couche des fibres longitudinales ne forme pas une enveloppe complète à l'intestin et constitue trois bandes longitudinales qui partent toutes de l'appendice vermiforme, et ici c'est la couche la plus épaisse, tandis qu'au contraire les fibres circulaires sont tellement minces, qu'elles ont été niées par un certain nombre d'auteurs (*c*).

(*a*) Legros et Onimus, *Recherches expérimentales sur les mouvements des intestins* (*Journal* de Robin, 1869, p. 187).

(*b*) Alexis Horvath, *Zur Physiologie des Darmberregungen* (*Centralb.*, 1872, nos 38, 40, 41 et 42.)

(*c*) Sappey, *Traité d'anatomie descriptive*.

l'autre entre ces couches musculaires, c'est le plexus d'Auerbach; puis ils fournissent des branches aux muscles, aux glandes, aux vaisseaux.

Quelques-unes de ces branches président aux mouvements péristaltiques; je vous ai déjà dit que, d'après Pflüger et de Braam Hongkgrest, tandis que le pneumogastrique serait un nerf accélérateur de ses mouvements, le grand sympathique tendrait au contraire à les paralyser, et qu'il pouvait être considéré comme un nerf d'arrêt; c'est là une théorie qui n'est pas admise par tous les physiologistes et que, pour sa part, le professeur Vulpian (*a*) repousse entièrement.

D'autres branches ont sous leur dépendance la sécrétion intestinale. Déjà Moreau (*b*) nous avait montré qu'il suffisait de sectionner tous les nerfs qui se rendent à une anse intestinale pour voir s'y accumuler une quantité notable de liquide; mais c'est à Vulpian que l'on doit l'étude la plus complète sur l'action du système nerveux, sur la sécrétion intestinale; il a mis en lumière ce fait important que la sécrétion et la circulation intestinales étaient non seulement sous la dépendance des systèmes ganglionnaire et médullaire, mais encore que certaines parties des centres nerveux encéphaliques avaient une influence marquée sur ces fonctions de l'intestin (1).

(1) Vulpian a montré que, lorsqu'on introduit chez un animal par le trou occipital, dans l'intervalle atloïdo-occipital, une simple aiguille coudée à angle droit, on blesse différents points du cerveau (cervelet, tubercules quadrijumeaux, isthme de l'encéphale, pédoncules cérébelleux moyens, pédoncules cérébraux) ; ces lésions déterminent presque toujours une congestion d'une violence extrême dans l'intestin, qui prend une coloration bleu foncé ; on voit souvent aussi les animaux rendre des selles sanglantes (*c*).

(*a*) Vulpian, *Leçons sur l'appareil vaso-moteur*, t. I, p. 474.

(*b*) Moreau, *Expériences sur la section des nerfs d'une anse intestinale*, in *Mémoires de physiologie*, 1877.

(*c*) Vulpian, *Appareil vaso-moteur*, t. I, p. 461.

J'en ai fini, messieurs, avec ces très courtes considérations anatomiques et physiologiques ; je vais aborder maintenant la thérapeutique des maladies de l'intestin et je me propose de la limiter à l'étude presque exclusive du traitement de deux grands symptômes que vous aurez à combattre bien des fois : la constipation et la diarrhée. Dans la prochaine leçon, nous étudierons, à ce point de vue, le premier de ces symptômes.

DEUXIÈME LEÇON

DU TRAITEMENT HYGIÉNIQUE DE LA CONSTIPATION.

SOMMAIRE. — De la constipation, définition. — Marche du bol alimentaire.— Calculs intestinaux. — Défécation. — Des matières fécales, leur composition. -- Dangers de la constipation. — Traitement hygiénique de la constipation. — Influence de l'alimentation. — Du régime herbacé. — Des fruits. — Des boissons. — De l'eau. — Du climat. — De l'exercice. — De la gymnastique. — De l'habitude. — Des influences morales. — De l'hydrothérapie. — Des applications d'eau froide. — Des douches. — Du lavement, son histoire, son origine. — Modifications dans l'instrument. — Siècle des lavements. — Action des lavements, leurs avantages, leurs inconvénients.

La constipation, messieurs, est caractérisée par la rareté absolue ou l'insuffisance des matières fécales, et la sécheresse et la dureté des matières expulsées. Dans cette étude, je laisserai de côté la symptomatologie et le diagnostic de la constipation, mais j'insisterai sur la pathogénie et l'étiologie, et cela parce que ces deux parties de notre sujet ressortent plus spécialement de la thérapeutique; car le vieil adage : *Sublata causa, tollitur effectus* est ici un des plus applicables. Mais, pour bien connaître cette pathogénie et cette étiologie, il faut recourir à la physiologie et connaître la marche du bol alimentaire et les modifications qu'il subit dans l'intestin; ce qui me permettra de compléter ainsi les quelques indications que je vous ai déjà données dans la précédente leçon.

De la constipation

Pathogénie

Le bol alimentaire, après avoir subi dans l'estomac l'imprégnation du suc gastrique et après que les matières albuminoïdes ont été transformées en peptones, passe dans l'intestin. Là, le milieu change; il était acide, il devient alcalin au niveau

Marche du bol alimentaire.

de l'ampoule de Waters, et cette alcalinité est due à l'action de la bile versée en ce point dans l'intestin; puis le bol alimentaire, grâce à la lubréfaction des parois intestinales, grâce aux mouvements incessants de l'intestin, descend peu à peu jusqu'à la valvule de Bauhin, qu'il franchit, et pénètre dans le gros intestin.

C'est là, comme le fait remarquer Spring, que commence la capropoièse, c'est-à-dire c'est là que commence la formation des matières fécales proprement dites qui se mouleront sur les parois de l'intestin de façon à reproduire, comme chez certains animaux, la forme même de cet intestin (1).

Au moment où le bol alimentaire a franchi la valvule iléo-cæcale, il pénètre dans un déverticulum du gros intestin qui, s'il ne joue pas un rôle important dans la digestion, du moins chez l'homme, offre cependant au point de vue de la constipation un grand intérêt, je veux parler du cæcum. Les matières peuvent en effet s'y accumuler et si la contractilité musculaire de ce réservoir s'affaiblit, on comprend que leur présence puisse déterminer des inflammations graves que l'on décrit, comme vous le savez, sous le nom de typhlite et de pérityphlite.

Du cæcum.

Cette accumulation de matières fécales dans le cæcum présente encore cet autre caractère, c'est que, grâce à la position déclive de ce réservoir placé au-dessous de l'embouchure de l'intestin grêle, le séjour prolongé de ces matières peut se produire sans constipation; puisque les liquides constamment fournis par l'intestin grêle trouvent une voie libre dans le gros intestin.

(1) En Angleterre, dans les terrains jurassiques, à Lyme-Regis, on a trouvé des coprolithes de l'ichthyosaure; ces coprolithes présentaient des empreintes à spirale, ce qui a permis d'établir la structure et la forme du tube digestif de cet animal antédiluvien (*a*).

(*a*) Buckland, *On the Discovery of Coprolites, or Fossil Fæces, in the Lias at Lyme-Regis and in other Formations* (*Transact. of the Geological Society*, 1829, new series, t. III, p. 224).

C'est aussi surtout dans le gros intestin que se remarquent les calculs intestinaux (1) ; ces derniers, rares, il est vrai, chez l'homme, où Laboulbène (*b*) les a fort bien étudiés (2), sont fréquents chez les animaux, tels que le cheval, par exemple. Calculs intestinaux.

(1) Les calculs intestinaux qu'on rencontre chez les animaux, principalement les ruminants et les solipèdes, ont été appelés bézoards.

Les bézoards étaient considérés comme possédant de grandes vertus médicinales ; on en distinguait de deux espèces : les uns, dits *orientaux*, provenaient de l'estomac de la chèvre ou de celui de la gazelle ; les bézoards dits *occidentaux* étaient apportés d'Amérique et se trouvaient dans l'estomac des lamas. Enfin, sous le nom de *bézoards d'Allemagne*, on désignait ceux que l'on rencontre dans l'estomac des chevaux ou des bœufs.

Chez ces animaux, les poils sont souvent le point de départ de ces corps étrangers auxquels on donne le nom d'*égagropiles*. Tous ces corps ont été analysés et sont constitués presque exclusivement par des phosphates et des carbonates calcaires. L'ambre gris serait aussi une concrétion intestinale qu'on trouve dans les cachalots.

Chez le cheval, ces concrétions sont considérables ; elles peuvent atteindre 7 kilogrammes.

Bouley a présenté récemment à l'Académie un calcul intestinal trouvé chez un cheval et ne pesant pas moins de 2k,870 ; pour Colin, ces calculs ne se développeraient que dans une seule région de l'intestin appelée *diaphragmatique* ou *gastro-diaphragmatique*, et pourraient séjourner dans ces dilatations sans y produire d'accidents (Académie de médecine, séances de septembre et octobre 1878) (*a*).

(2) Chez l'homme, les concrétions de l'intestin ont pour point de départ souvent un corps étranger, comme un noyau de fruit, un pépin, un calcul biliaire ; ils sont constitués soit par des carbonates ou phosphates calcaires, ou bien encore par des substances grasses. Quelquefois, ces corps étrangers forment un véritable sable appelé *sable intestinal*, et qui est constitué surtout par des parties siliceuses en-

(*a*) Laugier, *Mém. sur les concrétions qui se forment dans le corps humain*, 1825. — Brande, *On the Bad Effecti of the Incautions Use of Magnesia* (*J. of the Royal Institution*, 1816, t. I). — Bérard, *Cours de physiologie*. — Cloquet, *Mém. sur les concrétions intestinales*, 1855. — Douglas Maclagen, *On the Constitution of Intestinal Concretions* (*London and Edinburg Monthly*), *Journal of Medical Science*, 1841. — Jager, *Uber dei Darmsteine der Menschen und der Thiere*, Berlin, 1834. — Caventou et Columbat de Chaumont, *Bezoard humain* (*Arch. gén. de médecine*, 1828, t. XII). — Lassaigne (*J. de chimie médicale*, 1825). — Vauquelin, *Sur la formation des bézoards* (*Ann. de chimie*, 1812, t. LXXXIII). — Fourcroy et Vauquelin, *Mém. sur les caractères distinctifs des différents matériaux qui forment les calculs, les bézoards et les diverses concrétions des animaux* (*Ann. du Museum d'histoire naturelle*, 1804). — Milne-Edwards, *Leçons sur la physiologie et l'anatomie comparée des hommes et des animaux*, 1862.

(*b*) Laboulbène, *Sur les sables intestinaux* (*Bulletin de l'Académie de médecine*, 2e série, t. II, p. 1383, 1873) ; *Archives gén. de médecine*, 6e série, t. XXII, p. 641, 1873, et *Anatomie patholog.*, 1878.

De la défécation.

Poussées ensuite par les mouvements péristaltiques du gros intestin, les matières fécales parcourent l'intestin en se desséchant, séjournent quelque temps dans l'S iliaque, puis descendent dans le rectum. Par leur présence en ce point, elles déterminent du côté de l'anus cette sensation spéciale qui amène bientôt un syndrome complexe qui permet à l'anus de s'entr'ouvrir, et qui fait agir simultanément tous les muscles qui concourent à la presse abdominale, en même temps qu'il augmente les contractions de l'extrémité inférieure du gros intestin ; les matières fécales sont ainsi expulsées au dehors par l'acte de la défécation.

O' Beirn, de Dublin, avait soutenu que les matières fécales s'arrêtent toujours à l'S iliaque et ne séjournent pas dans le rectum ; c'est là une erreur, et il suffit de toucher une femme pour savoir combien souvent, au contraire, on trouve accumulées dans l'extrémité inférieure du rectum des matières fécales soulevant plus ou moins la face postérieure du vagin.

Des matières fécales.

Qu'est-ce que ces matières fécales ? Ce sont les résidus des aliments, elles sont composées en grande partie des substances qui n'ont pas été utilisées par la nutrition ; vous y trouverez surtout de la cellulose des végétaux et de la substance cartilagineuse, du tissu épidermique et des graisses provenant des substances animales. Il fut même une époque où l'on a employé en thérapeutique un de ces produits, véritable résidu fécal, je veux parler de l'*album græcum* (1).

tourées de phosphates ammoniaco-magnésiens. Ce sable intestinal résulte d'une alimentation presque exclusivement végétale. L'un des calculs intestinaux, le plus volumineux de l'homme, a été observé par Huss et Mossomder ; son diamètre était de 17 centimètres. Enfin, on peut trouver dans l'intestin de l'homme des calculs fournis par la magnésie : Brande, Simon, Bérard, Cloquet, et plus récemment Blondeau, en ont observé des exemples (*a*).

(1) On donne le nom d'*album græcum* à des excréments blancs et friables provenant des chiens nourris exclusi-

(*a*) Blondeau, *Sur un calcul intestinal* (*Société de thérap.*, 1879).

La quantité de ces matières est variable et dépend, comme je vous l'ai montré dans mes leçons sur l'alimentation, du régime auquel l'homme est soumis (1). Elles ont une réaction alcaline, et leur couleur, comme leur odeur, dépend en grande partie des modifications subies par la bile versée dans l'intestin (2); on retrouve, en effet, dans les matières fécales tous les corps qui dérivent des éléments biliaire, acide cholinique, fellinique, dyslysine (3), excrétine (4), etc.

Des causes de la constipation

Voyons, maintenant que nous sommes fixés sur la marche et la nature du bol alimentaire arrivé à l'extrémité inférieure du tube digestif, voyons quelle est la pathogénie de la constipation.

vement d'os de mouton et que l'on privait de boisson. Ce médicament, qui était admis dans l'ancien Codex, n'est plus employé de nos jours; on en faisait usage contre la dyssenterie et dans les maladies de la gorge. Guyton-Morveau l'a vanté dans les affections du gosier.

On a même été plus loin, et, sous le nom d'*album nigrum*, on a donné des crottes de souris et de rats à des malades, et les médecins qui prescrivaient ces sortes de médicaments avaient pris un surnom spécial : on les appelait *médecins stercoraires*.

(1) Wehsarg, qui a fait une étude toute particulière des fèces, a montré que chez l'homme la quantité totale des excréments rendus journellement variait entre 67 et 306 grammes et étaient en moyenne de 131 grammes; les matières solides contenues dans ces fèces ont varié entre 16 et 57 grammes, en moyenne 30 grammes.

Quant à la quantité de substance alimentaire non digérée, la plus forte a été de 8 grammes par jour et la plus faible de 0,8 (*a*).

(2) Valentin, de Berne, a montré que le précipité, fourni par la bile de l'homme en décomposition, répand l'odeur des matières fécales; cependant, il faut reconnaître que l'aliment a aussi une influence sur cette odeur (*b*).

(3) L'acide choléique ou tauro-cholique donne lieu, en se décomposant, à la taurine et de l'acide cholalique, qui lui-même donne lieu à une substance neutre : la dyslysine, qui a été découverte par Berzélius.

(4) Marcet a trouvé dans les matières fécales de l'homme une substance spéciale qu'il a décrite sous le nom d'*excrétine*. Cette substance, qui aurait pour formule $C^{78}H^{78}S^{1}O^{2}$, proviendrait de la décomposition de la taurine (*c*).

(*a*) Wehsarg, *Mikroskopische und chemische Untersuchungen der Fœces gesunder erwachlsener Menschen. Giessen,* 1853.

(*b*) Valentin, *Lehrbuch der Physiologie des Menschen,* 1847, t. I, p. 369.

(*c*) Marcet, *An Account of the Organic Chemical Constituans on immediate Principles of the Excrements of Man and Animals* (*Philos. Trans.,* 1854, p. 265).

La rareté des garde-robes reconnaît différentes causes (1) :

1° Elle peut résulter d'un obstacle mécanique, qui empêche le bol de parcourir sa route; c'est la constipation par obstacle mécanique; j'y consacrerai une leçon spéciale;

2° Dans d'autres cas, la constipation est de cause alimentaire; déjà, dans les leçons sur les aliments et le régime, j'ai longuement insisté sur les faits de Voït (*b*), qui montre que la quantité des matières varie suivant l'alimentation, et que plus les substances inutiles à la nutrition sont prédominantes, plus les fèces sont considérables, et que, réciproquement, plus les substances sont assimilables, moins abondantes sont les garde-robes.

3° Dans un troisième groupe rentrent les constipations qui dépendent d'un défaut de sécrétion des sucs intestinaux. La bile d'une part, le suc intestinal d'autre part aident au cheminement du bol alimentaire; que l'un ou l'autre fasse défaut, sa marche est ralentie et il y a arrêt des matières.

(1) Voici les diverses divisions proposées pour la constipation. — Piorry admet trois espèces de constipation : l'une, de cause alimentaire, c'est la *stercorentérectasie*; la seconde résulte de la difficulté des selles par un obstacle mécanique, c'est la *dyscoprotie*; enfin, la troisième résulterait de la paralysie de l'intestin, c'est la *rectonervie*.

Colomb divise la constipation en trois groupes : dans le premier se rangent les causes qui ont leur point de départ dans l'intestin lui-même; dans le second se rangent les altérations de la paroi de l'intestin; enfin, dans le troisième, toutes les causes qui siègent en dehors de l'intestin.

Spring admet les divisions suivantes de la constipation : 1° la constipation saburrale, qui est due à l'alimentation; 2° la constipation toxique, produite par des poisons ou des médicaments; 3° la constipation cholestatique, provoquée par l'absence de sécrétion de la bile; 4° la constipation gastrique, qui accompagne les affections de l'estomac; 5° la constipation spasmodique, que l'on observe dans les grandes névroses; 6° la constipation paralytique, due à la paralysie de l'intestin ou des parois abdominales; 7° la constipation hypérémique, qui est propre à l'hypérémie chronique de l'intestin; 8° la constipation hypocrinique, qui résulte de la sécheresse de l'intestin; 9° la constipation cérébrale, que l'on observe dans les affections du cerveau; 10° la constipation sténotique, due à un obstacle mécanique (*b*).

(*a*) Spring. *Symptomatologie*, t. I, p. 177.

(*b*) Voir *Maladies de l'estomac* : Le régime.

4° Enfin, la tunique musculaire joue un rôle considérable dans la marche du bol alimentaire; grâce aux mouvements péristaltiques, le bol parcourt sa route; qu'une circonstance quelconque diminue la contractilité et vous verrez les matières s'arrêter dans leur route et la constipation survenir.

5° Dans un dernier groupe, enfin, aucun obstacle ne s'oppose au cours des matières; mais au moment où doit s'effectuer la défécation il peut se produire deux ordres de phénomènes: ou le malade, comme cela arrive aux individus atteints d'affection médullaire, perdra cette sensation particulière qui est le point de départ de l'action réflexe qui fait expulser au dehors les matières, ou bien, au contraire, il éprouve une telle douleur au moment de la défécation, qu'il fait un effort inconscient pour éviter la dilatation de l'anus et empêche ainsi l'expulsion des matières fécales; c'est ce qui arrive, vous le savez, dans la fissure à l'anus.

Telles sont, messieurs, les causes qui peuvent amener la rareté des garde-robes; vous verrez que chaque groupe mérite une mention spéciale et que chacun a un traitement particulier. Mais, avant d'aborder l'étude de chacune de ses divisions, je désire vous exposer quelques considérations hygiéniques sur le traitement de la constipation. L'hygiène, en effet, joue un rôle considérable et je dois vous résumer les principaux préceptes applicables dans ces cas. De l'hygiène.

En premier lieu se place l'alimentation. Lorsque je vous ai parlé du régime à propos des maladies de l'estomac, j'ai insisté sur l'abondance considérable des garde-robes qui résultent d'aliments renfermant des substances non absorbables et je vous ai signalé les faits de Voït. Je n'y insisterai pas davantage, vous rappelant seulement que, plus un individu prendra une alimentation azotée et facilement assimilable, plus les garde-robes seront rares, tandis que au contraire, Des aliments.

plus l'alimentation sera végétale, plus les fèces seront abondantes.

Aussi devrez-vous, auprès des personnes constipées, insister sur l'usage de ces aliments végétaux et, à coup sûr, la réputation de quelques-uns, tels que les épinards, résulte de ce fait que ces substances renferment une grande quantité de cellulose, ce qui produit une augmentation de la masse de résidu fécal. Vous voyez que certains aliments plus que d'autres prédisposent aux garde-robes et peuvent ainsi combattre la constipation. Dans ce groupe vous placerez les fruits mûrs et en particulier les prunes et surtout les pruneaux qui servent souvent à préparer des tisanes purgatives. De même les raisins et je ne puis que vous rappeler ici ce que je vous ai déjà dit sur les effets obtenus par la cure de raisin (*a*). Peuvent aussi entrer dans ce groupe les corps gras qui, mal ou incomplétement absorbés par l'estomac, déterminent une action purgative. Je reviendrai du reste sur ce sujet en étudiant les purgatifs huileux ; enfin certains sucres, tels que les miels, ont, vous le savez, une action purgative manifeste.

De l'eau. Mais c'est l'eau, considérée comme boisson alimentaire, qui est un des plus grands éléments de la rareté ou de l'abondance des garde-robes (*b*). A cet égard, les eaux potables doivent être considérées, comme l'a fait remarquer Armand Gautier dans son remarquable travail sur les eaux potables, aux trois points de vue suivants : la température, la quantité et la qualité. La température de l'eau a, en effet, une grande influence sur les troubles intestinaux, et dans les leçons sur les maladies de l'estomac je vous ai montré que l'usage de l'eau glacée déterminait très promptement la diarrhée. Quant à la quantité, moins on boit d'eau plus les garde-robes sont rares;

(*a*) Voir *Cure de raisin et stations pour la cure de raisin*. Leçons sur les *Maladies du cœur*, et sur les *Maladies de l'estomac*.

(*b*) Armand Gautier, *Etude sur les eaux potables*, thèse inaugurale. Montpellier, 1862.

elles augmentent, au contraire, lorsqu'on en absorbe une grande quantité. Enfin, pour la qualité de ces eaux, celles qui sont crues, c'est-à-dire contenant trop de principes calcaires, déterminent une constipation persistante ; renferment-elles, au contraire, beaucoup de matière azotée, elles produisent une diarrhée plus ou moins abondante, et c'est par l'usage de ces eaux qu'on s'explique comment la diarrhée ou la constipation apparaît lorsqu'on se déplace et qu'on va séjourner dans des localités différentes. Ainsi les provinciaux à Paris ressentent presque toujours de l'usage de l'eau de la Seine, riche en matières organiques, des effets purgatifs, tandis que le Parisien éprouve un effet opposé lorsqu'il va à la campagne, parce que l'eau qu'il boit renferme alors, plus souvent, des produits calcaires.

D'autres boissons peuvent aussi déterminer la diarrhée, et, sans parler du vin doux, je vous signalerai le poiré et le cidre, qui agissent de la sorte chez les personnes non habituées à leur usage ; il en est de même pour la bière. Mais il est un liquide accusé bien à tort de déterminer la diarrhée, c'est le lait ; il est démontré, en effet, par de mombreuses observations, qu'établie sur des bases rigoureuses, la diète lactée ne provoque pas la diarrhée, mais bien, au contraire, la constipation. Cependant, je reconnais que le lait mélangé à du café favorise les garde-robes et, chez quelques personnes, ce mélange produit chaque matin un effet purgatif réel.

Du tabac.

Je joindrai, si vous le voulez bien, à l'hygiène alimentaire, le tabac, qui provoque souvent la diarrhée. Vous entendrez en effet beaucoup de fumeurs vous assurer que lorsqu'ils cessent de fumer, ils sont constipés, et que le tabac après le repas détermine et favorise les garde-robes.

De l'exercice.

L'exercice a aussi une influence incontestable sur la constipation, et on peut dire qu'après l'alimentation il n'y a pas de cause plus efficiente. La paresse intestinale et celle des muscles de la défécation marchent de pair avec l'affaiblissement musculaire général, et moins on fait d'exercice, plus on est disposé à la constipation. Aussi, presque toujours, si ce n'est toujours, voit-on la constipation chez les gens sédentaires, et on peut affirmer que chez la femme la constipation habituelle résulte de l'inaction dans laquelle elle est le plus souvent plongée. Ordonnez donc l'exercice, soit la marche, soit la gymnastique, et, sans recourir à la pratique de la gymnastique abdominale, que j'ai vivement critiquée (*a*) à propos du traitement des dyspepsies, vous devrez, autant que possible, favoriser non seulement le jeu régulier du diaphragme, mais encore celui des muscles abdominaux, et insister sur les exercices corporels qui peuvent augmenter la force du groupe musculaire qui entre en jeu dans les efforts de la défécation.

Il est certains mouvements spéciaux qui favorisent la diarrhée; ainsi, par exemple, la trépidation du chemin de fer et de la voiture ; un autre exercice, au contraire, l'équitation, ou bien le séjour sur un navire en marche, prédisposerait à la constipation. Ce sont, je le sais, des faits individuels, mais ils méritent cependant d'être notés.

De l'habitude.

L'habitude joue, elle aussi, un très grand rôle dans la pathogénie de la constipation ; il est des personnes, des femmes surtout, qui peuvent rester sans trop d'inconvénients huit et quinze jours sans aller à la garde-robe ; ce sont là, je le veux bien, des cas exceptionnels, mais on peut dire qu'ordinairement les femmes vont à la selle seulement tous les deux jours ; les hommes, au contraire, se trouvent constipés s'ils ne se sont pas exonérés une ou deux fois par jour.

Heure des garde-robes.

L'heure est encore un point important dans la production des garde-robes; certaines personnes ont l'habitude d'aller à la selle à une heure fixe de la journée. Utilisez ce fait, et si

(*a*) Voir *Leçons sur les dyspepsies*, Du régime.

vous avez affaire à des gens constipés, recommandez-leur de se présenter pendant quelque temps, chaque jour à la même heure et surtout le matin au lever, à la garde-robe, dussent-ils, les premières fois, ne pas avoir de selles.

Les affections morales ont une influence marquée sur la constipation, et sans parler ici des névroses, comme l'hystérie, ou des perversions mentales, comme la folie, qui s'accompagnent si fréquemment de constipation opiniâtre, je vous signalerai l'influence réciproque du moral sur la constipation et de la constipation sur le moral ; influence encore mal connue, mais qui n'en est pas moins exacte, et ce qu'a écrit Voltaire (1) à ce sujet est et sera toujours vrai. D'ailleurs, Vulpian, par les expériences qu'il a faites et que je vous ai signalées dans la leçon précédente, en nous montrant l'action de certaines parties encéphaliques sur la circulation intestinale, a mis en lumière le lien si étroit qui unit les fonctions cérébrales à celles de l'intestin. Des affections morales.

L'influence des circonstances extérieures est aussi indubitable dans le développement ou la cure de la constipation, et ce serait chose banale de dire que les changements de climats produisent ou la constipation ou plus souvent la diarrhée. Ce dernier phénomène est même habituel dans l'acclimatement des pays chauds. Influences extérieures.

L'influence du froid humide sur l'abdomen étant une des causes les plus habituelles de la diarrhée, vous comprenez bien qu'on ait conseillé ce moyen pour combattre la constipation, et qu'on ait appliqué sur le ventre des gens constipés Du froid.

(1) « Les personnes qui ont de l'embonpoint, les entrailles veloutées, le cholédoque coulant, le mouvement péristaltique aisé et régulier, qui s'acquittent tous les matins, dès qu'elles ont déjeuné, d'une bonne selle aussi aisément qu'on crache ; ces personnes, qui sont, par ce fait, favorisées de la nature, sont douces, affables, gracieuses, prévenantes, compatissantes, officieuses. Un non dans leur bouche a plus de grâce qu'un oui dans la bouche d'un constipé. » (Voltaire, Romans, *les Oreilles du comte de Chesterfield et le chapelain Goudman*, chap. VII.)

des linges mouillés ou l'eau froide sous forme de douches. Cette hydrothérapie est un bon moyen dans la cure de la constipation. Sauvages (*a*), dans sa *Nosologie*, signale des cas de constipation opiniâtre traités ainsi par Chaptal; Schedel (*b*) relate aussi cette cure qui a fait autrefois du bruit et a tant contribué à la réputation de Priesnitz; c'est celle d'un fils unique d'un prince de Lichtenstein, et qui, atteint d'une constipation qui avait résisté à tous les traitements, fut guéri par l'application de l'eau froide.

Comment agit le froid pour combattre la constipation? C'est en exagérant les mouvements péristaltiques de l'intestin, et cette exagération n'est point due directement à l'abaissement de la température, qui, au contraire, comme nous l'avons vu, aurait un effet opposé; mais bien parce que ce refroidissement de la périphérie entraîne, sans doute, une activité circulatoire plus grande de l'intestin et par cela même une augmentation dans les contractions intestinales.

Toute cause vaso-motrice d'ailleurs qui pourra amener cette congestion active intestinale produira cet effet, et c'est ainsi que nous pouvons expliquer certains faits curieux, comme par exemple ce duc de Ferrare, qui ne pouvait aller à la garde-robe qu'en marchant pieds nus sur des dalles froides.

Outre l'application du froid et de l'eau froide, signalons aussi un autre moyen qui peut rendre de grands services:

Des douches anales.

je veux parler des douches périnéale, anale et rectale, qui agissent directement, non seulement sur la paroi musculaire du rectum, mais encore sur l'ensemble des muscles qui prennent part à l'acte de la défécation, et ceci me conduit à vous parler des lavements, qui jouent un si grand rôle dans la cure de la

(*a*) Sauvages, *Nosologie médicale*, t. III.
(*b*) Schedel, *Examen critique de l'hydrothérapie*, p. 34.

constipation. Permettez-moi de vous résumer en quelques mots l'histoire de cet utile agent thérapeutique : Des lavements.

On fait remonter, vous le savez, l'origine du clystère fort loin, et si on en croit la fable, c'est à la Cigogne ou à l'Ibis qu'on devrait l'invention de ce moyen thérapeutique. Un de ces oiseaux, gêné par la constipation, aurait, dit-on, puisé dans son long bec une certaine quantité d'eau et, la lançant dans l'anus, se serait ainsi débarrassé de son incommodité (1). Hippocrate, Celse, Galien, Oribase, Asclépiade, adoptèrent sans hésitation cette origine; ils prescrivaient souvent les lavements, qu'ils administraient en se servant d'une vessie adaptée à un tube de sureau; ce dernier était introduit dans l'anus, et, par des pressions plus ou moins énergiques sur la vessie pleine d'eau, on faisait ainsi pénétrer le liquide dans l'intestin; c'est la bourse à clystère en usage pendant si longtemps. De nos jours même, dans quelques pays peu civilisés, on se sert d'un appareil encore plus primitif; c'est une corne de ruminant. On introduit l'extrémité percée d'un trou dans l'anus et, remplissant la cavité de la corne du liquide à injecter, on le fait pénétrer dans le rectum. Histoire des lavements.

La bourse à clystère s'est depuis bien perfectionnée; déjà en 1496, la seringue, pour ainsi dire classique, était en usage; c'est à Guatinaria (a), qu'on en doit l'invention; cet instrument fut promptement amélioré du reste (2). L'une des modifica- Des seringues.

(1) Guy de Chauliac dit : « Enœme ou clystère a été prins de l'oiseau nommé cigogne, laquelle ayant douleur de ventre, prend de l'eau de la mer dans son bec et se la jette par le derrière, comme Galien raconte en l'introductoire des médecins. »

(2) D'après Colson, ce n'est pas à Guatenaria ou Guatinaria, médecin qui mourut en 1496, mais bien à Avicenne que l'on doit la découverte de la seringue classique, dont il aurait donné la description complète dans ses ouvrages (b).

(a) M. Gualenaria, *De curis ægretudinum particularium Noni Almansoris pratica uberrema*, Lyon, 1532.

(b) Colson, *De la méthode intestinale*, Th. de Paris, 1867.

tions les plus importantes est celle que lui fit subir de Graaf, et dans la traduction du traité *de Clysteribus* (*a*), due, dit-on, à l'un de nos plus savants et plus spirituels collègues, on voit l'importance énorme que ce médecin attachait à la découverte qu'il a faite, et qui consistait à adapter à la seringue, au lieu d'un tube rigide, un tube souple plus ou moins long (1). Puis on a songé à courber à angle droit l'extrémité de la canule très allongée, de manière à permettre au malade de prendre lui-même le lavement (2). Ensuite on fit une pompe aspirante et foulante, c'était le clyso-pompe ; et depuis, tous ces instruments ont disparu pour faire place à l'irrigateur dû au docteur Eguisier, qui a inventé, on doit le reconnaître, un des appareils les plus commodes pour l'administration des lavements. Tous les médecins ont donc depuis les temps les plus reculés, conseillé l'emploi des clystères et administré ce remède (3).

(1) Dans sa lettre à Plempius, professeur à l'Académie de Louvain, datée de Delft, 14 mars 1669, René de Graaf, après avoir montré les difficultés qu'il a vaincues pour obtenir ce tube flexible, termine ainsi sa missive : Tel est, illustre maître, l'instrument que, pour vous être agréable, pour obtempérer aux prières de mes amis et pour soulager les souffrances de l'humanité, j'ai cru devoir rendre public (*b*).

(2) C'est dans Ambroise Paré que l'on trouve la première description de cette modification apportée à la seringue. Voici comment il s'exprime à ce sujet : « Or, il se trouve certaines femmes qui, pour mille choses, ne voudroient prendre un clystère de la main d'un homme, pour une vergongne et honte qu'elles ont de se montrer ; à ceste cause, j'ai fait portraire cest instrument, duquel elles se pourront aider à recevoir un clystère, le mettant par devant (ayant un peu les fesses levées), la canule dans le siège, puis versera la liqueur dedans la boîte (*c*). »

(3) Les Arabes ont repoussé le lavement comme contraire aux prescriptions du Coran. Dans sa thèse M. Colson s'exprime ainsi à cet égard.

L'iman Ahmed a établi des textes qui désapprouvent, comme chose ré-

(*a*) *L'Instrument de Molière*, trad. du *Traité des clystères*, par Regnier de Graaf, Paris, 1878.

(*b*) R. de Graaf, *Tract. de clysteribus*, etc., La Haye, 1688.

(*c*) Ambroise Paré, Édition de Malgaigne, t. III, p. 557.

Au moyen âge, le lavement fut en vogue et Guy de Chauliac ne sortait jamais sans sa bourse à clystère sous le bras. Mais l'époque à laquelle cette vogue atteignit son apogée fut le règne de Louis XIV, et on peut dire que le siècle du grand roi fut aussi le siècle du clystère.

Apogée des lavements.

On ne peut se figurer jusqu'où va la folie du lavement à cette époque; pour vous en donner une idée, il faut parcourir les mémoires du temps, et vous y verrez ce fait, qui nous paraît aujourd'hui invraisemblable, que lors d'une réception royale la Dauphine se fit administrer subrepticement un lavement par une femme de chambre. D'ailleurs les médecins du grand roi ont noté avec soin tous les clystères administrés à leur auguste client, et le nombre en est considérable (1).

Il nous est même resté à propos de cet enjouement pour les clystères un document fort curieux; c'est le procès intenté à un chanoine de Troyes, François Bourgeois, par une

préhensible, le lavement que n'exige pas une circonstance indispensable. Des autorités respectées, telles que Djarab, Mondjahed, Haçan, Tâous, Amir et nombre d'autres, déclarent que le clystère n'est point répréhensible. D'après Khallâl, Abd Allah (probablement le fils du kalife Omar) condamnait le lavement, puis plus tard l'autorisa dans le sens de médicament. D'après ce même Khallâl, qui cite ses autorités, le second kalife, Omar, considéra le clystère comme chose à tolérer. « J'ai questionné, dit Djâber, Mohammed, fils d'Aly, au sujet du lavement. Il n'y a rien de mal, me répondit-il, à prendre le lavement, c'est un médicament comme un autre médicament. » Abou Bekr El-Mouroûji, parlant au père d'Abd Allah des avantages des clystères, lui posa cette question : « Prendre un lavement, est-ce rompre le jeûne ou non ? »

A ce sujet les casuistes diffèrent d'opinion (*a*).

Brochin, dans une note à son article Lavement du *Dictionnaire encyclopédique des sciences médicales*, cite le fait suivant : lorsque Abd-el-Kader fut indisposé à Amboise, le médecin qui le soignait ayant ordonné un lavement, l'émir refusa formellement en disant : « Que la volonté de Dieu soit faite, » et le remède ne fut pas administré.

(1) Voici quelques-unes des formules des lavements ordonnés au roi Louis XIV par ses médecins ordinaires, Fagon, Vallot et d'Aquin :

(*a*) Colson, *De la méthode intestinale*, thèse de Paris, p. 12, 1867.

garde-malade (1), Etiennette Boyeau, qui, ayant administré 2 190 clystères à ce chanoine en deux ans, réclamait à son client la somme de 2 sols 6 deniers par lavement.

Lavement calmant pour le roi, 1652 (Vallot) :

Huile d'amandes douces.	30 gr.
Miel violet.............	45
Electuaire linitif	15

Dissoudre dans une décoction d'orge et faire un clystère à prendre le matin.

Lavement purgatif pour le roi, 1653 (Vallot).

Manne	30 gr.

Faites bouillir légèrement dans une suffisante quantité de décoction de farine d'orge et de graine de lin. Dissolvez dans la colation :

Miel violet.............	45 gr.
Electuaire linitif.........	15
Huile d'amandes douces..	30

Faites un clystère à prendre le matin.

Lavement pour le roi en son flux de ventre, 1653 (Vallot) :

Confection minérale.....	15 gr.
Huile d'amandes douces.	30
Miel de roses...........	45
Eau de roses............	120

Faire dissoudre dans une décoction de graines de lin et de farine d'orge.

Autre lavement, 1653 (Vallot).

Jalap d'Alexandrie......	15 gr.
Confection minérale.....	24
Huile d'amandes douces..	31
Eau de roses............	120

Versez dans 500 grammes de décoction de farine d'orge et de graines de lin. Faites un clystère.

Lavement laxatif pour le roi, 1673 (d'Aquin) :

Manne	60 gr.
Linitif.................	30
Miel violet.............	120
Huile d'amandes douces..	60

Dissolvez dans une décoction d'orge et de graines de lin (a).

(1) Voici le mémoire composé par l'avocat Grosley, dans ce procès mémorable :

« *Mémoire pour Etiennette Boyeau, garde-malade, contre maître François Bourgeois, chanoine de l'insigne église collégiale et papale de Saint-Urbain de Troyes.* — Le sieur Bourgeois se trouvait depuis quelque temps fatigué d'une intempérie chaude des viscères, et de cette espèce d'acrimonie du sang qui en fait extravaser la partie rouge. Ayant consulté sur sa maladie, on lui ordonna l'usage fréquent d'une espèce de lénitif connu vulgairement sous le nom de clystère. La Faculté ayant parlé, il ne s'agissait plus que de trouver quelqu'un pourvu de talents nécessaires pour en exécuter l'ordonnance. On aurait pu s'adresser au sieur Gentil, le phénix des apothicaires de cette ville, mais le sieur Gentil gagne beaucoup d'argent dans sa boutique, et ne se déplace qu'à grands frais. Tiennette jouissait alors de la réputation la plus brillante. Elle avait l'honneur de servir les personnes les plus qualifiées de la ville, qui se louaient également de son zèle et de sa dextérité. D'ailleurs, quoiqu'elle ne fût pas ri-

(a) *Journal de la santé du roi Louis XIV*, de l'année 1647 à l'année 1711, écrit par Vallot, d'Aquin et Fagon, tous trois ses premiers médecins, avec introduction, notes et réflexions critiques, etc., par J.-A. Le Roi.

Molière a d'ailleurs donné une peinture fort exacte de cet entraînement vers le lavement, dans son immortelle comédie du *Malade imaginaire*, et le compte de l'apothicaire Fleu-

che, elle ne prenait que deux sous six deniers par représentation, ce qui la faisait passer pour une femme d'un désintéressement peu commun.

« Le sieur Bourgeois jeta les yeux sur elle ; il la pria de venir le voir. Il lui fit confidence des amaladie, de la consultation des médecins et des services dont il avait besoin. Tiennette lui ayant donné un essai de son savoir-faire, il la combla des éloges les plus flatteurs, et la pria de lui continuer par la suite ses bons offices.

« Deux ans entiers se passèrent de la sorte, c'est-à-dire le sieur Bourgeois toujours un peu échauffé, et toujours se rafraîchissant ; Tiennette toujours officieuse, et toujours prête à le rafraîchir : elle y procédait au moins une fois par jour, et souvent jusqu'à six.

« Cependant elle avait besoin d'argent, et le sieur Bourgeois ne voulait point lui en donner. Trois cents fois, dans les moments les plus intéressants et dans la posture la plus suppliante, elle le pria d'avoir égard à ses besoins, sans qu'il se laissât attendrir.

« Enfin, après diverses péripéties inutiles à rapporter ici, elle le traduit en justice, et l'exploit est donné le 5 mai 1746.

« Elle conclut à la modique somme de 150 livres, tant pour avoir mis en place 1 200 lavements que pour avoir fourni la seringue et le canon. »

Après avoir montré, en s'appuyant sur les autorités les plus respectables, combien il est mal de retenir la récompense du mercenaire, l'avocat continue :

« Si des services ordinaires doivent être suivis d'une récompense prompte, combien doit l'être davantage la récompense de ces services secrets, de ces services auxquels l'humanité répugne un peu, de ces services, en un mot, qu'on ne rend point en face !

« Comment se défendra le sieur Bourgeois ? Opposera-t-il la fin de *non-recevoir* ? Mais depuis le dernier lavement jusqu'à l'exploit il ne s'est écoulé que deux mois. Déniera-t-il les services de Tiennette ? Tous ses voisins et amis sont prêts d'en rendre témoignage. Dira-t-il que Tiennette s'acquitte maladroitement de ses fonctions ? La voix de tous les honnêtes gens s'élèverait contre lui.

« Peut-être se retranchera-t-il à dire que la somme de 150 livres est exorbitante, que des lavements, ainsi que toute autre chose, doivent être moins cher en gros qu'en détail ; et que lui, qui en prend tous les jours et plutôt six qu'un, doit les avoir à meilleur marché qu'une personne qui n'en prendrait qu'un en passant. Cette réflexion du sieur Bourgeois est judicieuse, mais par un calcul fort simple on va lui prouver qu'il en fait une application peu juste.

« Tiennette a servi le sieur Bourgeois pendant deux ans consécutifs : le fait n'est pas douteux. Chaque année est composée de 365 jours, ce qui fait pour deux ans 730 jours. Or le sieur Bourgeois prenait au moins un lavement par jour, et souvent il en prenait six. Ainsi, en évaluant chaque jour l'un dans l'autre à trois lavements (et cette évaluation n'est pas excessive), il se trouvera pour les 730 jours un capital de 2 190 lavements, lesquels à 2 sous 6 deniers

rant est d'une exactitude parfaite et conforme à ce qui était alors écrit dans les traités de médecine.

Expériences sur les lavements.

Que nous enseigne la physiologie au point de vue de l'administration des clystères ? Malgré leur aversion pour les lavements, c'est dans les auteurs anglais que nous trouvons les expériences les plus complètes sur ce sujet. Christison, Anthony Thomson, Denman, Graves, Marshall-Hall (*a*), nous ont donné des faits très intéressants à cet égard et qui montrent que pendant la vie les lavements ne peuvent franchir la valvule iléo-cæcale ; le nom de barrière des apothicaires est donc bien applicable à cette valvule, comme le soutenait d'ailleurs depuis longtemps René de Graaf (1). Ces expériences nous montrent aussi qu'avec les moyens ordinaires d'injection les lavements pénétrant dans le rectum atteignent difficilement l'S iliaque et que la quantité de liquide ne dépasse pas habituellement 500 à 1000 grammes (2).

pièce, qui est le prix courant, forment la somme de 273 livres 15 sous.

« Tiennette veut bien restreindre ces 2190 lavements à 1200, et au lieu de 273 livres 15 sous qu'elle avait droit de prétendre, elle réduit à 150 livres. Comment donc le sieur Bourgeois ose-t-il se plaindre ? et Tiennette pouvait-elle porter le désintéressement et la modération plus loin ?

« L'intérêt propre du sieur Bourgeois doit l'engager à faire justice à Tiennette, car enfin il n'est pas parfaitement guéri de sa maladie. S'il ne satisfait pas Tiennette, qui désormais voudra lui rendre des services qu'il sait si mal récompenser ? Qui les lui rendra avec autant de zèle et de dextérité ?

« Qu'il vienne à résipiscence, et Tiennette oubliera le passé. On s'attache aux gens par les bienfaits ; elle est véritablement attachée à lui par ceux qu'elle lui a rendus. Qu'il lui fasse justice et il la verra retourner à côté de son lit avec plus d'empressement que jamais. »

(1) Quelques auteurs ont cependant soutenu que des lavements et même des suppositoires pouvaient être rendus par la bouche. Kerkringuis a soutenu que la valvule pouvait être franchie. Regnier de Graaf nie que ce fait puisse se produire et cite cependant des observations de Galien, Sennert, Paré, Bartholin, etc. Colson, dans sa thèse, rapporte aussi quelques observations des auteurs anciens (*b*).

(2) Hall a fait une série d'expériences pour savoir quelle quantité de li-

(*a*) Anthony Thomson, *Eléments de matière médicale et de thérapeutique*. — Denman, *Traité d'accouchements* (2e édit.).

(*b*) E. Colson, *De la méthode intestinale*, thèse de Paris, 1867, no 113.

Bien entendu, je ne parle pas ici des injections faites dans le gros intestin; lorsque je m'occuperai du traitement de l'occlusion intestinale, vous verrez qu'on peut porter, par des moyens appropriés, le liquide beaucoup plus loin et lui faire ainsi parcourir une grande étendue du gros intestin.

Avantages et inconvénients des lavements.

Quels sont les avantages des lavements simples? Quels sont leurs inconvénients? On a beaucoup critiqué l'abus des clystères, on a prétendu qu'ils amenaient la paresse des fibres musculaires du rectum, et que l'usage prolongé était mauvais. Je crois, messieurs, qu'on a grandement exagéré ces inconvénients; on peut éviter cet affaiblissement si souvent invoqué comme conséquence des lavements trop fréquents, en usant de l'eau froide au lieu d'eau tiède. L'eau froide, en effet, excite par la réaction qu'elle produit la contraction des fibres musculaires, brise les matières fécales et permet leur expulsion au dehors.

C'est donc un bon moyen pour combattre la constipation; mais n'oubliez pas ce point important : si la constipation dure depuis longtemps, le lavement ne peut la vaincre par lui seul, il ne pénètre pas dans le rectum; la canule introduite par l'anus entre dans les matières fécales, est bouchée par celles-ci, et l'eau ne passe pas dans l'intestin.

quide peut contenir le gros intestin et à quelle hauteur peuvent monter les injections qui y sont faites. Sur le cadavre, il a pu faire pénétrer de 5 à 8 pintes d'eau et remplir tout l'intérieur du gros intestin et franchir même la valvule iléo-cæcale (de 4^{l},65 à 7^{l},44).

Sur le vivant, Hall a fait pénétrer jusqu'à 5 pintes (4^{l},65) d'un liquide huileux, et la percussion a permis, dans ce cas, de reconnaître la présence de ce liquide dans toute l'étendue de l'intestin.

Dans une autre expérience, faite sur un jeune homme qui fut placé horizontalement sur le côté gauche, on fit pénétrer d'abord 3 pintes (2^{l},79) de liquide; puis, comme l'injection ne pouvait aller plus loin, on reconnut que le liquide avait pénétré jusqu'à l'union des colons transverse et descendant.

On plaça alors le sujet sur le côté droit; on put constater, par la percussion, que le liquide passait dans le colon transverse et ascendant, et l'on put faire alors pénétrer trois nouvelles pintes de liquide (2^{l},79).

Tels sont, messieurs, les différents moyens hygiéniques dont nous pouvons disposer pour la cure de la constipation. Dans la prochaine leçon, je vous ferai l'étude des moyens pharmaceutiques et vous exposerai l'histoire des différents purgatifs.

TROISIÈME LEÇON

DES PURGATIFS SALINS.

SOMMAIRE. — Des purgatifs. — Classification des purgatifs. — Par leur effet. — Par leur action physiologique. — Expériences physiologiques sur les purgatifs. — Procédés d'expérimentation. — Recherches sur les purgatifs salins. — Expériences de Colin, Moreau, Vulpian.— Interprétation des faits. — Action sur la tunique musculeuse.— Division physiologique des purgatifs. — Des purgatifs salins. — Actions toxiques différentes des sels de soude, de magnésie et de potasse. — Sels de soude. — Sulfate de soude. — Sels de magnésie. — Sulfate de magnésie et citrate de magnésie. — Sels de potasse. — Eaux purgatives. — Eaux chlorurées sodiques, sulfatées sodiques, sulfatées magnésiennes.

Dans la leçon précédente, nous avons étudié les moyens hygiéniques dont le médecin dispose pour combattre la constipation; nous allons maintenant passer en revue les agents pharmaceutiques dont on peut user pour faire disparaître ces symptômes.

Des purgatifs.

Ces moyens sont puisés dans un ordre de médicaments qui forment en thérapeutique un groupe naturel, les purgatifs. Et puisque j'aborde cette question si intéressante des purgatifs, permettez-moi de la traiter complètement et de vous dire sur quelles bases nous devons établir l'étude et la classification de ces précieux agents médicamenteux.

Les purgatifs ont toujours joué un grand rôle en thérapeutique et vous ne serez pas étonnés qu'on ait cherché, pour les étudier plus complètement, à les grouper et à les classer d'une façon méthodique. Il y a deux grandes bases à ces classifications; l'une, déjà ancienne, s'appuie sur les effets purgatifs divers obtenus par ces médicaments; l'autre, plus récente et plus scientifique, prend pour point de départ l'action physiologique de ces substances. Alibert, Hartmann, Tomasini, Trousseau et Pidoux, Bouchardat et d'autres auteurs (1), ont classé les purgatifs suivant leurs effets, d'une façon presque identique et vous trouverez un résumé clair et méthodique de ces classifications dans la thèse de Requin (*a*).

Les purgatifs, pour ces auteurs, se divisaient en trois classes ou tribus : Dans la première on classait les laxatifs, c'est-à-dire les purgatifs doux, appelés aussi minoratifs, lénitifs, coproliques ; c'étaient la manne, la casse, le tamarin, les pruneaux. La deuxième classe comprenait les cathartiques, qui, eux, se subdivisaient en trois groupes : les cathartiques doux, représentés par la magnésie calcinée ; les cathartiques moyens, dont la rhubarbe et le séné sont de bons exemples ; et enfin les cathartiques quasidrastiques, comme le jalap et la scammonée. Dans une dernière tribu étaient les purgatifs irritants, les drastiques, tels que la coloquinte et le croton.

Classification physiologique. L'autre base de classification repose sur l'action physiolo-

(1) Giacomini classe les purgatifs dans le groupe des hyposthénisants entériques.

Trousseau et Pidoux ont divisé les purgatifs en deux grandes classes : ceux qui sont tirés du règne végétal et ceux qui sont fournis par le règne minéral.

Bouchardat, dans son *Formulaire*, adopte la classification en drastiques, cathartiques et laxatifs ; dans sa *Matière médicale*, il les divise en purgatifs d'origine végétale, en purgatifs salins, en purgatifs émollients et en purgatifs mécaniques.

Fonssagrives admet la classification suivante des purgatifs : 1° alcalino-salins ; 2° purgatifs salins ; 3° purgatifs antimoniaux ; 4° purgatifs mercuriels ; 5° purgatifs huileux ; 6° purgatifs résineux ; 7° purgatifs sucrés ; 8° purgatifs acidulés ; 9° purgatifs convulsivants ; 10° purgatifs mécaniques ; 11° purgatifs composés (*b*).

(*a*) Requin, *Thèse de concours pour la chaire de matière médicale*, 1839.

(*b*) Giacomini, traduit par Monjon et Rognetta, Paris, 1873.—Alibert, *Éléments de thérapeutique et de matière médicale*, Paris, 1826. — Hartmann, *Farmacologia dinamica per uso academico*, trad. di Andrea et Angelo Buffini, Pavia, 1827. — Trousseau et Pidoux, *Traité de thérap. et de matière médicale*, 1855. — Bouchardat, *Traité de matière médicale et de thérapeutique*, t. II, p. 11. — Fonssagrives, *Traité de Thérapeutique*, t. II, p. 469.

gique de ces purgatifs, et, avant d'aller plus loin et d'expliquer cette action, je dois vous rappeler les expériences qui ont permis de faire cette étude; ces recherches ont été faites en France par Colin (1854), par Moreau (1868-1870) et par le professeur Vulpian; en Angleterre par Lauder Brunton (1874); en Allemagne par Thiry (1864), par Radziejewski et par Brieger (1878) (*a*).

Mais, avant de vous exposer à quels résultats sont arrivés ces expérimentateurs, je vous dois l'explication des procédés mis en usage. Procédés opératoires.

Les procédés sont de deux ordres : le procédé de Thiry, dit fistule de Thiry, et celui établi par Colin. Le procédé de Thiry est des plus compliqués : il consiste à séparer par deux sections perpendiculaires une portion de l'intestin, tout en la laissant adhérente au mésentère, puis à fermer l'une des extrémités de cette anse isolée et à appliquer l'autre à une ouverture pratiquée à la paroi abdominale. On a ainsi un cæcum ouvert à l'extérieur et vivant de la même existence que le reste de l'intestin, grâce à la portion mésentérique qui lui reste attachée; puis les deux bouts sectionnés de l'intestin sont réunis ensuite pour maintenir la continuité de ce tube. En introduisant dans ce cul-de-sac des médicaments irritants ou bien en faisant pénétrer par le tube digestif les médicaments, on observe ce qui se produit dans la portion intestinale en expérience. Fistule de Thiry.

Le procédé de Colin est plus simple et de beaucoup préférable; c'est celui qu'ont employé Moreau, Vulpian, Lauder Brunton et Brieger. Il consiste à placer, sur une portion Procédé de Colin.

(*a*) Colin, *Physiologie comparée*, t. 1, 1re édit., p. 649, 1854. — Moreau, *Mémoires de physiologie*, 1847-1854, p. 126. — Vulpian, *Appareil vaso-moteur*, t. I, p. 483. — Brinton, *Of the action of the purgatives medicines*, *The Practitionner*, n° 71-72, 1874. — Thiry, *Ueber eine neue Methode den Dunndarm zu isoliren*, 25 februar, 1864. — Radziejewski, *Zur physiologischen Wirkung der Alführmittel*, 1876. — Brieger, *Zur physiologischen Wirdung der Alführmittel*, 1878.

de l'intestin, deux pinces qui empêchent cette portion de communiquer avec le reste du tube digestif : on a soin, avant d'appliquer les pinces, de presser l'intestin pour en chasser tous les produits qu'il renferme ; on pratique ensuite une injection du liquide purgatif dans l'anse séparée que l'on veut étudier ; on la rentre après dans l'abdomen ; puis on sacrifie l'animal et on examine ce qui s'est produit dans cette anse.

N'oubliez pas aussi que pour juger des mouvements intestinaux et de leur intensité, vous pouvez user de la méthode graphique, qui nous a donné une si grande précision dans nos expérimentations, en introduisant dans l'intestin, comme l'on fait Legros et Onimus, Oulmont et Laurent, une ampoule pleine d'air, communiquant avec un appareil enregistreur de Marey.

Expériences sur les purgatifs salins.

C'est avec ces procédés qu'on a étudié certains purgatifs salins et drastiques, ainsi que l'action de quelques solanées ; les recherches sur les purgatifs salins ont été de beaucoup les plus nombreuses et voici ce qu'on a observé. Si à l'exemple de Moreau, vous injectez de 20 à 35 centimètres cubes d'une solution de sulfate de magnésie au cinquième, dans une anse séparée par le procédé de Colin, vous observerez qu'au bout de six à vingt-quatre heures cette anse renfermera, selon le laps de temps écoulé, de 70 à 336 centimètres cubes d'un liquide contenant du mucus, des leucocytes et du suc intestinal (1).

(1) Nous donnons dans le tableau ci-contre les quantités de liquide qui ont été trouvées par Moreau dans l'anse intestinale d'un chien auquel on avait administré de la solution de sulfate de magnésie au cinquième.

Nous indiquons également le temps écoulé entre l'injection et l'examen de l'anse intestinale, ce qui est d'une certaine importance.

Quantité de solution injectée.	Temps écoulé.	Quantité de liquide trouvée.
20 cc	6 h	7 cc
30	6	70
30	21	92
20	5	125
20	32	130
20	22	166
20	19	200
35	16	275
20	24	336

Cette expérience, vous la verrez toujours réussir et ce premier fait d'une sécrétion exagérée de liquide sous l'influence des purgatifs salins nous permettra de repousser l'opinion exclusive de Thiry et Radziejewsky, qui veulent que l'action des purgatifs ne s'explique que par l'exagération des mouvements intestinaux; cette exagération avec les purgatifs salins n'existe pas, comme l'ont montré Legros et Onimus (*a*) dans leurs expériences, et il faut attribuer l'effet purgatif, au contraire, au liquide sécrété en plus grande abondance par la muqueuse intestinale.

Sécrétion exagérée.

Mais quel est le mécanisme de cette sécrétion? Tout d'abord on a trouvé une explication des plus naturelles et des plus physiologiques; on soutint qu'il se faisait entre la substance saline introduite dans l'anse et les glandes intestinales et les nombreux vaisseaux sanguins qui parcourent l'intestin un double échange osmotique. On était d'autant plus en droit de soutenir cette opinion que les expériences fort précises de Rabuteau (*b*), de Jolyet et Frémy (*c*), de Vulpian avaient montré ce fait important : c'est que, lorsqu'on injecte une solution purgative dans les veines d'un chien, au lieu d'avoir un effet purgatif dans l'intestin comme le soutenait Cl. Bernard (*d*), on produit au contraire de la constipation; comme vous le voyez, l'explication était pour ainsi dire complète et l'on disait : lorsque vous introduisez certains sels dans l'intestin, vous déterminez le passage osmotique de la sérosité des vaisseaux sanguins vers l'intestin, d'où l'effet purgatif, tandis que au contraire, si vous faites pénétrer la solution dans les veines, le passage se fait en sens inverse, d'où diminution de sécrétion, d'où constipation.

Théorie de la dialyse.

(*a*) Legros et Onimus, *Recherches expérimentales sur les mouvements de l'intestin* (*Journal de Robin*, 1869, p. 187).
(*b*) Rabuteau, *Soc. de biologie*, 1868.
(*c*) Jolyet et Frémy, *Arch. de physiologie*, de Brown-Sequard, 1869.
(*d*) Cl. Bernard, *Leçons sur les substances toxiques et médicamenteuses*, 1857.

Des injections hypodermiques purgatives.

Permettez-moi de m'arrêter un instant sur cette action des substances purgatives introduites par les veines ou par la peau. Elles donnent, à hautes doses, des résultats négatifs; mais il n'en est pas de même à petites doses : d'après Vulpian, chez le chien, des petites doses de sulfate de magnésie, injectées sous la peau, produisent des selles diarrhéiques. Luton avait déjà soutenu l'effet purgatif, chez l'homme, des injections sous-cutanées de sulfate de magnésie (1). Malgré la concordance de ces recherches, j'avoue que j'ai souvent employé ce moyen et que je n'ai jamais obtenu de résultats certains, et je crois donc, jusqu'à nouvel ordre, que nous ne possédons pas un agent thérapeutique qui, introduit sous la peau, puisse combattre la constipation et produire des effets purgatifs.

Mais revenons à la question de l'échange osmotique des solutions salines introduites dans l'intestin. Déjà Vulpian, tout en montrant que les sels de magnésie étaient absorbés et passaient dans les urines, avait insisté sur l'état de la muqueuse toujours congestionnée et sur l'examen du liquide sécrété, pour montrer que les purgatifs salins agissaient surtout en déterminant un catarrhe passager de la muqueuse intestinale.

Catarrhe purgatif.

Les nouvelles expériences de Moreau (2) ont démontré que

(1) Luton a observé sur lui-même, puis sur des malades de l'Hôtel-Dieu de Reims, qu'une injection sous-cutanée de 10 centigrammes de sulfate de magnésie provoque des selles diarrhéiques.

Chez un chien, Vulpian a injecté 10 centigrammes de sulfate de magnésie dans 2 ou 3 grammes d'eau distillée; le chien a eu de la diarrhée pendant la nuit qui a suivi l'injection. L'expérience, répétée deux fois, a donné les mêmes résultats. Lorsqu'on injecte des quantités beaucoup plus considérables de sulfate de magnésie, 10 grammes par exemple, on n'observe aucun effet intestinal (*a*).

(2) De nouvelles expériences de Moreau (*b*), communiquées à l'Académie, ont montré combien la question de l'action purgative des solutions salines était complexe. Voici ces ex-

(*a*) Luton, *Effet purgatif des injections hypodermiques de sulfate de magnésie* (*Bulletin de la Soc. méd. de Reims*, p. 126, séance du 6 août 1873).

(*b*) Moreau, *Bull. de l'Académie de médecine*, 1879.

l'action osmotique n'était que passagère et ne pouvait exister qu'au début de l'action des substances salines. Il faut donc admettre que les purgatifs salins déterminent un véritable catarrhe intestinal, et que c'est ainsi que doit s'expliquer leur action, dont Vulpian a fort bien décrit le mécanisme intime (1).

Purgatifs drastiques.

Avec les solutions salines, nous avons vu que la muqueuse

périences : dans une anse intestinale, préparée comme je l'ai indiqué plus haut, Moreau injecte du sulfate de magnésie, puis du cyano-ferrure jaune de potassium, sel, dont on peut retrouver des traces dans l'urine. La présence de ce sel permet de constater que, s'il y a double échange, il se fait au début de l'expérience et que ce double échange cesse bientôt.

Collin (*a*) a répondu que ce fait n'est pas une démonstration évidente, parce que, au bout de peu de temps, la muqueuse de l'intestin s'enflamme et ne présente plus les conditions normales pour l'absorption.

(1) « En résumé, dit Vulpian, les purgatifs introduits dans les voies digestives agissent en irritant la membrane muqueuse de ces voies.

« Cette irritation détermine des modifications de l'épithelium intestinal, et une excitation des extrémités périphériques des nerfs intestinaux centripètes. Cette excitation est portée jusqu'aux ganglions nerveux thoraciques inférieurs et intra-abdominaux (ganglions des plexus solaire et mésentériques, ganglions des plexus de Meissner et d'Auerbach), puis elle se réfléchit, par les nerfs vaso-moteurs, sur les vaisseaux des parois intestinales et, par les nerfs sécréteurs, sur les éléments anatomiques de la membrane muqueuse, entre autres sur ceux des glandes de Lieberkuhn. Il en résulte une congestion plus ou moins vive de la membrane muqueuse intestinale (action réflexe vaso-dilatatrice) ; une desquamation épithéliale, avec production rapide et abondante de mucus, diapédèse ou non de leucocytes, et une sécrétion active du suc intestinal, auquel se mêlent sans doute, dans certains cas, les produits d'une transsudation profuse, formés surtout d'eau et de certains sels du sang, et due au travail exagéré et vicié, dont les éléments de la membrane sont le siége.

C'est là, ce me semble, ce qu'il y a d'essentiel dans le mécanisme de l'action des substances purgatives, quelles que soient, d'ailleurs, ces substances.

« Dans un certain nombre de cas, les actions réflexes, dues à l'irritation déterminée par les purgatifs, ne s'effectuent pas uniquement en suivant les arcs diastaltiques que je viens d'indiquer ; l'excitation peut être assez vive pour être transmise jusqu'à la moelle épinière et pour provoquer des douleurs. Tel est le mode de production des coliques : on sait qu'elles se manifestent plus fréquemment et avec plus d'intensité lorsqu'on fait usage de certains purgatifs (les drastiques) que lorsqu'on en emploie d'autres (purgatifs salins) » (*b*).

(*a*) Colin, *Bull. de l'Académie de médecine,* 1879.

(*b*) Vulpian, *Appareil vaso-moteur,* t. I, p. 516.

était seule atteinte, tandis que la tunique musculeuse ne présentait aucune modification dans ses fonctions; il n'en est plus de même lorsqu'on expérimente les purgatifs drastiques. Ces purgatifs, dont l'action locale est beaucoup plus vive et qui produisent une véritable inflammation de la muqueuse intestinale, déterminent aussi, comme l'a montré Vulpian, Legros et Onimus, des contractions exagérées de la muqueuse musculeuse et augmentent ainsi les mouvements de l'intestin.

Purgatifs musculaires.

Enfin certains médicaments, rangés avec raison dans ce groupe de purgatifs, limitent leur action à cette seule tunique musculeuse, et, sans vous parler des strychnos et des médicaments tétanisants, permettez-moi de vous signaler des faits fort intéressants sur l'action des solanées.

Oulmont et Laurent (*a*) ont montré que l'hyoscyamine et la daturine, à faibles doses, activaient les contractions de l'intestin; Legros et Onimus (*b*) ont vu les mêmes effets de l'atropine, qui agirait directement sur le grand sympathique et augmenterait la contractilité intestinale. C'est là un fait d'une grande importance, qui permet d'expliquer nettement l'action purgative des solanées.

Division des purgatifs.

Telles sont, messieurs, les expériences physiologiques d'après lesquelles nous pouvons établir une classification scientifique des différents purgatifs ; mais avant de vous donner ma classification des purgatifs permettez-moi, messieurs, de vous exposer celle, d'ailleurs fort complète, qui a été donnée par le professeur Sée (*c*).

Le savant médecin de l'Hôtel-Dieu commence par établir que toute substance toxique pouvant produire des effets purgatifs, sans être pour cela des purgatifs à proprement parler,

(*a*) Oulmont et Laurent, *Etude sur l'hyoscyamine et la daturine* (*Arch. de physiologie*, 1870, p. 334).

(*b*) Legros et Onimus, *Journal d'anatomie et de physiologie*, de M. Ch. Robin, 1869.

(*c*) G. Sée, *Leçons orales inédites de clinique à l'Hôtel-Dieu*, déc. 1878.

il est important de définir ce que l'on doit comprendre sous ce nom de *purgatif*.

Pour être considéré comme un purgatif, il faut que le médicament ou la substance médicamenteuse remplisse les trois conditions suivantes : 1° faciliter l'élimination des matières *normales* contenues dans l'intestin ; 2° ou bien augmenter la production naturelle de ces matières ; 3° ou bien encore, accroître leur quantité par voie d'irritation, et cela, bien entendu, sans produire de phénomènes d'empoisonnement. — Ces médicaments ou ces substances peuvent êtres classées, suivant G. Sée, de la manière suivante :

1° D'abord les excitants ou paralysants nervo-moteurs (café, belladone, tabac) ;

2° Les agents mécaniques ou ceux qui agissent comme moyens de glissement (graine de lin, de moutarde), ou bien encore ceux qui agissent comme moyen mécanique et comme substance indigeste (huile de ricin, d'amandes douces) ;

3° Les irritants (résineux ou glycéridés).

Cette catégorie comprend un grand nombre de médicaments ; d'abord ceux qui ont la propriété de se dédoubler en présence d'un acide dilué en sucre et en une matière amorphe résinoïde (cathartine) ; puis ceux qui sont constitués par des acides résineux, tels que la podophylle ; enfin ceux qui sont de simples résines, comme le jalap, la scammonée, l'aloès.

Quant à leur mode d'action, ces purgatifs irritants présentent les conditions suivantes : les uns ne peuvent agir qu'en présence de la bile, et il suffit de lier le cholédoque chez les animaux pour empêcher leurs effets purgatifs ; d'autres peuvent se passer du concours de la bile (séné, huile de croton) ; il en est d'autres enfin dont l'action est liée à la sécrétion de la bile, mais qui agissent par l'intermédiaire du sang, comme l'élatérine, la coloquinte, la bryone.

La quatrième classe comprend enfin les irritants diffusibles (sels de potasse, sels de soude, le calomel) et les fruits acidules, tels que le tamarin et la mannite.

Voici maintenant la classification que je vous propose pour étudier les purgatifs.

Dans un premier groupe, j'examinerai d'abord les purgatifs agissant en augmentant la sécrétion intestinale, sans exagérer pour cela les mouvements péristaltiques.

Dans le deuxième groupe, groupe intermédiaire, je placerai les substances purgatives qui agissent en augmentant la sécrétion et en exagérant aussi les contractions intestinales; ici nous étudions deux groupes de purgatifs, les uns agissant surtout sur la sécrétion intestinale proprement dite, ce sont les drastiques; les autres ayant une action spéciale sur la bile, ce sont les cholagogues.

Le troisième groupe sera constitué par les médicaments qui produisent une action purgative en agissant exclusivement sur la tunique musculaire; ce seront, si vous voulez, les purgatifs musculaires, et parmi eux se trouvent l'atropine et les strychnos.

Il est enfin un dernier groupe dans lequel rentrent les substances qui agissent par action mécanique, ce sont les purgatifs mécaniques.

Je commencerai par le premier groupe, c'est-à-dire j'étudierai les purgatifs qui augmentent la sécrétion intestinale sans exagérer les contractions intestinales. Il y a dans ce groupe trois ordres de purgatifs : 1° les purgatifs salins; 2° les purgatifs sucrés; 3° les purgatifs végétaux non drastiques.

Des purgatifs salins.

Ces purgatifs salins sont à base de soude, de magnésie, de potasse; et, avant de donner un rapide aperçu de ces purgatifs, permettez-moi de vous faire remarquer qu'au point de vue de leur action nocive, il y a de grandes différences entre ces trois sels; à cet égard les expériences de Grandeau, Jolyet et Cahours, Rabuteau, Moreau sont absolument confirmatives (*a*). Les sels de soude introduits dans le sang ne sont pas toxiques. On peut injecter jusqu'à 20 grammes de sulfate de soude dans les veines d'un chien sans produire d'accidents, mais 2 à 6 grammes de sulfate de magnésie ou bien encore 2 à 3 grammes de sulfate de potasse déterminent chez l'animal des accidents mortels, et si l'on avait à classer par ordre toxique ces différents sels, on devrait placer ici en première ligne les sels de potasse, puis viendraient les sels de magnésie et aussi les sels de soude.

Action toxique des sels de soude, de potasse et de magnésie.

Les sels de soude fournissent un grand nombre de purgatifs ; nous avons le sulfate, le tartrate, le citrate et le phosphate qu'on peut utiliser. Mais, à coup sûr, le plus employé et l'un des meilleurs est le sulfate de soude, appelé aussi *sel de Glauber* (1). C'est un excellent purgatif qui, à la dose de 30 à 50 grammes, donne de merveilleux résultats sans provoquer de coliques trop vives.

Sels de soude.

Sulfate de soude.

Souvent à la consultation vous m'avez vu ordonner une eau purgative que j'appelle *eau purgative de l'hôpital Saint-Antoine* et qui consiste à mettre 60 grammes de sulfate de soude

(1) *Sulfate de soude* (sel d'Epsom de Lorraine, sel de Glauber, soude vitriolée), cristallise en prismes efflorescents, blancs, très solubles dans l'eau, insoluble dans l'alcool, d'une saveur amère et désagréable. Il existe dans beaucoup d'eaux minérales et dans certaines plantes marines ; on l'obtient aussi par l'évaporation des eaux salines de Lorraine.

A petite dose (1 à 3 grammes) le sulfate de soude agit comme diurétique. A plus fortes doses (30 à 50 grammes), il agit comme purgatif et donne des selles séreuses. On remarque souvent de la constipation après un usage prolongé de ce purgatif.

Le sulfate de soude entre dans la composition de plusieurs préparations : Eau fondante, sel de Guindre, tisane royale et médecine noire du Codex, lavements purgatifs (15 à 60 grammes pour 500 grammes d'eau).

(*a*) Rabuteau, *Etude expérimentale sur les effets physiologiques des fluorures et des composés métalliques en général*, Paris, 1867. — Grandeau, *Exp. sur l'action physiologique des sels de potassium, de sodium et de rubidium* (*Journ. d'anatomie et de physiologie*, 1864). — Jolyet et Cahours, *Action physiologique des sulfates de potasse, de soude et de magnésie* (*Arch. de physiologie*, 1869). — Rabuteau, *Arch. de physiologie* de Brown-Sequard.

dans un litre d'eau, dont on fait prendre au malade un verre tous les matins. C'est un purgatif bon marché qui s'adresse bien à la clientèle de nos consultations hospitalières.

Citrate de soude. Potton et Guichon, de Lyon (*a*), ont vanté le citrate de soude, mais ce médicament est presque oublié aujourd'hui à cause de ses effets tardifs (1).

Tartrate de soude. Delioux de Savignac (2) a préconisé le tartrate de soude, mais ce sel est aussi délaissé. Il en est de même du phosphate de soude, ou sel admirable perlé, qu'on ordonnait à la dose de 30 à 60 grammes dans du bouillon aux herbes (3). On a même fait avec ce sel une eau purgative gazeuse.

Phosphate de soude.

(1) Le *citrate de soude* neutre est incolore, inodore, d'une saveur salée, non amère ; il cristallise en pyramides à six faces ; est efflorescent à l'air sec, très soluble dans l'eau. Il se donne à la dose de 40 à 60 grammes.

Ce sel a été proposé par Guichon, pharmacien à Lyon ; Potton, médecin de l'Antiquaille, l'a expérimenté et a vu que 40 grammes ont suffi pour purger les jeunes sujets, 55 grammes pour des sujets plus âgés.

On peut donner ce sel dans une limonade gazeuse.

(2) Le *tartrate de soude* est en cristaux transparents, inaltérables à l'air, s'effleurissant par la chaleur, solubles dans l'eau froide, plus dans l'eau bouillante, insolubles dans l'alcool.

Le tartrate neutre de soude a peu de saveur, et une solution de ce sel aromatisée avec du sirop de limons, fleurs d'oranger, framboises etc., constitue, d'après Delioux de Savignac, un breuvage d'un goût extrêmement agréable. La dose habituelle est de 40 grammes (*b*).

(3) Le phosphate de soude, sel admirable perlé, sel purgatif insipide, cristallise en prismes rhomboïdaux terminés par une pyramide à quatre faces. Incolore, d'une saveur fraîche, non désagréable, très soluble dans l'eau, purge sans nausées, ni coliques, et provoque des évacuations séreuses et bilieuses comme le sulfate de soude.

Il se donne à la dose de 30 à 60 grammes.

Bouillon aux herbes ou apozème d'oseille composé :

Feuilles fraîches d'oseille..	60 gr.
— de laitue..........	30
— poirée ou bette....	15
— cerfeuil	15
Eau	1500

Faites bouillir jusqu'à cuisson et ajoutez :

Beurre frais........	10 gr.
Sel marin.........	3

Bouillon de veau :

Veau...............	200 gr.
Eau................	1 litre.

(*a*) Potton, *Gazette médicale de Lyon*, et Bouchardat, *Manuel de matière médicale, de thérapeutique et de pharmacie*, t. II, p. 100, 1873.

(*b*) Delioux de Savignac, *De l'emploi du tartrate de soude comme purgatif*, Paris, 1851.

Enfin, pour en finir avec les sels de soude, je vous signalerai le sulfovinate de soude, introduit en 1870 dans la thérapeutique par Rabuteau et aujourd'hui abandonné à cause de son instabilité (1). Ce sulfovinate de soude se transforme en effet en bisulfate, sel des plus actifs et des plus irritants (2). Sulfovinate de soude.

Le chlorure de sodium devrait être rangé dans ce groupe, et en effet la solution de chlorure de sodium et même l'eau de mer sont conseillés comme purgatifs. Rayer avait été plus loin et avait pensé que l'eau de mer, outre son action purgative, pouvait avoir une action curative du cancer, et pour rendre cette eau plus supportable il avait imaginé de la rendre gazeuse. Lebert a repris cette idée et conseille l'eau de mer gazeuse comme laxatif (*a*). Quoi qu'il en soit, dans nos ports de mer il est fréquent de voir les marins, pour se purger, prendre plus ou moins d'eau de mer et d'obtenir ainsi des effets purgatifs des plus manifestes. Chlorure de sodium.

La magnésie (3), comme la soude, fournit à la thérapeu- Sels de magnésie.

(1) Le *sulfovinate de soude*, ou éthylsulfate de soude, cristallise en tables hexagonales ; il est bl ac, d'une saveur fraîche, sans amertume, très soluble dans l'eau, l'alcool faible et la glycérine, insoluble dans l'éther, un peu dans l'alcool fort. D'après Rabuteau, 25 grammes dissous dans trois verres d'eau ordinaire ou d'eau de Seltz amènent chez l'adulte de 5 à 6 selles ; 10 grammes suffisent chez les enfants.

(2) Le *chlorure de sodium* (sel marin, hydrochlorate de soude, muriate de soude, sel commun) est en dissolution dans l'eau de mer, ou à l'état solide sous forme de bancs, *de sel gemme*. On le rencontre ainsi en France, à Dieuze (Meurthe), à Montmoros et à Salins (Ardennes) à Château-Salins ; à Salins (Basses-Pyrénées) ; en Pologne à Wielizka.

Le chlorure de sodium est incolore, inodore, d'une saveur salée et fraîche ; il cristallise en cubes ; il est soluble dans l'eau froide, plus dans l'eau bouillante, insoluble dans l'alcool absolu.

Administré à petite dose, le sel est stimulant ; à haute dose il est purgatif ; comme purgatif on l'emploie surtout en lavement : une cuillerée de sel pour 500 grammes d'eau.

(3) La *magnésie*, ou oxyde de magnésium, s'obtient en calcinant l'hydrocarbonate de magnésie. Elle se

(*a*) Lebert, *Sur l'emploi à l'intérieur de l'eau de mer* (*Archives de médecine*, oct. 1879).

Magnésie. tique de nombreux purgatifs. Tout d'abord, nous avons : la magnésie dite *calcinée*, étudiée surtout par Fonssagrives et qui, au point de vue pharmaceutique, se présente sous deux états, ou bien comme substance légère, privée d'eau et appelée *magnésie française*, par opposition à la magnésie anglaise, qui est lourde, pesante, et s'appelle aussi *magnésie de Henry* ou de *Howard.*

Cette substance est un excellent purgatif surtout pour les enfants, et je ne connais pas de meilleur médicament à la dose de une à deux cuillerées à café pour provoquer chez eux les garde-robes.

On peut la conseiller aussi pour les adultes; mais ses effets s'épuisent et l'on voit quelquefois à l'effet purgatif succéder une constipation plus ou moins opiniâtre, et même dans certains cas l'abus de cette magnésie peut produire des calculs intestinaux. En pharmacie, on a fait deux bonnes préparations avec la magnésie : l'une est dite *médecine à la magnésie*, formule de Mialhe, l'autre est appelée *lait de magnésie* (1).

présente sous l'aspect d'une poudre blanche, légère, sans saveur, infusible aux plus hautes températures; elle est insoluble dans l'eau si elle a été fortement calcinée.

On fait usage de deux sortes de magnésie : 1° la magnésie lourde, ou magnésie blanche, magnésie anglaise, magnésie de Henry; cette magnésie lourde se présente en petits grains durs; elle est beaucoup plus lourde que la magnésie calcinée, et est insoluble dans l'eau; 2° la magnésie légère ou magnésie française, magnésie calcine ordinaire; elle se donne aux jeunes enfants à la dose de 50 à 60 centigrammes, aux adultes à la dose de 6 à 8 grammes.

On administre la magnésie soit en tablettes, soit dans du chocolat, soit en sirop, soit en potion, soit aussi sous forme granulée, granules magnésiens effervescents préparés en Angleterre principalement. On reproche à la magnésie d'être parfois le point de départ de concrétions intestinales, de bézoards plus ou moins volumineux.

La magnésie faiblement calcinée a été proposée comme antidote dans les empoisonnements par l'acide arsénieux et comme neutralisant dans les empoisonnements par les acides minéraux.

(1) Médecine de magnésie (Mialhe) :

Magnésie calcinée......	8 gr.
Eau..................	40 ·

A côté, vous placez le carbonate, ou mieux le sous-carbonate de magnésie (1), décrit sous le nom de *magnésie blanche;* elle est peu usitée et employée plutôt pour combattre l'acidité trop grande de l'estomac.

Sulfate de magnésie

C'est encore la magnésie qui fournit le sel le plus employé comme purgatif : le sel d'Epsom ou de Sedlitz, qui n'est que du sulfate de magnésie (2), et c'est avec ce sel dissous dans l'eau et additionné d'acide carbonique en plus ou moins grande quantité que se font les eaux de Sedlitz artificielles. Si vous

Faites bouillir 22 minutes et ajoutez :

Sucre	50 gr.
Eau de fleur d'oranger..	20

Cette médecine agit cinq ou six heures après avoir été prise : on la prendra le matin à jeun, et après son administration on boira un demi-verre d'eau froide.

Lait de magnésie :

Magnésie calcinée......	10 gr.
Eau pure	80
Eau de fleur d'oranger..	10

Après l'administration de ce lait, boire un liquide sucré.

(1) *Carbonates de magnésie.* — Il y a trois carbonates de magnésie: 1° un neutre; 2° un bicarbonate et 3° un sous-carbonate appelé aussi magnésie blanche, magnésie carbonatée, carbonate de magnésie.

Ce sel se présente sous forme de masses cubiques, d'un beau blanc, doux au toucher, insipide, inodore, inaltérable à l'air, insoluble dans l'eau, soluble dans l'acide chlorhydrique. On l'administre soit en poudre à la dose de 50 centigrammes à 5 grammes, soit en eau purgative, eau magnésienne, bonne préparation qui purge légèrement et peut être donnée comme absorbant des acides de l'estomac.

(2) *Sulfate de magnésie.* (Sel d'Epsom, sel de Sedlitz ou d'Egra, sel cathartique amer). — C'est un sel blanc, inodore, d'une saveur amère et désagréable, cristallisé en prismes quadrangulaires terminés par une pyramide à quatre faces ; il s'effleurit à l'air, est soluble dans l'eau et insoluble dans l'alcool. On le prescrit à la dose de 30 à 50 grammes dans deux ou trois verres d'eau, pour l'adulte. On l'administre sous forme aussi soit d'eaux de Sedlitz gazeuses artificielles, soit sous forme d'eaux minérales naturelles (Sedlitz, Pullna, Birmenstorf), soit encore en lavement.

Souvent le sulfate de magnésie du commerce est mélangé avec du sulfate de soude. Liebig a proposé le moyen suivant pour déceler la fraude : On ajoute à la dissolution de sulfate de magnésie, du sulfate de baryum, qui précipite toute la magnésie en même temps qu'il se dépose du sulfate de baryte ; on ajoute à la liqueur filtrée de l'acide sulfurique en petit excès pour décomposer l'excès de sulfure de baryum et séparer tout le baryum à l'état de sulfate de baryte ; si la magnésie est pure, il ne reste en dissolution que de l'acide sulfurique qui se dissipe par évaporation ; s'il y a du sulfate de soude, il reste dans les liqueurs, et on l'obtient pour résidu de leur concentration.

formulez sans fixer la quantité de sel que le purgatif doit renfermer, l'eau de Sedlitz est à 30 grammes de sulfate pour 650 grammes d'eau gazeuse. Il est donc nécessaire, si vous désirez augmenter la dose, de bien le spécifier.

Citrate de magnésie.

Le sulfate de magnésie a été pendant longtemps le sel le plus employé, mais en 1847 un rival dangereux lui fut suscité par un pharmacien d'un petit village de l'Aisne (Anizy-le-Château), Rogé, qui s'est acquis, par sa découverte du citrate de magnésie (1), une grande renommée. Il y a plusieurs préparations de ce sel, qui s'emploie à la même dose que le sulfate de magnésie et sert de base à la limonade purgative, médicament agréable à prendre, mais qui a quelques inconvénients qui restreignent un peu son usage. Ce sel a des effets tardifs, de sorte que souvent le malade, n'obtenant pas les effets désirés, mange quelque temps après avoir pris sa purgation, et il survient, sous cette influence, une véritable superpurgation.

On a proposé de lui substituer le tartrate (2), et Chevalier

(1) *Citrate de magnésie.* — Ce sel dépourvu de la saveur amère et désagréable du sulfate de soude, est blanc, à peine sapide, soluble dans l'eau, insoluble dans l'alcool. C'est un purgatif agréable, qui purge sans occasionner ni soif ni épreintes, à peine quelques coliques très légères. La dose pour l'homme est de 45 grammes et de 40 pour la femme (Soubeyran).

Le citrate de magnésie sert à préparer de nombreuses limonades de Garot, Thévenot, Robiquet, Bouchardat; les limonades les plus connues sont celles de Rogé (chaque bouteille contient 50 grammes de citrate de magnésie et 2g,50 d'acide citrique libre); on a fait aussi des tablettes au citrate de magnésie qui sont prescrites surtout aux enfants.

Il est aussi une autre préparation facile à employer : c'est le citrate de magnésie granulé effervescent de Draper. Cette préparation n'est pas du citrate, mais du tartrate mêlé de citrate et de sulfate de magnésie ; on la donne à la dose de 30 à 60 grammes dans une bouteille d'eau sucrée, à boire par verres de demi en demi-heure.

(2) Le *tartrate de magnésie* est cristallin, peu soluble. On emploie surtout le bitartrate de magnésie, qui est plus soluble, et qui entre dans la composition des limonades. Garnier a proposé la préparation suivante :

Carbonate de magnésie.	15 gr.
Acide tartrique........	22
Eau..................	600

Dissolvez, filtrez et édulcorez avec 60 grammes de sirop tartrique ; aromatisez avec citron ou orange.

a beaucoup vanté ses avantages; mais il n'est pas adopté.

Dorvault a entrepris quelques expériences intéressantes sur les différents résultats purgatifs obtenus comparativement avec les sels de magnésie et a montré que, toutes choses étant égales d'ailleurs, c'était le sulfate de magnésie qui produisait l'action purgative la plus intense (1).

Chlorure de magnésium.

Enfin, si l'on s'en rapporte aux expériences de Laborde, le chlorure de magnésium comme le chlorure de sodium doit être rangé parmi les purgatifs, avec cette différence toutefois que le chlorure de magnésium, faisant exception dans le groupe des purgatifs salins, agirait surtout en excitant et en activant les contractions intestinales (*a*).

Sels de potasse.

Les sels de potasse sont très toxiques, comme je vous le

(1) Dorvault a fait des expériences sur sept jeunes gens du même âge et dans un bon état de santé.

Chacun d'eux a pris, à dix jours d'intervalle, une dose de magnésie calcinée (7g,50), une dose de citrate de magnésie (30 grammes) et une dose de sulfate de magnésie (44 grammes).

Ces purgatifs ont été administrés dans 150 grammes d'eau, et l'on s'est placé dans des conditions identiques de préparation et de régime. Or, voici les résultats qui ont été constatés :

1° Relativement au nombre des évacuations, il y en a eu en moyenne 2,83 avec la magnésie calcinée ; 3,28 avec le citrate; 4 avec le sulfate de magnésie ;

2° Relativement à la durée de l'action purgative, elle a été, pour la magnésie calcinée, de 18,83 heures ; de 11 heures pour le citrate ; de 8,60 pour le sulfate ;

3° Relativement au poids des évacuations, il a été, pour la magnésie calcinée, de 1k,017 en moyenne ; pour le citrate, de 1k,771 ; pour le sulfate, de 2k,100 ;

4° Relativement à la nature des sels, elles ont été féculentes pour la magnésie ; demi-séreuses pour le citrate ; séreuses pour le sel d'Epsom ;

5° Relativement aux effets produits, l'action nauséeuse a été très marquée avec le sulfate de magnésie ; moindre avec la magnésie; nulle, avec le citrate, et certains purgatifs ont produit du ténesme, mais le sulfate de magnésie plus que les autres (?). La soif, ardente avec ce dernier sel, a été modérée avec la magnésie et nulle avec le citrate (*b*).

(*a*) Laborde, *De l'action physiologique du chlorure de magnésium* (Soc. de biologie, 24 et 31 mai 1879 (*Tribune médicale*, n° 568, 572, 1879).

(*b*) Dorvault, *Statistique des purgatifs magnésiens*, 1851.

disais, ce qui explique leur usage peu fréquent comme purgatifs.

On a vanté le sulfate de potasse ou sel de duobus, à la dose de 4 à 8 grammes; le tartrate à la dose de 20 grammes (1); mais ils sont abandonnés et le seul sel conservé et qui mérite de l'être, c'est un sel double de potasse et de soude (2), le sel de Seignette, fort vanté par Trousseau (3), et qui est excellent. Il est agréable, non irritant et mérite de prendre rang dans la thérapeutique. Il se donne à la dose de 15 à 30 grammes.

Sel de Seignette.

Des sedlitz-powders.

Les Anglais, qui, vous le savez, ont repoussé les clystères, ont perfectionné l'usage des purgatifs salins et ont préparé

(1) *Sulfate de potasse* (sel de duobus, tartre vitriolé, sel polychreste de Glaser) : blanc, inodore, d'une saveur amère et désagréable, cristallise en prismes hexagonaux courts, inaltérable à l'air, soluble dans l'eau, plus à chaud qu'à froid, insoluble dans l'alcool.

Le sulfate de potasse doit être employé avec une grande prudence ; comme laxatif on le prescrit à la dose de 4 à 8 grammes pour un litre de tisane ; comme purgatif on ne doit pas administrer plus de 10 à 15 grammes.

Il provoque des coliques assez vives.

(2) *Tartrate de potasse neutre* (tartre soluble, tartre tartarisé, sel végétal) : blanc, cristallise en prismes rectangulaires, courts, terminés par des sommets dièdres, soluble dans l'eau. Il a une saveur désagréable ; il agit assez promptement sans donner de coliques, à la dose de 15 à 30 grammmes.

Éviter dans sa prescription de l'associer à des matières acides qui troublent sa solution et s'emparent d'une partie de la potasse et précipitent de la crème de tartre.

(3) *Tartrate de potasse et de soude* (sel de Seignette, sel de la Rochelle), découvert par Seignette, pharmacien à la Rochelle, en 1672. Il cristallise en prismes à huit ou dix faces inégales, efflorescent à l'air, incolore, inodore, d'une saveur amère, il est soluble dans l'eau plus à chaud qu'à froid.

Il se donne à la dose de 15 à 30 grammes.

On a proposé aussi d'employer le bitartrate de potasse (crème de tartre), sel incolore, inodore, cristallisé en prismes quadrangulaires, très courts, coupés en biseaux aux deux extrémités, demi-transparents. Peu soluble dans l'eau froide, insoluble dans l'alcool.

Peu employé, on lui préfère la crème de tartre soluble (tartrate borico-potassique) blanche, incristallisable, a une saveur aigre ; la crème de tartre est très soluble dans l'eau.

D'après Trousseau, il faut, pour produire un effet purgatif, donner la crème de tartre à la dose de 60 grammes : 30 grammes suffisent quand on veut entretenir la liberté du ventre.

des poudres purgatives, les sedlitz-powders, qui sont un mélange effervescent de tartrate de potasse et de soude (1). C'est une bonne préparation dont vous pourrez vous servir avantageusement.

Tel est, messieurs, l'ensemble des purgatifs salins, purgatifs d'une haute utilité, et dont vous userez à chaque instant pour combattre la constipation et obtenir des effets dérivatifs sur le tube digestif; dans le cours de ces leçons je reviendrai sur l'emploi de ces sels qui présentent cet avantage d'être bien supportés par l'estomac, et de déterminer un flux diarrhéique sans trop irriter la muqueuse intestinale et sans déterminer de coliques trop vives.

De tous les sels que je viens d'énumérer, les plus employés sont : le sulfate de soude, le sulfate et le citrate de magnésie et le tartrate double de potasse et de soude. Mais ces préparations pharmaceutiques viennent de voir s'élever contre elles une redoutable concurrence par les eaux médicales purgatives; eaux naturelles qui offrent tous les avantages que présentent les purgatifs précédents et qui peuvent être données à dose minime et à des prix relativement modérés, grâce aux communications faciles qui unissent les différents points de l'Europe.

Je vous dois donc un rapide exposé de ces eaux purgatives, et si, dérogeant à mes habitudes, je n'ai pas placé cet aperçu à la suite des moyens hygiéniques dont nous disposons pour combattre la constipation, c'est que j'ai cru plus rationnel de rapprocher ces eaux de l'action des purgatifs salins, auxquels elles empruntent leurs éléments médicamenteux.

(1) Poudre gazogène laxative ; seidlitz-powders (Cod. fr.).

Bicarbonate sodique pulv......... 2
Tartrate de potasse et de soude pul. 6

Mêlez, faire un paquet bleu.

Acide tartrique pulv........ 2

Faire un paquet blanc.

On fait dissoudre d'abord le paquet blanc dans un demi-verre d'eau, on ajoute ensuite le paquet bleu et l'on fait avaler.

Des eaux minérales purgatives.

Les eaux purgatives sont rangées dans trois groupes principaux : 1° les eaux empruntent leur principe actif aux chlorures, ce sont les eaux chlorurées ; 2° les autres aux sulfates sodiques, ce sont les eaux sulfatées sodiques ; 3° enfin d'autres doivent leur action aux sulfates de magnésie, ce sont les eaux sulfatées magnésiennes. Et, messieurs, s'il fallait les ranger selon leur activité purgative, le premier rang appartiendrait aux eaux sulfatées magnésiennes, le deuxième aux sulfatées sodiques et le troisième aux chlorurées.

Eaux chlorurées sodiques.

Je commencerai par ces dernières. Les eaux chlorurées sont assez nombreuses en France ; telles sont les eaux de Balaruc, Bourbon-Lancy, Bourbonne-les-Bains, Salies-de-Béarn, Salins (Jura), Bourbon-l'Archambault, Salins-Moutiers et Niederbronn en Alsace (1) ; toutes ces eaux chlorurées sodiques, froides ou chaudes, renferment de 20 grammes à 2 ou 3 grammes par litre de chlorure de sodium.

(1) *Balaruc* (France), à 12 kilomètres de Cette ; eau chlorurée sodique thermale, renferme 7g,0451 ; température, 47 degrés ; à la dose de cinq ou six verres, cette eau est purgative.

Bourbon-Lancy (France, Saône-et-Loire) renferme six sources chlorurées sodiques faibles, formant 1g,30 de chlorure de sodium et ont une température de 28 à 56 degrés ; elles sont laxatives à la dose de six verres par jour.

Bourbonne-les-Bains (France, Haute-Marne). Eau chlorurée sodique thermale avec 5g,783 de chlorure de sodium ; température de 49 à 56 degrés.

Salies-de-Béarn (France, Basses-Pyrénées). Eaux chlorurées sodiques très fortes, renfermant 230 grammes chlorure de sodium ; température, 15 degrés. Ne se boivent qu'à très petites doses.

Salins (France, Jura). Eaux chlorurées sodiques fortes, froides, renfermant 22g,747, purgatives et diurétiques à la dose de un verre le matin, un verre le soir.

Bourbon-l'Archambault (France, Allier). Eaux chlorurées sodiques, renfermant 2g,40 de chlorure de sodium ; température de la source thermale de Bourbon-l'Archambault, 52 degrés.

Salins-Moutiers (France, Savoie). Eaux chlorurées sodiques faibles, analogues à l'une des sources de Haulseim ; température de 36 à 38 degrés, renfermant 11g,317 de chlorure de sodium.

Niederbronn (Alsace). Eaux chlorurées sodiques froides ; température de 17 degrés, renfermant 3g,088 de chlorure de sodium. Cette eau se boit à la dose de six à huit verres par jour ; elle produit alors des effets purgatifs et diurétiques.

A l'étranger, ces eaux sont sinon plus actives, du moins plus connues : Kreusnach, Nauheim, Kissingen, Weisbaden (1).

Les eaux sulfatées sodiques sont peu nombreuses en France, Eaux sulfatées sodiques.

(1) *Kreusnach* (Allemagne). Eaux chlorurées sodiques, renfermant quatre sources, dont l'une, Elisenquelle, est froide ; les autres ont une température variant entre 23 et 30 degrés. La quantité de chlorure de sodium est au minimum de 9g,19 et au maximum de 14g,9.

Nauheim (Allemagne). Eaux chlorurées sodiques, se composant de deux sources principales : la Kurbrünnen, qui renferme 14g,42 de chlorure de sodium, et la Karlsbrünnen, qui en renferme 9g,86. Cette eau est purgative à la dose de un ou deux verres.

Kissingen (Allemagne). Voir plus haut *Dyspepsie acide et pituiteuse*, p. 432.

Wiesbaden (Allemagne). Eaux chlorurées sodiques, renfermant plusieurs sources, dont la plus utilisée en boisson est la Kochbrünnen, à la dose de un à six verres. Cette eau, qui a une température de 68°,7, renferme 6g,82 de chlorure de sodium.

Voici le tableau fort complet des eaux chlorurées sodiques, que nous empruntons au travail de M. le docteur Gassot (*a*) sur les eaux minérales de France :

Eaux fortes.

FRANÇAISES.	Total des sels.	Chlorure de sodium.	ÉTRANGÈRES.	Total des sels.	Chlorure de sodium.
Arbonne (Savoie).	280g,00		Luneburg........	254g,47	
Saliès de Béarn...	255 ,60	230	Mer Morte.......	227 ,69	
Méditerranée.....	38 ,62	28 à 25	Ashby...........	130 ,27	117 77
Atlantique.......	35 ,86		Nauheim.........	40 ,30	35
Salies (Haute-Garonne).........	34 ,06	30 07			
Manche..........	32 ,65				
Hammam Melouane.........	30 ,01	20 069			
Salins (Jura).....	29 ,99	27 417			
Roncas-Blanc....	25 ,93	20 53			
Lons-le-Saulnier..	17 ,68		Hombourg.......	17 ,132	14 804
Moutiers (Savoie).	17 ,60	10 22	Kreusnach.......	15 ,85	13 044
Sotteville-lès-Rouen.........	15 ,15	12 04	Soden...........	14 ,80	13 034
			Cheltenham......	12 ,58	5 075
Auzin............	14 ,60				
Uriage..........	14 ,12	7 236			
Sierk...........	12 ,71	8 206			
Vignolles........	10 ,05				
Mézières........	9 ,90				
Balaruc.........	9 ,08	6 80	Kissingen........	9 ,442	5 27
Bourbonne.......	7 ,54	5 78	Wiesbaden.......	8 ,772	7
Forbach.........	6 ,48	5 42	Ischia	6 ,49	4 85

(*a*) Gassot, *Des eaux minérales de la France* (*Journal de Thérapeutique* 21 septembre 1879).

et je ne vous en citerai que deux : Miers (Lot) (1), qui contient 2 grammes de sulfate de soude et dont on boit deux à trois litres par jour, par verres d'une contenance de 200 grammes, et les eaux de Brides-en-Savoie, que Philbert a surtout vantées contre l'obésité : elles sont analogues aux précédentes, mais chaudes, et contiennent 1 gramme de sulfate de soude. On les donne à la dose de cinq à six verres par jour.

Ici l'étranger l'emporte et l'Autriche possède deux sources célèbres : Carlsbad et Marienbad (2). La Sprudel bue à Carlsbad est une des eaux les plus estimées, elle renferme du sulfate de potasse et du sulfate de soude. C'est une source chaude, à température très élevée. Il faut reconnaître du reste, comme le fait remarquer Caulet (*a*), que la grande réputation de ces thermes réside et dans leur véritable action purgative et dans le régime sévère auquel sont soumis les malades. Marienbad

Eaux moyennes.

	Total des sels.	Chlorure de sodium.
Plan de Phazy...	8g,880	4g,602
Santenay (Côte-d'Or).........	8 ,880	4 ,418
La Bourboule....	6 ,669	3 ,966
Salcon..........	4 ,468	3 ,250
Lamotte.........	7 ,440	3 ,800
Sala......... ...	3 ,372	3 ,107
Saint-Nectaire....	7 ,064	2 ,763
Châtel Guyon.....	6 ,132	2 ,480
Bourbon-l'Archambault.........	4 ,357	2 ,240
Salces..........	2 ,659	1 ,7117
Saint-Gervais....	5 ,144	1 ,603
Chatenois (Alsace)	4g,131	3g,263
Niederbronn (Alsace)..........	» »	3 ,070
Soulz-sous-Forêts (Alsace)	4 ,417	3 ,187

(1) *Miers* (France, Lot). Eaux sulfatées sodiques froides, renfermant 2g,675 de sulfate de soude.

Brides (France, Savoie). Eaux sulfatées sodiques et magnésiennes, très analogues aux eaux de Carlsbad, avec cette différence toutefois que les carbonates de soude et de chaux que renferment ces dernières sont remplacés à Brides par 2 grammes de sulfate de chaux ; ces eaux renferment 1g,031 de sulfate de soude ; elles se boivent à la dose de deux à quatre verres par jour.

(2) *Carlsbad* et *Marienbad*. Voir *Dyspepsie acide et pituiteuse*.

et Franzensbad (1) sont des eaux renfermant du sulfate de soude en grande quantité, 3 à 4 grammes, et un peu de sulfate de potasse ; les eaux purgatives de Tarasp-Schuls (2) rentreraient dans ce groupe.

A côté de ces eaux, il faut placer deux sources françaises, celle d'Aulus (3), et celle de Chatel-Guyon (4), qui ont

(1) *Franzensbad* (Autriche, Bohême) renferme 9 sources minérales, dont 3 servent surtout en boisson : l'une d'elles, la Franzensquelle, renferme 3g,18 de sulfate de soude et 15g,2 de chlorure de sodium.

Ces eaux sont laxatives.

(2) *Tarasp-Schuls* (Basse-Engadine, Suisse), renferme deux sources d'eaux purgatives : Lucius Quelle et l'Emerita Quelle.

La première est une eau froide (5°,50 à 6°,70) ; elle renferme pour 10 000 parties :

Sulfate de potasse..	3 7969
Sulfate de soude....	21 0044

L'Emerita Quelle est aussi une source froide (6°,60 et 7°,10) ; elle renferme pour la même quantité d'eau :

Sulfate de potasse ..	4 0233
Sulfate de soude....	20 7102

Ces eaux se prennent à la dose de quatre à six verres d'une contenance de 180 grammes.

(3) *Aulus* (France, Ariège) renferme trois sources sulfatées calciques : la plus purgative des trois serait la source Bacque. A la dose moyenne de deux à quatre verres, elles produisent un effet laxatif. Avec six verres (1 litre), on obtient un effet purgatif (*a*).

Voici, d'après O. Henry, l'analyse de l'eau de la source Bacque :

Acide carbonique..............	1.80
Sulfate de chaux.............	19.80
Sulfate de soude............	1.00
— de magnésie..........	3.00
Bicarbonate de chaux.........	4.97
— de magésie......	0.43
Chlorure de sodium.......... } — de calcium.......... } — de magnésium...... }	0.40
Sel de potasse..............	sensible
Acide silicique............. } Alumine et phosphates....... }	0.80
Oxyde de fer et de manganèse..	0.05
Iode, arsenic................	traces.
Matière organique indéterminée.	

(4) *Chatel-Guyon* (France, Puy-de-Dôme) est une source thermale, 31 à 35 degrés, renfermant du chlorure de sodium (1g,617) et du chlorure de magnésium (1,218). Cette source a été comparée à celle de Rakoczy (de Kissingen) (*b*).

Voici, d'après J. Lefort, la composition de l'eau de Chatel-Guyon (source Deval), 35 :

Acide carbonique libre........	0.258
Chlorure de sodium..........	1.617
— de potassium.........	0.178
— de magnésium......	1.218
— de lithium..........	indic.
Bicarbonate de soude........	1.054
— de chaux........	2.105
— de magnésie	0.440
— de prot. de fer...	0 054
Sulfate de chaux............	0.498
— de strontiane.........	indic.
Arséniate de soude...........	indic.
Alumine...................	0,008
Silice......................	0.126
Matière organique bitumineuse.	indic.
Somme.............	7.556

(*a*) A. Fiquet, *De la constipation et de son traitement par les eaux d'Aulus*, Paris, 1877. — Alricq, *Des eaux d'Aulus* (Soc. d'hydrologie, t. XXIV).

(*b*) Baraduc, *Chatel-Guyon et les Eaux purgatives allemandes* (Société d'hydrologie médicale, t. XXI, 1876).

une action purgative manifeste. La première doit probablement son effet laxatif au sulfate de chaux qu'elle renferme; la seconde, d'après Laborde, au chlorure de magnésium qui entre dans sa composition.

Eaux sulfatées magnésiennes.

Les eaux sulfatées magnésiennes sont les véritables eaux purgatives : elles sont prises rarement à la source, mais on les exporte beaucoup. Ces eaux froides se trouvent surtout en Bohême et en Hongrie; il existe près de Buda-Pesth une nappe d'eau purgative très abondante et très active, qui doit ses propriétés à des couches marneuses magnésiennes qu'elle traverse; et il suffit, comme l'a montré Labat, de percer des puits au niveau de cette couche pour recueillir ces eaux purgatives; c'est ce qui explique leur abondance et leur variété.

Eaux amères

Ces eaux amères, *bitter-wasser*, comme on dit en Allemagne, ont pour type : Pullna, Sedlitz, Saidschütz, en Bohême, Hunyadi-Janos, Rakoczy de Buda-Pesth, Royale Hongroise en Hongrie, Friedrichshall en Allemagne, Birmenstorff en Suisse (1); en France, nous ne possédons qu'un seul exemple de ces eaux amères, c'est l'eau verte de Montmirail-Valgueyras (2). Toutes ces eaux contiennent plus ou moins de sulfate de soude et de magnésie et l'une des plus purgatives

(1) Nous donnons ci-après un tableau qui montre, d'après Gassot, la composition des différentes eaux sulfatées magnésiennes :

	Sulfate de magnésie.	Sulfate de soude.	Chlorure de magnésium.	Bicarbonate de magnésie.	Chlorure de sodium.
Rakoczy	25.03	20 82	»	»	23.14
Hunyadi-Janos	22.35	22.55	»	»	17.04
Birmenstorf	22.01	7.03	0.46	0.03	»
Sedlitz	20.80	5.10	»	»	»
Pulna	12.61	10.76	2.49	0.30	»
Saidschütz	10.94	6.08	0.28	0.65	»
Valgueyras-Montmirail	9.31	5.06	0.83	0.16	0.18
Friedrichshall	5.14	6.05	3.93	0.40	7.94
Epsom	2.50	»	»	»	»

(2) *Montmirail-Valgueyras* (France, Vaucluse) renferme une eau purgative sulfatée sodique et magnésienne. On lui a donné le nom d'*Eau*

est hongroise, c'est Hunyadi-Janos, qui renferme 22g,55 de sulfate de soude et 22g,35 de sulfate de magnésie par litre.

D'un usage commode et facile, ces eaux sont bien supportées et rendent, il faut le reconnaître, de réels services dans la thérapeutique ; leur action est peu prolongée à petites doses, et elles sont un des meilleurs moyens employés pour combattre la constipation. Les eaux amères provoquent, à doses peu élevées, une garde-robe une heure après avoir été bues; elles ne produisent pas de constipation si on cesse leur emploi et, agissant, toujours à des doses relativement faibles, elles remplissent toutes les conditions qu'on peut souhaiter pour administrer un purgatif habituel.

Pour leur emploi vous vous règlerez d'une part sur le degré de constipation et la résistance plus ou moins grande du malade à l'action de ces eaux, et d'autre part, sur la puissance purgative de ces différentes sources. Vous donnerez, par exemple, un grand verre d'eau de Pullna à jeun, tandis que vous n'emploierez qu'un demi-verre d'eau de Birmenstorff, et si vous usez d'eau hongroise, un verre à bordeaux peut suffire. Mais n'oubliez pas que l'effet doit être prolongé, c'est-à-dire que pendant quinze jours ou un mois vous ferez prendre au malade une dose tous les matins. Si, au contraire, vous désirez obtenir un effet purgatif, il faut donner non pas un verre, mais plusieurs verres. Mais, je le répète, pour le traitement

verte de Montmirail. Cette source froide renferme 9g,31 de sulfate de magnésie et 5g,06 de sulfate de soude. Voici d'ailleurs l'analyse complète de cette eau d'après O. Henry.

Sulfates supposés anhydres, de magnésie	9.31
— de soude....	5.06
— de chaux....	1.00
Chlorure de magnésium......	0.83
— de sodium......... } — de calcium......... }	0.18
A reporter......	16.38
Report......	16.38
Bicarbonate de chaux........ } — de magnésie..... }	0.53
Iodures......................	traces.
Sels de potasse et ammoniacal.................	non-appréc.
Phosphate terreux.......... } Silice et alumine........... } Sesquioxyde de fer.......... }	0.39
Principe arsenical...........	indic.
Matière organique de l'humus......	tr. sens.
	17.30

spécial de la constipation, c'est plutôt dans le nombre des doses et leur répétition que dans la quantité que vous trouverez le remède au mal à combattre.

J'en ai fini, messieurs, avec les eaux purgatives. Pour terminer, je dois étudier les purgatifs sucrés; c'est ce que je ferai dans la prochaine leçon.

QUATRIÈME LEÇON

DES PURGATIFS SUCRES, DRASTIQUES ET CHOLAGOGUES.

SOMMAIRE : Des purgatifs sucrés. — Manne. — Miel. — Des purgatifs végétaux non drastiques. — Casse. — Tamarin. — Pruneaux. — Des purgatifs cholagogues. — Calomel. — Rhubarbe. — Podophyllin. — Aloès. — Des purgatifs drastiques. — Séné. — Jalap. — Scammonée. — Turbith. — Huile de croton. — Des purgatifs musculaires. — Belladone. — Atropine. — Hyoscyamine. — Électricité. — Des purgatifs par action locale. — Graine de moutarde blanche. — Purgatifs huileux. — Huile de ricin. — Applications thérapeutiques. — Des purgatifs appliqués à la cure de la constipation. — Résumé du traitement.

Vous vous rappelez, messieurs, que, dans la division des purgatifs, j'ai rangé dans le premier groupe de ces médicaments ceux qui augmentent la sécrétion sans exagérer les contractions intestinales, et je vous ai dit qu'il existait pour ce groupe deux sous-variétés : les purgatifs salins, qui ont été étudiés dans la leçon précédente ; puis les purgatifs sucrés, dont je veux vous entretenir aujourd'hui.

Des purgatifs sucrés.

Certains sucres ont la propriété de déterminer dans l'intestin un effet dialytique analogue à celui des purgatifs salins, et la médecine utilise surtout deux de ces substances, la manne et les miels. La manne (1) a été employée surtout pour

De la manne.

(1) *Manne.* C'est une exsudation sucrée retirée du frêne (oléacées de la tribu des fraxinées). Presque toute la manne du commerce vient de Sicile ; on l'extrait du *fraxinus ornus* et aussi du *fraxinus excelsior*. Lorsque le frêne a huit ans et que sa tige offre une épaisseur d'au moins 8 centimètres, on fait sur l'écorce des incisions transversales, par lesquelles s'écoule un suc qui, recueilli et séché sur des planches, constitue la manne en larmes ; le suc qui s'écoule des incisions, après cette première récolte, se concrète en petits fragments sur l'arbre, constitue ce qu'on appelle la *pe-*

les enfants ; c'est un purgatif agréable, renfermant un principe particulier : la mannite (1). Vous savez que cette manne est tirée de la tige d'un frêne cultivé en Italie, et que ce produit s'écoule par incisions transversales faites au moment de la floraison, et selon son aspect, la manne est dite en *larmes* ou en *sortes*. L'odeur et la saveur sucrée de ce purgatif fatiguent rapidement l'estomac, et il est assez difficile d'en prolonger l'usage ; aussi est-ce un moyen à peu près abandonné pour combattre la constipation habituelle.

Des miels. Les miels sont des laxatifs doux ; on utilise surtout pour cet objet les miels communs, dits *gros miels* (1). Le pain d'épice

tite manne. On distinguait autrefois une manne des feuilles (*manna di foglia*) et une manne des tiges (*manna di fronda*).

La manne se dissout à la température ordinaire dans 6 parties d'eau. Selon la pureté du produit, on distingue dans le commerce trois espèces de manne : la manne en larmes, la manne en sortes, la manne grasse. Cette dernière est très active, mais d'un goût fort désagréable.

La manne contient de la mannite $C^6H^{14}O^6$ (la meilleure manne en contient 70 à 80 pour 100), du sucre, de la matière résineuse et acide, une substance azotée, une matière insoluble, eau et cendres. La coloration verdâtre de certaines mannes est due à la présence de la fraxine $C^{16}H^{18}O^{10}$.

D'autres sortes de mannes ont été retirées de l'*alhagi camelorum* (légumineuses), du *tamarix gallica*, du *cotoneaster nummularia* (rosacées) et de l'*atraphaxis spinosa* (polygonacées), du *quercus vallonea* et du *quercus persica*, du *pinus Larix* (manne de Briançon, dans le Dauphiné), du *pinus cedrus*, du *cistus ladaniferus*, de l'*eucalyptus viminalis* Labillardière.

La dose est de 15 à 30 grammes pour l'enfant, de 30 à 60 grammes pour l'adulte.

(1) La mannite $C^6H^{14}O^6$ se trouve non seulement dans la manne, d'où elle a été retirée pour la première fois par Proust en 1806, mais elle existe encore dans un grand nombre de végétaux (céleri, seigle ergoté, racine de grenadier, racine de chiendent, olives, etc.).

Cette substance serait un alcool hexatomique, comme l'a montré Berthelot.

(2) Le miel est surtout formé de glucose dextrogyre, de sucre de canne et de sucre interverti ; il possède, en outre, plusieurs acides libres et des principes aromatiques variant avec la fleur qui l'a formé. On distingue plusieurs espèces de miels, et en particulier le miel de Narbonne et de Gâtinais, qui sont blancs, et le miel de Bretagne, qui est de couleur brune très foncée.

Pour les effets purgatifs, on préfère surtout les miels communs ou gros miels.

Le miel sert de base à deux ordres de médicaments : les mellites et les oxymellites.

devrait ses propriétés laxatives à ce miel, et la foire « au pain d'épice » (1), qui se tient, en ce moment, près de cet hôpital, est l'objet de bien des quolibets et de bien des plaisanteries qui, toutes, ont pour sujet l'action purgative des objets qu'on y vend et qu'on y consomme.

Du mellite de mercuriale.

Il est surtout une préparation dans laquelle le miel joue un grand rôle, et qui a une action bien réelle : c'est le mellite de mercuriale (2). Vous connaissez tous cette plante de nos jardins, à laquelle les dictons populaires ont donné les noms caractéristiques de *caquenlit*, de *foirolle*. On en fait un mellite (3) employé surtout en lavement, à la dose de 30 à 50 grammes.

De la casse.

A côté de ces purgatifs sucrés, vous placerez certaines substances qui appartiennent au règne végétal et constituent les purgatifs laxatifs doux des anciens; purgatifs qui ont joui d'une grande vogue, surtout sous Louis XIV, et qui sont abandonnés aujourd'hui : ce sont la casse (4) et le tamarin. La casse a servi de base à une multitude d'apozèmes très vantés jadis,

(1) La foire au pain d'épice se tient dans le faubourg Saint-Antoine, pendant le mois d'avril.

(2) *Mercuriale*, foirolle, foirotte, foirande, chiole, caquenlit, etc. (euphorbiacées), diœcie, ennéandrie L. La mercuriale annuelle pousse dans les jardins, les décombres, le long des murs et dans les terrains pierreux.

D'une odeur fétide, d'une saveur amère et désagréable, cette plante s'emploie fraîche. Elle contient, d'après Feneuil, un principe amer, purgatif, du muqueux, de la chlorophylle, de l'albumine végétale, une substance grasse blanche, une huile volatile, de l'acide pectique, du ligneux, des sels et de l'ammoniaque. Richardt a extrait de la mercuriale la mercurialine, principe très vénéneux.

On donne la mercuriale à l'intérieur en décoction : 20 à 50 grammes par demi-litre et, sous forme de mellite, en lavement, à la dose de 60 à 120 grammes.

(3) Mellite de mercuriale (Codex français) :

Suc non dépuré de mercuriale (*mercurialis annua*)..	Parties égales.
Miel blanc (*apis mellifica*)...	

Faire bouillir, écumer; faire cuire à D. 1,27 (31° B.), bouillant; passer. Se donne surtout en lavement. Doses : 30 à 100 grammes.

(4) *Casse*, *cassia fistula* (légumineuses). Le cassier est un arbre indigène de l'Inde qui donne des gousses cylindriques énormes (casse en bâtons), contenant des graines renfermées dans des cavités limitées par des

tels que la marmelade de Tronchin (1), la confection d'Hamech (2), le lénitif, et surtout le célèbre catholicum (3).

cloisons très minces ; on trouve, de plus, dans ces loges une pulpe molle à l'état frais, mais qui, sur de vieilles gousses, se dessèche et forme une sorte d'enduit visqueux sur les cloisons. Cette matière noirâtre, sucrée, fade, contient, d'après Vauquelin et Henry : sucre, gomme, matière analogue au tannin, gluten et une matière colorante soluble dans l'éther. C'est cette pulpe qui est employée en pharmacie : on la donne à la dose de 30 à 60 grammes pour les adultes.

On fait avec la casse : un extrait, une tisane, des conserves, des électuaires. On l'associe souvent avec la manne et avec la pulpe de tamarin.

(1) Marmelade de Tronchin :

Manne en larmes	8
Casse cuite, pulpe de casse	8
Sirop de violettes	8
Huile d'amandes douces	8
Hydrolat de fleurs d'oranger	1

Triturez la manne et incorporez les autres substances :

Une cuillerée à café d'heure en heure.

Confection de casse composée :

Pulpe de casse	2
Pulpe de tamarin	1
Manne en larmes	1
Sirop de nerprun	2

Dose : 15 à 60 grammes.

(2) La confection d'Hameck, due à Hameck, médecin arabe, comprenait 27 ingrédients. En voici la formule :

Coloquinte coupée en petits morceaux	ãã 2 onces.
Feuilles de séné	
Ecorce de myrobolans citrins	
Ecorce de myrobolans chebules	
Ecorce de myrobolans indiens	
Polypode de chêne	ãã 1 once 1/2.
Violettes	
Feuilles d'absinthe	ãã 1/2 once.
— de thym	
— de fenouil	
— de roses rouges	

On met les drogues concassées dans un vase d'étain, ayant un goulot étroit bien fermé, et on les laisse macérer pendant deux heures dans du petit-lait récemment trait, 5 livres, et du suc de fumeterre, 1 livre. On fait bouillir l'infusion jusqu'à ce qu'elle se réduise à 3 livres. On la coule en l'exprimant avec les mains, et on ajoute à la colature ou dépuration :

Miel épuré	ãã 1 livre.
Sucre	

On fait cuire de nouveau jusqu'à ce que la matière ait la consistance du miel, et on y fait dissoudre loin du feu :

Pulpe de prunes	ãã 1/2 livre.
— raisins	

A la fin de l'opération, on mêlera :

Poudre d'agaric	ãã 2 onces.
— de séné	
Poudre de rhubarbe	1 once 1/2.
Poudre de scammonée	ãã 1 once.
— d'épithyme	
Poudre de cinnamome	1/2 once.
Poudre de gingembre	2 drachmes.
Poudre de semences d'anis	ãã 1 drachme.
Poudre de semences de fumeterre	
Poudre de spicanard	

« Misce, fiat electuarium secundum artem. »

(3) *Catholicum* (formule du Codex de 1866) :

Racine de polypode	80 gr.
— de chicorée	20
— de réglisse	10

Toutes préparations (1) oubliées aujourd'hui et qui restent comme des témoignages du grand engouement dont la casse a été l'objet, engouement contre lequel Molière a dirigé sa verve railleuse, et ce qui n'a pas empêché Delille d'affirmer que c'était à la casse que Voltaire devait sa longue vieillesse.

Je n'insisterai pas davantage, et je passe de suite au tamarin (2), qui est une gousse comme la casse. On en

Du tamarin.

Feuilles d'aigremoine	30 gr.
— de scolopendre	30
Sucre blanc	640
Pulpe de tamarin	40
— de casse	40
Poudre de rhubarbe	40
— de séné	40
— de réglisse	10
— de fruits de fenouil	15
— de semences de violettes	20
— de semences de potiron	15
Eau	1000

On fait une décoction des feuilles et des racines dans l'eau, sous un feu modéré, jusqu'à réduction d'un tiers; on passe avec expression. On ajoute le sucre à la liqueur, et on fait rapprocher jusqu'à consistance de sirop très cuit. On retire la bassine du feu et on délaye dans le sirop, d'abord les pulpes de casse et de tamarin, et ensuite les autres matières pulvérisées. On fait une masse homogène que l'on conserve dans un pot de faïence couvert.

30 grammes de cet électuaire contiennent environ 1 gramme de rhubarbe, de séné, d'extrait de casse et de pulpe de tamarin.

(1) Ce sont les Arabes qui ont introduit la casse dans la thérapeutique vers le onzième siècle. Aux préparations déjà signalées plus haut, il faut joindre la tisane de casse ou eau casse, la seule préparation qui mériterait d'être tirée de l'oubli. Voici comment elle se formule : Casse, 50 à 100 grammes que l'on délaye dans de l'eau tiède, en ayant soin de ne pas faire bouillir.

(1) *Tamarin*. Le tamarinier (*tamarindus indica* L.), de la famille des légumineuses, est un arbre immense atteignant de 18 à 25 mètres de hauteur, cultivé dans les contrées tropicales. Son fruit est une gousse oblongue de la grosseur du doigt, contenant des graines enfermées chacune dans une membrane celluleuse, résistante et entourée par la pulpe, partie employée en médecine. Cette pulpe contient, d'après Vauquelin : acides citrique, tartrique et malique libres, bitartrate de potasse, sucre, gomme, gelée végétale, parenchyme et eau.

Il y a dans le commerce deux sortes de tamarins : l'un, conservé dans du sucre ou du sirop de sucre, c'est le tamarin, brun ou rouge, des Indes occidentales, et l'autre, conservé sans sucre, c'est le tamarin noir des Indes orientales ; c'est la pulpe de ce dernier qui est surtout usitée en pharmacie.

On confectionne avec le tamarin une tisane : 15 à 30 grammes, 60 grammes, si on veut obtenir un effet purgatif ; un sirop, un électuaire, un petit-lait tamariné, des pastilles purgatives, etc. On l'associe aussi assez souvent avec le séné.

faisait une tisane et un électuaire purgatif (1); tout cela est abandonné. Cependant dans ces dernières années, Grillon a repris cette préparation et a fait des pastilles de pulpe de tamarin avec de l'extrait de séné, le tout revêtu de chocolat.

Les pruneaux. Les pruneaux enfin peuvent rentrer dans ce groupe. Toutes ces substances contiennent des principes sucrés, et c'est à eux qu'elles doivent leur action purgative. Je joindrai à ces purgatifs doux, presque oubliés aujourd'hui, deux autres sirops : celui de fleurs de pêcher et celui de roses pâles (2), qui sont encore utilisés de nos jours, dans la médecine des enfants, à la dose d'une à deux cuillerées à dessert ou à soupe, pour produire un effet laxatif.

Tel est le premier groupe des purgatifs que vous pouvez utiliser dans la cure de la constipation soit habituelle, soit accidentelle. Vous voyez que la part faite aux diverses subdivisions qui les composent est inégale : tandis que les purgatifs sucrés et végétaux non drastiques, qui, autrefois étaient seuls vantés, sont abandonnés aujourd'hui, les purgatifs salins, au contraire, et les eaux purgatives occupent sans conteste la première place, et cela avec juste raison.

J'aborde maintenant le second groupe de la division que nous avons admise pour les purgatifs; vous vous rappelez qu'il est constitué par ceux qui, en augmentant la sécrétion

(1) Électuaire purgatif au tamarin :

Pulpe de tamarin épuré	12
Crème de tartre pulvérisée	1
Sel de Seignette pulvérisé	2
Manne en larmes	4
Sirop de roses pâles	8

Dose : 15 à 30 grammes.

Tisane de tamarin (Cod. fr.) :

Pulpe de tamarin (*tamarindus indica*)	30
Eau bouillante	1000

Délayez ; laissez infuser une heure et passez à l'étamine. Opérer dans un vase de porcelaine ou de faïence.

(2) Sirop de fleurs de pêcher (Cod. fr.) :

Sucre de fleurs de pêcher	10
Sucre blanc	19

Faire dissoudre au bain-marie.

Doses : 10 à 50 grammes.

Sirop de roses pâles (Cod. fr.) :

Suc de pétales de roses	10
Sucre blanc	19

Doses : 20 à 60 grammes.

intestinale, augmentent aussi la contraction intestinale. Nous aurons ici à faire deux subdivisions comprenant les cholagogues et les purgatifs drastiques proprement dit. Je commencerai par vous dire quelques mots des cholagogues, et je ne vous signalerai ici que les principaux médicaments qui agissent en augmentant la sécrétion de la bile, me réservant de vous parler de leur action physiologique lorsque nous étudierons ensemble le traitement des maladies du foie.

Purgatifs cholagogues.

Du calomel.

En première ligne se place le protochlorure d'hydrargyre, ou calomel, qui détermine ces garde-robes verdâtres auxquelles les Anglais donnent le nom de *calomel stools*. Cette matière verte, sur laquelle on a longuement discuté, est reconnue aujourd'hui comme appartenant à la bile. Lorsqu'on administre ce médicament à la dose de 50 centigrammes à 1 gramme, on détermine rapidement un effet purgatif, et on emploie assez cette substance pour les enfants; mais c'est principalement en Angleterre que ce sel est en usage.

Si l'administration de ce sel est commode, à cause de son petit volume et de son absence de goût, rappelez-vous cependant que vous avez affaire à un protosel de mercure, et qu'il faut éviter dans son administration tout ce qui pourrait le transformer en bichlorure ou sublimé, substance éminemment toxique. Vous éviterez les acides minéraux et végétaux, vous défendrez les confitures acidules, vous repousserez son union avec les alcalis, les sels, chlorures, bromures et iodures solubles, qui ont la propriété de décomposer ce protochlorure et de le transformer en bichlorure; il faut aussi éviter les substances contenant de l'acide cyanhydrique, et ne pas administrer le calomel, soit dans un looch, soit avec de l'eau de laurier-cerise. Il ne faut pas cependant exagérer cette crainte de la transformation du calomel en sublimé, et Vernes (1) a

(1) Dans un travail sur les altérations du calomel, Vernes a montré que le sucre, en contact avec ce sel, ne subissait pas de décomposition ; il en

montré récemment que le protochlorure de mercure est plus fixe qu'on ne le croit généralement et se transforme difficilement en bichlorure.

De la rhubarbe.

A côté du calomel, il est aussi un purgatif très répandu, c'est la rhubarbe (1), qui se donne à la dose de 2 grammes à 3 grammes. Elle présente certains avantages : elle agit comme tonique ou tonique stomachique, qui est généralement bien supporté par l'estomac ; elle se prend le plus souvent au

serait de même des acides ; l'acide citrique, après quinze jours de contact avec le calomel, ne l'a pas modifié ; le chlorure de sodium n'a lui-même aussi aucune action, même en présence de l'albumine. D'après cet auteur, le protochlorure de mercure est plus fixe qu'on ne le suppose généralement, et le bichlorure deviendrait protochlorure bien plus facilement que ce dernier ne passe au second degré de chloruration (a).

(1) *Rhubarbe*. La rhubarbe est une plante vivace du genre rheum, famille des polygonées. La partie de la plante employée en médecine est la tige souterraine ou rhizome, soit de la rhubarbe ondulée (*rheum undulatum*), soit de la rhubarbe compacte (*R. compactum*) soit de la rhubarbe palmée (*R. palmatum*).

On distingue dans le commerce : 1° la rhubarbe de Chine ou des Indes ; 2° la rhubarbe de Moscovie ; 3° la rhubarbe de Perse ou rhubarbe plate, rhubarbe mondée au vif. En Angleterre et dans le nord de la France on cultive une espèce de rhubarbe (*rheum Emodi* ou *australe*) qui est employée surtout pour les préparations culinaires. Les autres espèces qui ont été cultivées en France et en Allemagne sont les *R. palmatum*, *undulatum*, *compactum* et *rhaponticum*. Elles sont bien moins actives que celles de Chine et de Perse, qui sont les plus estimées.

Composition chimique du rhizome. — D'après de nombreuses analyses (Pfaff, Henry, Caventou, Brandes, Schlossberger, Dopping, etc.), il contiendrait : matière jaune cristallisée, granuleuse, résine, acides tannique et gallique, extractif, sucre incristallisable, amidon, pectine, malate et oxalate de chaux, oxyde de fer, et quelques autres substances.

D'après les recherches de Kubly, la rhubarbe contient : acide rhéotannique, acide rhéumique, une substance incolore, de la phéorétine, la chrysophane et une matière pectique.

La rhubarbe se prescrit : à l'intérieur en poudre : 30 à 60 centigrammes comme tonique ; 1 à 5 grammes comme purgatif ; en macération, 6 à 10 grammes pour 250 grammes d'eau ; en teinture, en sirop, en vin et en extraits. On l'associe au calomel, à la magnésie, à l'aloès, etc.

Torréfiée, la rhubarbe perd sa propriété purgative, mais devient plus tonique.

L'usage de la rhubarbe provoque du côté des urines une coloration jaune très accentuée.

(a) Vernes, *Des altérations du calomel* (*Comptes rendus de la Société médicale de l'Isère*, 1879).

moment des repas. Cette substance a été beaucoup étudiée en Angleterre, et on en a tiré plusieurs alcalis : émodyne, hérétine, aporétine, dont l'action physiologique et thérapeutique a été l'objet d'une étude fort intéressante, mais encore incomplète.

Il serait intéressant de reprendre ces expériences et de voir s'il n'y a pas dans ces alcaloïdes une substance active qui, sous un petit volume, pourrait rendre de grands services comme purgatif cholagogue. Quoi qu'il en soit, nous nous servons, en France, de la rhubarbe soit en poudre, soit en potion, soit en sirop. Le sirop est très employé, chez les enfants, sous le nom de *sirop de rhubarbe composé* ou de *sirop de chicorée*. Vous voyez journellement ce sirop (1) administré à la dose d'une à deux cuillerées à bouche chez les enfants du premier âge. Pour ma part, je ne partage pas cet enthousiasme pour ce purgatif, et je préfère la magnésie, et surtout la magnésie de Henry.

Le podophyllin est aussi rangé dans le groupe des médicaments cholagogues, et je reviendrai sur ce médicament

(1) Sirop de rhubarbe composé; sirop de chicorée composé (Cod. fr.) :

Rhubarbe *(rheum palmatum)*	200 gr.
Racine sèche de chicorée *(cichorium intybus)*	200
Feuilles sèches de chicorée *(cichorium intybus)*	300
Feuilles sèches de fumeterre *(fumaria officinalis)*	100
Feuilles sèches de scolopendre *(scolopendrium officinale)*	100
Baies d'alkékenge *(physalis alkekengi)*	50
Cannelle *(laurus cinnamomum)*	20
Santal citrin *(santalum album)*	10
Sucre blanc	3 kil.
Eau	q. s.

Versez 1 litre d'eau à + 80° sur la rhubarbe, la cannelle et le santal concassés; laissez infuser six heures; passez, exprimez; filtrez. Faites infuser douze heures avec 5 litres d'eau bouillante le résidu de la première opération, réuni à toutes les autres substances divisées; passez, exprimez, clarifiez ce second infusé au blanc d'œuf; passez à l'étamine; faites un sirop par coction et clarification avec le second infusé et la quantité de sucre prescrite; lorsque ce sirop bouillant marquera 1,26 D. (30° B.), prenez-en le poids; continuez l'évaporation jusqu'à ce qu'il ait perdu un poids égal à celui du premier infusé; alors ajoutez celui-ci pour ramener le sirop à 1,26 D. 20 grammes représentent les principes solubles de 88 centigrammes de rhubarbe.

Doses : 10 à 40 grammes.

lorsque je parlerai des affections calculeuses du foie ; je veux seulement vous en parler aujourd'hui au point de vue de la constipation.

Podophyllin. Employé d'abord en Amérique, d'où la plante, le *podophyllum peltatum* (1), dont on extrait le podophyllin, est originaire, cette matière résineuse a été vantée, en France, par Trousseau, et récemment par Constantin Paul (*a*), qui en a montré tous les avantages. Pour ce médecin, le podophyllin est le régulateur par excellence des garde-robes, et par cela même le meilleur médicament pour la constipation ; il aurait, de plus, sur les autres purgatifs, l'avantage de ne pas déterminer d'accoutumance; il produirait ses effets laxatifs à doses faibles, à 2 centigrammes, mais donnerait à la dose de 10 centigrammes des effets très actifs, et l'on aurait alors un vrai purgatif drastique.

Malgré la compétence des auteurs qui ont vanté le podophyllin, malgré le travail fort consciencieux de Marchand (*b*), cette résine n'a pas la vogue que lui prédisaient les médecins qui l'ont étudiée. Ce médicament est délaissé, et cela résulte, je crois, de ce que le plus souvent, le podophyllin

(1) Le *podophyllum peltatum*, est une herbe vivace de la famille des berbéridacées, qui croît dans l'Amérique du Nord. Les parties employées sont le rhizome et les racines : on en extrait une résine appelée *podophylline*, qui se présente sous l'aspect d'une poudre brillante, dépourvue d'apparence cristalline, d'une couleur jaune brunâtre, d'un goût âcre et amer.

D'après Mayer, de New-York, outre cette résine, le *podophyllum* contient : de la berbérine, un alcaloïde incolore, un acide particulier, une matière odoriférante et de la saponine.

La résine (*cadbury*) est soluble dans l'alcool, l'éther, les huiles essentielles, le sulfure de carbone, soluble en partie dans les alcalis.

En le donnant à la dose de 2 à 5 centigrammes, le podophyllin provoque des garde-robes régulières, dix à douze heures après son administration.

(*a*) Constantin Paul, *Du traitement de la constipation habituelle par le podophyllin* (Société de thérapeutique, avril 1873).

(*b*) Marchand, *Nouvelles recherches sur le podophyllin* (*Bulletin de thérapeutique*, t. LXXXVII, 1874, p. 164).

détermine des coliques assez vives, et, pour ma part, chaque fois que je l'ai prescrit, surtout à des femmes, j'ai vu que nous devions l'abandonner, à cause des coliques plus ou moins vives qu'il provoquait, et cela avec les doses minimes de 2 ou 3 centigrammes.

La formule de ces pilules varie peu : C. Paul y joint la poudre de gingembre; les Anglais s'efforcent de diminuer l'action excitante du podophyllin en lui associant l'extrait de jusquiame; quant à Trousseau et à Blondeau, ils obtiennent le même résultat avec les préparations de belladone (1).

Si le podophyllin a été abandonné dans une certaine mesure, il est un autre médicament qui a mieux résisté aux attaques dont il a été l'objet, et qui est resté l'un des meilleurs pour combattre la constipation; je veux parler de l'aloès (2), qui fait aussi partie des médicaments chola- De l'aloès.

(1) Pilules (Trousseau et Blondeau):

Podophylline..........	0,02
Extrait de belladone......	0,01
Poudre de racine de belladone..................	0,01

Pour une pilule. Une à deux pilules par jour.

Pilules de podophylline (Van den Corput) :

Podophylline............	0,02
Savon médicinal..........	0,01
Essence de cannelle.......	0,01

Pour une pilule. Deux à quatre par jour.

Pilules de podophylline (C. Paul) :

Podophyllin..............	0,03
Poudre de gingembre.....	0,03
Miel.....................	Q. S.

Pour une pilule.

(2) *Aloès.* C'est un suc amer fourni par plusieurs espèces d'*aloe* (liliacées), originaires pour la plupart de l'Afrique méridionale et orientale. Lorsqu'on veut recueillir le suc des aloès, on coupe les feuilles près du pied de la plante, on les place aussitôt la surface de section en bas, dans une auge de bois ou dans une peau de chèvre, recouvrant un trou creusé en terre; le suc s'écoule et on le fait ensuite évaporer, soit au feu, soit au soleil, dans des cuves de cuivre ou de fer. La drogue est extraite principalement des espèces suivantes :

1° *Aloe socotrina* (aloès de Bombay, des Indes orientales ou de Zanzibar), couleur brun rougeâtre foncé, d'une odeur assez agréable ;

2° *Aloe vulgaris*, qui donne l'aloès de Curaçao et l'aloès des Barbades, substance sèche, dure, couleur brun chocolat, à cassure nette, circuse;

3° *Aloe ferox*, qui fournit l'aloès du Cap, d'une couleur foncée, avec reflets verdâtres, d'une odeur de souris, à cassure conchoïdale brillante;

4° *Aloe africana*, qui donne un suc peu actif;

5° *Aloe arborescens*.

gogues, et qui mériterait certainement un chapitre à part dans l'étude des purgatifs.

L'aloès a une action élective sur la partie inférieure de l'intestin, dont il excite les fibres musculaires et augmente la circulation; c'est même là un des plus sérieux inconvénients de l'aloès, inconvénient ou avantage, selon les cas.

Le suc de l'aloès, d'une saveur amère et désagréable, doit son odeur à une huile volatile. L'aloès est soluble dans l'alcool, insoluble dans le chloroforme; mis dans l'eau chaude, il se dissout, mais il se sépare de la solution une masse brune, formée de gouttes résineuses constituant ce qu'on a appelé la *résine d'aloès*; la portion soluble a été nommée *amer d'aloès* ou *aloétine*.

Le principe amer de l'aloès est une substance cristalline, l'*aloïne*, dans laquelle on a reconnu trois espèces : la *barbaloïne*, la *nataloïne* et la *socaloïne*.

L'aloès est prescrit comme apéritif et comme purgatif. Comme purgatif (50 centigrammes à 1 gramme), il agit très lentement (5 à 6 heures) et provoque des selles diarrhéiques, avec évacuation de bile; il amène en même temps une irritation et une congestion du côté de l'extrémité inférieure de l'intestin, et chez la femme une congestion des organes du petit bassin.

A doses très fortes, l'aloès peut produire, outre les selles abondantes, de la faiblesse générale avec ralentissement du pouls et abaissement de la température.

On associe l'aloès à la gomme gutte, au calomel, à la myrrhe, etc.; pour le rendre moins irritant, on peut l'associer à l'extrait de jusquiame (15 centigrammes pour 1 gramme d'aloès), à la rhubarbe, au sulfate de fer.

L'aloès des Barbades se donne à doses moindres (5 fois) que l'aloès du Cap.

On confectionne :

1° Des pilules *apéritives* : pilules *ante cibum* ou grains de vie, pilules ou grains de santé du docteur Franck; *purgatives* : pilules d'Anderson ou écossaises, pilules de Bontius, pilules de Morisson, etc. ; *emménagogues* : pilules de Rufus, pilules d'aloès et de fer (Pereira);

2° Des teintures ;

3° Des vins ;

4° Des élixirs (élixir de longue vie);

5° Des lavements (5 grammes pour 300 de décoction d'avoine) et des suppositoires (1 gramme pour 10 grammes de beurre de cacao).

Pilules *ante cibum* :

Poudre d'aloès........	24
Extrait de quinquina........	12
Poudre de cannelle.........	4
Sirop d'absinthe............	Q. S.

F. S. A. des pilules de 20 centigrammes; une ou deux avant le repas.

Pilules écossaises ou d'Anderson :

Aloès des Barbades.....	8 centigr.
Gomme gutte..........	8 —
Essence d'anis.........	4 milligr.
Miel blanc............	4 centigr.

Pour une pilule. Doses : 2 à 6.

Teinture d'aloès composé ou élixir de longue vie (Cod. fr.) :

Aloès du Cap *(aloe ferox)*..	40 gr.
Racine de gentiane *(gentiana lutea)*............	5

Inconvénient pour les hémorrhoïdaires, chez lesquels il augmente la congestion des varices rectales; avantage, parce que le médecin peut en user pour provoquer des congestions physiologiques du côté de l'utérus et des organes du petit bassin; avantage aussi, si nous voulons créer des hémorrhoïdes. Quoi qu'il en soit, l'aloès est un médicament fort employé, qui sert de base à toutes les pilules stomachiques ou autres qui ont la propriété de déterminer des garde-robes régulières. Il agit à longue portée et s'administre au repas du soir pour provoquer les garde-robes le lendemain matin. C'est un bon médicament dont j'ai parlé à propos des affections de l'estomac, et qui est utilisé à la dose de 5 à 10 centigrammes, soit en pilules, soit à l'état naturel.

J'en ai fini, messieurs, avec les purgatifs que l'on comprend dans la classe des cholagogues, et je vais aborder maintenant l'exposé rapide des médicaments de la seconde subdivision de ce groupe de purgatifs, qui agissent, vous vous le rappelez, en augmentant la sécrétion intestinale, mais en exagérant les contractions intestinales, c'est-à-dire qui purgent en amenant des coliques plus ou moins vives; ce sont les drastiques, purgatifs très nombreux et dont je ne puis, dans

Racine de rhubarbe (*rheum palmatum*)	5 gr.
Racine de zédoaire (*curcuma zedoaria*)	5
Sigmates de safran (*crocus sativus*)	5
Agaric blanc (*polyporus officinalis*)	5
Thériaque	5
Alcool à 60 degrés	2000

Divisez; faites macérer dix jours; passez, exprimez, filtrez.

Doses : 6 à 15 grammes.

Pilules d'aloès (Cod. fr.) :

Aloès du Cap (*Aloe ferox*)	1 décig.
Conserve de roses	5 centig.

Pour une pilule argentée.

Pilules d'aloès et de savon (Codex français) :

Aloès du Cap	ãã
Savon médicinal	1 décigr.

Pour une pilule.

Pilules de Franck, grains de santé du docteur Franck :

Aloès socotrin (*aloe socotrina*)	ãã
Jalep pulv. (*exogonium purga*)	4 centigr.
Rhubarbe pulv. (*rheum palmatum*)	1 centig.
Sirop d'absinthe	Q. S.

Pour une pilule argentée.

cette leçon, vous signaler que les principaux. En tête du groupe, et comme intermédiaire aux précédents, je placerai une plante qui mérite de nous arrêter quelques instants, et qui sert de base à la plupart des apozèmes purgatifs, c'est une casse particulière, le séné.

Le séné. Le séné (1) à l'état de feuille ou de follicule est un excellent purgatif; si l'on en croit les expériences des médecins anglais, ce serait à une combinaison ammoniacale de l'acide cathartique, le cathartate d'ammoniaque, que serait due son action purgative. Il n'est pas de tisane purgative qui n'ait pour base le séné: la médecine noire (1), les tisanes Royale (2) ou Impériale, la tisane du curé de Deuil (3), les thés pur-

(1) Le séné ou plutôt les sénés proviennent d'un très grand nombre d'espèces de cassia (*cassia acutifolia, obovata angustifolia*), dont les folioles sont mélangées à des feuilles d'une plante de la famille des apocynées, l'arguel (*cynanchum arguel*); ce mélange est vendu sous le nom de *séné de la palte*, du nom de l'impôt (*palte*) dont est frappé ce produit qui nous vient de l'Egypte. On distingue encore, par leur provenance, des sénés de Syrie, du Sénégal, de Tripoli, de l'Inde et d'Italie.

On donne le nom de *follicules de séné* aux gousses de ces légumineuses cæsalpiniées.

D'après de Lanessan, les follicules seraient moins purgatifs que les folioles.

Le séné contient un principe actif, la cathartine, que Strohl a employée, à la dose de 10 à 50 centigrammes, comme purgatif.

(2) Médecine noire, apozème purgatif, potion purgative (Codex français) :

Feuilles de séné *(cassia acutifolia)* ...	10 gr.
Sulfate de soude cristallisé.	15
Rhubarbe concassée *(rheum palmatum)* ...	5 gr.
Manne en sorte *(fraxinus ornus)* ...	60
Eau bouillante ...	120

Faites infuser le séné et la rhubarbe dans l'eau pendant une demi-heure, passez, exprimez; ajoutez le sulfate de soude et la manne; faites dissoudre en chauffant doucement; passez, laissez déposer, décantez.

A prendre en une fois le matin à jeun.

Tisane royale (Cod. fr.) :

Feuilles de séné *(cassia acutifolia)* ...	15 gr.
Sulfate de soude ...	15
Fruits d'anis *(pimpinella anisum)* ...	5
Fruits de coriandre *(coriandrum sativum)* ...	5
Feuilles fraîches de persil *(petroselinum sativum)* ..	15
Eau ...	1000
Citron coupé par tranches *(citrus limon)* ...	n° 1

Faites macérer vingt-quatre heures, en remuant de temps en temps; passez, exprimez, filtrez. Doses : par verres.

(3) Voici maintenant la formule

gatifs, de Saint-Germain (1) ou autres, dans toutes ces préparations entre le séné.

L'une des meilleures tisanes purgatives est celle que l'on connaît sous le nom de *tisane purgative de l'hôpital Saint-Louis*, et que le professeur Hardy formule ainsi :

℞ Séné	}	āā 8 grammes.
Pensées sauvages	}	

Faire infuser pendant une heure dans un litre d'eau bouillante et édulcorer avec du miel. — Un grand verre le matin à jeun.

Vous pourrez aussi associer d'une façon fort heureuse, le séné aux pruneaux en accommodant ceux-ci avec une infusion de séné, au lieu et place de l'eau que l'on emploie ordinairement.

La tisane Impériale (2), que Corvisart fit préparer pour Napoléon Ier, qui réclamait ses soins pendant une campagne d'Al-

de la médecine dite *du curé de Deuil* et qui a été autrefois fort vantée.

Racine de guimauve (*althæa officinalis*)	āā 15 gr.
Racine de patience (*rumex acutus*)	
Racine de chiendent (*triticum repens*)	
Racine de réglisse (*glycyrrhiza glabra*)	
Feuilles de chicorée (*cichorium intybus*)	7 gr.

Faites bouillir pendant dix minutes, dans trois bouteilles (environ 2g,250) d'eau ; ajoutez :

Feuilles de séné (*cassia acutifolia*)	20 gr.
Rhubarbe (*rheum palmatum*)	4
Sulfate de soude	4

Faites infuser le tout pendant deux heures, passez à l'étamine.

Doses : par tasses dans la matinée, en deux ou trois fois.

(1) Thé de Saint-Germain (Cod. fr.):

Feuilles de séné (*cassia acutifolia*)	12
Fleurs de sureau (*sambucus nigra*)	5
Sem. d'anis (*pimpinella anisum*)	5
Sem. de fenouil (*fœniculum dulce*)	5
Bitartrate de potasse pulv.	5

Incisez ; mêlez ; faites des paquets de 5 grammes ; chaque paquet à préparer une tasse d'infusion (environ 100 grammes).

Doses : deux à six tasses dans la matinée.

(2) Médecine de Napoléon (Corvisart) :

Crème de tartre soluble	30 gr.
Emétique	25 millig.
Sucre	60 gr.
Infusion de séné	1000

Faites dissoudre, filtrez.

A prendre par verres toutes les demi-heures, jusqu'à effet purgatif.

lemagne pour un eczéma du cou fort gênant pour porter l'uniforme, avait pour base ce séné. Si je vous cite ce fait, c'est parce qu'il donna lieu à une discussion fort intéressante. Le médecin allemand auquel l'empereur s'était tout d'abord adressé, s'était opposé à la cure rapide de cet exanthème, en affirmant que sa suppression pourrait avoir les plus graves conséquences. L'empereur, pressé par la campagne militaire qu'il conduisait avec sa vigueur habituelle, ne suivit pas les conseils du médecin allemand, mais ceux de Corvisart, qu'il fit venir de Paris. Le triomphe de Corvisart fut complet et l'eczéma disparut ; mais, à la mort de l'empereur, qui fut déterminée, comme vous le savez, par un cancer de l'estomac, le médecin allemand voulut prendre sa revanche, et s'efforça de démontrer que, si on avait suivi sa prescription, cette affection ne se serait pas déclarée. Malheureusement pour cette affirmation, si on remonte aux antécédents de famille, on constate que, le père et l'oncle de Napoléon étant morts de cancer, on peut penser que l'hérédité a joué probablement ici le principal rôle.

Quoi qu'il en soit, le séné mérite de rester dans la thérapeutique, comme un excellent purgatif et comme celui de tous les drastiques donnant lieu aux coliques les moins intenses.

Purgatifs drastiques.

Les autres purgatifs drastiques appartiennet surtout à deux familles : les convolvulacées et les cucurbitacées. Dans la première se rangent le turbith (1), le jalap, la scammo-

(1) Le turbith (*convolvulus turpetum*) est une racine dont on se sert comme purgatif drastique ; elle nous vient de l'Inde et de l'île de Ceylan. C'est l'*ipomœa turpetum* qui fournit cette racine, qui se présente dans le commerce sous forme de morceaux pleins ou creux à l'intérieur, et souvent tordus sur eux-mêmes. Il y a d'ailleurs, au point de vue de la structure, une extrême analogie entre la racine de turbith et la racine de scammonée.

Son action purgative énergique est due au latex résineux que renferme cette racine, résine qui contient un principe actif, la *turpétine*, analogue à la convolvuline et à la jalapine.

née (1); dans la deuxième, la coloquinte (2), l'élatérium (3) et le cayapona.

De tous, c'est le jalap et surtout la scammonée qui sont

(1) Pour le jalap et la scammonée, voir la leçon des *Maladies du cœur*, concernant le traitement des hydropisies.

(2) La *coloquinte* (*cucumis colocynthis*) est une plante annuelle, grêle, à racine vivace, originaire de l'Orient (cucurbitacées, monœcie, syngénésie, L.). Le fruit, seul employé, est de la grosseur d'une orange, d'une couleur verte ou jaunâtre lorsqu'il est frais, brune lorsqu'il est sec; dans le commerce, il est débarrassé de son enveloppe croûteuse, et se présente sous forme de boule blanche, spongieuse, sèche et légère; il renferme de nombreuses semences aplaties, jaunes. D'une saveur amère et nauséeuse, la coloquinte contient : un principe amer, la colocynthine (glucoside), étudié par Lebourdais en 1848 et par Walz en 1858, une huile grasse, une résine amère, de l'extractif, de la gomme, de l'acide pectique, de l'extrait gommeux et des sels (Meisner).

La colocynthine est une substance jaune, brunâtre, translucide, amère, soluble dans l'eau, plus dans l'alcool.

On fait avec la coloquinte : une infusion (1 à 3 grammes par litre), une teinture, un vin, un extrait aqueux et un extrait alcoolique.

A doses modérées, la coloquinte est un purgatif puissant; à doses élevées, c'est un purgatif drastique très violent, provoquant des coliques vives, des nausées, des vomissements, des douleurs atroces, du délire, de la rétention d'urine, avec rétraction des testicules et priapisme, pâleur de la face, petitesse du pouls, crampes, hoquet, et quelquefois la mort.

Doses :

Extrait de coloquinte, de.................. 0g,25 à 2 gr.
Vin de coloquinte, de.. 4 à 16
Teinture alcoolique, de. 1 à 5 ou 6

On l'associe souvent à l'aloès, la scammonée et l'extrait de jusquiame. On ne doit pas la prescrire avec les alcalis, les sels de fer, d'argent et de plomb.

(3) *Elaterium*, *momordica elaterium* (concombre sauvage ou momordique, concombre d'âne, galante, pomme de merveille). Cucurbitacées, monœcie, monadelphie, L. C'est une plante vivace du midi de la France. On fait usage des fruits et de la racine. Le fruit, d'une amertume très désagréable, est ovoïde-oblong, de la grosseur d'une petite noix verte, contenant de nombreuses graines; lorsqu'on détache le fruit de la plante, il y a une sorte de contraction de la pulpe du fruit, qui expulse violemment les graines et le suc.

On retire du fruit un suc contenant une substance très amère, âcre, l'*élatérium*, dont Morriès (1831) a extrait un principe actif, l'*élatérine*. L'élatérine cristallise en prismes hexagonaux; elle est d'une saveur amère, âcre, soluble dans l'alcool, les acides faibles, l'éther et les huiles; insoluble dans l'eau et les alcalis.

Braconnot et Pâris ont décrit cette substance sous le nom d'*élatine*.

L'élatérium est un purgatif drastique qui, à haute dose, produit un empoisonnement analogue à celui de la coloquinte.

S'il est d'une bonne sorte, l'élatérium produit des effets à la dose de 3 à 6 milligrammes.

le plus employés. La scammonée entre dans la confection de certains gâteaux, petits-fours, chocolat et anisette purgatifs. Médicament d'un goût agréable, il se prend sans dégoût, mais a des inconvénients et surtout celui de déterminer toujours des coliques plus ou moins vives. Il se donne à la dose de 50 centigrammes dans du lait sucré.

Employez-vous le jalap ? Prenez la teinture de jalap composée ou eau-de-vie allemande à la dose de 15 grammes à 20 grammes. Déjà, dans un autre chapitre, dans la thérapeutique des maladies du cœur, j'ai insisté sur ces purgatifs ; je vous renvoie à ce que j'en ai dit (1).

Dans l'une des dernières communications que fit un des maîtres de la thérapeutique française, dont nous déplorons la perte, Gubler (*a*) présenta à la Société de thérapeutique un nouveau purgatif, le cayapona, et son alcaloïde la cayaponine. A la dose de quelques milligrammes, cet alcaloïde produit des coliques très violentes. Gubler l'avait essayé aussi en injections sous-cutanées, mais il n'avait obtenu que des effets locaux irritants.

Enfin, au sommet du groupe des drastiques se place une euphorbiacée, le croton (2), dont on se sert, par exception, à

(1) Voir *Maladies du cœur*, traitement des hydropisies.

(2) *Croton tiglium* (euphorbiacées). Le croton tiglium est un arbre de 5 à 6 mètres de haut, qui croît dans les Indes orientales, à Ceylan, aux îles Moluques. Il fournit des graines (graine de Tilly, graine des Moluques, petit pignon d'Inde) contenues dans un fruit de la grosseur d'une aveline, à trois coques.

Ces graines ovoïdes, de 15 millimètres de long sur 1 centimètre de large, contiennent : une huile fixe et de l'acide crotonique (Pelletier et Caventou), une huile volatile (Brandes), une résine jaune-brune, de la stéarine, de la cire, etc.

L'huile est retirée des graines soit par broiement et expression, soit au moyen de l'éther ; elle est transparente, d'une couleur brune, visqueuse, d'une odeur désagréable et nauséabonde, d'une saveur âcre. Elle est soluble dans l'alcool, l'éther et les huiles fixes ; insoluble dans l'eau.

Ingérée, cette huile cause d'abord une sensation d'âcreté dans le gosier,

(*a*) Gubler, *De la cayaponine* (Soc. de thérapeutique, 1878, *Bull. de thérapeutique*, t. XCV, 1878).

la dose de 1 à 2 gouttes dans de la mie de pain. C'est un médicament dangereux, qui agit en déterminant dans l'intestin une irritation analogue à celle qu'il produit sur la peau.

Purgatifs musculaires.

Le troisième groupe de médicaments purgatifs comprend ceux qui agissent en déterminant les contractions intestinales : ce sont les strychnos, et particulièrement la teinture amère de Baumé, dont je vous ai déjà vanté l'usage dans les dyspepsies atoniques (1), et qui peuvent combattre efficacement la constipation des personnes atteintes de parésie intestinale. C'est ainsi qu'agissent aussi certaines solanées, telles que la belladone, que Trousseau a beaucoup vantée. Il la donnait en pilules de 1 centigramme d'extrait de belladone et 1 centigramme de poudre. Cette médication mérite de rester, et vous en userez utilement pour combattre la constipation habituelle.

Electricité

L'électricité peut être aussi considérée, non pas précisément comme un purgatif musculaire, mais comme étant un agent thérapeutique qui combat la constipation en exagérant les contractions intestinales ; Althaus, Duchenne, et surtout Onimus et Legros (2), ont fort bien étudié cette action de

de chaleur à l'estomac, quelques nausées, parfois des vomissements, puis des coliques plus ou moins vives et de nombreuses évacuations ; à haute dose (3 à 4 gouttes), elle provoque des accidents toxiques, des convulsions, et quelquefois la mort.

On l'emploie à l'extérieur comme révulsif (voyez *Maladies du cœur*) ; à l'intérieur, elle se donne à la dose de 1 à 2 gouttes, en pilules ou en dissolution dans de l'huile de ricin.

(1) Voir *Maladies de l'estomac*, traitement de la dyspepsie atonique.

(2) Voici le résumé des expériences d'Onimus et Legros sur l'action des courants sur les contractions intestinales :

« Les courants d'induction appliqués directement aux intestins donnent une contraction au niveau des pôles ; entre les pôles, il y a relâchement des parois.

« Les courants continus abolissent les mouvements péristaltiques si amènent une diminution de tension, et le courant suit la direction normale des mouvements, ou une augmentation, si le courant va en sens contraire.

« L'électrisation de la moelle par les courants continus augmente notablement les contractions péristaltiques au moment de leur application.

« Les courants d'induction sur les splanchniques font augmenter progressivement la tension sans déter-

l'électricité sur les mouvements intestinaux, et ces deux derniers expérimentateurs nous ont montré que l'on peut employer soit les courants continus, soit les courants interrompus ; pour les premiers, il faut appliquer l'électricité sur la moelle ou sur les nerfs splanchniques ; pour les seconds, qui sont les plus efficaces et les plus employés, on introduit un des pôles dans l'anus pendant que l'on promène l'autre sur la paroi abdominale ; d'ailleurs, nous reviendrons sur ce point lorsque je vous parlerai, dans la prochaine leçon, du traitement de l'étranglement intestinal.

Il y a enfin des substances purgatives qui agissent par action mécanique, et dans ce groupe rentrent les huiles et la graine de moutarde.

Purgatifs mécaniques.

La graine de moutarde blanche (1) a été très en vogue pour le traitement de la constipation, et à une certaine époque, grâce à une réclame formidable, elle a été fort employée.

Moutarde blanche.

Depuis que la réclame a diminué, la vogue de la moutarde s'est éteinte. Cette graine de moutarde, qui pouvait avoir une action purgative réelle, avait aussi des inconvénients ; elle

miner de mouvements péristaltiques.

« Les courants continus sur les splanchniques donnent lieu à des contractions péristaltiques.

« L'électricité portée sur les plexus nerveux et les nerfs mésentériques produit des effets analogues.

« Les courants interrompus sur les pneumo gastriques causent une dilatation de l'intestin et son immobilité ; ce phénomène a lieu par action réflexe. Ils amènent, au contraire, directement la contraction de l'estomac.

« Les courants continus modérés sur les pneumogastriques opèrent peu sur l'intestin ; ils arrêtent les contractions normales ou pathologiques de l'estomac (*a*). »

(1) La moutarde blanche (*brassica alba*) est une crucifère qui croît dans nos pays, dont la graine a été très vantée par Cullen et Macartan et surtout par un nommé John Taylor, qui, en 1826, parcourut le monde pour répandre ce médicament et en vanter les bienfaits pour combattre la constipation. Cette moutarde contiendrait un principe irritant, qui se développerait sous l'influence de la réaction de la myrosine et de l'acide myronique en présence de l'eau.

(*a*) Legros et Onimus, *Electricité médicale*, 1872, p. 666.

s'accumulait dans le tube digestif, et on a vu, dans certains cas, de vraies occlusions, dues à l'accumulation de ces graines de moutarde réunies en masse compacte dans l'intestin.

Repoussez donc l'usage de ces graines, comme en général l'emploi de tous ces corps étrangers que le vulgaire avale quelquefois pour en obtenir des effets purgatifs. Rappelez-vous ce fait qui s'est passé dans le service du professeur Potain : un homme y est mort des suites d'une encéphalopathie saturnine causée par des balles de plomb qu'il avalait de temps en temps sous prétexte de nettoyer, disait-il, son tube digestif. Il prétendait qu'il tenait exactement compte des entrées et des sorties, et qu'il ne devait, par conséquent, rester aucune balle dans son intestin. L'autopsie a montré que ses calculs étaient mal faits ; on trouva en effet dans l'estomac dix-sept balles dont la présence avait déterminé l'empoisonnement saturnin.

Pilules perpétuelles.

Ce fait me remet en mémoire les fameuses *pilules perpétuelles*, jadis employées, et qui, avalées, produisaient un effet purgatif amenant la sortie de la pilule non détruite ; celle-ci, reprise avec soin, pouvait alors servir de nouveau et elle était même transmise par héritage dans certaines familles.

Des huiles.

Revenons à des purgatifs plus sérieux, aux corps gras, aux huiles. L'huile, quelles que soient son origine et sa nature, si elle est prise en grande abondance, n'est pas attaquée complètement par le suc pancréatique ; elle provoque alors, à titre de corps étranger, une action locale qui excite la sécrétion intestinale et amène un effet purgatif.

Huile de ricin.

Dans ces huiles, une surtout a une action purgative remarquable, c'est l'huile de ricin (1), qui est le type des purgatifs

(1) *Ricin* (*ricinus communis, ricinus palma Christi*). Euphorbiacées, monœcie, monadelphie, L. Originaire de l'Inde, le ricin, qui en France

huileux. C'est un purgatif doux, non irritant, et qui rend de grands services. Vous savez quelle différence notable il y a entre le fruit du ricin et l'huile que l'on en extrait. Séduites par l'aspect engageant de ces graines qui ressemblent si bien à des coléoptères, et se fondant sur l'action purgative de l'huile, certaines personnes ont mangé ces graines, et on a vu alors se produire chez elles des désordres graves et même des empoisonnements. Les fruits contiennent en effet un principe âcre, drastique, très énergique.

L'huile de ricin obtenue aujourd'hui est parfaite, et, grâce aux perfectionnements apportés à sa fabrication, elle n'est pas désagréable à prendre, et il y a loin de l'huile de ricin d'aujourd'hui à celle qui existait il y a quelques années et que son goût et son odeur rendaient si répugnante; ajoutons, de

atteint 1m,50 de haut, est dans les Açores un petit arbre de 3 à 5 mètres, tandis que dans d'autres contrées il peut atteindre 12 mètres.

Le fruit du ricin est une capsule tricoque, couverte d'épines, à trois loges, contenant chacune une graine ovale et comprimée, dure, tachetée et de la grosseur d'un haricot. Ces semences contiennent (Geiger) : 1° dans les enveloppes : résine insipide et extractif, gomme brune, ligneux ; 2° dans les amandes : huile grasse, gomme, caséine ou albumine, ligneux et amidon. Pereira admet la présence d'un principe volatil âcre, et Soubeiran a retiré une huile résineuse, molle. On n'emploie pas les semences, qui possèdent des propriétés purgatives trop énergiques et ont trop souvent causé des empoisonnements.

L'huile de ricin est extraite des semences, soit par expression, soit par infusion dans l'eau bouillante. C'est en épuisant les graines de ricin par l'eau bouillante que Tuson a retiré, en 1864, un alcaloïde, la *ricinine*, cristallisant en prismes rectangulaires.

Par saponification on retire de l'huile de ricin trois acides gras : ricinique, élaïdique et margaritique.

L'huile de ricin se donne ordinairement à la dose de 30 grammes, soit avec du jus de citron ou d'orange, soit avec du bouillon dégraissé et très chaud, de l'infusion de thé ou de café noir, de menthe ou de girofle, etc.

On fait aussi des potions et des émulsions.

Potion :

Huile de ricin............	32 gr.
Eau de menthe...........	32
— commune...........	60
Jaune d'œuf.............	n° 1

Emulsion :

Huile de ricin............	30 gr.
Gomme arabique pulv....	8
Eau de menthe poivrée....	15
— commune............	60
Sirop de sucre............	30

Les feuilles du ricin ont été vantées comme emménagogues, en application sur les mamelles.

plus, que nous avons perfectionné aussi son mode d'administration et que l'union de l'huile et du café noir sucré rend son administration supportable, même pour les personnes les plus difficiles. Vous pouvez aussi masquer complètement le goût de l'huile de ricin en vous servant d'une émulsion et vous verrez que sur ce point, comme sur bien d'autres, la médecine a grandement progressé et que nous sommes loin de l'époque, où pour connaître le grand art de la purgation, il fallait adapter le tempérament de la plante à celui du malade (1). Quant à la dose, elle est de 20 à 30 grammes, même davantage. Cependant, il paraît acquis qu'à dose moyenne (25 grammes) l'huile purge relativement autant qu'à doses très élevées.

J'en ai fini, messieurs, avec la longue énumération des purgatifs, énumération fatigante, mais que je suis heureux cependant de vous avoir exposée, pour ne plus avoir à y revenir. Les détails dans lesquels je suis entré me permettent d'ailleurs d'être bref dans l'exposé du traitement de la constipation ; vous connaissez le riche arsenal que nous fournit la thérapeutique ; quelles sont les meilleures armes que l'on peut y puiser pour combattre efficacement la constipation, c'est ce qui me reste à vous enseigner.

Au point de vue thérapeutique, la constipation offre non seulement les divisions que nous avons établies, mais

(1) Maurice Raynaud a donné dans son ouvrage *les Médecins du temps de Molière* un bon exposé de cet art de la purgation. Les qualités premières du tempérament des plantes étaient, comme chez l'homme, la chaleur, le froid, l'humidité, la sécheresse. Dans chacune de ces qualités il y avait huit degrés, d'où résultaient mille combinaisons. Ainsi, chez l'homme tempéré, le chou échauffe au premier degré, le cassis au deuxième, la cannelle au troisième, etc. L'orge rafraîchit au premier degré, le concombre au deuxième, etc. De plus elles possédaient aussi des qualités secondes : elles étaient raréfiantes, atténuantes, etc., etc. (*a*).

(*a*) Maurice Raynaud, *les Médecins au temps de Molière*, Paris, 1862, p. 368.

encore elle se présente sous deux aspects fort différents; tantôt la constipation n'est qu'un fait isolé, passager, produit soit par un changement de régime, soit par l'introduction de substances médicamenteuses ou toxiques, comme dans l'intoxication saturnine, soit par mille autres causes: c'est la constipation accidentelle; tantôt elle fait pour ainsi dire partie du tempérament individuel, et se montre ainsi pendant des mois, des années et même pendant toute la vie si l'on n'y porte remède: c'est la constipation habituelle.

De la constipation accidentelle.

Dans la constipation accidentelle, vous pourrez puiser à large main dans tout le groupe des purgatifs. Les purgatifs salins, les purgatifs huileux, et même les drastiques seront mis en usage, en ayant soin toutefois de mesurer l'intensité du remède à l'opiniâtreté de la constipation. Vous pourrez varier le traitement par des lavements, d'abord simples, puis purgatifs (1); ces derniers, où l'on associe heureusement l'action mécanique de l'eau à l'effet irritant et convulsivant local de certaines substances purgatives, sont un excellent moyen thérapeutique, mais il échoue souvent.

Lorsque la constipation a duré trop longtemps, les matières fécales forment alors dans le rectum un véritable boulet, dur et résistant, qui, ne pouvant être entamé ni par les purgatifs, ni par les lavements, ne peut sortir par l'anus à cause de son volume; vous verrez ce cas se présenter quelquefois, à titre accidentel, chez les femmes enceintes ou chez les vieillards, et l'on est alors souvent forcé de briser avec le doigt ou avec une cuiller ce bloc fécal pour le faire sortir.

Puis viendront les purgatifs doux, salins et huileux ou

(1) Voici la formule de quelques lavements purgatifs :

Sulfate de soude.....	30
Miel de mercuriale..	20
Infusion de séné.....	200

Lavement purgatif de feuilles :

Feuilles de séné.....	8	gram.
Eau bouillante.......	500	
Jalap en poudre......	4	
Draphænia..........	30	
Sirop de nerprun....	30	

Pour un lavement.

sucrés, et enfin les drastiques ; ceux-ci sont réservés pour certaines constipations toxiques, comme celles dues au plomb ; dans ce cas, pour vaincre cette constipation, vous serez forcé de recourir au plus violent des drastiques, à l'huile de croton, que vous administrerez à la dose de 1 goutte soit en pilules, soit avec de l'huile de ricin. Quand la constipation saturnine est vaincue, vous me voyez user dans le service d'une préparation qui entretient facilement et à peu de frais la liberté du ventre chez les saturnins, c'est le mellite de soufre, et je vous recommande tout particulièrement l'emploi de ce moyen si simple et si bien supporté (1).

Cette constipation accidentelle est aussi produite par une des causes que nous avons signalées, je veux parler des troubles de la défécation (hémorrhoïdes, fissures à l'anus, etc.). Ici, vous devez intervenir activement, et vous savez que la dilatation, cette opération si simple et si facile, donne, comme l'a montré le professeur Verneuil, des résultats excellents.

Pour la constipation habituelle, l'hygiène occupe le premier rang dans les prescriptions que vous aurez à formuler. Puis vous devez aussi, avant d'établir votre traitement, vous efforcer de reconnaître la pathogénie de cette constipation. S'agit-il d'un défaut dans la contractilité musculaire, comme chez les dyspeptiques arthritiques, ou bien comme chez certains névropathes, qui présentent une parésie qui ne frappe pas seulement la couche musculeuse de l'estomac, mais celle du tube digestif tout entier, vous userez soit des purgatifs musculaires, soit de ceux qui agissent en exagérant la contractilité intestinale ; vous pouvez même vous servir dans ce cas de l'électricité.

De la constipation habituelle.

(1) Le mellite de soufre se fait avec parties égales de fleur de soufre et de miel. On fait prendre au malade une à quatre cuillerées à bouche de ce mélange, suivant les besoins.

Lorsque, au contraire, la constipation tient à un défaut de sécrétion du suc intestinal, vous emploierez les purgatifs appropriés, en vous rappelant que c'est souvent par les fractionnements des doses et leur répétition que vous viendrez à bout de la constipation. Mais ce qu'il faut éviter, c'est l'usage prolongé des drastiques, qui ne sont nécessaires que pour ouvrir le chemin à d'autres médications.

En effet, dans beaucoup de cas, pour obtenir les premières garde-robes, nous sommes obligés d'employer les purgatifs les plus violents ; mais, une fois le résultat obtenu, nous devons revenir à des purgatifs plus doux, sous peine d'irriter l'intestin et de déterminer des entérites plus ou moins graves.

Jusqu'ici, messieurs, je ne me suis occupé que de la constipation déterminée, soit par un défaut de sécrétion, soit par un défaut de contract ilitémusculaire, laissant de côté celle qui est due à une obstruction mécanique. Je me propose, dans la prochaine leçon, d'étudier cette forme de constipation, qui mérite des indications toutes spéciales.

CINQUIÈME LEÇON

DU TRAITEMENT DE L'OCCLUSION INTESTINALE.

SOMMAIRE : De l'occlusion intestinale. — Pathogénie. — Symptômes. — Diagnostic de la cause : certain, probable, incertain. — Diagnostic du siége. — Traitement. — Purgatifs. — Moyens mécaniques. — Mercure. — Lavements. — Irrigations forcées. — Injections d'air, d'acide carbonique. — Lavements d'eau de Seltz. — Lavements de tabac. — Ponctions intestinales. — Café. — Belladone. — Massage. — Electricité. — Traitement chirurgical. — Terminaison des étranglements. — Choix de l'opération. — La parotomie. — Entérostomie. — Moment de l'opération.

Lorsque, dans les dernières leçons, je vous ai exposé le traitement de la constipation, je vous ai dit, messieurs, que je réservais pour un chapitre spécial celle qui résulte des obstructions mécaniques qui s'opposent au cours des matières et provoquent ainsi l'occlusion iutestinale. C'est cet accident, malheureusement trop fréquent, que je veux étudier aujourd'hui, en vous exposant les ressources thérapeutiques qui permettent de le combattre.

Je serai bref sur la symptomatologie, car je ne puis ici vous tracer l'histoire pathologique de l'occlusion intestinale; je vous renverrai à cet égard à vos traités de pathologie et surtout au remarquable mémoire de mon ami et collègue E. Besnier (*a*).

(*a*) E. Besnier, *Des étranglements internes de l'intestin*, Paris, 1860. On peut aussi consulter pour le traitement de l'occlusion intestinale les ouvrages suivants :

En France : Luton, article *Occlusion intestinale* (*Nouveau Dictionnaire de méd. et de chirur. pratiques*, t. XIX, p. 328). — Noël Gueneau de Mussy, *Clinique médicale*, t. II, p. 157. — Largier des Bancels, *Etude sur le diagnostic et le traitement des étranglements internes*, Paris, 1870. — Fleuriot, *Du traitement de l'occlusion intestinale interne* (Thèse de Paris, n° 3, 1875). — Doliger, *De l'intervention chirurgicale dans les occlusions intestinales* (Thèse de Paris, 1872, n° 417). — Bou-

Causes de l'occlusion intestinale.

Quant aux causes capables de s'opposer à la marche des matières fécales, vous savez qu'elles peuvent siéger soit dans l'intestin, soit dans les parois intestinales, soit en dehors de ces parois; parmi celles ayant leur point de départ dans l'intérieur du canal intestinal, se rangent les corps étrangers, les matières fécales durcies, les calculs intestinaux, etc. Celles qui ont leur origine dans les parois sont plus fréquentes et se présentent dans deux circonstances: ou bien l'intestin est sain, ou bien il est malade. Dans le premier cas, c'est un cancer ou des cicatrices qui diminuent le calibre de l'intestin, c'est le rétrécissement intestinal; dans le second cas, il s'agit d'une invagination ou d'un enroulement de l'intestin, c'est l'iléus ou le volvulus.

Quant aux causes qui agissent en dehors de la paroi intestinale (1), elles sont fort nombreuses et naissent tantôt de

(1) Classement des causes de l'occlusion intestinale, d'après Doliger :

I. Par affection organique des parois intestinales.	1° Rétrécissement inflammatoire. 2° Rétrécissement cicatriciel. 3° Rétrécissement hypertrophique. 4° Rétrécissement valvulaire. 5° Rétrécissement par polype. 6° Rétrécissement cancéreux.
II. Par lésion de position des parois intestinales.	1° Invagination. 2° Torsion. 3° Flexion brusque.
III. Par étranglement proprement dit.	1° Hernies internes à travers le diaphragme, des ouvertures anormales du mésentère, etc. 2° Etranglement par l'appendice iléo-cæcal ou un diverticule intestinal. 3° Etranglement par bride péritonéale. 4° Etranglement de l'intestin par l'intestin.

sier, *Des divers modes de traitement de l'occlusion interne de l'intestin* (Thèse de Paris, 1873, n° 59). — Bulteau, *De l'occlusion intestinale au point de vue du diagnostic et du traitement* (Thèse de Paris, 1878).

A l'étranger : William Brinton, *Intestinal obstruction*, London, 1867. — O. Leichtenstein, *Wierteljahrschrift für die praktische Heilkunde*, 1873 et 1874. — Jonathan Hutchinson, *A successfull case of abdominal section for intussusception, with remarks in this and other methods of treatement* (*Medico-chirurgical Transactions*, vol. LVII, p. 31, London, 1874).

brides provenant soit du mésentère, soit du péritoine, soit d'un diverticule intestinal, tantôt d'un orifice anormal des parois, comme dans les hernies. Enfin, il y a le grand groupe des tumeurs abdominales qui compriment plus ou moins l'intestin.

Fréquence des causes.

Ce qu'il importe de connaître, c'est la fréquence de ces causes, et Brinton (a) a fourni, à cet égard, des données intéressantes. En analysant six cents cas d'occlusion, il a vu que l'invagination occupait le premier rang, 49 pour 100; puis venaient les brides et adhérences pour 31, 5 pour 100; puis les rétrécissements et les compressions des parois intestinales, 17, 5 pour 100; et enfin la torsion ou volvulus, 8 pour 100.

Symptômes.

Les symptômes de l'occlusion doivent être bien étudiés; ils vous permettront d'établir le diagnostic de la cause, et, comme vous le verrez, ce diagnostic a une grande importance au point de vue thérapeutique. Résumons donc brièvement les principaux symptômes, qui sont : la constipation, les vomissements et le tympanisme (1).

IV. Par corps étrangers.	1° Calculs { biliaires. intestinaux.	Internes.
	2° Corps étrangers proprement dits.	
	3° Vers intestinaux.	
	4° Matières stercorales durcies.	
	1° Rein, utérus ou autre organe comprimant l'intestin.	Externes.
	2° Tumeur abdominale comprimant l'intestin (b).	

(1) Voici les principaux symptômes qui, suivant E. Besnier, permettent d'établir le diagnostic de la nature de l'étranglement intestinal :

Invagination. Vomissements ordinairement bilieux, rarement stercoraux; constipation rarement absolue; selles diarrhéiques sanglantes, fétides; épreintes et tenesme anal souvent très violent; ventre rétracté au début,

(a) Voir aussi le relevé fait par Melchiori (*Annali universali de medica*, Milano, 1859).

(b) Doliger, *De l'intervention chirurgicale dans les occlusions intestinales* (Thèse de Paris, n° 417, 1872).

La constipation joue un rôle dominant : c'est l'absence absolue des garde-robes et la résistance de la maladie à une médication purgative, qui constituent l'élément important de cette symptomatologie. N'oubliez pas cependant que si l'étranglement siége à la partie supérieure de l'intestin, le malade peut avoir des garde-robes sans que l'obstacle soit levé ; l'intestin se vide simplement au-dessous de l'étranglement.

Un autre phénomène important, le vomissement, présente un caractère spécial sur lequel on a insisté, c'est l'apparition de matières fécaloïdes ; c'est là, en effet, un des signes pathognomoniques de l'occlusion, signe qui ne se montre que dans cette affection.

Enfin, l'accumulation de gaz au-dessus de l'obstacle, détermine un météorisme plus ou moins considérable, qui permet quelquefois de juger du siége de l'étranglement. Quant à la marche des accidents, elle se montre sous deux aspects différents : tantôt ils apparaissent brusquement, tantôt, au contraire, ils se produisent d'une façon lente et progressive.

Diagnostic de la cause.

Le diagnostic est des plus importants et porte sur deux points : reconnaître d'abord la cause de l'obstacle, puis le point où siége cet obstacle. Pour établir le diagnostic de la cause, on se base sur l'apparition de quelques symptômes, sur la marche des accidents, sur l'âge du patient, etc. ; mais, considéré d'une façon générale, on peut dire que le dia-

ballonnement tardif et peu considérable ; tumeur abdominale, cylindrique, coudée, plus longue que large, plus saillante pendant les crises de coliques qu'à l'état de repos.

Rétrécissement. Signes antécédents importants : maladies de l'intestin, état cachectique du malade, alternatives fréquentes de diarrhée et de constipation, ventre habituellement volumineux, puis vomissements stercoraux, tympanite très développée.

Étranglement proprement dit. Signes antécédents, phlegmasies péritonéales antérieures ; signes actuels, douleurs excessivement intenses au moment de l'étranglement, vomissements précoces opiniâtres, constipation absolue, pas d'évacuations sanglantes, pas de tumeur (*a*).

(*a*) E. Besnier, *Des étranglements internes de l'intestin*, Paris, 1860, p. 92.

gnostic de l'occlusion se présente sous trois aspects : ou il est certain, ou il est probable, ou il est incertain.

Diagnostic certain.

Voyons le premier cas : le diagnostic est certain lorsqu'il existe une tumeur pouvant être perçue par le palper ou le toucher rectal; le diagnostic est certain lorsque par le doigt introduit dans le rectum on peut toucher l'obstacle; certain aussi lorsqu'il existe une hernie engouée et irréductible. Du reste, dans la plupart de ces cas, les accidents se produisent lentement et permettent d'établir la cause de l'occlusion.

Diagnostic probable.

Le diagnostic est-il probable, au contraire, on est obligé de s'en rapporter à quelques symptômes spéciaux. Ainsi, par exemple, s'agit-il d'un accident brusque d'étranglement, les garde-robes contiennent-elles du sang, le malade éprouve-t-il un ténesme anal très accusé, le palpation du ventre vous permet-elle de sentir une tumeur allongée ayant la forme d'un boudin et qui suit les mouvements péristaltiques de l'intestin, il est probable que dans ce cas vous avez affaire à une invagination intestinale.

Chez un autre malade, l'accident est presque subit, et, au moment où il s'est produit, le patient a ressenti dans l'abdomen une douleur excessivement vive; les vomissements fécaloïdes sont très abondants, et lorsque vous interrogerez le malade, vous constaterez qu'il a eu autrefois des péritonites; il est probable que dans ce cas il s'agit d'un étranglement par brides péritonéales.

Enfin, c'est chez un vieillard que se produit l'étranglement, qui a été précédé d'alternatives de diarrhée et de constipation; votre homme est cachectique, il a depuis longtemps des douleurs dans l'abdomen, son ventre est très volumineux, les matières qu'il rendait étaient comme laminées: il est probable que cette fois c'est un rétrécissement carcinomateux de l'intestin qui est la cause de l'étranglement.

Diagnostic incertain.

Enfin existent tous ces cas malheureusement trop fréquents

où les symptômes sont obscurs, ce qui rend le diagnostic de l'occlusion intestinale souvent fort difficile, et malgré le rapport remarquable fait par Hutchinson au Congrès médical de Bath (1), la diagnose exacte de l'étranglement interne est encore un des problèmes les plus difficiles de la clinique.

(1) Voici, d'après Jonathan Hutchinson, le diagnostic différentiel des diverses variétés d'étranglement :

1° Quand un enfant présente subitement des phénomènes d'obstruction intestinale, il est très probable que l'on a affaire à l'invagination ou à la péritonite.

2° Quand c'est un vieillard, le diagnostic sera : obstruction par des matières fécales ou affection cancéreuse.

3° Dans l'âge adulte, les causes de l'obstruction intestinale peuvent être multiples ; mais l'invagination et le cancer se rencontreront très rarement.

4° L'invagination se reconnaîtra aux efforts de défécation, à la présence du sang ou du mucus dans les matières excrétées, à la constipation incomplète et à la présence d'une tumeur demi-molle, qu'on trouvera par l'examen des parois abdominales ou par le toucher rectal.

5° Dans l'invagination, les parois abdominales restent généralement relâchées, et, comme il y a peu de météorisme, il est toujours possible, avec l'anesthésie, de découvrir l'empâtement.

6° On soupçonnera une lésion cancéreuse lorsqu'un vieillard aura présenté depuis quelque temps des malaises abdominaux ou des périodes de constipation passagère. Dans ces cas aussi la constipation est souvent incomplète.

7° S'il y a une tumeur qui compromet l'intestin, on doit, en se servant de l'éther, la découvrir par la palpation, soit à travers les parois abdominales, soit par le toucher rectal ou vaginal. Il faut cependant prendre garde de ne pas se laisser induire en erreur par la présence des scybales.

8° Si, entre des attaques graves d'obstruction, le malade a joui d'une santé parfaite pendant de longs intervalles, on peut soupçonner la présence d'un diverticulum anormal, ou d'une bride formée par d'anciennes adhérences, ou d'une portion de l'intestin distendue en forme de poche, ou d'un volvulus.

9° Si, dès le début de l'obstruction intestinale, le ventre devient dur et distendu, on est à peu près certain qu'on a affaire à une péritonite.

10° Quand on voit les mouvements de l'intestin à travers les parois abdominales, il est à peu près certain qu'il n'y a pas de péritonite. Ce symptôme s'observe surtout chez les sujets amaigris, qui présentent une obstruction ancienne ayant son siège dans le côlon.

11° La tendance aux vomissements sera en rapport proportionnel avec les trois conditions suivantes : d'abord la proximité du siège de l'obstruction avec l'estomac, puis l'étroitesse du rétrécissement et enfin la persistance avec laquelle on aura donné des aliments ou des remèdes par les voies supérieures.

12° Quand l'obstruction a son siège dans le côlon ou le rectum, les nausées sont complètement absentes.

Quant au siège de l'obstacle, nous devons nous baser non-seulement sur la cause (1), mais encore sur les renseignements fournis par le toucher rectal; mais c'est surtout la forme de l'abdomen qui peut et doit nous guider. Laugier a montré, en effet, que lorsque l'obstacle siège dans l'intestin grêle, c'est la partie centrale du ventre qui est tuméfiée; lorsque, au contraire, l'obstacle siège dans le gros intestin, c'est ce gros intestin qui se gonfle en formant une bordure saillante périphérique et laissant la partie centrale déprimée. Diagnostic du siège.

Après ces courtes explications, dont vous saisissez bien toute l'importance, abordons, si vous le voulez bien, la partie intéressante du sujet, c'est-à-dire le traitement de l'occlusion intestinale.

Vous êtes en présence d'un cas d'occlusion intestinale, vous commencez par examiner attentivement votre malade, vous étudiez la marche des accidents, les circonstances qui Traitement de l'occlusion.

13° Les violents efforts, les vomissements bilieux, sont souvent plus pénibles dans les coliques hépatiques ou néphrétiques que dans l'obstruction intestinale.

14° Les vomissements de matière fécale ne s'observent que dans les cas où l'obstruction ne siège pas trop bas.

Si ces vomissements apparaissent de bonne heure, c'est un symptôme grave, qui indique une constriction très étroite.

15° L'introduction de la main dans le rectum, d'après la méthode de Simon (d'Heidelberg), peut souvent donner de précieux renseignements. (*Archives médicales belges*, novembre 1878.)

(1) Voici quelle serait, d'après le docteur E. Besnier, la fréquence du siège de l'étranglement dans ses diverses variétés, d'après l'analyse de 183 observations :

Nature de l'étranglement.	Nombre de cas.	Siège sur l'intestin grêle.	Siège sur le gros intestin.
Invagination...	47	13	34
Rétrécissement.	26	9	17
Etranglement par torsion..	10	2	8
Flexion.........	6	5	1
Brides solides..	46	19	7
Application du cæcum......	9	9	0
Diverticules....	9	9	0
Brides intestinales........	5	5	0
Ouvertures anormales des replis péritonéaux.......	11	9	2
Ouvertures du diaphragme..	4	0	4
Sacs péritonéaux intra-abdominaux..	4	4	0
Par compression (tumeurs)	6	2	4
Total.....	183	»	»

les ont précédés, vous palpez avec soin l'abdomen, vous explorez le rectum; puis, une fois votre diagnostic posé aussi exactement que possible, vous établissez votre thérapeutique. Par quel moyen débuterez-vous?

Des purgatifs. Vous commencez le plus souvent, et cela comme moyen de diagnostic autant que comme agent thérapeutique, par administrer un purgatif; mais soyez prudents, ne recourez pas à des drastiques trop énergiques. J'ai gardé un profond souvenir d'un malade que j'ai observé lorsque j'étais chef de clinique de Béhier; c'était un homme atteint d'occlusion; le diagnostic de la cause était incertain, on avait essayé les purgatifs doux sans pouvoir vaincre l'obstruction, on ordonna alors une pilule de croton; sous l'influence du médicament, notre patient fut pris de douleurs atroces, de coliques épouvantables, et il mourut en rompant son intestin. L'autopsie montra la cause de la maladie; c'était une bride péritonéale qui comprimait l'intestin. Ainsi donc, usez des purgatifs huileux ou des purgatifs salins, voire même d'eau-de-vie allemande, mais ne dépassez pas cette dernière comme drastique.

Les purgatifs réveillent la contractilité de l'intestin, votre malade a des garde-robes, l'obstacle est levé et la guérison est obtenue: tout est, dans ce cas, pour le mieux; mais il n'en est pas malheureusement toujours ainsi, et le plus souvent au contraire votre purgatif reste sans produire d'effet. Que devez-vous faire? Usez en second lieu des moyens mécaniques et administrez-les par la bouche et par l'intestin.

Des moyens mécaniques.

Par la bouche seront pris les corps pesants que l'on suppose pouvoir vaincre par leur poids l'étranglement intestinal. Le mercure, à cet égard, a eu une grande vogue; Zacutus Lucitanus, Ambroise Paré, Lazare Rivière, Rolland, Belluci, Bonati, Franceschini ont cité un grand nombre de cas dans lesquels le mercure métallique a levé l'obstacle

Du mercure.

intestinal. On en administrait de 1 livre à 1 livre et demie en une fois, le malade était mis dans un bain, et là deux aides énergiques le secouaient pour faire tomber le mercure dans l'intestin et déterminer la disparition de l'obstruction.

Messieurs, c'est là un moyen à rejeter complètement; Hanius a montré par des expériences bien faites que le mercure introduit en grande quantité ne descend pas en masse dans l'intestin grêle, et n'y pénètre que lentement, globule à globule, et ceci est tellement vrai, que si par hasard l'obstacle est levé, vous ne voyez pas le malade rendre un flot de mercure: il n'en rend que quelques parcelles, et pendant des semaines on trouve du mercure dans les garde-robes. D'ailleurs, la position horizontale gardée par le malade est un obstacle à l'action directe du mercure sur l'obstruction. Aussi, malgré les faits favorables récents de Tessier, Tesson, Houdedine, Feillé, Rousseau, Matignon (1), je suis d'avis de repousser le mercure dans le traitement de l'occlusion intestinale.

Voyons les moyens mécaniques administrés par la voie Des lavements

(1) Matignon a examiné dans dix cas l'action du mercure dans l'étranglement interne. Voici ses conclusions:

1° Le mercure métallique, donné dans l'occlusion intestinale à la dose de 100 à 500 grammes, est parfaitement inerte en tant que remède mercuriel proprement dit;

2° Il agit à la fois par son poids et surtout en divisant les matières stercorales; les déchirures ne sont à craindre que si l'intestin est déjà gravement compromis.

3° Le mercure présente les avantagès immédiats suivants :

a. Il est absorbé très facilement et bien toléré par les malades;

b. Il supprime instantanément les vomissements et calme généralement les douleurs.

4° Dans l'obstruction par tumeur stercorale, avec ou sans corps étrangers, le résultat définitif est presque assuré. Il en est de même dans les compressions et les rétrécissements où le calibre n'est pas absolument supprimé.

5° Dans les autres formes d'occlusion (invagination et étranglement), le succès, sans être aussi certain, n'est pas impossible, mais nous n'oserions conseiller de recourir à l'action du mercure à cause des accidents qu'il peut produire (*a*).

(*a*) Matignon, *Du traitement de l'occlusion intestinale par le mercure métallique à haute dose* (Thèse de Paris, n° 340. 1879).

rectale. D'abord les lavements; les lavements purgatifs aident aux contractions intestinales; vous pouvez aussi user de l'eau seule, mais ici ce n'est pas un simple clystère qu'il faut administrer, c'est une injection puissante dans le gros intestin; on doit donc pour cela introduire dans le gros intestin, aussi loin que possible, une longue canule (les sondes œsophagiennes conviennent parfaitement), puis avec une pompe aspirante et foulante lancer dans l'intestin et sous une forte pression de l'eau froide. Il est bien entendu que par ces injections forcées vous ne pourrez agir que dans les cas où l'étranglement siége dans le gros intestin, car, malgré les faits d'Isnard (*a*), je crois que dans le plus grand nombre de cas la valvule de Bauhin ne peut être franchie par les injections. C'est là un moyen excellent qui réussit quelquefois, et qu'il faut toujours tenter, parce qu'il n'est pas dangereux et qu'il peut amener la guérison.

Des irrigations forcées.

D'autres fois, ce n'est plus de l'eau que l'on injecte, mais de l'air. Hippocrate a conseillé d'employer, à cet effet, un soufflet de forgeron, dont on introduit l'extrémité dans l'anus. Cœlius Aurelianus, Wood ont employé ce moyen et vanté ses résultats.

Des injections d'air.

On a substitué à cet air l'acide carbonique qui, vous le savez, a une action réelle sur la contractilité musculaire, et, à ce propos, vous connaissez l'histoire de ce nègre atteint d'étranglement: le médecin américain qui le soignait, introduisit dans le rectum une triple charge de ces paquets de poudre à fabriquer l'eau de Seltz; deux aides bouchèrent l'anus, le malade se sentit comme près d'éclater, mais l'obstacle fut levé et le nègre guérit.

Des injections d'acide carbonique.

Sans employer un moyen aussi brutal et qui peut être dangereux, je vous recommande une méthode plus simple et qui

Des lavements d'eau de Seltz.

(*a*) Isnard, *Des injections forcées dans l'occlusion intestinale* (*Gazette médicale*, 1866).

donne dans bien des cas de bons résultats : c'est l'injection d'eau de Seltz dans le rectum. L'opération est très simple ; vous introduisez aussi haut que possible une canule munie d'un long tube de caoutchouc que vous adaptez ensuite à un siphon, vous pressez sur le piston et l'eau de Seltz pénètre violemment dans l'intestin. Il y a de nombreux cas de guérison par ce moyen ; usez-en donc.

Des lavements de tabac.

Je vous conseille de repousser l'emploi des injections de tabac préconisées par certains auteurs, et en particulier par Ronzier-Jolly (*a*), soit en fumée, comme le veulent Vicat, Wolf, Hufeland, Richter, soit en décoction, comme le préfèrent Haën, Abercrombie, Schæffer; car, s'il n'est pas démontré que le tabac en lavement est supérieur aux autres irrigations, il reste acquis, au contraire, que ces lavements peuvent être toxiques et déterminer des symptômes d'empoisonnement mortel.

Des ponctions intestinales.

Les purgatifs, les lavements d'eau, d'eau de Seltz, ont échoué; que faire? Vous devez chercher à réveiller les contractions de l'intestin. Pour cela, tâchez de diminuer la distension extrême de l'intestin par les gaz, distension qui, en tiraillant outre mesure la fibre musculaire, lui fait perdre sa contractilité. Pour atteindre ce but, vous pouvez employer les ponctions capillaires aspiratrices; mais usez-en cependant avec prudence, parce que, quoi qu'on en ait dit, ces piqûres, même faites avec un instrument très fin, peuvent déterminer une péritonite, et surtout parce qu'elles sont le plus souvent inefficaces; car il est beaucoup plus difficile qu'on le croit de retirer par ce moyen les gaz intestinaux. J'ai souvent ponctionné des anses intestinales et j'avoue que, malgré de nombreuses piqûres, j'ai à peine obtenu le dégonflement de quelques-unes de ces anses. Réservez donc ces piqûres pour les

(*a*) Ronzier-Joly, *Des lavements de tabac* (*Bull. génér. de thérapeutique*, 1857).

cas dans lesquels la distension est telle que le diaphragme soulevé empêche la circulation et la respiration.

De la glace. Un autre moyen supérieur à la ponction, c'est l'emploi de la glace, vanté par Grisolle et par son élève Masson (*a*). Il faut toujours y recourir; l'application du froid sur l'abdomen diminue la quantité de gaz, excite la contraction intestinale et s'oppose à la péritonite qui complique si fréquemment l'étranglement.

De la belladone. A côté de la glace, on a vanté la belladone. Hanius, Fiessinger, Chrestien, Giraud, Thibeaud (de Nantes) (*b*) et bien d'autres, ont prétendu que la belladone pouvait guérir l'étranglement. Du café. Le café à haute dose aurait le même effet; il agirait surtout, comme l'ont soutenu Durand, Guyot, Lamarre-Piquot (*c*), dans l'étranglement herniaire. Ce café aurait pour effet d'augmenter les contractions intestinales; la strychnine, ayant le même effet, pourrait aussi, suivant Homolle, guérir l'étranglement; rappelons que Hervieux, de son côté, Du massage a conseillé le marteau de Mayor; qu'enfin le massage et les ventouses prenant tout l'abdomen, comme le pratiquent, d'après Dobrowolsky, les paysans russes, ont été conseillés; mais tous ces moyens ont une action bien incertaine. Aussi après avoir usé des purgatifs, employé les dou-

(*a*) Masson, *De l'application du froid dans l'étranglement intestinal* (Thèse de Paris, 1857).

(*b*) Becker, *Belladona Klystere gegen Ileus empfohlen* (in *Casper's Wochenschr.*, 1841). — Droste, *Passio iliaca and Belladona wider selbige* (in *Zeitschr. für die ges. Med.* t. XVIII, heft 4, 1841). — Lamby, *Der Belladona-Rauch als Heitmittel in Ileus* (in *Annover. Ann.*, t. IV, 1846). — Chrestien (A.-T.-C.), *Emploi de la belladone en lavement contre l'iléus* (in *Journ. des conn. chirurg.*, 1850). — Fiessinger, *Observation sur l'emploi de la belladone dans les cas d'iléus et de constipation opiniâtre* (in *Revue Thérap. méd.-chir.*, t. III, p. 483, 1855). — Thibeaud, *Cas d'occlusion intestinale, guérison par l'usage de la belladone* (in *Journ. de la Société de méd., de la Société acad. de la Loire-Inférieure*, t. XXXIII, p. 106, 1856).

(*c*) Triger, *Gaz. des hôpitaux*, mai 1857. — Carrère, de Marnac, *Bull. de Thérap.*, t. LIII, p. 34, 1857.— Lamarre-Picquot, *De l'action dynamique du café et de son emploi dans les hernies étranglées* (*Bull. de Thérap.*, 1861, t. LXI). — Méplain, *Le café, étude de thérap. physiol.*, Paris, 1868.

ches ascendantes, appliqué la glace sur l'abdomen, si vous n'avez pu vaincre l'obstacle au cours des matières fécales, il vous reste, avant d'en arriver aux moyens chirurgicaux, une dernière ressource : l'électricité.

C'est Leroy d'Etiolles qui, le premier, l'a conseillée ; puis Duchenne (de Boulogne), Chrestien, Macario, ont cité des exemples de guérison, et l'année dernière Bucquoy a publié sur ce point un travail important (*a*). Comment appliquer l'électricité ? Vous vous servez des courants interrompus; un réophore coudé est placé dans le rectum, l'autre sur la paroi abdominale. Leroy d'Etiolles conseille de mettre un réophore dans la bouche, l'autre dans l'anus; c'est là une pratique mauvaise. N'employez pas de courants trop énergiques; l'opération est quelquefois douloureuse et il faut donc débuter par des courants faibles, qu'on augmente ensuite suivant l'état du malade. Ne prolongez donc pas les séances, dix minutes à peu près suffisent, et renouvelez-les trois à quatre fois pas jour. Ne recourez pas cependant à ce moyen lorsque l'étranglement est compliqué de péritonite, car alors l'opération est pénible et douloureuse.

De l'électricité.

Enfin, quand vous aurez calmé les vomissements par des boissons glacées, quand vous aurez diminué la douleur par des injections de morphine, qui, par elles-mêmes, d'après James Martin, peuvent combattre l'étranglement, vous avez épuisé toutes les ressources de la thérapeutique médicale, le rôle du chirurgien doit commencer. Et quoique cette question sorte du domaine de ces leçons, permettez-moi de vous retracer en quelques lignes ce que doit être cette intervention chirurgicale.

De l'intervention chirurgicale.

C'est là un des problèmes les plus graves de la thérapeutique, problème que vous aurez souvent à résoudre. Il faut

(*a*) Bucquoy, *Du traitement de l'étranglement intestinal par l'électricité* (Soc. de thérapeutique, 1878).

donc que vous soyez instruits de l'issue de l'opération et du manuel opératoire, pour émettre un avis motivé dans la discussion si grave qui s'établit en présence de ces cas d'étranglement résistant à tous les moyens médicaux.

De la terminaison de l'occlusion intestinale.

Dans quelles circonstances faut-il intervenir, à quelle époque faut-il faire cette intervention et comment doit-on la faire? Pour répondre à ces questions, je puiserai surtout mes arguments dans un travail fort intéressant de mon collègue Le Dentu (*a*) et dans une discussion qui a eu lieu récemment à la Société de chirurgie et où Le Fort, Terrier, Lucas Championnière, etc., ont pris la parole.

Dans quelles circonstances faut-il intervenir? Comme l'occlusion intestinale est une affection incompatible avec la vie, si l'on ne vient pas à enlever l'obstacle au cours des matières, le malade est condamné à une mort fatale; il n'y a qu'un cas où la nature puisse faire à elle seule la guérison, c'est dans l'invagination intestinale; on a vu quelquefois le boudin invaginé, comme on dit, être éliminé dans les garde-robes (1).

D'après une statistique due à Leichtenstein, qui a réuni 593 cas d'invagination, la mortalité générale est de 73 pour 100 et les chances d'élimination croissent avec l'âge,

(1) L'élimination du boudin d'invagination ne se fait que lorsque la maladie a déjà une certaine durée. Cette élimination se fait du onzième au vingtième jour, en moyenne, et elle se produit (Le Dentu) (*b*) :

Avant 1 an, seulement dans	2 0/0 des cas.
Entre 2 et 5 ans	6 » »
6 et 10 ans	38 » »
11 et 40 ans	40 » »
Entre 41 à 60 ans	44 0/0 des cas.
Au-delà de 60 ans	46 » »

Dans les cas où l'élimination a lieu, la mortalité se gradue de la manière suivante, selon les âges :

De 6 à 10 ans.	Mortalité.	42 0/0 des cas.
11 à 20 ans.	—	28 » »
11 à 40 ans.	—	32 » »
41 à 50 ans.	—	36 » »
51 à 60 ans.	—	50 » »
Au-delà de 60.	—	83 » » (*b*).

(*a*) Le Dentu, *Des conditions de succès de l'intervention chirurgicale dans l'occlusion intestinale* (*Journ. de Thérap.*, 1876, p. 485, *Comptes rendus de la Société de chirurgie*, juin et juillet 1879).

(*b*) Le Dentu, *Des conditions de succès de l'intervention chirurgicale dans l'occlusion intestinale* (*Journ. de Thérap. de Gubler*, 1876, p. 539).

c'est-à-dire que, au-dessous de cinq ans, on a 6 pour 100 de chances d'élimination, et à soixante ans, au contraire, 60 pour 100; mais, en revanche, avec l'âge croissent les chances de mort. D'autre part, si on se reporte au cas de gastrotomie connu, on voit une mortalité de 60 pour 100; il résulte donc que chez les personnes d'un certain âge atteintes d'iléus on a autant de chances de guérison sans opération qu'avec l'opération.

Sauf ces cas d'invagination, où l'on peut discuter les probabilités de guérison avec ou sans l'intervention chirurgicale, dans tous les autres cas, au contraire, il faut intervenir, et ici deux opérations se présentent: l'entérostomie, c'est-à-dire l'ouverture de l'intestin et la création d'un anus contre nature, ou bien la laparotomie, qui est l'ouverture des parois abdominales.

Cette dernière opération, quoique conseillée dès 1672 par D. Barbette, avait été négligée; mais, grâce aux méthodes antiseptiques, le péritoine est devenu un nouveau domaine conquis par la chirurgie moderne; aussi cette opération est-elle aujourd'hui mieux appréciée. L'anus contre nature présente, en effet, de sérieux inconvénients : d'une part c'est l'incertitude du point où l'on ouvrira l'anus, d'autre part c'est l'impossibilité de maintenir l'existence si l'anus est pratiqué en un point trop élevé de l'intestin. Et puis, ramener à la vie un malheureux pour le condamner à une existence de dégoût et d'ennui par la présence d'une infirmité repoussante et puante est une question à discuter. De la laparotomie.

Aussi paraît-on aujourd'hui revenir sur l'ostracisme dont la laparotomie avait été l'objet et apprécie-t-on mieux les résultats que l'on peut obtenir de cette opération, qui doit être conseillée toutes les fois que l'on a affaire à un cas d'étranglement, soit par bride, soit par invagination, soit par torsion de l'intestin.

De l'entérostomie.

Au contraire, vous devez réserver l'entérostomie pour les cas de tumeur de l'intestin, et lorsque l'obstacle siège sur le gros intestin. L'anus contre nature doit toujours être pratiqué, bien entendu, au-dessus de l'obstacle et vous aurez alors à discuter en quel point vous ferez l'entérostomie; rappelez-vous, à cet égard, que, d'après les Anglais, la méthode de Calyssen ou d'Amussat, où l'on pratique l'ouverture d'un anus en arrière et au niveau du cæcum, donnerait des résultats supérieurs à la méthode employée en France, qui consiste à pratiquer l'anus en avant, dans le flanc gauche, au niveau de l'S iliaque.

Quant au moment où l'on doit pratiquer cette opération, tout le monde est d'accord : il faut opérer le moins tard possible; à mesure que s'éloigne la date de l'étranglement, les chances de guérison diminuent. On voit du reste la vie compatible avec un étranglement pendant des semaines. J'ai observé, en effet, un malade qui avait depuis trois semaines une occlusion avec vomissements fécaloïdes et qui ne présentait que peu ou pas de douleur; mais à ces périodes avancées le pouls devient filiforme, la température s'abaisse et l'économie s'affaiblit assez pour qu'on ne puisse espérer un résultat heureux d'une opération, et lorsque cette dernière est tentée, le malade succombe, une fois l'obstacle détruit, avec une algidité progressive.

Ainsi donc, après avoir tenté les moyens médicaux sans succès, si vous vous décidez à recourir à une intervention chirurgicale, que ce soit le plus près possible du début des accidents, et ne laissez pas passer huit jours sans procéder à l'opération.

SIXIÈME LEÇON

DU TRAITEMENT DE LA DIARRHÉE.

SOMMAIRE. De la diarrhée : causes et pathogénie de la diarrhée. — Diarrhée alimentaire, diarrhée vaso-motrice, diarrhée par contractilité exagérée, diarrhée diathésique. — Indications thérapeutiques. — On ne doit pas guérir toutes les diarrhées. — Du traitement hygiénique de la diarrhée. — Du lait et de la viande crue. — De l'influence du froid. — Traitement pharmaceutique. — Des poudres dites *inertes*. — Du sous-nitrate de bismuth, de la craie. — Des poudres calcaires. — De l'oxyde de zinc. — Des astringents. — Du tannin, du ratanhia. — Des substances anexosmotiques. De l'opium, de la morphine. — De l'association de ces différentes substances. — Des lavements d'ipéca. — De la diarrhée des enfants. — Du choléra infantile. — Traitement de la diarrhée chez les enfants. — De la diarrhée paludéenne. — De la diarrhée des pays chauds. — De la diarrhée de Cochinchine. — Des eaux thermales dans la diarrhée.

La diarrhée, dont je veux aujourd'hui, messieurs, étudier le traitement, est un symptôme qui est l'opposé de la constipation; car, tandis que la rareté et la dureté des matières fécales permettent de reconnaître cette dernière, c'est au contraire leur abondance et leur état liquide qui caractérisent la diarrhée.

Malgré cette opposition, les causes qui déterminent ces symptômes sont identiques tout en étant contraires, et, de même que nous avons vu soit les substances alimentaires, soit les modifications apportées aux sécrétions intestinales, soit enfin les perturbations qui ont pour siége la tunique musculeuse produire la constipation, nous verrons de même ces causes provoquer la diarrhée.

Ainsi, nous avons une diarrhée de cause alimentaire, diarrhée *a crapula*, due à une ingestion d'aliments pris en

Des causes de la diarrhée.

Diarrhées alimentaires.

trop grande quantité, ou mal préparés, ou mal supportés par la muqueuse intestinale. Lorsque je vous ai tracé l'histoire de l'alimentation, j'ai longuement insisté sur l'influence de la quantité et de la qualité des aliments sur la diarrhée; je ne reviendrai donc pas sur ce sujet et vous renvoie à ces leçons (*a*).

Diarrhées vaso-motrices.

Dans d'autres circonstances, ce sont les troubles apportés à la fonction de la muqueuse qui causent le flux abdominal. C'est un trouble vaso-moteur, comme l'a bien montré Vulpian, qui est la cause initiale de cette hypercrinie intestinale, et ce trouble a le plus souvent pour point de départ un acte réflexe; c'est ainsi que la diarrhée peut être produite par le froid; c'est ainsi que la dentition peut être le point de départ de troubles intestinaux; c'est ainsi que la diarrhée nerveuse peut être expliquée. L'inflammation elle-même agirait de la même manière, et c'est l'irritation de la muqueuse qui, par action réflexe, détermine une vascularité plus grande de l'intestin et, par cela même, une exagération dans la sécrétion intestinale. Enfin, les troubles mécaniques de la circulation abdominale peuvent produire la diarrhée, et c'est pourquoi les altérations de la veine porte s'accompagnent de diarrhée séreuse.

Diarrhées toxiques.

Dans d'autres cas, la diarrhée résulte de l'élimination de produits nocifs par la muqueuse intestinale. Et de même que nous voyons des diarrhées urémiques et sudorales se produire par la suppression de certains émonctoires de l'économie, comme dans l'urémie ou la suppression brusque de la sueur, diarrhées dues à l'issue par la muqueuse intestinale de ces produits excrémentitiels; de même certains poisons, soit celui qui détermine l'impaludisme, soit l'air vicié respiré dans les amphithéâtres, peuvent produire le même effet. Il existe en effet une diarrhée marematique, tributaire, comme vous le verrez, du sulfate de quinine, et vous connaissez tous les

(*a*) *Maladies de l'estomac : des aliments et de l'alimentation.*

diarrhées dues au séjour prolongé dans les amphithéâtres de dissection ou à des autopsies de sujets dans un état de putréfaction trop avancée. Mais il ne faudrait pas croire que la muqueuse soit seule en cause dans la pathogénie de la diarrhée, et Trousseau a eu raison d'appeler l'attention sur les flux intestinaux produits par une exagération des mouvements péristaltiques : c'est ce qu'il appelait la diarrhée par tonicité exagérée.

Diarrhée par contractilité.

Telles sont, esquissées à grands traits, les causes de la diarrhée, et si je vous les ai signalées, c'est que vous savez que je fais entrer l'étiologie dans la thérapeutique. Vous aurez donc grand soin, toutes les fois que vous serez appelés à traiter un flux de ventre, de remonter à sa cause, pour vous efforcer de la faire disparaître et par cela même de guérir votre malade (1).

Diarrhées diathésiques.

Au point de vue thérapeutique, les diarrhées se présentent surtout sous trois aspects principaux : tantôt ce ne sont que des accidents passagers qui disparaissent avec la cause

(1) Voici les principales divisions adoptées par les auteurs dans la classification de la diarrhée :

Sauvages a admis vingt et une espèces de diarrhées, dont il serait trop long de donner ici l'énumération.

Broussais, sans traiter spécialement de la diarrhée, distingua les espèces suivantes :

1° Diarrhée inflammatoire;

2° Diarrhée bilieuse ;

3° Diarrhée par action de la membrane musculaire des intestins (celle que déterminent la frayeur, le froid des pieds, les odeurs fortes, les affections morales, la commotion du cerveau);

4° Diarrhée chronique apyrétique ;

5° Diarrhée sèche.

Rostan pense que la diarrhée, comme toute augmentation de l'exhalation muqueuse, dépend :

1° D'un travail inflammatoire;

2° D'une maladie chronique éloignée ;

3° D'une disposition organique particulière, seulement probable, de la membrane muqueuse ;

4° De l'influence du système nerveux.

Les auteurs du *Compendium de médecine* ont admis trois grandes classes de diarrhées :

1° Diarrhée idiopathique ;

2° Diarrhée symptomatique ;

3° Diarrhée critique.

Trousseau admettait sept espèces de diarrhées : la diarrhée catarrhale ou phlegmatique, la diarrhée sudorale, la diarrhée nerveuse, la diarrhée

qui les a produits; tantôt, au contraire, la diarrhée est persistante, durable, et tient alors souvent à des lésions profondes de la muqueuse intestinale; enfin, dans d'autres circonstances, les flux de ventre sont une des manifestations d'un état diathésique général, tel que l'arthritisme, l'herpétisme; ce sont ces diarrhées goutteuses, dartreuses, sur lesquelles Noël Guéneau de Mussy a appelé l'attention (*a*).

Indications thérapeutiques

Les indications thérapeutiques sont ici fort différentes, et tandis que l'on doit combattre très énergiquement certaines diarrhées, il faut, au contraire, respecter soigneusement certains flux abdominaux, et c'est là, il faut le reconnaître, un des points les plus délicats du traitement des diarrhées.

Diarrhées que l'on doit respecter.

En règle générale, lorsque la diarrhée n'est pas très abondante, lorsqu'elle dure peu de jours, lorsque surtout elle n'affaiblit pas le malade, il ne faut pas trop se hâter dans l'application des moyens thérapeutiques. Quand, au contraire, ce flux tend à s'établir d'une manière chronique et qu'il devient alors une cause de dépérissement pour l'économie, vous devez agir d'autant plus énergiquement que la diarrhée est plus abondante et plus rebelle. Il est bien entendu que je laisse ici de côté tout ce qui a trait aux diarrhées fébriles dues à des états muqueux; ce sont là des épiphénomènes qui demandent

suite d'un flux intestinal excessif, la diarrhée par excès de tonicité de l'intestin, et enfin la diarrhée due aux diverses maladies organiques intestinales.

Spring adopte la classification suivante : diarrhée crapuleuse, diarrhée toxique, diarrhée supplémentaire, diarrhée catarrhale, diarrhée des enfants, diarrhée bilieuse, diarrhée cholérique, diarrhée ulcéreuse, diarrhée dépuratoire, diarrhée dyshémique, diarrhée nerveuse.

Le professeur Sée a pris pour base de sa division l'état des matières fécales, et il admet, selon que les matières fécales renferment du mucus, ou de la sérosité, ou de la bile, ou de l'albumine, des diarrhées muqueuses, séreuses, biliaires, albumineuses (*b*).

(*a*) Sauvages, *Nosologie médicale.* — Broussais, *Histoire des phlegmasies*, t. II. —Rostan, *Leçons de clinique médicale*, t. II, p. 104.—Spring, *Symptomatologie*, t. I, p. 184. — Trousseau, *Clinique médicale*, 1862, t. II, p. 411.

(*b*) Guéneau deMussy, *Clinique médicale*, t. II, p. 92.

toujours à être respectés. Une fois ces réserves faites, je vais aborder l'histoire du traitement des diarrhées et surtout des diarrhées chroniques, et je commencerai par l'hygiène, qui joue ici, comme toujours, un rôle prédominant.

Un très grand nombre de diarrhées tiennent à des causes alimentaires, soit que l'on mange trop ou pas assez, soit que l'on digère mal ; aussi ayez toujours bien soin d'examiner attentivement le régime des individus atteints de diarrhée chronique, et vous trouverez, dans la plupart des cas, la cause et le remède de cette affection. Comme je me suis déjà longuement appesanti sur ce sujet à propos des maladies de l'estomac, je passerai immédiatement, sans insister davantage, aux deux aliments qui occupent la première place dans la cure des diarrhées chroniques : je veux parler du lait et de la viande crue.

Traitement hygiénique.

De l'alimentation

Le lait est le meilleur médicament de la diarrhée chronique : c'est quelquefois le seul, et n'oubliez pas de combattre ce préjugé ridicule qui veut que le lait détermine la diarrhée. C'est là une profonde erreur ; car, au contraire, la diète lactée amène toujours la constipation. Quant à la viande crue, dont je vous ai déjà entretenu à maintes reprises (*a*) voici comment Weisse (de Saint-Pétersbourg) fut amené à l'employer. Il soignait un jeune enfant atteint de diarrhée chronique, rebelle à tous les traitements ; un jour l'enfant mordit à belles dents dans un morceau de viande crue, et en mangea un peu ; à l'encontre de ce que l'on redoutait, il se produisit une amélioration immédiate et une diminution dans le nombre des garde-robes. Frappé de ce résultat, Weisse songea à faire entrer la viande crue dans lathérapeutique.

Le lait.

La viande crue.

Je ne puis ici vous tracer les règles qui président à l'ad-

(*a*) *Maladies de l'estomac : des aliments complexes.*

ministration de la diète lactée ou de la viande crue, je vous renvoie pour cela aux développements dans lesquels je suis entré à propos des maladies de l'estomac.

A côté de ces aliments, il faut placer quelques substances, telles que les coings, qui jouissent de propriétés astringentes comme presque tous les corps contenant du tannin et qui par cela même peuvent faire disparaître la diarrhée (1).

Le riz (2) jouirait de quelque propriété spéciale dans la diarrhée ; il en est de même du blanc d'œuf ; on a beaucoup vanté l'eau albumineuse, je crois que cette albumine agit en ne réclamant aucun travail de l'intestin et en laissant reposer l'organe. Le vulgaire prétend que le blanc d'œuf amène l'accolement des intestins : c'est une erreur, puisque, étant peptonisé, il pénètre dans la circulation. A côté du riz on peut placer l'amidon (3).

Influence du froid.

Mais parmi les circonstances hygiéniques il en est une qui a un rôle prédominant : c'est l'action du froid humide. C'est là une des causes les plus fréquentes des diarrhées saisonnières, aussi n'oubliez jamais d'ordonner aux personnes qui supportent difficilement les moindres modifications atmosphériques, de porter une ceinture de flanelle sur l'abdomen. Dans les pays comme l'Algérie, où le passage du jour à la nuit est si rapide, l'ordonnance militaire exige que l'on porte une cein-

(1) *Coings*, fruits du coignassier (*pyrus cidonia*, L.). Rosacées. Icosandrie pentagynie, L. Originaire de Crète. On fait usage des fruits et des semences.

Le sirop de coings se donne à la dose de 50 à 100 grammes en potion ou pur ; les semences se donnent en macération, 10 à 30 grammes par litre d'eau. Cette préparation est réservée à l'usage externe.

(2) *Riz* (*oryza sativa*, L.). Graminées. Hexandrie monogynie, L. On donne la décoction de riz en boisson et en lavements.

(3) L'*Amidon*, qui est retiré plus particulièrement du froment, se donne en décoction, de 8 à 16 grammes par litre d'eau ; en lavement, de 8 à 16 grammes pour 500 grammes d'eau.

Il est bon, lorsqu'on donne l'amidon en lavement, de le faire un peu décocter avant de le mêler à l'eau à injecter ; on obtient un meilleur résultat qu'en le mettant tout simplement en poudre dans l'eau du lavement.

ture de flanelle, et c'est là une précaution qui préserve les soldats des diarrhées si fréquentes dans ces contrées. Enfin, chez les diarrhéiques, évitez les émotions qui augmentent souvent d'une manière si notable cette tendance à l'exagération des garde-robes. J'ai hâte de passer aux moyens pharmaceutiques que nous possédons pour guérir la diarrhée.

La pharmacie nous fournit soit des poudres inertes, soit des médicaments astringents, soit des substances qui s'opposent aux mouvements osmotiques qui se passent dans la muqueuse; enfin nous avons aussi des moyens locaux que nous pouvons mettre en usage. Voyons rapidement ces divers moyens et jugeons leur valeur : Traitement pharmaceutique.

Les poudres dites inertes occupent le premier rang : elles agissent par action locale et peut-être par une action spéciale qu'elles puisent dans les corps dont elles sont composées. Nous avons d'abord le sous-nitrate de bismuth (1), qui est le médicament le plus usuel. On a proposé le sous-carbonate, le sous-nitrate, le lactate et le tannate de bismuth, mais tous ces corps Des poudres dites inertes. Sous-nitrate de bismuth.

(1) *Sous-nitrate de bismuth* (sous-azotate de bismuth, blanc de fard, magistère de bismuth). Se présente sous forme d'une poudre blanche, insipide, inodore, insoluble dans l'eau froide; il noircit au contact de l'acide sulfhydrique, et, au bout d'un certain temps, se transforme en sulfure noir de bismuth insoluble dans l'eau.

D'après S. Regnauld, le bismuth doit être considéré comme un puissant absorbant de l'acide sulfhydrique excrété dans le tube digestif; et ce sel doit agir, au moins en certains cas, comme un modificateur topique de la muqueuse des intestins, par l'acide nitrique mis en liberté sur tous les points où s'opère la formation du sulfure (*Dict. encyclop. des sc. médic.*).

Le sous-nitrate de bismuth n'est pas toujours pur; il renferme de l'arsenic; aussi le pharmacien doit-il essayer ce sel avant de le livrer à la consommation. Ce sel peut aussi contenir des sels ammoniacaux, s'il n'a pas été très bien lavé. On y rencontre aussi du plomb; et ces différents produits ont donné lieu à beaucoup de recherches, surtout en médecine légale. Carnot (*Répertoire de pharmacie*, n° 4, 1878) a analysé des sous-nitrates de bismuth préparés pour la pharmacie, et toujours il a trouvé, dit-il, des traces d'oxyde de plomb, ordinairement 1 à 3 pour 1000; mais, dans certains cas, la quantité s'est élevée à 6 et 10 pour 1000. D'un autre côté, Riche a analysé des échantillons provenant de neuf fabriques différentes, et il conclut de ses recherches qu'il n'y a pas à

sont abandonnés et c'est le sous-nitrate qui seul triomphe. Cependant il faudrait peut-être faire des réserves pour le salicylate de bismuth que vous m'avez vu expérimenter dans le service et qui paraît jusqu'ici donner de bons résultats.

Le sous-nitrate de bismuth s'administre en poudre, en potion, en pastilles et même en crème. C'est un médicament sans goût et qui est pris généralement sans difficulté même par les enfants; comme il n'est pas toxique, on peut le donner à très hautes doses, et vous savez que Monneret, qui a tant fait pour la généralisation du sous-nitrate de bismuth, l'employait à doses excessives : 20 à 30 grammes par jour. Le plus souvent 1, 2 ou 3 grammes suffisent, mais on peut en donner davantage (1).

Dans ces derniers temps Carnot a soulevé une question intéressante à propos de ce sous-nitrate de bismuth, il a montré que ce sel contient ordinairement du plomb; aussi

redouter que le plomb existant dans le sous-nitrate puisse amener des désordres dans l'économie. Ces échantillons contenaient, en effet, au maximum, 1 millième de plomb (*Rép. de Pharmacie*, n° 7, 1878).

(1) Potion au bismuth :

Sous-nitrate de bismuth...	1 à 10 gr.
Gomme adragante.........	1
Hydrolat de laitue.........	120
Sirop simple..............	30

Poudre antidiarrhéique (Trousseau) :

Sous-carbonate de fer.....	1 décigr.
Yeux d'écrevisse..........	2
Sous-nitrate de bismuth..	3
Sucre blanc..............	3
Laudanum de Sydenham..	1 goutte.

Pulvérisez, mêlez, et faites un paquet.

Un paquet toutes les deux heures.

Tablettes de bismuth (Trousseau) :

Sous-nitrate de bismuth...	100 gram.
Sucre....................	900
Mucilage de gomme adragante..................	Q. S.

F. S. A. des tablettes de 1 gramme, chaque tablette contenant 10 centigrammes de sous-nitrate de bismuth.

Pastilles de Paterson :

Sous nitrate de bismuth...	50 gram.
Magnésie bihydratée.......	50
Sucre en poudre fine......	450
Mucilage.................	Q. S.

F. S. A. Pastilles de 1 gramme (*a*).

(*a*) Récamier et Trousseau (*Gaz. méd. de Paris*, février 1838). — Aran (*Bull. de Thérap.*, t. XL.) — Monneret, *De l'emploi du sous-nitrate de bismuth à hautes doses dans le traitement de plusieurs maladies* (*Bull. de Thérap.*, 1854). — Brossac, *Du sous-nitrate de bismuth, pharmacologie, toxicologie, physiologie, thérapeutique* (*Arch. de méd. navale*, 1863). — Orfila, *Recherches sur plusieurs poisons tirés du règne minéral* (*Annales d'hygiène*, 1842).

Bouchut a-t-il soutenu que la présence du plomb n'est pas un mal et que c'est grâce à cette impureté que le sous-nitrate de bismuth devait d'être le meilleur antidiarrhéique.

Quoi qu'il en soit, qu'il soit pur ou impur (Riche nous a donné le moyen d'obtenir ce sel absolument pur), il agit à la fois comme poudre inerte, comme médicament antiacide et comme absorbant ; le bismuth est un sel très basique qui détruit l'acidité exagérée des sécrétions intestinales ou stomacales; de plus il absorbe énergiquement les gaz produits dans l'intestin, gaz qui entrent pour une certaine part dans la production de la diarrhée. Vous savez, en effet, que l'usage du bismuth détermine la coloration noire des matières fécales, par le sulfure de bismuth qui se produit, et il faut prévenir de ce fait les malades, qui pourraient s'en effrayer.

Mais le bismuth est cher et on s'est efforcé de lui trouver des succédanés. C'est dans les sels de chaux que se trouvent les principaux. Nous avons l'eau de chaux, que Boisseul (*a*) considère comme le meilleur médicament de la diarrhée; cette eau de chaux, seconde, comme on dit en pharmacie, est très employée chez les enfants, et à chaque instant on la prescrit en coupage avec le lait dans notre crèche. De la craie.

Puis vient la craie (1), dont on fait des préparations plus ou Des poudres calcaires.

(1) *Craie*, ou carbonate de chaux impur. Ce sel s'obtient à l'état pur au moyen du chlorure de calcium fondu (200 grammes) et du carbonate de soude cristallisé, 520.

Les deux sels sont dissous séparément et mélangés, puis on lave le précipité par décantation, et on trochisque.

C'est une poudre blanche, pulvérulente, insipide, inodore, insoluble dans l'eau, soluble avec effervescence dans les acides étendus.

Il est donné comme antiacide absorbant et antidiarrhéique, à la dose de 2, 8 et même 16 grammes par jour, dans du pain azyme, ou délayé dans de l'eau, en potion, en pastilles.

En Angleterre, on emploie la craie préparée, ainsi que la craie naturelle, formée, on le sait, par la dépouille fossile de petits êtres organisés de la famille des polythalamies et des nautilites.

Comme astringent et anti-acide, la

(*a*) Boisseul, *Sur l'eau de chaux* (*Journal de méd. de Bordeaux*, juillet 1846).

moins complexes. Enfin le phosphate de chaux, tribasique et insoluble ou acide et soluble; il agit surtout en déposant sur l'intestin une couche de poudre insoluble (*a*). Je vous ai déjà parlé de ce fait dans mes leçons sur la dyspepsie; je n'y reviendrai pas, vous signalant seulement la grande utilité qu'on retire des différents phosphates pour la cure des diarrhées.

Dans les anciennes pharmacopées on utilisait plusieurs substances empruntées au règne animal et ayant une action par les sels de chaux qu'elles renferment; c'est ainsi que la poudre de crabe, les yeux d'écrevisse (1), les coquilles d'œuf et les écailles d'huître ont tour à tour été proposées pour la cure des flux abdominaux. Ces préparations sont abandonnées aujourd'hui, sauf une seule qui mérite une certaine attention: c'est la corne de cerf calcinée. Cette corne de cerf sert de base à un des apozèmes les plus utiles dans la cure des diarrhées, à la décoction blanche de Sydenham (2).

poudre suivante est assez employée :

Craie composée (Pharmacopée anglaise) :

Craie préparée..........	450 gr.
Poudre de cannelle......	112
— tormentille ..	84
— gomme.......	(84)
— poivre long...	14

Mêlez.

On peut aussi user de la préparation suivante :

Craie préparée...........	10 gr.
Sous-nitrate de bismuth..	10
Opium brut pulvérisé.....	0,20

Mêlez, divisez en 10 paquets.

Un paquet avant le déjeuner et le dîner.

(1) *Yeux d'écrevisse* (*oculi cancrorum*). Ce sont des concrétions formées de carbonate de chaux, qui se trouvent dans l'estomac de l'écrevisse (*astacus fluviatilis*, crustacés décapodes), au moment de la mue, et qui sont destinées au renouvellement du test.

Doses : 6 grammes et plus.

(2) Décoction blanche de Sydenham (Cod. fr.) :

Corne de cerf calcinée et porphyrisée................	10 gram.
Mie de pain de froment.....	10
Gomme arabique pulvérisée (*acacia vera*).............	10
Sucre blanc (*saccharum officinarum*)................	60
Hydrolat de fleurs d'oranger.	10
Eau commune Q. S. pour...	1 litre.

Triturez la corne de cerf et la gomme; ajoutez la mie de pain et le sucre, triturez de nouveau; faites bouillir avec l'eau pendant quinze minutes; passez, exprimez légèrement, ajoutez l'hydrolat.

(*a*) Voir *Maladies de l'estomac :* Dyspepsie des nouveau-nés.

Enfin Gubler, reprenant la pratique d'Adair et J. Henly, a remis en honneur l'oxyde de zinc, qui donne d'excellents résultats à la dose de $3^g,50$ associé à 50 centigrammes de carbonate de potasse, administrés en quatre paquets dans la journée. De l'oxyde de zinc.

Bonamy, de Nantes, Puygautier, Jacquier (*a*) ont montré, par de nombreuses observations, les bons effets de cette préparation.

Ainsi donc, pour nous résumer au point de vue des poudres inertes, nous avons : d'abord le sous-nitrate de bismuth ; puis l'oxyde de zinc; et enfin les sels de chaux, auxquels vous ajouterez la décoction blanche de Sydenham.

Les astringents, et surtout ceux qui sont tirés du règne végétal, ont une action prédominante dans la cure des diarrhées. Ainsi le tannin (1) est un bon médicament dans les Des astringents.

(1) *Tannin* ou *acide tannique*. C'est un produit végétal, essentiellement astringent, qui existe dans les végétaux dits astringents : noix de galle, écorces de chêne, de quinquina, d'orme, sumac, cachou, kino, bistorte, fraisier, potentille, rosier, caféier, etc.

Le tannin employé en médecine est ordinairement celui qu'on extrait de la noix de galle. Il est blanc jaunâtre, incristallisable, inodore, d'une réaction légèrement acide et d'une saveur très astringente; soluble dans l'eau, moins dans l'éther et l'alcool; dans les huiles grasses et volatiles. Il précipite de leurs solutions l'albumine, la gélatine.

Les tannins de la noix de galle, chêne, colorent les sels ferriques en bleu noir; les tannins du quinquina, cachou, café, rhubarbe, kino, saule, orme, fougère, légumineuses, fleurs des labiées, les colorent en vert; les tannins du ratanhia, absinthe, arnica, véronique, verveine., etc, les colorent en gris verdâtre. On a même, d'après les diverses colorations provoquées par les tannins en face des sels ferriques, établi les dénominations suivantes :

1° Acide gallotannique, ou tannin de la noix de galle;

2° Acide quercitannique ou du chêne rouvre ;

3° Acide cafétannique ou de café;

4° Acide cachoutannique ou mimotannique ou du cachou;

(*a*) Adair et J. Henly, *Lapis calaminaris (carmia nativa) in alvi fluxibus cachecticorum* (Gmelin, *App. med.*, 292). — Bonamy, *De l'oxyde de zinc dans la diarrhée (Bull. de Thérap.*, mai 1877, p. 251). — Puygautier, *De l'emploi de l'oxyde de zinc dans la diarrhée*, thèse de Paris, 1874, n° 250. — Jacquier, *De l'oxyde de zinc dans la diarrhée*, thèse de Paris, 1878, n° 120.

diarrhées chroniques : on l'administre en pilules à la dose de 10 à 50 centigrammes et même davantage. Le ratanhia (1)

5° Acide morintannique ou du bois jaune;

6° Acide quinotannique ou du quinquina ;

7° Acide cocotannique ou du kino.

Le tannin se combine avec les métaux, pour former des tannates (de plomb, de zinc, de bismuth, d'alumine).

Le tannin est employé comme tonique et comme astringent dans les hémorrhagies, les flux muqueux, séreux et purulents; dans les diarrhées, les sueurs profuses. On le prescrit à l'extérieur (lotions, collyres, gargarismes, lavements, pommades, suppositoires) ; à l'intérieur, en poudre, pilules, potions, électuaires.

Substances incompatibles. Alcaloïdes, sels métalliques, fer, antimoine, plomb, mercure, émétique, gélatine, albumine, émulsions, eau de chaux.

Glycéré de tannin (Cod. fr.):

Tannin...............	1 à 2 gr.
Glycérine................	10

Pilules de tannin (Woillez) :

Tannin.............	15 centigr.
Mucilage de gomme.	q. s.

Pour une pilule. Hémoptysies, sueurs.

Doses : 2 à 10 pilules par jour.

Gargarismes :

Electuaire astringent :

Tannin.................	50 centigr.
Laudanum de Sydenham.	10 gouttes.
Conserves de roses......	10 gr.

Lavement astringent :

Tannin................	1 gr.
Laudanum de Sydenham.	6 gouttes.
Eau..................	300 gr.

(1) *Ratanhia* (*krameria triandra*). Polygonacées. Le ratanhia est un petit arbuste ligneux des Cordillères, du Pérou et de la Bolivie. On fait usage de ses racines ou plutôt de l'écorce de sa racine, qui seule contient les principes actifs. Les petites racines jeunes sont plus actives que les grosses et vieilles.

La racine de ratanhia, dont l'écorce est rouge-brun, fibreuse, à saveur astringente, non amère, contient, d'après Wittsteln, 1854, une sorte de tannin (20 pour 100), nommé *acide ratanhia-tannique*, fournissant avec les chlorures ferriques un précipité verdâtre ; elle contient aussi de l'extractif, de la matière colorante, du rouge de ratanhia, substance insoluble dans l'eau, de la cire, de la gomme, quelques sels et un sucre incristallisable.

Les nombreuses espèces de krameria fournissent d'autres ratanhias, dont les plus connus sont : 1° la savonella ou ratanhia de la Nouvelle-Grenade (*krameria tomentosa*) ; 2° le ratanhia du Para (R. du Breuil, R. des Antilles) (*krameria argentea*).

Le ratanhia se prescrit dans les cachexies, les hémorrhagies, les diarrhées : en poudre, 1 à 10 grammes ; en infusion, 20 pour 100; extrait aqueux, 40 à 45 grammes, en potion et sirop ; teinture, 20 à 30 grammes, en tisane ou potion.

A l'extérieur on l'emploie en lotions, injections, lavements (50 pour 1000).

L'extrait de ratanhia se donne en pilules ou en potions (50 centigrammes à 10 grammes) ; à l'extérieur, en pommades et en suppositoires.

Substances incompatibles : alcalis, carbonates, sels métalliques, gélatine, émulsions.

fournit aussi une tisane et un extrait. Le cachou (1) est moins employé et cependant on a vanté beaucoup son action. Il en

Potion astringente au ratanhia (Cod. fr.) :

Extrait de ratanhia......	5 gr.
Eau commune..........	100
Sirop de coings.........	50

Faites dissoudre l'extrait dans l'eau, filtrez, ajoutez le sirop.

Une cuillerée à soupe toutes les demi-heures.

Tisane de racine de ratanhia :

Racine de ratanhia..	20 gram.
Eau.................	1 000

Edulcorez avec sirop de ratanhia, 50 grammes.

Lavement de ratanhia :

Racine de ratanhia.......	25 gram.
ou bien Extrait de ratanhia.	5
Eau.....................	500

Faites bouillir une demi-heure, passez.

Extrait de ratanhia....	1
Eau distillée.........	2
Sirop simple..........	39

Sirop de ratanhia (Cod. fr.) :

Faites dissoudre l'extrait dans l'eau distillée chaude ; mêlez du sirop bouillant; faites bouillir jusqu'à ce que le poids du sirop soit à 40 ; passez.

Doses : 20 à 100 grammes en tisane ou potion.

(1) Le *Cachou* est un suc astringent, obtenu par décoction :

1° Du bois de l'*acacia catechu* (*mimosa catechu*), arbre de 9 à 12 mètres de haut, avec un tronc de 1^{m},20 à 1^{m},80 de circonférence, et de l'*acacia suma* (*mimosa suma*). Légumineuses ;

2° Des graines (noix d'arec) de l'*areca catechu* (palmiers) ;

3° Des feuilles et des bourgeons fraîchement cueillis du gambir : *nauclea gambir* ou *uncaria gambir*, vigoureux arbuste grimpant, et *uncaria acida*.

Le cachou est ordinairement exporté en pains du poids de 100 à 125 grammes; il est inodore, d'une couleur brun rougeâtre, d'une saveur astringente, sans amertume, complètement soluble dans l'eau bouillante et l'alcool chaud, incomplètement dans l'eau froide. Il précipite en vert noirâtre par les persels de fer.

Les cachous contiennent du tannin (36 à 54 pour 100), de la catéchine ou acide catéchique, de l'acide catéchu-tannique, de l'acide catéchutique (Büchner) et de la quercétine.

Il y a dans le commerce plusieurs sortes de cachou : le cachou de Bengale, le cachou de Bombay, le cachou officinal et le cachou du Pégu.

Le cachou entre dans de nombreuses préparations (externes ou internes) ; il ne doit pas être prescrit avec : émétique, sels de fer, alcaloïdes, émulsions et substances albumineuses.

La *teinture* de cachou se donne en potion, à la dose de 2 à 30 grammes ; le *sirop*, à la dose de 20 à 100 grammes.

Le cachou de Bologne, employé par les fumeurs, contient de l'extrait de réglisse, de la gomme, du mastic, de la cascarille, du charbon, de l'iris de Florence, de l'huile volatile de menthe, des teintures d'ambre et de musc, et du cachou.

Tablettes de cachou (Cod. fr.) :

Cachou pulvérisé (*uncaria gambir*)..........................	20
Sucre blanc......................	80
Mucilage de gomme adragante..	9

est de même du colombo et du guarana que Hervé de Lavaur et Denucé (*a*) ont conseillé le premier en potion, le second en pilules pour combattre la diarrhée. Enfin les plantes contenant du tannin, telles que le fraisier, la tormentille (1), la

Faites des tablettes de 5 décigrammes.

Dose : 4 à 30 tablettes.

Potion contre la diarrhée (Réveil) :

Sirop de coings..........	30 gr.
Teinture de cachou......	10
Eau de cannelle.........	50
Eau....................	90
Eau de Rabel...........	2
Laudanum de Rousseau..	10 gouttes.

F. S. A. A prendre en deux ou trois fois dans la journée.

Tisane de cachou :

Cachou concassé........	8 gr.
Eau bouillante..........	1 000

Faites infuser une heure.

Lavement de cachou :

Cachou pulvérisé.......	2 à 10 gr.
Eau chaude............	250

Tisane de riz-cachou :

Tisane de riz.............	500 gr.
— cachou.........	500

Edulcorez avec sirop de grande consoude, 64 grammes.

(1) *Grande consoude* (*symphytum officinale*, L.). Oreille d'âne, langue de vache, herbe aux charpentiers, aux coupures. — Borraginées, pentandrie monogynie, L. On utilise la racine.

Le sirop se donne à la dose de 50 à 100 grammes en potion ou en tisane.

Les plantes indigènes astringentes sont très nombreuses. Parmi elles, nous citerons les suivantes :

Fraisier (*fragaria vesca*, L.). Rosacées. Icosandrie polygénie, L.

Tormentille (*tormentilla erecta*, L.). Rosacées. Icosandrie polygynie, L. — Décoction, 15 à 30 grammes pour un litre.

Bistorte (*polygonum bistorta*). Polygonacées. Octandrie trigynie, L.). Décoction, 30 à 60 grammes par litre.

Noyer (*juglans regia*, L.). Juglandées. Monœcie polyandrie, L. — Décoction de feuilles fraîches, 15 à 30 grammes par litre.

Potentille (*potentilla anserina*). Rosacées.

Benoîte (*geum urbanum*, L.). Rosacées. Décoction de la racine : sèche, 30 à 60 grammes ; fraîche, 60 à 100 grammes par kilogramme d'eau ; teinture, 15 à 30 grammes en potion.

Roses rouges (de Provins). Rosacées. Infusion, 8 à 15 grammes par litre ; conserve, 60 à 120 grammes ; sirop, 30 à 60 grammes.

Aigremoine (*agrimonia eupatoria*, L.). Rosacées. Infusion de feuilles, 5 à 15 grammes par 500 d'eau.

Argentine ou *potentille*. Rosacées. Décoction, une poignée pour 1 litre d'eau.

Renouée (*polygonum aviculare*, L.). Polygonacées. Décoction, deux poignées pour 1 ou 2 litres d'eau.

Bourse à pasteur (*thlaspi bursa pastoris*, L.). Crucifères. Décoction, 30 à 40 grammes par litre d'eau ; infusion, 100 grammes d'herbe fraîche pour 1 litre d'eau bouillante ; deux heures d'infusion.

(*a*) C. Denucé, *Journal de médecine de Bordeaux*, juillet 1857. — Hervé de Lavaur, *Bulletin de Thérapeutique*, t. LII, p. 418.

potentille, si vantée par Bonnard, la bistorte, que Levrat-Ferroton a préconisée, enfin la feuille de noyer, que Scotti a signalée comme médicament antidiarrhéique, peuvent être mises en usage. Mais elles sont peu employées. Tels sont en résumé les principaux médicaments astringents administrés à l'intérieur contre la diarrhée. Passons maintenant aux médicaments opiacés.

Médicaments anexosmotiques.

Il existe, vous le savez, des médicaments qui augmentent ou diminuent les échanges osmotiques qui se font à travers la muqueuse intestinale ; on a donné le nom d'*anexosmotiques* aux préparations qui empêchent cette action dialytique et on a utilisé ces médicaments anexosmotiques pour la cure des diarrhées.

De l'opium.

L'opium est la substance anexosmotique par excellence, et si on joint à cela l'affaiblissement amené dans les mouvements péristaltiques, on comprend la grande utilité de ce médicament dans la cure des flux abdominaux. Mais, et c'est là un point important, les préparations d'opium ne sont pas indifférentes ; tandis que les unes n'ont qu'une action limitée, les autres ont un effet remarquable pour la cure du symptôme diarrhée, et c'est là un des résultats heureux de la polypharmacie.

Du diascordium.

Les deux préparations à utiliser sont : le diascordium et le laudanum. Cette vieille préparation, le diascordium, due à Fracastor, et qui prend son nom de la germandrée qu'il renferme, *teucrium scordium* (1), contient un grand nombre de

(1) Voici la formule de l'électuaire diascordium :

Feuilles sèches de scordium..	48 gr.
Fleurs de roses rouges......	16
Racine de bistorte...........	16
— de gentiane..........	16
— de tormentille........	16
Semences d'épine vinette....	16
Gingembre..................	8
Poivre long.................	8
Cassia lignea................	16
Cannelle....................	16
Dictame de Crète...........	16 gr.
Styrax calamite..............	16
Galbanum..................	16
Gomme arabique............	16
Bol d'Arménie préparé......	64
Extrait d'opium..............	8
Miel rosat dépuré et rapproché en consistance de miel ordinaire....................	1000
Vin d'Espagne..............	250

Faites dissoudre l'extrait d'opium dans le vin ; ajoutez le miel rosat li-

plantes qui toutes ont une action contre la diarrhée, telles que la bistorte, la tormentille, etc. Et c'est probablement à l'association de ces principes tanniques avec les alcaloïdes de l'opium qu'on doit cette action élective du diascordium dans la cure des flux intestinaux. Vous pouvez donc vous servir du diascordium ou de la préparation qui lui a été substituée par Bouchardat, et administrer ces médicaments à la dose de 1 à 8 grammes sans inconvénient, en vous rappelant que le diascordium contient par gramme 6 milligrammes d'extrait d'opium et que la formule de Bouchardat renferme par gramme 2 milligrammes de morphine.

Des laudanums.

Le laudanum est aussi dans ces cas une bonne préparation : vous emploierez soit celui de Sydenham, soit celui de Rousseau, car malgré les tentatives de Béhier et de Delioux de Savignac (1), ces deux vins d'opium restent encore inébranlables. Vous pourrez user aussi de l'électuaire de Guéneau de Mussy (2).

quéfié, puis peu à peu toutes les autres substances dont vous aurez fait une poudre fine, et agitez bien la masse, de manière à obtenir un mélange exact. Conservez l'électuaire dans un pot pour l'usage. Le diascordium renferme 2 centigrammes et demi d'opium pour 4 grammes d'électuaire.

Voici la modification proposée par Bouchardat à cette formule beaucoup trop complexe :

Chlorhydrate de morphine.....	0g,03
Tannin.....................	0g,50
Teinture de baume de Tolu...	10 gr.
Conserves de roses...........	6
Phosphate de chaux porphyrisé.	3

1 gramme de cette préparation contient 2 milligrammes de morphine.

(1) Delioux de Savignac, pensant que la cannelle et la girofle détruisaient certaines propriétés de l'opium, à cause du tannin qu'elles renferment, a proposé la formule suivante de laudanum :

Extrait d'opium............	7
Safran.....................	5
Alcoolat de menthe..........	30
Alcoolat de mélisse..........	25
Hydrolat de cannelle.........	30
Sucre blanc.................	16

Béhier voulait faire disparaître le goût désagréable que donne le safran au laudanum, et voici comment il formulait son laudanum :

Alcool à 85 degrés..........	50
Eau........................	50
Opium à 9 pour 100.........	12
Cannelle....................	2
Girofle.....................	1

Laissez macérer quinze jours en bouchant bien, filtrez et ajoutez essence de menthe quantité suffisante.

Pour les formules de l'opium, voir les leçons sur les névroses de l'estomac.

(2) Voici la formule de l'élec-

On a proposé d'utiliser les alcaloïdes de l'opium, et Rabuteau les a même classé selon leur action anexosmotique. De tous les alcaloïdes de l'opium, deux seuls s'opposent au courant exosmotique : la narcéine et la morphine, et l'action de la morphine est supérieure à celle de la narcéine ; de là l'application de la morphine à la cure de la diarrhée. Jusque dans ces derniers temps on l'administrait par la bouche; mais Béhier (*a*), puis Vulpian ont montré qu'en injections hypodermiques l'action était plus manifeste, et Legagneur dans sa thèse a réuni plusieurs faits qui semblent à cet égard concluants (*b*). — De la morphine.

Mais ce qui donne les meilleurs résultats dans la cure de la diarrhée, c'est l'association des opiacés avec les astringents et les poudres inertes. L'une de ces préparations et des plus connues, c'est l'union du diascordium avec le sous-nitrate de bismuth sous forme de bols de 50 centigrammes administrés en nombre variable trois à six fois par jour.

Je vous conseille aussi d'employer une potion antidiarrhéique que je prescris souvent dans le service, et dont voici la formule :

♃	Laudanum de Sydenham..................	10 gouttes.
	Sous-nitrate de bismuth..................	10 grammes.
	Eau de menthe..........................	10
	Eau de laitue..........................	70
	Sirop de ratanhia.......................	30

A prendre par cuillerées à bouche.

Les moyens locaux jouent un rôle dans la cure de la diarrhée. Ce sont d'abord les cataplasmes ou bien la ouate ap- — Des moyens locaux.

tuaire de Noël Guéneau de Mussy :

Poudre de colombo.....	6 gr.
Extrait de ratanhia......	6
Cachou...............	4
Cascarille...............	4
Poudre d'anis .... }	ãã 1
— de fenouil.... }	
Essence de menthe......	0g,50
Extrait thébaïque........	0 ,40
Conserve de roses........	Q. S.

Divisez en 80 pilules, à conserver dans un mélange de 6 grammes de craie précipitée et de 4 grammes de sous-nitrate de bismuth.

(*a*) Constantin Codrescu, *Des injections sous-cutanées de morphine dans la diarrhée des phthisiques,* Thèse de Paris, 1866.

(*b*) Legagneur, *Des injections hypodermiques de morphine dans le traitement de la diarrhée,* thèse de Paris, 1876, n° 476.

Des cataplasmes.

pliqués sur le ventre entourés d'un taffetas gommé et maintenant ainsi la chaleur sur la surface de l'abdomen. On a proposé aussi de recouvrir le ventre d'une couche de collodion et on a soutenu que l'on pouvait ainsi faire disparaître les diarrhées les plus rebelles. C'est un moyen peu dangereux dont vous pouvez user, mais sans en espérer les effets merveilleux qu'on lui attribue.

Des lavements.

Les lavements (1) ont une action réelle dans la cure de la diarrhée. On emploie, suivant les cas, les lavements simples, émollients, amidonnés ou renfermant du laudanum. Vous pourrez même y ajouter une substance astringente, du ratanhia ou du tannin et même le sous-acétate de plomb. Barthez, Guéraud ont signalé les bons effets de ces lavements à l'eau blanche (5 grammes de sous-acétate de plomb pour 250 grammes d'eau).

Dans ces derniers temps Bourdon et Chouppe (*a*) ont vanté l'ipéca concassé en lavement. Chouppe (2) a donné une for-

(1) Devergie a conseillé les lavements suivants :

Acétate de plomb........	4 gr.
Carbonate de soude......	2
Laudanum de Sydenham.	10 gouttes.
Eau....................	q. s.

Pour un lavement (*b*).

(2) *Ipécacuanha* (*cephœlis ipecacuanha*) rubiacées. MM. Bourdon et Chouppe ont expérimenté avec succès les lavements d'ipéca dans la diarrhée cholériforme des jeunes enfants, et dans la diarrhée des tuberculeux. Sur 17 observations publiées par Chouppe, on constate : guérison, 13 cas ; amélioration, 2 ; insuccès, 2. Voici comment étaient préparés les lavements (*Bulletin de Thérapeutique*, t. LXXXVI).

On prend :

Racine d'ipéca concassée..	20 gr.
Eau distillée............	500

On fait subir à la racine trois décoctions successives dans le tiers de la quantité d'eau, pendant dix minutes chaque fois, puis on mêle le produit des 3 décoctions, qu'on fait réduire à 240 grammes pour deux lavements, à chacun desquels il faut ajouter 5 à 6 gouttes de laudanum de Sydenham. Pour les enfants, la dose est moitié moindre, et l'on n'ajoute pas de laudanum.

Il était donné deux de ces lave-

(*a*) Devergie, *Des lavements astringents* (*Bull. de Thérap.*, p 518, t. XLVIII).

(*b*) Chouppe, *Bull. de Thérap.*, t. LXXXVI, et *Progrès médical*, 1874. — D'Ornellas, *Gaz. médicale de Paris*, 1873, et *Bull. de Thérap.*, 1873.— E. A. Polichronie, *Etude expérimentale sur l'action thérapeutique et physiologique de l'ipécacuanha et de son alcaloïde*, Paris, 1874.

mule complexe de ces lavements que je vous propose de simplifier ainsi :

Lavements d'ipéca.

Mettez dans 250 grammes d'eau chaude 10 grammes d'ipéca concassé, faites bouillir une minute et administrez en lavement, après avoir ajouté, si vous le voulez, quelques gouttes de laudanum.

C'est une excellente préparation qui donne de bons résultats dans la diarrhée des enfants, et surtout dans sa forme la plus dangereuse : le choléra infantile. J'y ai eu recours et je m'en suis bien trouvé.

La diarrhée des enfants.

Et, messieurs, puisque je vous parle de cette diarrhée des enfants, n'oubliez pas que c'est un des accidents les plus fréquents et les plus graves de la pathologie infantile et à chaque instant dans la crèche vous voyez ces flux plus ou moins opiniâtres. Si vous vous rappelez combien, d'une part, est grande l'impression du froid sur la peau des enfants, combien, de l'autre, le moindre trouble dans leur alimentation détermine de la diarrhée, vous comprendrez facilement la fréquence de ce symptôme aux premiers âges de la vie.

Aux matières fécales mal liées et ressemblant à des œufs brouillés, premier symptôme du trouble apporté aux fonctions digestives, succèdent des garde-robes verdâtres ; des coliques plus ou moins fortes apparaissent, les gaz deviennent odorants, l'enfant s'amaigrit, et si l'on ne vient pas combattre efficacement ce flux abdominal, on le voit passer à l'état chronique et amener la mort de l'enfant.

Du choléra infantile.

Dans quelques cas, ces accidents acquièrent une rapidité foudroyante ; les selles deviennent séreuses, elles sont consti-

ments par jour, le premier entre sept et huit heures du matin, c'est-à-dire deux heures avant le repas ; celui du soir vers huit heures, c'est-à-dire au moins trois heures après le dernier repas.

M. Bourdon nous a dit dernièrement qu'en ville, il ne donnait plus la racine d'ipéca concassé, il recommande de casser *à la main* cette racine en très petits morceaux, qu'on fait ensuite décocter.

tuées par une sérosité verdâtre dans laquelle surnagent des matières comparables à des hachures d'herbes ; le facies de l'enfant se grippe, ses traits s'altèrent, ses yeux s'excavent, sa voix s'éteint, la peau se refroidit et l'enfant succombe souvent en quelques heures : c'est le choléra infantile, si souvent observé au moment du sevrage et dont vous avez eu souvent des exemples dans ma salle de crèche.

Traitement de la diarrhée des enfants.

Comme vous le voyez, au point de vue thérapeutique, la diarrhée de la première enfance se présente tantôt comme un fait passager, dû à un coup de froid ou bien à une modification dans l'alimentation ; tantôt comme un symptôme persistant, l'un des premiers phénomènes de cet ensemble morbide que l'on décrit sous le nom d'*athrepsie ;* tantôt enfin comme un accident d'une extrême gravité, le choléra infantile.

Dans tous ces cas, vous devez intervenir énergiquement et cela dès le début de la diarrhée, il est toujours imprudent de laisser s'établir un flux abdominal chez les très jeunes enfants, et tandis que chez l'adulte vous pouvez et devez même respecter certaines diarrhées, votre devoir, au contraire, dans le premier âge, c'est d'arrêter au plus vite le flux intestinal, quelle qu'en soit la cause. On a voulu cependant faire une exception à cette loi générale à propos de la diarrhée de la dentition; se basant sur un aphorisme d'Hippocrate (1), on a soutenu qu'il fallait ne point combattre cette diarrhée. Je ne puis admettre cette exception, et, pour ma part, dès qu'un enfant qui fait ses dents a une diarrhée trop abondante, dès que surtout les garde-robes deviennent verdâtres, je me hâte d'intervenir.

(1) Voici l'aphorisme d'Hippocrate : « Les enfants qui ont des flux de ventre, durant la dentition, ont rarement des convulsions : *Quibus in dentitione alvus multoties subducitur, iis minùs convelluntur, quàm quibus ità paucies.* » (Hippocrate, *Liber de dentibus.*)

Il faut donc combattre de bonne heure ces diarrhées, et je crois que d'une simple diarrhée aux périodes les plus avancées du choléra infantile il n'existe souvent que des transitions insensibles. Pour arriver à votre but, usez du sous-nitrate de bismuth et de l'eau de chaux (1); soyez extrêmement prudents avec le laudanum; Parrot, lui, le repousse absolument, et, si vous le donnez, faites-le avec réserve, c'est-à-dire ne dépassez jamais une ou deux gouttes. Les enfants, en effet, supportent mal ce médicament (*a*).

Vous pourrez aussi user de la méthode de René Blache, qui donne de bons résultats et qui consiste dans l'union de l'huile de ricin, 1 à 2 grammes, avec parties égales de sirop de gomme. C'est une bonne médication dans le traitement de la diarrhée des enfants.

Ne comptez pas trop sur les lavements, et à cet égard je partage entièrement l'opinion de Parrot, qui montre leur complète inefficacité dans la cure de la diarrhée des enfants qui dépend des troubles fonctionnels de l'intestin grêle et non du gros intestin. Mais, surtout, surveillez l'alimentation, c'est là le point capital de votre thérapeutique, et je vous renvoie à ce que je vous ai déjà dit à propos de la dyspepsie des nouveau-nés.

Traitement du choléra infantile.

Pour le choléra infantile, les moyens antidiarrhéiques ne suffisent pas, il faut relever les forces des malades; faites-le avec du vin sucré, des potions au rhum, faites faire des frictions énergiques sur tout le corps, recourez même à la pratique

(1) Voici les potions conseillées par Parrot dans les cas de diarrhée :

Sous-nitrate de bismuth.... 2 gr.
Sirop de grande consoude ou sirop de coings.......... 100

Six à huit cuillerées dans les vingt-quatre heures, avant les tetées.

Lorsque les matières sont vertes, il modifie ainsi la formule :

Sous-nitrate de bismuth... 3 gr.
Eau de chaux.......... } āā 50
Sirop de grande consoude. }

(*a*) Parrot, *De l'athrepsie*, Paris, 1877, p. 437.

de Trousseau, qui conseillait dans ces cas les grands bains sinapisés (1).

Diarrhées palustres.

Et puisque je vous trace ici aussi rapidement que possible les indications thérapeutiques qui découlent de certaines formes de diarrhée, permettez-moi de compléter ce sujet en vous rappelant que certaines d'entre elles sont tributaires d'une thérapeutique spéciale : Jules Simon, Guyot, Potain, ont montré que, dans certains cas, le sulfate de quinine faisait disparaître comme par enchantement les diarrhées rebelles à tout autre médicament. Aussi, toutes les fois que vous trouverez soit dans l'étiologie, soit dans la marche des symptômes, la trace d'une influence paludéenne, n'hésitez pas à recourir au plus vite au quinquina.

Diarrhées des pays chauds

Ceci me conduit à vous entretenir des diarrhées chroniques des pays chauds, qui sont si fréquentes aux colonies ; ici le seul traitement efficace, du moins lorsque nous retrouvons ces malades en France, c'est le lait et l'eau de Vichy. A propos de ce lait, Talmy a montré que lorsqu'il fait défaut, comme cela arrive pendant la navigation, on peut employer du lait conservé, et a même conseillé l'usage exclusif du sucre de lait comme pouvant guérir cette diarrhée chronique (2).

(1) Pour l'athrepsie aiguë, Parrot administre, toutes les dix minutes, et fait prendre alternativement une cuillerée à café de deux boissons glacées, préparées l'une avec :

Cognac vieux...........	10 gr.
Eau....................	200

L'autre avec du bouillon de bœuf dégraissé, fait sans légumes.

Deux à trois fois dans la journée, pendant cinq minutes, l'enfant sera maintenu dans un bain d'eau à 35 degrés, à laquelle on aura ajouté, par 25 litres, de 50 à 60 grammes de farine de moutarde, que l'on pourra mettre dans un sac et que l'on malaxera dans l'eau.

(2) Le docteur Talmy a bien voulu nous donner une note sur le sucre de lait, note dont nous extrayons le passage suivant :

« En Cochinchine, comme en France, le sucre de lait a rapidement, dans le cas de diarrhée chronique, modifié les selles, surtout comme couleur, moins souvent comme consistance ; car assez fréquemment le remède n'a pu aller jusqu'à donner des selles complètement moulées ; je dois même dire que quelques diarrhées, en petit nombre du reste, se sont montrées complètement rebelles à toute modification. Le peu de temps qu'il m'a été donné d'observer dans les hôpitaux de la co-

Je ne vous parle pas de la diarrhée de Cochinchine, la question est encore à l'étude; les uns affirment qu'elle est parasitaire et que la médication doit s'adresser à l'anguillule qu'on trouve dans l'intestin, d'autres soutiennent que cette anguillule ne joue qu'un rôle secondaire et que toute médication anti-helmintique ne peut réussir. Je n'étudie pas cette diarrhée, parce que nous n'avons, ni en ville, ni à l'hôpital, de ces cas à traiter. Diarrhée de Cochinchine.

Mais de toutes les diarrhées chroniques l'une des plus fréquentes, du moins dans nos services hospitaliers, est la diarrhée des tuberculeux; diarrhée des plus rebelles et qui résiste à tous les moyens thérapeutiques que je viens de vous énumérer; car ce flux intestinal résultant d'altérations plus ou moins profondes de la muqueuse, les médicaments que vous emploierez ne peuvent l'atténuer que momentanément sans le faire disparaître. Diarrhée des phthisiques.

lonie ne m'a pas permis de me rendre bien exactement compte des raisons qui pouvaient produire cette absence de résultats; cependant, je ne crois pas m'avancer en invoquant, pour certains cas, l'ayant constaté par moi-même, soit des écarts de régime facilités par l'absence de toute clôture autour de l'hôpital, soit la mauvaise volonté des malades, qui n'aspirent qu'à abandonner la colonie pour rentrer en France.

« Malgré ces raisons, je m'empresse de déclarer que certains insuccès tiennent à d'autres motifs : d'abord, si les entérites semblent se confondre, comme phénomènes terminaux, le point de départ en est souvent bien différent. Le sucre de lait pourrait peut-être, alors qu'il est administré sans succès ou avec succès, devenir le point de départ d'une sorte d'analyse clinique; car, dans le premier cas, on pourrait être presque assuré qu'il y a lieu d'incriminer d'autres causes en dehors des altérations du foie ou de ses fonctions. Un second motif d'insuccès a été, chez un assez grand nombre de malades, la prompte transformation du sucre de lait en acide lactique, ce qui indiquait un degré plus ou moins élevé de pyrosis; si quelques-uns le digéraient quand même et avec succès, d'autres, ceux dont la muqueuse était probablement en plus mauvais état ou les fonctions troublées plus profondément, avaient naturellement à souffrir de cet excès d'acidité, qui ne pouvait être neutralisée par la bile, la quantité de cette dernière se trouvant fortement diminuée dans la diarrhée de Cochinchine. »

Le docteur Talmy administre de 50 à 300 grammes de sucre de lait par jour, quand les malades ne peuvent plus supporter le lait.

Du traitement hydrothermal dans la diarrhée.

Il me reste à exposer en quelques mots les eaux auxquelles on adresse les diarrhéiques. Autant nous étions riches en eaux purgatives, autant nous sommes pauvres en sources thermales guérissant les flux chroniques. La première et presque l'unique de ces eaux est Vichy, et encore rappelez-vous qu'on ne doit l'administrer qu'en bains, car l'eau thermale est très mal supportée en boisson; puis nous avons Plombières et les eaux qui s'adressent non aux flux abdominaux, mais aux diathèses dont la diarrhée est un épiphénomène, et, selon que les individus sont herpétiques ou arthritiques, vous devrez varier le choix de vos thermes. Tels sont, résumés rapidement, les moyens dont on dispose pour combattre la diarrhée. Dans la prochaine leçon, j'étudierai un flux spécial, la dysenterie, qui mérite des indications particulières de traitement.

SEPTIÈME LEÇON

DU TRAITEMENT DE LA DYSENTERIE.

SOMMAIRE. — De la dysenterie : aspect des matières fécales aux diverses périodes. — Traitement pharmaceutique. — Émissions sanguines. — Calmants. — Astringents. — Calomel. — Ipéca. — Méthode brésilienne. — Pilules de Segond. — Ailanthe glanduleux. — Cataplasmes. — Traitement hygiénique.

De la dysenterie.

Messieurs, je veux consacrer cette leçon à l'étude du traitement de la dysenterie, et j'ai pour en agir ainsi bien des raisons : d'abord, la colite ulcéreuse est une maladie que vous observerez souvent dans votre clientèle rurale ; de plus c'est une maladie de nos armées, et avec les nouvelles conditions faites par la loi de recrutement, qui vous oblige à passer quelque temps comme chirurgien militaire, vous aurez sans doute, malheureusement trop souvent, à appliquer les conseils que je veux, aujourd'hui, vous donner; mais la raison dominante, c'est que la dysenterie est une maladie qui réclame une thérapeutique puissante et énergique, presque toujours efficace, si vous pouvez lutter dès le début des accidents.

Des garde-robes.

Je n'ai pas à vous faire ici l'histoire des symptômes de la dysenterie, je vous renvoie pour cela aux traités de pathologie, et ne veux insister que sur un point important, qui permet d'établir le diagnostic et le pronostic, et même le traitement : je veux parler de l'état des garde-robes. On peut dire en effet que le diagnostic de la dysenterie se fait dans le pot de chambre du malade, et que c'est là que vous pourrez puiser le plus sûrement les éléments de votre pronostic et les principales indications de votre thérapeutique.

Première période.

Au début, les matières fécales sont glaireuses, spumeuses, présentent des grumeaux comparables au frai de grenouille; on trouve quelques filets de sang, un peu de graisse et quelques scybales nageant au milieu de ce liquide; d'ailleurs, pas de coloration biliaire, et c'est là un signe important. L'odeur est fade et ne présente nullement celle des matières fécales, et cela se comprend, puisque cette odeur dépend, comme je vous l'ai dit, des altérations subies par certains éléments de la bile; et, comme cette bile fait défaut, l'odeur fait défaut aussi : c'est la première période de la dysenterie; dans la seconde période, la couleur des matières est rougeâtre, il y a des débris membraneux provenant de la muqueuse, flottant dans un mélange de pus et de sang, qu'on a comparé à la lavure de chair ou à de la râclure de boyaux. Jusque-là, le pronostic est favorable; vous pouvez, vous devez guérir la maladie à ces périodes.

Seconde période.

Troisième période.

Il n'en est plus de même à la troisième période; ici le plus souvent les ressources de l'art sont impuissantes, et vous porterez un pronostic grave. Dans cette période, la couleur sanguine est plus accusée, et on a comparé ces matières à des fraises ou à des framboises écrasées : c'est le degré ultime de l'affection. Dans ces trois stades de la maladie, le flux biliaire fait défaut, et c'est là une circonstance importante au point de vue du traitement et du pronostic, car la guérison se produira lorsque, par votre médication, vous aurez ramené la présence de la bile dans les matières fécales.

Ces matières sont rendues plus ou moins abondamment et accompagnées d'un spasme décrit sous le nom de *ténesme*, et qui peut porter sur le rectum et sur la vessie : ténesme rectal, ténesme vésical. Le nombre des garde-robes est quelquefois innombrable, et Trousseau pour les caractériser a eu un mot heureux et qui devra rester ; il appelle cet ensemble symptomatique : *les crachats de l'intestin*. Le plus souvent, chaque émission de matières fécales est suivie de soulagement ; dans l'intervalle les douleurs abdominales sont vives et siègent le long du gros intestin.

Tous ces symptômes s'accompagnent de phénomènes généraux plus ou moins graves, et, selon la prédominance de tel ou tel ensemble symptomatique, on a décrit des variétés nombreuses de dysenteries : dysenterie bilieuse, dysenterie hémorrhagique, dysenterie typhoïde, dysenterie algide, dysenterie cholérique, dysenterie rhumatismale. Enfin le mal peut passer à l'état chronique, et l'on a affaire alors à la dysenterie chronique. Je n'ai pas à entrer dans la discussion de ces formes et je vais aborder le point essentiel de ces leçons : le traitement de la dysenterie. Symptômes généraux.

Nous avons deux ordres de moyens thérapeutiques, qui nous sont fournis par l'hygiène et par la pharmacie.

Les traitements pharmaceutiques varient selon les doctrines sur la nature de la colite ulcéreuse ; les uns conseillent les antiphlogistiques et considèrent la maladie comme appartenant au groupe des phlegmasies ; les autres emploient les calmants, pour combattre l'élément douleur ; d'autres conseillent une médication antidiarrhéique, pour s'opposer à la multiplicité des garde-robes ; d'autres enfin proposent une médication substitutive ou évacuante. Je vais passer en revue ces moyens et discuter leur valeur. Traitement pharmaceutique.

S'il est une maladie pour laquelle la doctrine de Broussais a produit les plus funestes effets, c'est bien la dysenterie. Pendant longtemps, le novateur avait imposé aux médecins des armées de terre et de mer un traitement désastreux ; c'était celui basé sur les émissions sanguines répétées, et vous ne sauriez croire la quantité innombrable de sangsues appliquées sur l'abdomen et de saignées faites pour combattre la Des émissions sanguines.

colite ulcéreuse. C'est une thérapeutique à repousser complètement et à jamais ; elle n'a d'autre conséquence que d'augmenter la mortalité, déjà si considérable, de la dysenterie.

Les calmants, et à leur tête l'opium, qui avaient pour but de diminuer la douleur et d'arrêter la diarrhée, sont aussi à repousser, car ils ne donnent aucun résultat favorable, et vous devez réserver ces médicaments pour les associer à certaines préparations pour les rendre tolérables. Ce que je vous dis de l'opium, conseillé par Sydenham, je le dis du diascordium et de la thériaque, je le dis aussi des solanées. Cependant Leclerc, de Tours, et Hamon, de Fresnay, ont vanté, l'un l'emploi de la belladone, l'autre les cataplasmes de feuilles de pomme de terre (1). Je crois que ces moyens n'ont qu'une action douteuse, et je ne fais que les signaler, sans en conseiller l'emploi.

J'ai, vous le voyez, déjà repoussé les émissions sanguines et les calmants ; j'agirais de même pour les antidiarrhéiques. Songez qu'il ne s'agit pas ici d'une diarrhée ordinaire et que le rôle du médecin consiste plutôt à déterminer l'apparition des matières fécales, qui sont très rares dans les garde-robes si abondantes des dysentériques. Je ne vous conseille donc ni l'emploi des astringents (2), ni les poudres inertes, bien que Monneret (*a*) ait soutenu qu'avec le sous-nitrate de bismuth

(1) Leclerc faisait appliquer sur le ventre, au-dessus du pubis, un large emplâtre d'extrait de belladone ou de datura stramonium, composés l'un et l'autre d'au moins 50 grammes d'extrait préparé au bain-marie. Il faisait alterner ces deux emplâtres (*Bulletin de Thérapeutique*, 1859, t. LVII).

Hamon, de Fresnay-sur-Sarthe, faisait sur le ventre des fomentations avec une décoction concentrée de feuilles vertes de *solanum tuberosum*, et donnait en même temps, par la bouche ou le rectum, de l'opium ; il donnait aussi des purgatifs et des lavements albumineux (*Bull. de Thérapeutique*, 1859, t. LVII).

(2) Poudre dysentérique d'Hoffmann :

Safran de mars astringent...	30 gr.
Corne de cerf calcinée......	15
Racine de bistorte..........	8
Racine de tormentille.......	8
Cinnamomum..............	1,25
Acétate de plomb..........	1,25

Doses : 1,25.

(*a*) Monneret (*Gaz. médicale*, 1849, et *Bull. de Thérap.*, 1854, t. XLVII).

à la dose de 70 grammes par jour on pouvait guérir la dysenterie.

La vraie, la seule thérapeutique de la dysenterie consiste dans l'emploi d'une méthode substitutive permettant d'amener l'écoulement de la bile, c'est-à-dire dans l'emploi des purgatifs. C'est la pratique de Stoll, Zimmermann, Degner, Pringle, Bretonneau et Trousseau (*a*); c'est la seule logique; elle seule peut amener la guérison. Des substitutifs.

Quels purgatifs employer? N'oubliez pas que le gros intestin est le siège d'une inflammation vive, et qu'il faut éviter tous les purgatifs drastiques ayant une action irritante sur la muqueuse. On n'a à sa disposition que les purgatifs doux, salins et cholagogues. Parmi les premiers, on a vanté la manne et le tamarin (1), et c'est avec ces substances que Sydenham avait composé sa potion purgative qui a rendu de si grands services dans la cure des dysenteries. Zimmermann préférait la crème de tartre et le tamarin; Degner, la manne; Stoll, les sels neutres, et Baraillier, le sel de Seignette. Des purgatifs.

Il faut reconnaître que ces purgatifs, quoique supérieurs aux autres médications, sont cependant inférieurs aux purgatifs cholagogues que je vais étudier. Des purgatifs cholagogues.

J'ai déjà insisté sur l'absence de la bile dans les selles dysentériques; je vous ai dit que la guérison se produit lorsque la

(1) Zimmermann donnait la crème de tartre à la dose de 32 grammes; le tamarin, à 96 grammes aux adultes, 64 aux enfants du premier âge. Ces médicaments étaient mélangés dans un à deux litres d'eau. Baraillier, dans le traitement des dysenteries légères, donne chaque jour 15 grammes de sel de Seignette dans une potion (*Union médicale*, 1861).

(*a*) Zimmermann, *Von der Ruha unter dem Volke*, 1765, Zurich, trad. franç. par Lefebvre de Villeprune, Paris, 1776. — Pringle, *Observ. on the Deseases of the Army*, London, 1772, trad. française, 1793, Paris — Stoll, *Aphorismes* et *Médecine pratique*, trad. par Mahon, Paris, 1809. — Trousseau, *Clinique médicale de l'Hôtel-Dieu de Paris*, t. III. — Trousseau et Parmentier, *Mém. sur une épidémie de dysenterie qui régna dans le département d'Indre-et-Loire* (*Arch. générales de méd.*, 1827).

bile apparaît de nouveau dans les garde-robes. Vous comprenez l'importance, dans la cure de la dysenterie, de l'emploi des purgatifs cholagogues.

Parmi ces derniers, Pringle (1) a vanté la rhubarbe ;
Calomel. mais le calomel surtout est préconisé; employé beaucoup par les Anglais, il est administré de deux façons: 1° à doses massives, 50 centigrammes à 1 gramme; 2° à doses fractionnées, 20 à 30 centigrammes par paquets de 25 milligrammes, un toutes les heures. Sans nier les bons effets du calomel, je le considère comme inférieur à l'ipéca (2), médica-

(3) Pringle, après un vomitif initial, prescrivait chaque jour 2 à 4 grammes de rhubarbe à doses fractionnées.

(2) *Ipécacuanha* (*cephœlis ipecacuanha*), rubiacées. Petit arbuste de 20 à 25 centimètres de haut, à tige ascendante, à racine un peu rampante, du Brésil et d'autres parties de l'Amérique du Sud. Il y plusieurs espèces d'ipécacuanhas, parmi lesquels nous devons remarquer surtout les suivants :

1° Ipécacuanha officinal ou annelé (*radix ipecacuanha*) ;

2° Ipécacuanha strié ou ipécacuanha noir (*radix psychotriæ*) ;

3° Ipécacuanha blanc ou ipécacuanha ondulé (*radix Richardsoniæ*).

On fait usage de la racine, principalement de celle de l'ipécacuanha annelé ; elle est très épaisse et longue de 8 à 10 centimètres, grosse comme un tuyau de plume, flexueuse, offrant une série d'anneaux transversaux très rapprochés et de fins sillons longitudinaux. Son odeur est nauséeuse ; sa saveur amère et un peu âcre ; sa cassure est granuleuse, à aspect résinoïde, blanche ou grisâtre.

L'ipécacuanha doit ses propriétés à l'émétine et à l'acide ipécacuanhique, corps amorphe, rouge brun, amer, appartenant au groupe des glucosides (Reich.).

L'émétine, qui est en plus grande quantité dans l'ipécacuanha officinal, a été découverte en 1817 par Pelletier et Magendie ; c'est une substance inodore, incolore, d'une saveur amère, très soluble dans l'eau chaude, moins dans l'eau froide, soluble dans le chloroforme, peu dans l'éther. Elle fond à 70 degrés centigrades.

La poudre d'ipéca ou d'ipécacuanha est un irritant : en contact avec la peau dépouillée de son épiderme, elle produit une irritation et une inflammation vives; en contact avec les muqueuses, elle occasionne d'abord de la rougeur, puis de l'inflammation parfois très vive, ainsi qu'on l'a observé chez des animaux ayant succombé à un empoisonnement par l'émétine.

Ingérée dans l'estomac, la poudre d'ipéca produit d'abord des nausées, puis des vomissements plus ou moins abondants; lorsque ceux-ci n'ont pas lieu, on observe ordinairement un effet purgatif. Si on ne veut obtenir qu'un effet nauséeux, on prescrit l'ipéca à la dose de 5 à 15 centigrammes ; pour avoir l'action vomitive,

ment par excellence de la dysenterie et qui joue à l'égard de cette maladie le rôle du quinquina à l'égard de la fièvre intermittente.

De l'ipéca.

Vous savez que cette rubiacée a été connue dans son principe comme médicament antidysentérique et que c'est en 1686 qu'un négociant de Paris, Grenier, remit cette racine à un médecin en vogue, le docteur Aforti, qui fit peu de cas de l'ipéca comme moyen de guérison de la dysenterie; mais il n'en fut pas de même d'Helvétius, son élève, qui observa bien l'action du médicament et sut en tirer parti. Helvétius guérit de nombreux cas de dysenterie et garda le remède

faut 1 à 2 ou 3 grammes de poudre délayée dans l'eau. Le malade prend cette dose en deux ou trois fois, à quinze minutes d'intervalle, et, dès qu'il a eu un effort de vomissement, on lui fait avaler de l'eau tiède afin de favoriser les vomissements. Pour rendre l'ipéca plus actif, on donne souvent en même temps du tartre stibié (5 centigrammes).

On a essayé de remplacer la poudre d'ipéca par de l'émétine administrée par voie hypodermique; les résultats ne sont pas aussi satisfaisants qu'avec la poudre ingérée dans l'estomac.

Donné en doses très faibles, c'est-à-dire 1 centigramme, par exemple, toutes les heures ou toutes les deux heures, l'ipéca produit un état de malaise, avec sueurs profuses, tendance à la lipothymie, etc.

Comme expectorant, on prescrit 5 centigrammes à la fois, en poudre ou bien en pastilles d'ipéca, à la dose de 4 ou 6 par jour.

Substances incompatibles : les substances tannantes.

On prépare, avec l'ipéca, des infusions, décoctions, teintures, des extraits, des vins, un sirop, des pastilles.

Sirop d'ipéca (Cod. fr.) :

Extr. alcoolique d'ipécacuanha.	1 gr.
Eau distillée.................	8
Sirop de sucre...............	99

20 grammes de sirop représentent 2 décigrammes d'extrait alcoolique d'ipécacuanha.

Donné comme vomitif aux enfants, il est bon d'ajouter au sirop prescrit un peu de poudre d'ipéca.

Pastilles d'ipécacuanha :

Ipécacuanha pulvérisé.....	100 gr.
Sucre blanc...............	4900
Gomme adragante........	40
Eau de fleur d'oranger.....	340

Faites des tablettes de 50 centigrammes, dont chacune contient 1 centigramme de poudre d'ipéca.

Sirop d'ipéca composé ou de Desessarts :

Ipécacuanha concassé.....	30 gr.
Feuilles de séné...........	100
Serpolet....................	30
Fleurs de coquelicot... ..	125
Sulfate de magnésie.......	100
Vin blanc.....	740
Eau de fleur d'oranger....	750
Eau bouillante............	3000
Sucre blanc...............	Q. S.

Dose : 16 à 64 grammes.

secret; mais Louis XIV, après avoir consulté son médecin d'Aquin et son confesseur le père La Chaise, acheta son remède pour 10 000 louis d'or à Helvétius, qui garda toute la somme, malgré les réclamations de Grenier.

Mais ce n'est pas tout de savoir que l'ipéca guérit, il faut encore savoir l'administrer, et c'est là un des meilleurs exemples à citer de la nécessité de connaître non seulement le médicament, mais encore son mode d'administration. De même que l'ipéca vient du Brésil, de même la façon de l'utiliser a été puisée dans ce pays, et c'est à la méthode brésilienne qu'on a recours.

Ipéca à la brésilienne.

Quelle est cette méthode ? La voici : on prend 8 grammes d'ipéca concassé ; on les met infuser dans 200 grammes d'eau, l'on filtre, et on administre par cuillerées à bouche ces 200 grammes le premier jour ; le deuxième jour on reprend ces 8 grammes qui ont servi et on fait infuser dans 200 grammes d'eau, on décante une deuxième fois et on prend cette infusion le deuxième jour ; le troisième jour, toujours sur ces 8 grammes on verse 200 grammes d'eau bouillante, on ne décante pas, on mélange le bois d'ipéca avec le liquide et le tout est pris par cuillerées à bouche ; si les garde-robes ne sont pas modifiées, on recommence cette série jusqu'à ce que la bile paraisse dans les garde-robes. La méthode brésilienne est compliquée, et je lui préfère beaucoup le procédé de Delioux de Savignac, ce médecin qui a tant fait pour l'étude et le traitement de la dysenterie. Voici la préparation de Delioux de Savignac :

Poudre d'ipeca........................	4 gr.
Faites bouillir cinq minutes dans l'eau....	300
Filtrez et ajoutez :	
Sirop d'opium..........................	30
Hydrolat de cannelle....................	30

A prendre par cuillerées à bouche d'heure en heure.

L'opium introduit dans cette formule a pour but de favoriser la tolérance de l'ipéca, car pour obtenir les effets anti-dysentériques il faut éviter les effets vomitifs.

Vous administrerez cette potion par cuillerées à bouche d'heure en heure, en ayant soin de les espacer davantage s'il survenait des vomissements. La potion, dans les cas de dysenterie grave, doit être prise dans les vingt-quatre heures; quand la maladie est légère, vous pourrez ne donner dans le même laps de temps que la moitié de cette potion. Vous devez continuer l'administration de l'ipéca jusqu'à ce que la bile apparaisse dans les garde-robes. Cet effet est souvent obtenu dans les vingt-quatre heures; dans d'autres cas, il faut prolonger la médication pendant deux ou trois jours.

Comment agit l'ipéca? On a invoqué plusieurs actions; pour les uns, il détruit le virus spécial propre à la dysenterie; pour d'autres, il agit en stimulant l'intestin et en favorisant la sécrétion biliaire. A ces actions il faut joindre celle de l'émétine qui s'élimine par l'intestin et modifie localement les ulcérations intestinales; quoi qu'il en soit, c'est un remède héroïque de la dysenterie. Dans certains cas, pour augmenter cette action, on associe le calomel et l'ipéca, et cette association constitue les pilules de Segond (1), médecin en chef de la Guyane française, pilules assez usitées dans la marine. Mode d'action de l'ipéca.

Dans ces derniers temps, on a proposé de substituer à l'ipéca une plante aujourd'hui commune en France, l'*ailante glanduleux* ou *vernis du Japon* (2). On utilise sa racine de la façon suivante: De l'ailante glanduleux.

Pilez 60 à 30 grammes de racine fraîche dans un mortier avec cinq cuillerées d'eau, puis exprimez le tout à travers un linge. A prendre par cuillerées à soupe.

(1) Pilules de Segond :

Ipécacuanha en poudre....	0,40
Calomel à la vapeur.......	0,20
Extrait d'opium...........	0,05
Sirop de nerprun..........	Q. S.

Pour 6 pilules.

(2) *Ailante glanduleux, ailantus glandulosa* (arbre du ciel, vernis du Japon, vernis de Chine, faux vernis). Térébinthacées. Monœcie polyandrie. Grand et bel arbre qui croît naturellement en Chine et au Japon, dans

C'est un moyen employé par Robert à bord de *la Belliqueuse*. Giraud et Dugat-Estublier ont montré les avantages de cette préparation, que j'ai le premier expérimentée avec succès en France. L'ailante glanduleux est un éméto-cathartique

les Moluques, les Indes, et qui s'est très bien acclimaté en France. Son tronc est très élevé (40 à 50 pieds), sa cime est étalée en parasol, ses feuilles sont alternes, composées, à folioles allongées, aiguës ; fleurs en grappes, petites, très nombreuses, d'une couleur verdâtre et d'une odeur désagréable ; ses racines sont très étendues.

Les parties employées sont l'écorce et la racine.

En traitant l'écorce sèche et pulvérisée de l'ailante par l'alcool, l'éther, l'eau, etc. (Dugat-Estublier, thèse de Paris, 1877), on trouve pour 100 parties : Eau hygroscopique, 13,5 ; matière soluble dans l'éther, 2,4 ; dans l'alcool, 10,4 ; dans l'eau, 4 ; dans l'eau ammoniacale, 4,6 ; matière incrustante soluble dans la potasse et l'acide chlorhydrique, 3,2 ; ligneux et cellulose, 54,5 ; cendres et matières minérales, 9,2. Les cendres contiennent : des chlorures, des carbonates alcalins, du phosphate de chaux, de la silice.

L'ailante, appliqué sur la peau, produit une légère vésication, et, introduite dans l'intestin du chien, la poudre amène de la purgation (Hetet). Mâchée, l'écorce de l'ailante a une saveur amère, provoque un peu après un malaise général, un sentiment de faiblesse, des éblouissements, une sueur froide et des nausées (Dujardin-Beaumetz).

Si on emploie à une dose un peu forte l'infusion, qui est très amère, on voit presque toujours survenir des nausées et quelquefois des vomissements, une diminution dans le nombre des pulsations, un ralentissement, puis tout rentre bientôt dans l'ordre.

Les feuilles et les racines de l'ailante ont été employées comme anthelminthiques. Dugat-Estublier, Robert, Giraud ont expérimenté les propriétés antidysentériques de l'ailante. Dogat conseille le mode d'administration suivant : On prend 60 à 80 grammes d'écorce, fraîche de préférence, de racine d'ailante, qu'on triture dans un mortier, en ajoutant de 2 à 5 cuillerées d'eau pendant l'opération. On exprime fortement à travers un linge. Avant d'administrer le remède, on l'agite et on donne : le matin, à jeun, une cuillerée à café dans une tasse de thé léger. On répète la même dose pendant trois jours. Comme régime : le malade devra prendre les premiers jours exclusivement du lait, puis, peu à peu, des fécules, des panades, etc. Ce régime doit durer une quinzaine de jours. Si au bout de ce temps le malade n'est pas guéri, on recommence le traitement (*a*).

(*a*) Robert, *Archives de médecine navale*, 1874. — Giraud, *De l'ailante glanduleux* (Thèse de Paris, 1874). — Dujardin-Beaumetz (*Société de Thérap.*, mars 1874). — Dugat-Estublier (Thèse de Paris, 1877). *De l'emploi de l'ailante glanduleux dans la dysenterie et les diarrhées des pays chauds.* — Baillon, *Dict. encyclopédique des sciences médicales.* — Cazin, *Traité pratique des plantes médicinales indigènes.*

puissant dont l'action se rapproche de celle de l'ipéca. Mais son goût est désagréable et il faut être marin pour avaler la drogue de Robert; je l'ai donnée en lavement et j'en ai obtenu de bons effets, inférieurs cependant à ceux que donne l'ipéca.

Dans cette rapide énumération des moyens pharmaceutiques dont vous pouvez user à l'intérieur, dans le traitement de la colite ulcéreuse, je ne vous ai signalé que les médications principales, laissant de côté celles qui n'ont point fait leurs preuves, comme l'usage de la noix vomique, conseillée par Hagtrœm, Hufeland, Geddings (de Baltimore); de l'ergot de seigle, employé par Delioux de Savignac, et du perchlorure de fer, indiqué par le même médecin.

Tous ces médicaments ont été abandonnés. Il en est d'autres cependant dont vous devez user; je veux parler des toniques et des stimulants. C'est ainsi que l'arnica a été considéré par Stoll (1) comme le spécifique la dysenterie, et que le quinquina a été employé par tous les médecins comme le tonique par excellence. Vous pouvez y joindre la cannelle qui, pour Delioux, était un des meilleurs stimulants dans l'adynamie provoquée par le flux dysentérique; la muscade et le simarouba doivent être rangés aussi dans la même catégorie (2).

Des lavements.

Le lavement est un moyen important de traitement de la dysenterie. Comme la maladie siège dans le gros intestin et vers son extrémité inférieure, on comprend qu'on ait pensé à faire le traitement local des ulcérations du gros intestin; aussi a-t-on conseillé des lavements modificateurs plus ou moins puissants. L'un des plus simples est le lavement astringent,

Lavements astringents.

(1) Stoll donnait la poudre de racines d'arnica, par doses de 4 grammes toutes les deux heures jusqu'à faire prendre 45 grammes dans les vingt-quatre heures.

(2) On emploie le simarouba, dans la dysenterie, en infusion, et il se donne à la dose de 8 à 20 grammes par jour pour 500 à 1000 grammes d'eau.

et quant à moi, j'ai recours à ce moyen; je commence par administrer l'ipéca; puis, lorsque les garde-robes deviennent bilieuses, j'emploie le lavement à l'extrait de Saturne (renfermant 3 à 5 grammes pour 250 grammes d'eau).

Lavements au nitrate d'argent.

Trousseau a conseillé un moyen très actif : le lavement au nitrate d'argent, et notre regretté ami Gros insistait sur les bons résultats obtenus par cet agent dans la dysenterie des jeunes enfants. On administre le lavement à la dose de 5 à 10 centigrammes pour 120 grammes d'eau aux enfants, à la dose de 25 à 50 pour 200 grammes aux adultes. Delioux de Savignac a modifié cette formule(1); il employait le lavement albumineux avec le nitrate d'argent. Mais il leur préférait les lavements iodés (2), qu'il avait le premier préconisés.

N'oubliez pas enfin que l'ipéca peut être pris en lavements, qui donnent, comme je vous l'ai déjà dit, de bons résultats dans la diarrhée cholériforme de l'enfance; vous pouvez les utiliser, suivant la pratique de Bourdon et de Chouppe (3), dans la cure de la dysenterie.

(1) Voici la formule des lavements albumineux au nitrate d'argent :

Dissoudre un blanc d'œuf dans 200 grammes d'eau, et y verser simultanément deux solutions, l'une de 0,50 de nitrate d'argent, l'autre de 0,50 de chlorure de sodium.

(2) Voici la formule de Delioux de Savignac :

Teinture alcoolique d'iode	10 à 20 gr.
Iodure de potassium	0,50 à 1
Eau distillée	200 à 250

Eimer a proposé la formule suivante :

Iode pur	25 à 50 centigr.
Iodure de potassium	Q. S. pour dissoud.
Eau distillée	30 à 90 grammes.

Pour un lavement que l'on renouvelle deux fois dans les vingt-quatre heures.

Les lavements au nitrate d'argent et à l'iode ne sont pas les seuls que l'on ait proposés dans la dysenterie; c'est ainsi qu'on a conseillé les lavements de quinquina; les lavements de charbon (20 à 30 grammes de poudre de charbon dans 500 grammes de décoction de graine de lin épaisse); les lavements chlorés (4 grammes de liqueur de Labarraque dans 150 grammes d'eau); les lavements d'infusion de camomille (10 grammes pour 1 000 grammes d'eau). Ces derniers sont très vantés par Delioux de Savignac.

(3) Voir la leçon sur la diarrhée.

La dysenterie est, comme vous le savez, une maladie épidémique qui se développe sous des influences multiples, météoriques, alimentaires et infectieuses. Les variations atmosphériques sont une des causes principales de la dysenterie; on l'observe surtout dans deux circonstances : sous l'influence d'une chaleur atmosphérique très élevée, ou après des abaissements brusques de la température. C'est ce qui fait qu'on a observé surtout ces épidémies dans nos climats, pendant les années exceptionnellement chaudes comme celles de 1822, 1844, 1846. Causes épidémiques. Causes atmosphériques.

L'alimentation joue aussi un certain rôle dans la production de la dysenterie, et toutes les fois qu'elle est insuffisante ou constituée par des aliments de mauvaise nature, comme les fruits verts ou les viandes salées en excès, on voit se développer des dysenteries. Mais, à coup sûr, c'est aux eaux de mauvaise qualité et en particulier aux eaux stagnantes, comme l'a montré Colin (*a*), que l'on doit attribuer l'influence la plus considérable sur la production de la colite ulcéreuse. Toutes les fois que les eaux destinées aux usages alimentaires seront souillées par des matières végétales ou organiques en putréfaction, on verra se produire deux affections qui ont bien des points de contact, la fièvre intermittente et la dysenterie. Causes alimentaires.

Quant aux causes infectieuses, elles résultent surtout de la viciation de l'air par l'encombrement et c'est ce qui vous explique comment la dysenterie est, par excellence, la maladie des agglomérations d'hommes, la maladie des armées, et, comme le dit fort bien Colin, son rôle sur la mortalité humaine est bien autre que celui de la peste, de la fièvre jaune et du choléra; il n'est pas de guerre prolongée, sur quelque Causes infectieuses.

(*a*) Colin, *De l'ingestion des eaux marécageuses comme cause de la dysenterie et des fièvres intermittentes* (*Annales d'hygiène*, 1872).

point du globe que ce soit, qui n'ait été accompagnée de dysenterie (1).

De la contagion dans la dysenterie.

La dysenterie est-elle contagieuse? C'est là encore une question qui est fort discutée et, tandis que Kreysig admet un miasme dysentérique et que W. Budd et Dounon affirment qu'il existe dans cette maladie un contage de nature parasitaire, Colin, au contraire, nie toute contagion.

Traitement prophylactique.

Les moyens prophylactiques découlent des détails dans lesquels je viens d'entrer. Eviter les refroidissements brusques par des vêtements appropriés, surveiller l'alimentation, ne permettre que les eaux de bonne qualité, combattre autant que possible les effets de l'encombrement, telles sont les mesures préventives à prendre pour éviter les épidémies de dysenterie. Sans prendre parti pour ou contre la contagion, je crois qu'il est utile de désinfecter et de détruire le plus promptement possible les garde-robes des dysentériques.

Traitement hygiénique.

Une fois l'épidémie déclarée, vous aurez soin de maintenir dans la chambre du malade et surtout dans les salles des hôpitaux une aération suffisante, et vous redoublerez d'attention pour les soins de propreté. Vous exigerez que le malade ne quitte pas son lit pour aller à la garde-robe; il faut qu'il réclame le bassin, car dans ces pérégrinations, le dysentérique peut prendre froid et contracter une maladie intercurrente, qui acquiert rapidement un haut degré de gravité.

La chaleur est une condition importante dans le traitement du malade, dont la température s'abaisse rapidement

(1) Pendant les guerres de ces dernières années, la dysenterie a fait de grands ravages; lors des expéditions de Crimée (1854-56), d'Italie (1859), du Mexique (1860-65), et pendant la désastreuse campagne de 1870-71, la dysenterie a toujours constitué un effectif considérable dans les maladies observées.

En Amérique, lors de la guerre de sécession, sur six millions d'entrées dans les hôpitaux, deux millions concernaient aussi des cas de dysenterie (*a*).

(*a*) Colin, *Traité des épidémies*, p. 765.

sous l'influence du flux intestinal. On voit alors le patient, grelottant dans son lit, se coucher en chien de fusil, pour tâcher de perdre le moins de calorique possible. Il faut donc entretenir la chaleur du corps par tous les moyens en usage en pareil cas, couvertures, frictions chaudes, boissons stimulantes, cataplasmes sur le ventre, bains chauds excitants, etc. (1).

Quant à l'alimentation, vous devrez aussi la surveiller avec grand soin. Vous soutiendrez le malade par du vin et par des aliments qui sont absorbés dans leur totalité et laissent, par cela même, peu de résidu, comme le lait, le thé-bœuf et même la viande crue. Bodin de la Pichonnerie (2) et Mondière ont vanté l'albumine et ont prétendu que, par cet aliment, on guérissait la dysenterie. Je crois que c'est là un moyen curatif bien secondaire et qui n'occupe qu'un rang très inférieur dans les médications de la dysenterie.

Dans nos climats, la dysenterie passe rarement à l'état chronique, mais il n'en est pas de même dans les pays chauds, et nous retrouvons malheureusement souvent en France de ces cas de dysenterie chronique, contractée par nos compatriotes, soit en Cochinchine, soit en Afrique. De la dysenterie chronique.

Cette affection réclame un traitement basé exclusivement sur l'hygiène; il faut soumettre rigoureusement à la diète lactée les individus atteints de dysenterie chronique; je dis rigoureusement, parce que, après une légère amélioration, le malade, se croyant guéri, reprend son alimentation habi-

(1) Hélye, de Romans (Drôme), a même soutenu que la calorification était le seul traitement de la dysenterie.

(2) Bodin de la Pichonnerie donnait un litre d'eau avec six blancs d'œufs. Mondière allait plus loin et administrait, par jour, six litres de la tisane suivante :

Eau simple...........	1000 gr.
Blanc d'œuf..........	nº 6
Ajoutez sirop de sucre.	90 gr.
Eau de fleur d'oranger.	Q. S.

Il donnait aussi des lavements albumineux, composés de trois blancs d'œufs, de sorte que le malade prenait par jour près de 1000 grammes d'albumine.

tuelle, ce qui amène une rechute, et le malade atteint le terme fatal, en allant ainsi d'améliorations passagères à des rechutes de plus en plus fréquentes. Vous ordonnerez aussi à vos malades une saison à Vichy; c'est la seule eau qui puisse donner de bons résultats en pareil cas, et encore rappelez-vous que ces eaux ne peuvent être prises qu'en bains, car pour leur absorption à l'intérieur elles demandent de grands ménagements.

Telles sont, messieurs, les considérations thérapeutiques que je voulais vous exposer au sujet de la dysenterie. Je me propose de consacrer la prochaine leçon à l'étude du traitement de quelques affections du rectum.

HUITIÈME LEÇON

DU TRAITEMENT DES HÉMORRHOÏDES.

Sommaire : Des hémorrhoïdes. — Des veines hémorrhoïdales. — Leur trajet. — Étiologie des hémorrhoïdes. — Causes mécaniques. — Spasme anal. — Causes actives. — Causes diathésiques. — Symptomatologie. — Flux hémorrhoïdaires. — Indications thérapeutiques. — Faut-il guérir les hémorrhoïdaires? — Traitement hygiénique. — Traitement pharmaceutique. — Des purgatifs. — Des médicaments antihémorrhoïdaires. — Traitement local. — De la dilatation forcée de l'anus. — Mode opératoire. — Traitement chirurgical. — Procédés divers. — Du bourrelet hémorrhoïdal. — Du prolapsus de l'anus. — De la création des hémorrhoïdes.

Je veux consacrer cette leçon à quelques indications thérapeutiques sur certaines maladies du rectum et en particulier sur les hémorrhoïdes; affection d'ailleurs très fréquente et dont le traitement mérite des développements particuliers.

Des hémorrhoïdes.

Nous connaissons aujourd'hui, d'une manière nette et précise, grâce aux beaux travaux de Gosselin et de Verneuil, la nature exacte de ces tumeurs rectales et anales que l'on décrit sous le nom d'hémorrhoïdes. Ce sont, comme vous le savez, les dilatations variqueuses des veines hémorrhoïdaires, et selon que ces varices portent sur les veines hémorrhoïdales internes ou sur les hémorrhoïdales externes, on a ce que l'on appelle des hémorrhoïdes *internes* ou des hémorrhoïdes *externes*.

Des veines hémorrhoïdales.

Ces veines hémorrhoïdales sont aujourd'hui bien connues. Gosselin, Verneuil, Dubreuil et Paul Richard, et surtout Duret (*a*), nous en ont donné une description fort complète.

(*a*) Gosselin, *Leçons sur les hémorrhoïdes*, Paris, 1866. — Verneuil, *Anatomie*

Les hémorrhoïdales internes, ou dites *supérieures*, s'abouchent, comme vous le savez, avec la petite mésaraïque et appartiennent par cela même au système de la veine porte. Les veines hémorrhoïdales externes, au contraire, sont des branches de l'hypogastrique et de la honteuse interne, et par cela même appartiennent au grand système veineux général (1). Mais le point le plus intéressant de cette disposition, c'est que ces deux systèmes veineux, au lieu de correspondre largement entre eux, comme on le pensait autrefois, ne sont réunis que par de petites veinules extrêmement rares et dont la présence ne peut être démontrée que par des injections très fines et très déliées.

N'oubliez pas non plus, messieurs, la présence de ces anneaux musculaires qui ont été démontrés par Verneuil, Du-

(1) Voici la distribution anatomique des veines du rectum et de l'anus, d'après Gosselin, Verneuil et Duret :

Les hémorrhoïdales supérieures, qui se jettent dans la petite mésaraïque, se distribuent à la muqueuse du rectum jusqu'à la marge de l'anus et communiquent, par des vaisseaux extrêmement rares et déliés, avec les hémorrhoïdales moyennes et inférieures qui proviennent de l'hypogastrique et de la honteuse interne. Duret a décrit, à cet égard, trois réseaux veineux : sous-sphinctérien, périsphinctérien et rectal.

Les veines rectales semblent naître à 2 centimètres du pourtour de l'anus par de petites ampoules ovalaires ; puis elles montent flexueuses, parallèles et serrées les unes contre les autres jusqu'à 10 à 12 centimètres ; là elles se recourbent brusquement et perforent perpendiculairement la paroi rectale ; elles sont, au niveau de la tunique musculaire, entourées de véritables boutonnières musculaires dépourvues d'anneaux fibreux protecteurs.

A leur partie supérieure et au niveau de l'ampoule dont nous venons de parler, les veines rectales se continuent avec une petite veinule qui passe à travers les sphincters de l'anus pour aller se jeter dans les veines hémorrhoïdales externes. Voir à ce sujet les figures qui accompagnent le travail publié par Duret dans les *Archives* (a).

pathol. (*Bull. de la Soc. anat.*, 1855, t. XXX, p. 175 et 191). — Dubreuil et P. Richard, *Veines du rectum ; physiologie pathologique des hémorrhoïdes* (in *Arch. physiol.*, t. I, p. 233). — Duret, *Note sur la disposition des veines du rectum et de l'anus et quelques anastomoses peu connues du système porte* (communication à la Société anatomique, séance du 23 mars 1877).

(a) Duret, *De la pathogénie des hémorrhoïdes* (*Archives de médecine*, décembre 1879, p. 643).

breuil et Richard, qui entourent les veines hémorrhoïdales supérieures lorsque ces dernières traversent les parois du rectum pour joindre les veines du système porte. N'oubliez pas non plus que ces mêmes anneaux contractiles, formés par le sphincter ou plutôt par les sphincters de l'anus, entourent les veines qui font communiquer les deux systèmes veineux hémorrhoïdaires, l'inférieur et le supérieur. Vous verrez, par la suite, quel rôle important on doit faire jouer à ces boutonnières musculaires non seulement dans la pathologie des hémorrhoïdes, mais surtout dans leur traitement.

Les hémorrhoïdes ont des causes nombreuses; je ne puis ici vous les exposer toutes; mais, comme cette étiologie joue un rôle important dans la thérapeutique de ces affections, permettez-moi de vous signaler les principales. Etiologie des hémorrhoïdes.

Nous avons tout d'abord le groupe des causes mécaniques, qui produisent, comme le dit Verneuil, des hémorrhoïdes passives. Ce sont tous les arrêts apportés à la circulation de la veine porte : tumeurs intra-abdominales, grossesses, altérations cirrhotiques du foie, affections qui s'accompagnent toutes d'hémorrhoïdes plus ou moins considérables. Causes mécaniques.

C'est dans le même groupe de ces causes mécaniques qu'il faut faire entrer la constipation comme point de départ des hémorrhoïdes. Ici la cause est double : nous avons d'abord la présence des matières fécales qui gênent la circulation en retour des veines intestinales, puis les efforts de défécation qui augmentent la tension veineuse en ce même point; pour Duret, les efforts domineraient presque exclusivement la pathogénie des varices rectales. Les hémorrhoïdes, une fois produites, empêchent la défécation, et, par cela même, déterminent de la constipation, qui, à son tour, entretient les hémorrhoïdes.

Le spasme anal, sur lequel on a longuement insisté, qu'il soit primitif, comme le veut Fontan (a), ou secondaire, comme Spasme anal.

(a) J. Fontan, *Traitement des hémorrhoïdes par la dilatation forcée* (in *Mon.*

l'affirme Verneuil, agit aussi comme moyen mécanique en comprimant les veines qui font communiquer le système hémorrhoïdal supérieur avec l'inférieur; il agit comme le fait la bande que nous appliquons sur le bras pour provoquer la distension des veines et pratiquer la saignée.

Causes actives. Dans d'autres circonstances, les hémorrhoïdes ont une cause active; c'est ce qui arrive toutes les fois que l'on irrite la membrane muqueuse rectale ou bien lorsque des maladies congestives se produisent du côté de la vessie et de la prostate chez l'homme, de l'utérus et des ovaires chez la femme.

Diathèses. Enfin, les hémorrhoïdes peuvent être une manifestation diathésique, et il faut reconnaître que c'est là un des faits les plus fréquents. La diathèse qui a le plus d'influence dans la production des hémorrhoïdes est, à coup sûr, la diathèse arthritique. Interrogez la plupart des hémorrhoïdaires, et vous verrez qu'ils ont soit des manifestations arthritiques non douteuses, soit dans leurs antécédents héréditaires des parents goutteux ou rhumatisants.

Le diathèse herpétique aurait aussi une influence sur la production des hémorrhoïdes; mais à l'égard de ces diathèses on a été même plus loin et l'on a constitué de toutes pièces une diathèse spéciale : la diathèse hémorrhoïdaire (1).

Il ne faut pas s'exagérer cette influence diathésique des hémorrhoïdes et tomber dans le défaut de Stahl, qui avait fait

(1) Voici, suivant Montègre, comment on pourrait tracer le portrait d'un hémorrhoïdaire : « Il est grand, plutôt maigre que gras; il a le teint plombé et jaunâtre; de grosses veines serpentent sur ses bras, ses mains, ses jambes et ses pieds ; il a les cheveux noirs, un feu sombre anime ses regards; il est brusque, emporté, ses passions sont violentes, ses résolutions tenaces; il est gros mangeur, mais indifférent sur le choix des aliments ; souvent tourmenté de flatuosités et toujours constipé. »

Thérap. de Paris, 1875, n° du 1er novembre). — *Mémoire sur le même sujet*, Paris, 1877. — Th. Anger, *Rapport sur le mémoire de M. Fontan* (in *Bull. de la Soc. de chir.*, t. III, p. 141). — *Discussion sur le traitement des hémorrhoïdes*, bid., p. 186 (séances des 21 et 28 février 1877).

de ces varices un des points les plus importants de la pathologie, et tout en acceptant l'influence diathésique non douteuse, il faut reconnaître aussi l'action, souvent dominante, des causes locales.

Si je me suis si longuement étendu sur cette pathogénie, c'est que, comme vous allez le voir, nous avons, au point de vue thérapeutique, bien des questions à résoudre à propos de ces hémorrhoïdes. Faut-il les guérir on doit-on les respecter? ou bien encore est-il nécessaire de les créer de toutes pièces? Ce sont là des questions importantes et que je vais m'efforcer de résoudre; mais il est nécessaire, pour bien apprécier cette question, de résumer en quelques mots la marche des symptômes chez les hémorrhoïdaires. Thérapeutique

Les hémorrhoïdes (1) peuvent rester pendant toute la vie, surtout si elles sont externes, à l'état de petites tumeurs, non douloureuses et n'apportant aucune gêne à l'économie. Dans Symptômes.

(1) Gosselin a décrit les hémorrhoïdes externes et internes.

Pour les externes, il admet trois subdivisions : 1° Les hémorrhoïdes flasques ; 2° les hémorrhoïdes turgescentes; 3° les hémorrhoïdes externes indurées.

Pour les internes, il existe deux groupes : 1° les hémorrhoïdes internes proprement dites, c'est-à-dire restant cachées dans le rectum; 2° les procidentes, qui peuvent être réductibles ou irréductibles.

Voici quelques-uns des caractères de ces différentes hémorrhoïdes :

Les externes flasques sont toujours situées en dehors de l'anus; elles sont solitaires ou multiples et leur grosseur varie entre un pois et une noisette. Elles sont toujours sessiles, c'est-à-dire n'ont pas de pédicule. Elles ne contiennent pas de sang, ce qui résulte de ce qu'à une période de leur évolution il s'est fait un caillot dans la veine dilatée et ce caillot s'est résorbé.

Les externes turgescentes ne se montrent qu'à certaines périodes; quant aux externes indurées, elles résultent de la disparition des veines et de l'hypertrophie de la trame fibreuse qui les entoure.

Les hémorrhoïdes internes non procidentes ne sont constituées que par des veines dilatées et par la muqueuse rectale non hypertrophiée qui les recouvre immédiatement. Gosselin insiste sur cette non-altération de la muqueuse dans les hémorrhoïdes internes. Ces dernières peuvent être réductibles ou irréductibles selon les cas (*a*).

(*a*) Gosselin, *Leçons sur les hémorrhoïdes.*

d'autres circonstances, ces tumeurs augmentent, surtout lorsqu'il s'agit d'hémorrhoïdes internes; elles gênent la défécation, elles entretiennent du côté de l'anus une sensation désagréable de chatouillement et de pesanteur, à ce point qu'elles amènent souvent des troubles mélancoliques; de plus, elles produisent une irritation spasmodique de l'anus; enfin, par leur poids et grâce aux efforts de défécation, elles entraînent au dehors la muqueuse rectale et déterminent un prolapsus du rectum. Ainsi hémorrhoïdes, contracture spamodique de l'anus, prolapsus du rectum, sont des symptômes qui s'enchaînent successivement, et qui, comme vous le verrez, réclament une thérapeutique analogue.

Flux hémorrhoïdaires.

Les hémorrhoïdes peuvent aussi être le siège d'hémorrhagies, et peuvent ainsi devenir *fluentes;* ces hémorrhagies sont tantôt périodiques, tantôt irrégulières, et donnent lieu tantôt à un écoulement de sang peu abondant et souvent favorable, tantôt à des hémorrhagies notables, qui affaiblissent et anémient considérablement le malade. Enfin ces varices peuvent être le point de départ d'inflammations plus ou moins graves et même de phénomènes gangréneux. Telle est, en résumé, la symptomatologie de ces hémorrhoïdes, nous pouvons maintenant aborder avec plus de fruit l'étude de leur thérapeutique.

Indications thérapeutiques

Faut-il guérir toutes les hémorrhoïdes? Non, messieurs, et sans partager les exagérations d'une autre époque, je crois que nous devons dans un grand nombre de cas n'opposer aux hémorrhoïdes qu'un traitement palliatif.

Nous avons tout d'abord ce grand groupe d'hémorrhoïdaires, produits de goutteux et de rhumatisants et chez lesquels bien souvent les hémorrhoïdes ne déterminent que des symptômes locaux insignifiants; il suffit chez ces individus de surveiller l'alimentation, d'ordonner de l'exercice, d'exiger surtout une grande régularité dans les garde-robes, pour maintenir ces hémorrhoïdes à un état latent qui ne gêne en rien l'économie.

Puis vient un second groupe d'hémorrhoïdaires à congestions périodiques et flux qui dure pendant quelques jours; dans ces cas encore j'hésite beaucoup à intervenir surtout, lorsqu'il s'agit d'individus d'un certain âge, quarante à cinquante ans, à tendance congestive manifeste et qui trouvent dans cette congestion anale et dans les hémorrhagies périodiques un véritable soulagement à leur céphalalgie et à leurs congestions cérébrales. Je prescris un traitement actif au contraire chez les malades qui éprouvent des hémorrhagies anales trop abondantes ou bien chez lesquels les hémorrhoïdes amènent soit des douleurs trop vives du côté de l'anus, soit une contraction spasmodique de cet orifice, soit enfin un prolapsus du rectum.

Mais, avant de vous exposer les moyens thérapeutiques que vous pouvez mettre en usage, je veux vous dire quelques mots de la nécessité de la création d'hémorrhoïdes chez certains individus. C'est dans ce groupe qu'entrent les hémorrhoïdaires qui, après la suppression de leurs varices anales, voient survenir des accidents plus ou moins graves; on doit alors s'efforcer de rappeler les hémorrhoïdes le plus promptement possible. Les individus sanguins et pléthoriques à tendance congestive manifeste et chez lesquels l'apparition des hémorrhoïdes paraît produire un réel soulagement, sont dans le même cas.

Production d'hémorrhoïdes.

Enfin il existe un certain nombre d'individus chez lesquels les manifestations nerveuses les plus complexes peuvent disparaître par la création d'hémorrhoïdes. Je sais combien est difficile à expliquer le lien qui peut exister entre la pléthore abdominale et les troubles nerveux; je sais aussi combien ont été obscures les explications de Stahl et de son école, mais je n'en reconnais pas moins l'action favorable des hémorrhoïdes chez certains névropathes et je pourrais vous en citer de nombreux exemples puisés surtout dans la pratique de mon maître le docteur Moissenet. Comme vous le voyez, au point de vue du traitement, nous aurons donc à étudier ici non seulement les moyens propres à guérir les hémorrhoïdes, mais encore ceux qui peuvent les provoquer; c'est ce que je vais faire maintenant.

Traitement hygiénique.

L'hygiène joue un grand rôle dans le traitement des hémorrhoïdes. Pour diminuer ces varices rectales et anales, vous recommanderez au malade d'éviter toutes les circonstances qui peuvent congestionner les organes du petit bassin, de ne pas faire d'efforts, de ne pas rester assis trop longtemps, de repousser surtout ces coussins percés d'un trou à leur centre, malheureusement si en usage dans les bureaux et qui, au lieu de diminuer les hémorrhoïdes, les augmentent au contraire; vous lui recommanderez aussi de ne pas monter à cheval; tels sont les conseils que vous pouvez donner aux hémorrhoïdaires.

Qu'ils évitent aussi une alimentation trop abondante ou trop excitante et qu'ils aient toujours soin de faire entrer les légumes, et surtout les fruits mûrs, comme l'a fort bien dit Teissier, de Lyon, dans leur alimentation; mais qu'ils surveillent surtout leurs garde-robes; il faut qu'un hémorrhoïdaire aille tous les jours à la garde-robe, et Nélaton insistait surtout pour que cette garde-robe eût lieu après le repas du soir et avant le coucher, de manière à ce que pendant le décubitus horizontal les hémorrhoïdes pussent rentrer. On devra souvent faire précéder ces garde-robes d'un lavement froid, et Garvin exigeait qu'un hémorrhoïdaire n'allât jamais à la selle sans cette précaution. Ces clystères froids jouent un rôle très important dans le traitement de cette affection et il est bon d'y insister. Vous pourrez aussi recommander les douches périnéales et rectales, qui tonifient ces organes et peuvent donner dans ce cas de bons résultats.

Des lavements froids.

Traitement pharmaceutique.

Puis viennent les moyens pharmaceutiques, qui s'adressent, les uns à la constipation, les autres aux hémorrhoïdes elles-mêmes et aux douleurs ainsi qu'au flux sanguin dont elles sont le siège.

Des purgatifs.

Comme la régularité des garde-robes est une nécessité absolue pour s'opposer au progrès des hémorrhoïdes, il faut tenir la main à ce que la constipation n'existe jamais chez un hémorrhoïdaire, et je vous renverrai à cet égard aux leçons que j'ai consacrées à ce sujet ; mais n'oubliez pas qu'il est tout un groupe de purgatifs dont l'usage vous est interdit : ce sont les purgatifs drastiques, qui irritent l'intestin et favorisent plutôt qu'ils ne combattent les varices rectales; l'aloès surtout, qui a une action si élective sur la congestion de la muqueuse rectale, doit être absolument repoussé.

Vous userez des purgatifs doux, sucrés ou huileux. Van Ryn a même soutenu que l'huile de lin guérissait spécialement les hémorrhoïdes (1). Vous emploierez aussi les purgatifs salins, et l'on peut dire que c'est dans ce cas que l'on peut prescrire avec avantage des eaux purgatives. La glycérine rentre dans ce groupe; suivant David Young, elle faciliterait, à la dose de 6 à 10 grammes matin et soir, les garde-robes et ferait disparaître les hémorrhoïdes; c'est là un bon médicament et j'en approuve l'usage.

Après avoir établi la liberté du ventre, vous pourrez vous adresser aux hémorrhoïdes elles-mêmes. On a conseillé à l'intérieur certains médicaments comme ayant une action spéciale, curative sur les hémorrhoïdes; c'est ainsi que Lazare Rivière, Alberti, Hufeland, et plus récemment le professeur Teissier (de Lyon), ont vanté l'emploi de la millefeuille (2);

(1) Le docteur Van Ryn administre à l'intérieur l'huile de ricin récente à la dose de 2 onces, matin et soir.

(2) La millefeuille (*achillea millefolium*, Synanthérées) est une plante fort commune dans nos champs. Son

c'est ainsi que Berlemont (de Joncourt) (1), Van Holseek, ont signalé la petite chélidoine comme ayant aussi des vertus antihémorrhoïdaires; c'est ainsi que le piment (2) a été vanté par Allègre.

Sauf le piment, que j'ai quelquefois expérimenté avec certain succès, je n'ai sur les autres substances aucune indication thérapeutique personnelle à vous fournir : ce que je puis vous dire, c'est que ces médicaments ne sont pas dangereux et que l'on peut toujours en essayer l'usage.

Moyens locaux. Puis arrivent tous les moyens locaux dont on peut user en pareil cas; ce sont presque toujours les astringents qui servent de base à ces préparations : lavements de sous-acétate de plomb, comme le conseille Watson (3); lotions à l'eau

nom d'*achillea* lui viendrait de ce qu'Achille l'aurait employée pour guérir les blessures.

L. Rivière, Alberti, Arnaud de Villeneuve, Schuster, Hufeland et, plus récemment, Teissier, de Lyon, Cazin, vantent l'emploi de la millefeuille pour arrêter les flux hémorrhoïdaux; cette millefeuille s'administre à l'intérieur sous forme d'infusion ou de jus exprimé (*a*).

(1) La ficaire ou petite chélidoine, herbe aux hémorrhoïdes (*ficaria ranunculoïdes*), a été conseillée par Berlemont (de Joncourt) contre les hémorrhoïdes. Cette plante a été étudiée par Stanislas Martin, qui a reconnu la présence de l'acide ficarique et de la ficarine. On emploie surtout les tubercules et la racine, que l'on administre à l'intérieur soit en tisane, 50 à 60 grammes par kilogramme d'eau; soit en alcoolature à la dose de 1 à 4 grammes en potion; soit enfin en extrait à la dose de 1 à 4 grammes en bols. La poudre peut être aussi administrée à la dose de 2 à 4 grammes.

Van Holseek a toujours observé à la suite de ce traitement la disparition des hémorrhoïdes.

(2) Piment annuel, *capsicum annuum*, solanacées. Cultivé dans nos jardins. Originaire de l'Inde et de l'Amérique méridionale.

Le docteur Allègre a proposé le *capsicum annuum* contre les hémorrhoïdes et la commission nommée par l'Académie a reconnu de véritables avantages à cette méthode. Ce piment s'emploie sous forme de pilules ou en poudre à la dose de 75 centigrammes à 1 ou 2 grammes par jour, ou bien à l'état d'extrait aqueux à la dose de 60 à 80 centigrammes, moitié le matin, moitié le soir (*b*).

(3) Watson conseille contre les hémorrhoïdes fluentes des lavements avec l'acétate de plomb : la dose ordi-

(*a*) Teissier (de Lyon), *Traitement des flux hémorrhoïdaux trop abondants par l'usage de la millefeuille* (*Bull. de Thérap.*, t. LII, p. 170).

(*b*) *Comptes rendus de l'Acad. de méd.*, septembre 1865.

blanche, comme le veut Richard (du Cantal) (1); pommade au tannin, comme l'ordonne Herpin (2).

Tous ces moyens ont pour but de diminuer la congestion et la distension des parois veineuses et on les applique sur les hémorrhoïdes fluentes ou non, mais surtout sur celles qui sont le siège d'un flux sanguin, et dans ce cas, à tous les moyens que je viens d'énumérer, on peut ajouter le perchlorure de fer, que l'on porte directement sur les bourrelets hémorrhoïdaires ou que l'on emploie en lavements.

La douleur, comme je vous l'ai dit, est un symptôme fréquent dans les hémorrhoïdes ; elle tient le plus souvent à l'état spasmodique des sphincters de l'anus ; aussi dans ces cas a-t-on conseillé un grand nombre de pommades calmantes. L'onguent populéum (3) est surtout très vanté, sans preuves

naire est de 8 grammes dans 60 grammes d'eau commune; il conseille aussi l'emploi du lavement suivant :

Colophane commune bien pulvérisée	30 gram.
Miel clarifié	150

Pour un lavement (*a*).

(1) Richard (du Cantal), fait appliquer sur l'anus une petite compresse imbibée de la solution suivante :

Acétate de plomb liquide..	1 centilit.
Eau	10

(2) Herpin conseille dans le traitement des hémorrhoïdes non fluentes et pour les réduire la pommade suivante :

Tannin.............	1 à 3 gram.
Cold-cream.........	15

La dose de tannin sera seulement de 1 gramme quand les selles seront laborieuses, les hémorrhoïdes développées ou multiples ; elle est de 3 grammes dans les circonstances opposées, de 2 grammes dans les cas intermédiaires.

Comme purgatif, il conseille le mélange suivant :

Fleur de soufre lavée..	āā parties égales.
Magnésie calcinée.....	
Sucre de lait..........	

Mêlez avec soin. On administre une cuillerée à café tous les matins.

Quant à l'hygiène alimentaire, il ordonne les fruits et surtout les fraises, qu'il considère, dans ce cas, comme supérieures à tous les autres fruits (*b*).

(3) Voici comment on prépare l'onguent populéum :

Feuilles réduites et pilées	āā 240 gr.
de pavot	
de belladone..........	
de jusquiame	
de morelle............	

(*a*) Watson, *Un mot sur le traitement des hémorrhoïdes fluentes* (*Gaz. des hôpitaux*, décembre 1846).

(*b*) Th. Herpin, *Du traitement des hémorrhoïdes non fluentes* (*Bull. de Thérap.*, t. LX, p. 392, 1861).

bien sérieuses à l'appui. Puis viennent les suppositoires (1) ou les pommades à l'extrait de belladone, d'opium ou de guimauve.

Mais si la douleur persiste et devient intolérable, ce qui arrive lorsque les hémorrhoïdes se compliquent de fissure anale, ces moyens échouent le plus souvent et vous devez avoir recours alors à une opération plus radicale qui donne toujours d'excellents résultats : je veux parler de la dilatation de l'anus.

Dilatation de l'anus.

Conseillée d'abord par Maisonneuve, qui reprenait le procédé de Récamier qui avait déjà conseillé et pratiqué le massage cadencé de l'anus, et avait pris lui-même cette pratique au charlatan Moltenot (2), la dilatation forcée de l'anus est devenue désormais, grâce aux travaux de Gosselin et de Verneuil, le meilleur mode de traitement non seulement du spasme anal, mais encore des hémorrhoïdes.

Puis échauffer jusqu'à ce que l'humidité soit évaporée, dans :

Axonge .... 2 000 gram.

Puis ajoutez :

Bourgeons de peuplier secs et concassés.............. 375 gr.

Laissez digérer pendant vingt-quatre heures.

(1) Voici la formule de suppositoires calmants contre les hémorrhoïdes :

Onguent populéum........	1g,00
Extrait de jusquiame......	0 ,30
Beurre de cacao..... / Cire blanche........	āā 2 gram.

F. S. A. 1 suppositoire.

Extrait d'opium	0g,10
Extrait de stramonium.....	0 ,10
Beurre de cacao...........	8 gram.

F. S. A. 2 suppositoires.

Extrait de ratanhia.........	0g,50
Chlorhydrate de morphine..	0 ,02
Beurre de cacao...........	4 gram.

F. S. A. 1 suppositoire.

(2) En 1838, le tribunal d'Orléans condamnait un charlatan du nom de Moltenot, qui pratiquait pour la première fois le massage cadencé ; en 1838, Récamier reprit cette pratique et l'appliqua à la cure des spasmes de l'anus.

Cette pratique avait été abandonnée, lorsqu'elle fut reprise en 1847, par Maisonneuve, sous le nom de méthode de la dilatation forcée. En 1849, Monod reprit à la Société de chirurgie cette question de la dilatation forcée. Bernet en 1850, Lepelletier et Kunemann en 1851, soutinrent dans des thèses cette dilatation comme applicable à la sphinctéralgie et aux hémorrhoïdes. Enfin, Verneuil conseilla cette opération et l'appliqua surtout contre les hémorrhoïdes en 1874, et son élève Cristofari dans sa thèse (1876) exposa la méthode du maître. Enfin, Fontan, qui avait éprouvé lui-même les bons effets de la dilatation forcée,

Le professeur Verneuil a bien montré en effet que dans les cas d'hémorrhoïdes la contraction des sphincters joue un rôle prédominant, et il suffit de vous rappeler ce que je vous ai dit au début de cette leçon sur la disposition du système veineux de l'anus et du rectum, pour comprendre l'influence prépondérante de la contraction des sphincters de l'anus.

Ainsi donc, qu'il s'agisse d'hémorrhoïdes avec douleurs ou bien de sphinctéralgie, c'est-à-dire de ces douleurs avec spasme de l'anus ou bien encore de ces fissures, si fréquentes chez les femmes après l'accouchement, vous devez employer la dilatation anale. C'est là une opération des plus simples et que tout médecin doit être à même de pratiquer.

Il faut endormir les malades, et cela d'une façon complète, pour pratiquer cette dilatation qui sans cela serait impossible. Chloroformez donc votre malade, mais en ayant soin bien entendu de le mettre dans le décubitus dorsal ; puis, lorsque l'anesthésie complète sera obtenue, placez le malade sur le côté, faites relever une des cuisses par un aide, puis introduisez dans l'anus et successivement vos deux indicateurs ou vos deux pouces ; quant à moi, je préfère les deux pouces ; puis dilatez largement l'anus dans les deux sens. Verneuil et Richet préfèrent l'emploi du spéculum, soit de Ricord, soit de Cusco, que l'on introduit d'abord fermé dans l'anus et que l'on retire

en fit le sujet d'un mémoire qui fut discuté en 1876 à la Société de chirurgie, à la suite d'un rapport de Th. Anger (*a*).

(*a*) Récamier, *De l'extension du massage et de la percussion cadencée dans le traitement des contractions musculaires* (*Revue méd.*, janvier 1838). — Lepelletier, Clinique de Maisonneuve (*Gaz. de Thérap.*, 1849, p. 220). — Maisonneuve, *Clinique chirurgicale*, t. II, p. 500. — Monod, *De la dilatation forcée comme moyen de guérison de la fissure à l'anus avec constriction du sphincter* (*Bull. de la Soc. de chir.*, mai 1842, t. I, p. 229). — Cristofari, *Du traitement chirurgical des hémorrhoïdes et en particulier de la dilatation forcée*, thèse de Paris. — Fontan, *Traitement des hémorrhoïdes par la dilatation forcée du sphincter anal* (*Mon. Thérap. de Paris*, 1er novembre 1875). — Th. Anger, *Rapport sur le mémoire de* Fontan (*Bull. de la Soc. de chir.*, 1877, t. III, p. 141).

ensuite largement ouvert. Vous replacez ensuite le malade dans le décubitus dorsal, vous appliquez des compresses froides sur l'anus, et au bout de quelques jours votre malade sera guéri. N'oubliez pas d'avoir soin de purger le patient la veille de l'opération et faites donner un lavement quelque temps avant la dilatation. Telle est cette dilatation forcée de l'anus, opération qui vous donnera, dans la majorité des cas, si ce n'est dans tous, la guérison complète soit des hémorrhoïdes, soit du spasme sphinctérien, soit de la fissure anale.

Il est cependant des cas où le volume des hémorrhoïdes est tellement considérable qu'il faut recourir à des opérations plus graves qui ressortent plus particulièrement du domaine de la chirurgie. Je ne puis donc ici, sans sortir de mon sujet, m'appesantir longuement sur cette intervention chirurgicale et je ne ferai qu'une rapide énumération des différents procédés conseillés en pareil cas.

Traitement chirurgical.

C'est d'abord la compression, que Burnes a surtout vantée, et qui n'est plus employée aujourd'hui que pour combattre les prolapsus du rectum ; puis vient l'incision, préconisée par Boinet, et qui consiste, comme son nom l'indique, dans l'ouverture par la lancette des hémorrhoïdes les plus volumineuses.

La ligature est d'origine beaucoup plus ancienne, puisqu'elle remonte à Hippocrate ; elle a été surtout employée en Angleterre et en Amérique, mais elle a été peu pratiquée en France. Un autre procédé consiste à exciser les hémorrhoïdes soit avec des ciseaux, comme le pratiquait Dupuytren, soit avec l'écraseur linéaire, comme faisait Chassaignac. Cette opération a eu une très grande vogue pendant un certain temps ; mais depuis les perfectionnements apportés aux procédés galvaniques, et surtout depuis l'emploi de la dilatation, ce mode opératoire est un peu délaissé.

La cautérisation a été largement appliquée à la cure des

hémorrhoïdes, on évitait ainsi les hémorrhagies graves qui surviennent à la suite de ces opérations. On a employé soit la cautérisation au fer rouge, qui remonte à la plus haute antiquité et qui est encore appliquée de nos jours, soit la cautérisation avec le galvano-cautère, qui a été surtout vantée par Verneuil (1). Enfin, dans d'autres circonstances, c'est à des substances chimiques, soit solides, soit liquides, que l'on a demandé l'action destructive des bourrelets hémorrhoïdaux. C'est ainsi que Sédillot et Amussat ont employé le caustique de Vienne, c'est ainsi que Houston (de Dublin), et plus récemment Gosselin), ont conseillé l'emploi de l'acide azotique monohydraté (2).

(1) Le professeur Verneuil use de la galvanocaustie et voici comment il procède à l'opération :

« On endort le malade; s'il préfère rester éveillé, on lui en laisse la liberté. Du reste, on a déjà opéré plusieurs fois sans anesthésie préalable, et sans que pour cela le patient ait souffert notablement. Il faut ensuite coucher le malade sur le bord du lit, tirer en dehors et retenir les hémorrhoïdes avec des pinces de Museux, et choisir les bosselures en respectant les petites. On prend ensuite le couteau galvanique qu'on tient comme une plume à écrire ; on enfonce lentement l'instrument échauffé par le passage du courant, et qu'on essaye de maintenir au rouge sombre, et on le fait pénétrer graduellement en le maintenant parallèle au rectum ; la direction perpendiculaire de l'instrument à la paroi doit être soigneusement évitée. Il doit pénétrer à une distance de 6 à 15 millimètres. A ce moment, on imprime à la pointe de l'instrument un léger mouvement de circumduction dans l'intérieur de la tumeur pour agrandir l'eschare.

« Pour une tumeur du volume d'une noisette, une ponction suffit; si la tumeur est plus grosse, on en fait deux ou trois.

« L'opération est faite en quatre ou cinq minutes; le rayonnement presque nul, comme on sait, du galvanocautère dispense des précautions à prendre dans le procédé ci-dessus. Les suites sont bénignes. Des compresses avec de l'eau fraîche suffisent comme pansement. Les tumeurs s'enflamment modérément; les eschares s'éliminent en dix ou douze jours, et il ne reste plus à la fin qu'une petite induration circonscrite. Il n'y a guère de possibilité de rétrécissement consécutif. »

(2) Voici comment procède le professeur Gosselin dans l'application de l'acide azotique monohydraté :

« On a préparé à l'avance l'appareil instrumental, qui est très simple et se compose : 1° d'un petit pinceau en charpie et mieux en amiante (substance inaltérable aux acides), que l'on fixe avec un fil sur un petit bâton et mieux avec un fil de fer. On devra préférer l'acide monohydraté, mais à son défaut l'acide ordinaire très concentré pourra être employé.

Dans d'autres circonstances on peut combiner deux procédés, la cautérisation avec le broiement comme le pratique Richet (1), avec la pince-cautère qu'il a inventée à cet effet, ou bien encore avec les ciseaux du nouveau thermo-cautère Paquelin.

Quelle est la valeur de toutes ces opérations ? Je ne puis me prononcer ici, n'ayant pas de connaissances suffisantes pour juger et apprécier de pareilles opérations. Ce que je

M. Gosselin ne s'est jamais servi que du monohydraté, qu'il est quelquefois difficile de se procurer en province. Le petit pinceau est ensuite trempé dans le flacon, que l'on rebouche immédiatement pour éviter l'évaporation, dans la chambre, de ce liquide fumant et irritant. On amène le pinceau sur l'hémorrhoïde, qu'on met à découvert le plus possible en écartant l'ouverture anale avec les doigts. Il n'est pas nécessaire de laisser longtemps le caustique en place. Après deux ou trois secondes, on voit la muqueuse blanchir et l'effet est produit. Il faut d'ailleurs avoir la précaution de ne pas trop charger le pinceau, pour que l'acide ne s'écoule pas autour de la tumeur : dans ce cas, on essuie avec une éponge fine ou un linge mouillé, et on réduit enfin si cela est possible. »

(1) Le professeur Richet opère de la manière suivante :

On traverse le bourrelet hémorrhoïdal, portion cutanée et muqueuse tout à la fois, en trois ou quatre points de sa circonférence, avec une aiguille entraînant un gros fil d'argent ; ce fil replié en anse est destiné à attirer au dehors et, par conséquent, à pédiculiser le bourrelet en trois ou quatre points. Alors la peau du pourtour anal étant préalablement protégée par une compresse mouillée ou par du collodion, on saisit la base de chaque pédicule entre les mors de la pince rougie à blanc, et en moins de cinq secondes on réduit chacun d'eux, par la pression unie à la cautérisation, à l'état d'une lame mince de tissu noirci entièrement carbonisé. Il faut avoir soin, et c'est le point important, de laisser un peu de tissu sain entre chaque endroit cautérisé. Cela fait, on retire les fils et on applique des compresses imbibées d'eau fraîche ou une éponge humide en permanence (*a*).

(*a*) Dupuytren, *Leçons orales*, 2e édit., 1839, t. IV, p. 119 à 172. — Germain, *Nature et traitement chirurgical des tumeurs hémorrhoïdales. Thèse de Paris*, 1856, n° 47. — Nélaton, *Pathologie chirurgicale*, 1858, t. V, p. 73 à 97. — Demarquay, *Mémoire sur le traitement des hémorrhoïdes* (in *Gaz. méd. de Paris*, 1860, p. 634 et 653). — Benoît, *Des tumeurs hémorrhoïdales et de leur traitement* (in *Montpellier médical*, 1860). — Calmeille, *Des hémorrhoïdes et de leur traitement chirurgical*. Thèse de Paris, 1870, n° 178. — Lartisien, *Du traitement chirurgical des hémorrhoïdes*. Thèse de Paris, 1873, n° 262. — Lannelongue, *Nouveau Dict. de méd. et de chir. pratiques*, 1873, t. XVII, p. 404, art. HÉMORRHOIDES. — Le Fort, *Manuel de méd. opérat.*, 1877, 8e édit., p. 452. — D. Mollière, *Traité des maladies du rectum et de l'anus*. Paris, 1877, p. 183.

puis vous dire, c'est qu'il ne faut recourir à ces procédés que lorsque les hémorrhoïdes ont résisté à tous les autres modes de traitement et en particulier à la dilatation et qu'elles deviennent, pour l'individu qui en est porteur, un tel sujet d'incommodité, qu'il ne peut vaquer à ses occupations.

Tout en admettant que dans la plupart des cas l'ablation des hémorrhoïdes n'entraîne aucune complication grave, soit par suite de l'opération, soit comme conséquence de la suppression d'un flux sanguin habituel, il faut reconnaître cependant que souvent à la suite de ces opérations on voit survenir certaines incommodités, telles que des rétrécissements de l'orifice anal, qui sont des plus pénibles. Elève de Chassaignac, j'ai pu voir souvent cet accident à la suite des applications peut-être trop nombreuses que faisait mon excellent maître avec l'admirable instrument dont il a doté la chirurgie.

Du bourrelet hémorrhoïdal.

Les hémorrhoïdes s'accompagnent souvent d'une issue du bourrelet au dehors, et cela toutes les fois que le malade fait un effort, surtout dans la défécation. Ordinairement il rentre lui-même ses hémorrhoïdes, mais il arrive quelquefois que cette réduction devient très difficile, si ce n'est impossible, par le patient lui-même; dans ce cas vous serez souvent appelés pour réduire ces hémorrhoïdes. Vous y arriverez presque toujours par des pressions lentes et méthodiques, mais dans d'autres circonstances vous serez obligés d'attendre quelque temps pour parvenir à ce résultat et vous devrez alors appliquer des compresses d'eau froide. On a même été jusqu'à conseiller la glace pour diminuer la turgescence des varices et rendre ainsi la rentrée du paquet hémorrhoïdal plus facile.

Du prolapsus du rectum.

Chez les vieillards, il se joint parfois à ces hémorrhoïdes un prolapsus plus ou moins considérable du rectum et ils ne peuvent faire le moindre effort sans amener immédiatement l'issue d'une étendue notable de la muqueuse rectale. Vous devez conseiller, dans ces cas, les lavements d'eau froide, les lavements astringents (on a même proposé les badigeonnages avec le perchlorure de fer); vous ferez surtout porter à votre malade ces ceintures avec bourrelets compressifs, qui, en s'appliquant sur l'anus avec une certaine force, s'opposent ainsi à la sortie de la muqueuse rectale.

Vous savez que chez les enfants ce prolapsus du rectum est assez fréquent. Dans ce cas on peut guérir la maladie soit par des lavements et des lotions d'eau froide, soit par l'électricité, soit par des injections sous-cutanées de strychnine autour de l'anus comme les pratiquaient Foucher et Dolbeau (1). Ces injections hypodermiques, d'abord exclusivement réservées au traitement du prolapsus rectal, ont été appliquées dans ces derniers temps, en Amérique, à la cure des hémorrhoïdes; mais cette fois ce n'est pas de la strychnine dont on se servait, mais de l'acide phénique; malgré le grand nombre de cas où cette méthode, suivant Edmund Andrews, de Chicago, aurait été appliquée (2), j'avoue qu'il faut attendre

(1) C'est Schwartz (*Bull. de thér.*, 1836) qui le premier a conseillé les préparations de noix vomique dans le traitement du prolapsus du rectum; puis Duchaussoy a songé à employer la méthode endermique pour faire pénétrer la strychnine; enfin, Foucher et Dolbeau ont pratiqué les injection hypodermiques. Pour faire ces injections on enfonce l'extrémité de l'aiguille à 1 centimètre de l'anus et à une profondeur d'un demi-centimètre, et l'on injecte 10 gouttes d'une solution contenant 1 centigramme de sulfate de strychnine par gramme (*Bull. de thér.*, 1862, t. LIX, p. 538).

Gosselin a proposé l'électro-puncture. Enfin, il existe des traitements chirurgicaux de ce prolapsus, et les chirurgiens ont recommandé dans ce cas, soit l'ablation des parties irréductibles, soit l'excision partielle d'une portion de la muqueuse. Dans d'autres cas, on a fait la cautérisation, soit avec le fer rouge, soit avec les caustiques, d'une portion de la muqueuse. Enfin Dupuytren et, après lui, Robert ont pratiqué autour de l'anus une large perte de substance de la peau.

(2) Suivant Edmund Andrews (de Chicago), la méthode des injections hypodermiques d'acide phénique aurait été appliquée par trois cents médecins à 3300 cas d'hémorrhoïdes; d'après lui, cette pratique est beaucoup moins douloureuse et tout aussi sûre que les autres. On fait ces injections dans l'hémorrhoïde elle-même, et l'on traite successivement chacune d'elles à dix jours d'intervalle (*Chicago Medical Journal*, mai 1879).

d'autres résultats pour apprécier les effets de cette opération.

J'arrive maintenant à la dernière partie du problème thérapeutique que nous avons à résoudre, c'est-à-dire la création des hémorrhoïdes ou leur rappel. Vous savez que, sans croire aux vertus merveilleuses que le populaire a attribuées aux varices rectales, qu'il a surnommées pour cette raison *veines d'or*, je pense néanmoins que dans bien des cas il est utile de maintenir du côté de l'anus un certain état congestif. Vous obtiendrez cet effet par l'emploi d'un médicament véritablement héroïque, en pareil cas, c'est l'aloès, que vous pourrez administrer soit à l'intérieur, sous forme de pilules (1), et c'est le procédé que je préfère, soit comme médicament extérieur, à l'état de suppositoire ou de pommade, comme l'ordonnait Dupuytren (2). Trousseau vantait les suppositoires au tartre stibié et en obtenait de bons résultats (3).

De la création des hémorrhoïdes.

Vous pourrez aussi ajouter à ces moyens les fumigations aromatiques et les bains de siège chauds, mais rappelez-vous qu'autant il est facile d'augmenter par un traitement spécial et de provoquer des hémorrhoïdes chez un individu qui y est prédisposé par son hérédité, autant il est difficile d'obtenir ce résultat chez les personnes qui n'ont aucune tendance à cette affection.

Telles sont les considérations thérapeutiques que je voulais vous soumettre. C'est par elles que je termine le traitement

(1) Bégin employait l'aloès à l'état de pilules à l'intérieur et voici la formule qu'il conseillait :

Aloès socotrin....... } ãã 1 gram.
Poudre de réglisse... }

Miel en quantité suffisante.

Faites 20 pilules. Prendre de 5 à 10 pilules le soir avant de se coucher.

(2) Voici la formule de la pommade de Dupuytren :

Axonge.................. 30 gram.
Aloès socotrin............ 4

Faites avec cette pommade, trois ou quatre fois par jour, des frictions sur la région anale.

(3) Voici la formule des suppositoires de Trousseau :

Tartre stibié.......... 10 à 30 cent.
Beurre de cacao.......... 4 gram.

Faire un suppositoire qu'on introduit dans le rectum.

des maladies de l'intestin. Il me resterait bien à vous exposer ce qui a trait à l'entérite, ou bien encore au cancer du rectum, ou bien à la névralgie intestinale. Si je ne consacre pas à ces affections une leçon spéciale, c'est que les unes ressortissent au domaine de la chirurgie, c'est le cancer du rectum; les autres, comme l'entérite, trouveront dans les leçons sur la diarrhée les éléments de leur thérapeutique ; enfin les névralgies de l'intestin sont identiques à celles de l'estomac et le même traitement leur est applicable. Je me propose de terminer ces leçons par quelques considérations thérapeutiques sur un sujet qui, je l'espère, présentera pour vous quelque intérêt, je veux parler du traitement des vers intestinaux.

NEUVIÈME LEÇON

DU TRAITEMENT DES VERS INTESTINAUX.

SOMMAIRE : Des vers intestinaux ; leur traitement. — Des oxyures. — Lavements antihelminthiques. — Lavements de glycérine. — Onguent napolitain en suppositoires. — Du lombric : migration des lombrics. — Du calomel. — De la mousse de Corse. — Du semen-contra. — De la santonine. — Des tænias : leur fréquence. — Du tænia inerme et du tænia armé. — Développement des tænias. — Des tænifuges et des tænicides. — Des semences de courge, du kousso, du kamala, de la fougère mâle, de l'écorce de grenadier. — Des pelletiérines ; leur action physiologique ; leur mode d'administration. — Du tannate de pelletiérine. — Du bothriocéphale.

Messieurs, je désire terminer ces leçons sur le traitement des maladies de l'intestin par quelques indications sur des affections pour lesquelles vous serez souvent consultés, et qui, au point de vue thérapeutique, présentent un grand intérêt, puisqu'elles guérissent toujours sous l'influence d'un traitement bien dirigé : je veux parler des affections vermineuses intestinales. Pour étudier cette question, je m'appuierai surtout sur les travaux récents si remarquables de Van Beneden, du professeur Laboulbène, etc., et surtout sur l'ouvrage de Davaine véritable monument élevé à l'helminthologie.

Je ne m'occuperai dans cette leçon que des oxyures, des lombrics et des tænias, laissant de côté le trichocéphale (1)

(1) *Trichocéphale de l'homme* (de θρὶξ, θριχός, cheveu, et κεφαλή, tête). Ce ver nématoïde a un corps allongé, formé de deux parties : l'antérieure, plus longue, filiforme ; la postérieure un peu renflée. Le mâle est long de 37 millimètres ; sa partie postérieure est enroulée et porte à l'extrémité une sorte de gaîne cylindrique, d'où sort le spicule. La femelle est longue de 34 à 50 millimètres ; sa partie postérieure, renflée, est très

et l'ankylostome duodénal (1) que vous ne verrez sans doute jamais ; je ne vous parlerai pas non plus de l'anguillule stercorale (2), découverte récemment dans la diarrhée

peu courbée ; la queue est en pointe mousse.

Le trichocéphale a été découvert en 1761. Il peut exister à tout âge ; mais il est plus commun chez l'adulte, surtout chez ceux qui succombent à la fièvre typhoïde.

Il se propage, comme l'ascaride lombricoïde, par l'eau prise en boisson. Les œufs avalés avec l'eau se développent dans l'intestin, et donnent naissance au trichocéphale. Ce ver a pour siège de prédilection le cæcum de l'homme.

(1) *Ankylostome duodénal* (de ἀγκύλος, courbé, et στόμα, bouche). C'est un ver cylindrique de 6 à 9 millimètres de longueur, d'une couleur gris-cendré. Sa tête est arrondie au sommet ; la bouche est elliptique et munie de papilles coniques inégales, terminées par des crochets permettant à l'animal de s'accrocher aux parois de l'intestin. Le mâle est long de 6 à 8 millimètres ; son extrémité antérieure est amincie ; l'extrémité postérieure porte une sorte de bourse, formant deux lobes à cinq rayons, et contenant un pénis double. La femelle est longue de 8 à 10 millimètres ; son extrémité supérieure est effilée, et la vulve se trouve un peu au-dessus de cette extrémité.

Ce ver nématoïde a été découvert à Milan, en 1838, par Dubini. Il est connu en Egypte. Il occupe le duodénum et le jéjunum de l'homme (*a*).

(2) *Anguillula stercoralis*. Les anguillules, petits vers nématoïdes, ont été découvertes en juin et juillet 1876 par le docteur Normand, médecin de la marine française, à Toulon. Ces vers, qui ont été ensuite bien étudiés par le docteur Bavay, professeur d'histoire naturelle à l'Ecole navale de médecine de Toulon, se trouvent dans la sécrétion intestinale des malades atteints de diarrhée de Cochinchine. Longs de 1 millimètre environ et larges de 0mm,04, ces helminthes sont quelquefois en nombre prodigieux dans les selles des malades, (jusqu'à 100 000 et plus par vingt-quatre heures).

Outre l'anguillule stercorale, le docteur Normand a découvert, dans la diarrhée de Cochinchine, un autre ver différent de l'anguillule stercorale, avec laquelle il se trouvait dans l'intestin du malade. Ce ver, que Bavay a étudié et auquel il propose de donner le nom d'*anguillula intestinalis*, a une longueur de 2mm,20 et une largeur moyenne de 0mm,034 ; il est plus abondant dans le duodénum, plus rare dans le jéjunum et n'a pas été vu dans l'iléon.

Laveran et Libermann, à Paris, ont pu étudier aussi cette diarrhée vermineuse sur des militaires revenant de Cochinchine.

Le traitement qui paraît jusqu'ici réussir le mieux est le régime lacté, continué pendant longtemps (*b*).

(*a*) Dubini, in *Omodei Ann. univers. di med. di Milano*, 1843, t. CVI. — Pruner, *Krankheiten des Orients*, 1847. — Vierordts *Archiv für physiolog. Heilk.*, XIII, liv. IV, p. 554.

(*b*) Normand, *Sur la maladie de la diarrhée de Cochinchine* (*Comptes rendus de l'Acad. des sciences*, 31 juillet et 8 août 1876). — Bavay, *Note sur l'anguillule stercorale* (*Comptes rendus de l'Acad. des sciences*, octobre 1876). — *Sur*

de Cochinchine; cette question mérite de nouvelles recherches et a trait d'ailleurs à une maladie qui ne s'observe pas dans nos climats.

Les oxyures.

Les oxyures (1) sont ces petits vers blancs, minces comme un fil, longs de 9 à 10 millimètres, que vous observez fréquemment à l'anus des petits enfants où ces vers, doués de mouvements rapides, déterminent une irritation plus ou moins vive. Ces vers sont quelquefois en nombre innombrable et forment une pelote que vous trouverez dans le rectum, siège de prédilection et pour ainsi dire exclusif de ces oxyures. Chez les petites filles, ce ver quitte l'anus et va à la vulve ou dans le vagin, où il produit une démangeaison qui est très souvent le point de départ d'habitudes de masturbation. Nous savons peu de choses sur l'origine et le développement des oxyures, nous ignorons aussi l'influence du régime sur leur fréquence.

A ces vers qui ont un siège local, nous opposerons un traitement absolument local et nous les détruirons par des lavements ou des suppositoires.

Lavements anthelminthiques.

Pour les lavements, les uns conseillent les lavements froids, d'autres y ajoutent du chlorure de sodium, d'autres du

(1) *L'oxyure* (ὀξύς, aigu, et οὐρὰ, queue) est un petit ver blanc cylindrique ou presque fusiforme. Le mâle est long de 2 à 4 millimètres, a la queue renflée et contournée en spirale. La femelle est longue de 9 à 10 millimètres, a la queue droite et arquée, quelquefois légèrement sinueuse. La tête de l'animal est ailée, c'est-à-dire qu'elle porte sur les côtés deux renflements vésiculeux. L'œsophage est court et en massue. Après l'estomac, le tube digestif des oxyures se rétrécit et se termine, en décrivant quelques sinuosités, à l'anus, qui s'ouvre chez la femelle à la base de la queue, et chez le mâle au milieu de la queue.

l'anguillule intestinale, nouveau ver nématoïde trouvé par le docteur Normand, chez les malades atteints de diarrhée de Cochinchine (*Comptes rendus de l'Acad. des sciences*, février 1877). — A. Normand, *Mémoire sur la diarrhée de Cochinchine*, Paris, 1877. — A. Laveran, *Note relative au nématoïde de la dysenterie de Cochinchine* (*Gaz. hebdomadaire de méd.*, janvier 1877, et *Gaz. hebdomadaire*, février 1877). — Libermann, *Dysenterie chronique de Cochinchine; présentation de pièces* (*Société méd. des hôpitaux de Paris*, mars 1877; *France médicale*, 1877, et *Gaz. des hôpitaux*, 1877). — Davaine, *Traité des entozoaires*, 1878, Paris.

sucre; d'autres, donnant à l'ail des propriétés anthelminthiques peu justifiées, ont administré des clystères à l'ail. Delasiauve a proposé les lavements d'éther; Lallemand vantait les lavements avec des eaux sulfureuses naturelles; on a proposé aussi les lavements de suie. Quant à moi, c'est la glycérine donnée en lavement que je préfère, glycérine neutre, bien entendu, et que vous administrez mélangée avec égale partie d'eau.

Onguent napolitain.

Cependant, chez les enfants où l'administration des clystères est difficile, ou bien lorsque les vers sont en nombre innombrable, il est un moyen supérieur à la glycérine : c'est l'onguent mercuriel. Vous l'introduirez dans l'anus soit à l'état de pommade, soit sous forme de petit suppositoire. Dumas (de Montpellier) se servait d'une mèche trempée dans la pommade mercurielle, et Legroux, dans un cas où l'affection paraissait plus rebelle, conseillait d'introduire avec une seringue de l'onguent napolitain à moitié fondu.

Tous ces moyens amènent rapidement la guérison des oxyures; seulement, cette maladie peut récidiver, et on doit examiner soigneusement l'anus et s'empresser de combattre cette affection qui ne paraît rien, et peut cependant, par les démangeaisons qu'elle entraîne, par la vaginite qu'elle développe, par les mauvaises habitudes qu'elle encourage, produire de véritables désordres dans la santé des enfants.

Du lombric.

Tout autre est le traitement du lombric (1). Ce n'est plus

(1) *Le lombric, ascaride lombricoïde* (de ἀσκαρίζειν, sautiller) est un ver cylindrique le plus souvent blanc ou jaunâtre, dont le corps, plus atténué en avant qu'en arrière, présente des stries transversales et quatre sillons longitudinaux. Le mâle a une longueur de 15 à 17 centimètres; sa queue est recourbée et munie de deux spicules courts, aigus, arqués. La femelle a de 20 à 25 centimètres, avec la queue droite, sans spicule; sa vulve est située en avant, au milieu du corps.

Les œufs sont longs de 0mm,075 et larges de 0mm,058, ovoïdes, revêtus de deux enveloppes.

La tête de ce ver nématoïde pré-

dans le rectum, mais dans la première portion de l'intestin qu'il siège. Ce ver est plus volumineux, il a de 20 à 30 centimètres; il est blanchâtre, et ressemble, comme vous le savez, au ver de terre; il siége, vous ai-je dit, dans les premières

sente une bouche munie de trois valves charnues, dont une supérieure et deux latérales inférieures; elles sont munies de papilles, pourvues, en dedans du bord libre (Davaine), de dentelures microscopiques servant à la mastication. A la bouche fait suite un œsophage musculeux et fusiforme; l'estomac est mince; l'intestin est légèrement sinueux, et se termine à un anus transversal, placé à l'extrémité postérieure du corps.

Les lombrics peuvent exister en plus ou moins grand nombre chez le même individu; ordinairement, on en trouve deux ou trois; mais on en a vu en nombre considérable. C'est vers l'âge de cinq à dix ans qu'ils acquièrent leur plus grande fréquence. Tous les enfants peuvent en être atteints; mais ces vers se développent de préférence chez les sujets affaiblis, scrofuleux, et soumis à une mauvaise hygiène et à une mauvaise alimentation.

On les voit dans tous les pays, sous toutes les latitudes, dans toutes les classes de la société et à tout âge de la vie.

Quelques auteurs ont rapporté des faits d'endémies, d'épidémies vermineuses (Bouillet, Brand, Pringle, etc.).

L'eau, prise en boisson, paraît être le mode de transmission du lombric. En effet, expulsés avec les fèces, qui en contiennent parfois des milliers, ces œufs peuvent être entraînés (pluie, fuite de fosses d'aisances) dans l'eau des mares ou dans des sources où vont boire assez fréquemment les enfants et même des adultes imprudents. Que cette eau soit absorbée, l'œuf pénètre avec elle dans l'intestin, s'y développe et donne naissance à un lombric. Pour obvier à cet inconvénient, il est donc nécessaire soit de filtrer les eaux, soit de leur faire subir un certain degré d'ébullition.

L'ascaride lombricoïde vit dans l'intestin grêle; on peut le trouver parfois dans l'estomac et dans le gros intestin; mais son lieu d'élection est l'intestin grêle. Ce ver peut se trouver aussi, mais « erratiquement », dans des cavités voisines du tube digestif; et Davaine cite de nombreux cas où il a été vu dans l'estomac, l'œsophage, les fosses nasales, l'oreille, les voies lacrymales, le larynx, la trachée, les voies pancréatiques, les voies biliaires, la cavité péritonéale, etc (*a*).

(*a*) Cruveilhier, *Dict. de méd. et de chirurg. pratique*, ENTOZOAIRES. — Levacher, *Guide médical des Antilles*, Paris, 1834. — Daquin, *Observations sing. sur des affections vermineuses (Journ. de méd. chirurg.*, Paris, 1770, t. XXXIV. — Bouillet, *Hist. de l'Acad. roy. des sciences*, 1730. — Brand, *Sur une dysenterie vermineuse*. Act. de Copenhague, 1677-1679. — Pringle, *Observ. sur les maladies des armées*, part. I, chap. III, trad., Paris, 1855. — Marie, *Journ. de méd. de Sédillot*, t. XXI, Paris, 1806. — Bourges, *Journ. de méd. de Sédillot*, t. XXXVI, 1809. — Davaine, *Recherches sur le développ. et la propagation du trichocéphale chez l'homme et de l'ascaride lombricoïde (Comptes rendus de l'Acad. des sc.*, t. XLVI, 1858). — L. Aronssohn, *Mém. sur l'introduction des vers*

portions de l'intestin, mais il peut voyager et s'éloigner plus ou moins ; vous trouverez dans Davaine une excellente étude sur ces migrations du lombric.

Ce qu'il faut retenir, c'est que par lui-même ce lombric est incapable de perforer les parois intestinales, et que si on le trouve plus ou moins loin de son siège habituel et hors de l'intestin, c'est qu'il existe une altération du tube digestif produite soit avant, soit après la mort, qui a détruit les parois intestinales pour permettre ainsi au ver de cheminer au dehors. Ces vers le plus souvent vont du côté de l'estomac et sont rendus par vomissement, ou bien ils se dirigent vers la fin de l'intestin et sont rendus dans les garde-robes.

En moyenne, on en trouve de trois à cinq, mais parfois aussi en plus grande quantité. Ce que nous savons sur leur développement, c'est qu'ils sont probablement transmis par l'eau. En effet, les garde-robes des personnes atteintes de lombrics contiennent une énorme quantité d'œufs de ces vers, et comme ces œufs peuvent rester cinq à six mois dans l'eau sans perdre leur vitalité, on comprend que toutes les fois que les matières fécales pourront être mélangées avec l'eau qui sert à l'alimentation, ce qui est si fréquent à la campagne, on verra se développer ces lombrics.

Ces vers déterminent des symptômes peu accusés, et le plus souvent ce n'est que lorsque l'enfant est malade, ou au début d'une affection grave, qu'on le voit rendre, et fréquem-

dans les voies aériennes (Arch. gén. de méd., 2e série, 1836, t. X). — Guersant, *Dict. de médecine*, 1828, t. XXI. — Andral, *Anat. path.*, Paris, 1829, t. II. — Blondin, *Anat. topograph.*, Paris, 1826. — Tonnelé, *Réflexions et observat. sur les accidents produits par les vers lombrics* (*Journ. hebd.*, Paris, 1829, t. IV). — Thomæ Bartholini *Epist. medicin.* cent. 1, epist. LXII, 1644, *Hagæ Comitum*, 1740. — Broussais, *Hist. des phlegmasies chroniques*, Paris, 1826, 4e édit., t. III. — Lieutaud, *Historia anatomico-medica sistens*, obs. 907. (*Vasa biliaria lombricis obturata*). Parisiis, 1767, t. I. — Fauconneau-Dufresne, *Précis des maladies du foie et du pancréas*, Paris, 1826. — Laennec, *Dict. des sciences médicales*, article Ascarides. — Lebert, *Traité d'anat. patholog. gén. et spéc.*, Paris, 1857, t. I. — Davaine, *Traité des entozoaires*, 1860.

ment par les vomissements, ces lombrics en plus ou moins grande quantité. Quoi qu'il en soit, dès que le ver est rendu, on réclame aussitôt les conseils du médecin.

Pour combattre ces vers, on doit employer une médication interne, et, sans m'arrêter au lait avec l'ail, que les bonnes femmes conseillent toujours en ce cas, je vous signalerai les principaux médicaments ayant une action curative véritable. Nous avons d'abord le calomel, déjà étudié dans une précédente leçon comme un purgatif cholagogue; nous reverrons le calomel dans les maladies de foie, où il est très employé pour son action spéciale sur la glande hépatique; ici le protochlorure de mercure se présente sous un autre aspect : comme vermifuge. On le donne à la dose de 50 centigrammes à 1 gramme, avec les précautions énumérées à propos de l'administration de ce sel.

Du calomel.

Puis vient la mousse de Corse (1), composée, vous le

De la mousse de Corse.

(1) *Mousse de Corse*, ou *mousse de mer*, ou *varec helminthocorton*. La substance donnée sous ce nom est une réunion de près de vingt-cinq espèces d'algues, dans laquelle se trouvent les fucus : *gigartonia helminthocorton*, *fucus purpureus* et *plumosus*, la *corallina officinalis*, la *conferva saniculata*, etc. Les échantillons du commerce varient du reste selon la provenance de la substance. La mousse de Corse a une odeur marine forte et désagréable, et une saveur très salée.

D'après Bouvier, elle contient pour 100 parties : gélatine végétale, 60,2; squelette végétal, 11; sulfate de chaux, 11,2; sel marin, 9,2; carbonate de chaux, 7,5; fer, magnésie, silice, phosphate de chaux, 1,7. D'après Straub et Gaultier de Claubry, il y aurait un peu d'iode.

Formes pharmaceutiques :

A l'intérieur, décoction ou infusion : 5 à 15 grammes pour 150 ou 200 grammes d'eau ou de lait.

Poudre, 1 à 8 grammes dans du lait ou de l'eau sucrée ; gelée, de 40 à 100 grammes ; sirop, 30 à 100 grammes en potion.

A l'extérieur, décoction en lavement, 30 à 60 grammes.

Potion vermifuge :

Mousse de Corse.....	30 gram.
Sirop simple..........	30
Eau bouillante........	160

Faites infuser une heure ; passez, exprimez, ajoutez le sirop. A prendre en une ou deux fois.

Lait vermifuge (Bouchardat) :

Mousse de Corse.....	5 gram.
Lait bouillant.........	100
Sucre................	20

A prendre en une fois pour les enfants de 1 à 5 ans.

savez, de plusieurs espèces d'algues, et en particulier de la *coralline officinale*. On fait une infusion ou une décoction de cette plante; on donne 4 grammes de mousse de Corse pour 30 grammes d'eau; on fait infuser douze heures pour la première de ces tisanes, et bouillir deux ou trois minutes pour la seconde. Chez les adultes, on peut élever la dose et donner 8 à 15 ou même 20 grammes. Cette mousse est aujourd'hui abandonnée, non pas que ses effets soient mauvais, mais parce qu'on a trouvé une substance qui lui est bien supérieure, la santonine (1).

Poudre anthelminthique (Bouchardat) :

Mousse de Corse.....	20 gram.
Semen-contra........	20
Calomel à la vapeur...	3

Doses : 5 décigrammes à 2 grammes.

(1) *Semen-contra* (*artemisia contra*, L.). Composées. La substance employée sous ce nom est tirée d'une petite plante qui se trouve surtout en Russie et en Perse, et est composée d'une réunion de capitules entiers, non épanouis; elle a une odeur assez forte, analogue à celle du camphre, son goût est amer et aromatique.

Le semen-contra contient : une huile essentielle (1 p. 100), un principe amer, de la santonine découverte par Kohler en 1830, de la résine, du sucre, une graisse cireuse, des sels de calcium et de potassium, de l'acide malique et de la silice.

Le semen-contra a une amertume extrême, et peu de personnes peuvent avaler sans dégoût une infusion ou une décoction de cette substance.

On fait avec le semen-contra : des poudres vermifuges (2 à 4 grammes pour l'enfant, 4 à 8 grammes pour l'adulte), des dragées, des potions, des sirops, des lavements, des biscuits, des pains d'épice vermifuges.

Santonine. Le principe actif du semen-contra a été découvert en 1830 par Kohler, pharmacien à Düsseldorf. Inodore, d'un goût amer et désagréable, la santonine forme des cristaux rectangulaires, aplatis, incolores si elle est pure, jaunes si elle a été exposée longtemps à la lumière du jour. Exposés aux rayons du soleil, les cristaux incolores (Méhu, 1866) prennent une belle couleur jaune, sans subir d'altération chimique.

Peu soluble dans l'eau, plus dans l'alcool, et cette dernière solution a une saveur fort amère et très désagréable.

Comme vermifuge, on donne la santonine à la dose de 5 à 20 centigrammes, dans du sucre, aux enfants et 30 à 40 centigrammes aux adultes.

On fait des tablettes, des pilules, des biscuits vermifuges à la santonine.

Tablettes de santonine (Cod. fr.) :

Santonine pulvérisée.......	40
Sucre blanc...............	2 000
Carmin de cochenille......	1
Mucilage de gomme adragante..................	180

F. S. A. des tablettes de 5 déci-

La santonine, principe actif du semen-contra employé autrefois comme vermifuge, se donne à la dose de 10 à 20 centigrammes ; Baillet a étudié l'action de ce médicament, qui est en général bien pris par les enfants, auxquels on l'administre sous forme de dragées, renfermant 2 centigrammes de santonine. Ce médicament n'a pas le plus souvent d'effet toxique; mais s'il est donné à trop haute dose ou dans certaines idiosyncrasies, il peut produire des accidents (vomissements, coliques, syncopes), et amener un trouble curieux du côté de la vue; il fait voir les objets en jaune; les urines présentent aussi une teinte spéciale jaune caractéristique. De la santonine.

Il me reste à vous entretenir du tænia, qui doit nous arrêter plus longtemps, non seulement à cause des symptômes graves dont il peut être le point de départ, mais encore parce qu'il présente souvent une résistance sérieuse aux efforts de la thérapeutique. Nous avons à étudier deux variétés de ces cestoïdes, le tænia et le bothriocéphale.

Chez l'homme on observe trois tænias, le *tænia solium* ou armé, le *tænia mediocanellata* ou inerme, et le *tænia nana* (1). Des tænias.

Je ne m'occuperai que des deux premiers, les plus souvent observés, et il faut dire que dans ces derniers temps c'est le deuxième de ces vers, le tænia inerme, qui a été vu le plus souvent. Vous connaissez tous la grande distinction qui sépare ces vers : le tænia solium, avec son rostre armé de cette

grammes, chaque tablette représente 1 centigramme de santonine. Doses : 5 à 20.

Pilules de santonine (H. M.) :

Santonine	5 centigr.
Poudre de réglisse.... } Miel................... }	Q. S.

Pour une pilule. Doses : 1 à 4.

Biscuits vermifuges à la santonine :

Santonine pure........	1 décigr.
Pâte..................	Q. S.

Pour un biscuit. Doses : 1 à 2. — Au-dessous de cinq ans, ne donner qu'un demi-biscuit.

(1) Pour montrer la fréquence du

double couronne de crochets qui surmonte les quatre ventouses constituant sa tête; le tænia inerme, au contraire, dépourvu de crochets et de rostre; vous connaissez aussi le volume plus considérable du tænia inerme et le cou si allongé du tænia solium comparé à celui plus court du tænia inerme. Mais ce qui, au point de vue du diagnostic, présente le plus grand intérêt, c'est de pouvoir diagnostiquer le ver et sa variété avant que la thérapeutique l'ait fait sortir de l'intestin. Nous pouvons aujourd'hui, d'une façon relativement facile, faire ce diagnostic.

Diagnostic des tænias armé et inerme

Le malade voit-il, malgré tous ses efforts et sans qu'il le veuille, des portions de ver sortir par l'anus, soyez persuadés qu'il s'agit d'un tænia inerme; puis examinez avec soin les portions ainsi rendues : si vous trouvez les pores génitaux, qui, comme vous le savez, existent chez les tænias sur les parties latérales des proglottis, si vous voyez, dis-je, ces pores génitaux se succéder d'une façon irrégulière soit à droite, soit à gauche, vous êtes en présence d'un tænia inerme; enfin, le microscope lui-même permet de reconnaître la disposition des organes femelles, et si vous voyez que les divisions de la matrice sont très nombreuses, vous aurez une nouvelle preuve de l'existence d'un tænia inerme; car, dans le tænia armé, les pores génitaux sont régulièrement alternes, disposés l'un à droite, l'autre à gauche, et la matrice a des divisions présentant un aspect moins dendritique. Tels sont les caractères permettant de reconnaître la variété de tænia avant l'expulsion du ver.

tænia, nous reproduisons dans le tableau suivant les chiffres fournis par M. Regnauld, de la consommation croissante des tænifuges à la Pharmacie centrale des hôpitaux de Paris (*a*) :

Année.	Kousso.	Courge.	Fougère.	Grenadier.
1864	2k,10	» »	9k,50	11k,200
1865	3 ,00	2k,50	» »	» »
1872	10 ,00	2 ,50	5 ,00	13 ,700
1873	11 ,00	11 ,50	16 ,00	16 ,100
1874	11 ,00	4 ,50	16 ,25	18 ,125

(*a*) Regnauld, *Archives de médecine*, 1875.

Développement des tænias.

L'histoire naturelle de ces tænias présente, messieurs, un grand intérêt, et c'est elle qui nous permet de connaître l'origine de ces vers et d'expliquer leur fréquence chez l'homme. Déjà, dans les leçons sur les maladies de l'estomac, je vous ai signalé les points principaux de cette étude que je veux aujourd'hui compléter. C'est Fortassin (1804) qui a montré le premier la relation existant entre la présence des tænias et l'alimentation de certains individus.

Aujourd'hui, on connaît la raison de ces faits, et les helminthologistes modernes, en montrant les différents états que le ver doit parcourir avant d'atteindre sa forme définitive, nous ont donné la clef de cet intéressant problème. Ces vers doivent, en effet, avant d'atteindre leur état parfait, c'est-à-dire celui de tænia, passer par un état intermédiaire (état vésiculeux) dans le corps d'un autre animal, et il suffira que l'homme introduise dans son tube digestif de la viande contenant ces kystes pour voir se développer chez lui un tænia, tænia armé s'il provient des cysticerques du porc, tænia inerme s'il résulte des cysticerques du bœuf. Nous donnons, comme vous savez, le nom de *ladres* aux animaux ainsi malades, et vous verrez, lorsque nous compléterons cette étude dans la prochaine leçon, que si l'homme peut manger des bêtes ladres, il peut aussi à son tour devenir ladre par rapport à d'autres animaux.

Dans ces derniers temps, cependant, quelques doutes se sont élevés sur la nécessité absolue du passage de ces vers à la période intermédiaire ou vésiculeuse dans un autre organisme, et Mégnin a soutenu que le tænia inerme peut parcourir dans l'intestin de l'homme ou des animaux toutes ses périodes. C'est là une question que je ne puis trancher. Quoi qu'il en soit, une surveillance attentive des viandes ou leur cuisson prolongée doit empêcher la production de ces tænias, et c'est le seul traitement prophylactique à employer.

Mais, une fois produits, quelle conduite tenir? Il faut tuer et expulser ces parasites; mais, avant d'aborder l'étude des tænifuges, je dois vous donner une idée générale du mode d'action de ces médicaments.

Des tænifuges et des tænicides.

Tous ces médicaments, pour être tænifuges, doivent d'abord empoisonner le ver ou du moins le mettre dans un tel état qu'il ne puisse faire usage de ses ventouses; puis, il faudra profiter de ce sommeil ou de cet état de mort apparente, pour entraîner le ver au dehors, et cela assez promptement pour l'empêcher de reprendre racine dans un autre point du tube digestif. Si vous m'avez bien compris, vous voyez qu'il y a dans ces médicaments deux actions distinctes : d'abord une action propre sur le ver; puis une action d'expulsion de ce ver au dehors. Il faut que ces deux effets marchent de pair, et vous verrez que tout le talent du thérapeute consiste à mener de front le tænicide et le tænifuge.

Le plus souvent les médicaments de ce groupe sont des tænicides et l'action tænifuge est obtenue par un purgatif qu'il faut administrer, soit simultanément avec le tænicide, soit quelques instants plus tard. Mais n'oubliez pas qu'il ne faut pas trop attendre : le ver peut revenir à la vie, s'accrocher à la muqueuse, et tous vos efforts seraient alors sans effet. En règle générale, il ne faut pas laisser passer plus d'une heure entre l'administration du tænicide et celle du tænifuge.

Il est encore quelques remarques générales s'appliquant à toutes ces substances: c'est que pour que le médicament ait une action sur ce ver, il faut, autant que possible, que le tube digestif ne contienne pas une grande quantité de matière alimentaire. De là la nécessité de purger la veille le malade et de le maintenir à jeun au moins pour le repas du soir. Pour moi, je recommande au malade de ne prendre à ce repas que du lait.

Il faut aussi, et c'est une nécessité absolue, pour affirmer la guérison, s'efforcer d'obtenir le ver avec sa tête. Pour arriver à ce résultat, nous exigeons que le malade aille à la garde-robe dans un vase plein d'eau tiède, ce qui empêche les tractions, qui bien souvent séparent la tête du reste du corps de l'animal.

Une fois ces précautions prises, quel médicament employer? Messieurs, je serai bref sur ce chapitre des anthelminthiques, et je ne veux signaler que les médicaments ayant fait leurs preuves. Donc, je n'énumérerai pas les substances puisées à une flore étrangère, telles que le saoria, le tatzé, le mussenna, ni les anthelminthiques incertains, tels que l'étain, le pétrole, l'acide phénique, l'acide salicylique, l'éther sulfurique, la cévadille, l'essence de térébenthine. Je ne m'arrêterai pas davantage à la noix vomique préconisée par le professeur Masse (de Bordeaux), et j'arrive aux graines de citrouille (1), qui ont été vantées par Tyson, en 1683, et sur lesquelles Mongeny (de Bordeaux) a fait un bon travail.

Des graines de citrouille.

(1) *Citrouille* (*cucurbita* L.). Les citrouilles sont des plantes alimentaires, cultivées en grand nombre en Europe. Elles présentent beaucoup de variétés; les principales espèces sont, d'après Naudin : 1° *cucurbita maxima* Duchesne (potirons couronnés, potirons sans couronne, petit potiron plat, potiron de maraîcher ou jaune gros de Hollande, gros potiron gris) ; 2° *cucurbita pepo* (courgerons, citrouilles proprement dites, giraumons, patissons) ; 3° orangine ou courge orangine ; 4° barbarines ou fausses coloquintes; 5° coloquinettes où congourdettes ; 6° *cucurbita moschata* Duchesne.

Les semences de citrouille font partie des quatre semences froides majeures. Elles contiennent du mucilage et une huile fixe employée soit pour cosmétique, soit pour l'éclairage.

L'emploi des semences comme vermifuge est très ancien, et est en usage dans la plupart des pays.

On fait prendre ces semences soit mélangées avec du miel et formant une sorte de pâte, soit simplement avec partie égale de sucre en poudre, seul ou additionné d'un peu d'eau. Quelques médecins ne font pas décortiquer les graines; d'autres ne les emploient que mondées.

D'après Davaine, la dose de graines de courge récemment décortiquées peut être portée à 100 grammes et au delà ; 30 à 45 grammes suffisent pour un enfant. On administre le médicament en une ou deux fois, ou par cuillerées à café d'heure en heure. Une heure ou deux après la dernière dose, on fait prendre au malade 30 à 60 grammes d'huile de ricin.

D'après Heckel, la partie active de la graine de courge réside dans la membrane anhiste du périsperme ; 17 grammes de cette pellicule, mé-

Pour Heckel, cette propriété anthelminthique n'appartiendrait pas à toute la graine, elle serait limitée à une enveloppe du périsperme et résulterait de la présence d'une résine à laquelle il a donné le nom de *péporésine*.

Quoi qu'il en soit, les graines de citrouille sont excellentes chez les enfants On prépare avec ces graines, comme l'a montré Roger, soit une pâte sucrée, soit un looch que les enfants avalent facilement. Vous devez y joindre l'huile de ricin pour faciliter l'expulsion. Malheureusement, cet anthelminthique, si bon à prendre, est souvent inefficace, et la tête est rendue exceptionnellement.

Du kousso

Je place après le kousso (1), qui longtemps a été le seul remède anthelminthique efficace et qui est aujourd'hui bien abandonné. On faisait avec les fleurs de kousso une infusion de 20 grammes pour 250 grammes d'eau. Cette infu-

langée avec du sucre, auraient suffi pour expulser un tænia (*a*).

(1) *Kousso* (*brayera anthelminthica* Kunth). Rosacées. Le kousso est un arbre d'Abyssinie pouvant atteindre 18 mètres de haut; on se sert en médecine des fleurs de kousso, dont les propriétés anthelminthiques ont été étudiées d'abord par Brayer, médecin français à Constantinople. L'analyse a reconnu dans ces sommités fleuries : du tannin, une résine âcre et amère (Wittstein, 1840), un principe actif, la koussine ou kosine (Pavesi, Bedall, 1858; Cossein, Stromeyer, Kwosein, Martin, une huile volatile (Willing), de la matière grasse, de la cire, etc.

Le kousso a une odeur désagréable, nauséabonde.

On le donne en poudre, 15 à 20 grammes infusés un quart d'heure dans 250 grammes d'eau tiède, en granules, en potion.

Apozème de kousso (Cod. fr.) :

Fleurs de Kousso en poudre demi-fine	29 gr.
Eau	159

Délayez la poudre dans l'eau bouillante ; laissez refroidir.

A prendre en une fois, sans avoir passé le médicament.

(*a*) Rigaud, *Gaz. hebd. de médecine*, t. VIII, 1831. — Pelt, *Gaz. méd. de Paris*, 1861. — Tarneau, *Le tænia et la graine de citrouille* (*Gaz. des hôp.*, 1862). — Debout, *Note sur les deux agents anthelminthiques les plus inoffensifs* (*Bull. de Thérap.*, 1862). — Heckel, *Journ. de thérapeutique de Gubler*, 1876. — Bouchut, *Des semences de citrouille dans le trait. du tænia* (*Moniteur thérap.*, 1873, et *Recueil de méd. vét.*, 1875). — Bellom, *Consid. sur la path. du tænia et son trait. par la graine de courge*, thèse de Paris, 1875. — Macari, *Tænia chez un enfant de dix-huit mois; graines de courge fraiches* (30 *gr.*), *guérison* (*Gaz. méd. de Paris*, 1875).

sion, d'une odeur répugnante, était prise avec dégoût, et le malade, avant d'avoir tout absorbé, vomissait très souvent cette drogue. Sa cherté d'une part, le courage pour prendre ce mélange d'autre part, et surtout la découverte de médicaments tout aussi efficaces ont fait abandonner le kousso.

On a voulu lui substituer le kamala (1), qui s'administre en poudre ou en teinture. C'est un bon médicament, tænicide et tænifuge, mais dont on use peu en France. Du kamala.

Il n'en est pas de même de la fougère mâle (2), dont on Fougère mâle.

(1) *Kamala mallotus philippinensis, echinus philippinensis* H. Baillon, Euphorbiacées. Le kamala est un arbre de 6 à 8 mètres de haut (Abyssinie, Arabie, Ceylan, îles Philippines, Australie, etc.), dont les capsules contiennent de petites glandes rouges très nombreuses qui, broyées, donnent la poudre appelée kamala, employée comme substance tinctoriale et comme anthelminthique.

Anderson a retiré du kamala une substance, la rottlérine, formant de petits cristaux aplatis, jaunes, solubles dans l'éther, insolubles dans l'eau et peu solubles dans l'alcool froid.

L'absorption du kamala donne lieu quelquefois à des nausées et à des coliques légères (Mackinson, Anderson, Gordon). La poudre peut être prescrite à la dose de 2 à 12 grammes, suspendue dans de l'eau. On peut la donner aussi sous forme de teinture.

Teinture de kamala (Anderson) :

Kamala.............	180 gr.
Alcool rectifié.......	380

Faites macérer pendant deux jours et filtrez.

Dose : 4 à 16 grammes.

Blondeau (*Soc. de thérap.*, 1875) a donné, avec succès, 25 grammes de teinture, sans que le malade ait éprouvé de dégoût ou de colique.

Davaine a trouvé le kamala efficace contre le bothriocéphale ; il préfère la teinture à la poudre et la donne *aux petits enfants* à la dose de 6 grammes et *aux adultes* à la dose de 20 grammes, de la façon suivante :

Teinture de kamala......	20 gr.
Eau aromatique.........	120
Sirop d'écorces d'oranges.	20

A prendre en quatre fois d'heure en heure. Si le ver n'est pas rendu deux heures après la dernière dose, le malade prend 30 grammes d'huile de ricin.

(2) *Fougère mâle* (*polypodium filix mas* L. Fougères). Cette plante, très commune, entre dans l'alimentation de quelques peuples des contrées septentrionales. On emploie ses feuilles pour faire des matelas et des coussins recommandés aux enfants débiles, scrofuleux ou rachitiques. En médecine on fait usage du rhizome ou tige souterraine et des bourgeons.

Le rhizome, plus actif à l'état frais qu'à l'état sec, contient d'après Morin : huile volatile, huile fixe (stéarine et oléine), tannin, acide gallique et acide acétique, sucre cristallisable, amidon, matière gélatineuse insoluble

fait un extrait éthéré donnant d'excellents résultats dans le traitement du tænia.

Grâce aux perfectionnements apportés à la préparation de cet extrait, par Peschier et par Kirn, on obtient un médicament très actif; à la dose de 3 à 4 grammes il donne des résultats positifs le plus souvent, mais il faut lui associer une préparation purgative, et Créquy a fait un mélange excellent qui consiste à renfermer dans une capsule du calomel et de l'essence éthérée de fougère mâle. On fait prendre une

dans l'eau et l'alcool, fibres ligneuses et cendres. Peschier a constaté dans l'extrait médicinal éthéré retiré du rhizome une substance cristalline incolore que Luck a appelée acide filicique; l'extrait éthéré contient aussi une huile grasse qui est saponifiable et fournit l'acide filixoïde.

D'après Peschier, les bourgeons frais contiennent: huile volatile, résine brune, huile grasse, matière grasse solide, principes odorants verts et vert-brun, rougeâtres, extractif.

On prescrit la fougère mâle en décoction (dans de l'eau ou du vin blanc) : 30 à 60 grammes pour 1 kilogramme, à réduire à 500; — en poudre; — en extrait résineux, et en extrait éthéré préparé soit avec les souches réduites en poudre et épuisées par l'éther, soit avec les bourgeons selon la méthode de Peschier (de Genève). La poudre se donne à la dose de 2 à 4 grammes, l'extrait éthéré, ou oléorésine, ou huile de fougère de Peschier, se donne à la dose de 4 grammes par jour, en quatre prises, à un quart d'heure de distance.

Bien des méthodes ont été préconisées: méthodes de Mme Nuffer, de Bourdier, de Roujel, d'Alibert, de Beck, de Dubois, etc.

Trousseau ordonnait : diète lactée le premier jour; le second jour, le matin à jeun, 4 grammes d'extrait éthéré en quatre doses, à un quart d'heure de distance; le troisième jour, 4 grammes d'extrait en quatre doses, à quinze minutes d'intervalle, puis 50 grammes de sirop d'éther et une demi-heure après un looch blanc avec 3 gouttes d'huile de croton tiglium.

On peut donner les pilules de Limousin contenant 50 centigrammes d'extrait de fougère mâle et 5 centigrammes de calomel. Le malade prend 16 de ces capsules, deux par deux, toutes les dix minutes.

Bols vermifuges de Peschier :

Extrait éthéré de fougère mâle....................	2 décigr.
Racine de fougère mâle pulv.	5
Conserve de roses.........	Q. S.

Pour 1 bol. Doses : 10 bols en une fois. Le malade prend ces bols après n'avoir été nourri pendant deux jours que de potages maigres. Après avoir avalé ces bols, il boit une tasse de décoction de fougère mâle, et il prend deux heures après 30 grammes d'huile de ricin.

Fougère femelle (grande fougère femelle, fougère commune), *polypodium filix mina* L. — A aussi été préconisée comme tænifuge.

vingtaine de capsules en une heure, de façon à absorber 50 centigrammes de calomel et 4 grammes d'essence.

Chez les enfants qui ne peuvent prendre ces capsules, vous pourrez user d'une potion à cette essence; mais en ayant soin d'y associer un purgatif.

Enfin, messieurs, ce sont ces mêmes extraits qui servent de base à plusieurs remèdes anthelminthiques connus, et particulièrement aux pilules de Peschier, qui sont journellement employées sur les bords du lac de Genève.

De l'écorce de grenadier.

J'arrive maintenant au grenadier dont les propriétés anthelminthiques, quoique déjà connues par les médecins de l'antiquité, avaient été assez oubliées pour que le travail de Gomès, en 1823, qui rappelait ses vertus parasiticides, fût considéré comme un fait nouveau. Depuis cette époque, la décoction de grenadier a été très souvent employée, et cela avec grand succès ; le professeur Laboulbène, qui s'est occupé tout spécialement de cette cure du tænia, la considère comme le remède le plus sûr et le plus efficace. Tout récemment, dans un excellent travail, le docteur Marty a montré que les tiges comme les racines de cet arbre jouissaient de propriétés anthelminthiques (1).

(1) C'est l'écorce de racines de grenadier que presque tous les auteurs ont conseillée : Mérat, Bourgeois, Davaine, Tarneau, Ranson, Cauvet.

Marty a montré, comme le prévoyait déjà Laboulbène, que l'écorce de tiges de grenadier possède des propriétés anthelminthiques aussi sûres que celles de l'écorce de racines et que ces propriétés se trouvaient intactes dans les branches moyennes du grenadier.

Quant à la préparation, c'est la décoction qui paraît préférable ; elle se fait de la manière suivante :

Ecorces fraîches de racines ou de tiges de grenadier..... 60 gr.
Eau 750

On réduit l'écorce en petits morceaux, puis on verse dessus 750 grammes d'eau chaude ; on laisse macérer vingt-quatre heures, puis on évapore jusqu'à 500 grammes.

L'extrait éthéré et l'extrait aqueux ne donnent pas de résultats satisfaisants (*a*).

(*a*) Léopold Deslandes, *Archives de médecine*, 1833. — Bourgeois *Gaz. des hôpitaux*, 1854. — Laboulbène, *Bull. de Thérap.*, 1873. — Augé, *Etudes com-*

Mais la récente découverte de Tanret, qui a permis d'isoler les alcaloïdes du grenadier, a fait faire à cette application thérapeutique un grand pas dans la voie du progrès, et comme je me suis occupé spécialement de ces différents alcaloïdes, permettez-moi, messieurs, de résumer en quelques mots l'état de la question.

Des pelletiérines.

Tanret a trouvé quatre alcalis dans le grenadier, auxquels il a donné le nom de *pelletiérine* (1) en souvenir du savant chimiste Pelletier auquel nous devons la découverte de la quinine et de tant d'autres alcalis naturels; et pour distinguer ces différentes pelletiérines les unes des autres, il leur appliqua les premières lettres de l'alphabet grec, et l'on eut ainsi les pelletiérines α, β, γ, δ (2). D'ailleurs, ce sont là des termes provi-

(1) Voici ce qui a conduit Tanret à appeler cet alcaloïde *pelletiérine:* on a donné en effet le nom de *granatine* à la mannite du grenadier, prise d'abord pour un sucre particulier, celui de *punicine* à une matière résineuse complexe, et celui de *grenadine* à un sirop d'agrément; pour ne pas forger un mot trop baroque, Tanret appela son nouveau corps *pelletiérine*, du nom de l'illustre Pelletier, auquel on doit la découverte de la quinine.

(2) Dans une note communiquée à l'Académie des sciences, le 31 mars 1879, Tanret indique qu'il existe quatre alcaloïdes dans le grenadier. Pour obtenir ces alcaloïdes, il commence par traiter la poudre d'écorces de grenadier mélangée à un lait de chaux par de l'eau, puis par le chloroforme et, pour les divers alcaloïdes, il met à profit d'abord la propriété que possède le bicarbonate de soude de décomposer les sels de deux d'entre eux, tandis qu'il est sans action sur ceux des deux autres, ensuite la grande hygrométricité de deux de leurs sulfates. Ainsi les traitements par le bicarbonate de soude et la soude caustique donnent deux mélanges qu'on transforme en sulfates qu'on fait cristalliser. Les cristallisations étant ensuite étalées sur du papier buvard, grâce à la vapeur d'eau contenue dans l'air, les sulfates déliquescents pénètrent le papier, d'où on les retire par un traitement ultérieur; les autres restent cristallisés sur le papier. Ayant les sels, on en retire facilement les alcaloïdes.

En opérant de la sorte, on obtient avec le bicarbonate de soude un alcaloïde liquide et dextrogyre et un alcaloïde cristallisé sans action sur la lumière polarisée; — avec la soude

paratives des médicaments tænifuges, 1876. — J. Marty, *De la valeur relative de diverses préparations, d'écorces de grenadier dans le traitement du tænia* (*Bull. de Thérap.*, t. XLIV, p. 145, 203, 257, 304, 350, 394, 1878.)

soires, en attendant que la question chimique, dont l'étude date seulement de quelques mois, soit résolue.

Malgré quelques points encore obscurs sur la constitution chimique de ces alcalis et surtout du dernier, vous verrez cependant qu'au point de vue thérapeutique et physiologique la question est assez avancée pour que nous puissions en tirer dès aujourd'hui des faits concluants.

Action physiologique

J'ai expérimenté sur les animaux et sur l'homme les divers alcaloïdes du grenadier, et mon élève le docteur de Rochemure (*a*), dans un excellent travail sur ce sujet, a reproduit la plupart de ces résultats. Ces expériences nous ont montré que les pelletiérines déterminaient des phénomènes toxiques identiques chez les animaux (1), et que la seule différence qui les

caustique, deux alcaloïdes liquides : l'un lévogyre, l'autre sans pouvoir rotatoire. Ces alcalis du grenadier sont tous volatils.

En attendant que l'étude complète de ces alcalis ait permis à leur auteur de leur donner des noms dont décidera leur composition centésimale, M. Tanret les désigne provisoirement pour les différencier, par les premières lettres de l'alphabet grec. Les alcalis non déplacés de leurs sels par le bicarbonate de soude seront α et β ; celui-ci étant le lévogyre, ceux qu'il déplace seront : γ, l'alcali cristallisé, et δ, l'alcali dextrogyre.

(1) Les expériences que Dujardin-Beaumetz et de Rochemure ont faites avec la pelletiérine ont porté sur des sangsues, des grenouilles et des lapins.

La sangsue, dans des solutions au deux-millième, perd rapidement la propriété de contracter ses ventouses ; en deux minutes, elle perd ses moyens d'attache et, en un quart d'heure, tous ses mouvements sont anéantis avec la pelletiérine β ; on ne peut la rappeler à la vie. Lorsqu'on se sert de la pelletiérine α, il faut cinq minutes après l'immersion pour faire perdre à la ventouse buccale toutes ses propriétés, et vingt minutes pour anéantir tous les mouvements ; la sangsue peut être rappelée à la vie.

Avec la pelletiérine γ, une sangsue placée dans une solution au même titre ne perd ses mouvements qu'au bout de vingt minutes d'immersion et peut être rappelée à la vie.

Avec la pelletiérine δ, c'est au bout de neuf minutes que la sangsue perd la propriété de s'attacher ; elle peut être rappelée à la vie.

Pour les grenouilles, une demi-goutte de solution au dixième de l'alcaloïde β ne les tue pas et l'animal ne présente qu'une paralysie généralisée d'une durée de trois heures

(*a*) De Rochemure, *De l'action physiologique et thérapeutique des sels de pelletiérine*. Thèse de Paris, 1879.

séparait était l'intensité même de ces phénomènes. A cet égard, la pelletiérine β occupe le premier rang, puis viennent α, γ, δ, et pour vous montrer la différence de cette puissance toxique, je puis vous donner quelques chiffres ; ainsi, pour entraîner la mort rapide d'un lapin (10 à 15 minutes), il faut 17 centigrammes de pelletiérine β, 20 centigrammes d'alcaloïde α et 40 à 50 centigrammes des alcaloïdes γ et δ;

environ. Dans ces cas, la respiration hyoïdienne n'est pas complètement suspendue et le cœur se contracte comme à l'ordinaire, bien que légèrement affaibli.

Au-delà d'une demi-goutte, c'est-à-dire avec une goutte, deux gouttes et plus, on tue une grenouille; et les phénomènes d'intoxication sont d'autant plus violents, la mort est d'autant plus rapide, que la dose injectée est plus élevée.

Les phénomènes d'intoxication consistent tout d'abord en une excitation nerveuse, se traduisant par des convulsions et des contractures, puis en un épuisement des puissances motrices, se montrant sous forme de résolution musculaire complète et définitive. Les membres, surtout les plus voisins de l'injection, sont les premiers atteints; puis ce sont les muscles abdominaux, ceux de l'appareil hyoïdien, et enfin, en dernier lieu, le cœur, qui s'arrête en diastole. Les mouvements réflexes survivent aux mouvements volontaires, mais pour peu de temps. La mort survient dans un laps de temps qui varie selon la dose injectée, entre une et six heures; elle est encore plus tardive à la suite d'une absorption par l'estomac.

Chez le lapin, la pelletiérine β tue en quelques minutes à la dose de 15 à 20 centigrammes. Les phénomènes d'intoxication consistent, à dose minime, en une simple paresse musculaire ; la dose atteignant 15 et 20 centigrammes, en une paralysie progressive frappant d'abord les membres inférieurs, puis le train antérieur, les oreilles, le cou, le thorax et enfin le cœur. Les mouvements volontaires disparaissent avant les mouvements réflexes. La respiration est d'abord moins large et précipitée, puis ses mouvements deviennent plus pénibles, plus rares; finalement, ils sont complètement suspendus.

Le cœur bat encore, mais d'une façon tumultueuse et désordonnée, puis il faiblit et s'arrête. Quelques convulsions précèdent la mort. A la fin, on a noté une légère élévation de la température.

Chez l'homme, lorsqu'on atteint la dose de 40 centigrammes de pelletiérine β, on observe du vertige, des troubles oculaires et de la paralysie musculaire; le vertige et les troubles oculaires sont liés à une congestion très manifeste des vaisseaux du fond de l'œil, congestion qui est généralisée à tout l'encéphale.

L'examen attentif des phénomènes toxiques et de très nombreuses expériences sur les grenouilles montre que la pelletiérine agit comme le curare et que toutes les expériences physiologiques que l'on fait avec ce dernier peuvent être reproduites avec les sels de pelletiérine.

pour une grenouille, je vous dirai qu'il suffit d'une goutte d'une solution de sulfate de pelletiérine β au dixième pour la tuer dans un laps de temps relativement court et qu'une sangsue plongée dans une solution à 2/1000 de pelletiérine β, détruit la vie de cet animal au bout de dix minutes.

En analysant plus attentivement le problème, nous avons vu que la pelletiérine venait grossir le nombre des poisons curarisants et portait son action sur l'extrémité des nerfs moteurs dont il détruit la neurilité tout en conservant la contractilité musculaire intacte et la sensibilité. Mais revenons à notre sujet spécial, c'est-à-dire au point de vue thérapeutique et voyons comment nous devons utiliser ces alcalis, sous quelle forme et à quelle dose.

Du tannate de pelletiérine.

Au début de nos expériences nous réunissions les quatre alcalis à l'état de sulfate, et malgré des succès très marqués on put noter cependant quelques insuccès. Je priai alors Tanret d'ajouter du tannin à la préparation, pour vous rapprocher ainsi autant que possible de l'état où se trouvent ces alcalis dans l'écorce de grenadier, qui renferme des principes tanniques en grande quantité, et il fut convenu que désormais nous administrerions les sulfates de pelletiérines dans une solution renfermant 1g,50 de tannin, dose que nous avons abaissée depuis au chiffre de 50 centigrammes. C'est ce mélange des sulfates de pelletiérines dans une solution tannique que nous appelons improprement *tannate de pelletiérine.*

Parmi ces différents alcaloïdes que l'analyse des effets physiologiques nous avait permis de classer, quels étaient ceux qui jouissaient des propriétés anthelminthiques? C'est là une question à laquelle Bérenger-Féraud a répondu d'une manière positive (*a*). Expérimentant comparativement ces différentes

(*a*) Bérenger-Féraud, *De l'action tænifuge des quatre alcalis du grenadier* (*Bull. de Thérap.*, 1879, t. XCVIII, p. 337, 387).

pelletiérines, il a constaté que, tandis que les alcaloïdes γ et δ n'amenaient jamais l'expulsion des tænias, même à dose élevée, les deux autres alcalis α et β au contraire, soit isolément, soit mélangés, produisaient toujours la sortie du ver.

Mode d'administration de la pelletiérine.

Comme vous le voyez, la question, grâce à tous ces travaux, se précisait de plus en plus; la présence du tannin était déjà un progrès; grâce aux recherches de Bérenger-Féraud, on pouvait repousser comme dépourvus de propriétés tænifuges les pelletiérines γ et δ; restait la question du purgatif. J'avais pensé, au début de ces recherches, qu'il serait peut-être bon d'associer le purgatif avec les pelletiérines, en reproduisant ce qu'avait fait Créquy pour l'essence éthérée de fougère mâle ; je réunis donc dans une même potion de l'eau-de-vie allemande édulcorée avec du sirop de séné et le mélange des sulfates de pelletiérines avec le tannin. Les résultats obtenus n'ont pas confirmé mes prévisions, et je revins alors à l'administration du purgatif; trois quarts d'heure après l'ingestion de la pelletiérine, je considère l'eau-de-vie allemande comme le meilleur purgatif en pareil cas, et je n'hésite pas à donner 30 grammes de cette teinture, parce que la présence du tannin d'une part, et peut-être l'action paralysante des alcalis sur la fibre musculaire intestinale de l'autre, s'opposent aux effets de la purgation. Je reconnais cependant que l'on obtient de bons résultats avec l'huile de ricin : 30 à 60 grammes. Quant à Bérenger-Féraud, il préfère l'infusion de séné.

Quel que soit le purgatif que vous aurez choisi, donnez-le, au plus tard, trois quarts d'heure après l'administration de la pelletiérine; et voici en résumé la règle de conduite que vous devez suivre pour obtenir avec les pelletiérines la sortie presque certaine du ver. La veille, faire prendre un grand lavement, ne manger au repas du soir que du laitage; le lendemain matin, à jeun, administrer 0,30 des sulfates de pelletiérines α et β dans une solution contenant 0,50 de tannin ; donner dix minutes après un grand verre d'eau, puis au bout de trois quarts d'heure, faire prendre le purgatif, et enfin recommander au malade d'aller à la garde-robe dans un vase plein d'eau tiède. Quelques instants après l'ingestion du médicament, les malades éprouvent quelques vertiges, et le tænia est rendu en moyenne quatre heures après l'administration du remède,

Dans les cas peu probables où vous auriez un insuccès, c'est-à-dire lorsque les pelletiérines auront amené l'issue presque totale du ver sans la tête, il ne faut pas recourir immédiatement à l'administration d'une autre dose, mais attendre pour cela un certain temps, deux à trois mois ; et ce que je vous dis là ne s'applique pas seulement aux alcalis du grenadier, mais bien à tous les médicaments tænifuges.

Depuis que nous avons établi ces bases de traitement et que les malades s'y sont soumis religieusement, nous n'avons eu que des succès et presque toujours nous avons obtenu la tête du tænia (1). Je crois donc pouvoir affirmer que les pelletiérines ainsi administrées sont un excellent remède contre les tænias, si ce n'est le meilleur, du moins chez l'adulte, car jusqu'à nouvel ordre je n'oserais conseiller ce médicament chez les enfants.

Pardonnez-moi, messieurs, d'avoir insisté si longuement sur cette action spéciale des pelletiérines, mais la plupart d'entre vous ont suivi cette année dans le service les nombreuses expériences que nous avons faites sur les animaux avec cette substance, et je tenais à vous résumer les points principaux qui en découlent.

(1) Dans trente-trois observations de tænias traités par le tannate de pelletiérine, résumées par de Rochemure, il y a eu 30 succès complets, 1 succès probable et 2 insuccès. L'expulsion du tænia a eu lieu en moyenne quatre heures après l'ingestion de la pelletiérine.

Du bothriocéphale.

Je passe maintenant à l'étude du bothriocéphale, fort commun dans certains pays, en Suisse principalement, et cela à tel point, que, lorsque vous voyez un bothriocéphale, vous pouvez presque affirmer la nationalité suisse du malade (1). On ignore la cause de sa fréquence, Carl Vogt, dans une communication qu'il nous fit au congrès international de Genève, a dit n'avoir jamais observé le moindre parasite dans les poissons du lac et particulièrement dans la *féra*, accusée d'être le porteur du bothriocéphale. Ce ver réclame le même traitement que le tænia. Je reconnais cependant que les préparations de fougère mâle occupent peut-être ici le premier rang ; toutefois, même à Genève, on emploie avec succès l'écorce de grenadier, et en France, avec la pelletiérine, on a aussi obtenu l'expulsion de ce ver.

Telles sont, messieurs, les réflexions que je voulais vous exposer à propos du traitement des vers intestinaux. Dans la prochaine leçon nous étudierons une maladie plus grave, qui a des liens avec les vers intestinaux : je veux parler des kystes hydatiques.

(1) *Bothriocéphale de l'homme* (*Bothriocephalus latus*) (de βόθριον, fossette, et κεφαλή, tête). Ce ver rubané et articulé, composé d'un très grand nombre d'anneaux, est long de 6 à 20 mètres ; il diffère du *tænia solium* par la tête, qui n'a pas de crochets, ni de proboscide, ni de ventouses ovales ou oblongues; sa tête est oblongue, avec deux ventouses latérales allongées. Ses anneaux sont plus larges que longs. Les pores génitaux sont situés sur la ligne médiane. Le pénis est court, lisse, saillant, situé au-dessus de la vulve.

Il est tellement commun à Genève, que Odier, médecin de cette ville, a pu dire : « Le *tænia lata* est si fréquent chez nous, qu'au moins le quart des habitants l'a, l'a eu ou l'aura (*a*). » On l'observe aussi sur les bords de la Baltique, en Suisse, à Saint-Pétersbourg, en Finlande, en Hollande.

Ce ver cestoïde, d'une couleur grise-noirâtre, siège, chez l'homme, dans l'intestin grêle; il peut se développer, très rarement il est vrai, chez le même individu, en même temps que le *tænia solium*.

(*a*) Odier, *Manuel de médecine pratique*, Genève, 1821, 3e édit.

DIXIÈME LEÇON

DU TRAITEMENT DES KYSTES HYDATIQUES.

Sommaire : Du tænia échinococcus. — Développement des kystes hydatiques. — Marche des kystes hydatiques. — Traitement prophylactique. — Fréquence des kystes hydatiques en Islande. — Diagnostic des kystes hydatiques. — Traitement médical des kystes hydatiques. — De l'iodure de potassium. — De l'électropuncture. — De la ponction capillaire. — De la ponction aspiratrice. — Des résultats qu'elle peut donner. — De l'ouverture large de la poche. — Procédé de Bégin. — Méthode de Récamier. — Méthode de Jobert. — Résumé du traitement. — Des lavages de la poche.

Dans la dernière leçon, lorsque je vous ai tracé l'histoire des tænias, je vous ai montré que ces cestoïdes, avant d'atteindre l'état de vers rubanés, présentaient un état intermédiaire vésiculeux, le cysticerque. Je veux aujourd'hui compléter ces données en vous montrant que l'homme peut être porteur de ces vers vésiculeux, et, sans insister ici sur les cysticerques du tænia, que l'on a vu se développer, comme l'ont signalé Delpech, Lancereaux, Davaine, Boyron (*a*), dans les muscles de l'homme et qui le rendent ladre comme le porc, je veux vous montrer une autre affection kystique, malheureusement plus fréquente, et qui est aussi l'une des phases de la vie d'un tænia : je veux parler des échinocoques.

C'est chez le chien ou le loup que l'on trouve le *tænia echinococcus*, ce ver est bien différent des tænias que je vous ai décrits ; il est extrêmement petit, à peine appréciable à la Du tænia echinococcus.

(*a*) Boyron, *Etude sur la ladrerie chez l'homme comparée à cette affection chez le porc*. Thèse de Paris, 1876.

vue, et se compose d'une tête munie de quatre ventouses, d'une double couronne de crochets et d'un corps formé de trois anneaux, dont le dernier est seul pourvu d'organes génitaux. Ce tænia donne des œufs en abondance, que l'on retrouve dans les matières fécales.

Du développement des kystes hydatiques.

Supposez maintenant, messieurs, que ces matières soient lavées par l'eau de pluie, qui va constituer soit une mare, soit un ruisseau, et qu'un individu vienne à boire cette eau: les œufs ainsi absorbés pénétreront à travers les parois de l'intestin dans le système veineux abdominal et passeront ainsi dans toute l'économie. Ils pourront alors déterminer dans tous les organes, mais en particulier dans le foie, où se tamise, pour ainsi dire, le système veineux-porte, des tumeurs liquides plus ou moins volumineuses, que l'on décrit sous le nom de *kystes hydatiques*. Vous connaissez tous ces vésicules de grandeur variable, ayant l'aspect d'albumine peu cuite, tremblotante, qui renferment un liquide hyalin non albumineux mais contenant une certaine quantité de chlorure de sodium: ce sont les kystes acéphalocystes que décrivait Laennec.

Des kystes hydatiques.

Si l'on examine avec soin les parois de ces kystes, on voit une série de couches anhystes s'imbriquant les unes sur les autres, et dont la plus interne présente un aspect granuleux, sur lequel le professeur Charles Robin a longuement insisté. C'est en effet la membrane germinale, et si vous l'observez avec soin vous trouverez accolés à cette surface ou nageant dans le liquide des petits grains blanchâtres, que l'examen microscopique vous fera reconnaître comme constitués par un corps formé par une vésicule arrondie contenant des granulations de carbonate et de phosphates calcaires. Ces vésicules, dont la partie antérieure est constituée par une tête absolument identique à celle du tænia échinocoque, c'est-à-dire présentant une double couronne de crochets et quatre ventouses (1), sont le scolex de ce tænia, et si, par une circonstance quelconque, ces échinocoques sont absorbés par un loup ou par un chien, ils détermineront chez cet animal les tænias minuscules dont je vous ai parlé (2).

Pardonnez-moi d'avoir insisté aussi longuement sur le développement de ces hydatides, mais j'ai vu commettre à cet égard tant d'erreurs et de confusion, qu'il m'a semblé nécessaire de bien préciser devant vous le développement de ces échinocoques. D'ailleurs, comme vous le verrez, il résulte de la connaissance des faits que je vous ai exposés d'importantes conclusions au point de vue du traitement prophylactique de ces kystes hydatiques; mais, avant d'aller plus loin, permettez-moi de vous dire encore quelques mots de la

(1) *Echinocoques.* Entrevus d'abord par plusieurs auteurs Gœze, Zeder, Rudolphi, Werner, Lind, Berthelot, Laennec, qui les nomme *acéphalocystes*, les échinocoques ont été décrits par Bremser en 1821; depuis cette époque, de nouvelles recherches ont été faites et de nombreux mémoires ou thèses ont été publiés sur ce sujet.

Contenus dans une vésicule (hydatide) arrondie, transparente, de volume variable, renfermant un liquide limpide, ces vers sont ou adhérents à la paroi interne ou libres et flottants dans le liquide. L'hydatide ou les hydatides sont elles-mêmes contenues dans un kyste qui les isole des parties voisines.

L'échinocoque présente : un corps oblong ou légèrement ovoïde, à peine visible à l'œil nu, long de $0^{mm},2$, large de $0^{mm},11$ environ, séparé en deux parties par un étranglement circulaire plus ou moins prononcé; la partie antérieure formant une tête ou scolex pourvue d'un rostre, munie d'une double couronne de crochets et de quatre ventouses musculaires contractiles; les crochets, au nombre de quarante-quatre ou plus; ceux de la rangée antérieure plus longs ($0^{mm},02$ à $0^{mm},22$); partie postérieure ou caudale vésiculaire, plus large que l'antérieure, déprimée en arrière, où s'insère un funicule caduc. Quatre canaux excréteurs. Corpuscules calcaires plus ou moins nombreux (Davaine).

(2) C'est Siebold (1853) qui donna à douze jeunes chiens et à un renard des échinocoques provenant des poumons du bœuf et du mouton, et il trouva dans l'intestin grêle un grand nombre de petits tænias.

En 1857, van Beneden fit des expériences analogues et obtint des résultats semblables. A côté de ces réussites, il faut placer aussi des insuccès qui ont été notés par Kuchenmeister. Zenker, Écolani et Vela, Levison n'eurent aucun résultat.

En 1863, Finsen et Krabbe obtinrent avec les échinocoques des tænias.

Davaine fait observer que l'échinocoque, lorsqu'il passe chez l'homme dans l'intestin, ne détermine pas chez lui la présence de tænias échinococcus.

marche ultérieure de ces kystes hydatiques, qui peuvent se présenter dans tous les points de l'économie ; mais comme leur siège de prédilection est à coup sûr le foie, c'est sur ces seuls kystes hydatiques que je désire faire porter les détails dans lesquels je vais entrer.

Marche des hydatides.

Enveloppées dans une couche fibreuse résistante, véritable kyste adventif, les hydatides tendent à augmenter progressivement et cet accroissement amène la rupture de la poche dans les organes voisins. Si c'est dans le péritoine, la mort en est la conséquence ; si c'est dans les veines, dans la veine cave, par exemple, ainsi que cela s'est vu, il y a production d'une embolie mortelle ; l'ouverture se fait-elle dans la plèvre et de là dans le poumon, vous comprenez les conséquences graves de ces perforations. Le cas le plus heureux est l'ouverture de la poche dans l'estomac ou dans l'intestin : c'est là, du reste, un de leurs modes de guérison.

Ces kystes peuvent aussi guérir spontanément sans s'ouvrir dans les organes voisins ; les hydatides meurent, le liquide se résorbe et il ne reste qu'un amas graisseux représentant les métamorphoses régressives subies par la poche, et à l'autopsie on peut constater ces derniers vestiges.

Dans d'autres circonstances, la poche suppure sans se rompre et le malade succombe aux progrès de l'infection putride déterminée par la suppuration. Enfin, dans quelques cas, sans s'ouvrir dans les organes voisins, sans suppurer, ces kystes peuvent entraîner la mort par l'état cachectique dans lequel se trouvent les malades à la suite des perturbations apportées aux fonctions de l'estomac par le développement souvent considérable de la tumeur.

Ainsi donc guérison spontanée rare, possibilité d'ouverture dans les organes voisins, pouvant guérir les malades ou entraîner des accidents mortels, suppuration fréquente de la poche, troubles profonds de la nutrition, ces faits montrent assez que le kyste hydatique est une affection grave, nécessitant une intervention active et énergique.

Traitement prophylactique

Voyons d'abord le traitement prophylactique. Ce traitement découle tout entier de l'évolution même du tænia, et nous ne saurions trop insister, comme le fait Laboulbène, sur la nécessité de ne jamais boire à la campagne, directement à une source ou à un ruisseau ; c'est là, en effet, que, par la pluie, les immondices du chien sont transportés ; c'est là qu'on retrouve les œufs du tænia échinococcus. Exigez donc du soldat comme de l'ouvrier, du paysan comme du voyageur, qu'ils ne boivent l'eau des sources ou des mares qu'après l'avoir filtrée (dans un filtre à charbon, par exemple) ou après l'avoir fait bouillir, car une fois la maladie acquise il est bien difficile d'en prévoir l'issue.

Fréquence des kystes hydatiques en Islande.

Il est un pays où ces précautions doivent être prises rigoureusement, c'est l'Islande, où les kystes hydatiques sont extrêmement fréquents, et je ne saurais trop remercier le docteur Galliot, un de mes auditeurs, de m'avoir fourni les documents les plus intéressants sur cette question. D'après le docteur Hyatalin, un dixième de la population serait atteinte de kyste ; mais ce chiffre serait trop élevé, si l'on s'en rapporte anx statistiques de Finsen et de Jonassen (1), qui montrent

(1) Voici, d'après Galliot, la statistique fournie par Finsen et Jonassen.

« Finsen, dans le district d'Akuregreg (Oëfiord), a traité 16 kystes hydatiques, sur 596 maladies diverses. Il connaît 77 personnes qui ont ou qui ont eu des hydatides. Dans le district d'Eskefiord, sur la côte Est, sur 170 malades, il s'en est trouvé 8 atteints d'échinocoque. A Reykiavick, le docteur Jonassen m'a communiqué les renseignements sur le nombre de kystes hydatiques qu'il a eu à traiter depuis 1868, savoir :

1868	1 cas.	1871	12 cas.	1874	2 cas.
1869	12 cas.	1872	4 cas.	1875	4 cas.
1870	2 cas.	1873	2 cas.	1876	3 cas.

« En tout 43 cas en 9 ans ; mais il a pu observer un nombre plus du triple de kystes, dont les porteurs n'ont pas tenu à s'en débarrasser (*a*). »

(*a*) Galliot, *De l'infection par le tænia echinococcus et du traitement des kystes hydatiques en Islande* (*Bull. gén. de Thérap.*, t. XCVII, 15 août 1879, p. 97).

qu'un trentième de la population, c'est-à-dire près de 2 300 Islandais, est en possession d'échinocoques.

Cet état résulte des circonstances suivantes : d'abord, en Islande (1), les chiens sont très nombreux, 20000 pour 70000 habitants ; puis un grand nombre des animaux qui paissent sont atteints de kystes hydatiques. Lorsqu'on abat ces bêtes on jette aux chiens leurs viscères, les chiens contractent par cette nourriture le tænia, et comme ils vivent dans une étroite intimité avec les habitants, ils vont sur la neige déposer près des fermes ou boers leurs excréments ; il en résulte qu'à la fonte des neiges les animaux, comme l'homme (2), qui consomment beaucoup de lichen, mangent les œufs de tænia qui

(1) Le terre d'Islande est d'ailleurs la vraie patrie des helminthes vésiculeux ou des vers cestoïdes. Les moutons ont presque tous le tournis produit par le *tænia cœnurus*, et sur 100 chiens, Krabbe en a trouvé 93 porteurs de différents tænias, dans les proportions suivantes : *tænia marginata*, 75 pour 100 ; *tænia cœnurus*, 18 pour 100 ; *tænia echinococcus*, 28 pour 100 ; *tænia cumerina*, 57 pour 100 ; *tænia lagopodis* ou du renard bleu, 21 pour 100 ; *bothriocephalus cuscus*, 5 pour 100 ; *ascaris marginata*, 2 pour 100.

(2) Schleisner a établi une statistique par rapport à la fréquence des kystes hydatiques aux différents âges. Voici les chiffres qu'il donne :

Age.	100 hommes.		112 femmes.	
	Nombre de cas.	Pour 100.	Nombre de cas.	Pour 100.
0 à 1 an	0	0	0	0
1 à 10 ans	13	7,5	13	6,1
10 à 20 ans	18	10,4	14	6,6
20 à 30 ans	22	12,7	39	17,9
30 à 40 ans	38	22,0	47	22,2
40 à 50 ans	36	20,8	64	32,2
50 à 60 ans	27	15,6	22	10,4
Au-dessus de 60 ans	19	10,9	13	6,1

Ces chiffres démontrent surtout ces deux faits :

1° Que la fréquence croît avec l'âge et qu'elle atteint son maximum chez l'homme entre trente et quarante ans ;

2° Que le maximum pour la femme est entre l'âge de quarante et cinquante ans, c'est-à-dire l'époque de la ménopause, et que le tant pour 100 est plus considérable chez elle que pour l'homme (*a*).

(*a*) Galliot, *De l'infection par le tænia echinococcus et du traitement des kystes hydatiques en Islande* (*Bull. gén. de Thérap.*, t. XLVII, 15 août 1879, p. 97).

y ont été déposés et contractent ainsi des kystes hydatiques.

Aussi, pour combattre ce véritable cercle vicieux qui fait que la fréquence du tænia chez le chien entraîne celle des kystes hydatiques chez l'homme et les animaux et réciproquement, Murchison propose-t-il les règles suivantes : empêcher d'abord les chiens de manger les viscères ou débris d'animaux près des abattoirs ; puis ne leur donner que des aliments cuits et les purger souvent pour les débarrasser des tænias qu'ils renferment. Galliot propose, lui, un remède plus énergique : tuer tous les chiens et les remplacer par d'autres d'une race différente et qu'on empêchera de manger des débris d'animaux malades.

Diagnostic des kystes hydatiques.

Mais revenons à notre sujet ; vous avez un malade atteint de kyste, que lui ferez-vous ? Le diagnostic, sauf les cas exceptionnels, est en général facile ; mais il ne faut pas trop compter sur un signe caractéristique du kyste, le frémissement hydatique. C'est là un symptôme très rare ; les médecins islandais, qui ont l'habitude de voir un si grand nombre de kystes, ne l'ont jamais constaté. Le développement graduel de la tumeur, sa forme arrondie et au besoin la ponction permettent le plus souvent d'assurer le diagnostic. Mais, avant de pratiquer la ponction, je dois vous dire quelques mots du traitement médical.

Traitement médical des kystes hydatiques.

On a vanté certains médicaments dans le traitement des kystes hydatiques. Laennec (1) a conseillé le chlorure de sodium ; Hyatalin, le kamala ; Guérault a prétendu que le froid appliqué extérieurement donne des résultats heureux ; Hawkins vantait l'iodure de potassium, et cette opinion, soutenue

(1) Laennec préconisait l'emploi du chlorure de sodium et il assurait avoir obtenu des succès par l'emploi des bains salés.

Le docteur Hyatalin, médecin islandais, donne la teinture de kamala, à la dose de 30 gouttes pour les adultes et à dose moindre pour les enfants et les convalescents, suivant l'âge. Après avoir administré ce médicament pendant un mois, s'il n'y a pas de succès, il a recours au traitement chirurgical.

De l'iodure de potassium.

par Jaccoud (*a*), mérite d'être examinée avec soin. Si l'on s'en rapportait à Frerichs, ce traitement n'aurait aucune valeur, puisque jamais il n'a trouvé d'iode dans le liquide hydatique des individus soumis au traitement ioduré; mais cette opinion, trop absolue, a été combattue par le professeur Semmola, de Naples, qui a montré que dans certains cas l'iode pourrait passer dans l'intérieur de la poche kystique. Voici comment il procède : il soumet le malade à un traitement ioduré, puis, au bout de quelques jours, il fait une ponction aspiratrice dans la poche et constate si l'iode apparaît dans ce liquide; dans le cas d'affirmative, il continue le traitement ioduré et en obtient une diminution très considérable de la poche et sa réduction à une masse solide; dans le cas de la négative, il á recours alors aux autres procédés de traitement.

De l'électropuncture.

Avant de recourir à la ponction, vous pouvez encore user d'un moyen thérapeutique que je crois appelé à un grand succès : je veux parler de l'électrolyse. Déjà, dans le cours de ces leçons, je vous ai montré le parti qu'on peut tirer de l'électropuncture dans le traitement des anévrysmes, la même méthode est applicable dans la cure des kystes hydatiques. Vous plongez des aiguilles à acupuncture dans le kyste, puis vous y appliquez les pôles d'une machine à courant constant. Ici l'importance du courant n'est pas la même que pour la poche sanguine; vous pouvez employer indifféremment le courant positif ou le courant négatif, et même les deux à la fois. Hilton Fagge et Cooper Forster (1), qui ont pu-

(1) Voici comment procède Hilton Fagge et Cooper Forster : on plonge dans la tumeur deux aiguilles dorées en les enfonçant à une petite distance l'une de l'autre, de manière que dans le kyste leurs deux pointes puissent se mettre en contact. Ces deux aiguilles sont mises en rapport avec le pôle négatif d'une batterie de Daniell de 10 éléments. Le pôle positif, terminé par une éponge humide, est placé soit sur la paroi abdominale, soit sur la paroi thoracique. L'appareil est laissé en place pendant 10 à 12 minutes.

(*a*) Jaccoud, *Traitement des kystes hydatiques* (*Leçons de clinique médicale*).

blié huit cas avec résultats satisfaisants, n'usaient que du courant négatif.

Je n'ai jamais pratiqué cette électrolyse; mais si j'avais à soigner un kyste hydatique je n'hésiterais pas un seul instant à appliquer cette méthode, et voici comment je procéderais : je ferais pénétrer dans la tumeur deux ou trois des aiguilles à électropuncture dont je me sers pour la cure des anévrysmes (1), puis je ferais passer par ces aiguilles le courant positif seul, appliquant le courant négatif sur un électrode large et maintenu humide sur la peau de l'abdomen.

Je pense, en effet, qu'il est plutôt désavantageux qu'utile d'introduire dans la poche kystique des gaz, résultant, comme vous le savez, de la décomposition du liquide par l'électricité, et qui se dégagent à l'extrémité du pôle négatif; dans leurs observations, Hilton Fagge et Cooper Forster ont souvent observé à la suite du passage du courant un gonflement notable de la poche, qu'ils attribuent à ce dégagement gazeux. Je m'en tiendrais donc au courant positif et je l'appliquerais successivement à chacune des aiguilles pendant dix minutes. Quant à l'intensité chimique du courant, je resterais dans les conditions fixées par Ciniselli, c'est-à-dire que le courant devra dégager en cinq minutes 2 centimètres cubes et demi de gaz dans de l'eau légèrement acidifiée avec l'acide sulfurique.

Je crois que cette opération ne présente aucun danger et qu'elle ne peut avoir que des avantages. D'abord, par elle-même, elle peut amener la destruction des hydatides et leur résorption lente, et si elle ne réussit pas à produire cet effet,

Souvent, dès que l'application est terminée, on peut constater que le kyste est devenu flasque et que son volume a diminué ; dans d'autres cas, la réduction est plus lente. Dans quelques cas, au moment où passe le courant on constate un gonflement subit de la région et l'on perçoit au doigt une sorte de sensation gazeuse, ce que l'on attribue au dégagement de l'hydrogène produit par la décomposition du liquide. Très souvent, après cette opération, il y a un léger mouvement fébrile, mais de courte durée.

(1) Voir les Leçons sur le traitement des anévrysmes par l'électrolyse.

elle aura toujours pour conséquence d'amener des adhérences entre la poche kystique et les parois abdominales; adhérences qui, comme vous le savez, sont une condition de succès pour la réussite des ponctions évacuatives de ces kystes hydatiques. Cette opération, pratiquée avec succès en Angleterre et en Italie, mérite donc désormais d'être essayée dans notre pays.

De la ponction capillaire.

Puis nous arrivons à la ponction, qui peut servir non seulement de moyen de diagnostic, mais encore de moyen thérapeutique, car à elle seule elle peut amener dans certains cas la guérison complète. Ces ponctions se pratiquent avec des trocarts capillaires munis ou non d'appareil aspirateur. Bien que Murchison (*a*) repousse l'aspiration et ne prenne que des trocarts capillaires, il faut reconnaître que Dieulafoy (*b*) a rendu à la pratique médicale en général et au traitement des kystes hydatiques en particulier un grand service en rendant facile et commode la méthode des ponctions aspiratrices. C'est la seule méthode que nous devions mettre en usage; mais, avant d'user de cette aspiration, rappelons que la ponction capillaire peut entraîner la mort, et les cas de Moissenet, Pidoux, Damaschino nous montrent que la ponction simple exploratrice sans aspiration peut provoquer des accidents mortels.

De la ponction aspiratrice.

Avec l'aspiration ces faits sont plus rares; mais pour éviter tout accident et pour retirer de l'opération tout le succès désirable, il faut prendre les précautions suivantes : c'est d'abord de retirer tout le liquide de la poche et de faire l'aspiration le plus complète possible. C'est là une pratique sur laquelle Gosselin, Jaccoud, Dieulafoy, Moutard-Martin, Desnos (*c*), ont insisté avec raison et qui est mise en vigueur

(*a*) Murchison, *Maladies du foie*, trad. par Jules Cyr, 1878, p. 73.

(*b*) Georges Dieulafoy, *Du diagnostic et du traitement des kystes hydatiques*, Paris, 1872 (*Gaz. des hôp.*, juin et juillet 1872, *Gazette hebd.*, 1877, nos 29 et 31), et *Traité de l'aspiration*.

(*c*) Desnos, *De la valeur de la ponction aspiratrice comme méthode curative des kystes hydatiques* (*Bull. de Thérap.*, 1875, t. LXXXIX, p. 14).

par les médecins islandais. Puis, c'est de ne pas vous servir des aiguilles aspiratrices et d'user toujours d'un trocart de petit diamètre ; en faisant l'aspiration de la poche, vous pouvez, en effet, avec l'aiguille, blesser certaines parties de cette poche ou le parenchyme hépatique et déterminer une hémorrhagie ou une lésion compromettant le résultat de l'opération; ce qui n'arrive pas avec le trocart dont on retire l'extrémité piquante.

De plus, il est bon d'unir ici la méthode antiseptique avec l'aspiration, c'est-à-dire qu'il faut nettoyer avec soin l'instrument et le plonger, avant de s'en servir, comme font les chirurgiens, dans une solution forte d'acide phénique. Enfin, une fois la ponction terminée, maintenez le malade au lit et au repos absolu pendant trois ou quatre jours, et appliquez même, comme le veut Jaccoud, des sachets de glace au niveau de la tumeur.

Il faut que vous sachiez qu'à la suite de ces ponctions il peut survenir des phénomènes cutanés dont vous devez prévoir l'apparition : je veux parler de l'urticaire. C'est Finsen qui, le premier, a signalé cette éruption, et vous trouverez dans la thèse Feytaud (*a*) un grand nombre de faits analogues. Nous ignorons l'origine de cette urticaire; pour Davaine, elle résulterait de l'absorption de certains éléments contenus dans le liquide kystique.

Des résultats de la ponction capillaire.

La ponction capillaire aspiratrice ou non peut amener, quoi qu'en ait dit Boinet, la guérison du kyste, et sans admettre complètement l'opinion de Dieulafoy, qui soutient que l'on arrive à ce résultat sept fois sur dix, je puis dire que le nombre des cas de kystes guéris par des ponctions capillaires simples ou multipliées est fort élevé. Feuilletez les *Bulletins de la Société médicale des hôpitaux*, parcourez l'ou-

(*a*) Feytaud, *Recherches sur la pathogénie de l'urticaire qui complique les kystes hydatiques* (thèse de Paris, 1875).

vrage de Davaine, vous y verrez que Moutard-Martin, Gérin-Roze, Dieulafoy, Constantin Paul, Delens, Archambault, Hayem, Laveran, Lancereaux, Charles Bussard, Massart, etc., ont rapporté de ces faits. Gosselin, Jaccoud, Desnos (*a*), vantent l'action curative de ces ponctions capillaires, et j'ai moi-même observé deux cas dans lesquels une simple ponction aspiratrice a amené la guérison. Dans l'un il s'agit d'une malade (*b*) que j'ai opérée à l'Hôtel-Dieu pour un kyste hydatique abdominal (1); dans l'autre, d'un enfant que je soumets à votre examen et qui a subi il y a deux ans une simple ponction pour un kyste hydatique du foie, et vous pouvez aujourd'hui constater sa guérison complète (2).

(1) Voici en quelques mots cette observation.

Kyste hydatique de l'abdomen, Ponction aspiratrice. Guérison. — Madame R.., âgée de trente ans, porte dans la fosse illiaque droite une tumeur du volume d'une tête d'enfant, tumeur régulière et ovoïde. La ponction est pratiquée le 25 février 1872 avec le trocart n° 2 de l'appareil Dieulafoy, l'aspiration amène l'issue de 900 grammes d'un liquide limpide comme de l'eau de roche, ne contenant pas trace d'albumine. On ne trouve pas de crochets. Cinq jours après, la malade sort guérie de l'hôpital. Depuis cette époque jusqu'en 1879, il n'est rien survenu et la guérison a été maintenue.

(2) Voici le résumé de cette observation prise par Paul Boncourt, interne du service.

Paul V..., âgé de onze ans, est amené à l'hôpital Saint-Antoine dans le courant de l'année 1877. On peut constater alors qu'il existe au niveau du creux épigastrique une tumeur arrondie se continuant avec le foie et repoussant les parois abdominales, de manière à faire en ce point une saillie notable. Les fonctions digestives sont un peu troublées par la présence de cette tumeur, les autres fonctions sont normales.

Si l'on remonte à la cause probable de cette tumeur, elle paraît résulter de ce que cet enfant a bu, à l'âge de neuf ans, au bois de Vincennes, dans des mares situées près des chemins.

Après avoir observé cet enfant pendant trois mois et avoir constaté le développement progressif de la tumeur, le 22 novembre 1877, Dujardin-Beaumetz pratique une ponction aspi-

(*a*) Gosselin, *Clinique chirurgicale de la Charité*. — Jaccoud, *Clinique médicale de l'hôpital Lariboisière*. — Desnos, *De la valeur de la ponction aspiratrice comme méthode curative des kystes hydatiques* (*Bull. de Thér.*, 1875, t. LXXXIX, p. 14).

(*b*) Dujardin-Beaumetz, *De la valeur de la ponction aspiratrice dans le traitement et le diagnostic des kystes hydatiques* (Soc. de *Thér.*, 13 novembre 1872. — *Bull. et Mém. de la Soc. de Thér.*, 1re série, t. IV, année 1871-72. — *Bull. de Thér.*, 15 février 1873).

Mais, messieurs, quand cette guérison est-elle possible? C'est lorsque vous retirez un liquide non altéré, ne contenant ni albumine, ni pus. Les médecins islandais attachent une grande importance à l'état du liquide retiré par la ponction : pour eux le liquide est-il cristallin, il peut y avoir guérison par une seule ponction ; est-il trouble et albumineux, la guérison est douteuse avec une seule ponction ; est-il purulent, la guérison est pour ainsi dire impossible par ce moyen (1). Conditions pour la réussite

Je partage cette manière de voir et dans un travail publié en 1873 (*a*), j'ai insisté sur la nécessité absolue de recourir à

ratrice qui amène l'issue de 200 grammes liquide limpide, cristallin et ne contenant pas d'albumine : la ponction n'est suivie d'aucun accident et la tumeur abdominale disparaît complètement. Depuis cette époque l'enfant est amené tous les trois mois à l'hôpital et au mois de novembre 1879, deux ans après l'opération, la tumeur ne s'était pas reproduite.

(1) D'après le docteur Jonassen, voici les indications que l'on peut tirer de l'état du liquide du kyste hydatique :

a. *Liquide clair* comme de l'eau de roche ; sans aucune opalescence si on le chauffe, ce qui dénote l'absence complète d'albumine ; ne possédant, en outre, que 18 grammes de matériaux solides, dont 4 seulement de matières organiques et 14 de principes salins, *le chlorure de sodium* entrant dans ces 14 grammes pour 8g,40. Tels sont les caractères *pathognomoniques* du kyste hydatique à l'état de développement et n'ayant pas encore subi à aucun degré une dégénération ou une inflammation quelconque. Les vésicules sont vivantes.

b. *Liquide louche*, devenant opalescent si on le soumet à l'action de la chaleur, contenant toujours 8g,40 de *chlorure de sodium*, ce qui le distingue de toutes les autres formations kystiques. L'opalescence indique la mort des échinocoques, dont les cadavres, en se dissolvant, ont abandonné au liquide la matière albumineuse dont ils sont formés.

c. *Liquide à aspect purulent*, mais ne contenant pas le plus souvent du pus en nature. Cette apparence serait due à la présence de granulations graisseuses, provenant de la régression des cadavres des échinocoques. Aussi trouve-t-on peu d'albumine dans ce liquide, mais bien encore une proportion considérable de *chlorure de sodium*, avec des crochets d'échinocoques, dont la chitine a résisté à toutes les causes de destruction. Ces deux derniers signes constatés indiquent, sans aucun doute possible, qu'on est en présence d'un kyste hydatique.

L'ouverture large de la poche avec lavages est indiquée dans les deux derniers cas. (*b*).

(*a*) Dujardin-Beaumetz, *De la valeur de la ponction aspiratrice dans le traitement et le diagnostic des kystes hydatiques*-(*Bull. de Thérap.*, 15 février 1873).

(*b*) Galliot, *De l'infection par le tænia echinococcus et du traitement des kystes hydatiques en Islande* (*Bull. de Thérap.*, 15 août 1879, p. 100).

des méthodes permettant un lavage complet de la poche lorsque le kyste est suppuré, car la ponction capillaire est insuffisante à s'opposer aux effets de la résorption putride. Il faut donc intervenir d'une façon plus énergique ; la présence même de l'albumine dans le liquide kystique y nécessiterait pour certains médecins, et en particulier pour les praticiens islandais, l'ouverture large de la poche.

Procédé de Bégin.

Comment devez-vous pratiquer cette ouverture ? On a proposé plusieurs procédés ; celui de Bégin consistait à inciser couche par couche les parois abdominales jusqu'au péritoine ; puis, après avoir placé de la charpie dans la plaie, le médecin attendait quelques jours pour obtenir l'adhérence de la poche avec la paroi abdominale, après quoi il incisait la tumeur. Cette méthode est abandonnée ; peut-être, grâce au progrès des pansements antiseptiques, pourrait-on utiliser ce procédé et voir s'il ne serait pas possible d'obtenir par ce moyen une adhérence suffisante.

Méthode de Récamier.

La méthode de Récamier est restée, elle consiste à ouvrir la poche par des caustiques. On fait des applications successives de caustiques, soit de pâte de Vienne, soit de chlorure de zinc, Richet préfère ce dernier, jusqu'à la poche ; ou bien, lorsqu'on est arrivé à une profondeur convenable, on plonge le trocart ou le bistouri (1) et l'on pénètre dans le kyste.

Dans ces cas, les applications de caustiques, comme l'a montré Demarquay, doivent être assez étendues ; il faut une large ouverture pour faire des lavages suffisants et complets de

(1) Lorsque le kyste a suppuré et qu'il existe des signes de résorption putride, Gérin-Roze préfère à la ponction avec le trocart, une large ouverture de la tumeur avec le bistouri, qui permet de vider d'emblée la poche et de la débarrasser de toutes les membranes en décomposition qu'elle renferme ; il conseille de faire précéder cette ouverture, lorsque l'on pense que des adhérences adhésives ne se sont pas établies entre la poche et la paroi abdominale, par des applications de caustiques, ou bien de pénétrer dans la poche avec le thermo-cautère Paquelin (*Soc. méd. hôp.*, 10 oct. 1879).

la poche et pour permettre l'issue des hydatides nombreuses et de leurs membranes d'enveloppe. Si vous employez le trocart, choisissez-le le plus gros possible. Mon collègue Ernest Besnier avait même fait construire à la Maison de santé un énorme trocart dont je me suis servi, et j'avoue que ce n'était pas sans une certaine émotion que je plongeais cet instrument dans la poche kystique. Mais, cette large ouverture a de grands avantages, et je ne saurais trop vous recommander de donner aux ouvertures que vous pratiquerez la plus grande étendue possible (1).

Méthode de Jobert.

Jobert, Dolbeau et Gallard, pour obtenir les adhérences si recherchées entre la paroi abdominale et la poche, ont conseillé une méthode qui me paraît excellente : c'est de laisser en place la canule du trocart pendant un ou deux

(1) Le tableau que nous donnons ci-dessous est une statistique comparative des différents modes de traitement des kystes hydatiques opérés à l'hôpital de Reykiavick, par le docteur Jonassen.

Ponction simple.

Années.	Nombre de cas traités.	Siège du kyste.	Nature du liquide à l'opération.	Résultats.
1868.....	1	Foie.	Clair.	Guérison.
1869.....	1	Foie.	Trouble.	Mort.
	1	Foie.	Clair.	Mort.
	6	Foie.	Purulent.	Mort.
	6	Foie et épiploon.	Clair.	Guérison.
1870.....	2	Face supérieure du foie.	Clair.	2 guérisons.
1872.....	6	Foie.	Purulent.	5 morts. 1 guérison.
	6	Foie.	Clair.	5 guérisons. 1 mort.
1873.....	3	Foie.	Purulent.	1 guérison. 2 morts.
	1	Foie.	Clair.	1 guérison.

Méthode de Récamier,
avec ponction dans l'eschare et emploi de l'éponge comprimée.

Années.	Nombre de cas traités.	Siège du kyste.	Nature du liquide à l'opération.	Résultats.
1874-75..	1	Foie.	Clair.	4 guérisons.
	3	Epiploon.	Purulent.	
1876.....	1	Orbite.	Clair.	3 guérisons.
	2	Foie et épiploon.	Purulent.	

jours. Cette canule empêche le passage du liquide dans l'abdomen, favorise le travail adhésif, et sa présence permet le lavage de la poche.

Résumé de traitement.

Ainsi, pour me résumer, je vous dirai : Si vous avez affaire à un kyste, commencez par l'électropuncture; puis, s'il n'y a pas de résultats, pratiquez la ponction aspiratrice en vidant complètement la poche avec le trocart. Le liquide est-il limpide, espérez la guérison, quitte à revenir à la ponction si elle est nécessaire. Le liquide est-il louche et albumineux ou purulent, songez à une autre opération. Renouvelez la ponction, et dès qu'un symptôme de purulence ou d'inflammation de la poche apparaîtra, intervenez par les caustiques; lorsque l'eschare a atteint une profondeur suffisante, plongez un trocart à gros diamètre; retirez le trocart en laissant la canule en place pendant deux à trois jours; puis vous substituerez un large tube de caoutchouc ou de gomme à la canule et vous pratiquerez des lavages fréquents de la poche (1).

(1) Voici, en résumé, d'après Davaine, des indications du traitement chirurgical des kystes hydatiques : Lorsque la tumeur hydatique n'est accompagnée d'aucun accident qui indique une suppuration ou la transformation athéromateuse, la ponction aspiratrice avec un trocart capillaire doit être d'abord employée.

Il faut extraire tout le liquide autant que possible s'il est purulent, athéromateux ou louche ; s'il est limpide, on peut attendre la guérison, même lorsqu'une grande partie de ce liquide est restée dans le kyste.

Si l'on a des raisons de croire que les hydatides sont nombreuses, si l'on observe les symptômes de la suppuration du kyste, il faut ouvrir la tumeur par la ponction avec un gros trocart qu'on laisse à demeure ou par la méthode de Récamier.

Si les accidents sont pressants, c'est à la ponction avec séjour de la canule qu'il faut avoir recours ; sinon mieux vaut sans doute employer le caustique. Les succès nombreux qu'a donnés cette méthode la recommandent particulièrement; dans ces deux cas, l'aspiration rendra plus facile et plus prompte l'extraction des hydatides ou des matières renfermées dans le kyste.

Lorsque la tumeur est placée superficiellement ou lorsque des adhérences ôtent tout danger d'épanchement dans une grande cavité séreuse, il faut pratiquer l'incision et faire ensuite un pansement qui mette l'intérieur de la poche hydatique et la plaie à l'abri de toute cause d'irritation venant du dehors (a).

(a) Davaine, *Traitement des entozoaires*, 2e édit., 1878, p. 662.

Des lavages de la poche.

Ces lavages sont très nécessaires et doivent être faits avec des liquides antiseptiques, acide phénique, acide borique ou alcool. Boinet a préconisé l'iode; Leudet, Cadet de Gassicourt, Dolbeau, vantaient l'emploi de la bile, se fondant sur des cas de cure spontanée de kyste par l'ouverture d'un conduit biliaire. Pawy a conseillé les injections à l'extrait éthéré de fougère mâle; moi, je vous recommande la solution de chloral: c'est un des bons moyens à employer; servez-vous d'une solution au deux-centième et pratiquez un lavage matin et soir.

La poche se rétracte peu à peu, le liquide pénètre de moins en moins; vous diminuez le tube en proportion, et après un temps plus ou moins long aucun liquide ne pénétrant plus, vous retirez le tube et le malade est guéri. Cette guérison n'est pas toujours la règle; souvent les malades succombent à la suppuration, ou, comme j'en ai vu un exemple chez Hérard, lorsqu'une poche est guérie dans un lobe du foie, une autre se développe dans un autre lobe. Mais, quoi qu'il arrive, on doit tout faire, tout tenter, une fois le kyste ouvert, pour éviter les causes de septicémie, et soutenir les forces du malade par un traitement approprié.

Comme vous le voyez, ce traitement réclame une intervention chirurgicale; mais cette chirurgie est de votre domaine par les soins minutieux qu'elle réclame, et elle est autant le fait d'un médecin que celui d'un chirurgien.

J'en ai fini avec les maladies de l'intestin. Je me propose de consacrer mes prochaines leçons au traitement des affections du foie, des reins et des organes génitaux, et j'espère y trouver encore des preuves convaincantes de l'utilité de la clinique thérapeutique.

TABLE ALPHABÉTIQUE ET ANALYTIQUE

A

Acides dans la dyspepsie putride, 379.
Acide carbonique dans l'occlusiom intestinale, 628.
Aconit dans les maladies du cœur, 107 ; aconitine dans les maladies du cœur, 107.
Acupuncture dans les anévrysmes, 204.
Aérothérapie dans les maladies mitrales compensées, 22.
Ailante glanduleux dans la dysenterie, 667.
Air (Influence de l') dans la dyspepsie, 357 ; — des villes et des campagnes, 358 ; — de la mer, 358.
Alcalins dans la dyspepsie acide, 391.
Alcool dans les maladies mitrales compensées, 19 ; action des — sur l'estomac, 321 ; puissance toxique des —, 322 ; — dans la dyspepsie acide, 396 ; — contre les vomissements, 433.
Aliment. Définition, 257 ; division, 257 ; digestion et nutritibilité, 257 ; expériences sur la digestibilité, 257 ; des — lourds et légers, 264 ; des principes alimentaires, 265 ; valeur nutritive des principes albuminoïdes, 273 ; digestion des — féculents, 276 ; digestion des matières sucrées et des matières grasses, 276 ; des matières salines, 277 ; — complets, 280 ; — complexes, 293 ; — azymes et métazymes, 296 ; du gibier, 295 ; des poissons, leur division, leur digestibilité, 295 ; mollusques, 297 ; des — d'origine végétale, 315 ; — plastiques et respiratoires, 333 ; composition des principaux —, 336 ; quantité des —, 337 ; qualité des —, 341 ; falsification des —, 342 ; — indigestes, 345 ; influence des — sur la constipation, 552.
Alimentation dans les maladies mitrales compensées, 19 ; de l'— en général, 332 ; base de l'—, 333 ; — insuffisante, 338 ; — excessive, 339. — dans la diarrhée, 639.
Aloès. Son action purgative, ses préparations, 603.
Anévrysme de l'aorte, 176 ; division des —, 178 ; difficulté du diagnostic, 181 ; traitement des —, 181 ; — traité par la méthode de Valsalva et d'Albertini, 182 ; son mode d'action, 183 ; — par la compression, 186 ; applications réfrigérantes dans les —, 193 ; médication interne dans la cure des —, 194 ; des astringents dans la cure des —, 194 ; — traités par l'iodure de potassium, 197 ; — traité par l'électro-puncture, 202.
Angine de poitrine dans les maladies du cœur, 129.
Anorexie. Son traitement, 449.
Anus (Dilatation de l'), 686.
Appétence (De l'), 301.
Arsenic dans les maladies mitrales compensées, 29 ; — dans l'anorexie, 453.
Art de formuler, 8.
Ascite des maladies du cœur, 89.
Athrepsie (De l'), 485.

B

Bains dans les maladies mitrales compensées, 24 ; — de mer dans la dyspepsie, 364.

Bains froids dans les maladies mitrales compensées, 24 ; — dans la dyspepsie, 365.
Balsamiques dans les maladies du cœur, 110.
Baumé (Gouttes amères de), 409.
Belladone comme purgatif, 611 ; — dans l'occlusion intestinale, 630.
Belloc. Poudre de — dans la dyspepsie, 413.
Biberon (Alimentation au), 498 ; choix du —, 502.
Bicarbonate de soude dans la dyspepsie acide, 395.
Bière (De la), 325.
Bile. Ses propriétés, 465.
Bouilli (Du). Sa valeur nutritive, 313.
Bouillon à la gélatine, 274 ; préparation, 308 ; sa valeur nutritive, 309 ; — américain, 312.
Boulimie. Son traitement, 448.
Bretelles. Leur influence sur la digestion, 363.
Bromure de potassium dans les maladies mitrales compensées, 30 ; action physiologique du —, 50 ; — dans l'encéphalopathie cardiaque, 96 ; — dans les congestions cardiaques, 102.

C

Café dans les maladies du cœur, 52 ; son action physiologique, ses préparations dans les maladies du cœur, 54 ; — comme aliment, 326 ; — au lait, 327 ; — dans l'occlusion intestinale, 630.
Caféine dans les hydropisies cardiaques, 73.
Calculs intestinaux (Des), 549.
Calomel comme purgatif, 599 ; — dans la dysenterie, 664 ; — comme vermifuge, 701.
Cancer de l'estomac, 520 ; difficulté du diagnostic, 520 ; traitement, 521 ; siège du —, 522.
Cardialgie, 441.
Casse, 595.
Cataplasme dans la diarrhée, 652.
Cayapona dans la constipation, 610.
Céréales (Des), 315.
Chloral dans les maladies mitrales, 96 ; préparations de —, 98 ; lavement de —, 98 ; action physiologique du —, 100 ; — dans la dyspepsie gastralgique, 446 ; — dans l'ulcère simple de l'estomac, 514 ; applications externes de —, 514.
Chlorure de magnésium, comme purgatif, 583.
Chlorure de sodium, comme purgatif, 579.
Choléra infantile, 654.
Cicutine dans la dyspnée cardiaque, 166 ; son action physiologique, 168.
Cidre, 325.
Cirrhose cardiaque, 89 ; — vraie, 91.
Citrate de magnésie, 582.
Citrate de soude, 578.
Citrouille (Graines de), 707.
Climat dans les maladies mitrales compensées, 22.
Clinique thérapeutique, définition, 1.
Coca dans l'anorexie, 454.
Cœcum (Du), 548.
Cœur (Division des maladies du), 10 ; maladies mitrales, 11 ; enchaînement des symptômes, 12 ; hypertrophie compensatrice, 13 ; historique du traitement, 14 ; des maladies du — compensées, 16 ; hygiène thérapeutique des maladies compensées du —, 16 ; traitement des maladies mitrales compensées du —, 14 ; traitement des maladies du — non compensées, 33 ; toniques du —, 33 ; traitement des hydropisies dues aux maladies du —, 59 ; traitement des congestions passives des maladies du —, 94 ; encéphalopathie cardiaque, 95 ; congestion des poumons dans les maladies du —, 104 ; des lésions de l'orifice aortique, 125 ; rétrécissement aortique, 126 ; insuffisance aortique, 126 ; mécanisme des symptômes de cette insuffisance, 127 ; anémie cérébrale dans les maladies du —, 130 ; mort subite dans les maladies du —, 131 ; traitement des troubles secondaires des maladies aortiques, 151 ; dyspnée cardiaque, 165.
Colombo dans la dyspepsie, 410.
Coloquinte contre la constipation, 609.
Compression dans les anévrysmes de l'aorte, 186.
Condiments (Des), 329.
Constipation (De la). Définition, 547.

pathogénie de la —, 547 ; marche du bol alimentaire, 547 ; causes de la —, 551 ; traitement hygiénique de la —, 551 ; influence de l'habitude sur la — 556 ; heures des garde-robes, 556 ; indications thérapeutiques, 615 ; — accidentelle, 616 ; — habituelle, 617.
Corset. Son influence sur la digestion, 362.
Craie dans la diarrhée, 643.
Créosote contre les vomissements, 433.
Crustacés (Des), 297.
Cynoglosse (Pilules de) dans les maladies du cœur, 112.

D

Debreyne (Traitement de) dans les hydropisies cardiaques, 76.
Défécation (De la), 550.
Dextrine dans la dyspepsie putride, 379 ; potion à la —, 379.
Diarrhée, 635 ; ses causes, 635 ; — alimentaires, 636 ; — vaso-motrices ; — toxiques, 636 ; — par contractilité, 637 ; — diathésique, 637 ; indications thérapeutiques, 638 ; — que l'on doit respecter, 638 ; traitement hygiénique, 639 ; traitement pharmaceutique, 641 ; astringents dans la —, 645 ; médicaments anexosmotiques, 649 ; moyens locaux, 651, — des enfants, 653 ; — palustres, 656 ; — des pays chauds, 656 ; — de Cochinchine, 657 ; — des phthisiques, 657.
Diascordium dans la diarrhée, 649.
Diastases végétales et animales, 460.
Digestion, 257 ; — des principes albuminoïdes, 273 ; — des féculents, 276 ; — des matières sucrées et des matières grasses, 276 ; — du lait, 282 ; — des viandes, 293 ; — des aliments végétaux, 316 ; durée de la — stomacale, 343.
Digitale dans les maladies mitrales compensées, 29 ; action physiologique de la —, 34 ; dangers de la —, 37 ; administration de la —, 38 ; des préparations de —, 38 ; des tisanes de —, 43 ; des pilules de —, 43 ; macération de —, 44 ; sirop de —, 44 ; teinture de —, 45 ; injections hypodermiques de —, 46 ; des cataplasmes de —, 46 ; des indications et contre-indications de la —, 48 ; — dans les hydropisies cardiaques, 69 ; macération de — comme diurétique, 69 ; — dans les anévrysmes de l'aorte, 197.
Digitalines (Des). Leurs variétés, 38.
Diurétiques. Leur action physiologique, 59 ; leur division, 63 ; leur emploi dans les maladies du cœur, 69 ; tisanes —, 66 ; — pilules —, 75 ; oxymel —, 75.
Doses (Accumulation des), 7.
Drosera dans la dyspepsie putride, 381.
Dysenterie, 659 ; garde-robes dans la —, 659 ; première période, 660 ; seconde période, 660 ; troisième période, 661 ; symptômes généraux, 661 ; traitement pharmaceutique, 661 ; — épidémique, 671 ; causes atmosphériques, 671 ; causes alimentaires, 671 ; causes infectieuses, 671 ; traitement hygiénique, 672 ; — chronique, 673 ; son traitement, 673.
Dysorexie, 447.
Dyspepsie, 241 ; définition, 242 ; classification des —, 243 ; bases de la classification, 245 ; — buccale, intestinale, stomacale, 246 ; division des — stomacales, 246 ; — symptomatiques, 253 ; traitement hygiénique de la —, 255 ; — des gros mangeurs, 340 ; — putride, 368 ; ses symptômes, 369 ; — acide, 389 ; — pituiteuse, 390 ; traitement de la — pituiteuse, 398 ; — atonique et flatulente, 402 ; — atonique, symptômes, 406 ; symptômes de la — flatulente, 406 ; — avec vomissements, 429 ; — urineuse, 436 ; — gastralgique, son traitement, 441 ; — buccale, son traitement, 459 ; traitement de la — intestinale, 463 ; de la — iléo-cæcale, 468 ; — secondaires, 475 ; — cardiaque, 476 ; — hépatique, 476 ; — tabétique, 476 ; — chlorotique, 477 ; — herpétique, 480 ; — arthritique, 481 ; formes complexes des —, 483 ; — des nouveau-nés, 485 ; symptômes de la — des nouveau-nés, 486 ; son traitement, 487.

Dyspnée cardiaque, 165 ; son traitement, 166.

E

Eau comme aliment, son influence sur la constipation, 554.
Eau de Seltz dans l'occlusion intestinale, 628.
Eaux minérales dans les maladies mitrales compensées, 25 ; — de table, 328 ; — de table artificielles, 329 ; — dans la dyspepsie putride, 386 ; — dans la dyspepsie acide et pituiteuse, 399 ; — dans la dyspepsie atonique, 419 ; — dans les névroses de l'estomac, 455 ; — purgatives, 585 ; — chlorurées sodiques, 586 ; — sulfatées sodiques, 587 ; — sulfatées magnésiennes, 590 ; — amères, 590.
Elatérium dans la constipation, 609.
Electricité dans le traitement de l'angine de poitrine, 161 ; courants intermittents, 162 ; courants continus, 163 ; — dans la dyspepsie atonique, 417 ; — contre la constipation, 611 ; — dans l'occlusion intestinale, 631 ; — dans les kystes hydatiques, 726.
Electro-puncture dans le traitement des anévrysmes de l'aorte, 202 ; histoire de l'— appliquée aux anévrysmes, 208 ; méthode de Ciniselli, 209 ; procédé opératoire, 211 ; action des courants sur les solutions albumineuses, 211 ; procédé de Ciniselli, 212 ; des piles, 215 ; du voltamètre, 216 ; des aiguilles à —, 217 ; indications et contre-indications, 219 ; histoire des cas d'anévrysmes traités par l'— ; 222 ; tableau des résultats, 231.
Empirisme (De l'), 5.
Emplâtre dans les vomissements, 428.
Encéphale (Congestion passive de l'), 94.
Entérostomie dans le cancer de l'estomac, 523 ; — dans l'occlusion intestinale, 634.
Entraînement (De l'), 355.
Ergot de seigle et ergotine dans les maladies du cœur, 114 ; ergotine en injections sous-cutanées dans le traitement des anévrysmes de l'aorte, 191.
Ergotinine, 116.
Estomac (Muqueuse de l'), 367 ; tunique musculeuse de l'—, 403 ; mouvements de l'—, 404 ; dilatation de l'—, 407 ; curage de l'—, 414 ; rôle de l'— dans le vomissement, 424 ; des névroses de l'—, 441 ; ulcère de l'—, 510 ; cancer de l'—, 520.
Ether dans les vomissements, 434.
Etranglement interne. Voir *Occlusion intestinale*.
Exercice (De l') en général, 347 ; — du corps, 354 ; son influence sur la constipation, 555 ; — dans les maladies du cœur compensées, 16.

F

Farine d'avoine (De la), 504.
Fécules (Digestion des), 276.
Fer dans les maladies mitrales compensées, 29 ; du — dans la dyspepsie chlorotique, ses inconvénients, 478.
Foie (Troubles du) dans les maladies du cœur, 91 ; congestion du — dans les maladies du cœur, 121.
Fougère mâle, 709 ; — dans la diarrhée, 640.
Froid (Influence du) sur la constipation, 557.
Fruits (Des), 319.

G

Gastralgie, 441.
Gibier (Du), 295.
Gouttes noires anglaises, 444.
Grenadier (Ecorce de), 715.
Grossesse (Influence de la) dans les maladies du cœur, 26 ; vomissements de la —, 432.
Gymnastique (De la), 348 ; variété des exercices —, 349 ; — suédoise, 350 ; — viscérale, 353 ; — dans la dyspepsie atonique, 419.

H

Habitation (De l') dans les maladies mitrales compensées, 22.
Hémoptysie dans les maladies du cœur, 113.
Hémorrhoïdes, 675 ; des veines hémorrhoïdales, 675 ; étiologie des —, 677 ;

— causes mécaniques des —, 677; — spasme anal, 677; causes actives, 678; causes diathésiques, 678; traitement, 679; symptômes, 679; flux hémorrhoïdaires, 680; indications thérapeutiques, 680; production des —, 681; traitement hygiénique, 682; traitement pharmaceutique, 683; traitement local, 684; traitement chirurgical, 688; du bourrelet hémorrhoïdal, 691; création des —, 692.

Hémospasie dans les maladies du cœur, 105.

Huile comme purgatif, 613.

Huile de croton dans l'œdème, 86.

Hydropisie due aux maladies du cœur, leur traitement, 59; traitement local des —, 84; — des membres inférieurs, 84; épanchement dans les cavités splanchniques, 88; ascite, 89.

Hydrothérapie dans les maladies mitrales compensées, 25; son influence dans le traitement des dyspepsies, 363; — dans la dyspepsie atonique, 419.

Hygiène morale dans les maladies mitrales compensées, 21; — thérapeutique de la dyspepsie putride, 384; — thérapeutique de la dyspepsie acide, 395; — thérapeutique dans la dyspepsie atonique, 418; — thérapeutique des nouveau-nés, 505; — thérapeutique de l'ulcère de l'estomac, 518.

I

Iléus. Voir *Occlusion intestinale*.

Intestin (Muqueuse de l') grêle, 532; sa structure, 532; ses fonctions, 534; muqueuse du gros —, 535; recherches expérimentales sur les fonctions du gros —, 536; couche musculeuse de l'—, 544; système nerveux de l'—, 544; fonction de l'— dans l'occlusion intestinale, 629.

Iodure d'éthyle dans la dyspnée cardiaque, 174.

Iodure de potassium dans la dyspnée cardiaque, 172; de l'— dans les anévrysmes de l'aorte, 197; son mode d'action, 199; de l' — dans le traitement des kystes hydatiques, 726.

Ipéca dans les maladies du cœur, 106; lavement d'—, 653; — dans la dysenterie, 665; — à la brésilienne, 666; mode d'action, 667.

J

Jaborandi dans les hydropisies cardiaques, 82.

Jalap dans les hydropisies cardiaques, 78; — contre la constipation, 609.

K

Kamala, 709.

Kermès dans les maladies du cœur, 110.

Koumys (Du), 289; sa composition, 291.

Kousso, 708.

Kystes hydatiques, 719; développement, 720; marche des — 722; traitement prophylactique, 723; fréquence des — en Islande, 723; diagnostic des — 725; traitement médical des —, 725; traitement chirurgical des —, 731.

L

Lait dans les hydropisies cardiaques, 71; du — comme aliment, 280; digestion du —, 282; régime lacté, 283; petit —, 284; du — fermenté ou koumys, 289; — de femme, 487; sa composition, 488; valeur nutritive du —, 491; procédés d'analyse du —, 491; variations du — de femme, 489; valeur nutritive des différents —, 499; coupage du —, 501; quantité de —, 501; — dans la diarrhée, 639.

Laparatomie (De la), 634.

Laudanum dans la diarrhée, 650.

Laurier-cerise (Eau de) dans les maladies du cœur, 113.

Lavement de chloral, 98; — nutritifs dans le cancer de l'estomac, 527; — alimentaires, leur inefficacité, 538; divers — alimentaires, 540; — médicamenteux, 542; histoire des —, 559; apogée des —, 561; expériences sur les —, 564; avantages et inconvénients des —, 565

— forcés dans l'occlusion intestinale, 628 ; — d'ipéca, 653 ; — dans la diarrhée, 652 ; — dans la dysenterie, 669 ; — anthelminthiques, 697.
Légumes (Des), 315.
Lombrics. Leur traitement, 698.

M

Magnésie dans la dyspepsie, 395 ; sels de — comme purgatif, 579 ; — dans la constipation, 580.
Mal de mer. Son traitement, 430.
Mal de terre, 431.
Malt (Des préparations de), 463.
Maltine (De la), 462.
Manne, 593.
Mastication. Son importance au point de vue digestif, 344 ; — dans la dyspepsie buccale, 460.
Matières fécales. Leur composition, 550.
Mercure métallique dans l'occlusion intestinale, 626.
Mercuriale, 595.
Méthode d'Albertini et de Valsalva dans le traitement des anévrysmes, 182 ; son mode d'action, 183 ; — de Baccelli, 205.
Miels, 594.
Mollusques (Des), 297.
Moral (Influence du) sur la dyspepsie, 360 ; influence du — sur la constipation, 557.
Morphine (Injections sous-cutanées de) dans les maladies aortiques, 135 ; — dans les vomissements, 432 ; — dans la gastralgie, 445 ; — dans la diarrhée, 651.
Moutarde blanche contre la constipation, 612.
Mousse de Corse, 701.

N

Nitrate d'argent dans l'ulcère simple de l'estomac, 512.
Nitre dans les hydropisies cardiaques, 73.
Nitrite d'amyle, 152 ; son action physiologique, 154 ; ses applications thérapeutiques, 156 ; ses modes d'administration, 158 ; ses indications et contre-indications, 159 ; son application à la cure des maladies aortiques, 161.
Nourrice (Examen de la), 495 ; alimentation de la —, 496 ; état de santé et de maladie de la —, 497.

O

Occlusion intestinale, 619 ; étiologie de l'—, 620 ; fréquence de ses causes, 621 ; symptômes, 621 ; diagnostic de la cause de l'—, 622 ; diagnostic certain, probable, incertain, 623 ; diagnostic du siège de l'—, 625 ; étude chirurgicale dans l'—, 631 ; terminaison de l'—, 632.
Œufs (Des), 292 ; leur composition, 292.
Œuvre de charité dans la cure des dyspepsies, 347.
Onguent napolitain dans les oxyures, 698.
Opium (Dangers de l') dans les congestions passives du cœur, 95 ; de l'— dans les maladies aortiques, 133 ; antagonisme de l'— et de la belladone, 140 ; contre-indications de l'emploi de l'— dans les maladies de l'orifice aortique, 144 ; emplâtre d'opium dans le vomissement, 428 ; — dans la dyspepsie gastralgique, 443 ; — dans la boulimie, 449 ; — dans l'ulcère simple de l'estomac, 517 ; — dans le cancer de l'estomac, 522 ; — dans la diarrhée, 649 ; — dans la dysenterie, 662.
Oxymel diurétique, 75.
Oxyures, leur traitement, 697.

P

Pain (Du). Sa valeur nutritive, 316 ; — de son, 318.
Pancréas (Du), 466.
Pancréatine (Action physiologique et préparation de la), 471.
Paterson (Poudre de) dans la dyspepsie, 395.
Pelletiérines, 712 ; action physiologique 713 ; sulfate et tannate de —, 715 ; mode d'administrer, 716.
Pepsine (De la), 267 ; sa nature, 371 ; sa préparation, 372 ; procédé français, 372 ; procédé anglais, 373 ; —

médicinale, 374 ; glycérolé de —, 376 ; élixir de —, 377 ; — dans les vomissements, 433.
Peptogènes (Des substances), 310.
Peptones (Des), 268 ; caractère des —, 269 ; des différents —, 271 ; de la nature des —, 273 ; — comme agents thérapeutiques, 378.
Perchlorure de fer dans l'ulcère de l'estomac, 513.
Pesées (Des), 493.
Petit lait (Du), 284 ; de la cure de —, 287.
Phosphates de chaux (Des), 509.
Phosphate de soude, 578.
Pica (Du), 447.
Pilocarpine dans les hydropisies cardiaques, 82.
Pilules perpétuelles, 613.
Piqûre dans les œdèmes des membres inférieurs, 85 ; inconvénients des —, 86.
Plantes carnivores, 381.
Podophyllin, 602.
Poissons (Des), 296.
Pompe stomacale dans la dyspepsie, 414.
Poudres absorbantes dans la dyspepsie, 413.
Poudres inertes dans la dyspepsie acide, 394 ; — dans la diarrhée, 641 ; — calcaire dans la diarrhée, 643.
Poumon (Congestion du) dans les maladies du cœur, 104.
Profession dans les maladies du cœur compensées, 17.
Pruneaux, 598.
Purgatifs dans les hydropisies cardiaques, 77 ; pilules et électuaires purgatifs, 80 ; inconvénient des purgatifs drastiques, 80 ; des — en général, 567 ; classification des —, 568 ; expériences sur les —, 569 ; expériences sur les — salins, 570 ; action des — salins, 571 ; catarrhe —, 572 ; — musculaires, 574 ; division des —, 574 ; des — salins, définition, 576 ; — sucrés, 593 ; — cholagogues, 599 ; — drastiques, 608 ; — musculaires, 611 ; — mécaniques, 612 ; — dans l'occlusion intestinale, 626 ; — dans la dysenterie, 663 ; des divers — employés dans les hémorrhoïdes, 683.

Q

Quassia amara dans la dyspepsie, 409.

R

Raisin (De la cure de), 319.
Rectum (prolapsus du), 691.
Régime alimentaire dans les maladies mitrales compensées, 19 ; base du —, 332 ; — exclusif, 333 ; — herbacé, 334 ; — azoté, 335 ; du — en général, 347 ; — de la dyspepsie putride, 384 ; — dans la dyspepsie buccale, 459.
Régime lacté (Du), 283 ; — dans la dyspepsie pituiteuse, 398 ; — dans l'ulcère de l'estomac, 519.
Reins (Congestion des) dans les maladies du cœur, 122.
Repas (Intervalles des), 343 ; régularité des —, 344.
Révulsifs (Des) dans les maladies aortiques, 165.
Rhubarbe, 600 ; sirops de — composés, 631.
Ricin comme purgatif, 613.

S

Saignée dans les maladies du cœur, 119 ; — dans la dysenterie, 661.
Salive (Action physiologique de la), 457.
Sang (Du) comme aliment, 314.
Santonine, 703.
Sarcine (De la), 430.
Scammonée dans les hydropisies cardiaques, 78 ; — contre la constipation, 608.
Scille dans les hydropisies cardiaques, 70.
Sedlitz powders, 584.
Sels de potasse comme purgatifs, 583.
Sels de Seignette, 584.
Séné. Ses préparations, 606.
Seringues (Des), 559.
Sirop des cinq racines, 75.
Soude (Sels de) comme purgatifs, 577.
Sous-nitrate de bismuth dans la dyspepsie acide, 394 ; — dans l'ulcère simple de l'estomac, 513 ; — dans la diarrhée, 641.
Strychnine dans les maladies du cœur, 56 ; — dans le traitement de la dyspepsie atonique, 409.

Suc gastrique (Du), 265 ; sa composition, 266 ; son action sur les substances albuminoïdes, 267 ; sécrétion du —, 341 ; influence de l'oxygène sur la sécrétion du —, 359.
Suc intestinal (Action physiologique du), 463.
Suc pancréatique (Action digestive du), 468.
Sudorifiques dans les hydropisies cardiaques, 81.
Sulfate de magnésie, 581.
Sulfate de soude, 577.
Sulfovinate de soude, 579.

T

Tabac dans les maladies mitrales compensées, 20 ; son action sur la digestion, 330 ; — contre les vomissements, 435 ; son influence sur la constipation, 555 ; lavements de — dans l'occlusion intestinale, 629.
Tænia (Production du) par l'alimentation de la viande crue, 307 ; — inerme et armé, 704 ; développement, 704 ; tænifuges et tænicides, 706 ; — echinococcus, 719.
Tamarin, 597.
Tartrate de soude, 578.
Tartre stibié dans les maladies du cœur, 106.
Teinture d'iode dans les vomissements, 432.
Tetées (Des), 498.
Thé (Du) comme aliment, 326.
Thé-bœuf (Du). Sa préparation, 312.
Thérapeutique (De l'utilité de la), 2 ; des illusions en —, 3 ; — expérimentale, 5 ; de la — complexe, 6 ; — des symptômes, 7 ; de la constance en —, 7 ; du sang-froid en —, 7 ; accumulation des doses en —, 7.
Tisane dans les maladies mitrales compensées, 31 ; — diurétiques, 66 ; — pectorale, 111 ; — dans la dyspepsie putride, 380 ; — amère dans la dyspepsie, 410.
Traumatisme dans les maladies du cœur, 28.
Travail manuel dans les maladies mitrales compensées, 18.

U

Ulcère de l'estomac. Son traitement, 510.

V

Vals dans la dyspepsie, 392.
Vers intestinaux. Leur traitement, 695.
Vêtements. Leur influence sur la digestion, 362.
Viandes (Des), 293 ; division, 293 ; digestibilité des —, 294 ; préparation des —, 301 ; — crues, 302 ; mode de préparation de la — crue, 304 ; avantages et inconvénients de la — crue, 307 ; extraits de —, leur valeur nutritive, 313 ; — dans la diarrhée, 639.
Vichy dans la dyspepsie, 392.
Vin diurétique, 75 ; — dans la dyspepsie acide, 396 ; des —, leur division, 324.
Volvulus. Voir *Occlusion intestinale.*
Vomissements, 421 ; disparition des —, 422 ; mécanisme du —, 422 ; cause du —, 426 ; traitement général du —, 427 ; — de la grossesse, 432 ; — hystériques, leur traitement, 435 ; — dans la phthisie, traitement et causes, 438.

X, Y, Z.

Zinc (Oxyde de) dans la diarrhée, 645.

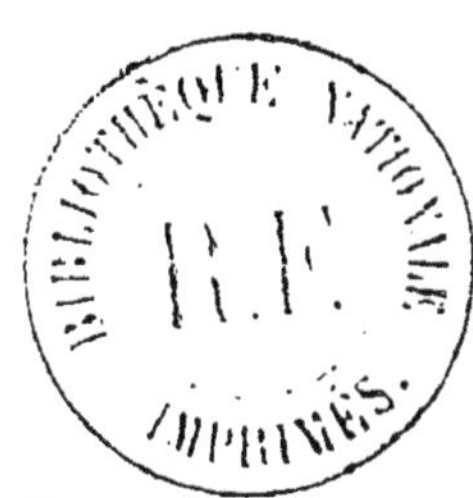

Paris. — Typographie A. Hennuyer, rue d'Arcet, 7.

www.ingramcontent.com/pod-product-compliance
Ingram Content Group UK Ltd.
Pitfield, Milton Keynes, MK11 3LW, UK
UKHW011959240726
13965UKWH00001B/31

9 782012 877207